李天綱 主編

浦東歷代要籍選刊編纂委員會 編

李中梓集 李中立集 李延昰集

下

[清] 李中梓 李中立 李延昰 撰

何立民 整理

復旦大學出版社

李中立

本草原始

本草原始叙

李君，儒者也，胡以輯本草？余授李君業儒者也，胡爲李君叙本草？要以物而物視之，物其與於我？物而我視之，即一根一荄、一飛、一遊、一泳，以及塊然、凝黯然，呈者疇，非吾性之森羅而法象乎哉！矧三五以降，氣漸澆灕，疵癘夭札。人或不盡其天年，咎在方术之家，謬執臆見，誤投藥餌。本始之亦原而懵懵焉，承舛襲訛，曷其有熱？乃吾儒者，又末技鄙之，置弗道。夫孰知格物窮理之非二事，而同類瘴瘃，固無異其身之疴痛耶？若然，則李君之輯本草原始，其意良厚而心獨苦矣。以較他刻，樊然淆亂，掛此漏彼者，不啻軒輊。試取而披之，圖其象矣，必核其名；詳其用矣，必擢其體。與夫甘、苦、辛、鹹之味，青、黄、赭、堊之色，寒、熱、温、凉之性，採製、蒸曬之宜，無不種種具備。令觀者煥若發矇，燦如指掌，斯刻詎不大有裨於世哉！雖然，始者始矣，所以始者，口亦可得而述，簡不可得而陳。探之未始，有始之先，以觀其妙；驗之既始，有始之後，以觀其竅。則始從何始，原無可原，即伊尹、巫彭、桐君之著，猶糟粕也。是在得魚兔而忘筌蹄者之神遇耳。李君名中立。少從余遊，博極秦漢所書，余雅器重李君，與李君夙自負更有進於此者。此一斑，又何足爲李君知已！

時萬曆四十年歲次壬子吉旦，賜進士第、徵仕郎、中書科中書舍人雍丘羅文英質先甫撰。

本草原始序

醫雖方技爾，然理微而道大，用廣而功切，故稱仁术焉。上古神農氏始嘗百草而知藥，軒轅氏咨訪岐伯、伯高、少俞而知脉，後世始有生生之术矣。夫人之五臟六腑，氣脉週流，陰陽穴絡，上按天道，下侔地理，非實心聚精，博考沉思，不能入其奥妙；而况粗浮之氣，疏略之見，又何當焉！余幼善病，留心此技二十餘年，僅得其梗概以自衛。宰杞時，得李君中立氏，年幼而姿敏，多才藝。其醫雖不敢即謂與古人方駕，而偏至之能，有足取焉。所著有本草原始。夫本草者，醫之肯綮也。之生而致死，之死而致生，所繫在呼吸間，可弗慎乎？李君核其名實，考其性味，辨其形容，定其施治，運新意於法度之中，標奇趣於尋常之外，皆手自書，而手自圖之，抑勤且工矣。書成，遣人邸中，丐余一言以傳。余以爲，昔人讀爾雅不熟，爲蟛蜞所誤；考白澤不審，陷傒囊於亡。然則非有易牙之口，不能辨淄澠之水；非有師曠之聰，不能簪勞薪之味。故古人不三折肱，不稱良醫。吾與子固無所用其患矣，特以告夫來者。

賜進士第、文林郎、禮部儀制清吏司主事渤海馬應龍伯光甫撰。

本草原始卷之一

草部上

黃精　地黃生熟二品　白朮　蒼朮　柴胡銀柴胡　麥門冬　沙參　五味子　車前　茵陳蒿

山藥原名薯蕷　澤瀉　遠志苗名小草　龍膽即草龍膽　巴戟天　衛矛即鬼箭　細辛　石斛　肉蓯蓉

草蓯蓉　甘草　牛膝　黃連　地膚子　赤芝　黑芝　青芝　白芝　黃芝　紫芝　卷柏　芎藭

即川芎　藍實　蒺藜子二種　黃耆　蒲黃　續斷　漏蘆　防風　决明子　丹參　茜草即茜根　菟

絲子　茺蔚即益母草　人參　菊花二種　菖蒲　天門冬　獨活　羌活　升麻　木香　蛇床子　王

不留行

草部上五十五種附名者四種

本草原始卷之一

草部上

黄精　出茅山、嵩山者良。二月始生，一枝多葉，葉狀似竹，而鹿、兔食之。故别録名鹿竹、兔竹。根如嫩生薑，黄色，故俗呼爲野生薑。洗净，九蒸九曬，味甚甘美。代糧可過凶年，故救荒本草名救窮草，蒙筌本草名米餔。仙家以爲芝草之類，以其得坤土之精粹，故謂之黄精。

氣味甘、平，無毒。

主治：補中益氣，除風濕，安五臟，久服輕身延年，不飢。〇補五勞七傷，助筋骨，耐寒暑，益脾胃，潤心肺。單服，九蒸九曝，食之駐顔斷穀。〇補諸虚，止寒熱，填精髓，下三屍蟲。

生淡黄色，類白及。熟深黑色，象熟地黄。有二三歧者，入藥用根，故予惟畫根形，後倣此。

按，博物志曰：太陽之草名黄精，餌之可以長生。太陰之草名鈎吻，食之入口，立死。人信鈎吻殺人，並無敢食之者，何嘗信黄精延壽，而餌之不厭者耶？按，此但以黄精、鈎吻相對待而言，非言其相似也。

修治：先以溪水洗潔净，用木甑釜内，安置得所。入黄精，令滿，密蓋，蒸至氣溜，曝之。如此九蒸九曝，餌之。若生，則刺人咽喉。

黃精，別録上品。

有一二歧者，亦有無歧者。

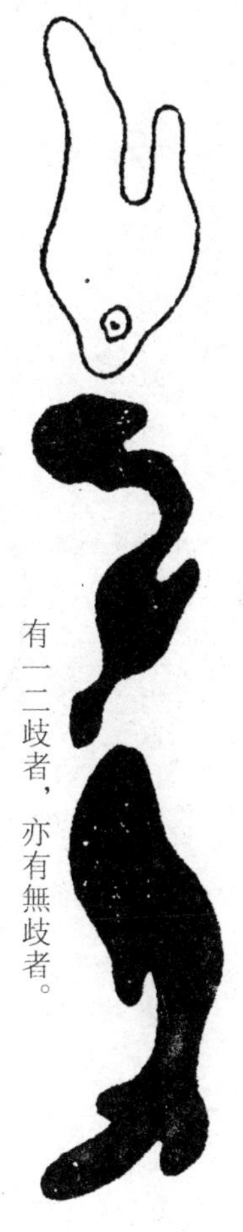

若服生者，初時只可一寸半，漸漸增之，十日不食。服止三尺五寸，三百日後盡見鬼神，久必昇天。

忌梅實。

昔臨川士家一婢，逃入深山中，見野草枝葉可愛，拔根食之，久而不飢。夜宿大樹下，聞草中動，以爲虎，懼而上樹避之。及曉，下平地，其身欻然凌空而去，若飛鳥焉。數歲，家人採薪見之，捕之不得，臨絶壁下網圍之，俄而騰上山頂。或云：此婢安有仙骨？不過靈藥服食。遂以酒餌置往來之路，果來食，訖，遂不能去。擒之，具述其故，指所食之草，即此黃精。黃精，君。

生地黃 生咸陽黃土地者佳。二月生葉，布地便出，似車前葉，上有皺文而不光，高者及尺餘，低者三四寸。其華似油麻花而紅紫色，亦有黃花者。其實作房，如連翹，子甚細而沙，褐色。根如人手指，黃色。二月、八月，採根陰乾。以水浸試之，浮者名天黃，半浮半沉者名人黃，沉者名地黃。以沉者爲良，故以「地」爲名。爾雅云：苄，地黃。苄字從「下」，亦趨下之議也。本經所謂乾地黃者，即生地黃之乾者也。

氣味甘、寒，無毒。

主治：傷中，逐血痺，填骨髓，長肌肉。作湯，除寒熱積聚，除痺療，折跌絶筋。久服，輕身不老，鮮者尤良。○主男子五勞七傷，女子傷中，胞漏下血，破惡血，溺血，利大、小腸，去胃中宿食，飽力斷絶，補五臟內傷不足，通血脉，益氣力，利耳目。○助心膽氣，强筋骨，長志，安魂定魄，治驚悸勞劣，心肺損，吐血鼻衄。婦人崩中血暈。○產後腹痛。久服，變白延年。○凉血生血，補腎水真陰，除皮膚燥，去諸濕熱。○主心病，掌中熱痛，脾氣，痿蹷嗜卧，足下熱而痛。○治齒痛唾血。

鮮地黄大寒。主治：婦人崩中血不止，及產後血上薄，心悶絶。傷身胎動下血，胎不落。墮墜踠折，瘀血留血，鼻衄吐血，皆搗飲之。○解諸熱，通月水，利水道。擣貼腹，能消瘀血。

生地黄形，本經上品。

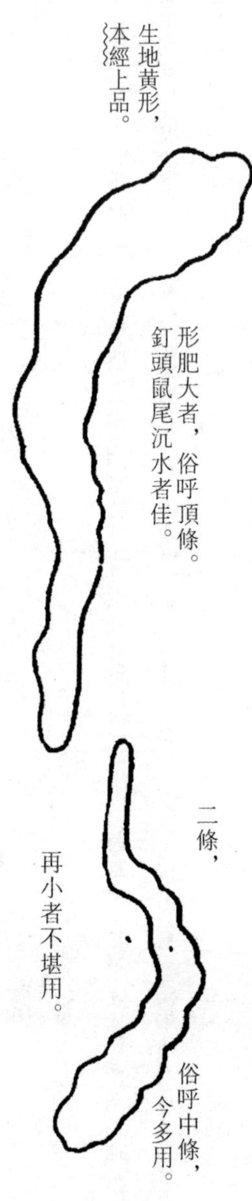

產杭地者質雖光潤，力微。出懷慶者，皮有疙瘩，力大。凡資入藥，宜用懷慶。

有一種山地黄，乾枯輕浮，不宜入劑。

修治：揀擇沉水者，酒洗曬乾，或火焙乾用。亦有以薑汁炒者，各依方法。酒浸上行，薑製不泥膈，日乾者平，火乾者温。

生地黄，味厚氣薄，陰中之陽，入手足少陰、厥陰及手太陽經。得清酒、麥門冬良，惡貝母，畏蕪荑，忌葱、蒜、萊菔。勿犯銅鐵器，令人腎消並髮白。

千金方：治吐血唾血，補虚除熱，取乳石，去癰癤等疾。鮮地黄不拘多少，三搗三壓，取汁令盡，以瓷器盛之，密蓋勿泄氣，湯上煮。减半，絞去滓，再煎如餳，丸彈子大。每温酒服一丸，日二服，良。生地黄，君。

熟地黄 係縮砂酒拌蒸熟者。

氣味甘，微苦，微温，無毒。

主治：填骨髓，長肌肉，生精血，補五臟内傷不足，通血脉，利耳目，黑鬚髮，男子五勞七傷，女子傷中胞漏，經候不調，胎産百病。補血氣，滋腎水，益真陰。去臍腹急痛，病後脛股酸痛。〇坐而欲起，目䀮䀮無所見。

入藥，惟懷慶熟地黄最優，杭地黄及山地黄不堪用。今市家或以酒煮，或以黑豆湯拌蒸，或用鐵鍋煮熟售者，勿用。

懷熟地黄，本經上品。

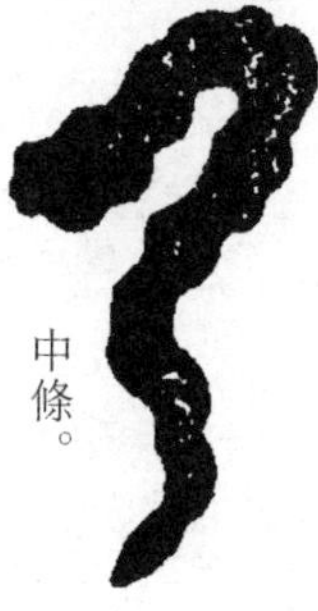

修治：揀取沉水肥大者，以好黄酒，入縮砂仁在内拌匀，用木甑於瓦鍋内蒸令氣透，晾乾，再以砂仁酒拌蒸，晾。如此九蒸九晾，乃止。蓋地黄性泥，得砂仁之香而竄，合和五臟衝和之氣，歸宿丹田故也。

熟地黄，味厚氣薄，陰中之陽，沉也。入手、足少陰、厥陰經。

忌葱、蒜、萊菔、諸血。

聖惠方：治病後虚汗，口乾心燥，熟地黄五兩，水三盞，煎一盞半，分三服一日盡。熟地黄，君。

白术 始生鄭山山谷，漢中、南鄭。春生苗，青色無椏。莖作蒿幹狀，青赤色，長三二尺以來。夏開花，紫碧色，或黄白色，似刺薊花。故本經載名山薊。根類薑，故别録名山薑。楊州之域，多種白术，其狀如枹，故一名楊枹。枹乃鼓槌之名。按，六書本義：术字，篆文象其根、幹、枝、葉之形。

氣味甘、温，無毒。

主治風寒濕痺，死肌痙疸，止汗除熱，消食。作煎餌。久服輕身延年，不飢。○主大風在身面，風眩頭痛，目淚出。消痰水，逐皮間風水結腫，除心下急滿，霍亂吐下不止。利腰臍間血，益津液，暖胃消穀嗜食。○治心腹脹滿，中冷痛，胃虚下利，多年氣痢。除寒熱，止嘔逆。○反胃，利小便，主五勞七傷，補腰膝，長肌肉。治冷氣痃癖氣塊，婦人冷癥瘕。○除濕，益氣和中，補陽消痰，逐水，生津止渴，止瀉痢，消足脛濕腫，除胃中熱、肌熱。得枳實，消痞滿氣分；佐黄芩，安胎清熱。○理胃益脾，補肝風虚。主舌本强，食則嘔，胃脘痛，身體重，心下急痛，心下水痞，衝脉爲病，逆氣裏急，臍腹痛。

入藥用根。二月、三月、八月、九月，採暴乾。

白术，本經上品。

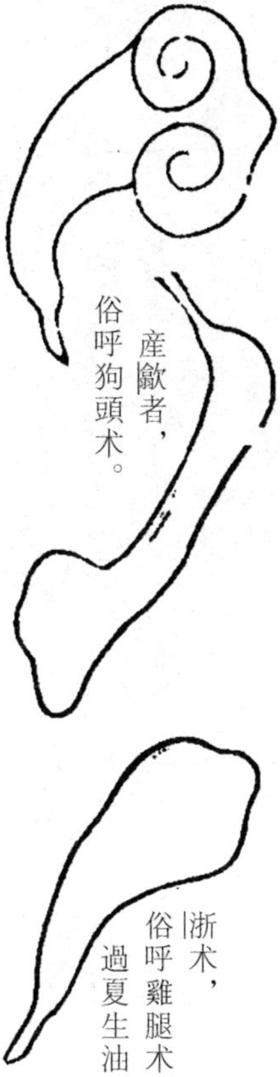

雲頭术

産歙者，俗呼狗頭术。

浙术，俗呼雞腿术，過夏生油。

雲頭术，種平壤。雖肥大，由糞力也。易生油。狗頭术、雞腿术，雖瘦小，得土氣充也，甚燥白。凡用，不拘州土，惟白爲勝。

修治：去蘆，以米泔浸一宿，切片，用東壁土炒。亦有乳汁浸者。

白术，味厚氣薄，陽中陰也，可升可降，入手太陽、少陰，足太陰、陽明、少陰、厥陰六經。

防風、地榆爲之使，忌食桃、李、雀、蛤。

簡便方：治濕瀉、暑瀉，白术、車前子等分，炒爲末，白湯調下二三錢效。白术，君。

蒼术 今以茅山者爲良。苗高二三尺，其葉抱莖而生，梢間葉似棠梨，其脚下葉有三五叉，有鋸齒小刺。根蒼黑色，故名蒼术。术者，山之精也。故抱朴子名山精。服之，令人長生，辟穀致神仙，故來仙家仙术之稱。

氣味甘、辛，温，無毒。

主治：風寒濕痺，死肌痙疸。作煎餌，久服輕身，延年不飢。○主頭痛，消痰水，逐皮膚風水結腫，除心下急滿，及霍亂吐下不止，暖胃消穀，嗜食。○除惡氣，彌灾沴。○主大風𤸷痺，心腹脹痛，水腫脹滿。除寒熱，止嘔逆，下泄冷痢。○治筋骨軟弱，痃癖氣塊，婦人冷氣癥瘕，山嵐瘴氣，温疾。○明目，暖水臟。○除濕發汗，建胃安脾，治痿要藥。○散風益氣，總解諸鬱。

蒼术，本經上品。

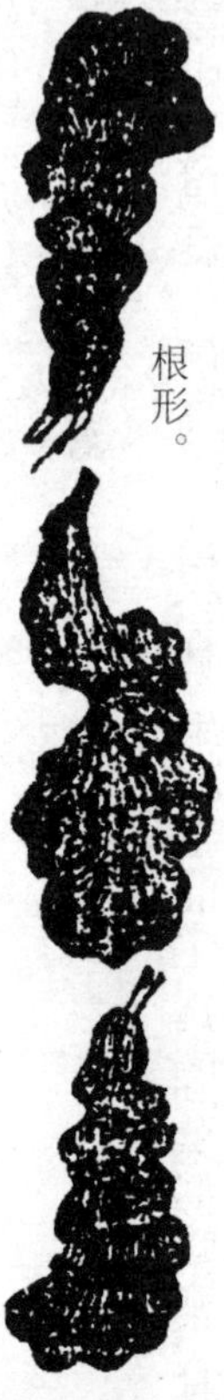

根形。

皮黑肉白有黄點。

茅山蒼术，堅小肉白，氣味甘、辛。他山蒼术，塊大肉黄，氣味辛烈。又有一種蒼术，皮白肉白，堅實，氣味亦甘、辛，較之茅山者次之，北人每呼爲南蒼术，比西山者勝。

修治：蒼术性燥，凡用，去上粗皮，以米泔浸一宿，去其油，切片焙乾。亦有用脂麻同炒，以制其燥者。

蒼术性温而燥，陰中陽也，可升可降，入足太陰、陽明，手太陰、陽明、太陽之經。

忌桃、李、菘菜、雀肉、青魚。

張仲景：辟一切惡氣，用蒼术同猪蹄甲燒煙。陶隱居亦言：术能除惡氣，彌灾沴，故今病疫及歲旦，人家往往燒蒼术，以辟邪氣。類編載：越民高氏妻，病恍惚譫語，亡夫之鬼憑之。其家燒蒼术烟，鬼遽求去。夷堅志載：江西一士人，爲女妖所染。其鬼將别，曰：「君爲陰氣所侵，必然暴泄，但多服平胃散爲良。」中有蒼术能去邪也。蒼术，君。

透骨草　苗春生田野間，高尺餘，莖圓，葉尖有齒，至夏抽三四穗。花黄色，結實三稜，類蓖麻子。五月採苗。治風濕，有透骨搜風之功，故名透骨草。

氣味甘、辛，無毒。

主治一切風濕，筋骨疼痛拘攣，寒濕脚氣，遍身瘡癬、疥癩、腫毒。

透骨草，新增。

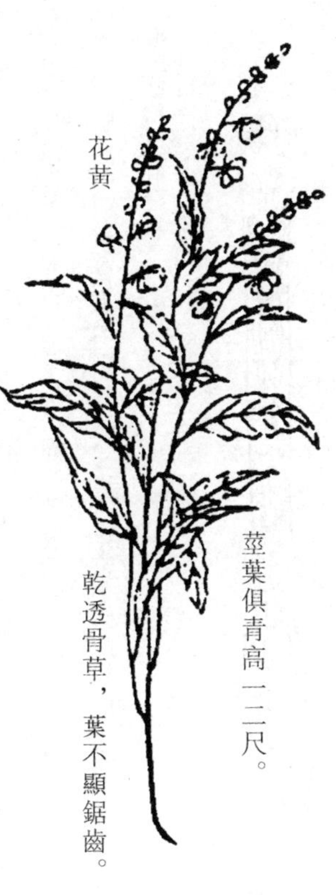

入藥，苗、花並用，與馬鞭草大不相似。馬鞭草花葉如菊，紫花；透骨草尖葉類藍，黃花。治療亦異，用者宜審。

普濟方：治反胃吐食，透骨草、獨科、蒼耳、生牡蠣各一錢，薑三片，水煎服。

楊誠經驗方：治一切腫毒初起，用透骨草、漏蘆、防風、地榆等分，煎湯綿蘸，乘熱不住盪之，一二三日即消。

茈胡

茈音柴。始生弘農川谷及冤句，今以銀夏者爲佳。根長尺餘，色白而軟，俗呼銀柴胡。

生北地者，根狀如前胡，而强硬如柴，故名柴胡。其苗有如韭葉者、竹葉者、邪蒿者，以竹葉者爲勝。柴胡生山中，其苗嫩則可茹，故别録名藝蒿，吴普本草名山菜，又名茹草。其苗老，則採而爲柴，故根名柴胡。此又一説也。

氣味苦、平，無毒。

主治：心腹腸胃中結氣，飲食積聚，寒熱邪氣，推陳致新。久服輕身，明目益精。○除傷寒心下煩熱，諸痰熱結實胸中，邪氣五臟間遊氣，大腸停積，水脹及濕痺拘攣，亦可作浴湯。○治熱勞，骨節煩疼，熱氣，肩背疼痛，勞乏羸瘦，下氣消食，宣暢氣血。主時疾，内外熱不解，單煮服之良。○補五勞七傷，除煩止驚，益氣力，消痰止嗽，潤心肺，填精髓健忘。○除虚勞，散肌熱，去早晨朝熱，寒熱往來，膽癉。婦人産前産後諸熱，心下痞，胸脇痛。○治陽氣下陷，平肝、膽、三焦、包絡相火，及頭痛眩運，目昏赤痛障翳，耳聾鳴，諸瘧，及肥氣寒熱。婦人經水不調，小鬼痘疹餘熱，五疳羸熱。

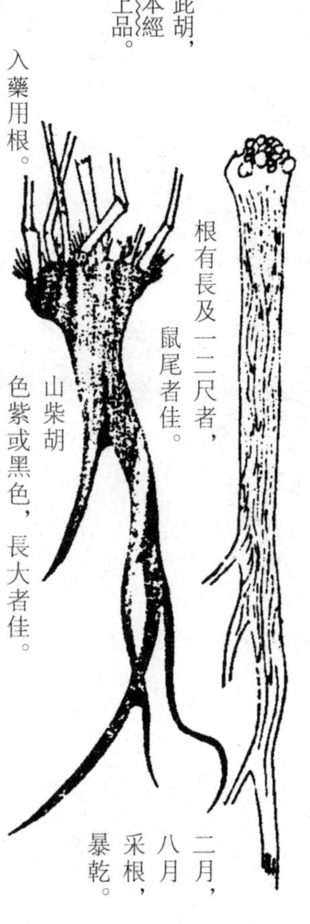

銀夏柴胡，根類沙參而大，皮皺，色黄白，肉有黄紋，市賣皆然。

修治：去蘆及鬚，水洗净，剉用。勿令犯火。欲上升用根，酒浸；欲下降，用梢。

柴胡，氣味俱輕，陽也，升也，陰中之陽，手、足少陽、厥陰四經引經藥也。

半夏爲之使，惡蜀葵、皂莢，畏女菀、藜蘆。

許學士本事方：治傷寒之後，邪入經絡，體瘦肌熱，推陳致新，解利傷寒，時氣伏暑，倉卒並治，不論長幼。柴胡四兩，甘草一兩，每用三錢，水一盞煎服。

千金方：治眼目昏暗者，柴胡六銖，决明子十八銖，治篩。人乳汁和，敷目上，久久夜見五色。柴胡，君。

麥門冬 始生函谷川谷，及隄坂肥土石間久廢處。葉青如韭，故秦名烏韭，齊名愛韭，楚名馬韭，越名羊韭。此草淩冬不凋，故吴普本草名忍冬，又名忍淩。根白色，有鬚連珠，類穬麥顆，故名麥虋冬。麥鬚曰虋，俗作門冬，便于字也。

氣味甘、平，無毒。

主治：心腹結氣，腸中傷飽，胃絡脉絶，羸瘦短氣。久服輕身，不老不飢。○療身重目黄，心下支滿，虚勞客熱，口乾燥渴。止嘔吐，愈痿蹷，强陰益精，消穀調中，保神，定肺氣，安五臟。令人肥健，美顔色，有子。○去心熱，止煩熱，寒熱體勞，下痰飲。○治五勞七傷，安魂定魄，止嗽，定肺痿吐膿，時疾熱狂頭痛。○治熱毒大水，面目肢節浮腫，下水，主泄精。○治肺中伏火，補心氣不足，主血妄行及經水枯，乳汁不下。○久服明目，和車前、地黄丸服，去濕痺，變白，夜視有光。○斷穀爲要藥。

麥虋冬，本經上品。

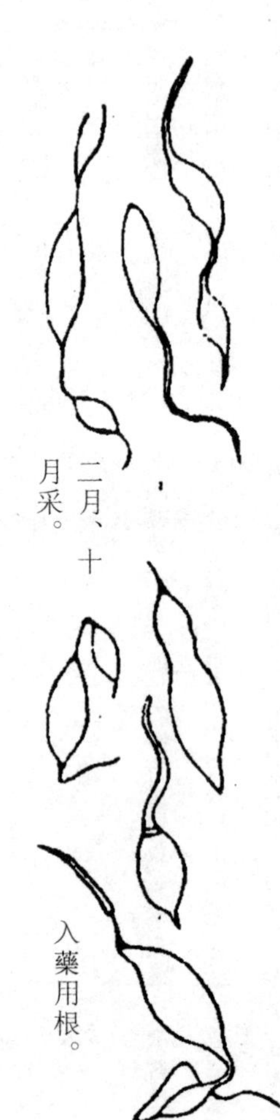

凡用擇肥大者爲佳。

修治：以滚水潤温，少頃抽心。或以沙鍋焙軟，乘熱去心，不爾令人煩。若以水浸多時去心，柔則柔矣，然氣味都盡，用之不效。天門冬亦然。

麥虋冬，微苦，微寒，陽中微陰，入手太陰經氣分。

地黄、車前爲之使，惡款冬花、苦瓠、苦芙，畏苦參、青蘘、木耳，伏石、鍾乳。

保命集：治衄血不止，麥門冬去心，生地黄各五錢，水煎服，立止。

蘭室寶鑑：治齒縫出血，麥門冬煎湯漱之。

麥虋冬，君。虋音門。

沙參 始生河内川谷及冤句、般陽、續山，今出近道。二月生苗如葵，葉青色。七、八月抽莖，高一二尺。莖上之葉，如枸杞葉，有細齒。開紫花，亦有白花者。折其莖根，有白汁出，故别録名羊乳，俚人爲羊婆奶。其根如葵根，白色，生黄土地者短而小，生沙地者長尺餘，白而實。此草宜於沙地，故本經名沙參，吴普名白參。弘景曰：沙參與人參、玄參、丹參、苦參，是爲五參。其形不盡相類，而主療頗同，故皆有參名。

氣味甘，微苦，無毒。

主治：血結驚氣，除寒熱，補中益肺氣。○療胸痺，心腹痛，結熱邪氣，頭痛，皮間邪熱，安五臟。久服利人。主頭腫痛，益氣，長肌肉。○去皮肌浮風，疝氣下墜。治常欲眠，養肝氣，宣五臟風氣。○補虚止驚煩，益心肺，並一切惡瘡、疥癬，及匀癢排膿，消腫毒。

沙參，本經上品。

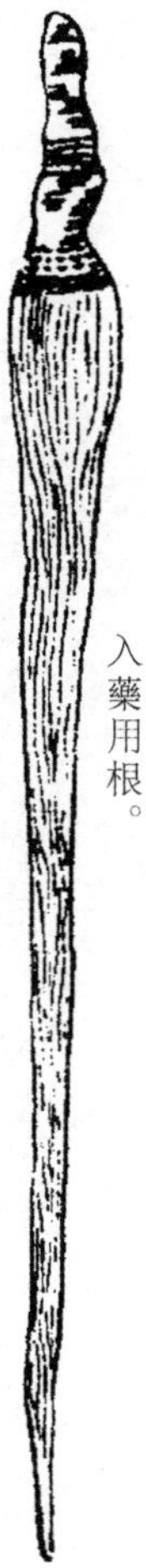

入藥用根。二月、八月采根，暴乾。

沙參，形如桔梗，無桔梗肉實，亦無桔梗金井玉欄之狀。又似薺苨，無薺苨色白，亦無薺苨蘆頭數股之多，然而有心者爲桔梗，多蘆者爲薺苨。市者彼此代充，深爲可恨！用沙參者，宜擇獨蘆無心、色黄白、肉虚者真也。本經云：中正白實者良。就沙參之虚實、黄白而論也。

沙參，惡防己，反藜蘆。

衛生易簡方：沙參五錢，水煎服之，治肺熱咳嗽效。

沙參，臣。

五味子 出高麗者第一，今南北俱有。春初生苗，引赤蔓於木上。葉似杏葉，三、四月開黃白花，七月成實，叢生莖端，如梧子大，生青、熟紅紫。其實皮甘肉酸，核中辛苦，都有鹹味，故名五味子。典术曰：五味者，五行之精。其莖赤，花黃白，生青、熟紫黑，亦具五色。且能養五臟，是以稱五。

氣味酸、温，無毒。

主治：益氣，咳逆上氣，勞傷羸瘦，補不定，强陰，益男子精。〇養五臟，除熱，生陰中肌。〇治中下氣，止嘔逆，補虛勞，令人體悦澤。〇明目，暖水臟，壯筋骨，治風，消食反胃，霍亂轉筋，痃癖，奔豚冷氣。消水腫，心腹氣脹。止渴，除煩熱，解酒毒。〇生津止渴，治瀉痢，補元氣不足，收耗散之氣，瞳子散火。〇治喘咳燥嗽，壯水鎮陽。

五味子，本經上品。

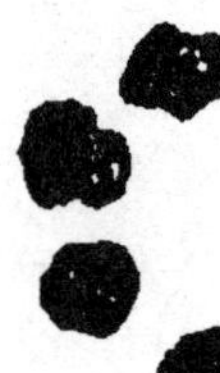

遼五味子，鮮紅色，久黑色，俱多膏潤澤。

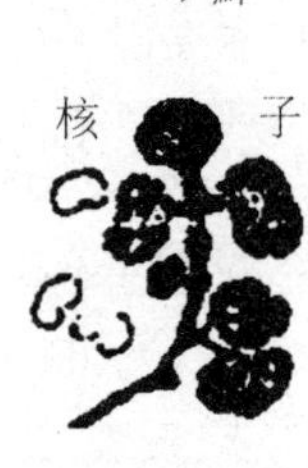

南五味子，新紫色，久亦黑，但少膏乾燥。

子比蔓荆子而大。北者温潤，南者乾枯。凡用，以北爲勝。雷公云：小顆皺，有白樸鹽霜一重。其味酸、鹹、苦、辛、甘，味全者爲真。則南五味，陳久自生白樸，是雷公之言，是南而非北。不知南北各有所長，風寒咳嗽，南五味爲奇；虚寒勞傷，北五味爲佳。

修治：入補藥，蜜浸蒸用；入嗽藥，生用。連核入藥，其核如猪腎。

五味子，味厚氣輕，陰中微陽。入手太陰血分、足少陰氣分。

蓯蓉爲之使，惡萎蕤，勝烏頭。

攝生方：治久咳不止，用五味子一兩，真茶四錢，曬研爲末。以甘草五錢煎膏，丸緑豆大。每服三十丸，沸湯下，數日即愈。

五味子，君。

車前

始生真定平澤、丘陵、阪道中，今處處有之。春初生，苗葉佈地如匙面，累年者長及尺餘。中抽數莖，作長穗如鼠尾。花甚細密。結實如葶藶，赤黑色。此草好生道邊及牛馬足跡中，故本經名車前，又名當道；别録名馬舄，舄音昔，足履也。又名牛遺。幽人謂之牛舌草，象形也。蝦蟇喜藏伏于下，故江東稱爲蝦蟇衣。詩云「采采芣苢」，即此也。

子甘、寒，無毒。主治：氣癃止痛，利水道小便，除濕痹。久服，輕身耐老。○男子傷中，女子淋瀝，不欲食，養肺、强陰、盗精，令人有子。明目，療赤痛。○去風毒，肝中風熱，毒風衝眼，赤痛障翳，腦痛淚出。壓丹石毒，去心胸煩熱。○養肝。○收婦人難産。○導小腸熱，止暑瀉痢。葉、根氣味甘、寒，無毒。主治：金瘡，止血衄鼻，瘀血血瘕，下血，小便赤，止煩下氣，除小蟲，主陰㿉。葉，主泄精病，治尿血，能補五臟，明目，利小便，通五淋。

凡用，須一窠有九葉，内有蕊莖，長一尺二寸者，力全堪用。

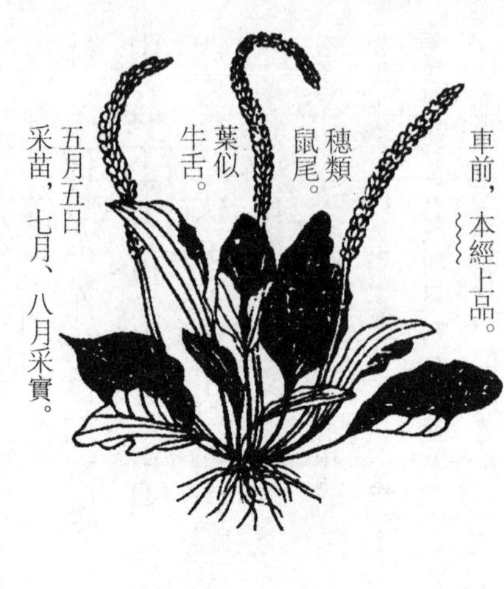

車前，本經上品。

穗類鼠尾。

葉似牛舌。

五月五日采苗，七月、八月采實。

春生苗，其莖如艾，葉如淡色青蒿，而背白多歧。

亦有有花實者，三月采收，晒乾。

本經上品。

修治：用子，必以水淘洗去泥沙，曬乾，入湯液炒過，盛絹袋中。同群藥煎，庶湯清，飲不糊口。或蘗煎熟，臨服，入車前子亦得。入丸散，以酒浸一宿，蒸熟，研爛作餅，曬乾焙研。○使葉、根，洗去土，稱一鎰者，力全。用葉，勿使蕊、莖，剉細，於新瓦上攤乾用。

子，常山爲之使。葉伏硫黃、結草砂、伏五礬、粉霜。

全幼心鑑：治初生小兒，尿濇不通。車前擣汁，入蜜少許，灌之。

圖經本草：治鼻衄不止，生車前葉擣汁，飲之甚善。

千金方：治金瘡血出，車前葉擣，敷之良。

車前，君。

茵陳蒿

茵陳蒿　始生太山及丘陵坡岸上，今近道有之。似蓬蒿，而葉緊細，無花實，莖幹經冬不死。至春，更因舊莖而生新葉，故謂之茵陳蒿。

氣味苦、平，微寒，無毒。

主治：風濕寒熱，邪氣熱結，黄疸。久服，輕身益氣耐老，面白，悦長年。治小便不利，除頭熱，去伏瘕，通關節，傷寒用之。治時疫熱狂，頭痛風眼，瘴瘧閃損。

凡用茵陳，要連枯莖者方真。入藥，去莖並根，細剉。

陰中微陽，入足太陽經。伏硇砂。

千金方：治遍身風癢瘡疥，用茵陳蒿煮濃汁，洗之立瘥。

茵陳蒿，使。

山藥 始生嵩高山谷，今處處有之。春生苗延蔓，紫莖青葉，有三尖，光澤。夏開細白花，亦有淡紅花者。秋結實于葉間，狀如鈴。有一種，根如薑、芋之類，而皮紫極有大者。有一種，生山中，根細如指，極緊實者。刮磨，入湯煮食，味鹹甘美。因根皮外黄如芋，山谷生者入藥爲勝，故吴普本草名山芋，圖經名山藷。又一名藷薁，一名藷薯，一名土藷。彼土人呼爲藷，其音相近，或語有輕重，或相傳之訛耳。其山藥正名薯蕷，因唐代宗名預，避諱改爲薯藥。又因宋英宗諱署，改爲山藥。蓋言山中之藥也。

氣味甘，温、平，無毒。

主治：傷中，補虚羸，除寒熱邪氣，補中益氣力，長肌肉，强陰。久服耳目聰明，輕身不飢，延年。○主頭面遊風，頭風眼眩，下氣，止腰痛。治虚勞羸瘦，充五臟，除煩熱。○補五勞七傷，去冷風，鎮心神，安魂魄，補心氣不足，開達心孔，多記事。○强筋骨，主泄精健忘。○益腎健脾，止泄痢，化痰涎，潤皮毛。○生擣，貼腫硬毒，能消散。

凡入藥，白色者爲上，青黑者不堪。

山藥，本經上品。

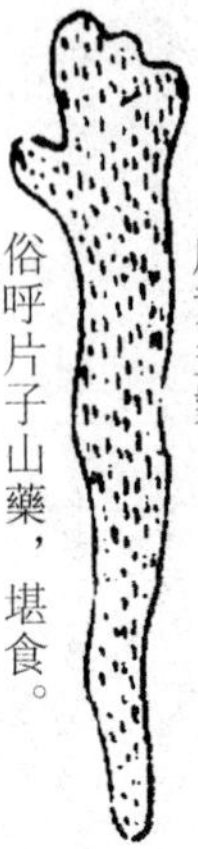

皮黃多鬚。俗呼片子山藥，堪食。

肉白指细緊實者，入藥，今人多用懷慶者。

修治：擇山産條直堅白者，生乾之，故古方皆用乾山藥。蓋生則性滑，熟則滯氣，只宜用竹刀刮去皮，竹篩盛，置檐風處，或置焙籠中，微火烘乾亦佳。若曬乾，凡藥曬乾極多，則古人何必加「乾」字于山藥之上？

紫芝爲之使，惡甘遂，入手、足太陰二經。

普濟方：治心脹虚脹，手不厥逆。或飲苦寒之劑過多，未食先嘔，不思飲食。山藥半生半炒，爲細末，米飲調服二錢，一日二服，大有功效。忌鐵器、生冷。

山藥，臣。

澤瀉 始生汝南池澤，今以漢中者爲佳。苗春生，葉似牛舌，獨莖而長，根作塊，色黄白，痕中有鬚毛。多生池澤淺水，性能瀉水，故名澤瀉。

氣味甘、寒，無毒。

主治：風寒濕痺，乳難，養五臟，益氣力，肥健消水。久服，耳目聰明，不飢，延年輕身，面生光，能行水上。〇補虚損，五臟痞滿。起陰氣，止泄精，消渴淋瀝，逐膀胱、三焦停水。〇主腎虚、精自出，治五淋，宣通水道。〇主頭旋，耳虚鳴，筋骨攣縮，通小腸，止尿血。主産難，補女人血海，令人有子。〇入腎經，去舊水，養新水，利小便，消脹腫，滲瀉止渴。〇去脬中留垢，心下水痞。〇滲濕熱，行痰飲，止嘔吐瀉痢，疝痛脚氣。

今汝南不復採，惟以涇州、華州者爲善。今山東、河陝、江淮亦有之，惟漢中者最優。

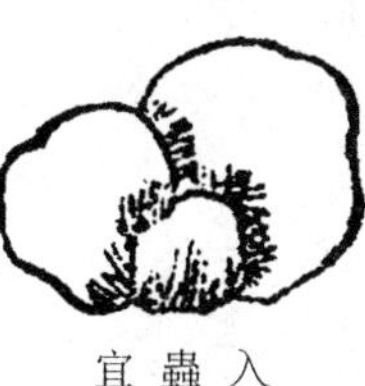

有一種，形象三稜，體稍輕，山人每呼爲水澤瀉，市多以此亂真，用者宜審。

修治：去毛，酒浸一宿，細剉，暴乾任用。

氣寒味厚，陰也，陰中微陽，入足太陽、少陰經。

畏海蛤、文蛤。

保命集：治水濕腫脹，白术、澤瀉各一兩，爲末，或爲丸，每服三錢，白茯苓湯下。

澤瀉，君。

遠志 始生太山及冤句川谷，今河、陝、洛、西州郡皆有之。莖葉青色而極細小，故苗名小草。三月開白花，亦有紅花者。其根長及一尺，昔陵陽仲子服此二十年，開書所視，永記而不忘。功能强志，故有遠志之稱。

根，氣味苦温，無毒。

主治：咳逆傷中，補不足，除邪氣，利九竅，益智慧，耳目聰明不忘，强志倍力，久服輕身不老。○利丈夫，定心氣，止驚悸，益精，去心下膈氣、皮膚中熱，面目黄。○殺大雄、附子、烏頭毒，煎汁飲之。○治健忘，安魂魄，令人不迷，堅壯陽道。○長肌肉，助筋骨。婦人血噤失音，小兒客忤。○腎積奔豚。

葉，主治益精補陰，止虚損，夢泄。

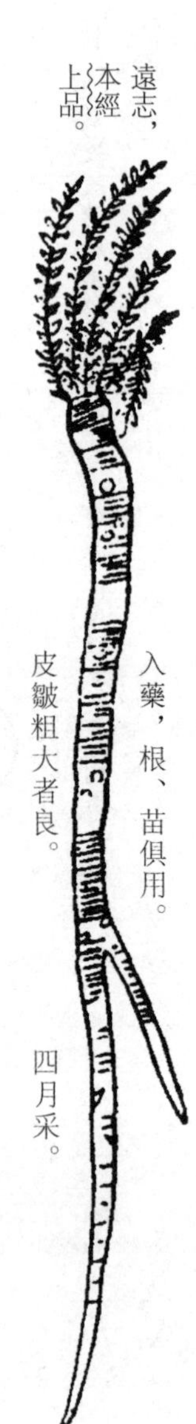

遠志，本經上品。

入藥，根、苗俱用。皮皺粗大者良。四月采。

修治：遠志、甘草湯浸一宿，去骨暴乾，或焙乾用。

得茯苓、冬葵子、龍骨良，畏珍珠、藜蘆、蜚蠊、齊蛤，入足少陰腎經。

肘后方：治心孔惛塞多忘。丁酉日，密自至市，買遠志，着巾角中還。爲末服之，勿令人知。遠志，君。

龍膽 生齊朐山谷及寃句，今出近道。根黄白色，下抽根十餘條，類牛膝而粗短。四月生苗，細莖如小竹枝。七月開花，如牽牛花，作鈴鐸狀，青碧色。冬後結子。因葉如龍葵，根如膽苦，故名龍膽，俗呼龍膽草，亦名草龍膽。

氣味苦、濇，大寒，無毒。

主治：骨間寒熱，驚癇邪氣，續絶傷，定五臟，殺蠱毒。○除胃中伏熱，時氣温熱，熱泄下痢，去腸中小蟲，益肝膽氣，止驚惕。久服益智不忘，輕身耐老。○治小兒壯熱，骨熱，驚癇入心，時疾熱黄，癰腫口乾。○客忤疳氣，熱狂，明目止煩，治瘡疥。○去目中黄及睛赤腫脹，瘀肉高起，痛不可忍。○退肝經邪熱，除下焦濕熱之腫，瀉膀胱火。○療咽喉痛，風熱盜汗。

龍膽，本經上品。

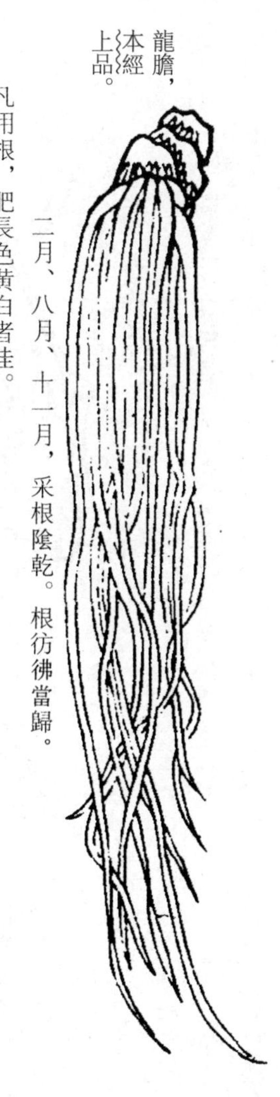

二月、八月、十一月，采根陰乾。根彷彿當歸。

凡用根，肥長色黄白者佳。

修治：以甘草湯浸一宿，去頭、子，剉細，暴乾用。

氣味俱厚，沉而降陰也，足厥陰、少陽經氣分藥也。貫仲、小豆爲之使，惡地黄、防葵。

楊氏家藏方：治婦人、小兒一切盜汗，并傷寒後盜汗不止，龍膽草爲末，每服一錢，猪膽汁三兩，點入温酒少許，調服。

姚僧坦集驗方：治卒然尿血不止，龍膽一虎口，水五升，煮取二升半分，爲五服。龍膽，君。

巴戟天 生巴郡及下邳山谷，今江淮、河東州郡亦有之。根如連珠，宿根青色，嫩根白色，老根紫色。其葉似茗，經冬不凋，故曰華子、大明序集諸家本草，名不凋草。巴戟天名義不知，以俟後之君子解之。

氣味辛、甘，微温，無毒。

主治：大風邪氣，陰痿不起，强筋骨，安五臟，補中，增志，益氣。○療頭面遊風，小腹及陰中相引痛，補五勞，益精利男子。○治男子夜夢鬼交，精泄，强陰下氣，治風癩。○治一切風療水脹。

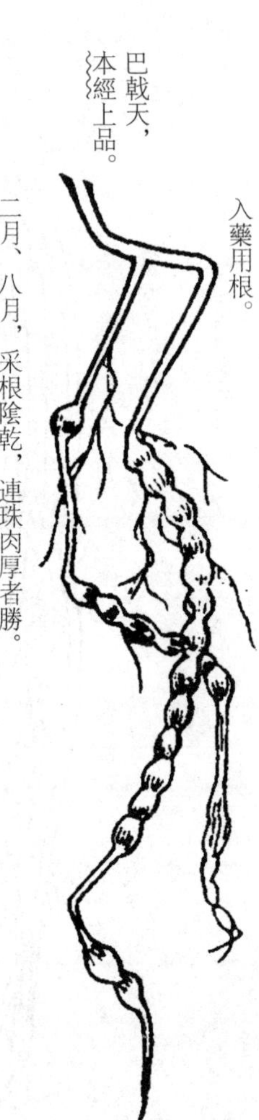

今方家多以紫色者爲良。蜀人云：都無紫色者，採時或用黑豆同煮，欲其色紫，殊失氣味，尤宜辨之。又有一種山葎根，正似巴戟，但色白。土人採得，以醋水煮之，乃以雜巴戟，莫能辨也。但擊破視之，中紫色而鮮潔者，僞也。其中雖紫，又有微白燥，有粉色而理小暗者，真也。

修治：巴戟以酒浸一宿，入心剉焙。若急用，以滚水浸軟，去心。

巴戟天，腎經血分藥也。覆盆子爲之使，惡雷丸、丹參、朝生。巴戟天，使。

衛矛 始生霍山山谷，今江淮州郡有之。生山石間，小株成叢。春長嫩條，條上四面有羽，如箭羽，視之若三羽爾。葉青，狀似野茶，對生。三、四月開碎花，黄緑色。結實，大如冬青子。劉熙釋名言：齊人謂箭羽爲衛。此物幹有直羽，如箭羽矛刃自衛之狀，故名衛矛。廣雅謂之神箭，别録謂之鬼箭。

氣味苦，寒，無毒。

主治：女子崩中下血，腹滿汗出，除邪，殺鬼毒蠱疰。中惡腹痛，去白蟲，消皮膚風、毒腫，令陰中解。療婦人血氣，大效。破陳血，能落胎，主百邪鬼魅。通月經，破癥結，止帶下，殺腹臟蟲及産後血暈、腹痛。

衛矛，俗呼鬼箭，本經上品。

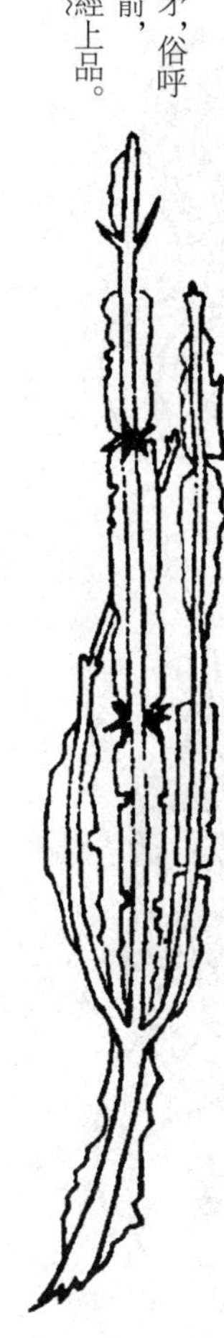

衛矛，莖黄緑色，羽紫皂色。二月、七月採莖，陰乾入藥。

修治：衛矛，去葉，剉，以酥拌緩炒。

聖濟總録：治鬼瘧日發，鬼箭羽、川山甲，燒灰爲末。每以一字，發時嗃鼻。

道家所用十二精、鬼精、鬼箭，即此也。衛矛，使。

細辛 生華陰山谷，今處處有之，然他處所出者，不及華陰者真。葉如葵，赤黑色。其根細，而其味極辛，故名之曰細辛。按，山海經云：浮戲之山多少辛。管子云：五沃之土群藥生。少辛是矣。

氣味辛、温，無毒。

主治：咳逆上氣，頭痛腦動，百節拘攣，風濕痺痛，死肌。久服明目，利九竅，輕身長年。○温中下氣，破痰利水道，開胸中滯結，除喉痺，齆鼻不聞香臭，風癇癲疾。下乳結，汗不出，血不行，安五臟，益肝膽，通精氣。○添膽氣，治嗽，去皮風濕癢，風眼淚下，除齒痛血閉，婦人血瀝腰痛。○含之，去口臭。○潤肝燥，治督脉爲病，脊强而厥。○治口舌生瘡，大便燥結，起目中倒睫。

得當歸、芍藥、白芷、芎藭、牡丹皮、藁本、甘草，共療婦人。得决明、鯉魚膽、青羊肝，共療目痛。以獨活爲使，治少陰頭痛如神，亦止諸陽頭痛。

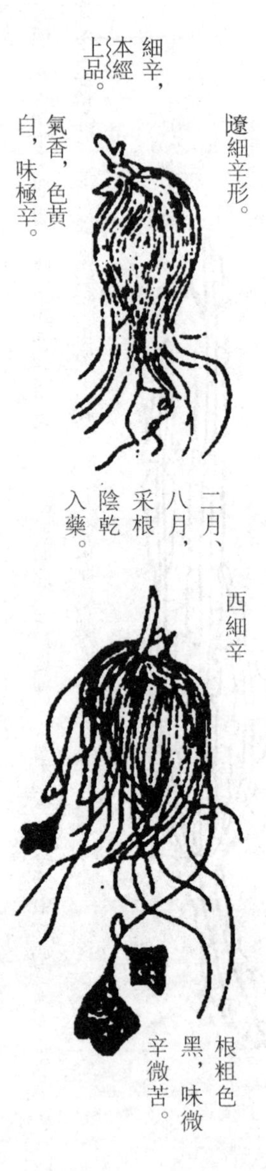

博物志言：杜衡亂細辛，自古已然。沈氏所説甚詳。大抵亂細辛者，不止杜衡，用者當以根、苗、色、味細辨之。葉如葵，柔莖細根，色紫，味極辛，嚼之習習如椒，而更甚於椒者，細辛也。葉似馬蹄，莖粗根曲，色黄白，味微辛者，杜衡也。俗呼馬蹄香。當細辛用最多。一莖直上，莖端生葉如繖，根似細辛，微粗直，而色黄白，味辛微苦者，鬼督郵也。似鬼督郵而色黑者，及已也。葉似小桑，根似細辛，微粗長而黄色、味辛而有臊氣者，徐長卿也。葉似柳而根似細辛粗長，黄白色而味苦者，白薇也。

修治：細辛切去頭、子，以瓜水浸一宿，暴乾用。

氣厚于味，陽也，升也，入足厥陰、少陰血分，爲手少陰引經之藥。曾青、棗根爲之使，惡黄芪、狼毒、山茱萸，忌生菜、狸肉，畏硝石、滑石，反藜蘆。

龔氏經驗方：治諸般耳聾，真細辛末溶黄蠟，丸鼠屎大，綿裹一丸塞之，二次即愈。

細辛，臣。

石斛 始生六安山谷，今出荆襄及漢中、江左。有二種：一種生水旁石上，莖似小竹，節節間出碎葉，折之有肉，中實，名石斛；一種生櫟木上，莖似麥稈而匾大，葉在莖頭，折之無肉，中虚，名木斛。因莖如金釵之股，故獲「金釵石斛」之稱。

氣味甘、平，無毒。

主治：傷中，除痺下氣，補五臟虚勞、羸瘦，强陰益精。久服厚腸胃，補内絶不足。平胃氣，長肌肉，逐皮膚邪熱疿氣，脚膝疼冷痺弱，定志除驚，輕身延年。〇益氣除熱，治男子腰脚軟弱，健陽。逐皮肌風痺，骨中久冷。補腎益力，壯筋骨，暖水臟，益智清氣，治發熱自汗，癰疽排膿，内塞。

石斛入藥佳，木斛不堪用。今人見木斛形扁如釵，多用木斛，醫家亦不能明辨。予並寫其象，令用者知莖圓中實者爲石斛，實者有力莖扁中虚者爲木斛。虚者無能。不特此也，凡藥皆然。

修治：石斛，去根頭，酒浸軟，暴乾剉用。或以酥拌蒸，焙乾，剉用。

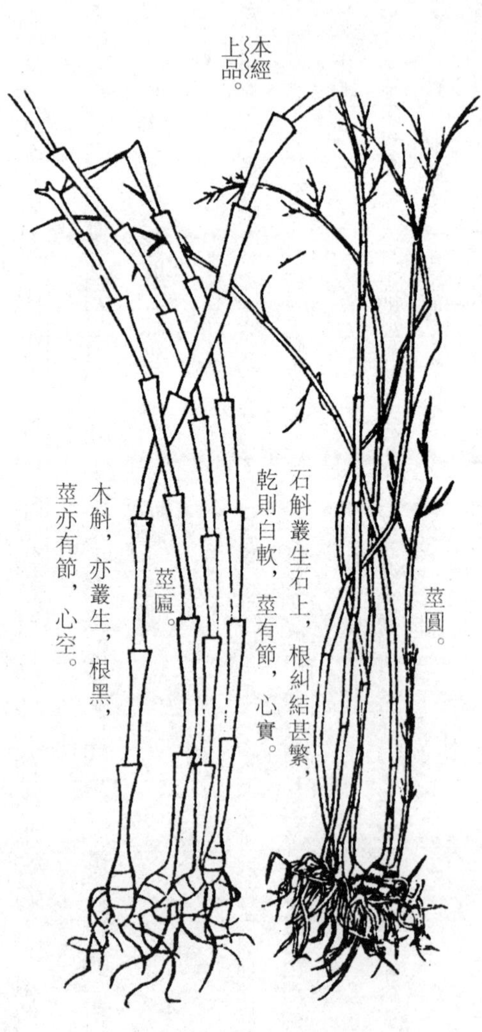

味甘、淡，微鹹，陰中之陽，降也。乃足太陰脾、足少陰右腎之藥。

石斛、陸英爲之使，惡凝水石、巴豆，畏雷丸、殭蠶。

袖珍方：治睫毛倒入，用石斛、川芎藭等分爲末，口内含水，隨左右嗃鼻，日二次。

石斛，君。

肉蓯蓉

陝西州郡俱有，生大木及土塹垣中。舊説是馬遺瀝所生，此非游牝之所而有此，則知自是一種類耳。皮如松，稍有鱗甲，形柔軟如肉，故吴普名肉松蓉，本經名肉蓯蓉。從容，和緩之貌，此藥補而不峻，故有「蓯蓉」之號。

氣味甘，微温，無毒。

主治：五勞七傷，補中，除莖中寒熱痛，養五臟，强陰，益精氣，多子，婦人癥瘕。久服輕身。○除膀胱邪氣，腰痛止痢。○益髓，悦顔色，延年大補。壯陽，日御過倍。治女人血崩。○男子絶陽不興，女子絶陰不産。潤五臟，長肌肉，暖腰膝，男子泄精血遺瀝，女子帶下陰痛。

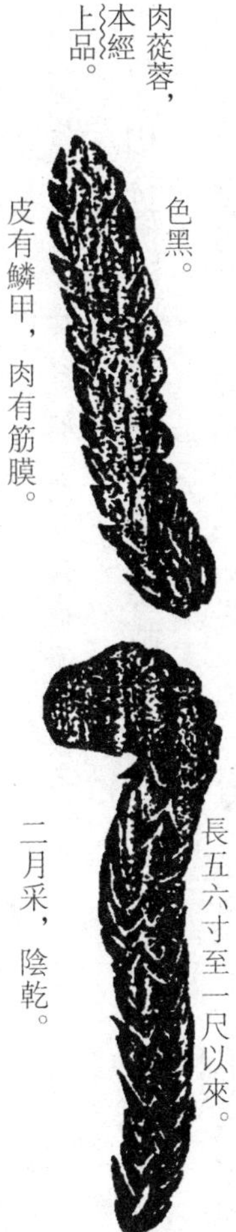

長五六寸至一尺以來。

色黑。

皮有鱗甲，肉有筋膜。

二月采，陰乾。

肉蓯蓉，本經上品。

肉蓯蓉，肥大柔軟者佳，乾枯瘦小者劣。今人多以金蓮根、草蓯蓉、嫩松，稍鹽潤充之，用者宜審。

修治：酒浸一宿，刷去浮甲，劈破中心，去白膜一重，焙乾用。或酥炙得所。

肉蓯蓉，腎經血分藥也。

本經方：肉蓯蓉四兩，刮去鱗甲，酒浸，洗去黑汁，薄切。合山藥四兩，羊肉八兩，作羹極美，益人，勝服補藥。肉蓯蓉，臣。

草蓯蓉 生山南巖石上。暮春抽苗，長五六寸至一尺以來。莖、花俱紫色，與肉蓯蓉極相類，故名草蓯蓉。日華子名花蓯蓉，俗呼紫花地丁。

氣味甘、温，無毒。

主治：男子五勞七傷，補腰腎，令人有子。去風血，煮酒、浸酒服之，諸瘡。可作洗湯。

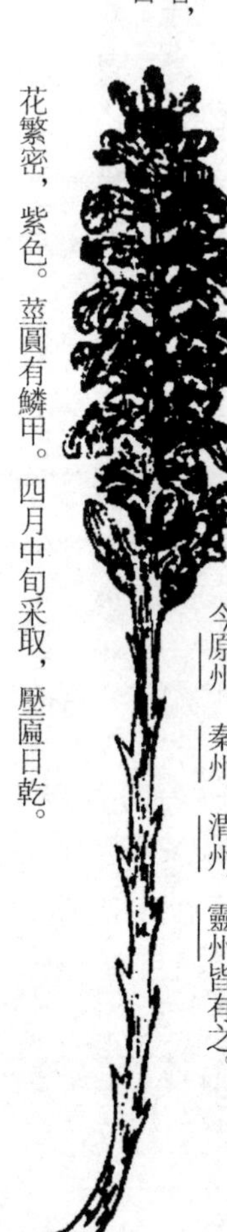

食醫心鏡：治陽不興，草蓯蓉好者二斤，以好酒一斗，浸之經宿，隨意日飲之。

甘草 生河西川谷積沙山及上郡。春生青苗，高一二尺，葉如槐葉。七月開紫花，結角作一本生，如相思角，至熟時角拆，子扁如小豆，極堅。根長者三四尺，粗細不定，皮赤肉黄，其味甘甜，故名甘草。别録名蜜草，又名國老。弘景曰：此草最爲衆藥之主，經方少有不用者，猶如香中有沉香也。國老，即帝師之稱，雖非君而爲君所宗，是以能安和草石而解諸毒也。甄權曰：諸藥中，甘草爲君，治七十二種乳石毒，解一千二百般草木毒，調和衆藥有功，故有「國老」之稱。

氣味甘、平，無毒。

主治：五臟六腑寒熱邪氣，堅筋骨，長肌肉，倍氣力，金瘡尰，解毒。久服輕身延年。○温中下氣，煩滿短氣，傷臟咳嗽，止渴，通經脉，利血氣，解百藥毒，爲九土之精，安和七十二種石、一千二百種草。〇主腹中冷痛，治驚癇，除腹脹滿，補益五臟，腎氣内傷，令人陰不痿。主婦人血瀝腰痛。凡虚而多熱者，加用之。〇安魂定魄，補五勞七傷，一切虚損，驚悸煩悶，健忘，通九竅，利百脉，益精養氣，壯筋骨。〇生用瀉火熱，熟用散表寒。去咽痛，除邪熱，緩正氣，養陰血，補脾胃，潤肺。〇吐肺痿之膿血，消五發之瘡疽。〇解小兒胎毒。

梢，主治：生用治胸中積熱，去莖中痛。加酒，煮玄胡索、苦楝子尤妙。

頭，主治：生用能行足厥陰、陽明二經污濁之血，消腫導毒。

節，主治：癰疽焮腫。

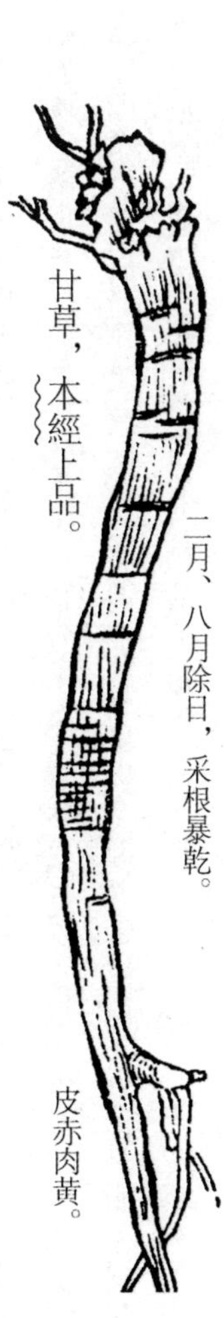

今甘草有數種，其堅實斷理粗大者佳，其輕虚縱理及細韌者不堪。

修治：去頭、尾，刮去赤皮。補中，宜炙用；瀉火，宜生用。

甘草氣薄味厚，升而浮陽也，入足太陰、厥陰經。綱目曰：通入手足十二經。

术、苦參、乾漆爲之使，惡遠志，反大戟、芫花、甘遂、海藻。

金匱玉函方：治飲饌中毒，未審何物，卒急無藥，只煎甘草、薺苨，入口便活。

千金方：治陰頭生瘡，蜜煎甘草末，頻頻塗之，神效。甘草，君。

牛漆　始生河内川谷及臨朐，今以懷慶者爲良。春生苗，莖高二三尺，青紫色，有節如牛膝。葉頗似莧菜葉而長，且尖艄，兩兩相對。於節上生花作穗，秋結實，甚細。根長二三尺，柔潤。有雄雌二種，雄者粗長，雌者細短。因莖似牛膝，故名牛膝。廣雅名牛莖。因葉似莧，嫩可茹，故救荒本草名山莧菜。

氣味苦、酸，平，無毒。

主治：寒濕痿痺，四肢拘攣，膝痛不可屈伸。逐血氣，傷熱火爛，墮胎。久服輕身耐老。○療傷中少氣，男子陰消，老人失溺，補中續絶，益精，利陰氣，填骨髓，止髮白，除腦中痛及腰脊痛。婦人月水不通，血結。○治陰痿補腎，助十二經脉，逐惡血。○治腰膝軟怯冷弱，破癥結，排膿止痛，産後心腹痛，並血暈，落死胎。○强筋，補肝臟，風虚。○同蓯蓉浸酒服，益腎。竹木刺入肉，嚼爛罨之，即出。○治久瘧寒熱，五淋尿血，莖中痛，下痢，喉痺，口瘡齒痛，癰腫惡瘡，傷折。

牛膝，本經上品。　九月末，取根，水浸，桜皮暴乾。懷慶者佳。

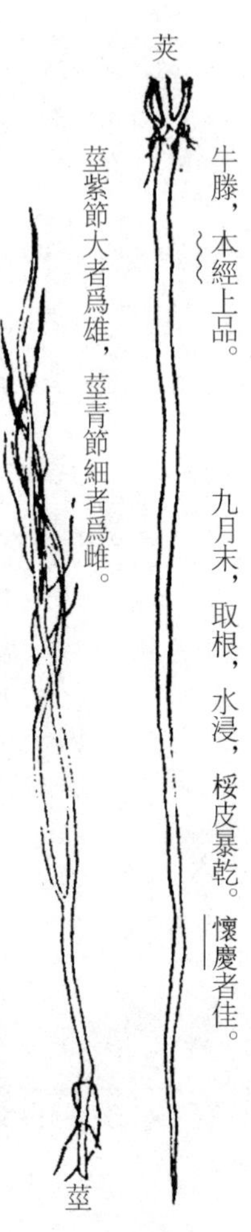

根長大柔潤者爲雄，根細小多歧者爲雌，俱有肉色。

凡用牛膝，擇懷慶白亮長及尺餘無歧者最優，色紫短細者下。色黑乾枯者，乃土牛膝耳，不堪服食。

修治：牛膝去蘆頭。欲下行生用，滋補焙用，或酒拌蒸過用。

牛膝，足厥陰、少陰之藥。

惡螢火、龜甲，畏白前，忌牛肉。

外臺秘要：治勞瘧積久不止者，牛膝一握，生切，以水六升，煮二升。分三服，早晨一服，未發前一服，臨發時一服。

牛膝，君。

黄連 始生巫陽川谷及蜀郡、太山之陽，今以宣城者爲勝。苗高一尺以來，葉似甘菊，凌冬不凋。四月開花，黄色。六月結實，似芹子，色亦黄。其根如鷹鷄爪，連珠而色黄，故名黄連。

氣味苦、寒，無毒。

主治：熱氣目痛，眥傷泣出，明目。腸澼腹痛，下痢，婦人陰中腫痛，久服令人不忘。〇主五臟冷熱，久下泄澼膿血，止消渴大驚，除水利骨，調胃厚腸，益膽，療口瘡。〇治五勞七傷，益氣，止心腹痛，驚悸煩燥，潤心肺，長肉止血，天行熱疾。止盗汗並瘡疥。猪肚蒸爲丸，治小兒疳氣，殺蟲。〇羸瘦氣急。〇治鬱熱在中，燥煩惡心，兀兀欲吐，心下痞滿。〇主心病逆而盛，心積伏梁。〇去心竅惡血，解巴豆、輕粉毒。

出川省，俗呼川黄連。産雅州，俗呼雅黄連。生宣城，俗呼宣黄連。有連珠無毛而堅實、色深黄者，有無珠多毛而中虚、黄色稍淡者。

凡用黄連，選粗大、黄色鮮明、多節堅重、相擊有聲者爲勝，小而連珠無鬚者次之，無珠多毛、色淺而虚者不堪用。

修治：黄連去蘆及鬚，治本臟之火生用；治肝膽之實火，以猪膽汁浸炒；治肝膽之虚火，以醋浸炒；治上焦之火，以酒炒；治中焦之火，以薑汁炒；治下焦之火，以鹽水或朴硝炒；治氣分濕熱之火，以茱萸湯浸炒；治血分塊中伏火，以乾漆水炒；治食積之火，以黄土黃連，本經上品。

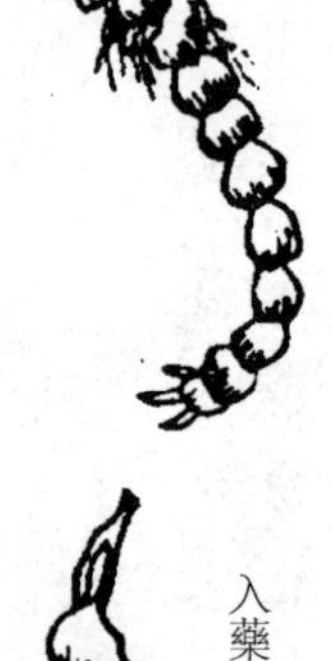

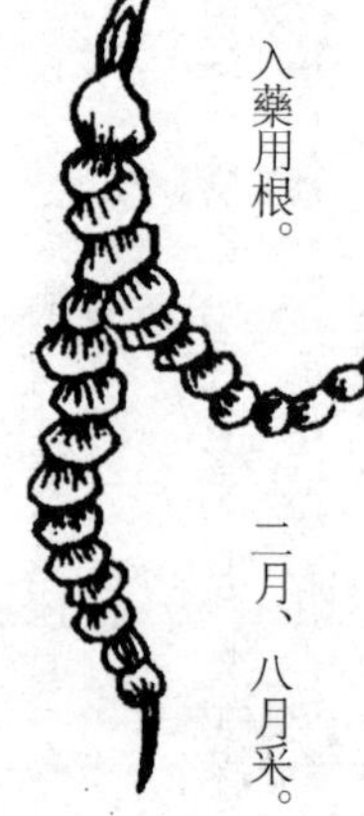

入藥用根。　二月、八月采。

炒。不獨爲之引導，蓋辛熱能制其苦寒，鹹寒能制其燥性，在用者詳酌之。

黃連氣味俱厚，可升可降，陰中陽也，入手少陰心經，爲治火之主藥。

黃連、黃芩、龍骨、理石爲之使，惡菊花、玄參、白鮮皮、芫花、白殭蠶，畏款冬花、牛膝，勝烏頭，解巴豆毒。

斗門方：治雞冠痔，以黃連末敷之良。

黃連，臣。蘇東坡收筆，黃連煎汁，調輕粉蘸筆頭，候乾收，不蛀。

地膚子 生荆州平澤及田野，今近地有之。苗春生，葉似荆芥，一莖數十枝，攢簇團團直上。性最柔弱。七月開黃花，子青色，似一眠起蠶沙之狀。田野人呼爲地麥草，名地膚、地麥，因其子形似也。本經名地葵，因其苗味似也。圖經名鴨舌草，因其葉形似也。欲呼千頭草，因枝繁而頭多也。藥性名益明，因其子功能明目也。子落，則老莖可爲帚，故日華子名落帚，圖經名獨帚，郭璞名王帚，弘景名掃帚。

子，氣味苦、寒，無毒。○主治膀胱熱，利小便，補中益氣。久服耳目聰明，輕身耐老。○去皮膚中熱氣，使人潤澤，散惡瘡疝瘕，强

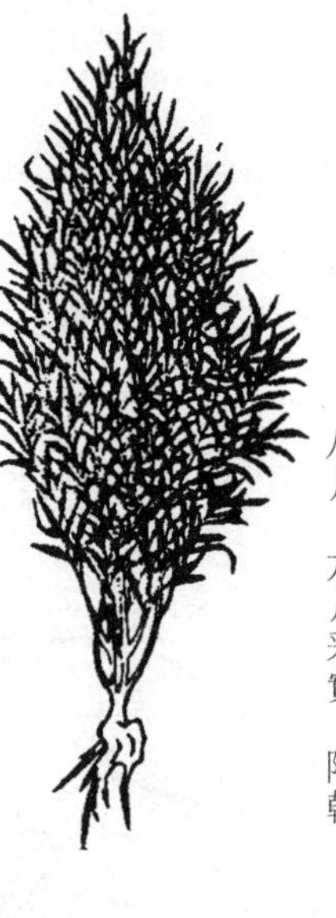

八月、九月采實，陰乾。

地膚，本經上品。

陰。〇治陰卵㿗，去熱風，可作湯沐浴。與陽起石同服，主丈夫陰痿不起，補氣益力。〇治客熱丹腫。

壽域神方：治脇下疼痛，地膚子爲末，酒服方寸匕。

苗、葉，氣味苦、寒，無毒。主治：搗汁服，主赤白痢，燒灰亦善。煎水洗目，去熱暗，雀盲濇痛，主大腸泄瀉，和氣，濇腸胃，解惡瘡毒。煎水日服，治手足煩疼。

按，虞摶醫學正傳云：摶兄年七十，秋間患淋二十餘日。後得一方，取地膚草，搗自然汁，服之遂通。地膚，君。

靈芝

赤芝，一名丹芝，生霍山。黑芝，一名玄芝，生常山。青芝，一名龍芝，生泰山。白芝，一名玉芝，生華山。黄芝，一名金芝，生嵩山。紫芝，一名木芝，生高夏山。六芝俱主祥瑞，故曰靈芝。

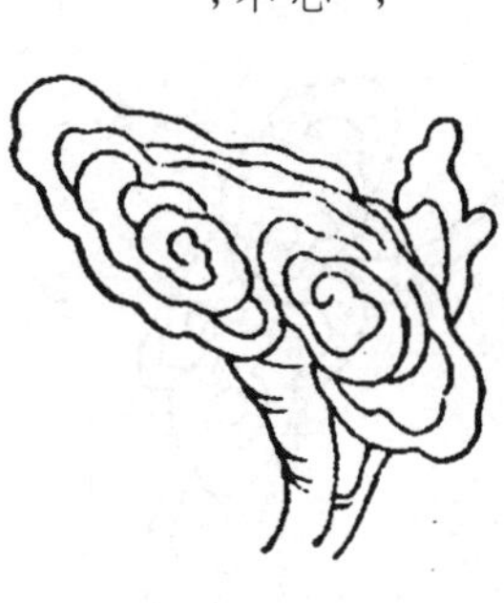

赤芝，如珊瑚，味苦，平。主胸中結，益心氣，補中，增慧智，不忘。久服輕身不老，延年神仙。

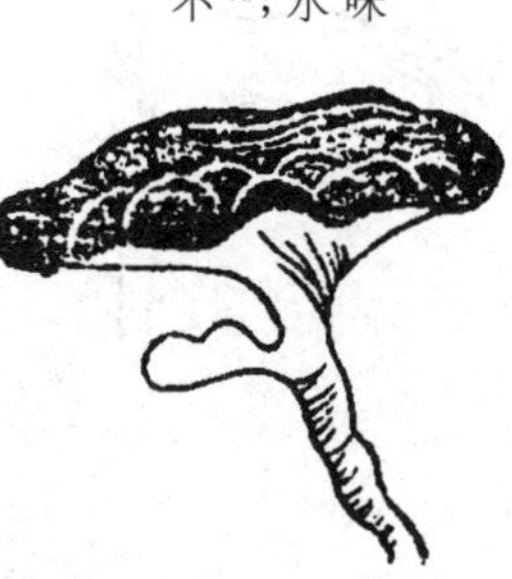

黑芝，黑如澤漆。味鹹，平。主癃，利水道，益腎氣，通九竅，聰察。久食輕身不老，延年神仙。

青芝，如翠羽。味酸，平。主明目，補肝氣，安精魂，仁恕。久食，輕身不老，延年神仙。

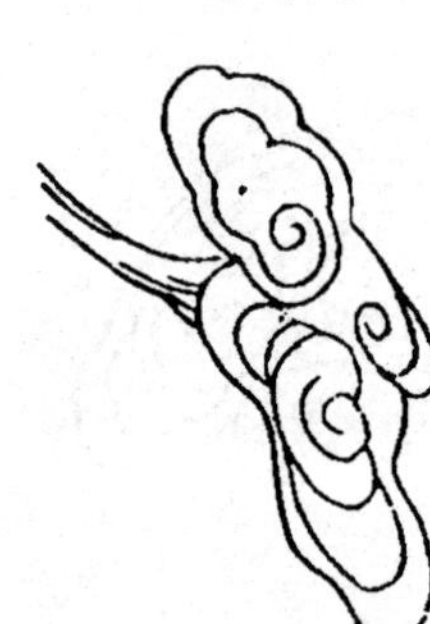

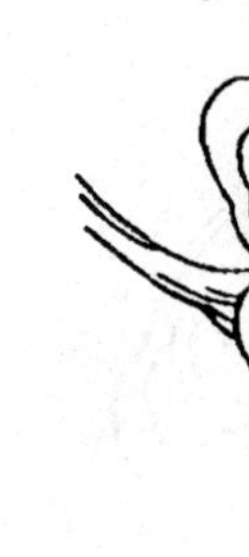

黄芝，如紫金。味甘，平。主心腹五邪，益脾氣，安神，忠信和樂。久食輕身不老，延年神仙。

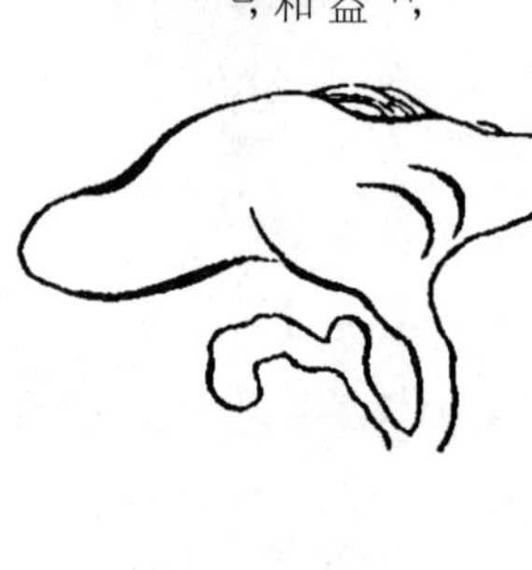

白芝，白如截肪。味辛，平。主咳逆上氣，益肺氣，通利口鼻，强志意，勇悍，安魂魄。久食，輕身不老神仙。

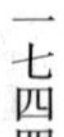

紫芝，味甘，温。主耳聾，利關節，保神，益精氣，堅筋骨，好顔色。久食，輕身不老延年。六芝皆無毒，六月、八月採。

按，爾雅云：茵，芝。釋曰：瑞草名也。一歲三華。一名茵，一名芝。論衡云：芝生於土，土氣和，故芝草生。瑞命禮曰王者仁慈，則芝草生是也。

靈芝，薯蕷爲之使，得髮良，得麻子仁、白瓜子、牡桂共益人。惡常山，畏扁青、茵陳蒿。

卷柏 始生常山山谷，今出近道。根紫色，多鬚，形僅寸餘。莖、葉青黄，彷彿柏葉，卷束如雞足，故名卷柏。吴普爲豹足，象形也。别録名萬歲。綱目名長生不死草，言其耐久也。

氣味辛、平，無毒。

主治：五臟邪氣，女子陰中寒熱痛，癥瘕血閉，絶子。久服輕身，和顔色。○止咳逆，治脱肛，散淋結，頭中風眩，痿躄，强陰益精，令人好容顔。○通月經，治屍疰，鬼疰，腹痛，百邪鬼魅啼泣。○鎮心，除面皯頭風，暖水臟。生用破血，炙用止血。

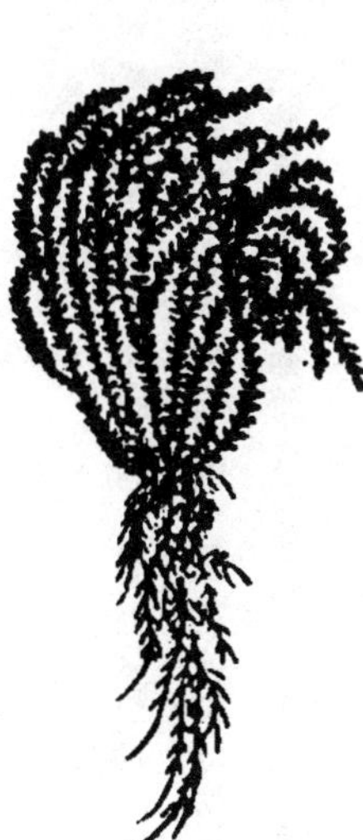

五月五日採，陰乾。葉似柏而細，色青黄水潤，色青緑可愛。

卷柏本經上品

修治：以鹽水煮，日曬焙用。

百一選方：治遠年下血，卷柏、地榆焙，等分。每用一兩，煎數沸，通口服。卷柏，君。

芎藭 香草也。四、五月生葉，似水芹、胡荽、蛇床輩，作叢而莖細，其葉倍香。七、八月，開碎白花，葉堪作飲。古人因其根節狀如馬銜，謂之馬銜芎藭。後世因其狀如雀腦，謂之雀腦芎。

出關中者爲京芎，亦曰西芎。出蜀中者爲川芎，出天台者爲台芎，出撫郡者爲撫芎，皆因地而得名也。惟川爲勝，故方中用芎，惟曰川芎。或曰：人頭穹窿窮高，天之象也。此藥上行，專治頭腦諸病，故有「芎藭」之名。

氣味辛、温，無毒。

主治：中風入腦，頭痛寒痺，筋攣緩急，金瘡，婦人血閉無子。○除腦中冷動，面上遊風去來，目淚出，多涕唾，忽忽如醉，諸寒冷氣，心腹堅痛，中惡卒急腫痛，脇風痛，温中内寒。○腰脚軟弱，半身不遂，胞衣不下。○一切風，一切氣，一切勞損，一切血。補五勞，壯筋骨，調衆脉，破癥結宿血，養新血。吐血、鼻血、溺血，腦癰發背，瘰癧癭贅，痔瘻瘡疥，長肉排膿，消瘀血。○搜肝氣，補肝血，潤肝燥，補風虚。○燥濕，止瀉痢，行氣開鬱。

蜜和丸芡實大，夜服，治風痰，殊效。

齒根出血，含之多瘥。

芎藭，本經上品。

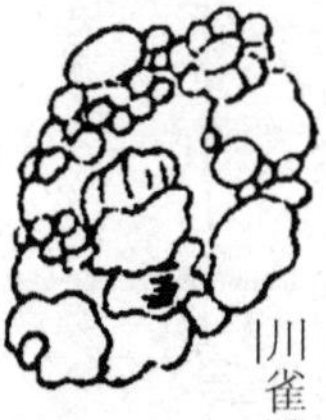

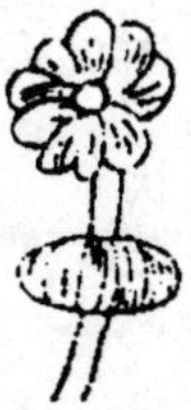

川雀腦者，俗呼南芎。三、四月采根，日乾。

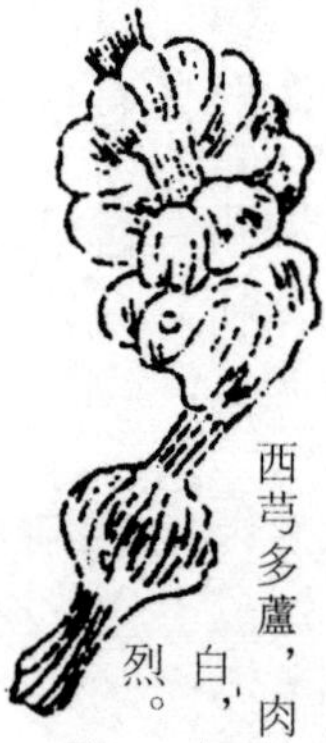

西芎多蘆，肉甚白，氣甚辛烈。○已上俱根形。

凡用，以川中大塊重實，作雀腦，皮色黄黑，肉色白，不油，嚼之微辛甘者佳。他種不入藥，止可爲末，煎湯沐浴而已。九月採，佳。

修治：以净水洗浸，切片，日乾用。

芎藭，氣厚味薄，浮而升陽也，少陽本經引經藥，入手足厥陰氣分。

白芷爲之使，畏黄連，伏雌黄。得細辛，療金瘡止痛；得牡蠣，療頭風吐逆。

靈苑方：治婦人經水，三個月不行。驗胎法：川芎生爲末，空心濃煎，艾湯下一匙，腹中微動者是有胎。

續十全方：治胎氣，因跌撲舉重，促損不安，及子死腹中，以芎藭爲末，酒服方寸匕，須臾一二服，立出。

芎藭，臣。

芎藭，今人所服最多，頭面風不可缺也。然須以他藥佐之。沈括云：予一族子，舊服芎藭，醫鄭叔熊見之，云芎藭不可久服，多令人暴亡。後族子果無疾而卒。又朝士張子通之妻，病腦風，服芎藭甚久，一旦暴亡。皆目見者。此皆單服，久則走散真氣。若使他藥佐使，又不久服，中病便已，則烏能至此哉！由此觀之，芎藭久服，爲禍匪輕，奈何鄉落愚民，不知藥性，時採芎藭苗、蘼蕪煎茶，自謂香美。體氣壯健，僥倖無虞；儻涉虛羸，鮮不蹈其禍者！

藍實 即今大葉藍子也。始生河内平澤，今處處有之。人家蔬圃中作畦蒔。至三月、四月，生苗，高三二尺許。葉似水蓼，花紅白色，實亦若蓼子而大，黑色。五月、六月採實。其葉可以染青，染反勝于其質，故曰「青出于藍而青于藍」者也。爾雅所謂葴，馬藍是也。埤雅云：月令：仲夏，令民無刈藍以染。鄭玄言：恐傷長養之氣也。然則刈藍，先王有禁，故制字從「監」。

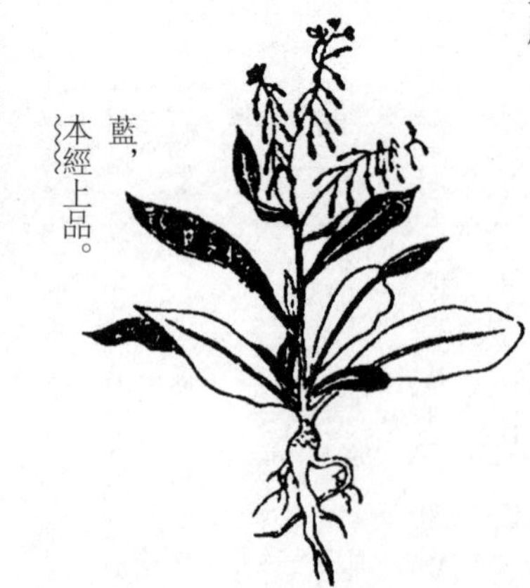

藍，本經上品。

藍實，氣味苦、寒，無毒。

主治：解諸毒，殺蠱蚑、疰鬼、螫毒。久服，頭不白，輕身。填骨髓，明耳目，利五臟，調六腑，通關節，治經絡中結氣，使人健，少睡，益心力。〇療毒腫。

藍葉汁，氣味苦、甘、寒，無毒。主治殺百藥毒，解狼毒、射罔毒。汁塗五心煩悶，療蜂螫毒。

昔張薦員外在劍南，爲張延賞判官，忽被斑蜘蛛咬項上，一宿，咬處有二道赤色，細如箸，繞項上，從胸前下至心。經兩宿，頭面腫疼，如數升碗大，肚漸腫，幾至不救。張相素重薦，因出家財五百千，并薦家財又數百千，募能療者。忽一人應召，云可治。張相初甚不信，欲驗其方，遂令目前合藥。其人曰：不惜方，當療人性命耳。遂取大藍汁一碗，以蜘蛛投之藍汁，良久方出，得汁中，甚困不能動。又別擣汁，加麝香末，取蜘蛛投之，至汁而死。又更取藍汁、麝香，復加雄黃和之。更取蜘蛛投汁中，隨化爲水。張相及諸人甚異之，遂令點於咬處，兩日内悉平愈。咬處，作小瘡，痂落如舊。凡蟲豸傷，皆可點咬處，或服其汁，神異之極也。藍實，君。

青黛 是波斯國藍靛花也，路遠難得。中國靛花，主治與青黛同功，亦可以此代之，故假爲名。綱目云：黛，眉色也。劉熙釋名曰：滅去眉毛，以此代之，故謂之黛。

氣味鹹、寒，無毒。

主治：解諸藥毒，小兒諸熱，驚癇發熱，天行頭痛、寒熱，並水研服之。亦磨敷熱瘡惡腫，金瘡下血，蛇、犬等毒。〇解小兒疳熱，殺蟲。〇小兒丹熱，和水服之。同雞子白、大黃末敷瘡癰，蛇虺螫毒。〇瀉肝散五臟欝火，解熱消食積。〇去熱煩，吐血、咯血、斑瘡惡瘡。

青黛，本經上品。

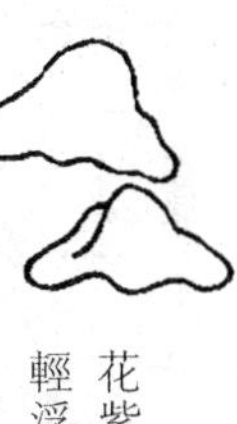

花紫碧，體輕浮者佳。

靛枯黑體重實者劣。

市多取乾靛、羅青充賣。入藥，宜擇嬌嫩體輕者，以水飛净灰脚，日乾，任用。

按，靛花雖非青黛，然治小兒疳蝕，下痢消瘦，發熱，屢有奇功。古歌云：「小兒雜症變成疳，不問强羸女與男。腹内時時如下痢，青黄赤白一般般。眼澁面黄鼻孔赤，穀道開張不欲看。煩熱毛焦兼口渴，皮膚枯槁四肢癱。唇裂嘔逆不乳哺，壯熱增寒卧不安。」此方便是青黛散，取效猶如服聖丹。

談野翁方：治耳疳出汁，青黛、黄柏末乾搽，愈。又名緑袍散，搽口瘡效。青黛，君。

蒺藜子 生馮翊平澤，或道旁，佈地蔓生。葉如初生皂莢葉，整齊可愛。子有刺，狀如菱而小。人過之，足不敢履。故本經一名屈人，一名止行。今軍家乃鑄鐵作之，以布敵路，名鐵蒺藜。易云：據于蒺藜，言其凶傷。詩云：墻有茨，不可掃也。以刺梗穢也。綱目云：蒺，疾也。藜，利也。茨，刺也。其刺傷人，甚疾而利也，故名蒺藜。爾雅名茨。又一種白蒺藜，今生同州沙苑，牧馬草地最多，而近道亦有之。緑葉細蔓，綿佈沙上，結莢長寸許，子大如黍，壯如羊腎而帶緑色，今人謂之沙苑蒺藜。

子，氣味苦、温，無毒。

主治惡血，破癥結積聚，喉痹乳難。久服長肌肉，明目輕身。〇身體風癢頭痛，咳逆傷肺，肺痿，止煩下氣，小兒頭瘡癰腫，陰㿉，可作摩粉。〇治諸風癧瘍，療吐膿，去燥熱。〇治奔豚，腎氣肺氣，胸膈滿，催生墮胎，益精。療水臟冷，小便多，止遺瀝泄精，溺血腫痛。〇痔漏陰汗，婦人發乳帶下。

蒺藜子，君。
本經上品。

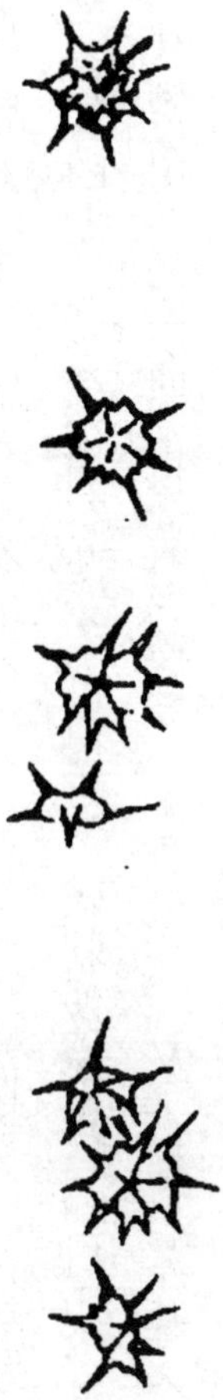

蒺藜子，有刺，嫩青色，老黄白色。八月採實，暴乾。冬月亦採之。

修治：春去刺，酒拌，炒用。

蒺藜子，烏頭爲之使。

神仙秘旨云：服蒺藜子一碩，當七、八月熟時收，日乾，春去刺。然後杵爲末，每服二錢，新汲水調下，日三服，勿令中絶，斷穀長生。服之一年已後，冬不寒，夏不熱。服之二年，老者復少，髪白復黑，齒落重生。服之三年，身輕長生。

白蒺藜，氣味甘、温，無毒。主治：補腎，治腰痛，泄精，虚損勞乏。

白蒺藜，即沙苑蒺藜。

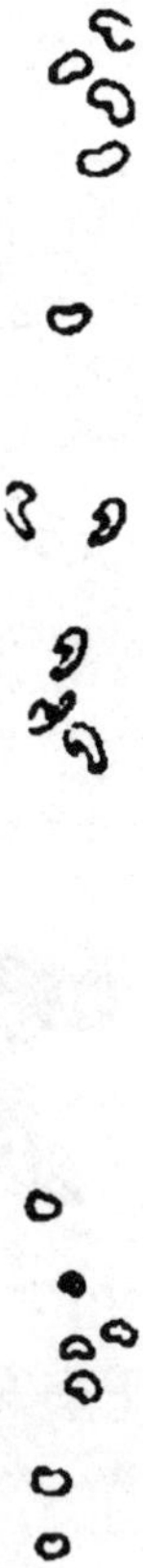

沙苑蒺藜一種形如羊腎，緑色，如黍粒大。一種一頭大，一頭小，有鈎，青黄色。二者並堪主治。又一種，形頗類羊腎，褐緑色，粒小如粟而圓者，劣。修治：微炒入藥。

黄耆 葉似槐葉而微尖小，又似蒺藜葉而微闊大，青白色。開黄紫花，結小尖角，長寸許。根長二三尺。生赤水鄉，名赤水耆；生白水鄉，名白水耆；生山西沁州綿上，名綿耆。一云折之如綿，故謂之綿黄耆。夫耆者，年高有德之稱。耆老歷年久而性不燥，此藥性緩如之，故得以耆稱。一云耆，長也。黄耆色黄，爲補藥之長，故名黄耆。俗作黄芪，非矣。

氣味甘，微温，無毒。

主治：癰疽久敗瘡，排膿止痛，大風癩疾，五痔鼠瘻。補虚，小兒百病。○婦人子臟風邪氣，逐五臟間惡血，補丈夫虚損，五勞羸瘦，止渴腹痛泄痢，益氣，利陰氣。○主虚喘，腎衰耳聾，療寒熱，治發背内補。○助氣，壯筋骨，長肉補血，破癥癖、瘰癧、癭贅，腸風血崩，帶下赤白痢，産前後一切病，月候不勻。痰嗽頭風，熱毒赤目。○治虚勞自汗，補肺氣，瀉肺火、心火，實皮毛，益胃氣，去肌熱及諸經之痛。○主太陰瘧疾陽。○爲病苦寒熱，督脉爲病逆氣裏急。

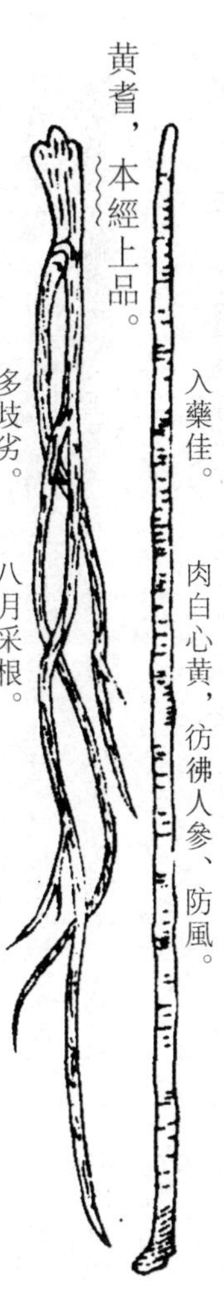

黄耆，本經上品。

凡用黄耆，以長二三尺，緊實如箭幹者爲良，多歧者劣。一種木耆似黄耆，體虚，蘆頭大。苜蓿根體堅，肉色黄，折之皆脆，不似箭幹。黄耆肉白心黄，折之綿軟。

修治：須去頭刮皮，以蜜炙熟爲度。治癰，生用亦可。

黄耆，氣薄味厚，可升可降，陰中陽也。入手、足太陰氣分，又入少陽、足少陰命門。

茯苓爲之使，惡龜甲、白鮮皮。

衍義云：防風、黄耆，世多相須而用。唐許裔宗，初仕陳爲新蔡王外兵參軍時，柳太后感風不能言，脉沉而口噤。裔宗曰：「既不能下藥，宜湯氣熏之。藥入腠理，週時可瘥。」乃造防風黄耆湯數斛，置於床下，氣如烟霧，其夕便得語。藥力熏蒸，其效如此，因著之，使善醫者知所取法焉。

蒲黄　生河東池澤，今處處有之，以秦州者爲良。香蒲，蒲黄苗也。春初生，嫩葉未出水時，紅白茸茸然。取其中心入地白蒻，大如匕柄者，生啖之，甘脆。以醋浸，如食笋，大美。周禮以爲蒲菹。至夏，抽梗於叢葉中，花抱梗端，如武士棒杵，故俚俗謂之蒲槌，亦曰蒲蕚花。其蒲黄，即此香蒲花中蕊屑也。

蒲黄，氣味甘，平，無毒。

主治：心腹膀胱寒熱，利小便，止血，消瘀血。久服，輕身益氣力，延年神仙。

○治痢血，鼻衄吐血，尿血瀉血，利水道，通經脉，止女子崩中。○婦人帶下，月候不匀，血氣心腹痛，妊婦下血，墜胎，血暈血癥，兒枕氣痛，顛撲血悶，排膿瘡癤，遊風。腫毒，下乳汁，止泄精。

南人以蒲黄苗爲香蒲，以菖蒲爲臭蒲也。

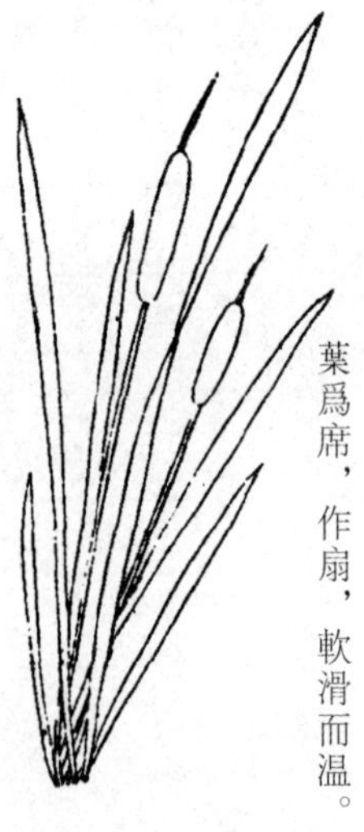

葉爲席，作扇，軟滑而温。

蒲黄，本經上品。乃香蒲花上黄粉也。四月采。

今人謂蒲槌爲蒲棒。

世多以薑黄末，攙麥麵充之，每稱爲羅過蒲黄。其色嫩黄可愛，其麵細如黄粉。用是治病，安得獲效？人當擇色淡黄、有蕊屑者入藥方真。

修治：蒲黄方，破血消腫者生用之，補血止血者須炒用。

蒲黄，手足厥陰血分藥也。

按，許叔微本事方云：有士人妻，舌忽脹滿，口不能出聲。一老叟教以蒲黄頻摻，比曉乃愈。又芝隱方云：宋度宗欲賞花，一夜忽舌腫滿口。蔡御醫用蒲黄、乾薑末等分，乾搽而愈。據此二説，則蒲黄之凉血、活血可證矣。

續斷 始生常山山谷，今陝西河中興元府、舒、越、晋州亦有之。三月已後生苗，葉似苧而莖方，兩葉對。花紅白色。根如大薊，一株有五六枝。一種葉似旁翁菜而小厚，兩邊有刺刺人，其花紫色，與今越州生者相類。而市之貨者，亦有數種，少能辨其粗良。醫人用之，但以節節斷皮黄皺者爲真。功能續筋骨之斷折，故名續斷。本經名屬折，别録名接骨。

氣味苦、微温，無毒。

主治：傷寒，補不足，金瘡癰傷折跌，續筋骨，婦人乳難。久服益氣力。〇婦人崩中血，金瘡血内漏，止痛，生肌肉，及踠傷惡血，腰痛關節緩急。〇去諸温毒，通宣血脉。〇助氣，補五勞七傷，破癥結瘀血，消腫毒，腸風痔瘻，乳癰瘰癧，婦人産前後一切病，胎漏子宫冷，面黄虚腫，縮小便，止泄精、尿血。

本經云：狀如雞脚，節節斷皮黄皺者，真也。

續斷，市之貨者，形類山玄參，色皂而瘦。

折之有煙塵起者爲良。

狀如雞脚，赤黄色，節節斷皮多皺者，極少難得。

川續斷，皮微白，肉微皂，一根二三枝及五六枝。今入藥惟用川。

修治：續斷，以酒浸一伏時，焙乾用。

地黄爲之使，惡雷丸。

昔宋張叔潛秘書知劍州時，其閤下病血痢，一醫用平胃散一兩，入川續斷末二錢半。每服二錢，水煎服即愈。紹興壬子，會稽時行痢疾，叔潛之子以方傳人，往往有驗。小兒痢疾，服之皆效。

續斷，君。

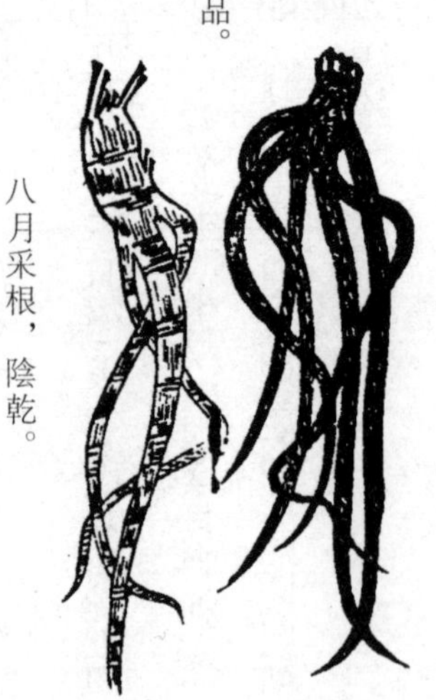

續斷，本經上品。

八月采根，陰乾。

漏蘆　生喬山山谷，今京東州郡及秦、海州皆有之。舊説莖葉似白蒿，花黄白莢，莖若筯大，房類油麻而小，故蘇恭名莢蒿，曰華子名鬼油麻。今諸郡所圖上，惟單州者，差相類。沂州者，花、葉頗似牡丹。秦州者，花似單葉寒菊，紫色，五七枝同一幹。海州者，花紫碧如單葉蓮花，花蕚下及根旁有白茸裹之，根黑色，如蔓菁而細。又類葱本。淮甸人呼爲老翁花。三州所生雖别，而葉頗相類，但秦、海州者葉更作鋸齒狀耳。一物而殊類若此，醫家何所適從？當依舊説，以單州出者爲勝。六月、七月，採莖苗，曰乾。八月採根，陰乾。古人多用苗，今人多用根。盧，黑色也，此草秋後皆黑，異於衆草。然高岡雖有，而川澤漏下之地最多，故名漏蘆。

氣味鹹、寒，無毒。

主治：皮膚熱毒，惡瘡疽痔，濕痺，下乳汁。久服，輕身益氣，耳目聰明，不老延年。○止遺溺，熱氣瘡癢如麻豆。可作浴湯。○通小腸，泄精尿血，腸風，風赤眼，小兒壯熱，撲損續筋骨，乳癰瘰癧，金瘡止血，排膿補血，長肉，通經脈。

漏蘆，本經上品。

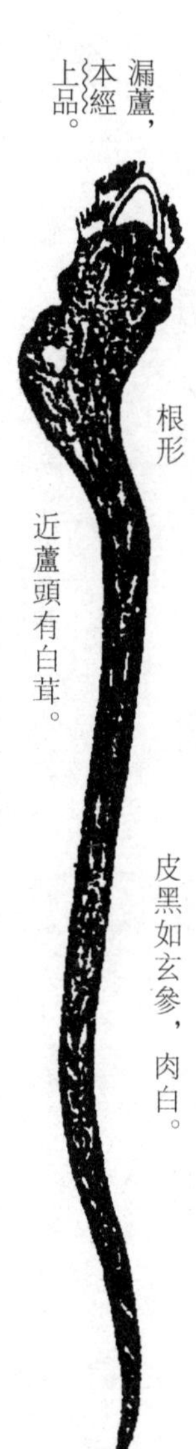

前言根旁有白茸裹之，根黑色如蔓菁而細者，即此也。今市通鬻之，醫通用之。予無見使苗者，故畫根以示人。

按，飛廉，根如牛蒡而綿頭。古方「漏蘆散」下云：用有白茸者則是。有白茸者，乃飛廉無疑矣。今考二物氣味、功用俱不相遠，似可通用。或者一類有數種，古今名稱各處不同乎？

修治：漏蘆細剉，拌生甘草，對蒸熟，揀去甘草，曬乾任用。

漏蘆，足陽明本經藥也。連翹爲之使。

外臺秘要：治蚘蟲，漏蘆爲末，以餅臛和方寸匕，服之。

漏蘆，君。

防風　始生沙苑川澤及邯鄲、琅琊、上蔡，今京東、淮、浙皆有之。莖葉俱青緑色，莖深而葉淡，似青蒿而短小。五月開細白花，中心攢聚作大房，似茴香花，其氣如蕓蒿。故本經一名銅蕓，别録名茴草，吴普名茴蕓。實似胡荽子而大，根土黄色，與蜀葵根相類。防，禦也。此藥身去身半已上風邪，稍去身半已下風邪，乃禦諸風要藥，因名防風，又一名屏風。

氣味甘、辛、温，無毒。

主治：大風頭眩痛，惡風風邪，目盲無所見，風行週身，骨節疼痛，久服輕身。○煩滿脇痛，風頭面去來，四肢攣急，字乳金瘡，内痙。○治三十六般風，男子一切勞劣，補中益神，風赤眼，止冷淚及癱瘓，通利五臟關脉，五勞七傷，羸損盗汗，心煩體重，能安神定志，匀氣脉。○治上焦風邪，瀉肺實，散頭目中滯氣，經絡中留濕，主上部見血。○搜肝氣。

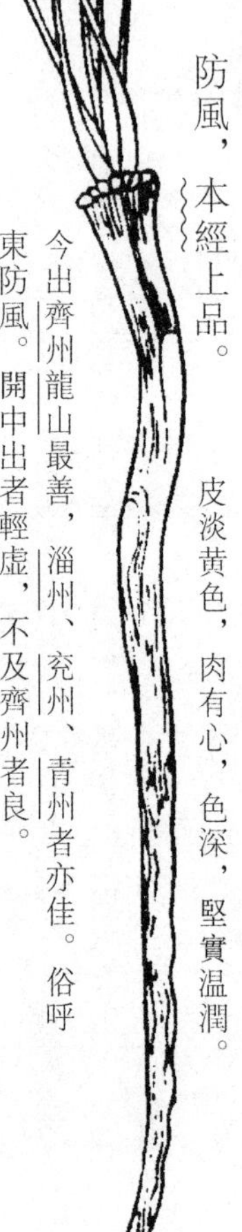

防風，本經上品。　皮淡黄色，肉有心，色深，堅實温潤。

今出齊州龍山最善，淄州、兖州、青州者亦佳。俗呼東防風。開中出者輕虛，不及齊州者良。

石防風，生于山石之間，根如蒿根而黄，粗醜多歧，亦療頭風眩痛。

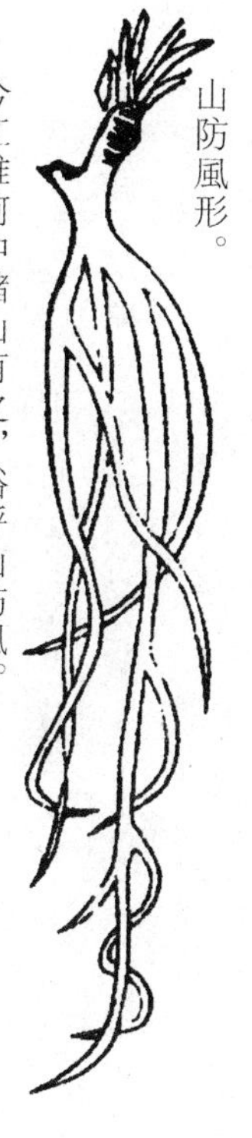

山防風形。

今江淮河中諸山有之，俗呼山防風。

修治：防風選東道肥潤者，去蘆，細剉任用。

防風，氣味俱薄，浮而升陽也，手、足太陽經之本藥，又行足陽明、太陰二經，爲肝經氣分藥。

防風能制黄耆，黄耆得防風，其功愈大，乃相畏而相使者也。

得葱白，能行週身。得澤瀉、藁本，療風。得當歸、芍藥、陽起石、禹餘糧，療婦人子臟風。畏萆薢，殺附子毒，惡藜蘆、白蘞、乾薑、芫花。

經驗後方：治破傷風，防風、天南星等分爲末，每服二三匙。童子小便五升，煎至四升，二服即止。防風，臣。

決明子 始生龍門川澤，今處處有之。夏初生苗，高三四尺許。根帶紫色，葉似苜蓿而大。七月開花，黄白色。其子作穗，如青緑豆而鋭。十月十日，採子陰乾。功主明目，故名決明子。

氣味鹹、平，無毒。別録曰：苦、甘，微寒。

主治：青盲目淫，膚赤白膜，眼赤痛淚出。久服益精光，輕身。○療脣口青。○助肝氣，益精。以水調末，塗腫毒。熁太陽穴，治頭痛。又貼胸心，止鼻洪。作枕，治頭風，明目。○治肝熱，風眼赤淚。每旦取一匙，挼凈，空心吞之，百日後，夜見物光。益腎，解蛇毒。

決明子，本經上品。

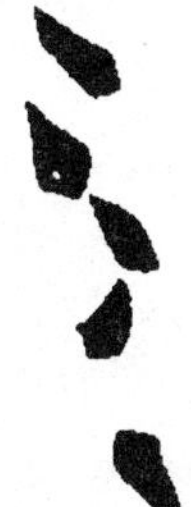

修治：决明子，挼净土塵，杵碎入藥。著實爲之使，惡大麻子。

外臺秘要：治積年失明不識人，决明子二升，杵爲末。每食後，以粥飲服方寸匕。

决明子，臣。

丹參 始生桐柏山谷及泰山，今陜西、河東州郡及隨州皆有之。二月生苗，高一尺許。莖幹方稜，青色。葉相對如薄荷，而有毛。三月開花，紅紫色，似蘇花。根大如指，長尺餘。一苗數根，赤色，故名丹參。並人參、沙參、玄參、牡蒙，是爲五參。五參五色，配五臟。故人參入脾，曰黄參；沙參入肺，曰白參；玄參入腎，曰黑參；牡蒙入肝，曰紫參；丹參入心，曰赤參。蕭炳云：酒浸服之，治風軟脚，可逐奔馬，故名奔馬草。

氣味苦，微寒，無毒。

主治：心腹邪氣，腸鳴幽幽如走水，寒熱積聚，破癥除瘕，止煩滿，益氣。〇養血，去心腹痛、疾結氣，腰脊强、脚痹，除風邪留熱。久服利人。〇漬酒飲，療風痹、足軟。〇主中惡及百邪鬼魅，腹痛氣作，聲音鳴吼，能定精。〇養神定志，通利關脉，治冷熱勞，骨節疼痛，四肢不遂，頭痛赤眼，熱温狂悶。破宿血，生新血。安生胎，落死胎。止血崩帶下，調婦人經脉不匀，血邪心煩。惡瘡疥癬，癭贅腫毒、丹毒，排膿止痛，生肌長肉。

丹參，一莖數十枝，皮赤而肉白。九月、十月，採根陰乾。

修治：丹參，去土净，用酒洗，細剉，日乾任用。

丹參，本經上品。

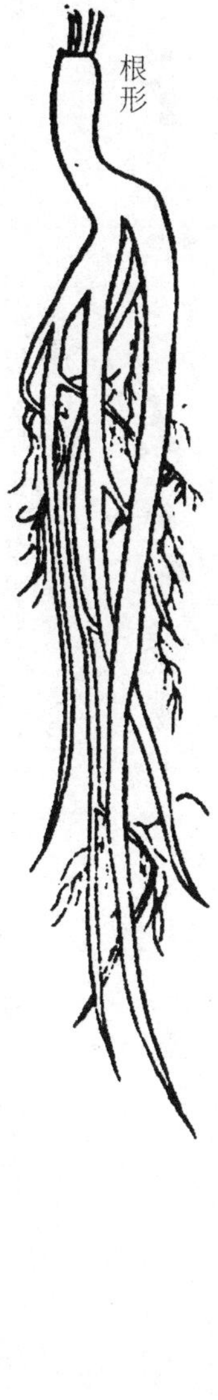

根形

丹參，味苦氣平，而降陰中之陽也，入手少陰、厥陰之經，心與包絡血分藥也。畏鹹水，反藜蘆。弘景曰：性熱，久服多眼赤。聖惠方：治寒疝，小腹及陰中相引痛，自汗出欲死，以丹參一兩，杵爲散，每服熱酒調下二錢佳。

丹參，臣。

茜草 一作蒨。始生喬山山谷，今近處有之。染緋草也。葉似棗葉，頭尖下闊，三五對生節間。其苗蔓延草木上，根紫色。陶隱居本草言：東方有而少，不如西方多，則西草爲茜，以此也。詩云「茹藘在坂」者是已。陸機云：齊人謂之茜，徐人謂之牛蔓。又草之盛者爲蒨，牽引爲茹，連覆爲藘，則蒨、茹、藘之名，又取此義也。

氣味苦、寒，無毒。

主治：寒濕風痺，黄疸補中。○止血内崩下血，膀胱不足，踒跌蠱毒。久服益精氣，輕身。可以染絳。○治六極傷，心肺吐血、瀉血。○止鼻洪，尿血，産後血暈，月經不止，帶下，撲損瘀血，泄精痔瘻，瘡癤排膿，酒煎服。

修治：茜草去土，用銅刀細剉，炒用。勿犯鉛鐵。

元素曰：微酸、鹹，温，陰中之陰，手足厥陰血分之藥也。畏鼠姑，制雄黃。

俗方：用治女子經水不通，以一兩煎酒服之，一日即通，甚效。

茜草，本經上品。

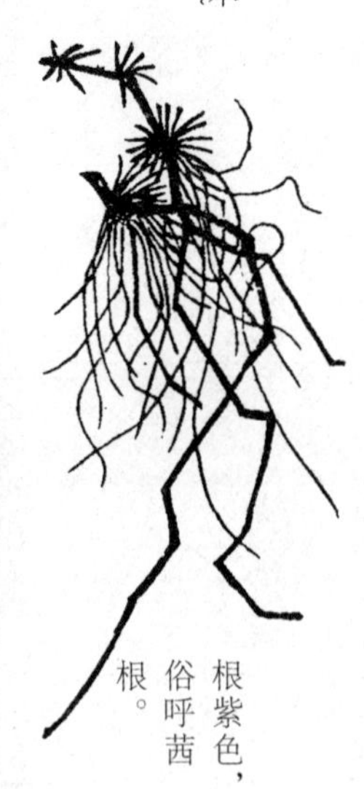

根紫色，俗呼茜根。

菟絲子 始生朝鮮川澤，今近道皆有之，以冤句者爲勝。夏生苗，初如細絲遍地，不能自起，得他草梗，則纏繞而生。其根漸絶于地，而寄空中。或云無根，假氣而生，信然。六、七月結實，極細，如蠶子，土黄色。九月採實，暴乾。其實有二種，色黄而細者名赤綱，色淺而大者名菟虆。其功用並同。苗如絲綜，初生之根，其形似兔握，則菟絲之名因此也。

氣味辛、甘，平，無毒。

主治：續絶傷，補不足，益氣力肥健。久服明目，輕身延年。○養肌强陰，堅筋骨，主莖中寒、精自出，溺有餘瀝，口若躁渴，寒血爲積。○治男女虛冷，添精益髓，去腰疼膝冷，消渴熱中。久服，去面䵟，悦顏色。○補五勞七傷，治鬼交泄精，尿血，潤心肺。○補肝臟風虛。

菟絲子，本經上品。

子大如粟，褐色。

修治：菟絲子，以温水淘去沙泥，酒浸一宿，杵爛，日乾入藥。或酒煮杵爛，亦得。

菟絲子，得酒良。薯蕷、松脂爲之使，惡雚菌。

肘後方：治面上粉刺，搗菟絲子，絞取汁，塗之瘥。

茺蔚 始生海濱池澤，今處處有之，園圃及田野見者極多。春初生苗，如嫩蒿，至夏高三四尺。莖方如黄麻，故俗呼野天麻。對節生枝，一枝三葉，節節生穗，叢簇抱莖。五、六月間，穗内開小花，紅紫色，亦有微白色者。每萼内，有細子數粒，大如同蒿子，有三稜，蒼黑色。此草及子，皆充盛密蔚，故名茺蔚。其功宜於婦人，故本經有益母之稱，俗呼益母草。

子，氣味辛、甘，微温，無毒。

主治：明目益精，除水氣，久服輕身。〇療血逆大熱，頭痛心煩。〇産後血脹。〇舂仁生食，補中益氣，通血脉，填精髓，止渴潤肺。

修治：茺蔚子微炒香，日暴燥，舂簸去殼，取仁用。

茺蔚子，陰中之陽，手足厥陰經藥也。白花者入氣分，紫花者入血分。治婦女經脉不調，崩中帶下，胎前産後一切血氣諸病，妙品也。

茺蔚根味甘，花味微苦、甘，莖、葉味辛、微苦，並無毒。

主治：癮疹，可作浴湯。〇擣汁服，主浮腫下水，消惡毒、丁腫、乳癰、丹遊等毒並敷之。又服汁，主子死腹中，及産後血脹悶。滴汁入耳中，主聤耳。擣敷蛇虺毒。〇入面藥，令人光澤，治粉刺。

濟陰返魂丹，一名益母丸，治婦人胎前産後諸疾危證，其效神妙，活人甚多。用益母草，葉似艾葉，莖類脂麻，方梗凹面，對節生枝。五、六月，節節開紅紫花者。端午、小暑或六月六日，花正開時，連根收採，陰乾，用葉及花、子。忌鐵器。以石器搗爲細末，煉蜜丸，如彈茺蔚，《本經》上品。

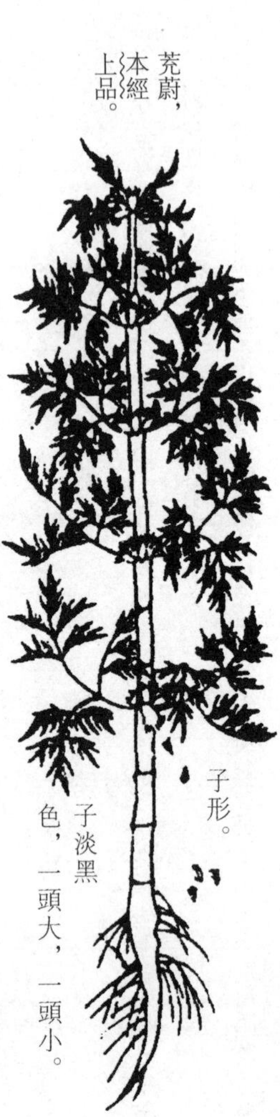

子大，嚼服。或丸如梧桐子大。每服五七十丸。其藥不限丸數，以病愈爲度。飲具于後。

一，胎前臍腹痛，或作聲者，米飲下。

一，胎前產後，臍腹刺痛，胎動不安，下血不止，當歸湯下。

一，產後，以童子小便化下一丸，能安魂定魄，血氣自然調順，諸病不生。又能破血痛，養脉息，調經絡。並温酒下。

一，胎衣不下及横生，死胎不下，經日脹滿，心悶心痛，並用炒鹽湯下。

一，產後，血暈眼黑，血熱口渴，煩悶如見鬼神，狂言，不省人事，以童子小便，和酒化下。

一，產後結成血塊，臍腹奔痛，時發寒熱，有冷汗，或面垢顔赤，五心煩熱，並用童子小便酒下，或薄荷湯下。

一，產後惡露不盡，結滯刺痛，上衝心胸滿悶，童子小便酒下。

一，產後瀉血水，棗湯下。

一，產後痢疾，米湯下。

一，産後血崩漏下，糯米湯下。

一，産後赤白帶下，艾湯下。

一，月水不調，温酒下。

一，産後中風，牙關緊急，半身不遂，失音不語，童便酒下。

一，産後氣喘咳嗽，胸膈不利，惡心，吐酸水，面目浮腫，兩脇疼痛，舉動失力，温酒下。

一，産後咳嗽，自汗發熱，久則變爲骨蒸，童便酒下。

一，産後鼻衄，舌黑口乾，童便酒下。

一，産後兩太陽穴痛，呵欠心忪氣短，羸瘦，不思飲食，血風身熱，手足頑麻，百節疼痛，秦艽湯下。

一，産後大小便不通，煩燥口苦者，薄荷湯下。

一，婦人久無子息，温酒下。

茺蔚制硫黄、雌黄、砒石。

人參 生上黨山谷及遼東。其根形狀如防風而潤實。春生苗，多于深山中背陰近椵、漆下濕潤處。初生小者，三四寸許，一椏五葉。四五年後，生兩椏五葉，未有花莖。至十年後，生三椏，年深者生四椏，各五葉，中心生一莖，俗名百尺杵。三月、四月有花，細小如粟，蕊如絲，紫白色。秋後結子，或七八枚，如大豆，生青熟紅，自落。根如人形者神，乃年深浸漸長成者，故説文曰「人蓡」。蓡字從浸，亦浸漸之義。浸即浸字，後世因字文繁，遂以參之字代之，從簡便爾。

然承誤日久，亦不能變矣，惟仲景傷寒論尚作蓡字，其成有階級，故本經名人銜。其草背陽向陰，故本經名鬼蓋。其在五參，色黄屬土，而補脾胃，生陰血。故吴普名黄參，别録名血參。得地之精靈，故别録名土精，廣雅名地精。廣五行記云：隋文帝時，上黨有人宅後，每夜聞人呼聲，求之不得。去宅一里許，見人參枝葉異常，掘之，入地五尺，得人蓡，一如人體，四肢畢備，呼聲遂絶。觀此，則土精、地精之名，尤可證也。醫學入門解「參」字曰：參，叅也。久服補元氣，有叅贊之功，故名參。

氣味甘，微寒，無毒。

主治：補五臟，安精神，定魂魄，止驚悸，除邪氣。明目，開心益智，久服輕身延年。○療腸胃中冷，心腹鼓痛，胸脇逆滿，霍亂吐逆，調中，止消渴，通血脉，補堅積，令人不忘。○主五勞七傷，虚損痰弱，止嘔噦，補五臟六腑，保中守神，消胸中痰，治肺痿及癇疾，冷氣逆上，傷寒不下食。凡虚而多夢紛紜者，加之。○止煩躁，變酸水。○消食開胃，調中治氣，殺金石藥毒。○治肺胃陽氣不足，肺氣虚促，短氣少氣，補中緩中，瀉心、肺、脾、胃中火邪，止渴，生津液。○治男婦一切虚證，發熱自汗，眩暈頭痛，反胃吐食，痎瘧滑瀉久痢，小便頻數淋瀝，中風中暑，痿痹，吐血、嗽血，下血、血淋、血崩，胎前産後諸病。

范蠡曰：狀類人者善。珣曰：出新羅國所貢，有手脚，狀如人形。

人參，本經上品。

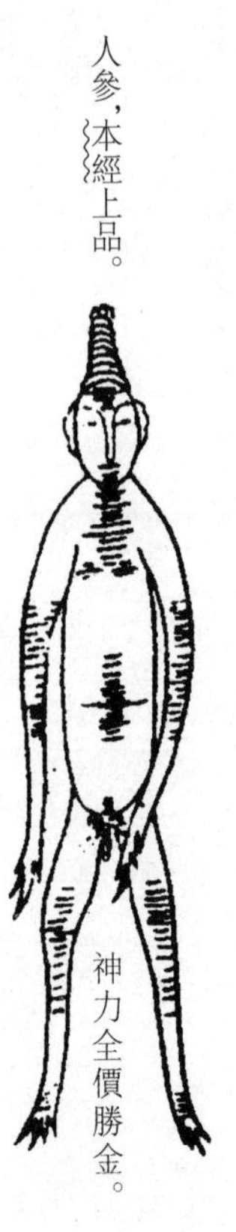

神力全價勝金。

或曰：生邯鄲者，根有頭、足、手、面、目如人。或曰：生上黨者，人形皆具。本經云：如人形者，有神。

遼東、上黨者，形狀如東防風而潤實，佈金井玉闌，色黄有鬚，稍纖長，嚼之甘苦，此品最佳。

高麗國作人參讚曰：「三椏五葉，背陽向陰。欲來求我，椴樹相尋。」椴樹似桐，甚大，陰廣故人參多生于下。

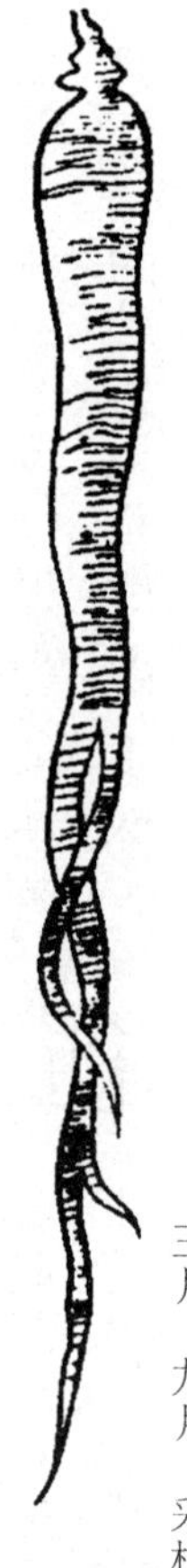

三月、九月，采根。

生人參，形類蔓菁、桔梗，故世以桔梗造參欺人，形像亦相似，亦有金井玉闌，但皮無横紋，味亦淡薄不同耳。

市人參者，皆繩縛杆上蒸過，故參有繩痕。買者若不識真僞，惟要透明似肉，近蘆有横紋者，則假參自不得紊之。凡用，宜擇秋參，勿用春參。本草蒙筌曰：春參輕匏，因汁升，萌芽抽梗；秋參重實，得汁降，結暈成膠。

人參形。

頭　尾　側　正

近頭紋多，近尾紋少。

此參酒蒸造成者，形塊、大小不等，堅實明亮爲上。

上黨參，色黄，堅實有肉色。高麗參，色雖黄，輕虛，内多有白色者。紫團參，紫大稍扁。百濟參，白堅且圓，名白條參。新羅參，亞黄，味薄。清河參，塊小色白，堅實明亮。諸參並堪主治，獨上黨黄參功效易臻。至于竹節參、條參、蘆參、參鬚，不堪入藥。

唐本注云：欲試上黨人參者，當使二人同走，一與人參含之，一不含，度走三五里許，其不含者必大喘，含者氣息自如，其參乃真也。

修治：人參易蛀，惟用盛過麻油瓦罐，洗净焙乾，入華陰細辛，與參相間收之，密封，可留經年。人參生時背陽，頻見風日，易蛀。凡生用宜㕮咀，熟用宜隔紙焙之。並忌鐵器。

人參性温，味甘，微苦，氣味俱薄，浮而升陽也。陽中微陰，入手太陰。

人參，茯苓、馬藺爲之使，惡溲疏、鹵鹹，反藜蘆，畏五靈脂，惡皂莢、黑豆，動紫石英。

聖惠方：治産後發喘，乃血入肺竅，危症也。人參末一兩，蘇木二兩，水二碗，煮汁一碗，調參末服，神效。

人參，君。

菊花　始生雍州川澤及田野，今處處有之，以南陽菊潭者爲佳。初春，佈地生細苗，夏茂、秋花、冬實。然菊之種類頗多，有紫莖而氣香，葉厚至柔嫩可食者，其花微小，味甚甘，此爲真。故古方云甘菊花，即此也。其莖青而大，葉細氣烈似蒿艾，花小味苦者，名苦薏，非真也。南陽菊亦有兩種：白菊，葉大如艾葉，莖青根細，花白蕊黄；其黄菊，葉似茼蒿，花蕊都黄。今服餌家多用白者。又有一種，開小黄花，花瓣下如小珠子，謂之珠子菊云。入藥亦佳。按，陸佃埤雅云：菊本作蘜，從鞠。鞠，窮也。今之秋華鞠也。鞠草有華，至此而窮焉，故謂之蘜。予曰：菊，鞠也，必鞠養而後得稱佳菊，故名菊。月令「九月菊有黄華」是也。因應節候，故本經名節華。

菊花，氣味甘，微苦、平，無毒。

主治：諸風頭眩腫痛，目欲脱淚出，皮膚死肌，惡風濕痺。久服利血氣，輕身耐老延年。○療腰痛，去來陶陶，除胸中煩熱，安腸胃，利五脉，調四肢。○治頭目風熱，風旋倒地，腦骨疼痛，身上一切游風令消散，利血脉，並無所忌。○作枕明目，葉亦明目。生、熟並可食，養目血，去翳膜。○主肝氣不足。

甘菊花，本經上品。色黄而味甘。

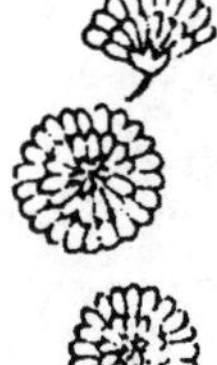

野菊花名苦薏花，小于甘菊而味苦。苦者勿用。

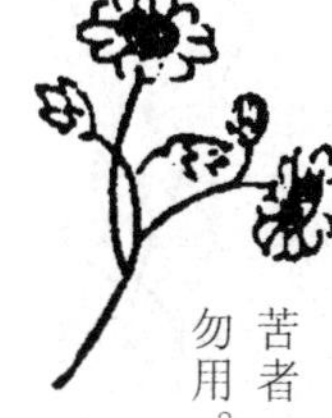

白菊氣味苦、辛、平，無毒。

主治：風眩，能令頭不白。○染髭髮令黑。和巨勝、茯苓，蜜丸服之。去風眩，變白不老，益顏色。

菊花，本經云：正月採根，三月採葉，五月採莖，九月採花，十一月採實。今人惟用花，故予惟畫花形。

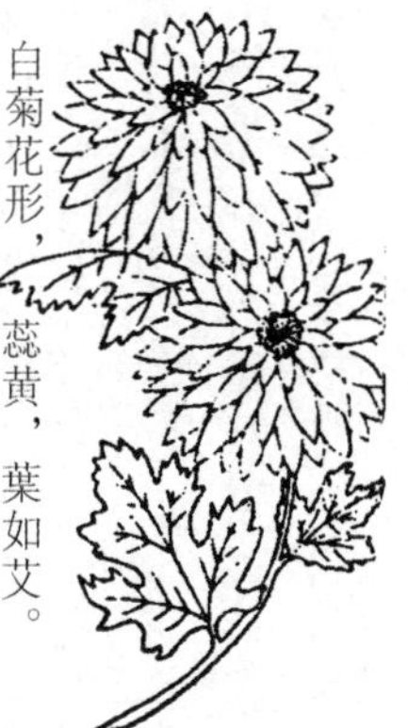

白菊花形，蕊黄，葉如艾。

菊花寒，可升可降，陰中微陽也。术及枸杞根、桑根、白皮爲之使。

救急方：治病後生翳，白菊花、蟬蜕等分爲散，每用二三錢，入蜜少許，水煎服。大人、小兒皆宜，屢驗。

菊花使。催花法：以馬糞浸水澆之，則速開花。凡花皆然。

菖蒲　始生上洛池澤及蜀郡嚴道，今處處有之，而池州、戎州者良。春生青葉，長一二尺許，其葉中心有脊，狀如劍，故一名水劍草。爾雅云：其花九節者，食之仙。其根盤屈有節，一根旁引三四根，旁根節尤密。入藥，以緊小似魚鱗者爲佳。此乃蒲類中之昌盛者，故曰菖蒲。

氣味辛、温，無毒。

主治：風寒濕痺，咳逆上氣，開心孔，補五臟，通九竅，明耳目，出聲音。主耳聾癰瘡，温腸胃，止小便利。久服，輕身不忘、不迷惑，延年益心智，高志不老。〇四肢濕痺，不得屈伸。小兒温瘧，身積熱不解，可作浴湯。〇治耳鳴頭風淚，下鬼氣，殺諸蟲，惡瘡疥瘙。〇除風下氣，丈夫水臟，女人血海冷敗，多忘，除煩悶，止心腹痛，霍亂轉筋及耳痛者，作末炒，乘熱裹罯，甚驗。心積伏梁，治中惡卒死，客忤癲癇，下血崩中，安胎漏，散癰腫，擣汁服。解巴豆、大戟毒。

菖蒲，十二月採根，陰乾。露根不可用。

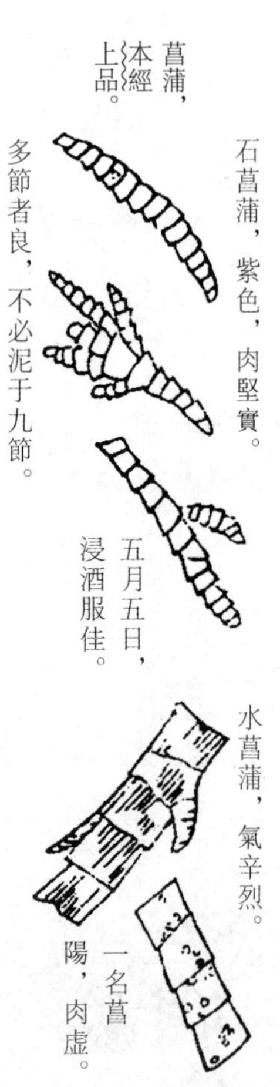

生石澗中，根小節密，名石菖蒲，入藥方靈。種池塘內，根大節疏，名水菖蒲，作餞堪用。

修治：菖蒲，以銅刀刮去黄黑硬節皮一重，以嫩桑枝條相拌蒸熟，暴乾，剉用。若急用，但去毛微炒耳。勿犯鐵器。

菖蒲、秦皮、秦艽爲之使，惡地膽、麻黄。

漢武帝上嵩上，忽見仙人，長可二丈，問之曰：「吾九嶷山人也。聞中嶽有石上菖蒲，一寸九節，食之長生，故來採之。」忽然不見。

抱朴子云：韓蒙服菖蒲十三年，身上生毛，日記萬言，冬袒不寒。

衍義云：有人患遍身生熱毒，痛而不癢，手足尤甚，然至頸而止，粘着衣被，曉夕不得睡，痛不可任。有人教以菖蒲三斗，日乾爲末，佈席上，令卧之，仍以衣被覆之，既不粘着衣被，又復得睡。不五七日，其瘡如失。後以此治人，應手神驗。

除狗蚤方：五月五日，採石菖蒲，曬乾爲末，置于席下，蚤自永無。菖蒲，君。

天門冬

始生奉高山谷，今處處有之。春生藤蔓，大如釵股，高至丈餘。葉如茴香，極尖細而疏滑，有逆刺，亦有濇而無刺者。其葉如絲杉而細散。夏開白花，亦有黄花者。秋結黑子，在其根枝旁。入伏後無花，暗結子。其根白，或黄紫色，大如手指，長二三寸，一二十枚同一撮。爾雅謂之蘠蘼，一名虋冬。山海經云：條谷之山，其草多芍藥，虋冬是也。一名滿冬，或名地門冬，或名筳門冬。在東嶽名淫羊藿，在中嶽名天門冬，在西嶽名菅松，在北嶽名無不愈，在南嶽名百部，在京陸山阜名顛勒，在越人名浣草。抱朴子云：一名顛棘，或云天棘。顛、天，音相近也。蓋草之茂者爲虋，俗作門。此草蔓茂而功同麥門冬，故曰天門冬。

氣味苦，平，無毒。

主治：諸暴風濕偏痹，强骨髓，殺三蟲，去伏屍。久服輕身益氣，延年不飢。○保定肺氣，去寒熱，養肌膚，利小便，冷而能補。○肺氣咳逆，喘息促急，肺痿生癰，吐膿除熱，通腎氣，止消渴去，熱中風，治濕疥。宜久服。煮食之，令人肌體滑澤白净，除身上一切惡氣，不潔之疾。○鎮心，潤五臟，補五勞七傷，吐血，治嗽消痰，去風熱煩悶。○主心病，嗌乾，心痛，渴而欲飲，痿蹷嗜卧，足下熱而痛。○潤燥滋陰，清金降火。○陽事不起，宜常服之。

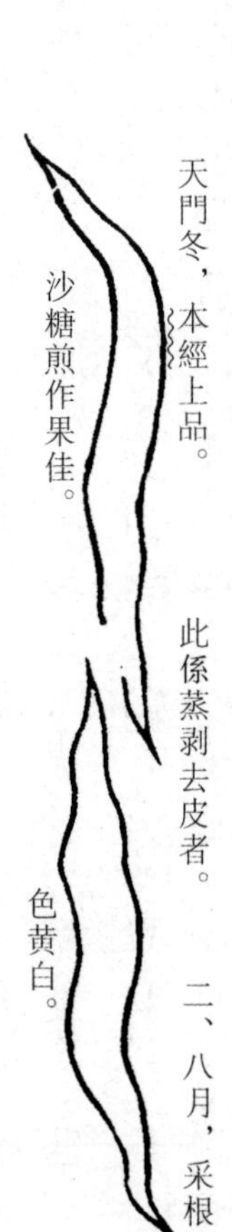

修治：天門冬肥大明亮者佳。去心，但以温水漬漉，使週潤滲，入肌俟軟，緩緩擘取，不可浸出脂液。不知者，乃以湯浸多時，柔則柔矣，然氣味都盡，用之不效。麥冬亦然。若入丸藥，雖暴乾，猶脂潤難擣，必須薄切，曝於日中，或火焙之用。

別録曰：天門冬，甘，大寒，氣薄味厚，陽中之陰，入手太陰、足少陰經氣分之藥。

天門冬、垣衣、地黄、貝母爲之使，畏曾青，制雄黄、硇砂，服天門冬，禁食鯉魚。

列仙傳：赤須子食天門冬，齒落更生，細髪復出。○神仙傳：甘始者，太原人。服天門冬，在人間三百餘年。○抱朴子云：杜紫微服天門冬，禦八十妾，有男一百四十歲。天門冬，君。

獨活　生雍州川谷或隴西南安，今出蜀漢者佳。春生苗葉，夏開小黄花，作叢，一莖直上，不爲風摇，故曰獨活。其根黄白虚大，氣香如蜜，亦有作槐葉氣者。此草得風不摇，無風自動，故別録名獨摇草。

氣味苦、甘，平，微温，無毒。

主治：療諸賊風，百節痛，諸風濕冷，皮肌苦癢，手足攣痛。〇主風寒所擊，金瘡止痛，奔豚癇痓，女子疝瘕，勞損，風毒齒痛。

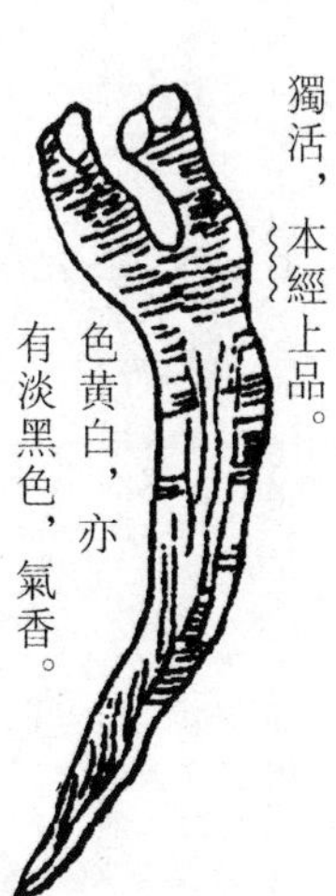

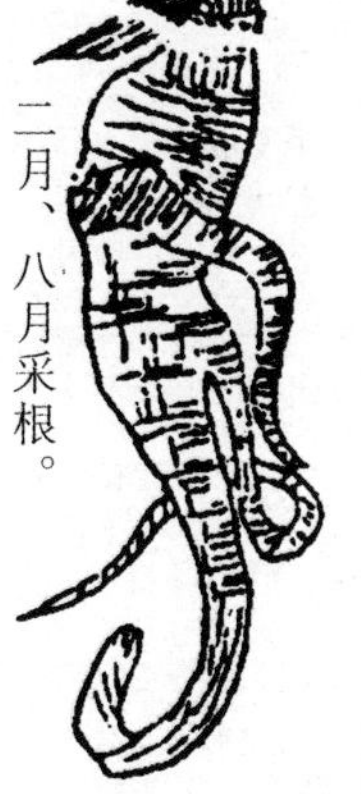

獨活，本經上品。色黃白，亦有淡黑色，氣香。二月、八月采根。

獨活，類老前胡，尋常皆以老宿前胡爲獨活，非矣。近時江淮中，出一種土當歸，長近尺許，肉白皮黃，氣極穢惡，山人每呼香白芷，又謂之水白芷，用充獨活。解散亦或用之，不可不辨。

修治：獨活，去皮細剉，焙用。

獨活，微温、甘、苦、辛，氣味俱薄，陽也，足少陰行經氣分之藥。

蠡實爲之使。

千金方：治中風口噤，通身冷，不知人，獨活四兩，好酒一升，煎半升服。獨活，君。

羌活 亦生雍州川谷，及隴西南安、益州北郡，此州縣並是羌地，故此草以羌名。其苗葉如青麻，故本經名羌青。六月開花，或黃或紫，亦作叢。結實時，葉黃者是夾石上所生，葉青者是土脉中所生。其根紫色，節密，氣味芳烈。而療風之功，同獨活，故以「活」名。以羌中來者爲良，故本經名「護羌使者」。按，文系曰：唐劉師貞之兄病風，夢神人曰：「但取胡王使者，浸酒服，便愈。」師貞訪問，皆不曉。復夢其母曰：「胡王使者，即羌活也。」求而用之，兄疾遂愈。故吴普本草名胡王使者。

氣味苦、辛，無毒。

主治：賊風失音不語，多癢血癩，手足不遂，口面喎斜，遍身𤸷痺，治一切風赤目疼痛。〇去腎間風邪，搜肝風，瀉肝氣，治項强腰脊痛。〇散癰疽敗血。

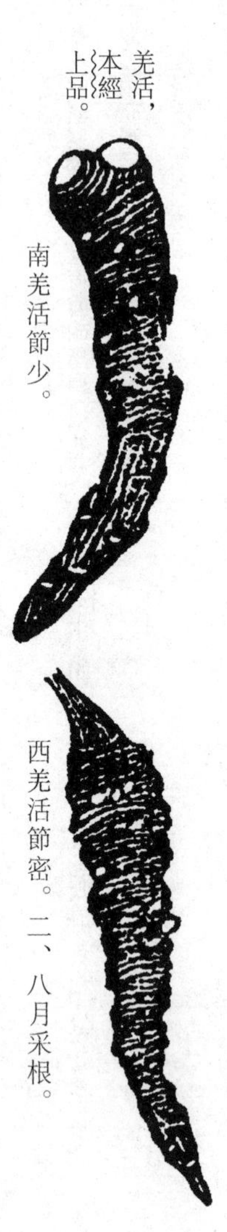

羌活，本經上品。

南羌活節少。

西羌活節密。二、八月采根。

南、西羌活，色並蒼紫，氣味芳烈，咸堪治療。今人多用鞭節。

修治：羌活，以温水潤透，切片任用。

羌活，性温、辛、苦，氣味俱薄，浮而升陽也，足太陽行經風藥，並入足厥陰、少陰經氣分。

夏子益奇疾方：治人睛，忽垂至鼻，如黑角，塞痛不可忍。或時時大便血出，痛名曰肝脹。用羌活煎汁，服數盞，自愈。羌活，君。

升麻 始生益州川谷，今蜀漢、陝西、淮南州郡皆有之，以蜀川者爲勝。春生苗，高三尺以來。葉、莖俱青色。四月、五月着花似粟穗，白色。六月以後，結實，黑色。根如蒿根，紫黑色，多鬚。其葉似麻，其性上升，故名升麻。

氣味甘、苦、平，微寒，無毒。

主治：解百毒，殺百精老物殃鬼，辟瘟疫瘴氣、邪氣、蠱毒，入口皆吐出。中惡腹痛，時氣毒癘，頭痛寒熱，風腫諸毒，喉痛口瘡。久服不夭，輕身長年。○安魂定魄，鬼附啼泣，疳䘌遊風腫毒。

小兒驚癇，熱壅不通。療癰腫，豌豆瘡，水煎，綿沾拭瘡上。○治陽明頭痛，補脾胃，去皮膚風邪，解肌肉間風熱，療肺痿、咳唾、膿血，能發浮汗。○牙根浮爛惡臭，太陽鼽衄，爲瘡家聖藥。

消斑疹，行瘀血，治陽陷眩暈，胸脇虛痛，久泄下痢，後重遺濁，帶下崩中，血淋下血，陰痿足寒。

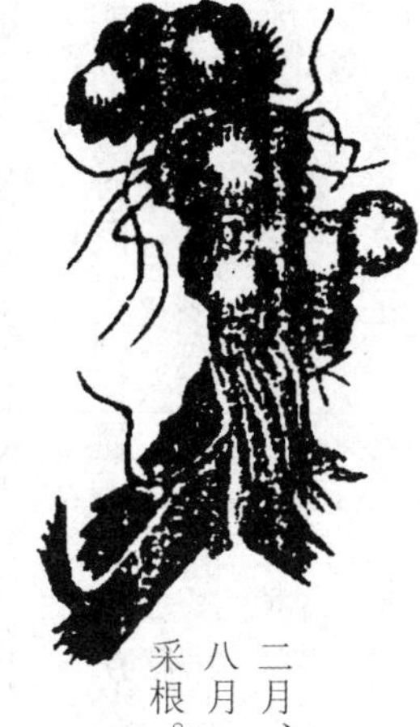

升麻，本經上品。

皮黑多鬚。

二月、八月采根。

升麻，形小而黑，極堅實，削去皮，青緑色者謂之雞骨升麻，最佳。形虛大，肉黃白者，次之。肉黑者下。

修治：升麻去鬚及蘆頭，剉用。

升麻，性温，味辛，微苦，氣味俱薄，浮而升陽也，爲足陽明、太陰引經藥。得蔥白、白芷，亦入手陽明太陰。引蔥白，散手陽明風邪。

引石膏，止陽明齒痛。人參、黄耆，非此引之不能上行。同葛根，能發陽明之汗。同柴胡，引生發之氣上行。

姚和衆至寶方：治小兒尿血，蜀升麻五分，水五合，煎取一合。去滓，一歲兒一日一服。

木香　始生永昌山谷，今惟廣州舶上有來者。葉似羊蹄而長大，花如菊，實黄黑。亦有葉如山芋而開紫花者。不拘時，採根入藥，以形如枯骨者良。因其氣香如蜜，故别録名蜜香。緣沉香中有蜜香，遂訛此爲「木香」爾。古人謂之青木香，後人因呼馬兜鈴根爲青木香，乃呼此爲南木香、廣木香以别之。其一株五根，一莖五枝，一枝五葉，葉間五節，故圖經名五木香。

氣味辛、温，無毒。

主治邪氣，辟毒疫瘟鬼，强志，主淋漏。久服，不夢寤魘寐。○消毒，殺鬼精物，温瘧蠱毒，氣劣，氣不足，肌中偏寒，引藥之精。○治心腹一切氣，膀胱冷痛，嘔逆反胃，霍亂，泄瀉痢疾，建脾消食，安胎。○九種心痛，積年冷氣，痃癖癥塊脹痛，壅氣上衝，煩悶羸劣，女人血氣刺心，痛不可忍，末，酒服之。○散滯氣，調諸氣，和胃氣，泄肺氣。○行肝經氣，煨熟，實大腸。○治衝脉爲病，逆氣裏急，主脬滲、小便秘。

木香，本經上品。

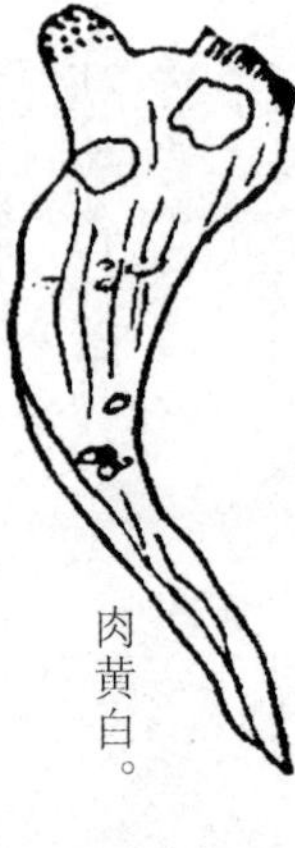

肉黄白。

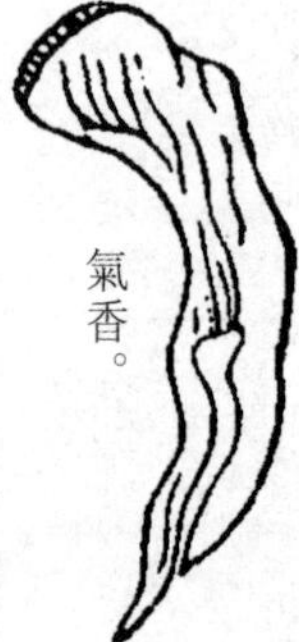

氣香。

廣木香，形如枯骨者佳，肉色青者優，黄白者次之，色黑油者下。

修治：木香凡入理氣藥，只生用，不見火。若實大腸，宜麵煨熟用。

氣熱，味辛，苦，氣味俱厚，沉而降陰也。一云味厚於氣，陰中陽也，乃三焦氣分之藥。

孫兆秘寶方：治丈夫、婦人、小兒痢，木香一塊，方圓一寸，黄連半兩，二味用水半升，同煎乾，去黄連，只薄切木香，焙乾爲末，三服，第一橘皮湯，第二陳米飲，第三甘草湯下。此乃李景純傳。所傳，有一婦人久患痢，將死，夢中觀音授此方，服之遂愈。

蛇床 始生臨淄川谷及田野，今處處有之。三月生苗，高二三尺。葉青碎，作叢，每枝上有花頭百餘，結同一窠。子類小茴香而小，黄褐色，至輕虛。蛇喜食其子，故本經一名蛇粟，一名蛇米。蛇常棲息此草下，故名蛇床。

子，氣味苦、平，無毒。

主治：男子陰痿濕癢，婦人陰中腫痛，除痺氣，利關節，癲癇，惡瘡。久服輕身，好顏色。〇温中下氣，令婦人子臟熱，男子陰強，久服令人有子。〇治男子、女人虚濕痺，毒風瘰痛，去男子腰痛，浴男子陰，去風冷，大益陽事。〇暖丈夫陽氣，女人陰氣。治腰胯酸疼，四肢頑痺。縮小便，去陰汗，濕癬齒痛，赤白帶下，小兒驚癇，撲損瘀血。煎湯，浴大風身癢。

蛇床子，本經上品。

子大如黍。

色黄白。

修治：蛇床子，微炒用。作湯，沐浴生用。〇五月採子，陰乾，體輕虛。

蛇床子辛、甘，乃右腎命門、少陽三焦氣分之藥。

惡牡丹、貝母、巴豆，伏硫黄。

千金方：治陽事不起，蛇床子、五味子、菟絲子等分，爲末，煉蜜爲丸梧子大。每服三十丸，温酒下，日三服。

蛇床子，君。

王不留行 始生泰山山谷，今處處有之。苗、葉俱青，高一二尺許。葉如小匙頭。四月開花，紅白色，俗謂之翦金花。結實如燈籠草子，殻有五稜，殻内包一實，大如豆，實内子大如菘子，生白熟黑，正圓。此物性走而不住，雖有王命，不能留其行也，故名王不留行。

苗、子，氣味苦、平，無毒。

主治：金瘡止血，逐痛出刺，除風痺内塞，止心煩鼻衄，癰疽惡瘡瘻乳，婦人難産。久服輕身，耐老增壽。○治風毒，通血脉。○遊風風癬，婦人血經不勻，發背。○下乳汁。○利小便，出竹木刺。

元素曰：甘、苦，平，陽中之陰。時珍曰：能走血分，乃陽明衝、任之藥。下乳引導用之，取其利血脉也。

頌曰：張仲景治金瘡，有王不留行散。貞元廣利方：治諸風痙，有王不留行湯，最效。

王不留行，本經上品。

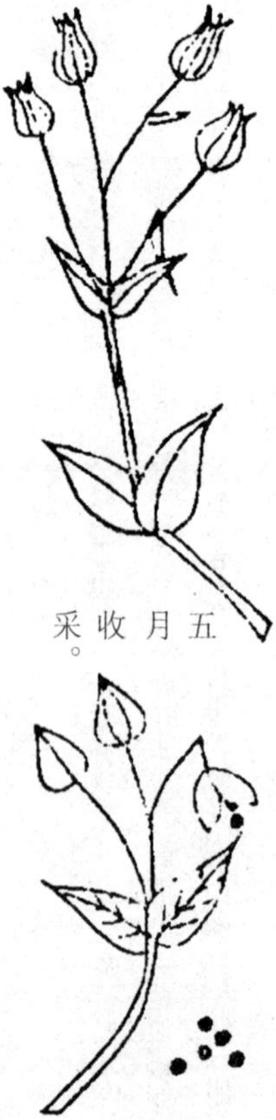

五月收采。

子大如黍而圓，色黑。

修治：雷公云：凡採得，拌濕蒸，從已至未，出，却下漿水浸一宿，焙乾用。

指南方：治鼻衄不止，王不留行連莖、葉陰乾，濃煎汁，温服，立效。

湧泉湯：治婦人乳汁不通，王不留行三錢，川山甲炒，二錢，當歸身、天花粉各一錢五分，木通一錢，炙甘草一錢，共搗爲細末，用煮猪蹄湯一鍾調服，乳立通。

本草原始卷之二

草部中

葈耳即蒼耳　葛根葛花、葛粉　栝樓子、根　苦參　麻黄　通草即木通　芍藥白赤二種　瞿麥　秦艽

百合　知母　貝母　白芷　淫羊藿　黄芩　狗脊　茅根　紫菀　紫草　前胡　白鮮　紫參

藁本　石韋　萆薢　白薇　香薷　艾　惡實即牛蒡子　地榆　大薊小薊　海藻　昆布　海帶

水萍即浮萍　澤蘭　防己　天麻　高良薑　紅豆蔻　百部　款冬花　紅藍花　牡丹　三稜　薑

黄　蓽撥　欝金　玄胡索　草豆蔻　肉豆蔻　補骨脂即破故紙　縮砂蜜即砂仁　蓬莪术　白前

白藥　葒草　莎草根即香附子　蓽澄茄　胡椒　胡黄連　鱧腸即旱蓮草　使君子　白豆蔻

草部中六十六種附名者二種

本草原始卷之二

草部中

菓耳 始生安陸川谷及六安田野，今處處有之。謹按，詩人謂之卷耳，爾雅謂之蒼耳，幽州人呼爲爵耳，皆以實得名也。其葉形如菓麻，故本經名菓耳；又如茄，故本草綱目名野茄；又如粘糊菜，可煮爲茹，故弘景謂之常思菜；記事珠謂之進賢菜。陸機詩疏云：其實正如婦人耳璫，今或謂之耳璫草。博物志云：洛中有人驅羊入蜀，胡菓子多刺，粘綴羊毛，遂至中國，故一名羊負來，俗呼爲道人頭。

菓耳，甘、温，有小毒。

主治：風頭寒痛，風濕週痺，四肢拘攣痛，惡肉死肌，膝痛。久服益氣，耳目聰明，强志輕身。〇治肝熱明目。〇治一切風氣，填髓，暖腰脚，治瘰癧疥瘡及瘙癢。〇炒香，浸酒服，去風補益。

修治：菓耳炒熟，擣去刺用。或酒拌，蒸過用。

葈耳，即蒼耳。本經中品。七、八月收采。

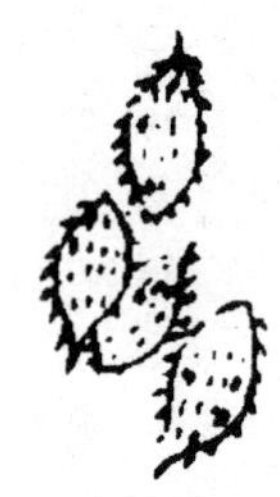

蒼黑色，有刺。

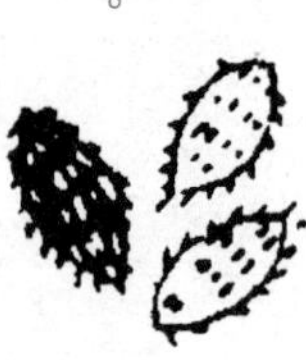

又名葹，名地葵，名豬耳，名喝起草，名縑絲草。

別録曰：苦。權曰：甘，無毒。恭曰：忌猪肉、馬肉、米泔，害人。

食醫心鏡：除一切風濕痺，四肢拘攣，蒼耳子三兩，搗末，以水一升半，煎取七合，去滓呷。

葛根 始生汶山川谷，今處處有之。春生苗，引藤蔓長一二丈，紫色。葉頗似楸葉而小，青色。其花成穗，纍纍相綴，紅紫色。其莢如小黄豆莢，亦有毛。其子緑色，扁扁如鹽梅子核。本經所謂葛穀是也。根形大如手臂，外紫内白。鹿食九草，此其一種，故別録名鹿藿。爾雅翼云：葛，絺綌草也。俗呼乾葛。

葛根，氣味甘、辛，平，無毒。

主治：消渴，身大熱，嘔吐，諸痺，起陰氣，解諸毒。○療傷寒中風，頭痛，解肌發表，出汗，開腠理，療金瘡，止脇風痛。○治天行，上氣嘔逆，開胃下食，解酒毒。○治胸膈煩熱狂，止血痢，通小腸，排膿破血，敷蛇蟲咬，署箭傷。○殺野葛、巴豆、百藥毒。○生者墮胎，蒸食消酒毒，可斷穀不飢，作粉猶妙。○作粉止渴，利大小便，解酒，去煩熱，壓丹石，敷小兒熱瘡。搗汁飲，治小兒熱痞。猘狗傷，搗汁飲，并末敷之。○散鬱火。

葛根，本經中品。

一名雞齊，一名黃斤。

皮紫肉白。

葛根，五月五日午時，採取破之，暴乾。以入土深者爲佳。今市賣者，多劈截成片，用者以片寬二三指，色白多麵者爲良。條細、色黃白、少脂者，乃白葛也，不宜入藥。

其根入土五六寸已上者，名葛脰。脰者，頸也，服之令人吐，以有微毒也。

別録曰：生根汁，大寒。好古曰：氣平味甘，升也，陽也，陽明經行經之藥。

傷寒類要：治天行時氣，初覺頭痛、內熱、脉洪者，葛根四兩，水二升，入豉一升，煮取半升，服生薑汁，尤佳。

葛花似豌豆花，紅紫色，可作茹。

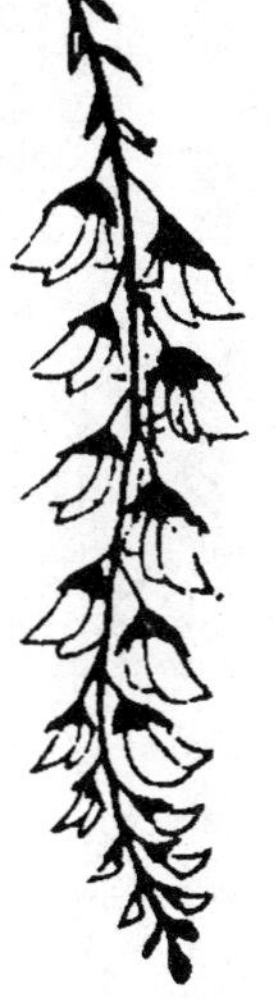

花消酒，治腸風下血。

弘景曰：葛花並小豆花，乾末，服方寸匕，飲酒不知醉。

乾葛，臣。

栝樓 始生洪農山谷及山陰地，今所在有之。三、四月，生苗引藤，葉如甜瓜而窄，作叉，有細毛。七月開花，似葫蘆花，淺黄色。結實在花下，大如拳，生青。至九月熟，赤黄色。其形有正圓者，有鋭而長者，功用皆同。許慎曰：木上曰果，地下曰蓏。此物蔓生附木，故得名果蓏。詩所謂「果贏之實」是也。綱目曰：贏與蓏同。栝樓即果贏，二字音轉也。亦作菰𤬪，後人又轉爲瓜蔞，愈轉愈失其真矣。別録謂之天瓜。齊人謂之黄瓜，象形也。醫學入門解「栝樓」曰：栝括，隱也。樓，蔞歛也。言包歛其子在内，如括囊也。其根直下生，年久者長數尺。夏月掘者，有筋無粉；秋後掘者，結實有粉。皮黄肉白，亦名白藥。作粉潔白如雪，故圖經名天花粉。

栝樓實，氣味苦、寒，無毒。

主治：胸痺，悦澤人面。〇潤肺燥，降火，治咳嗽，滌痰結，利咽喉，止消渴，利大腸，消癰腫瘡毒。

子炒用，補虚勞口乾，潤心肺，治吐血，腸風瀉血，赤白痢，手面皺。

栝樓有圓、有長，皮有黄、有赤，子扁，類葫蘆子，殼色褐，仁色緑。

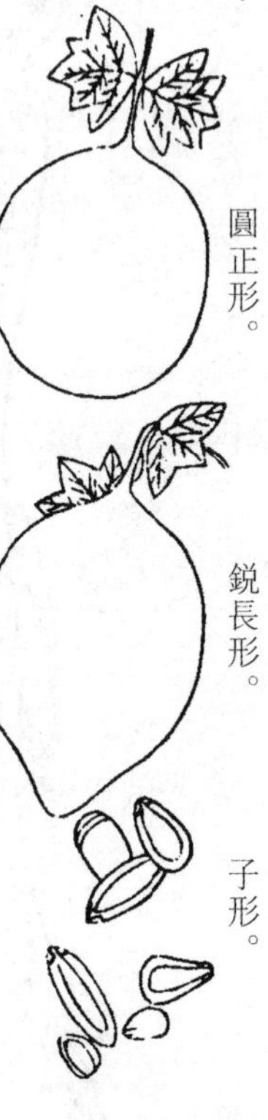

栝樓，本經中品。

修治：皮、子、莖、根，其效各別。其栝形圓，皮黄蒂小；樓則形長，皮赤蒂粗。陰人服樓，陽人服栝，並去殼、皮、革膜及油。用根亦取大二三圍者，去皮搗爛，以水澄粉用。今人多用子、根。子去殼取仁，去油。亦有不去油，微炒者。根惟切用。

子剥殼用仁，滲油，只一度，免人惡心。毋多次，失藥潤性。

栝樓，枸杞爲之使，惡乾薑，畏牛膝、乾漆，反烏頭。

李仲南永類方：治便毒初發者，用黄栝樓一個，黄連五錢，水煎連服，效。

栝樓根名天花粉，氣味苦、寒，無毒。

主治：消渴身熱，煩滿大熱，補虚安中，續絶傷，除腸胃中痼熱，八疸，身面黄，唇乾口燥，短氣，止小便，利通月水。○治熱狂時疾，通小腸，消腫毒，乳癰發背，瘻瘡癤，排膿生肌，長肉，消撲損瘀血。

天花粉形。肉堅白佳。

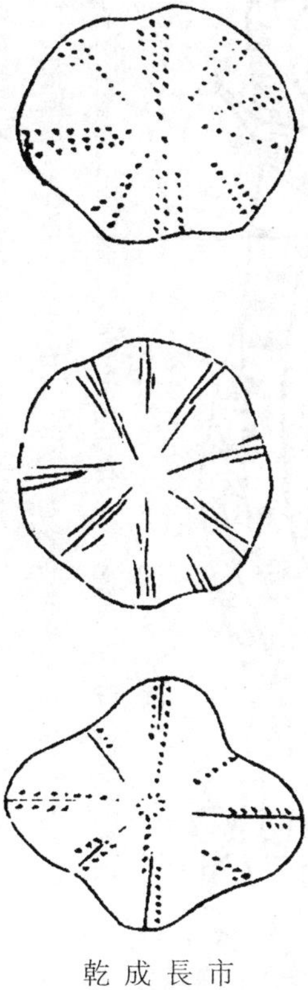

市賣係長根切成片，晒乾者。

修治：天花粉，周憲王曰：秋冬，採根去皮，寸切水温，逐日换水，四五日取出，搗泥，以絹衣濾汁澄粉，曬乾用。

天花粉使、惡、畏、反，同栝樓實。

肘后方：治耳卒烘烘，栝樓根削尖，以臘豬脂煎三沸，取塞耳，三日即愈。

苦參 始生汝南山谷及田野，今近道處處皆有之。其根黄色，長五七寸許，兩指粗細。三五莖並生，苗高三二尺已來。葉碎青色，極似槐葉，故本經名水槐，别録名菟槐、地槐、驕槐，綱目名野槐。春生冬凋，其花黄白色。七月結實，如小豆子。河北生者，無花子。十月採根，暴乾。「苦」以味名，「參」以功名。

苦參，氣味苦、寒，無毒。

主治：心腹結氣，癥瘕積聚，黄疸，溺有餘瀝，逐水除癰腫，補中明目止淚。○養肝膽氣，安五臟，平胃氣，令人嗜食，輕身定志，益精，利九竅，除伏熱腸澼，止渴醒酒，小便黄赤，療惡瘡，下部䘌。○漬酒飲，治疥殺蟲。○治惡蟲脛酸。○治熱毒風，皮肌煩燥生瘡，赤癩眉脱，除大熱，嗜睡，治腹中冷痛，中惡腹痛。○殺疳蟲，炒存性。米飲服，治腸風瀉血，並熱痢。

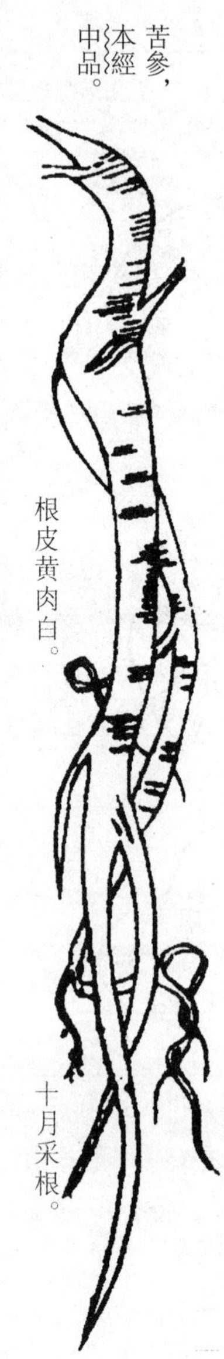

修治：苦參，雷公云：用糯米泔汁浸一宿，其腥穢氣並浮水面上，須重重淘過，蒸之，從巳至申，取曬切用。

元素曰：苦參，味苦氣沉，純陰，足少陰腎經君藥也。

之才曰：玄參爲之使。惡貝母、菟絲、漏蘆，反藜蘆。時珍曰：伏汞，制雌黄、焰硝。

勝金方：治時疾熱病，狂言心燥，苦參不限多少，炒黄色，爲末。每服二錢，水一盞，煎至八分，温服。連煎三服，有汗無汗，皆愈。

治小兒身熱，苦參湯浴兒良。

當歸始生隴西川谷，今川蜀、陝西諸郡及江寧府、滁州皆有之。以蜀中者爲勝。春生苗，緑葉有三瓣。七、八月開花，似蒔蘿，淺紫色。根黑黄色。二月、八月，採根陰乾。然苗有二種，都類芎藭，而葉有大小爲異。莖梗比芎藭甚卑小。根亦二種。大葉名馬尾當歸，細葉名蠶頭當歸，大抵以肉厚而不枯者爲勝。謹按，爾雅云：薜，山蘄。郭璞注引廣雅云：山蘄，當歸也，似芹而粗大。釋曰：説文云：蘄，草也，生山中者名薜，一名山蘄。然則當歸，芹類也。在平地者名芹，生山中而粗大者名當歸也。承曰：當歸治妊婦産後，惡血上衝，倉卒取效。氣血昏亂者，服之即定。能使氣血各有所歸，故因名曰當歸。

當歸，氣味苦、温，無毒。

主治：咳逆上氣，温瘧寒熱洗洗在皮膚中，婦人漏下絶子，諸惡瘡瘍、金瘡，煮汁飲之。○温中止痛，除客血内塞，中風痓汗不出，濕痺中惡，客氣虚冷，補五臟，生肌肉。○止嘔逆，虚寒熱，下痢腹痛，齒痛，女人瀝血，腰痛崩中，補諸不足。○治一切風，補一切勞，治一切氣，破惡血，養新血，及癥癖、腸胃冷。○主痿癖嗜卧，足下熱而痛。衝脉爲病，氣逆裏急；帶脉爲病，腹痛腰溶溶，如坐水中。○治頭痛、心腹諸痛，潤腸胃、筋骨、皮膚，治癰疽排膿止痛，和血補血。

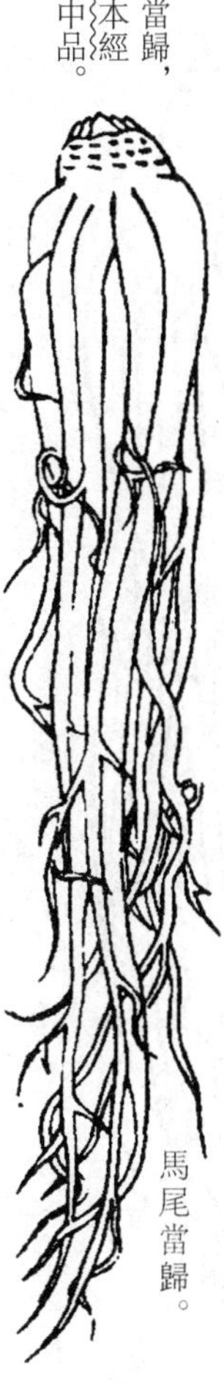

馬尾當歸。

當歸，本經中品。

頭圓、尾多色紫、氣香肥潤者，名馬尾當歸，最勝他處當歸。

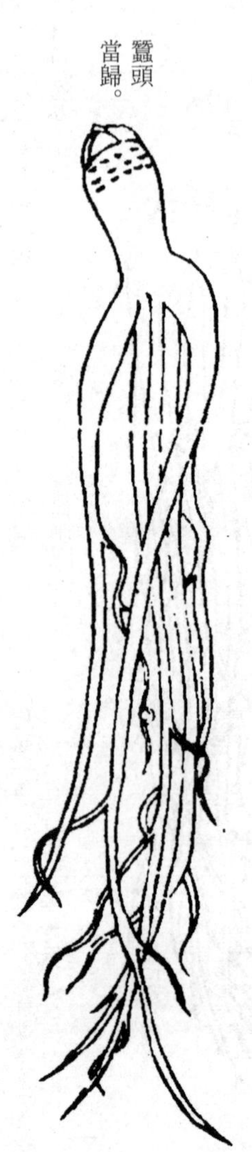

頭大尾粗，色白堅枯者，爲蠶頭當歸，止宜入發散藥爾。

修治：去蘆頭，以酒浸一宿，或火乾、日乾，入藥。

杲曰：頭止血而上行，身養血而中守，尾破血而下流，全活血而不走。

杲曰：甘，辛，温，氣厚味薄，可升可降，陽中微陰，入手少陰、足太陰、厥陰經血分。

當歸惡蕳茹，濕麵，畏菖蒲，海藻，牡蒙，生薑。

賈相公進過牛經：牛有尿血病，當歸、紅花各半兩，爲末，以酒半升煎，候冷，灌之差。

當歸，臣。

麻黄 始生晉地及河東，今近汴京多有之，以滎陽、中牟者爲勝。苗春生，至夏五月，則長及一尺已來。稍有黄花，結實如百合瓣而小，又似皂莢子，味甜，微有麻黄氣。外皮紅，裏仁子黑。根紫赤色。俗説有雌雄二種：雌者於三月、四月内開花；雄者無花，不結子。至立秋後，收採其莖，陰乾。或云其味麻，其色黄，故名麻黄。

麻黄，氣味苦、温，無毒。

主治：中風傷寒頭痛，温瘧發表出汗，去邪熱氣，止咳逆上氣，除寒熱，破癥瘕積聚。〇五臟邪氣緩急，脇痛字乳餘疾。止好唾，通腠理，解肌，泄邪惡氣，消赤黑斑毒。不可多服，令人虚。〇治身上毒風㾬痺，皮肉不仁。主壯熱温疫，山嵐瘴氣。〇通九竅，調血脉，開毛孔皮膚。〇去營中寒邪，泄衛中風熱。〇散赤目腫痛，水腫風腫，産後血滯。

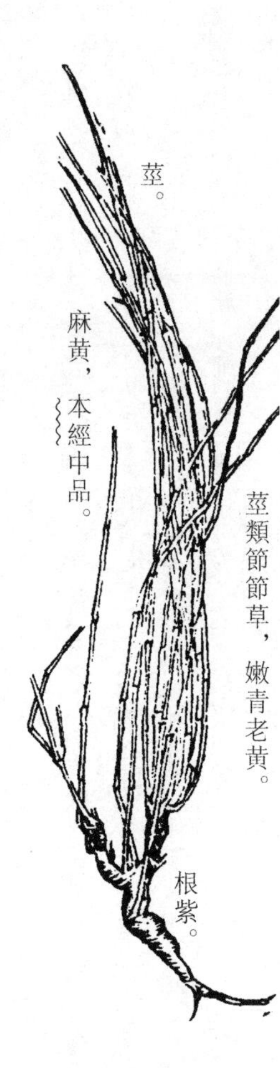

麻黄，本經中品。

修治：麻黄，折去根、節，水煮十餘沸，以竹片掠去上沫，沫令人煩。今人惟去根、節，切用。

麻黄根、節，味甘、平，無毒，主治止汗，夏月雜粉撲之。

元素曰：性温，味苦而甘辛，氣味俱薄，輕清而浮，陽也升也，手太陰之藥，入足太陽經，兼走手少陰、陽明。

厚朴、白微爲之使，惡辛夷、石葦。

子母秘録：治産後腹痛及血下不盡，麻黄去節，杵末，酒服方寸匕，一日二三服，血下盡即止。澤蘭湯服，亦妙。

談野翁試驗方：麻黄根、黄耆等，分爲末，飛麵糊作丸，梧子大。每服一百丸，浮小麥湯送下，以愈爲度。

麻黄，君。

通草　始生石城山谷及山陽，今澤、潞、漢中、江淮、湖南州郡亦有之。生作藤蔓，大如指。其莖幹大者徑三寸，每節有二三枝，枝頭出五葉，頗類石葦，又似芍藥，三葉相對。夏秋開紫花，亦有白花者。結實如小木瓜，核黑瓤白，食之甘美。南人謂之鷰薆，亦云烏薆。正月、二月採枝，陰乾。其枝有細孔，兩頭皆通，含一頭吹之，則氣即出彼頭，故名通草，今人呼爲木通。

通草，氣味辛、平，無毒。

主治：除脾胃寒熱，通利九竅，血脉關節，令人不忘，去惡蟲。○療脾疸，常欲眠，心煩，噦出聲音。治耳聾，散癰腫，諸結不消，及金瘡、惡瘡，鼠瘻踒折，齆鼻息肉，墮胎，去三蟲。○治五淋，利小便，開關格。治人多睡，主水腫浮大。○利諸經脉寒熱不通之氣。○理風熱，小便數急疼，小腹虚滿，宜煎湯並葱飲，有效。○安心除煩，止渴退熱，明目，治鼻塞，通小腸，下水，破積聚血塊，排膿治瘡癤，止痛，催生下胞，女人血閉，月候不匀。天行時疾，頭痛目眩，羸劣，乳結及下乳。○利大小便，令人心寬下氣。○主諸瘻瘡，喉痺咽腫，濃煎含咽。○通經利竅，導小腸火。

通草，本經中品。

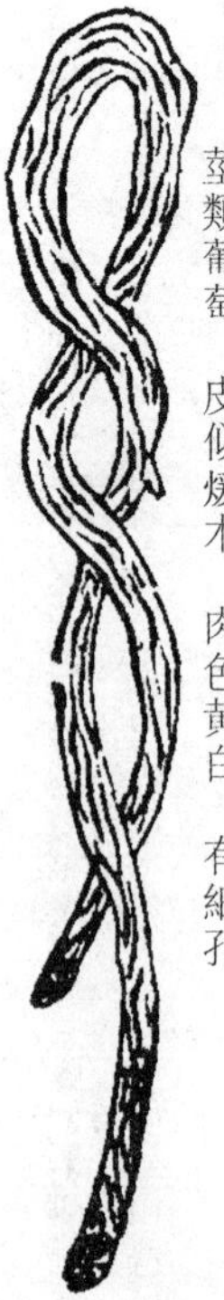

莖類葡萄，皮似椶木，肉色黄白，有細孔。

正月采莖，陰乾。

木通，本經載名通草，今人咸呼爲木通，反呼作花通脱木爲通草，不知木通即通草，而作花者，乃通脱木也。用通草者，當細玩本經。

修治：去粗皮，切片。有紫、白二色，紫者皮厚味辛，白者皮薄味淡。本經言味辛，别録言味甘，是二者皆能通利也。

杲曰：味甘而淡，氣平味薄，降也，陽中陰也，手厥陰心包絡、手、足太陽小腸、膀胱之藥也。

食療云：煮飲之，通婦人血氣，濃煎三五盞，即便通。又除寒熱不通之氣，消鼠瘻，金瘡踒折，煮汁釀酒妙。

通草，臣。

芍藥

始生中岳川谷，今處處有之，淮南者勝。春生紅芽，作叢。莖上三枝五葉，似牡丹而狹長，高一二尺。夏開花，有紅、白、紫數種。子似牡丹子而小。秋時採根，根亦有赤、白二色。醫學入門曰：芍，灼也。灼灼其花。根能治病，故名芍藥。本草綱目曰：芍藥，猶婥約也。婥約，美好貌。此草花容婥約，故名芍藥。詩云：伊其相謔，贈之以芍藥。韓詩外傳云：芍藥，離草也。董子云：芍藥，一名將離，故將别贈之。本經：白者名金芍藥，赤者名木芍藥。

芍藥，氣味苦、平，無毒。

主治：邪氣腹痛，除血痺，破堅積，寒熱疝瘕，止痛，利小便，益氣。〇通順血脉，緩中，散惡血，逐賊血，去水氣，利膀胱、大小腸，消癰腫，時行寒熱，中惡腹痛、腰痛。〇治臟腑擁氣，强五臟，補腎氣，治時疾骨熱，婦人血閉，不通能蝕膿。〇女人一切病，胎前、産後諸疾。治風補勞，退熱除煩，益氣驚狂，頭痛目赤，明目，腸風瀉血，痔瘻，發背瘡疥。〇瀉肝，安脾肺，收胃氣，止瀉利，固腠理，和血脉，收陰氣，斂逆氣。〇理中氣，治脾虚中滿，心下痞，脇下痛，善噫，肺急脹逆喘咳，太陽鼽衄，目濇，肝血不足，陽維病苦寒熱，帶脉病苦腹痛，滿腰溶溶如坐水中。〇止下痢，腹痛後重。〇芍藥，山谷花，葉單，根重實有力；家園花，葉盛，根輕虚無能。一云：山谷芍藥，花單瓣，類杓形，故名芍藥。

本草蒙筌云：白芍藥，色應西方，能補能收。酒炒纔妙，和血脉，緩中，固腠理，止瀉痢，爲血虛腹痛捷方。

芍藥，本經中品。

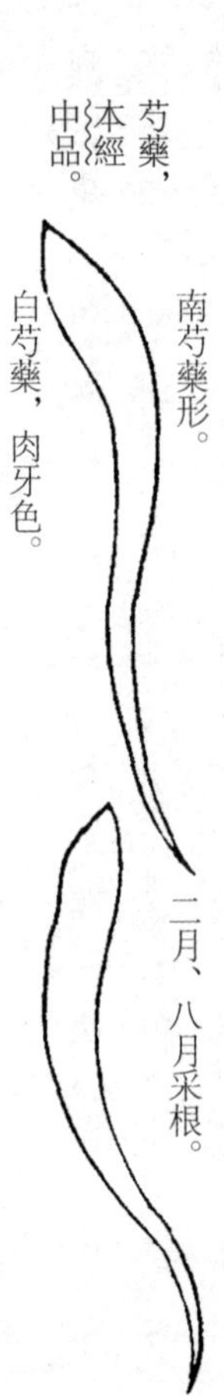

南芍藥亦有齊者，兩頭尖者，多切片。肉極堅實。西芍藥亦有尖者，兩頭齊者，多切片，肉有花文。凡用惟南爲勝。

本草蒙筌云：赤芍藥色應南方，能瀉能散，生用正宜，利小便，去熱消癰腫，破積堅，主火盛，眼疼要藥。

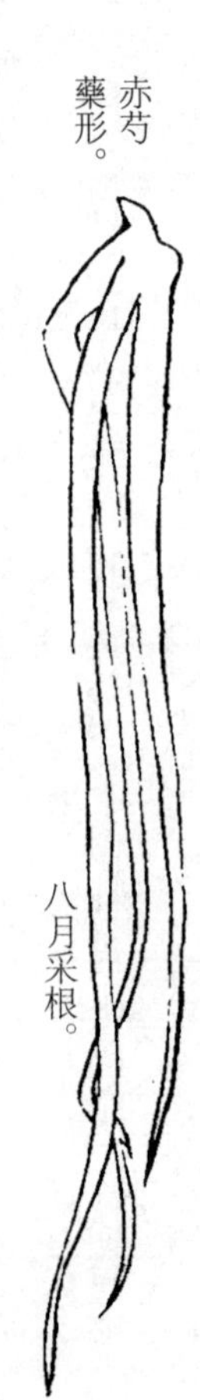

别録曰：酸，微寒，有小毒，氣薄味厚，可升可降，陰中之陽，入手、足太陰行經藥，入肝、脾血分。

芍藥，雷丸爲之使，惡石斛、芒消，畏硝石、鼈甲、小薊，反藜蘆。

博濟方：治五淋，赤芍藥一兩，檳榔一個，麪裹煨，爲末。每服一錢，水一盞，煎七分，空心服。

古今録驗：治咯血、衄血，白芍藥一兩，犀角末二錢，半爲末。新水服一錢匕，血止爲限。

芍藥臣。

芍藥，凡婦人産後諸病，切忌煎嘗，因其酸寒，恐伐生發之性故也。儻不得已要用，桂、酒漬炒，少加。血虛寒人亦禁，莫服。冬月減芍藥，以避中寒，此經言可徵矣。

瞿麥 始生太山川谷，今處處有之。苗高一尺以來，葉似地膚而尖小，又似初生小竹葉而細窄。其莖纖細有節，梢間開花，有紅、紫、赤數色，二月至五月開，七月結實作穗，子頗似麥，故名瞿麥。

按，陸佃解韓詩外傳云：生于兩旁謂之瞿，此麥之穗旁生，故名。爾雅謂之蘧麥，本經謂之巨句麥，廣雅謂之茈萎，别録謂之大蘭，綱目謂之南天竺草，日華子謂之石竹。

穗，氣味苦、寒，無毒。

主治：關格，諸癃結，小便不通，出刺，決癰腫，明目去翳，破胎墮子，下閉血。〇養腎氣，逐膀胱邪逆，止霍亂，長毛髮。〇主五淋，月經不通，破血塊，排膿。

葉，主治：痔瘻并瀉血，作湯粥食。又治小兒蛔蟲，及丹石藥發，並眼目腫及腫毒。搗敷，治浸淫瘡，婦人陰瘡。

凡使瞿麥，只用蕊殼，不用莖、葉。若一時同使，即空心，令人氣噎，小便不禁也。

瞿麥，蘘草、牡丹爲之使，惡螵蛸，伏丹砂。〇按，經云：採實，實中子至細，燥熟便脱盡。今市人惟合莖、葉用，而實正殼空無子爾。

崔氏：治魚臍瘡毒腫，燒灰和油，敷於腫上甚佳。

瞿麥，臣。

瞿麥 本經 上品

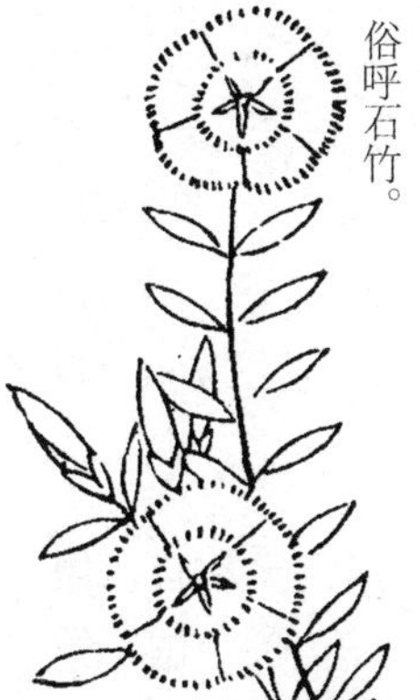

俗呼石竹。

玄參 始生河間山谷及冤句，今處處有之。

二月生苗，葉似脂麻，又如槐柳。細莖，青紫色。七月開花，青碧色。八月結子，黑色。亦有白花，莖方大，紫赤色而有細毛，有節若竹者，高五六尺。葉如掌大，而尖長如鋸齒，其根尖長。生青白，乾即紫黑，新者潤膩。一根可生五七枚。三月、九月採，暴乾。李時珍曰：玄，黑色也。陶弘景曰：其莖微，似人參，故名玄參。又一名黑參。

玄參，氣味苦，微寒，無毒。

主治：腹中寒熱積聚，女子産乳餘疾，補腎氣，令人明目。○主暴中風傷寒，身熱支滿，狂邪忽忽不知人，温瘧灑灑，血瘕，下寒血，除胸中氣，下水，止煩渴，散頸下核癰腫，心腹痛，堅癥，定五臟。久服，補虚明目，强陰益精。○熱風頭痛，傷寒勞復，治暴結熱散，瘤瘻瘰癧。

治遊風，補勞損，心驚煩燥，骨蒸傳屍邪氣，止健忘，消腫毒。

滋陰降火，解斑毒，利咽喉，通小便、血滯。

玄參，本經中品。

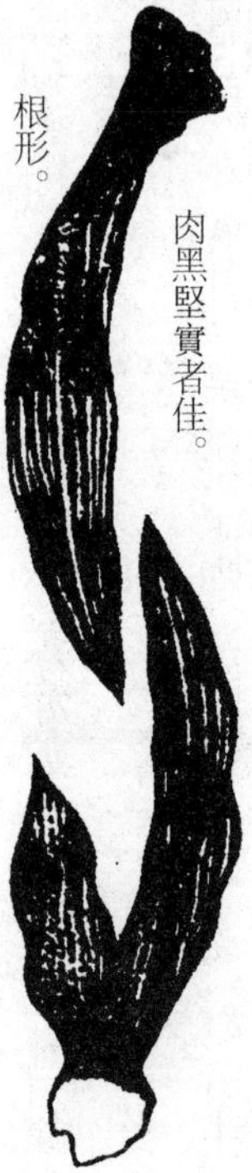

肉黑堅實者佳。

根形。

修治：玄參，用蒲草重重相隔，入甑蒸兩伏時，曬乾用。勿犯銅器。餌之噎喉、喪目。

別録云：味鹹。元素曰：足少陰腎經君藥也，治本經須用。之才曰：惡黄耆、乾薑、大棗、山茱萸，反藜蘆。

衛生易簡方：治鼻中生瘡，玄參末塗之，或以水浸軟塞之。

玄參，使。

秦艽 始生飛烏山谷，今河陝州郡多有之。其根土黄色，而相交糾，長一尺已來，粗細不等。枝幹高五六寸，葉婆娑，連莖、梗俱青色，如萵苣葉。六月中開花，紫色，似葛花。當月結子。每於春秋採根，陰乾。以出秦中、根作羅紋交糾者佳，故名秦艽。

秦艽，氣味苦、平，無毒。

主治：寒熱邪氣，寒濕風痺，肢節痛，下水，利小便。○療風，無問久新，通身攣急。○傳屍骨蒸，治疳及時氣。○牛乳點服，利大小便。療酒黄、黄疸，解酒毒，去頭風。○除陽明風濕，及手足不遂，口噤牙痛，口瘡，腸風瀉血，養血榮筋。○泄熱，益膽氣。○治胃熱，虚勞發熱。

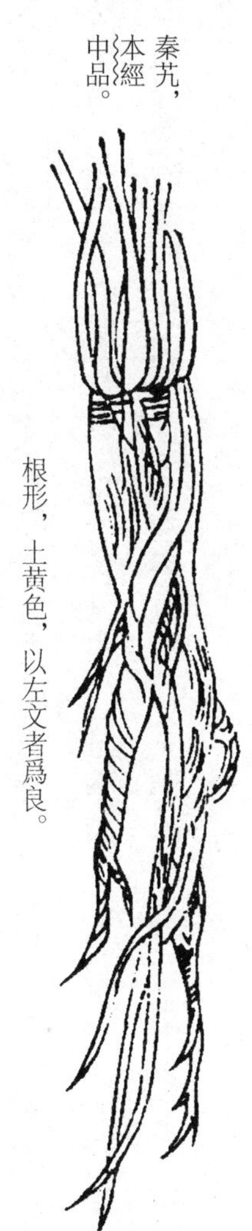

秦艽，本經中品。

根形，土黄色，以左文者爲良。

修治：秦艽，破開除土，去蘆，以濕布拭净，日乾用。

別録曰：辛、微温，陰中微陽，可升可降，入手陽明經。菖蒲爲之使，畏牛乳。

貞元廣利方：治黄疸，皮膚、眼睛如金色，小便赤，心煩口乾者，以秦艽三兩，牛乳一大升，煮取七合，温服。又孫真人方加芒硝六錢。

百合 始生荆州川谷，今近道處處有之。春生苗，高數尺，幹粗如箭，四面有葉如雞距，又似柳葉，青色，近莖處微紫，莖端碧白。四、五月，開紅白花，如石榴嘴而大。根如葫蒜，重疊生二三十瓣，因根以衆瓣合成，故名百合。或云：專治百合病，故名百合。

百合，氣味甘、平，無毒。

主治：邪氣腹脹，心痛，利大小便，補中益氣。〇除浮腫，臚脹痞滿，寒熱，通身疼痛，及乳難，喉痺，止涕淚。〇百邪鬼魅，涕泣不止。除心下急滿痛，治脚氣熱咳。〇安心定膽，益志，養五臟，治癲邪，狂叫驚悸。産後血暈，殺蠱毒氣，脇癰發背，諸瘡腫。〇心急黄，宜蜜蒸食之。〇温肺止嗽。〇治百合病。

百合，本經中品。

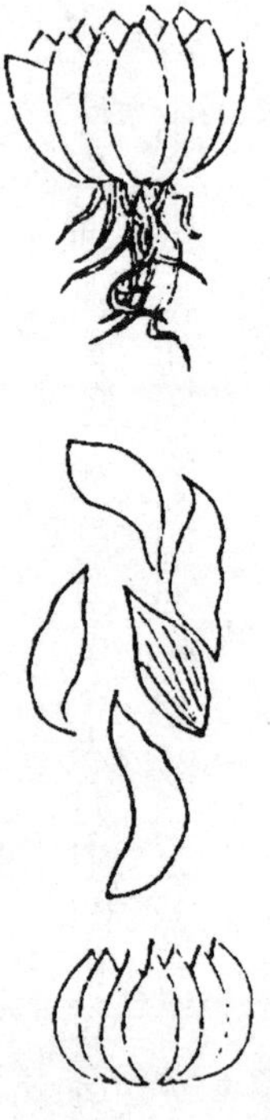

百合瓣似蓮花瓣，鮮者色白，乾者色黄白。二月、八月採，日乾。

修治：搥破入藥，鮮者可蒸可煮，和肉更美；乾者作粉食，益人。

聖惠方：治傷寒百合病，腹中滿痛，用百合一兩，炒令黄色，搗爲散，不計時候，粥飲調下二錢服。百合，使。

知母 始生河内川谷，今瀕河諸郡及解州、滁州亦有之。根黄色，似菖蒲而柔潤。葉類韭。四月開花，如韭花。八月結實。二月、八月採根，曝乾。補陰藥用之，以其能知血之母也，故名知母。

知母，氣味苦、寒，無毒。

主治：消渴熱中，除邪氣，肢體浮腫，下水，補不足，益氣。○療傷寒，久瘧煩熱，脇下邪氣，膈中惡，及風汗内疸。多服，令人泄。○心煩躁悶，骨熱勞往來，産後蓐勞，腎氣勞，增寒虚煩。○熱勞傳尸疰痛，通小腸，消痰止嗽，潤心肺，安心，止驚悸。○凉心去熱，治陽明火熱，瀉膀胱腎經火，熱厥頭痛，下痢腰痛，喉中腥臭。○瀉肺火，滋腎水，治命門相火有餘。

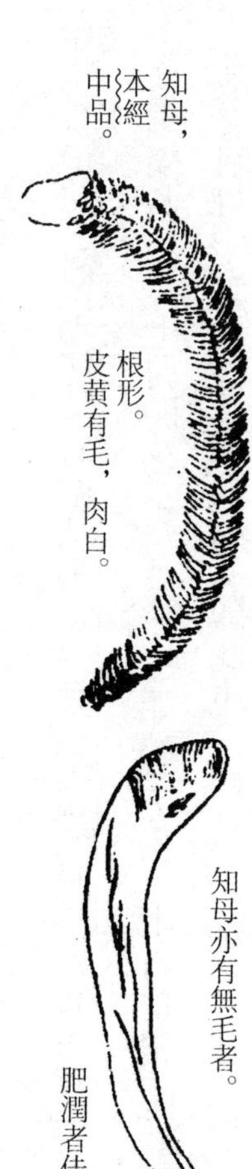

知母，狀如蚳，又一名蚳母。爾雅名蕁。

修治：知母，揀肥潤肉白者，去毛切片，勿犯鐵器。引經上行，則用酒浸，焙乾；下行，則用鹽水潤焙。

元素曰：氣寒，味大辛苦，氣味俱厚，沉而降陰也，陰中微陽，腎經本藥，入足陽明、手太陰經氣分。

知母，得黄蘗良，能伏鹽及蓬砂。

肘後方：用知母治溪毒，大勝。其法：連根葉搗作散，服之。亦可投水搗，絞汁，飲一二升。夏月出行，多取此屑自隨。欲入水，先取少許投水上流，便無畏，兼辟射工。亦可和水作湯浴之，甚佳。

知母，君。

貝母 始生晉地，今河中、江陵府、郢、壽、隨、鄭、蔡、潤、滁州皆有之。二月生苗，莖細青色。葉亦青，似蕎麥葉，隨苗出。七月開花，碧緑色，形如鼓子花。十月採根，曝乾。根有瓣子，黄白色，如聚貝子，故名貝母。詩云：言採其莔。即此也。

氣味辛、平，無毒。

主治：傷寒煩熱，淋瀝，邪氣疝瘕，喉痺乳難，金瘡風痓。○療腹中結實，心下滿，洗洗惡風寒，目眩項直，咳嗽上氣，止煩熱渴，出汗，安五臟，利骨髓。○服之不饑，斷穀。○消痰，潤心肺，末和沙糖丸，含之止嗽。燒灰油調，敷人畜惡瘡，歛瘡口。○主胸脇逆氣，時疾黄疸。研末，點目去膚翳。以七枚作末，酒服，治産難及胞衣不出。與連翹同服，主項下瘤癭疾。

貝母，本經中品。

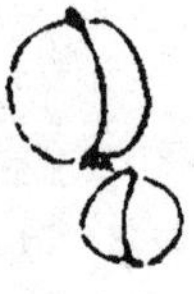

色白。

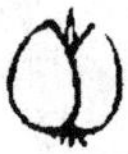

西。

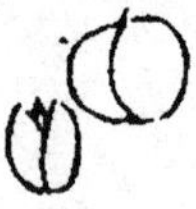

兩瓣成一顆，有心。

西貝母，色白，體輕，雙瓣。南貝母，色青白，體重，單粒。

凡用，以黄白輕鬆者爲良，油黑重硬者爲劣。西者、南者俱宜入劑，而西者尤良。貝母中獨顆團，不作兩瓣者，號曰丹龍睛，誤服，令人筋脉不收。

今出近道者，葉如栝樓而細小，其子在根下，如芋子，正白，四方連累相着，有分解也。入藥無能堪，醫馬而已。

修治：貝母，於柳木灰中炮黄，去内口鼻中有米許大心一顆後，拌糯米於鏊上同炒，待米黄，去米用。今惟去心任用。

近有無耻小人，以製過半夏削成兩瓣，内入鬚心，合爲一顆，彷彿西貝母形狀欺人，深爲可恨。買者宜細辨之。

别録曰：苦，微寒。厚朴、白薇爲之使，惡桃花，畏秦艽、莽草、礜石，反烏頭。

昔江左嘗有商人，左膊上有瘡，類人面，亦無它苦。商人戲滴酒口中，其面亦赤色；以物食之，亦能食。食多，則覺膊内肉脹起；或不食之，則一臂痹。有善醫者，教其歷試金石草木之藥，無苦。至貝母，其瘡乃聚眉閉口。商人喜曰：「此藥可治也。」因以葦筒毁其口灌之，數日成痂，遂愈。

貝母，臣。

白芷 始生河東川谷下澤，今所在有之，吴地猶多。根長尺餘，白色，粗細不等。枝幹去地五寸已上。春生葉相對，婆娑紫色，闊三指許。花白微黄，入伏後結子，立秋後苗枯。二月、八月採根，曝乾。徐鍇云：初生根幹爲芷。則白芷之義，取乎此也。許慎説文云：晋謂之虈，齊謂之茝，楚謂之蘺，又謂之葯。生於下澤，芬芳與蘭同德，故騷人以蘭、茝爲詠。本經名芳香，别録名澤芬，今人每呼爲香白芷。

氣味辛，温，無毒。

主治：女人漏下赤白，血閉陰腫，寒熱頭風，侵目淚出，長肌膚，潤澤顔色，可作面脂。〇療風邪，久渴吐嘔，兩脇滿，頭眩目癢。可作膏藥。○治目赤胬肉，去面皯疵瘢，補胎漏滑落，破宿血，補新血，乳癰發背，瘰癧，腸風痔瘻，瘡痍疥癬，止痛排膿。○能蝕膿，止心腹血刺痛，女人瀝血，腰痛血崩。○解利手陽明頭痛，中風寒熱，及肺經風熱，頭、面、皮膚風痺燥癢。

白芷，本經中品。

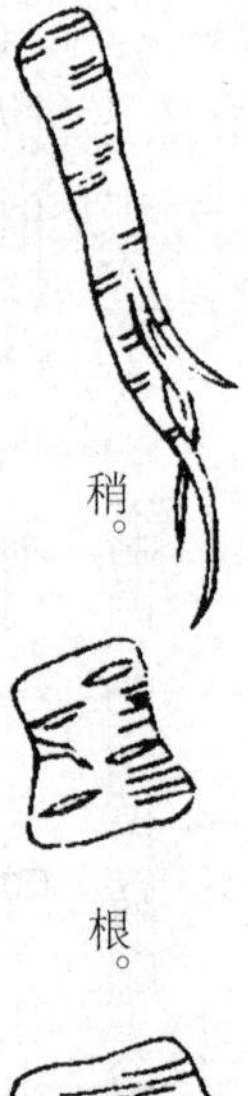

稍。

根。

色白，氣香者佳。

修治：採得根，洗，刮寸截，以石灰拌勻，曬收，爲其易蛀，並欲色白也。入藥水潤，微焙切片。

元素曰：氣温，味苦、大辛，氣味俱輕，陽也，手陽明引經本藥。同升麻，則通行手、足陽明經，亦入手太陰經。

白芷、當歸爲之使，惡旋覆花，制雄黃、硫黃。

談野翁試效方：治偏正頭風，百藥不治，一服便可，天下第一方也。香白芷，炒，二兩五錢。川芎炒，甘草炒，川烏頭半生半熟，各一兩，爲末。每服一錢，細茶薄荷湯調下。

白芷，君。

淫羊藿 俗名仙靈脾，始生上郡陽山山谷，今江東、陝西、泰山、漢中、湖湘間皆有之。葉青似杏葉，上有刺。莖如粟稈。根紫色，有鬚。四月開花，白色，亦有紫色，碎小獨頭子。五月採葉，曬乾。陶隱居云：服此，使人好爲陰陽。西川北部有淫羊，一日百遍合，蓋食藿所致，故名淫羊藿。

氣味辛、寒，無毒。

主治：陰痿絶傷，莖中痛，利小便，益氣力，强志。○堅筋骨，消瘰癧赤癰，下部有瘡，洗出蟲。丈夫久服，令人無子。○丈夫絶陽無子，女人絶陰無子，老人昏耄，中年健忘，一切冷風勞氣，筋骨攣急，四肢不仁，補腰膝，强心力。

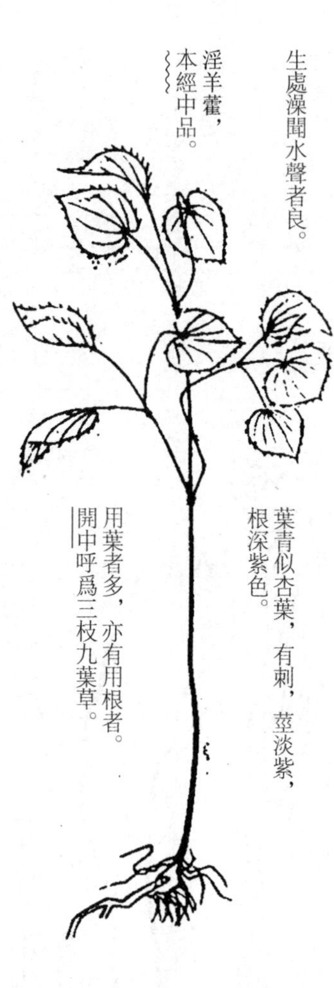

修治：淫羊藿，須用夾刀夾去葉四畔花刺盡後，細剉，用羊脂相對拌炒，待羊脂盡爲度。每修事一斤，用羊脂四兩。

保昇曰：性温。之才曰：薯蕷爲之使，得酒良，亦使紫芝。

食醫心鏡：益丈夫，興陽，理腰膝冷，淫羊藿一斤，酒一斗，浸經三日，飲之佳。

黄芩 始生秭歸川谷及寃句，今川蜀、河東、陝西近郡皆有之。苗長尺餘，莖幹粗如筯。葉從地四面作叢生，類紫草，高一尺許，亦有獨莖者。葉細長，青色，兩兩相對。六月開紫花。根黄色，長四五寸。二月、八月採根，曝乾。根圓實者，弘景名子芩，俗呼條芩。破者，名宿芩，俗呼片芩。內心空腐色黯者，本經名腐腸，别録名空腸，名内虚，吴普名妬婦。妬婦心黯，故以比之。説文：芩作莶。謂其色黄也。

氣味苦、平，無毒。

主治：諸熱黄疸，腸澼泄痢，逐水，下血閉，惡瘡疽，蝕火瘍。○療痰熱，胃中熱，小腹絞痛，消穀，利小腸。女子血閉，淋漏下血。小兒腹痛。○治熱毒骨蒸，寒熱往來，腸胃不利，破擁氣，治五淋，令人宣暢。支關節煩悶，解熱渴。○下氣，主天行熱疾，丁瘡排膿，治乳癰發背。○京心，治肺中濕熱，瀉肺火上逆。療療上熱，目中腫赤，瘀血壅盛，上部積血。補膀胱寒水，安胎，養陰退陽。○治風濕熱痛、頭痛，火咳，諸失血。

修治：黄芩，治上膈病，酒炒爲宜；治下焦病，生用最妙。

别録曰：大寒，味薄氣厚，可升可降，陰也，陰中微陽。宿芩入手太陰血分，子芩入手少陽陽明經。

山茱萸、龍骨爲之使，惡葱實，畏丹砂、牡丹、藜蘆。得厚朴、黄連，止腹痛。得五味子、牡蠣，令人有子。得黄耆、白蘞、赤小豆，療鼠瘻。

得酒上行，得猪膽汁除肝膽火，得柴胡退寒熱，得芍藥治下痢，得桑白皮瀉肺火，得白术安胎。

梅師方：治火丹，杵黄芩末，水調敷之。

黄芩，臣。

狗脊　始生常山川谷，今太

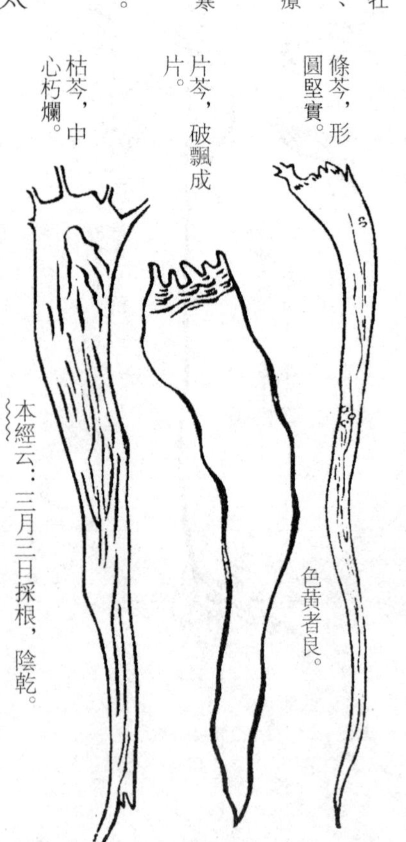

本經云：三月三日採根，陰乾。

行山、淄、温、眉州亦有之。苗尖細碎，青色，高一尺以來，無花。其莖葉似貫衆而細。其根黑色，長三四寸，大如兩指許，多歧，狀如狗之脊骨，故名狗脊。一種有金黄毛，狀始金毛狗，俗每呼爲金毛狗脊。

氣味苦、平，無毒。

主治：腰背强，關機緩急，週痺寒濕，膝痛，頗利老人。○療失溺不節，男女脚弱腰痛，風邪淋漏，少氣目暗，堅脊，利俯仰，女子傷中，關節重。○男子、女人毒風軟脚，腎氣虚弱，續筋骨，補益男子。○强肝腎，健骨，治風虚。

狗脊，有金黄毛、肉青緑色，亦有赤色者，市賣皆此樣也。

修治：剉炒，去毛鬚用。

別録曰：甘、微温。萆薢爲之使，惡敗醬、莎草。

吴綬蘊要：治病後足腫，用狗脊煎湯漬洗。

狗脊，本經中品。

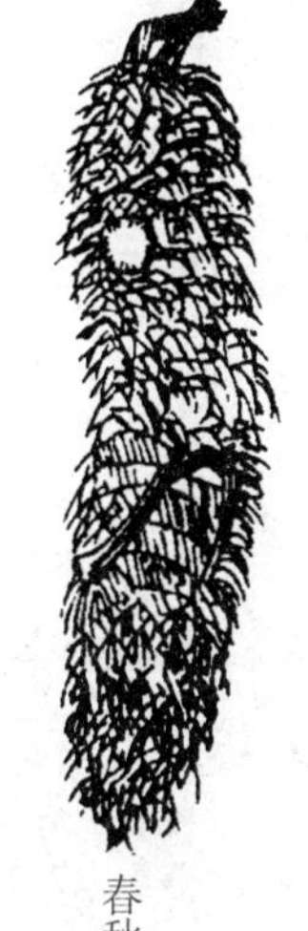

春秋采。

茅根 始生楚地山谷田野，今處處有之。春生苗，佈地如針，俗謂之茅針。夏開白茸花。易曰「藉用白茅」，即此也。根有節如管，故本經名地管。詩云「白華菅兮，白茅束兮」是也。醫學入門曰：茅，冒也，毛也。冒然而生，爲地之芼也。

氣味甘、寒，無毒。

主治：勞傷虚羸，補中益氣，除瘀血，血閉寒熱，利小便。○下五淋，除客熱在腸胃，止渴堅筋，婦人崩中。久服利人。○主婦人月經不匀，通血脉，淋瀝。○止吐衄，諸血，傷寒噦逆，肺熱喘急，水腫黄疸，解酒毒。

千金翼：治吐血不止，用白茅根一握，水煎服之。

茅根，臣。

茅根，本經中品。

根至潔白，味至甘美，甚益小兒。

紫菀　生房陵山谷及真定、邯鄲，今耀、成、泗、壽、台、孟、興國諸州皆有之。三月内，佈地生苗葉，其葉三四相連。五月、六月内，開黄紫白花，結黑子，本有白毛。其根色紫而柔宛，故名紫菀。

氣味苦、温，無毒。○主治：咳逆上氣，胸中寒熱結氣，去蠱毒痿蹷，安五臟，療咳唾膿血，止喘悸，五勞體虚，小兒驚癇，治屍疰，補虚下氣，勞氣虚熱，百邪鬼魅。調中，消痰止渴，潤肌膚，填骨髓，益肺氣，主息賁。

修治：紫菀去頭及土，用東流水洗净，以蜜浸一宿。至明，放火上焙乾用。一兩用蜜二分。

別録曰：辛。之才曰：款冬爲之使，惡天雄、瞿麥、藁本、雷丸、遠志，畏茵陳。

千金方：治婦人卒不得小便，紫菀末，以井華水服三撮，便通小便，血服五撮立止。

紫菀，臣。

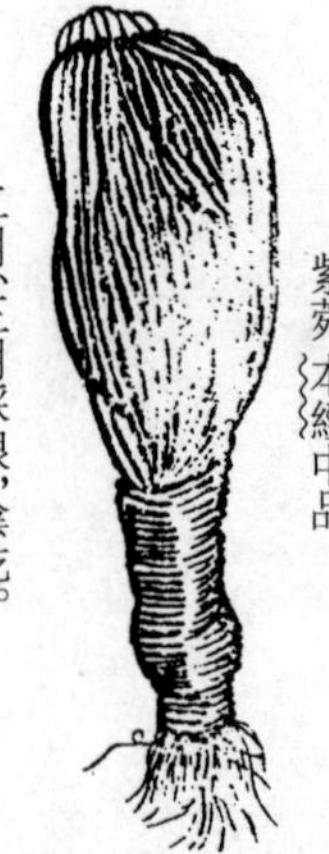

紫菀　本經中品

二月、三月採根，陰乾。

紫草 始生碭山山谷及楚地，今處處有之。人家或種之，苗似蘭香，莖赤節青。二月開花，紫白色，結實白色。三月採根，陰乾。此草根紫，可以染紫，故名紫草。別録名紫丹，一名紫芺。

紫草，氣味苦、寒，無毒。

主治：心腹邪氣，五疸，補中益氣，利九竅。○通水道，療腫脹滿痛。以合膏，療小兒瘡及面皶。○治惡瘡瘑癬。○治斑疹痘毒，活血涼血，利大腸。

紫草，本經中品。

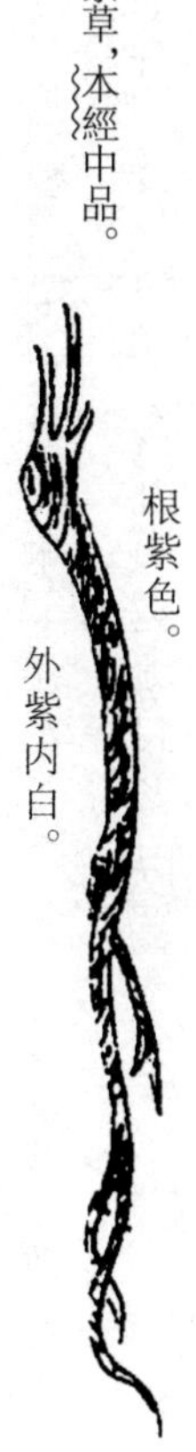

修治：紫草每一兩，用蠟二錢，溶水浸之，待水乾，去蘆剉用。或以酒洗，剉用。入手足厥陰經。

千金翼：治卒小便，淋瀝痛，用紫草一兩，搗羅爲散。每於食前，以井華水調下二錢匕。產後淋瀝同。

前胡 近道皆有，生下濕地，出吴興者爲勝。春生苗，青白色，似斜蒿。初出時，有白茅，長三四寸，味甚香美。又似芸蒿。七月內開白花，與蔥花相類。八月結實。根似柴胡而柔軟，苗生柴胡之前，故名前胡。

前胡，氣味苦、微寒，無毒。

主治：痰滿，胸脇中痞，心腹結氣，風頭痛，去痰下氣。治傷寒寒熱，推陳致新，明目益精。〇能去熱實及時氣，內外俱熱。單煮服之。〇治一切氣，破癥結，開胃下食，通五臟，主霍亂轉筋，骨節煩悶，反胃嘔逆，氣喘咳嗽，安胎，小兒一切疳氣。〇清肺熱，化痰涎，散風邪。

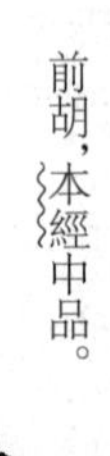
前胡，本經中品。

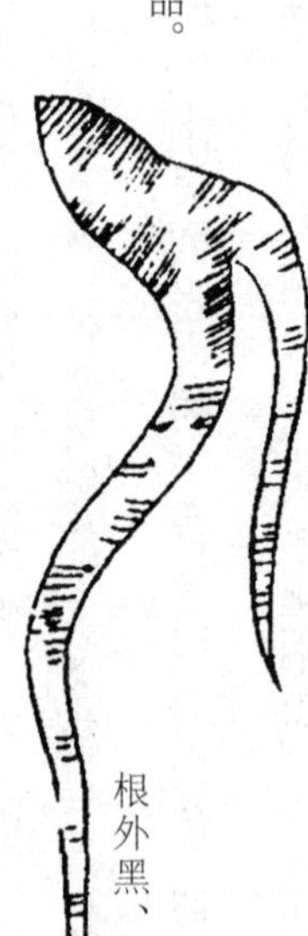

修治：去蘆并鬚土了，水洗令潤，細剉，日中曬乾用之。二、八月採。權曰：甘、辛、平。之才曰：半夏爲之使，惡皂莢，畏藜蘆。

外臺秘要：治小兒夜啼，前胡擣篩，蜜丸如大豆。日服一丸，熟水下。至五六丸，以差爲度。前胡，使。

白鮮

白鮮　始生上谷川谷及冤句，今近道處處有之，以蜀中者爲良。苗高尺餘，莖青，葉稍白如槐，亦似茱萸。四月開花，淡紫色，似小蜀葵。根似蔓菁，皮白而心實。四月、五月採根，陰乾。其氣息都似羊羶，故俗呼爲白羊鮮。陶弘景名白羶，圖經名地羊鮮，今人呼爲白鮮皮。

白鮮，本經中品。

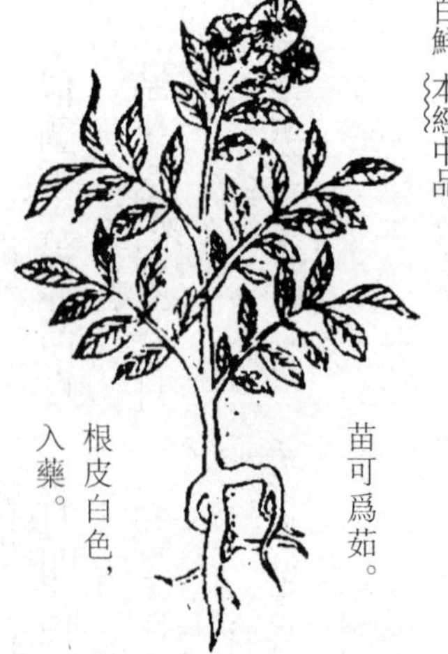

氣味苦、寒，無毒。〇主治：頭風黃疸，咳逆淋瀝，女子陰中腫痛，濕痹死肌，不可屈伸，起止行步。〇療四肢不安，時行腹中，大熱飲水，欲走大呼，小兒驚癇，婦人産後餘痛。〇治一切熱毒風惡風，風瘡疥癬赤爛，眉髮脱，脆皮肌急，壯熱惡寒，解熱黄、酒黄、急黄、穀黄、勞黄。〇通關節，利九竅及血脉，通小腸水氣，天行時疾，眼疼頭痛。其花同功。〇治肺嗽。

白鮮皮惡螵蛸、桔梗、茯苓、萆薢。

葛洪：治鼠瘻，已有口膿血出者，白鮮皮煮汁，服一升當吐鼠子，乃愈。白鮮皮，臣。

紫參 始生河西及冤句山谷，今所在有之。苗長一二尺，莖青而細。其葉青似槐，亦有似羊蹄者。五月開花，白色，似葱花，亦有紅紫而似水葒者。根紫黑色，肉紅白色，肉淺而皮深。三月採根，火炙紫色。而治療頗同人參，故名紫參。按，錢起詩集云：紫參幽芳也，五葩連萼，狀如飛禽羽舉，故俗名五鳥花。

氣味苦、寒，無毒。

主治：心腹積聚，寒熱邪氣，通九竅，利大小便。〇療腸胃大熱，唾血、衄血，腸中聚血，癰腫諸瘡，止渴益精。〇治心腹堅脹，散瘀血。治婦人血閉不通。〇主狂瘧瘟瘧，鼽血汗出。〇治血痢。

紫參，本經中品。

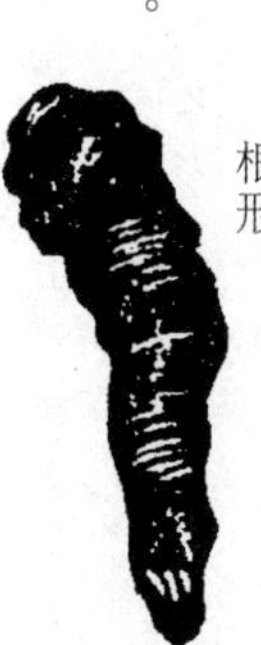

根形。

皮紫黑，肉紅白。

修治：水洗細剉。別録曰：微寒。之才曰：畏辛夷。紫參使。

金匱玉函：治痢，紫參半斤，水五升，煎二升，入甘草二兩，煎取半升，分三服。

藁本 治生崇山山谷，今西川、河東州郡及兖州、杭州有之，葉似白芷香，又似芎藭，但芎藭似水芹而大，藁本葉細耳。根上苗下似禾藁，故名藁本。

氣味辛、温，無毒。

主治：婦人疝瘕，陰中腫痛，腹中急，除風頭痛，長肌膚，悦顔色。○辟霧露潤澤，療風邪軃曳、金瘡，可作沐藥、面脂。○治一百六十種惡風，鬼疰流入，腰痛冷，能化小便，通血，去頭風、鼾皰。○治皮膚疵皯，酒齄粉刺，癇疾。○治太陽頭痛、巔頂痛，大寒犯腦，痛連齒頰。○頭、面，身體皮膚風濕。○督脉爲病，脊强而厥。

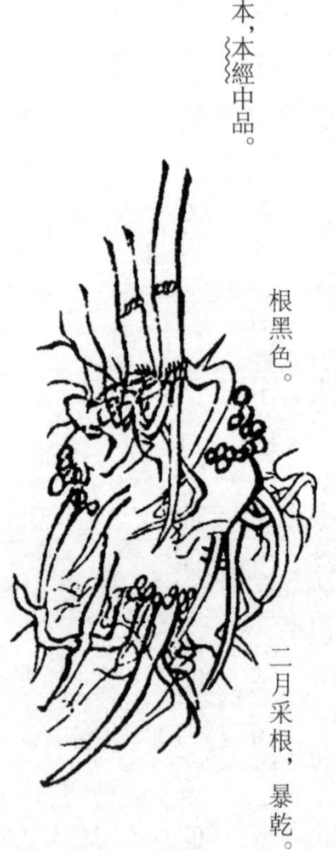

根黑色。　二月采根，暴乾。

藁本，本經中品。

元素曰：氣温味苦，氣厚味薄，升也，陽也。足太陽本經藥。

惡藺茹，畏青葙子。

保幼大全：治小兒疥癬，藁本煎湯浴之。

石葦 始生華陰山谷石上，今處處有之，叢生石旁陰處。葉青，背有斑點，黃毛。綱目曰：柔皮曰韋。此葉柔韌如皮，故名石葦。

石葦，氣味苦，平，無毒。

主治：勞熱邪氣，五癃閉不通，利小便水道，止煩下氣，通膀胱滿，補五勞，安五臟，去惡風，益精氣，治淋瀝遺溺。炒末，冷酒調服，治發背，甚效。治崩漏、金瘡，清肺氣。

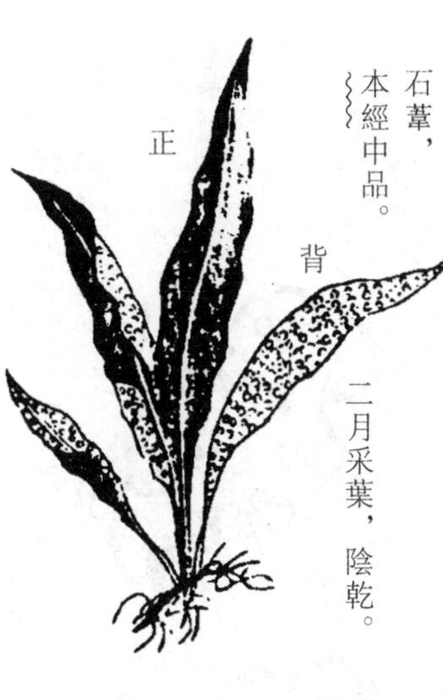

石葦，本經中品。

二月采葉，陰乾。

修治：石葦，水浸軟，以新布拭去黃毛，微炒入藥。不則，毛射人肺，令人咳不可療。

別録曰：甘。權曰：微寒。之才曰：滑石、杏仁、射干爲之使，得菖蒲良，制丹砂、礬石。

崩中漏下，石葦爲末，每服三錢，温酒調服，甚效。石葦使。

萆薢 始生真定山谷，今河、陝、京東、荆、蜀諸郡有之。根黃白色，多節，三指許大。苗葉俱青，作蔓生。葉作三叉，似山芋，又似緑豆葉。花有黃、紅、白數種，亦有無花結白子者。春秋採根，暴乾。唐本注云：此藥有二種：莖有刺者，根白實；無刺者，根虛軟。以軟者爲勝。醫學入門曰：萆，卑下也。薢，解也。言性能治下部疾，解下部毒也。故名萆薢。

氣味苦、平，無毒。

主治：腰脊痛，强骨節，風寒濕周痺，惡瘡不瘳，熱氣。○傷中恚怒，陰痿失溺，老人五緩，關節老血。○冷風𤸷痺，腰脚癱緩不遂，手足驚掣，男子腎腰痛，久冷，腎間有膀胱宿水。○頭旋癇疾。補水臟，堅筋骨，益精明目，中風失音。○補肝虛。○治白濁，莖中痛，痔漏壞瘡。

修治：酥炙剉用。

之才曰：薏苡仁爲之使，畏葵根、大黄、柴胡、前胡、牡蠣。

集玄方：治小便頻數，川萆薢爲末，酒糊丸，梧子大。每鹽酒下七十丸。

川萆薢色白而虛，軟山萆薢色赤而堅硬。凡用，以白軟者爲勝。

根、皮色黄白，肉色白。

萆薢，別録中品。

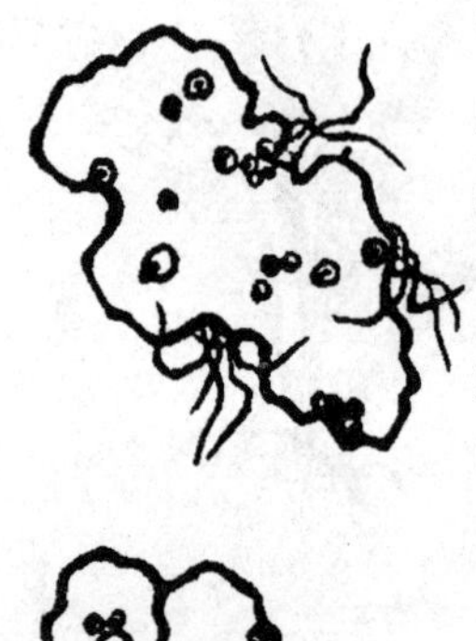

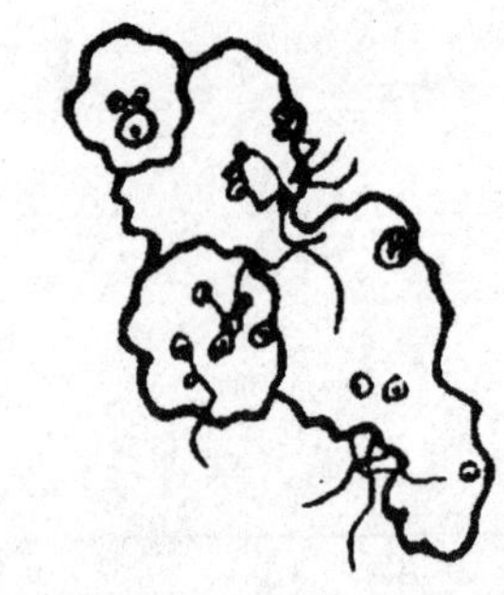

白薇 始生平原川谷，今陝西諸郡及滁、舒、潤、遼州亦有之。莖葉俱青，頗類桃葉。六、七月，開紅花。八月結實。根白色而微細，故名白薇。

氣味苦、鹹、平，無毒。

主治：暴中風，身熱肢滿，忽忽不知人，狂惑邪氣，寒熱酸疼，温瘧洗洗，發作有時。〇療傷中淋漏，下水氣，利陰氣，益精。久服利人。〇治驚邪風狂，痓病百邪鬼魅。〇風温灼熱，多眠及熱淋遺尿，金瘡出血。

根黄白色，類牛膝而短小。

修治：白薇，以酒洗之，剉用。

惡黄耆、大黄、大戟、乾薑、乾漆、山茱萸、大棗。

儒門事親：治金瘡出血，白薇爲末，貼之。白微臣。

白薇，本經中品。

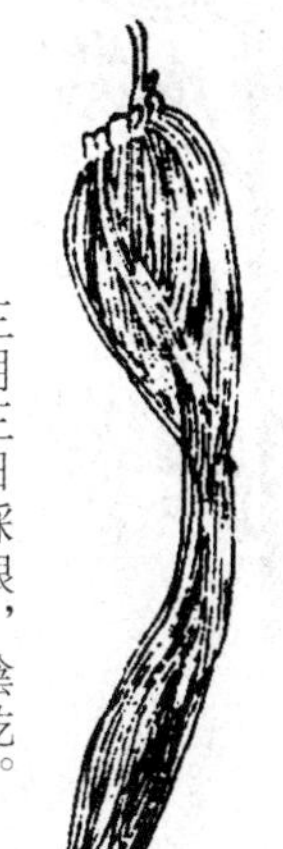

三月三日採根，陰乾。

香薷 所在皆種，但北土差少，似白蘇而葉更細，壽春及新安皆有之。綱目曰：薷，本作葇。士篇云：葇，菜蘇之類是也。其氣香，其葉柔，故名香薷。食療本草名香葇。又有一種生石上，莖葉更細，色黄而辛香彌甚，用之尤佳。宋開寶名石香葇。

苗、葉、花、實俱用。

氣味辛、微温，無毒。

主治：霍亂腹痛吐下，散水腫。〇去熱風卒轉筋者，煮汁，頓服半升即止。爲末水服，止鼻衄。〇下氣，除煩熱，療嘔逆，冷氣。〇春月，煮飲代茶無可，熱病調中温胃。含汁漱口，去臭氣。〇主脚氣寒熱。

香薷，本經中品。

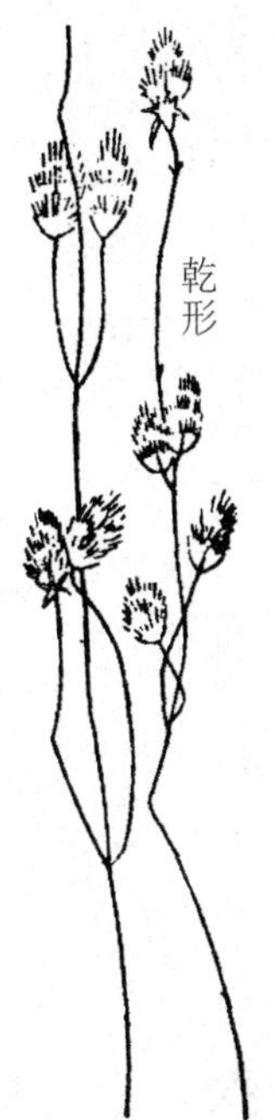

石香葇，氣味辛、香，温，無毒。主治調中温胃，止霍亂吐瀉，心腹脹滿，腹痛腸鳴，功比香薷更勝。制硫黄。

修治：去根剉用，勿令犯火。服至十兩，一生不得食白山桃也。

聖濟總録：治鼻衄不止，香薷研末，水服一錢。

艾 處處有之。初春佈地生苗，莖類蒿而葉背白，以復道者爲佳。三月三日、五月五日，採葉暴乾。按，王安石字説云：艾可乂疾，久而彌善，故字從乂。醫家用灸百病，故一名灸草。别録名醫草。

艾葉，氣味苦，微温，無毒。

主治：灸百病，可作煎。止吐血下痢，下部䘌瘡，婦人漏血，利陰氣，生肌肉，辟風寒，使人有子。作煎，勿令見風。〇擣汁服，止傷血蚘蟲。〇主衄血下血，膿血痢，水煮及丸散任用。〇止崩血腸痔，血搨金瘡，止腹痛，安胎，苦酒作煎，治癬甚良。擣汁飲，治心腹一切冷氣、鬼氣。〇治帶下，止霍亂轉筋，痢後寒熱。〇治帶脉爲病，腹脹滿，腰溶溶如坐水中。

五月五日採，不拘州土，苗短者善。自成化以來，則以蘄州者爲勝，謂之蘄艾，天下重之。

艾，别録中品。

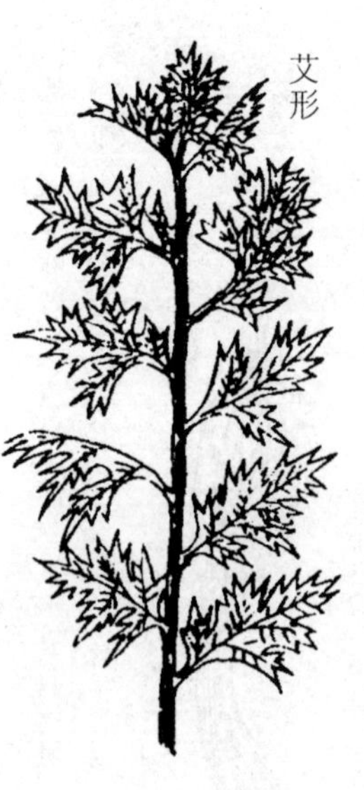

艾形

修治：艾葉，須用陳久者治，令細軟，謂之熟艾。若生艾灸火，傷人肌脉。故孟子云：七年之病，求三年之艾。凡用，擇久蓄者，揀取净葉，揚去塵屑，入石臼内搗熟，去滓，取白者再搗，至柔爛如綿爲度。用時焙燥，則灸火得力。入婦人丸散，須以熟艾用醋煮乾，搗成餅子，烘乾，再搗末，方得法。

生温熟熱，可升可降，陽也，入足太陰、厥陰、少陰經。苦酒、香附爲之使。

兵部手集：治發背，頭未成瘡，及諸熱腫，以濕紙搨上，先乾處是熱氣衝上，欲作瘡子，便灸之。如先疼痛，灸即不痛，即以痛爲度。

小兒黄爛瘡，燒艾葉灰敷之。艾葉使。

惡實 生魯山平澤，今處處有之。葉如芋而長大，實似巨勝而褐色，其殼狀惡而多刺鉤，故名惡實。鼠過之，則綴惹不可脱，故一名鼠粘子。其根葉可飼牛，故別録名牛蒡子。术人隱之，呼爲大力子也。

惡實，氣味辛、平，無毒。

主治：明目補中，除風傷。○風毒腫，諸瘻。○研末浸酒，每日服三二盞，除諸風，去丹石毒，利腰脚。又食前熟挼三枚，吞之，散諸結節筋骨煩熱毒。○吞一枚，出癰疽頭。○炒研煎飲，通利小便。○潤肺散氣，利咽膈，去皮膚風，通十二經。○消斑疹毒。

惡實，別録中品。

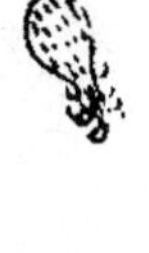
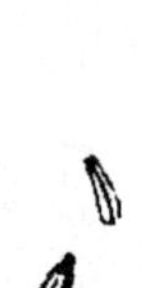
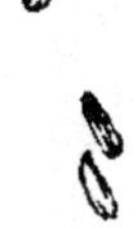
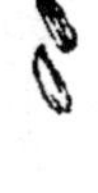
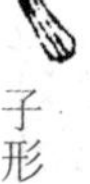

子形

即牛蒡子，秋末採。

修治：惡實，酒拌炒，焙乾擣粉用。

痘疹要訣：治咽喉痘疹，惡實二錢，桔梗錢半，甘草節七分，水煎服。

地榆 生桐柏及冤句山谷，今處處有之。宿根三月内生苗，初生佈地，莖直高三四尺，對分出葉。葉似榆葉，而稍狹細長，似鋸齒狀，青色。七月開花，如椹子，紫黑色。根外黑裏赤。二月、八月採根，暴乾。因葉似榆，初生布地，故名地榆。

氣味苦，微寒，無毒。

主治：婦人乳，痓痛七傷，帶下病，止痛止汗，除惡肉，療金瘡。〇止膿血，諸瘻惡瘡，熱瘡，補絶傷，産後内塞，可作金瘡膏，消酒，除渴，明目。〇止冷熱痢，疳痢，極效。〇止吐血，鼻衄，腸風，月經不止，血崩，産前後諸血疾，並水瀉。〇治膽氣不足。〇汁釀酒，治風痺，補腦。擣汁塗虎、犬、蛇、蟲傷。

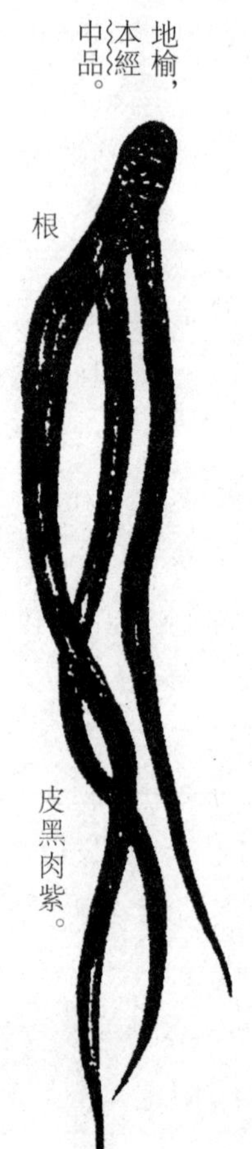

修治：水洗，剉用。虚寒人及水瀉白痢，未可輕使。

別録曰：地榆，甘、酸，氣味俱薄，其體沉而降，陰中陽也，專主下焦血。之才曰：得髮良，惡麥門冬。

千金翼：治伐指逆腫，單煮地榆，作湯漬之，半日愈。

臞仙神隱書「煮白石法」：七月七日，取地榆，不拘多少，陰乾百日，燒爲灰。復取生者，與灰合搗萬下，灰三分，生末一分，合之。若石二三斗，以水浸過三寸，以藥入水，攪之，煮至石爛可食止。

大薊小薊 小薊，處處有之，俗名青刺薊。二月生苗，二三寸時，並根作菜茹，食甚美。四月高尺餘，多刺。心中出花頭，如紅藍花而青紫色，北人呼爲千針草。四月採苗，九月採根，並陰乾用。大薊與此相似，但肥大爾。本草綱目曰：薊，猶髻也，其花如髻也。

大薊，根、葉，氣味甘、温，無毒。

根，主治：女子赤白沃，安胎，止吐血、鼻衄，令人肥健。○擣根絞汁，服半升，主崩中下血，立瘥。○葉，治腸癰，腹臟瘀血，作運撲損。生研，酒並小便任服。又惡瘡疥癬，同鹽研署之。

小薊根、苗，氣味甘，温，無毒。

根，主治：養精保血。○破宿血，生新血，暴下血、血崩，金瘡出血、嘔血等。絞取汁，温服，作煎和糖，合金瘡及蜘蛛、蛇、蝎，服之亦佳。○治熱毒風，並胸膈煩悶，開胃下食，退熱，補虚損。○苗去煩熱，生研，汁服。○作菜食，除風熱，夏月熱煩不止，擣汁半升服，立瘥。

大、小薊，皆能破血。但大薊兼療癰腫，而小薊專主血，不能消腫。

梅師方：治卒瀉鮮血，小薊根葉搗汁，温服一升。

外臺秘要：治陰冷，漸漸冷氣入陰囊，腫滿恐死，夜疼悶不得眠，煮大薊根汁服，立瘥。

陳藏器曰：薊門以多薊得名，當以北方者爲勝也。

大薊、小薊，別録中品。

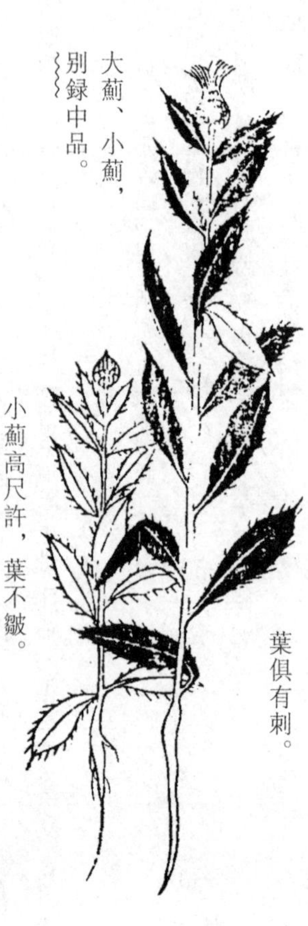

小薊高尺許，葉不皺。

葉俱有刺。

海藻 水草之有文者，黑色如亂髮，葉類水藻而大。生東海池澤，橫陳于海，若自澡濯然，故名海藻。

海藻，氣味苦、鹹、寒，無毒。

主治：癭瘤結氣，散頸下硬核，癰腫癥瘕堅氣，腹中上下雷鳴，下十二水腫。○療皮間積聚暴㿉，瘤氣結熱，利小便。○辟百邪鬼魅，治氣急，心下滿，疝氣下墜疼痛，卵腫，去腹中幽幽作聲。○治奔豚氣，脚氣、水氣浮腫，宿食不消，五膈痰壅。

七月七日採，暴乾。

反甘草。

氣味俱厚，純陰沉也。

修治：洗浄鹹味，焙乾用。

本經中品。一名澤。一名落首。一名海蘿。

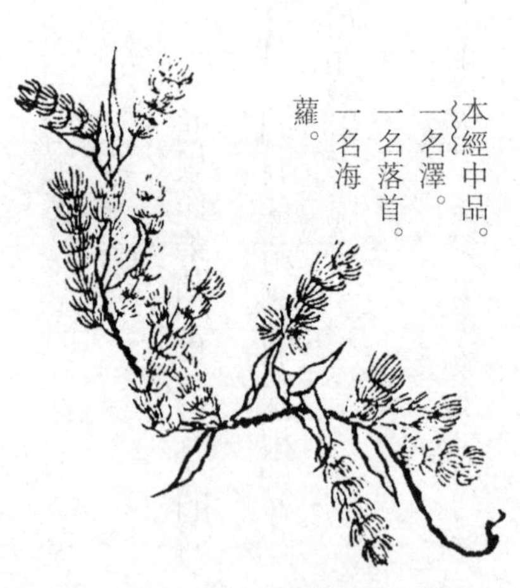

又有一種，如短馬尾細，黑色。

肘後方：治頷下瘰癧如梅李，宜速消之。海藻一斤，酒二升，漬數日，稍稍飲之。海藻，臣。

昆布 葉如手，大如薄葦，紫色。吴普本草名綸布，一名昆布。則爾雅所謂「綸似綸，東海有之」者，即昆布也。綸，青絲綬也，訛而爲「昆」耳。醫學入門曰：昆，大也。形長大如布，故名昆布。

昆布，氣味鹹、寒、滑，無毒。

主治：十二種水腫，瘿瘤聚結氣，瘻瘡。破積聚，治陰㿗腫。含之咽汁。利水道，去面腫，治惡瘡鼠瘻。

昆布，別録中品。

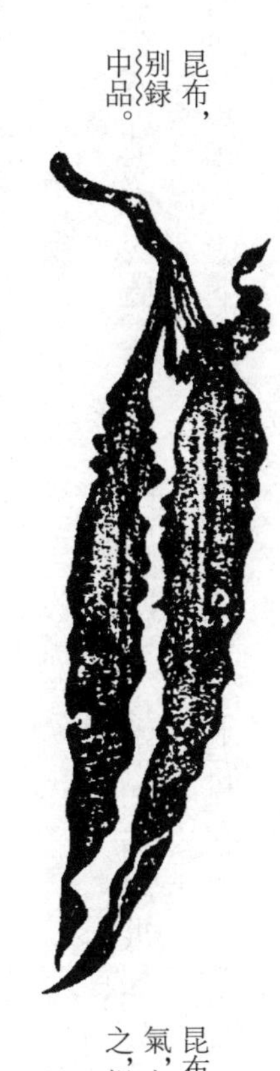

昆布下氣，久服之，損人。

千金翼：治五瘿，昆布一兩，切如指大，酢漬含咽汁，則愈。

昆布，臣。

海帶 出東海水中石上，形似紙條，薄而且長，黄白色。柔軟堪以繫束物，故名海帶。

海帶氣味鹹、寒，無毒。○主治：催生，治婦人病，及療風下水。○治水病瘿瘤，功同海藻。

水病癭瘤，功同海藻。

海帶，宋嘉祐。

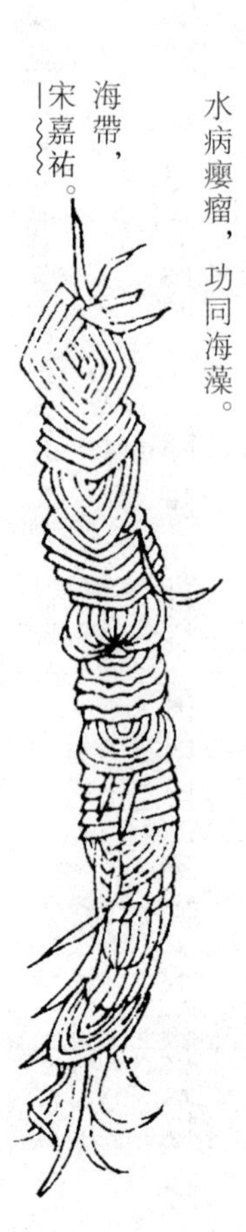

此係散條作成編者，亦有結成繩者。入藥，水洗剉用。

水萍 始生雷澤池澤，今處處溪澗水中皆有之。係柳絮隨風飛起，入池沼得水生成。一種面背皆綠，一種面青背紫。葉下微鬚，即其根也。平浮水面，故曰水萍，俗呼浮萍。

水萍，氣味辛、寒，無毒。

主治：暴熱身癢，下水氣，勝酒。長鬚髮，止消渴，久服輕身。○下氣，以沐浴生毛髮。○治熱毒，風熱熱狂，熁腫毒，湯火，傷風瘮。○擣汁服，主水腫，利小便。爲末，酒服方寸匕，治人中毒。爲膏，敷面皯。○治發背。

水萍，本經中品。

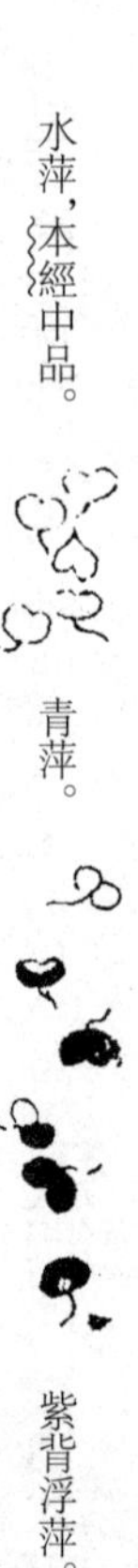

青萍。

紫背浮萍。

修治：七月，採紫背浮萍，揀净，以竹篩攤曬，下置水一盆映之，即易乾也。

宋時，東京開河，掘得石碑，梵書天篆，無有曉者。真人林靈素逐字釋解，乃是治中風方，名去風丹也。歌云：「天生靈草無根幹，不在山間不在岸。始因飛絮逐東風，泛梗青青飄水面。神仙一味去沉疴，採時須是七月半。選甚攤風與中風，些小微風都不算。豆淋酒化服三丸，鐵幞頭上也出汗。」

戲术：種菜便生，取水上浮萍些鬚，和壁上土拌勻，向人前撒開土在地上，却取菜子種撒去，用水灑之，則見前萍青葉，如菜初生也。

澤蘭 始生汝南諸大澤旁，今荆、徐、隨、壽、蜀、梧州、河中府皆有之。根紫黑色，如粟根。二月生苗，高二三尺。莖幹青紫色，作四稜。葉生相對，如薄荷，微香。七月開花，帶紫白色，萼通紫色，亦似薄荷花。三月採苗，陰乾。因葉似蘭，生于澤旁，故名澤蘭。

澤蘭，氣味苦、微温，無毒。

主治：金瘡、癰腫、瘡膿。〇產後金瘡，內塞。〇產後腹痛，頻產血氣，衰冷成勞，瘦羸，婦人血瀝腰痛。〇產前、產後百病，通九竅，利關節，養血氣，破宿血，消癥瘕，通小腸，長肌肉，消撲損瘀血。治鼻血吐血，頭風目痛，婦人勞瘦，丈夫面黃。

澤蘭，本經中品。

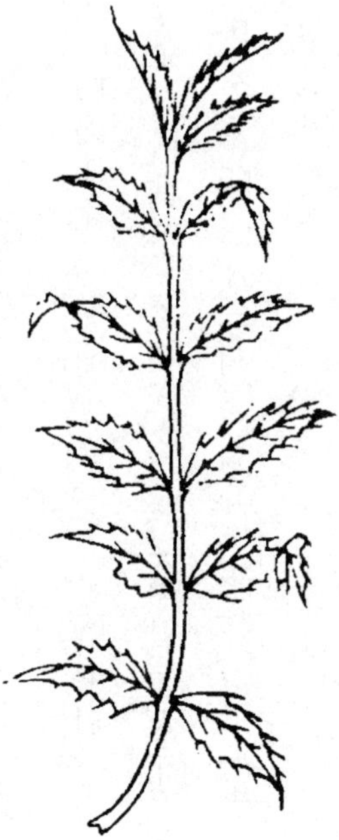

三月三日採，陰乾。

修治：澤蘭，去莖取葉，細剉，盛絹袋，懸于屋南畔角上，令乾用。

澤蘭，防己爲之使。

集簡方：治産後陰户燥熱，遂成翻花。澤蘭四兩，煎湯薰洗二三次，再入枯礬煎洗之，即安。澤蘭，使。

防己 始生漢中川谷，今黔中亦有之。但漢中出者，破之文作車輻解，黄實而香。莖梗甚嫩，苗葉小類牽牛。折其莖，一頭吹之，氣從中貫如木通。然他處者，青白虛軟，又有腥氣，皮皺，上有丁足子，名木防己。二月、八月採，陰乾。惟漢者勝，故古方每書漢防己。醫學入門曰：己，止也，防止足疾也。

防己，氣味辛、平，無毒。〇主治：風寒温瘧，熱氣諸癇，除邪，利大小便，療水腫風腫，去膀胱熱邪氣，中風手脚攣急。通腠理，利九竅，止泄，散癰腫惡結，諸瘑疥癬蟲瘡。治濕風，口面喎斜，手足拘痛。散留痰，肺氣喘嗽。治中下濕熱腫，泄脚氣，行十二經。

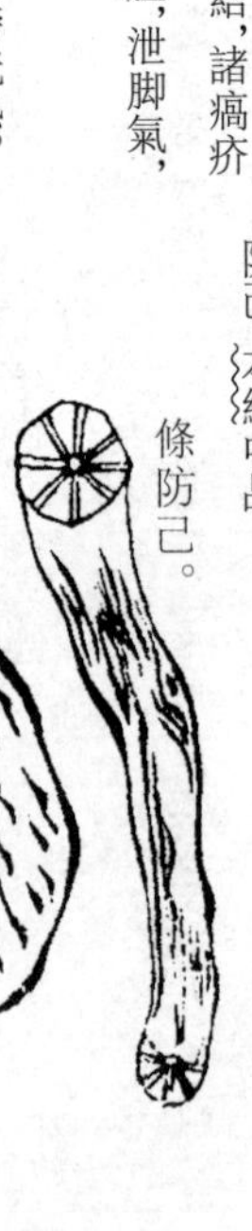

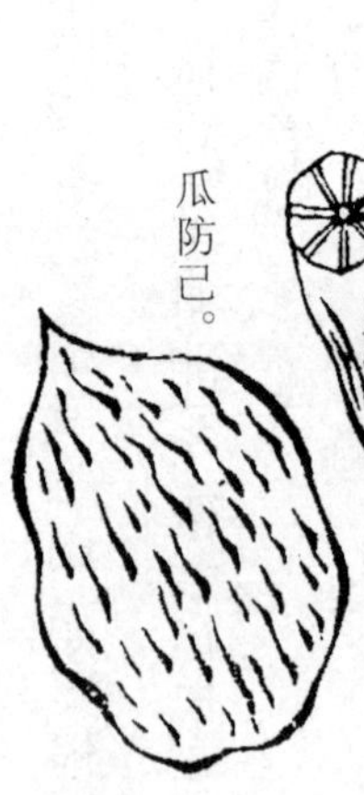

木防己，主治：男子肢節中風，毒風不語，散結氣癰腫，温瘧，風水腫，去膀胱熱。

市賣防己一種，如上條形，類木通，文如車輻理解。諸本草曰漢防己，或者是此也。一種如上瓜形，俗呼瓜防己，今用甚多。諸本草並無載瓜防己者。陳藏器曰：如陶隱居所説，漢、木二防己，即是根苗爲名。予玩條防己像苗，瓜防己像根，或者是根苗爲名乎？予未見其鮮形，難辨是否，以俟後之君子再正之。

修治：防己，去皮剉，酒洗，曬乾用。治水用漢防己，治風用木防己。

防己，本經中品。

條防己。

瓜防己。

元素曰：大苦、辛、寒，陰也。

之才曰：殷孽爲之使，殺雄黄毒，惡細辛，畏萆薢、鹵鹹，伏硝石。

初虞世方：治肺痿咯血多痰，防己、葶藶等分，爲末，糯米飲調下一錢。漢防己，君。木防己，使。

東垣云：防己性苦、寒，純陰，能瀉血中濕熱，通血中滯塞，補陰泄陽，助秋冬、瀉春夏之藥也。比之於人，則險而健者也。幸灾樂禍，遇有風塵之警，能首爲亂階，然而見善亦喜，見惡亦怒，如善用之，則可以敵凶暴之人，突險固之地。此瞑眩之藥，聖人所以存而不廢爾。今夫防己，聞其臭則可惡，下咽則令身心煩亂，飲食減少。至于十二經，有濕熱壅塞不通，及治下注脚氣，除膀胱積熱，而庇其基本，非此藥不可，真行經之仙藥也。亦在人善用而不錯爾。復有不可用者數端，若夫飲食勞倦，陰虚内熱，元氣穀氣已虧之病，而以防己瀉去大便，則重亡其血，此不可用一也。如外感風寒，邪傳肺經，氣分濕熱，小便黄赤，甚至不通，此上焦氣病，禁用血藥，此不可用二也。如人大渴引飲，是熱在下焦氣分，宜滲瀉之，其防己乃下焦血藥，此不可用三也。若人久病，津液不行，上焦虚渴，宜補以人參、葛根之甘温，儻用苦寒之劑，則速危亡，此不可用四也。仍不止如此，但上焦濕熱者，皆不可用。若係下焦濕熱，流入十二經，以致二陰不通，必須審而用之可也。

天麻 始生鄆州、利州、泰山、嶗山諸山，今京東、京西、湖南、淮南州郡亦有之。春生苗，葉如芍藥而小。當中抽一莖，直上如箭幹狀，青赤色，故名赤箭。莖端結實，狀若續隨子。其根形如黄瓜，連生一二十枚，猶如天門冬之類。味大辛而麻辣，故名天麻，俗呼爲瓜天麻。

天麻，氣味辛、平、温，無毒。

主治：諸風濕痺，四肢拘攣，小兒風癇驚氣，利腰膝，强筋力。久服益氣，輕身長年。〇治冷氣㾓痺，癱緩不遂，語多恍惚，多驚失志。〇助陽氣，補五勞七傷，鬼疰，通血脉，開竅，服食無忌。〇治風虚、眩運、頭痛。

天麻，宋開寶。皮黃白、肉明亮者佳。

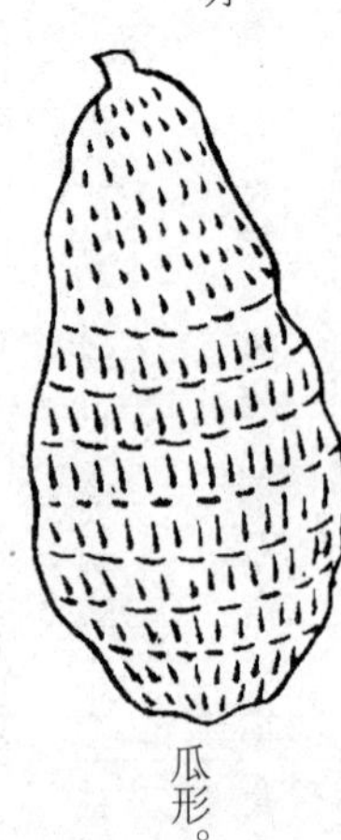

瓜形。

形如羊角者，俗呼羊角天麻。

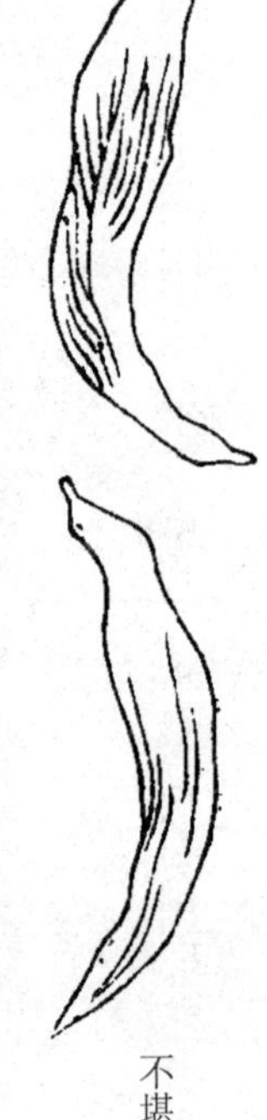

不堪用。

瓜天麻，亦有皮蒼黑者，但以内肉膠色者爲良。二月、八月採根。去皮沸湯，略煮過，日乾。

修治：酒浸洗，以濕紙包，於煻火中煨熟，取出切片，焙用。

好古曰：天麻苦、平，陰中之陽也。

衛生易簡方：治腰脚疼痛，天麻、半夏、細辛各二兩，絹袋二個，各盛藥令勻，蒸熱，交互熨疼處，汗出則愈，數日再熨。

高良薑　今嶺南諸州及黔、蜀皆有之，内郡雖有，而不堪入藥。春生莖葉，如薑苗而大，高一二尺許。花紅紫色，如山薑。陶隱居言此薑始出高良郡，故名高良薑。按，高良即今高州也，漢爲高涼縣，吴改爲郡。其山高而清涼，因以爲名，則「高良」當作「高涼」也。

氣味辛，大温，無毒。

主治：暴冷，胃中冷逆，霍亂腹痛。○下氣益聲，好顔色。煮飲服之，止痢。○治風破氣，腹内久冷氣痛，去風冷痺弱。○轉筋，瀉痢反胃，解酒毒，消飲食。○含塊咽津，治忽然惡心，嘔清水，逡巡即瘥。若口臭者，同草豆蔻爲末，煎飲。

高良薑，別録中品。

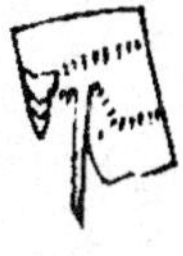

色紫赤，氣辛烈。

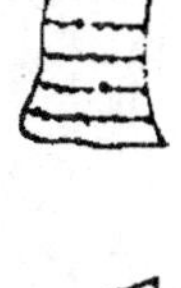

二月、三月采根，截切暴乾。

修治：炒過入藥。俗呼良薑。

元素曰：辛、熱，純陽，入足太陰、陽明經。

千金方：治心脾痛，以高良薑細剉，微炒杵末，米飲調下一錢，愈。太祖高皇帝御製周顛仙碑文，亦載其有驗云。又禨跡佛有「治心口痛方」云：凡男女心口一點痛者，乃胃間有滯，或有蟲也，多因怒及受寒而起，遂致終身。俗言心氣痛者，非也。用高良薑酒洗七次，焙研。香附子醋洗七次，焙研。各記收之。病因寒得，用薑末二錢、附末一錢。因怒得，用附末二錢，薑末一錢。寒怒兼有，薑、附各一錢半，以米飲，入生薑汁一匙，鹽一捻，服之立止。韓飛霞醫通書亦稱其功云。

高良薑，使。

紅豆蔻 生南海諸谷，高良薑子也。凡物盛多謂之蔻，此子形如紅豆叢生，故名紅豆蔻。

氣味辛、温，無毒。

主治：腸虚水瀉，心腹絞痛，霍亂，嘔吐酸水，解酒毒。○冷氣腹痛，消瘴霧毒氣，去宿食，温腹腸，吐瀉痢疾。

修治：紅豆蔻，微炒用。

李時珍曰：辛、熱，陽也，浮也，入手、足太陰經。若脾肺素有伏火者，切不可用。

紅豆蔻，宋開寶。

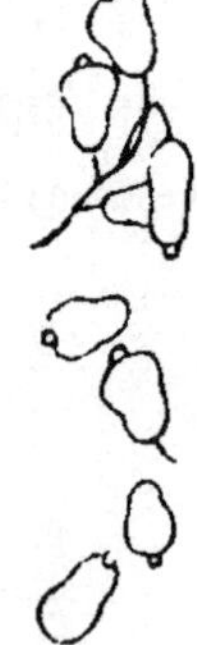

色淡紅，亦有紫紅者。

紅豆蔻，今人調食饌多用。權曰：苦、辛，多食，令人舌粗，不思飲食。

百部 今江、湖、淮、陝、齊、魯州郡皆有之。春生苗，作藤蔓，葉大而尖長，頗似竹葉。面青色而光，根多部隧成百然，故名百部。

百部，氣味甘、微温，無毒。

主治：咳嗽上氣，火炙酒漬，飲之。〇治肺熱潤肺。〇治傳屍骨蒸勞，治疳，殺蚘蟲、寸白、蟯蟲，及一切樹木蛀蟲，燼之即死。殺蝨及蠅蠓。〇火炙酒浸，空腹飲，治疥癬，去蟲蠶咬毒。

修治：百部，酒浸一宿，漉出焙乾，剉用。

百部一窠八十三條者，號曰地仙苗。若修事餌之，可千歲也。

百部，別録中品。

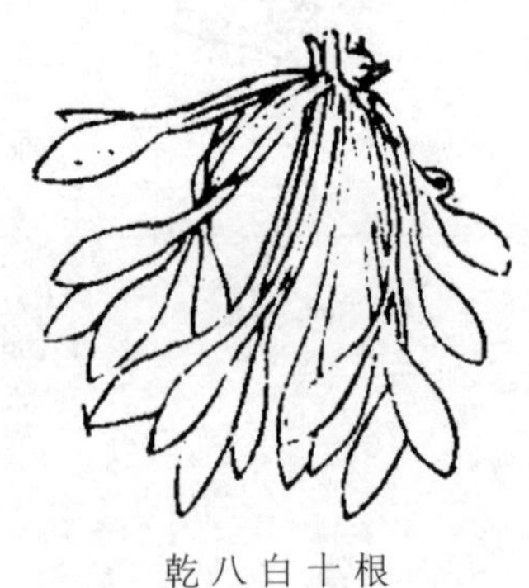

根下一撮，數十枚相連，黄白色。二月、八月採根，曝乾用。

款冬花 始出常山山谷及上黨水旁，今關中亦有之。根紫色，葉似萆薢。十二月開黄花，青紫萼，去土一二寸。初出如菊花萼，通直而肥實，無子。則陶隱居所謂出高麗、百濟者，近此類也。又有紅花者，葉如荷而斗直，大者容一升，小者容數合，俗呼爲蜂斗葉，又名水斗葉。則唐注所謂「大如葵而叢生」者是也。百草中，惟此不顧冰雪，最先春者也，故世謂之鑽凍。款者，至也，至冬而花，故名款冬花。

氣味辛、温，無毒。

主治：咳逆上氣善喘，喉痺，諸驚癇，寒熱邪氣。○消渴，喘息呼吸。療肺氣，心促急熱，勞咳連連不絶，涕唾稠粘，肺痿肺癰，吐膿血，潤心肺，益五臟，除煩消痰，洗肝明目，及中風等疾。

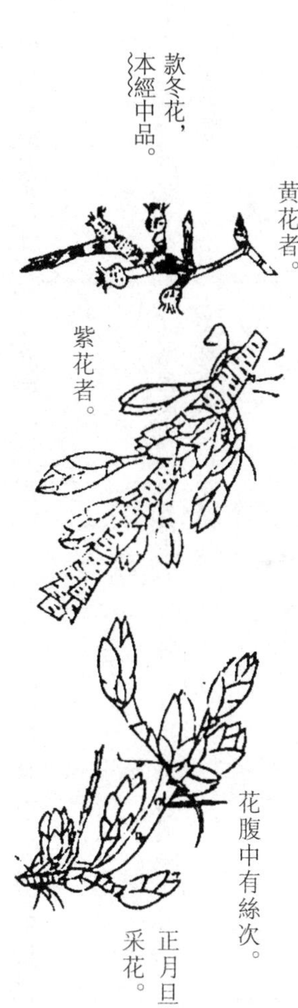

款冬花，本經中品。

修治：款冬花有黃、紫二品。入藥，擇未舒嫩蕊，去枝、梗用。

好古曰：純陽，入手太陰經。之才曰：杏仁爲之使，得紫菀良，惡皂莢、硝石、玄參，畏貝母、辛夷、麻黃、黃耆、黃芩、連翹、青葙子。

楊誠經驗方：治口中疳瘡，款冬花、黃連等分，爲細末，用唾津調成餅子，先以蛇床子煎湯漱口，乃以餅子傅之。少頃確住，其瘡立消。款冬花，君。

紅藍花　即紅花也。始生梁、漢及西域，花生時，但作黄色茸茸，故一名黄藍。博物志云：黄藍，張騫所得。今處處有之，人家場圃所種。冬而佈子於熟地，春生苗，葉如小薊，夏乃有花，下作球彙多刺，花蘂出球上。圃人承露採之，採已復出，至盡而罷。球中結實，白顆如小豆大。其花暴乾，以染真紅及作臙脂，主産後血病爲勝。其實亦同。花紅色，葉頗似藍，故名紅藍花，俗呼紅花。

花，氣味辛、温，無毒。

主治：産後血暈口噤，腹内惡血不盡，絞痛，胎死腹中，並酒煮服。亦主蠱毒。〇多用破留血，少用養血。〇活血潤燥，止痛，散腫通經。〇葉生擣碎，敷遊腫。〇子吞數顆，主天行瘡子不出。

紅藍花，宋開寶。

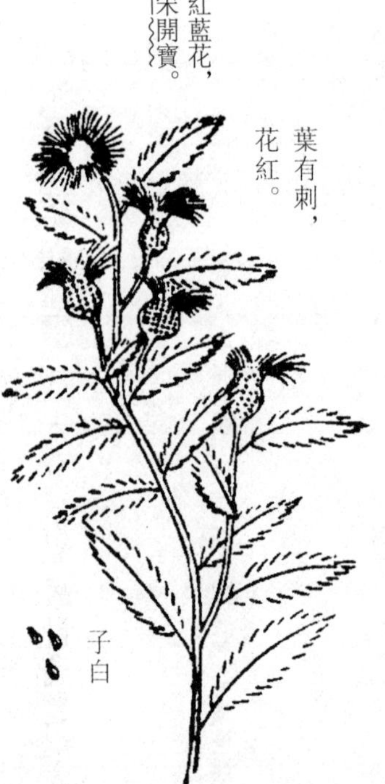

元素曰：苦、温，陰中之陽，入心，佐當歸生新血。好古曰：肝經血分藥也，入酒良。崔元亮海上方：治喉痺壅塞不通者，取紅藍花，擣絞取汁，一小升服之，以差爲度。如冬月無濕花，可浸乾者，濃絞取汁如前，服之極驗。亦療婦人產暈絶者。

牡丹 始生巴郡山谷及漢中，今丹、延、青、越、滁、和州山中皆有之。花有黄、紫、紅、白數色。此當是山牡丹，其莖梗枯燥，黑白色。二月，於梗上止發五六葉耳，花單瓣。五月結子，黑色，類母丁香。根黄白色，可五七寸長，如筆管大。二月、八月採根，陰乾。本草綱目曰：牡丹以色丹者爲上。雖結子，而根上生苗，故謂之牡丹。

牡丹根、皮，氣味辛、寒，無毒。

主治：寒熱中風，瘛瘲，驚癇邪氣，除癥堅瘀血，留舍腸胃，安五臟，療癰瘡。〇除時氣頭痛，客熱五勞，勞氣頭腰痛，風噤癲疾。〇久服，輕身益壽。〇治冷氣，散諸痛，女子經脉不通，血瀝腰痛。〇通關腠血脉，排膿，消撲損瘀血，續筋骨，除風痺，治胎下胞，產後一切冷熱血氣。〇治神志不足，無汗骨蒸，衄血、吐血。〇和血，凉血，治血中伏火，除煩熱。

此花一名木芍藥，近世人多貴重，圃人欲其花之詭異，皆秋冬移接，培以糞土，至春盛開。其狀百變，故其根性殊失本真，此品入藥，絶無力也。

修治：採山中單葉紅花牡丹根，以銅刀破之，去骨，酒洗净，細剉，日乾用。

好古曰：氣寒味苦、辛，陰中微陽，入手厥陰、足少陰經。之才曰：畏貝母、大黄、菟絲子。大明曰：忌蒜、胡荽、伏砒。

千金方：治癩疝偏墜，氣脹不能動者，牡丹皮、防風等分爲末，酒服二錢，甚效。

牡丹，本經中品。

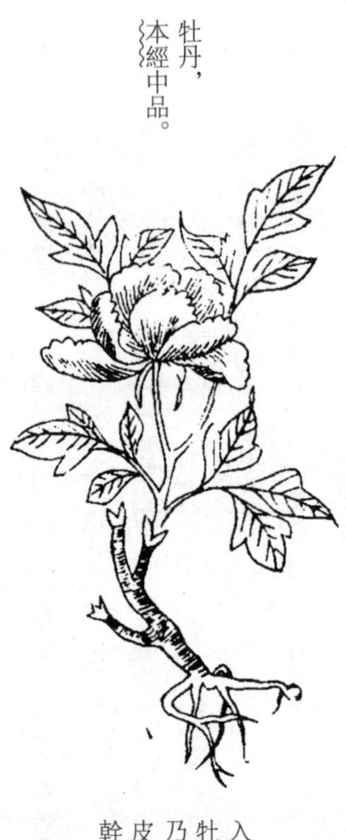

入藥，用牡丹皮，乃根上皮，非枝幹上皮。

肘後方：治下部生瘡已決洞者，服牡丹皮末方寸匕，日三湯服。

荊三稜 生荊楚地，故名荊三稜，以著其地。開寶本草作「京」，非也。今江淮、濟南、河陝間皆有之，多生淺水旁及陂澤中。春生苗，葉似莎草極長，莖三稜如削，大如大指，高五六尺。莖端開花，大體如莎草而大，黃紫色。霜降後採根，削去皮鬚，暴乾。荊三稜，狀如鯽魚，黃白體重。黑三稜，色若烏梅，輕鬆去皮，則白。草三稜，形如雞爪屈曲，根上生根，一名雞爪三稜。石三稜，色黃，堅硬如石。種雖有四，葉並三稜，故名三稜。

三稜，氣味苦、平，無毒。

主治：老癖癥瘕，積聚結塊，產後惡血血結，通月水，墮胎，止痛利氣。○治氣脹，破積氣，消撲損瘀血，婦人血脉不調，心腹痛，產後腹痛、血暈。○心膈痛，飲食不消。○通肝經積血，治瘡腫堅硬。○下乳汁。

三稜，宋開寶。二月、八月采根。

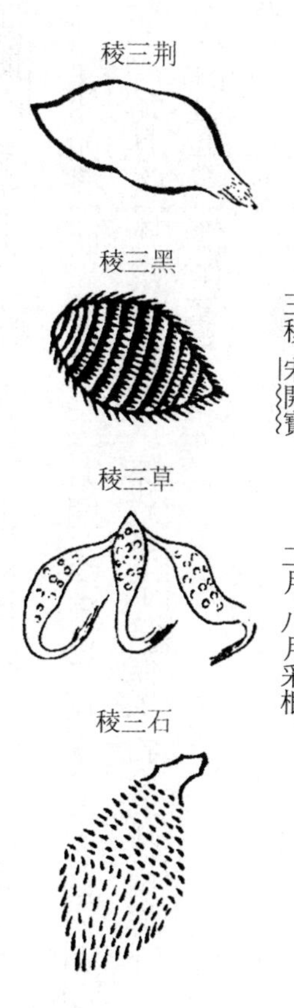

修治：三稜，醋浸切，炒。或以醋煮熟，焙乾入藥，乃良。亦有以火炮熟用者。

元素曰：苦、甘，陰中之陽。能瀉真氣，真氣虚者勿用。

志曰：俗傳，昔人患癥癖死，遺言令開腹取之，得病塊，乾硬如石，文理有五色，以爲異物，削成刀柄。後因以刀刈三稜，柄消成水，乃知此藥可療癥癖也。

薑黄 今江、廣、蜀、川多有之。葉青緑長一二尺許，闊三四寸，有斜文如紅蕉葉而小。花紅白色，至中秋漸凋，春末方生。其花先生，次方生葉，不結實。根盤屈，黄色，類生薑而圓，有節，故名薑黄。

氣味辛、苦，大寒，無毒。藏器曰：性熱不冷。

主治：心腹結積疰忤，下氣破血，除風熱，消癰腫，功力烈於鬱金。治癥瘕血塊，通月經，治撲損瘀血，止暴風痛冷氣，下食。○祛邪辟惡，治氣脹，産後敗血攻心。○治風痺臂痛。

薑黃，唐本草。

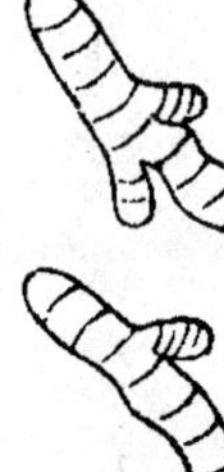

片子薑黃，形極似乾薑，肉色黃。

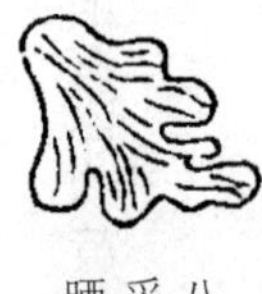

八月，采根，晒乾。

陳藏器曰：薑黃真者，是經種三年以上老薑，能生花，花在根際。近時，以扁如乾薑形者，爲片子薑黃。可浸水染色。一如蘘荷。根節堅硬，氣味辛辣。種薑處有之。

雷公云：切片油炒。

千金翼：治瘡癬初生，或始痛癢，以薑黃末敷之妙。

蓽撥 始出波斯國，番語也，今嶺南有之，多生竹林内。正月，發苗作叢，高三四尺，其莖如筋。葉青圓，闊二三寸，如桑，面光而厚。三月開花，白色，在表。七月結子，如小指大，長二寸已來，黑色，類椹子。九月收採，灰殺曝乾。陳藏器本草作畢勃没，扶南傳作逼撥，大明會典作畢茇。李時珍本草曰：蓽撥，當作蓽茇。

蓽撥，氣味辛、大温，無毒。

主治：温中下氣，補腰脚，殺腥氣，消食除胃冷，陰疝癖。○霍亂冷氣，心痛血氣。○水瀉虚痢，嘔逆醋心，産後泄痢，與阿魏和合良。得訶子、人參、桂心、乾薑，治臟腑虚冷腸鳴，神效。○治頭痛，鼻淵牙痛。然辛熱耗散，能動脾肺之火。多用，令人目昏。

蓽撥宋開寶

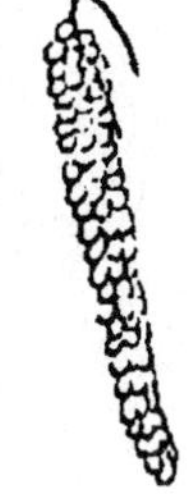

上乃子形。

修治：去挺，以醋浸一宿，焙乾用。缺蓽撥，市有以芥子造者。

蓽撥，氣熱味辛，陽也，浮也，入手、足陽明經。

唐太宗實録云：貞觀中，上以氣痢久未痊，服它名醫藥不應，因詔訪求其方。有衛士，進黃牛乳煎蓽撥法，御用有效。劉禹錫亦記其事，云後累試，年長而虛冷者必效。

鬱金 今廣南、江西州郡亦有之，然不及蜀中者佳。四月初生苗，似薑黃。花白質紅，末秋出莖，心無實。根鋭圓有橫紋，如蟬腹狀。色黃赤類金，始產鬱林郡，故名鬱金。

氣味辛、苦、寒，無毒。

主治：血積下氣，生肌止血，破惡血血淋，尿血金瘡。〇單用，治女人宿血氣，心痛冷氣結聚，温醋摩敷之。亦治馬脹。〇凉心。〇治陽毒入胃，下血頻痛。〇治血氣心腹痛，產後敗血，衝心欲死，失心顛狂，蠱毒。〇入藥，剉用。

鬱金，唐本草。

形類莪术。

大小不常。

色黃類金。

根如蟬，腹有節，皮黃、肉赤者真。

鬱金、薑黄二藥，原不同種。鬱金味苦、寒，色赤，類蟬肚。薑黄味辛、温，色黄，似薑爪，亦有似薑塊者。鬱金甚少，薑黄甚多。今市家惟取多者欺人，謂原是一物，指大者爲薑黄，小者爲鬱金，則一種之藥，大小不齊者多矣，何嘗因其異形而便異其名也？夫何俗醫不味諸本草蟬肚之語，而亦以薑黄之小者爲鬱金，獨何歟？

元素曰：氣味俱厚，純陰。可浸水染衣。

袖珍方：治産後血氣上衝心痛，鬱金燒灰爲末，二錢。米醋調灌，甦。

玄胡索 今出茅山西，上龍洞種之，每年寒露後栽，立春後生苗，葉如竹葉，高三寸許。根叢生，如半夏，色黄。立夏掘取。始生胡地。玄，言其色也。索，言其苗交紐也。後避宋真宗諱，改「玄」爲「延」也，今呼爲延胡索。

氣味辛、温，無毒。

主治：破血，婦人月經不調，腹中結塊，崩中淋漏，産後諸血病血暈，暴血衝上，因損下血，煮酒或酒磨服。〇除風治氣，暖腰膝，止暴腰痛。破癥癖，撲損瘀血，落胎。〇治心氣、小腹痛，有效。散氣，治腎氣，通經絡。〇活血、利氣、止痛，通小便。

修治：以茅山者爲勝，炒過咀片，入劑。

好古曰：苦、辛、温，純陽浮也，入手、足太陰經。

玄胡索，宋開寶。

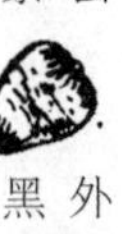
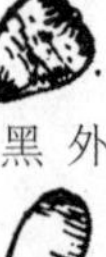

茅山　皮皺　形小而黄。

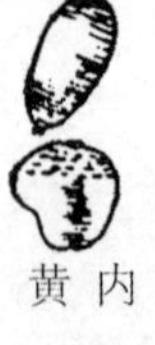

西玄胡索　外黑　内黄

聖惠方：治産後穢汚不盡腹滿方：延胡索杵爲末，和酒服一錢，立止。心痛亦酒服。

草豆蔻 始生南海，今嶺南皆有之。苗似蘆，葉似山薑、杜若輩，根似高良薑，花作穗。嫩葉卷之而生，初如芙蓉。穗頭深紅色，葉漸展，花漸出，而色漸淡。亦有黄白色者。實若龍眼而無鱗甲，中如石榴子。候熟採之，暴乾。按，楊雄方言云：凡物盛多曰寇。豆蔻之名，或取此義，豆象形也。

草豆蔻，氣味辛、温、濇，無毒。

主治：温中，心腹痛，嘔吐，去口臭氣。〇下氣，止霍亂，一切冷氣，消酒毒。〇調中補胃，健脾消食，去客寒心與胃痛。〇治瘴癘寒瘧，傷暑，吐下泄痢，噎膈反胃，痞滿吐酸，痰飲積聚，婦人惡阻帶下，除寒燥濕，開鬱破氣。殺魚肉毒，製丹砂。

草豆蔻，別録上品。

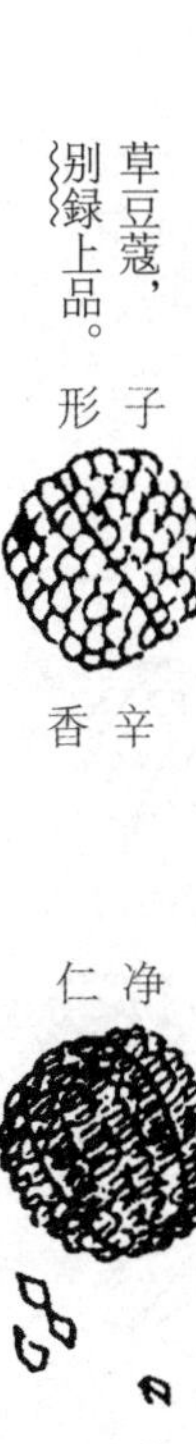

自「果部」移入此。

修治：以麵裹，煻火煨熟，去麵用。

好古曰：大辛，熱，陽也，浮也。入足太陰、陽明經。

千金方：治心腹脹滿短氣，以草豆蔻一兩，爲末，以木瓜生薑湯下半錢。

肉豆蔻 始生胡國，胡名迦拘勒，今惟嶺南人家種之。春生苗，花實似草豆蔻而圓小，皮紫緊薄，中肉辛辣。衍義曰：肉豆蔻，對草豆蔻言之。

肉豆蔻，氣味辛、温，無毒。

主治：温中，消食止泄。治積冷，心腹脹痛，霍亂中惡，鬼氣冷疰，嘔沫冷氣，小兒乳霍。○調中下氣，開胃，解酒毒，消皮外絡下氣。○治宿食痰飲，止小兒吐逆，不下乳，腹痛。○主心腹蟲痛，脾胃虛冷氣，並冷熱虛泄，赤白痢，研末，粥飲服之。○暖脾胃，固大腸。肉油色者佳。

肉豆蔻，宋開寶。　一名肉果。　紫色　外有皺紋，内有斑纈紋如檳榔紋。

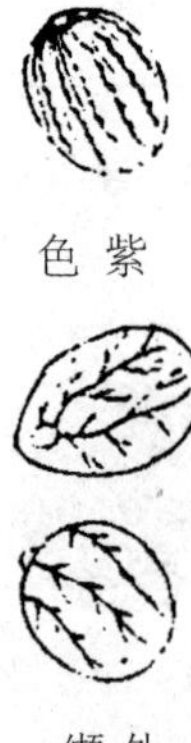

修治：麵裹，於煻火中煨熟，去麵用，勿令犯銅。入手足陽明經。

普濟方：治霍亂吐利，肉豆蔻煨爲末，薑湯服一錢。肉豆蔻，君。

補骨脂　始生廣南諸州及波斯國，今嶺外山坂間多有之，不及蕃舶上來者佳。莖高三四尺，葉似薄荷，花微紫色，實如麻子，圓扁而黑。九月採，胡人呼爲婆固脂，而俗訛爲「破故紙」也。名爲補骨脂者，言其功也。

補骨脂，氣味辛、大温，無毒。

主治：五勞七傷，風虛冷，骨髓傷敗，腎冷精流，及婦人血氣墮胎，男子腰疼，膝冷囊濕，逐諸冷痹頑，止小便，腹中冷。○興陽事，明耳目。○治腎泄，通命門，暖丹田，斂精神。

補骨脂，即破故紙。

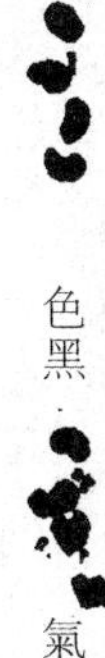

色黑 氣香 類蔄麻子。

修治：酒浸一宿，漉出日乾，炒用。一法：以鹽同炒過，日乾用。

日華子云：南蕃者色赤，廣南者色緑。

破故紙，今人多以胡桃合服，此法出於唐鄭相國。自叙云：予爲南海節度，年七十有五。越地卑濕，傷於内外，衆疾俱作，陽事衰絶。服乳石補益之藥，百端不應。元和七年，訶陵國舶主李摩訶，知予病狀，遂傳此方並藥。予初疑而未服，摩訶稽首固請，遂服之。經七八日，而覺應驗，自爾常服，其功神驗。十年二月，罷郡歸京，録方傳之。破故紙十兩，净擇去皮，洗過，擣篩令細，用胡桃瓤三十兩，湯浸去皮，細研如泥，即入前末。更以好蜜和攪，令匀如飴糖，盛於瓷器中。旦日，以暖酒二合，調藥一匙，服之，便以飯壓。如不飲酒人，以暖熟水調亦可。服彌久，則延年益氣，悦心明目，補添筋骨。但禁食蕓薹、羊血，餘無忌。

經驗方：治腰疼，神妙。用破故紙爲末，温酒下三錢。

嬰童百問：治小兒遺尿，破故紙炒爲末，每夜熱湯服五分。

縮砂密 始生西海及西戎波斯諸國，今惟嶺南山澤間有之。苗莖似高良薑，高三四尺，葉青，長八九寸，闊半寸已來。三月、四月開花，近根處。五、六月成實，五七十枚作一穗，狀似白豆蔻，殼有粟文、細刺，黄赤色。殼内細子，一團八漏，可四十餘粒，如黍米大，微黑色。八月採。此物實在根下，皮緊厚縮皺，仁類砂粒，密藏殼内，故名縮砂密也。俗呼砂仁。

氣味辛、温、濇，無毒。

主治：虚勞冷瀉，宿食不消，赤白泄痢，腹中虚痛下氣。○主冷氣痛，止休息氣痢勞損，消化水穀，温暖肝腎。○上氣咳嗽，奔豚鬼疰，驚癇邪氣，一切氣，霍亂轉筋。能起酒香味。○和中行氣，止痛安胎。○治脾胃氣，結滯不散。○補肺醒脾，養胃益腎，理元氣，通滯氣，散寒飲，脹痞、噎膈、嘔吐。止女子崩中，除咽喉口齒浮熱。化銅鐵骨哽。

縮砂密，宋開寶。

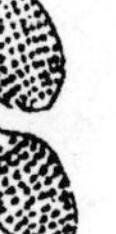

連殼縮砂密形。

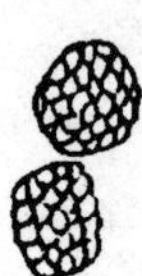

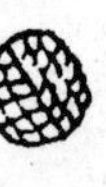

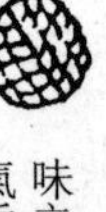

去殼縮砂密形。

味辛氣香。

修治：去殼取仁，慢火炒熟，杵碎入藥。煮酒及調食，味多用。

珣曰：得訶子、豆蔻、白蕪荑、鼈甲良。

陽也，浮也，入手、足太陰、足少陰七經。

孫尚藥治婦人姙娠，偶因所觸，或墜高傷打，致胎動不安，腹痛不可忍者。縮砂密不計多少，熨斗内盛，慢火炒令熱透，去皮用仁，搗羅爲末。每服二錢，用熱酒調下。須臾，覺胎動處極熱，即胎已安，神效。

縮砂密，君。

蓬莪术 始生西戎及廣南諸州，今江浙或有之。三月生苗，在田野中，其莖如錢大，高二三尺，葉青白色，長一二尺，大五寸已來，頗類蘘荷。五月有花，作穗，黄色，頭微紫。根如生薑，而术在根下，似雞鴨卵，大小不常。九月採，削去粗皮，蒸熟暴乾用。一名蒁藥，俗呼蓬术，亦呼莪术。术音述。

氣味苦、辛、温，無毒。

主治：心痛腹痛，中惡疰，忤鬼氣，霍亂冷氣，吐酸水，解毒，飲食不消，酒研服之。入療婦人血氣，丈夫奔豚。〇破痃癖冷氣，以酒、醋磨服。〇治一切氣，開胃消食，通月經，消瘀血，止損折痛，下血及内損惡血。〇通肝經聚血。得醋良。

蓬莪术，宋開寶。

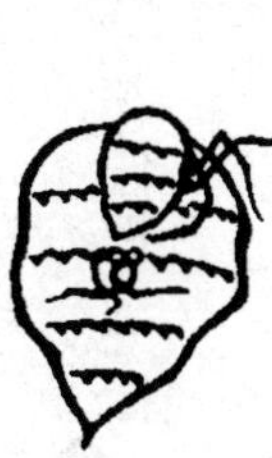

九月採根。

修治：以醋炒，或煮熟用，取其引入血分也。頌曰：此物堅硬難擣，治用時，熱灰火中煨令透，乘熱擣之，即碎如粉。

保幼大全：治初生小兒，吐乳不止，蓬莪术少許，鹽一緑豆大，以乳一合，煎三五沸，去滓，入牛黄兩粟大，服之甚效也。

白前 今蜀中及淮、浙州郡皆有之。苗似細辛而大，色白易折，亦有似柳，或似芫花苗者，並高尺許。生洲渚沙磧之上。根白色，長於白薇。苗生於白薇之前，故名白前。

白前，氣味甘，微温，無毒。主治：胸脇逆氣，咳嗽上氣，呼吸欲絶。主一切氣，肺氣煩悶，奔豚腎氣。降氣下痰。

白前

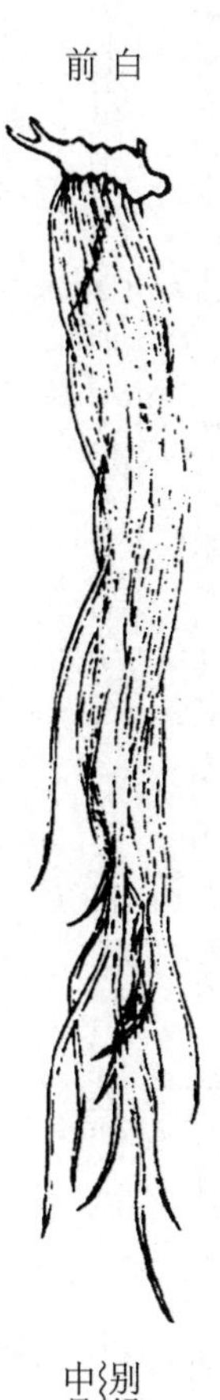

別録中品。

二月、八月，採根陰乾。根比白薇粗長而脆。

修治：白前，先用甘草水浸一伏時，後漉出，去頭鬚了，焙乾任用。本草蒙筌曰：似牛膝粗長，堅直易斷者，白前也。似牛膝，短小柔軟能彎者，白薇也。以此別之，不致差誤。

白藥 始出原州，今夔施、江西、嶺南亦有之。三月生苗，葉似苦苣。四月抽赤莖，長似壺盧蔓。六月開白花，八月結子。九月採根，以水洗，切碎暴乾。色白堪爲治馬肺熱之藥，故名白藥。俗呼白藥子。

氣味辛、溫，無毒。○主治金瘡生肌。○消腫毒喉痺，消痰止嗽，治渴並吐血。○治喉中熱塞不通，咽中常痛腫。○解野葛、生金、巴豆藥毒。刀斧折傷，乾末敷之，能止血痛。

白藥，唐本草即白藥子。今治馬用最多。市買者皆片子，類天花粉，堅實而小。

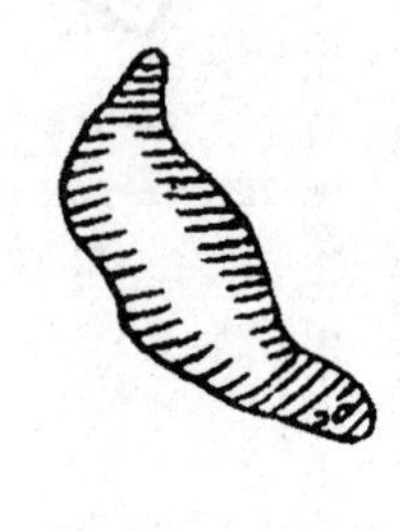

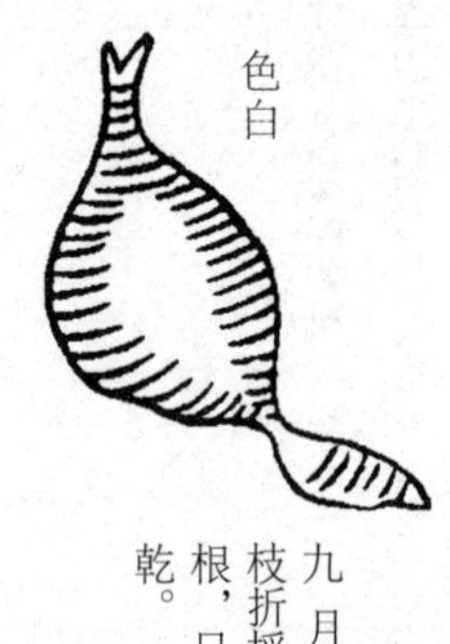

葒草 即水紅也，生水旁，今所在下濕地皆有之。似蓼而葉大，赤白色，高丈餘。花作穗，紅色，故名葒草。詩云「隰有遊龍」是也。

實，氣味鹹、微寒，無毒。主治消渴去熱，明目益氣。

花，散血，消積止痛。

葒草，別録中品。陳藏器云作湯，浸水氣惡瘡腫佳。唐本注云：有毛，花紅白，除惡瘡腫、脚氣，煮濃汁漬之多差。

似馬，蓼而大。

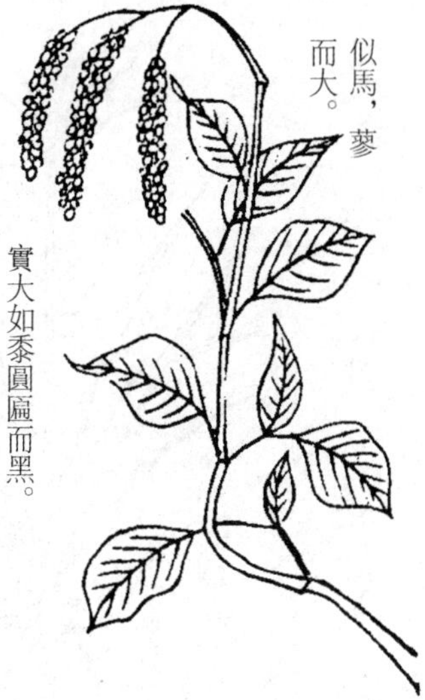

實大如黍圓扁而黑。

修治：子或炒，或爲末，隨方甚。不可用蓼實。

莎草根 即香附子也。生田野，交州者大如棗，近道者如杏仁許。莖葉都似三稜。根若附子，週匝多毛而香，故名香附子。今近道生者，苗葉如薤而瘦，根如筯頭大。二月、八月採根。本草綱目云：其根相附連續而生，可以合香，故謂之香附子。其草可爲笠及雨衣，疏而不沾，故字從「草」、從「沙」。上古謂之雀頭香。按，江表傳云：魏文帝遣使于吴，求雀頭香。即此。其葉似三稜及巴戟，而生下濕地，故圖經一名水三稜，一名水巴戟。金光明經謂之目萃哆，記事珠謂之抱靈居士。

根，氣味甘、微寒，無毒。

主治：除胸中熱，充皮毛。久服令人益氣，長鬚眉。○治心腹中客熱，膀胱間連脇下氣妨，常日憂愁不樂，心忪少氣。○治一切氣，霍亂吐瀉，腹痛腎氣，膀胱冷氣。○散時氣寒疫，利三焦，解六鬱，消飲食積，聚痰痞滿，胕腫腹脹，脚氣，止心腹、肢體、頭目、齒耳諸痛，癰疽瘡瘍，吐血、下血、尿血，婦人帶下，月候不調，胎前産後百病。

苗及花，主治丈夫心肺中虛風及客熱，膀胱連脇下時有氣妨，皮膚瘙癢癮疹，飲食不多，日漸瘦，常有憂愁，心忪少氣等證。並收苗花二十餘斤，剉細，以水二石五斗，煮一石五斗，斛中浸浴，令汗出五六度，其瘙癢即止。四時常用，癮疹風永除。煎飲，散氣鬱，利胸膈，降痰熱。

莎草，別録中品。

凡採得莎草根，陰乾，於石臼中搗之。切忌鐵器。

修治：莎草根，或生或炒，或酒或醋、鹽水、薑汁、童便浸。諸法各從本方。

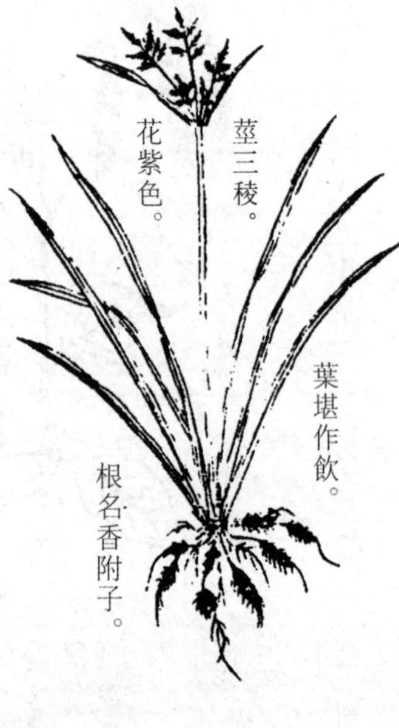

氣厚於味，陽中之陰，血中之氣藥也。

經驗方：治酒腫虛腫，香附子搗净，米醋煮乾，焙研爲末，米醋糊丸服。久之，敗水從小便出，神效。

袖珍方：治蜈蚣咬傷，嚼香附塗之，立效。

華澄茄 始生佛誓國，今廣州亦有之。春夏生葉，青滑可愛。結實似梧桐子及蔓荆子，微大。八月、九月採之。一名毗陵茄子，皆番語也。

氣味辛、温，無毒。主治：下氣消食，去皮膚風，心腹間氣脹，令人能食。療鬼氣，能染髮及香身。○治一切冷氣痰澼，並霍亂吐瀉，肚腹痛，腎氣膀胱冷，暖脾胃，止嘔吐噦逆。

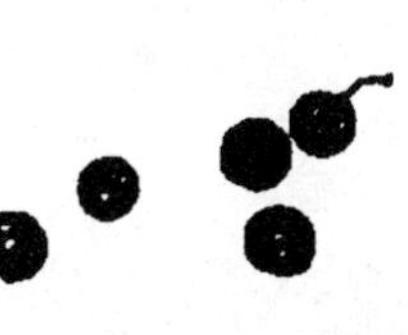

珣曰：胡椒生南海諸國。向陰者爲澄茄，向陽者爲胡椒。按，廣志云：生諸海國，嫩胡椒也。青時，就樹採摘造之，柄粗而蒂圓是也。

修治：去柄，酒浸，曬乾，杵碎用。

壽域神方：華澄茄、白豆蔻等分，爲沫乾甜之，治噎食不納，效。

胡椒 始出摩伽陁國，呼爲昧履支，今南番諸國及交趾、滇南、海南諸地皆有之。其苗蔓生，莖極柔弱，葉長寸半，有細條與葉齊。其條上結子，兩兩相對。其葉晨開暮合，合則裹其子于葉中。形似漢椒，至辛辣，故得椒名。胡椒，色深多皺。澄茄，色淺皺少。

胡椒，氣味辛、大温，無毒。主治：下氣温中，去痰，除臟腑中風冷。去胃口虛冷氣，宿食不消，霍亂氣逆，心腹卒痛，冷氣上衝。調五臟，壯腎氣，治冷痢，殺一切魚、肉、鼈、蕈毒。去胃寒吐水，大腸寒滑。暖腸胃，除寒濕，反胃虛脹，冷積陰毒，牙齒浮熱作痛。

胡椒，唐本草「木部」移入此。

色黑，皮皺，味辣。

六月採，今食料用。

胡椒辛、熱，純陽走氣，助火昏目，發瘡多食，損肺傷脾，令人吐血。

孟詵食療：治心腹冷痛，胡椒三七枚，清酒吞之。或云一歲一粒。

胡黃連 始生胡國，呼爲割孤露澤，今南海及秦隴間亦有之。初生似蘆，乾似楊柳枯枝，心黑外黃，不拘時月收採。其性味、功用似黃連，故名胡黃連。

胡黃連，氣味苦、平，無毒。主治：補肝膽，明目。治骨蒸勞熱，三消五心煩熱。婦人胎蒸虛驚，冷熱泄痢，五痔，厚腸胃，益顏色。浸人乳汁點目甚良。治久痢成疳，小兒驚癇，寒熱不下食，霍亂下痢，傷寒咳嗽，溫瘧，理腰腎，去陰汗。去果子積。惡菊花、玄參、白鮮皮，解巴豆之毒。

濟急仙方：治嬰兒赤目，茶調胡黃連末，塗手足心，即愈。

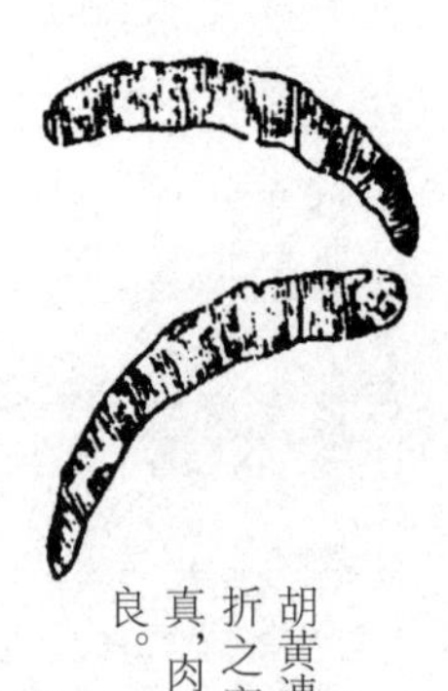

皮黃白，亦有蒼黑者。肉有白點，類梅花。

胡黃連，宋開寶。折之塵出如煙者真，肉似鸜鵒眼者良。

鱧腸 即蓮子草也。生下濕地，所在坑渠間多有。苗似旋覆，開花細而白。其實若小蓮房，俗謂之旱蓮草。鱧，烏魚也，其腸亦烏。此草莖斷之，有墨汁出，故名鱧腸。

鱧腸，氣味甘、酸，平，無毒。

主治：血痢，鍼灸瘡發、洪血不可止者，敷之立已。汁塗髮眉，生速而繁。○烏髭髮，益腎陰。止血排膿，通小腸，敷一切瘡並蠶瘺。○膏點鼻中，添腦。

一名墨烟草，一名墨菜。

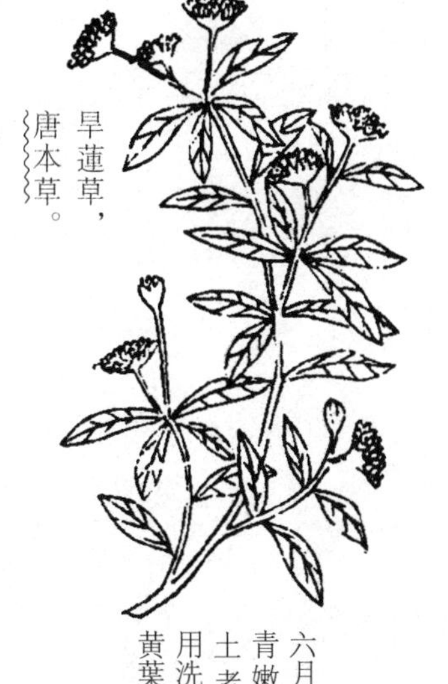

旱蓮草，唐本草。

六月采，揀青嫩無泥土者。不用洗，摘去黄葉用。

使君子 始生交、廣等州，今嶺南州郡皆有之。生田野中及水岸。其葉青，如兩指頭，長二寸。其莖作藤，如手指。三月生花，淡紅色，久乃深紅，有五瓣。七、八月結子，形如梔子，稜瓣深而兩頭尖，亦似訶黎勒而輕。俗傳始因潘州郭使君，療小兒多是獨用此物，後來醫家因號爲使君子也。

使君子，氣味甘、温，無毒。主治：小兒五疳，小便白濁，殺蟲，療瀉痢。○健脾胃，除虛熱，治小兒百病，瘡癬。

修治：去殼取仁，然仁絶小難得，今醫家或兼用殼。

皮黑仁白。

使君子亦治小兒頭面、陰囊虛腫，用仁五錢，蜜五錢，炙盡爲末。每食後，米湯調服一錢。

白豆蔻 始出伽古羅國，今廣州、宜州亦有之，不及蕃舶者佳。苗類芭蕉，葉似杜若，長八九尺而光滑，冬夏不凋。花淺黄色。子作朵，如葡萄，生青熟白。七月採，殼内子如豆，一團三四十粒，似草豆蔻，故名白豆蔻。

氣味辛、大温，無毒。主治：積冷氣，止吐逆反胃，消穀下氣。○散肺中滯氣，寬膈進食，去白睛翳膜。○補肺氣，益脾胃，理元氣，收脱氣。○治噎膈，除瘧疾寒熱，解酒毒。

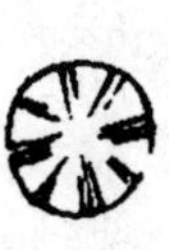
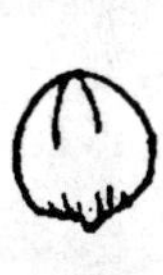
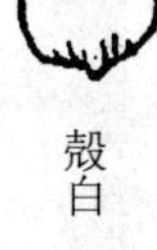

殼白

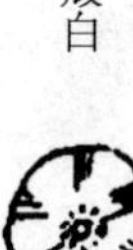
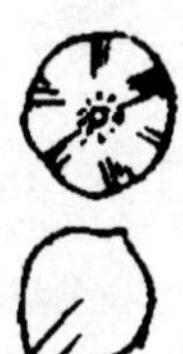

仁似砂仁。

修治：去殼取仁，炒用。味薄氣厚，浮而升陽也。入手太陰經。

本草原始卷之三

草部下

附子　烏頭川烏、草烏、射罔　烏喙　天雄　半夏　大黄　葶藶　桔梗　旋覆花　藜蘆　射干　常山　甘遂　白斂　青葙子　白及　大戟　貫衆　土茯苓　何首烏　商陸　威靈仙　牽牛子黑白二種　蓖麻子　天南星　扁蓄　狼毒　豨薟　馬鞭草　仙茅　劉寄奴草　骨碎補　續隨子　山豆根　馬兜鈴青木香　鶴虱　白附子　蚤休　胡盧巴　木賊　穀精草　夏枯草　鴨跖草　山慈菰　燈心草　水蓼　海金沙　雞冠　鎖陽　三七　甘松香　藿香　青蒿　蜀葵紅白二種　地丁　白頭翁　鳳仙　曼陀羅花　芫花　覆盆子　番木鼈　黄藥子　墓頭回　白龍鬚　草果　大茴香　兩頭尖　通脱木　罌子粟阿芙蓉　忍冬　南藤　清風藤　鈎藤

「草部」下七十五種，附名者六種。

本草原始卷之三

草部下

附子　始生犍爲山谷及廣漢，今出蜀土。其根彷彿山芋，皮黑體圓底平。以八月上旬採，八角者良。一個重一兩者，氣全堪用。附烏頭而生，如子附母，故名附子。别有一種白附子，而小，故俗呼此爲黑附子，亦呼大附子。

氣味辛、温，有大毒。

主治：風寒咳逆邪氣，寒濕踒躄，拘攣膝痛，不能行步，破癥堅積聚，血瘕金瘡。〇腰脊風寒，脚氣冷弱，心腹冷痛，霍亂轉筋。下痢赤白，温中强陰，堅肌骨，又墮胎，爲百藥長。〇温暖脾胃，除脾濕腎寒，下焦之陽虚。〇除臟腑沉寒，三陽厥逆，濕淫腹痛，胃寒蚘動。治經閉，補虚散壅。〇督脉爲病，脊强而厥。〇治三陰傷寒，陰毒寒疝，中寒中風，痰厥，小兒慢驚，風濕痺腫滿，頭風頭痛，暴瀉脱陽，久痢寒瘧，嘔逆反胃。療耳聾。

市者，有以鹽水浸之，取其體重，買者當以體乾堅實頂圓正底平者爲良。

古方多用八角者。

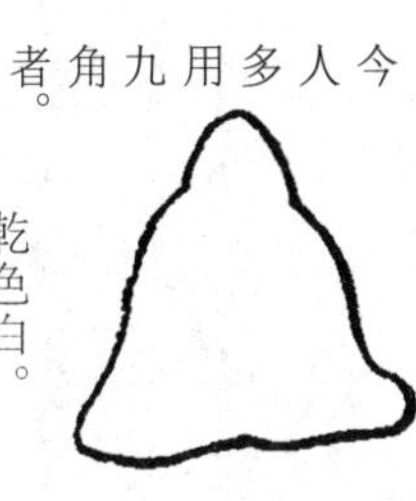

八角附子

鮮皮黑。

今人多用九角者。

乾色白。

修治：附子，生用則發散，熟用則峻補。生用，去皮、臍。熟用，以水浸過，炮令皴折，去皮、臍，切片炒黃色，去火毒用。

附子並下條「烏頭」、「烏喙」、「天雄」、「側子」，只是一種。初採鮮時色黑，後經造釀色白。釀之法：先於六月内，踏造大小麵麯。未採前半月，用大麥煮成粥，以麯造醋，候熟去糟。其醋不用大酸，酸則以水解之。將附子去根鬚，於新甕内淹七日，每日攪一遍，撈出，以疏篩攤之，令生白衣。乃向慢風日中，曬之百十日，以透乾爲度。若猛日則皺而皮不附肉。

元素曰：附子大辛、大熱，氣厚味薄，可升可降，陽中之陰、浮中沉，無所不至，爲諸經引用之藥。

地膽爲之使，惡蜈蚣，畏防風、黑豆、甘草、人參、黄耆、烏韭。

孫兆口訣云：若陰盛陽傷寒，其人必燥熱而不欲飲水者，是也，宜服霹靂散。附子一枚，燒爲灰存性，爲末，蜜水調下，一服而愈。此逼散寒氣，然後熱氣上行而汗出，乃愈。

烏頭 係附子之正根，春時採。因有腦似烏鳥之頭，故名烏頭。

氣味辛、温。別録曰：甘，大熱，有大毒。

主治：中風惡風，洗洗出汗。除寒濕痺，上氣，破積聚寒熱。○消胸上痰冷不下，心腹冷疾，臍間痛、肩胛痛不可俛仰，目中痛不可久視。又墮胎。其汁煎之，名射罔。

射罔 味苦，有大毒。療屍疰癥堅，及頭中風痹痛。殺禽獸。

烏頭，本經下品。

烏頭，乃歪頂之附子也。鮮時色黑，經製過，曬乾則色白。

烏頭，本經下品。烏頭乃歪頂之附子也。鮮時色黑，經製過，晒乾則色白。

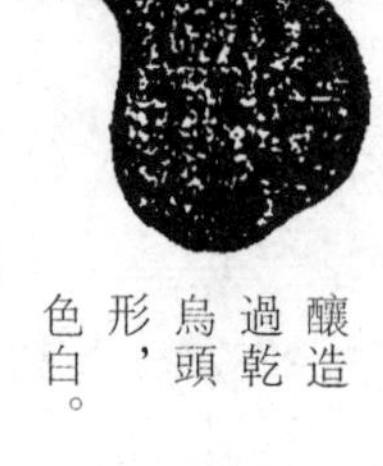

烏頭始生朗陵山谷，今出蜀地。市者烏頭、烏喙、天雄、附子混賣。要知元種者，母爲烏頭，旁出者爲附子。其長二三寸者爲天雄，兩歧相合者爲烏喙，附子小者爲側子。實五物而一種也。今用側子者甚稀。烏頭今呼爲川烏頭，亦呼川烏。世用烏頭，並用似草烏、無蘆有臍、光黑而小者，不見用歪頂之附子也。莽草爲之使，反半夏、栝蔞、貝母、白蘞、白及，惡藜蘆，忌豉汁。

千金方：治耳鳴如流水聲，耳癢及風聲。不治，久成聾。生烏頭一味，掘得，承濕削如棗核大，塞耳。旦易，夜易，不三日愈。使又有一種野生者，根、苗、花、實並與川烏頭相同。又無釀造之法。其根外黑內白，有蘆、皮皺而枯燥爲異耳。然毒則甚焉，名草烏頭。

草烏頭 俗呼草烏。治風濕、麻痹、疼痛，發破傷風汗。功同烏頭。

烏頭，本經下品。

草烏頭，處處有之。

草烏頭形

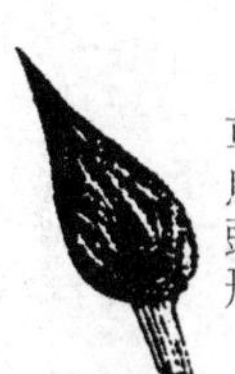

色黑

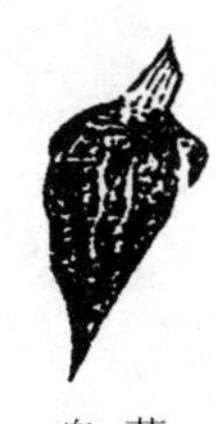

草烏類川烏皮皺。

修治：草烏頭或生，或炮，或薑汁炒，或烏、大豆同煮熟，去其毒用。中其毒者，黑豆、冷水能解之。

烏喙 始生朗陵山谷，今出蜀土，係兩歧之烏頭也。喙，乃烏之口。此藥兩歧相合，如烏之口，故名烏喙。

氣味辛、微温，有大毒。

主治：風濕，丈夫腎濕，陰囊癢，寒熱歷節，掣引腰痛，不能行步，癰腫膿結。又墮胎。○治男子腎氣衰弱，陰汗，主療風濕邪痛，治寒熱癰腫，歲月不消者。主大風頑痺。

烏喙，本經下品。

根鮮時則色黑。

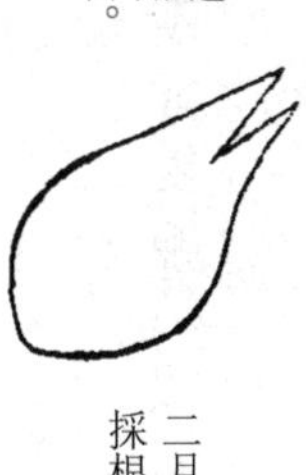

釀造過則色白。

二月、八月採根。

修治：烏喙，火炮，去皮、臍用。畏、惡同烏頭。

烏喙，江東人呼爲堇，晉驪姬譖申生寘堇于肉者是也。唐武后置堇于食，賀氏食之，暴死。蘇秦曰：人之饑，所以不食烏喙者，以其雖偷充腹，而與死同患也。可見烏喙乃至毒之物也。

天雄 始生少室山谷，今出蜀土。乃種附子而生出，或變出其形長而不生子，故曰天雄。

氣味辛、温，有大毒。

主治：大風寒濕痺，歷節痛，拘攣緩急，破積聚邪氣，金瘡，强筋骨，輕身健行。〇療頭面風去來疼痛，心腹結聚，關節重，不能行步。除骨間痛，長陰氣，强志，令人武勇作不倦。〇治風痰冷痺，軟脚毒風，能止氣喘促急，殺禽蟲毒。〇治一切風、一切氣，助陽道，暖水臟，補腰膝，益精明目，通九竅，利皮膚，調血脉，四肢不遂，下胸膈水，破痃癖癰結，排膿止痛，續骨，消瘀血，背脊傴僂，霍亂轉筋，發汗止陰汗。炮食，治喉痺。

天雄，本經下品。

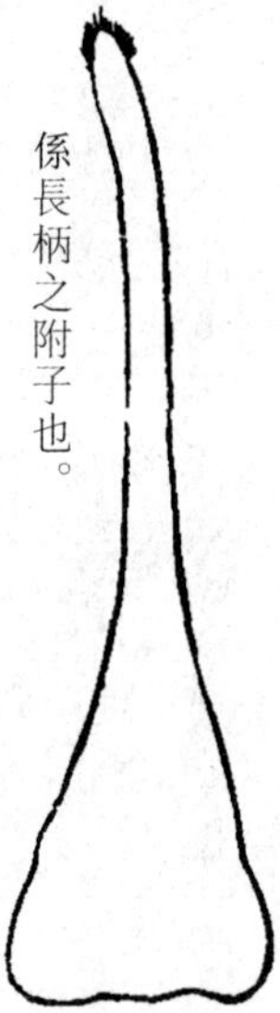

係長柄之附子也。

修治：天雄宜炮破，去皮、尖、底用。權曰：大熱，宜乾薑制之。之才曰：遠志爲之使，惡腐婢，忌豉汁。天雄，君。

側子 本經載烏頭、烏喙，生朗陵山谷，天雄生少室山谷，附子、側子生犍爲山谷及廣漢，今並出蜀土。然烏喙、雄、附、側同根，而本經分生三處者，各有所宜，故也。其苗高三四尺以來，莖作四稜，葉如艾，花紫碧色，作穗。實小，子黑色，如桑椹。號曰木鼈子，服之令人喪目。其根狀如棗核，生于附子之側，故名側子。

氣味辛、大熱，有大毒。

主治：癰腫風痺，歷節腰脚疼冷，寒熱鼠瘻。又墮胎。○療脚氣，冷風濕痺，大風，筋骨攣急。○冷酒調服，治遍身風癴，神妙。

側子，別録下品。

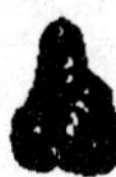

黑色

係絶小之附子也，八月採。

側子，修治同附子，畏、惡同附子。

半夏 始生槐里山谷，今在處有之，以齊州者爲佳。二月生苗，一莖，莖端三葉而光，頗似竹葉，淺緑色。江南者似芍藥葉，根下相重生，上大下小，皮黄肉白。八月採根，以灰裹二日，湯洗，曝乾。禮記月令：五月，半夏生。蓋當夏之半也，故名半夏。

氣味辛、平，有毒。

主治：傷寒寒熱，心下堅，胸脹咳逆，頭眩，咽喉腫痛，腸鳴下氣，止汗。○消心腹胸膈痰熱滿結，咳嗽上氣，心下急痛堅痞，時氣嘔逆，消癰腫，療痿黄，悦澤面目。墮胎。○消痰下肺氣，開胃健脾，止嘔吐，去胸中痰滿。生者摩癰腫，除瘤癭氣。○治吐食反胃，霍亂轉筋，腸腹冷痰瘧。○治寒痰及形寒飲冷，傷肺而咳，消胸中痞，膈上痰，除胸寒，和胃氣燥濕，治痰厥頭痛，消腫散結。○治眉稜骨痛。○補肝風虚。

半夏，本經下品。

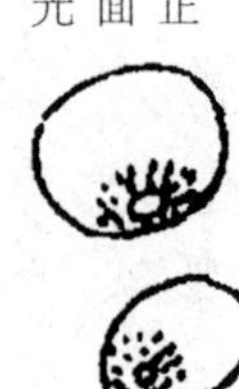

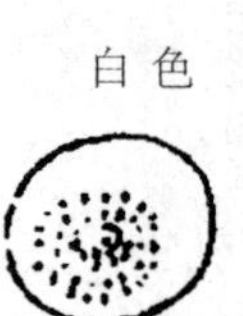

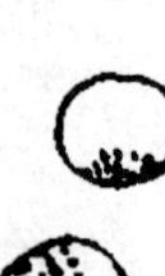

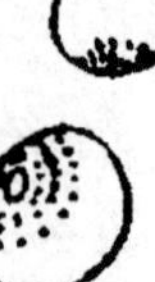

修治：半夏，以滚湯泡二三日，每日换湯，後以皂角、白礬、生薑煮過，待冷，以清水洗净，切片曬乾，任用。生，戟人喉。半夏研末，以薑汁、白礬湯和作餅子，楮葉包，置籃中。待生黄衣，一日乾用，謂之半夏麯。

半夏麯 主治同半夏，但力柔耳。

元素曰：半夏，味辛、苦，性温，氣味俱薄，沉而降，陰中陽也。射干、柴胡爲之使，惡皂莢，畏雄黄、生薑、乾薑、秦皮、龜甲，反烏頭，忌羊血、海藻、飴糖。

凡採得半夏，當以灰裹二日，湯洗曝乾。

治五絶：一曰自縊，二曰墻壁壓，三曰溺水，四曰魘魅，五曰産乳。凡五絶，皆以半夏一兩，搗羅爲末，丸如大豆，内鼻孔中愈。心温者一日可治。丸半夏末，以冷水和丸。半夏，使。

大黄 始生河西山谷及隴西，今蜀川、河東、陕西州郡皆有之，以蜀川錦紋者佳，其次秦隴來者，謂之土蕃大黄。正月内，生青葉似蓖麻，大者如扇，根如芋。大者如椀，長一二尺，其細根如牛蒡，小者亦如芋。四月開黄花，亦有青紅似蕎麥花者。莖青紫色，形如竹。二月、八月採根，去黑皮，火乾。蜀大黄，乃作緊片如牛舌形，謂之牛舌大黄。二者功用相等。江淮出者曰土大黄。二月開花，結細實。鼎州出一種羊蹄大黄，治疥瘙，甚效。初生苗葉如羊蹄，累年長大，即葉似商陸而狹長。四月内抽條，出穗五七莖，相合，花葉同色。結實如蕎麥而輕小。五月熟，即黄色，呼爲金蕎麥。九月採根，破之亦有錦文，亦呼爲土大黄，俗呼山大黄。弘景曰：大黄，其色也。杲曰：推陳致新，如戡定禍亂，以致太平，所以有「將軍」之號。

大黄，本經下品。

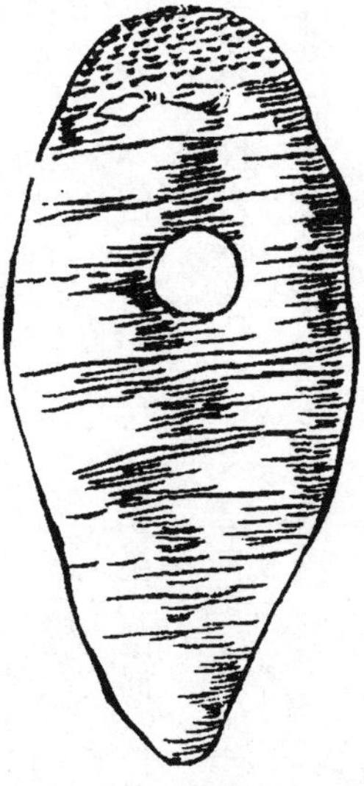

今人以莊浪出者爲優。莊浪，即古涇原隴西地。

氣味苦、寒，無毒。○主治：下瘀血血閉，寒熱，破癥瘕積聚，留飲宿食，蕩滌腸胃，推陳致新，通利水穀，調中化食，安和五臟。○平胃下氣，除痰實，腸間結熱，心腹脹滿，女子寒血閉脹，小腹痛，諸老血留結。○通經，利水腫，大小腸。貼熱腫毒。小兒寒熱時疾，煩熱蝕膿。○瀉諸實熱不通，除下焦濕熱，消宿食，瀉心下痞滿。

修治：大黄，用文如水旋斑，緊重者，酒浸透，蒸九遍，剉片曬乾用。藏器曰：凡用有蒸、有生、有熟，不得一概用之。

大黄，塊大難乾，作時，燒石熱，横寸截，著石上煿之一日，微燥。乃以樹枝條，或繩穿眼，繫之至乾，故大黄有穿眼也。山大黄塊小，無穿眼，堪爲末，敷腫毒。染房家亦多用之。

別録曰：大黄大寒。

元素曰：氣味俱厚，沉而降陰也。酒浸，入太陽經。酒洗，入陽明經。餘經不用酒。

黄芩爲之使，忌冷水，惡乾漆。○凡胃寒血虚，并妊娠産後，並勿輕用。

日華子云：通宣一切氣，調血脉，利關節，泄壅滯水氣，四肢冷熱不調，温瘴熱疾，利大小便，并敷一切瘡癖癰毒。

梅師方：治卒外腎偏腫疼痛，大黄爲末，和醋塗之，乾即易之。大黄，使。

葶藶　始生藁城平澤及田野，今京東、陝西、河北州郡皆有之，曹州者尤勝。初春生，苗似薺苨，高六七寸。根白，枝、莖俱青。花黄，結角子黄細。立夏後，採實曝乾。月令「孟夏之月靡草死」，即此也。醫學入門曰：葶，定也。藶，瀝也，行也。能定肺喘而行水，故名葶藶。

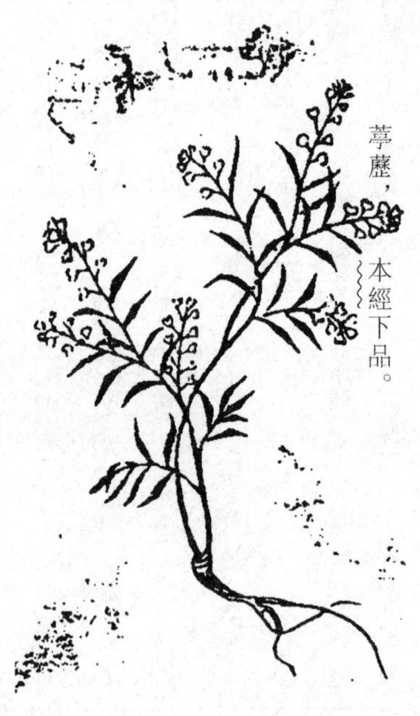

葶藶，本經下品。

葶藶子，氣味辛、寒，無毒。

主治：癥瘕積聚結氣，飲食寒熱，破堅逐邪，通利水道。○下膀胱水，伏留熱氣，皮間邪水上出，面目浮腫，身暴中風，熱痱癢，利小腹。久服，令人虚。○療肺壅，上氣咳嗽，止喘促，除胸中痰飲。○通月經。

修治：以糯米相合，於㷋上微焙，待米熟，去米，搗用。

宗奭曰：葶藶有甜、苦二種，其形則一也。經既言味辛、苦，即甜者不復更入藥也。大概治體，皆以行水走泄爲用，故曰「久服令人虚」，蓋取苦泄之義。藥性論不當言味酸。

别録曰：苦，大寒。杲曰：沉也，陰中陽也。

榆皮爲之使，得酒良，惡白殭蠶、石龍芮，宜大棗。

河東裴氏傳經效：治水腫及暴腫，葶藶三兩，杵六千下，令如泥。即下漢防己末四兩，取緑頭鴨，就藥臼中截頭，瀝血于臼中。血盡，和鴨頭，更擣五千下，丸如梧桐子。患甚者，空腹白湯下十丸，輕者五丸。頻服，五日止。此藥利小便，有效如神。臣。

桔梗 始生嵩高山谷及寃句，今在處有之。根如指大，黄白色。春生苗，莖高尺餘。葉似杏葉而長，隨四葉相對而生，嫩時亦可煮食。夏開小花，紫碧色，頗似牽牛花。秋後結子。二月、八月，採根曝乾。此草之根，結實而梗直，故名桔梗。

氣味辛，微温，有小毒。

主治：胸脇痛如刀刺，腹滿腸鳴幽幽，驚恐悸氣。〇利五臟腸胃，補血氣，除寒熱風痺，温中消穀，療咽喉，下蠱毒。〇治下痢，破血積氣，消聚痰涎，去肺熱，氣促嗽逆，除腹中冷痛，主中惡及小兒驚癇。〇下一切氣，止霍亂轉筋，心腹脹痛。補五勞養氣，除邪辟温，破癥瘕肺癰，養血排膿，補内漏及喉痺。〇利竅，除肺部風熱，清利頭目、咽嗌，胸膈滯氣及痛，除鼻塞。〇治寒嘔。主口舌生瘡，赤目腫痛。

桔梗，本經下品。根直色白，有心。

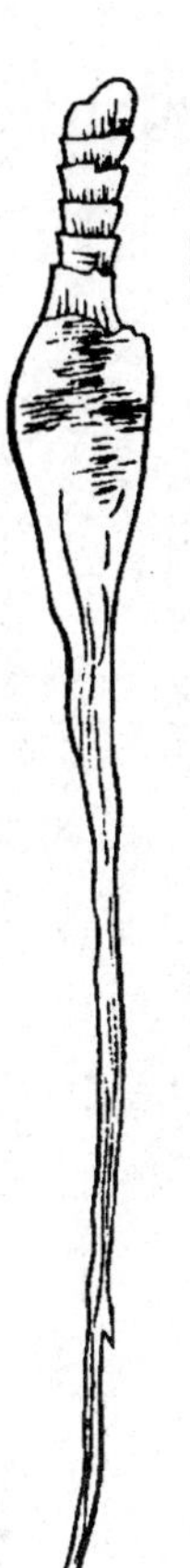

修治：去頭上尖硬二三分已來，米泔水浸一宿，切片，微炒用。

節皮爲之使，畏白及、龍膽草，忌猪肉。

好古曰：桔梗，氣微温，味苦、辛，味厚，氣輕，陽中之陰，升也，入手太陰肺經氣分，及足少陰經。

初虞古今録驗：治中蠱下血如雞肝，晝夜出血石餘，四臟皆損，惟心未毁，或鼻破將死者，苦桔梗爲末，以酒服方寸匕，三服。不能下藥，以物拘口灌之。心中當煩，須臾自定，七日止。當食猪肺、肝補之，神良。一方加犀角等分。

桔梗，臣。

莨菪子 始生海濱川谷及雍州，今處處有之。苗莖高二三尺，葉似地黄、王不留行、紅藍等而三指闊。四月開花，紫色。苗、莢、莖有白毛。五月結實，有殼，作罌子，狀如小石榴，房中子至細，青白色，如米粒。五月採子，陰乾。其子服之，令人狂浪放蕩，故名莨菪子。一名天仙子。因治牙痛獲效，俗呼牙疼子。

氣味苦、寒，有毒。

主治：齒痛出蟲，肉痺拘急。久服輕身，使人健行走及奔馬。强志益力，通神見鬼。多食，令人狂走。〇療癲狂風癇，顛倒拘攣。〇安心定志，聰明耳目，除邪逐風，變白，主痃癖。取子洗曬，隔日空腹，水下一指撚。亦可小便浸令泣盡，曝乾，如上服。勿令子破，破則令人發狂。〇炒焦研末，治下部脱肛，止冷痢。主蛀牙痛，咬之蟲出。〇燒熏蟲牙，及洗陰汗。

莨菪子，本經下品。

修治：莨菪子十兩，以頭醋一鎰，煮乾爲度。却用黄牛乳浸一宿，至明日，乳汁黑即是真者。曬乾搗，重篩用之。

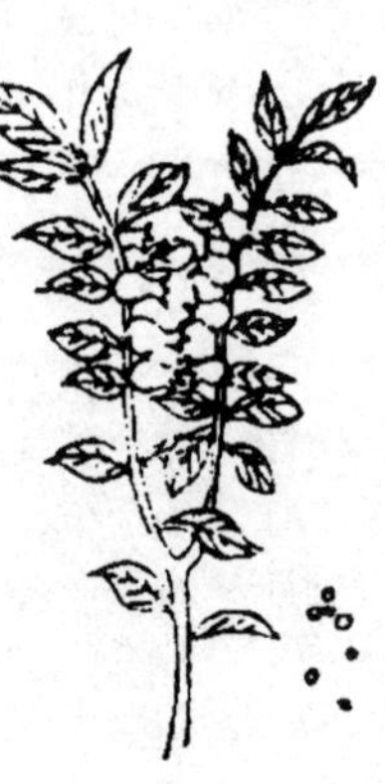

子小而扁青白色。誤服之，衝人心大煩悶，眼生暹火。

中莨菪子毒，緑豆汁、甘草、升麻、犀角，並能解之。

李時珍曰：莨菪之功，未見如其説，而其毒有甚焉。煮一二日而芽尤生，其爲物可知矣。莨菪、雲實、防葵、赤商陸，皆能令人狂惑見鬼者。昔人未有發其義者。蓋此類皆有毒，能使痰迷心竅，蔽其神明，以亂其視聽故耳。唐安禄山誘奚、契丹，飲以莨菪酒，醉而坑之。又，嘉靖四十三年二月，陝西遊僧武如香，挾妖术至昌黎縣民張柱家，見其妻美，設飯間，呼其全家同坐，將紅散入飯内。食之少頃，舉家昏迷，任其奸污。復將魘法吹入柱耳中，柱發狂惑，見舉家皆是妖鬼，盡行殺死，凡一十六人，並無血迹。官司執柱囚之，十餘日，柱吐痰二碗許，問其故，乃知所殺者，皆其父母、兄嫂、妻子、姊姪也。柱與如香皆論死。世宗肅皇帝命榜示天下。觀此妖藥，亦是莨菪之流爾。方其痰迷之時，視人皆鬼矣。解之之法，可不知乎？

必效方：治牙齒宣落風痛，莨菪子末，綿裹咬之，有汁勿咽。

旋覆花 始生平澤川谷，今所在有之。二月已後生苗，多近水旁，高一二尺已來。葉如柳，莖細。六月開花，如菊花，小銅錢大，深黄色，俗呼六月菊。本草綱目名夏菊。上黨田野人呼爲金錢花。本經載，名金沸草。皆因花狀而名也。爾雅云：蕧，盜庚也。蓋庚者，金也，謂其夏開黄花，盜竊金氣也。宗奭曰：花緣繁茂，圓而覆下，故曰旋覆花。

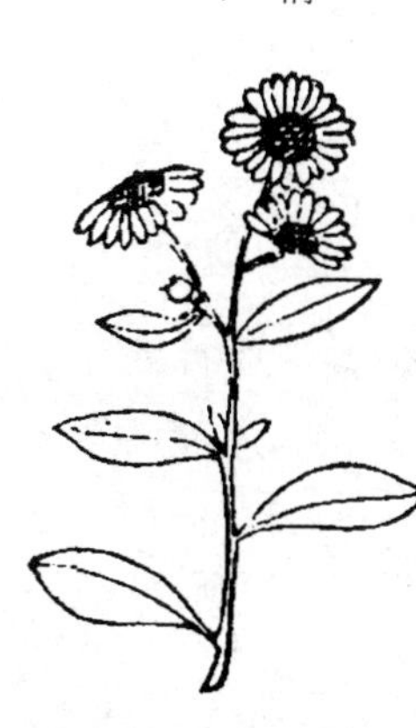

氣味鹹，温，有小毒。○主治：結氣，脇下滿，驚悸除水，去五臟間寒熱，補中下氣。○消胸上痰結，唾如膠漆，心胸痰水，膀胱留飲，風氣濕痺，皮間死肉，目中眵曠。利大腸，通血脉，益色澤。○主水腫，逐大腹，開胃止嘔逆，不下食。行痰水，去頭目風。

修治：旋覆花，去裹花、蕊、殼、皮井蔕子，蒸之，曬乾任用。

別録曰：甘，微温，冷利。大明曰：無毒。

經驗方：治中風壅滯，旋覆花洗浄，焙研。煉蜜丸，梧桐子大。夜卧，以茶湯下五丸至七丸、十丸。

藜蘆 始生太山山谷，今所在山谷皆有之。三月生苗，葉似初出棕心，又似車前。莖似葱白，青紫色，高五六寸，上有黑皮裹莖，似棕皮。有花，肉紅色。根似馬腸根，長四五寸許，黄白色。二月、三月，採根陰乾。本草綱目曰：黑色曰黎，其蘆有黑皮裹之，故名藜蘆。根際似葱，故別録一名山葱，一名葱菼。本經名葱苒，吴普本草名葱葵。北人謂之憨葱，均人謂之鹿葱，俗名葱管藜蘆。

藜蘆，氣味辛，寒，有毒。

主治：蠱毒咳逆，泄痢腸澼，頭瘍疥瘙惡瘡，殺諸蟲毒，去死肌。○療噦逆，喉痺不通，鼻中息肉，馬刀爛瘡。不入湯用。○主上氣，去積年膿血、泄痢。○吐上膈風涎，暗風癇病，小兒鰕齁痰疾。○末，治馬疥癬。

修治：宜用葱管者，去頭，用糯米汁煮之，曬乾用。

黄連爲之使，反細辛、芍藥、人參、沙參、紫參、丹參、苦參，惡大黄，畏葱白。服之吐不止，飲葱湯即止。

聖惠方：治身面黑痣，藜蘆灰五兩，水一大碗，淋灰汁于銅器中，重湯煮成黑膏，以針微刺破痣，點之。不過三次，神驗。

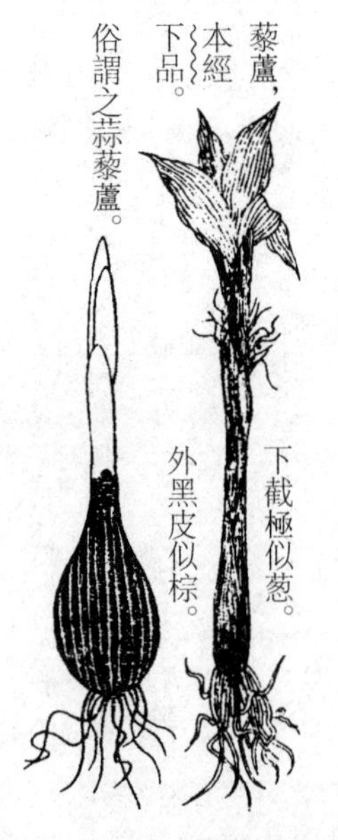

射音夜。**干** 始生南陽山谷田野，今所在有之，

人家庭砌間亦多種植。春生苗，高一二尺，葉似戀薑而狹長橫張，疏如烏羽及扇蒲之狀，故本經名烏扇，名烏蒲。別録名烏翣，名草薑。土宿本草名鬼扇，名仙人掌。本草拾遺名鳳翼，本草綱目名扁竹。皆因其形相似也。葉中抽莖，似萱草莖而强硬。六月開花，黄紅色，瓣上有細文。秋結實作房，中子黑色。根多鬚，皮黄黑，肉黄赤。三月三日採根，陰乾。頌曰：射干之形，莖梗疏長，正如射人之執竿者，得名由此爾。而陶氏以夜音爲疑，蓋古字音多通呼，若漢官僕射主射事，而亦音夜，非有别義也。

根氣味苦、平，有毒。

主治：咳逆上氣，喉痺咽痛，不得消息，散結氣，腹中邪逆，食飲大熱。○療老血在心脾間，咳唾，言語氣臭，散胸中熱氣。○苦酒摩塗腫毒。○治疰氣，消瘀血，通女人月閉。○消痰，破癥結，胸膈滿，腹脹氣喘，痃癖，開胃下食，鎮肝明目。○治肺氣喉痺爲佳。○去胃中癰瘡。○利積痰疝毒，消結核。○降實火，利大腸，治瘧母。

修治：射干，先以米泔水浸一宿，漉出，然後以篁竹葉煮之，日乾任用。

別録曰：微温，久服令人虚。保昇曰：微寒。權曰：有小毒。元素曰：苦，陽中陰也。

時珍曰：射干能降火，故古方治喉痺咽痛，爲要藥。

袖珍方：治喉腫痛，射干花根山豆根爲末，吹之如神。

普濟方：治二便不通，紫花扁竹根研汁一盞，服即通。

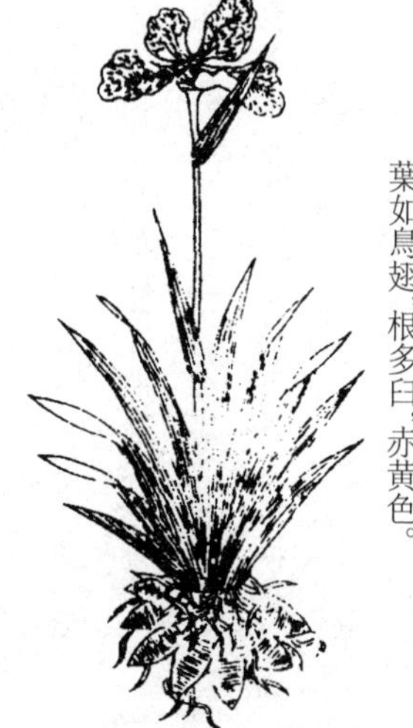

射干，本經下品。

葉如烏翅，根多臼，赤黄色。

本草綱目云：射干，即今扁竹。今人所種，多是紫花者，呼爲紫蝴蝶。三、四月開花，大如萱花，結房大如指，一房四隔，一隔數子，紫色。咬之不破。七月始枯。陶弘景謂射干、鳶尾是一種。蘇恭、陳藏器謂紫碧花者，是鳶尾；紅花者，是射干。韓保昇謂黄花者是射干。蘇頌謂花紅黄者是射干，花白者亦射干之類。朱震亨謂紫花者是射干，紅花者非。各執一説，何以憑依？謹按，張揖廣雅云：鳶尾，射干也。易卦通驗云：冬至射干生。土宿真君本草云：射干即扁竹，葉扁生，如側手掌形。莖亦如之，青緑色。一種紫色，一種黄色，一種碧花。多生江南、湖廣、川浙平陸間。八月取汁，煮雄黄，伏雌黄，製丹砂，能拒火。據此，則鳶尾、射干本是一類，但花色不同。正如牡丹、芍藥、菊花之類，其色各異，皆是同屬也。大抵入藥，功不相遠。射干，使。

常山 生益州山谷及漢中，今京西、淮浙、湖南州郡亦有之。葉似茗而狹長，兩兩相當。莖圓有節，三月生紅花，青萼。五月結實，青圓，三子爲房。苗高者不過三四尺，根似荆，黄色。而海州出者，葉似楸葉。八月有花，紅白色。子碧色，似山楝子而小。八月採根，陰乾。始產常山，故名。

氣味苦、寒，有毒。

主治：傷寒寒熱熱發，温瘧鬼毒，胸中痰結吐逆。○療鬼蠱往來，水脹灑灑，惡寒鼠瘻。○治諸瘧，吐痰涎，治項下瘤瘻。

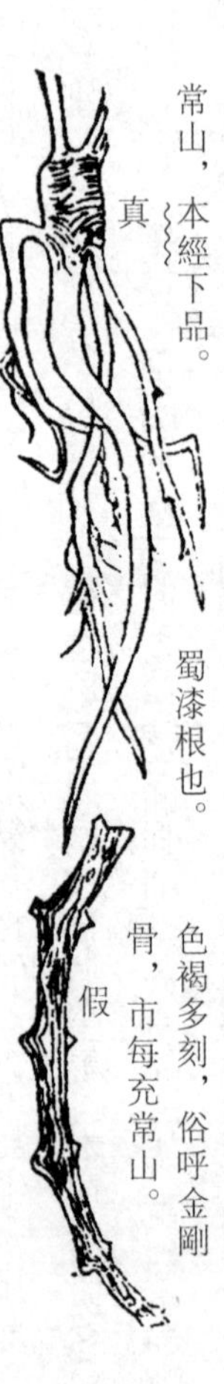

常山，本經下品。蜀漆根也。　真

色褐多刻，俗呼金剛骨，市每充常山。　假

常山，擇如雞骨，色如鵝子黄色者佳。

修治：以酒浸一宿，漉出，細剉日乾，熬搗用。近時，有以酒浸，蒸熟酒拌，炒熟用，亦不甚吐人。

别録曰：辛，微寒。柄曰：得甘草，吐瘧。之才曰：畏玉札。大明曰：忌葱菜、菘菜，伏砒石。老人久病，切忌服之。

養生主論：王隱者，驅瘧湯。常山酒煮，曬乾，草果、知母、貝母各錢半，水鍾半，煎半熟，五更熱。服渣以酒浸，發前服，奇效。不能盡述，切勿加減，萬無一吐者。

甘遂

始生中山川谷，今陝西、江東亦有之，或云京西出者最佳，汴、滄、吴者次之。苗似澤漆，莖短小而葉有汁。根皮赤肉白，作連珠，實重者良。二月採根，陰乾。或曰：甘者，藥之味；遂者，田溝行水之道。此藥專于行水攻决，故名甘遂。

甘遂，本經下品。

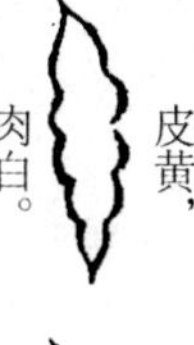

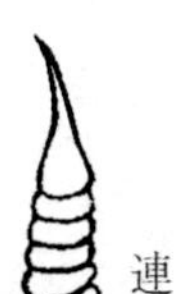

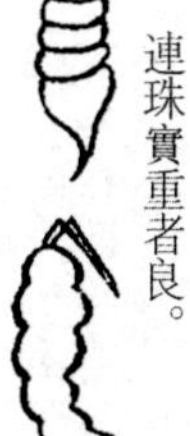

氣味苦、寒，有毒。别録曰：甘，大寒。

主治：大腹疝瘕，腹滿，面目浮腫，留飲宿食，破癥堅積聚，利水穀道。〇下五水，散膀胱多熱，皮中痞，熱氣腫滿。〇能瀉十二種水疾，去痰水。〇瀉腎經及隧道水濕，脚氣，陰囊腫墜，痰迷癲癇，噎膈痞塞。

修治：甘遂，以麵包煨熟，以去其毒用。

元素曰：純陽也。之才曰：瓜蒂爲之使，惡遠志，反甘草。勿輕用。

白蘞

始生衡山山谷，今江淮州

郡及荆、襄、懷、孟、商、齊諸州皆有之。二月生苗，多在林中作蔓，赤莖，葉如小桑。五月開花，七月結實。根似天門冬，一株下有十許。二月、八月採根，破片曝乾。根皮赤黑，肉白。惟歛瘡方多用之，故名白蘞。

白蘞，氣味苦、平，無毒。別録曰：甘，微寒。

主治：癰腫疽瘡，散結氣，止痛除熱，目中赤，小兒驚癇温瘧，女子陰中腫痛，帶下赤白。○殺火毒。○治發背瘰癧，面上疱瘡，腸風痔漏，血痢，刀箭瘡撲損，生肌止痛。○解狼毒毒。

白蘞，代赭爲之使，反烏頭。一種赤蘞，花、實功用皆同，表裏俱赤。

談野翁方：治耳凍成瘡，白蘞、黄柏爲末，生油調搽。白蘞，使。

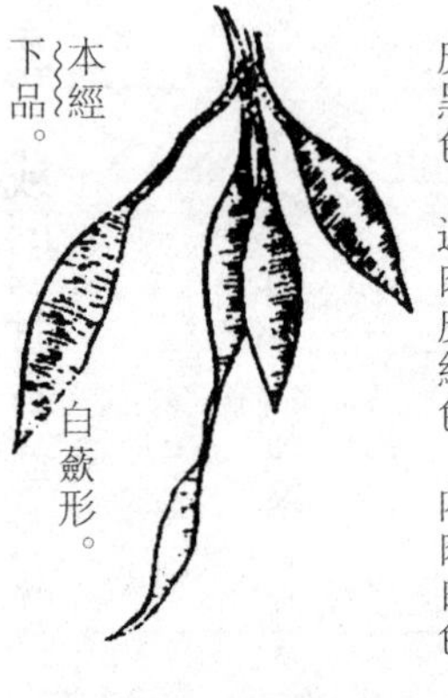

白蘞形。

青葙子 始生平谷道旁，今江淮州郡近道亦有之。二月内生青苗，長三四尺，葉闊似柳而軟，莖似蒿，青紅色。六月、七月内生花，上紅下白。子黑光而扁，似莨菪子。六月、八月採子。醫學入門曰：葙，囊篋也。藥雖微而治眼之功大，青囊中不可缺也，故名青葙子。其花、葉似雞冠，故綱目名野雞冠。其子明目，與決明子同功，故本經名草決明。本經下品。

子，氣味苦、微寒，無毒。

主治唇口青。○治五臟邪氣，益腦髓，鎮肝明目，堅筋骨，去風寒濕痺。○治肝臟熱毒，衝眼赤瘴，青盲翳腫，惡瘡疥瘡。

青葙子，本經下品。

用子

即野雞冠

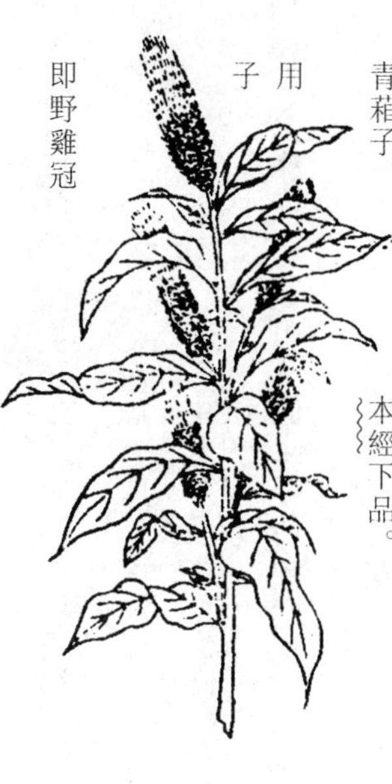

三國志云：魏略：初平中，有青牛先生，常服青葙子，年如五六十歲者，人或識之，謂其已百歲有餘爾。

白及 始生北山川谷，又冤句及越山，今江淮、河、陝、漢、黔諸州皆有之。春生苗，長一尺許，似棕櫚及藜蘆。三、四月，生一薹，開紫花。七月實熟，黄黑色，冬凋。根似菱，有三角，角端生芽。二月、八月採根。其根白色，連及而生，故曰白及。一名連及草。

白及，氣味苦，平，無毒。

主治：癰腫惡瘡敗疽，傷陰死肌，胃中邪氣，賊風鬼擊，痱緩不收。除白癬疥蟲，結熱不消，陰下痿，面上皯皰，令人肌滑。○止驚邪，血邪血痢，癇疾風痺，赤眼癥結，温熱瘧疾，發背瘰癧，腸風痔瘻，撲損刀箭湯火瘡，生肌止痛。○止肺血。

白及，本經下品。

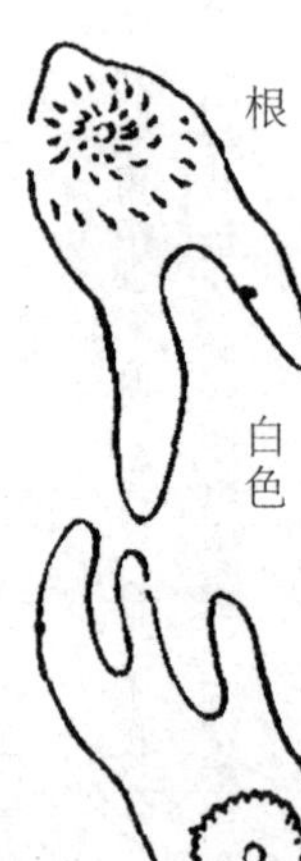

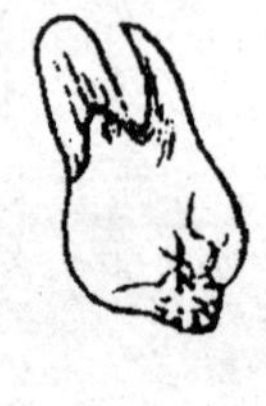

杲曰：苦、甘，微寒，性濇，陽中之陰也。之才曰：紫石英爲之使，惡理石，畏李核、杏仁，反烏頭。

按，洪邁夷堅志云：台州獄吏憫一囚。囚感之，因言：「吾七次犯死罪，遭訊拷，肺皆損傷，至于嘔血。人傳一方，只用白及爲末，米飲日服，其效如神。」後其囚凌遲，劊者剖其胸，見肺間竅穴數十處，皆白及填補，色猶不變也。

經驗方：治鼻衄不止，津調白及末，塗山根上，立止。

大戟 澤漆根也，始生常山，今近道有之。春生紅芽，漸長作叢，高一尺已來。葉似初生楊柳，小團。三月、四月開黃紫花，團圓似杏花，又似蕪荑。根似苦參，皮黃黑，肉黃白色，秋冬採根，陰乾。淮甸出者，莖圓高三四尺。花黃，葉至心亦如百合苗。江南生者，葉似芍藥。北方綿大戟，根、皮柔韌如綿。本草綱目曰：其根辛、苦，戟人咽喉，故名大戟。今俚人呼爲下馬仙，言利人甚速也。

大戟，氣味苦、寒，有小毒。

主治：蠱毒十二水，腹滿急痛，積聚中風，皮膚疼痛，吐逆。○頸腋癰腫，頭痛發汗，利大小便。○瀉毒藥，泄天行黃病，温瘧，破癥結。○下惡血癖塊，腹內雷鳴，通月水，墮胎孕。○治癮瘮風及風毒，脚腫，並煮水，日日熱淋，取愈。

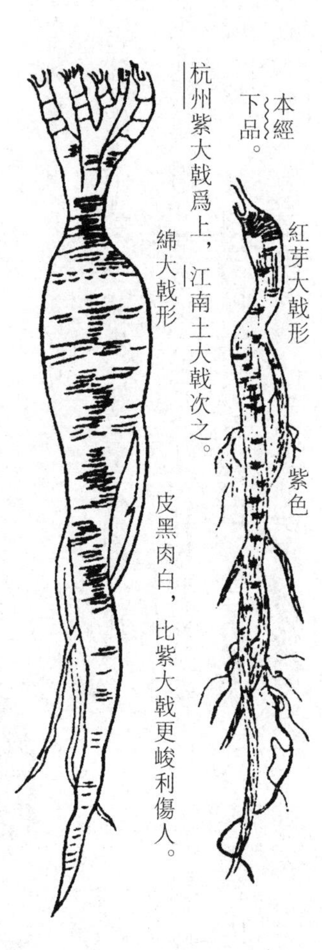

修治：以漿水煮之，曬乾剉用。

元素曰：苦、甘、辛，陰中微陽，瀉肺損真氣。之才曰：反甘草，用菖蒲解之。恭曰：畏菖蒲、蘆葦、鼠屎。大明曰：赤小豆爲之使，惡薯蕷。

李絳兵部手集方：療水病，無問年月淺深，雖腹脉惡亦主之。大戟、當歸、橘皮各一兩，切，以水二升，煮取七合，頓服。利下水二三升，勿怪。至重者，不過再服便瘥。禁毒食一年，永不復作。

貫衆 始生玄山山谷，及冤句、少室山，今陝西、河東州郡及荆襄間多有之，而少有花者。

春生苗，赤葉大如蕨。莖幹三稜，葉緑色，似雞翎。圖經名鳳尾草。根紫黑色，形如大瓜，下有黑鬚毛。又似老鴟，故別録名草鴟頭。根一本而衆枝貫之，故名貫衆。本經一名貫節，一名貫渠，一名百頭。吴普本草名貫中。俗作貫仲、管仲，皆謬稱也。

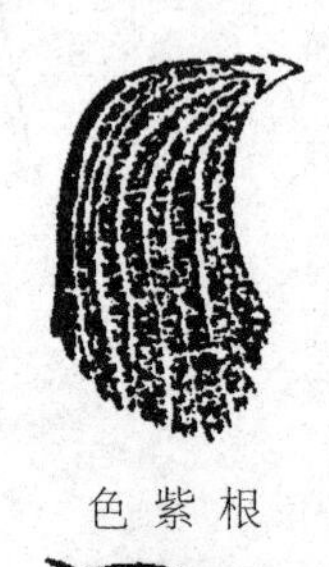
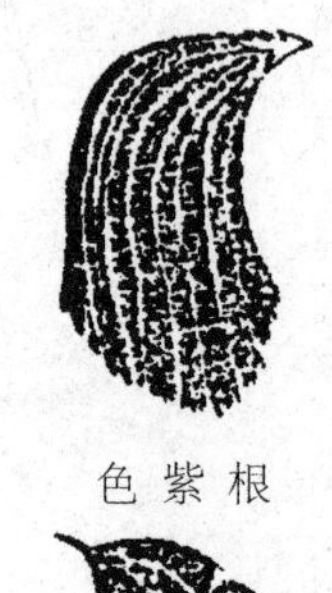
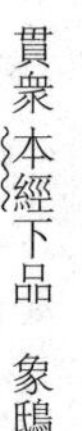

貫衆　本經下品　象鴟頭

根紫色

貫衆，氣味苦，微寒，有毒。

主治：腹中邪熱氣，諸毒，殺三蟲，去寸白，破癥瘕，除頭風，止金瘡，爲末，水服一錢，止鼻血有效。治下血，崩中帶下，産後血氣脹痛。

修治：或火燒存性，或生用，各隨方法。之才曰：雚菌、赤小豆爲之使，伏石、鍾乳。

集簡方：治女人血崩，貫衆半兩，酒煎服之，立止。貫衆，使。

土茯苓　楚、蜀山箐中甚多。蔓生，如蓴莖，有細點。其葉頗類大竹葉，而質厚，滑如瑞香葉，長五六寸。其根狀如菝葜而圓大，若雞鴨卵，連綴而生。遠者離尺許，近或數寸。其肉軟，可生啖。有赤、白二種，白者入藥良。昔禹行山乏食，採此充糧而棄其餘，故本草拾遺名草禹餘糧，故今尚有仙遺糧、冷飯團之名，亦其遺意也。

土茯苓，氣味甘、淡，平，無毒。

主治：食之當穀不飢，調中止泄，健行不睡。〇健脾胃，强筋骨，去風濕，利關節，止泄瀉，治拘攣骨痛，惡瘡癰腫。解汞粉、銀朱毒。

弘治、正德間，因楊梅瘡盛行，率用輕粉藥取效。毒留筋骨，潰爛終身。至人用此，遂爲要藥。諸醫無從考正，往往指爲草薢及菝

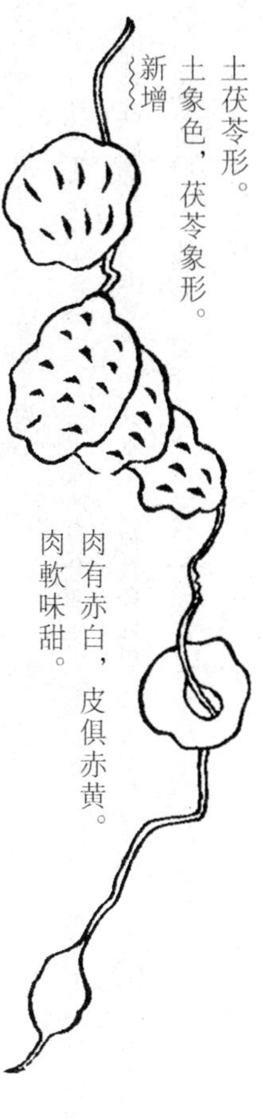

葜。然其根苗迥然不同，宜參考之。但其功用亦頗相近，蓋亦萆薢、菝葜之類也。

楊梅瘡，古方不載，亦無病者。近有淫邪之人，病此毒瘡。今醫家有搜風解毒湯，病深者服月餘愈病，淺者服半月愈。服輕粉藥，筋骨攣痛癱瘓，不能動履者，服之亦效。其方：用土茯苓一兩，薏苡仁、金銀花、防風、木瓜、白鮮、木通各五分，皂莢子四分，氣虛加人參七分，血虛加當歸七分，水二大碗，煎飲。一日三服。惟忌飲茶及牛、羊、雞、鵞、魚肉、燒酒、法麵，房勞，蓋秘方也。

何首烏 本出順州南河縣，嶺外、江南諸州亦有，今在處有之，以西洛嵩山及南京栢城縣者爲勝。春生苗，葉葉相對，如山芋而不光澤。其莖蔓延竹木牆壁間。夏秋開黄白花，似葛勒花。結子有稜，似蕎麥而細小，纔如粟大。秋冬取根，大者如拳，各有五稜瓣，似小甜瓜。有赤、白二種，赤者雄，白者雌。此藥本名交藤，因何首烏服，而得名也。

氣味苦、濇，微温，無毒。

主治：瘰癧，消癰腫，療頭面風瘡。治五痔，止心痛，益血氣，黑髭髮，悅顔色。久服長筋骨，益精髓，延年不老。亦治婦人産後及帶下諸疾。○久服，令人有子。治腹臟一切宿疾，冷氣腸風。○瀉肝風。形有長圓、大小，俱有稜。

何首烏，宋開寶。一名陳知白。何首烏傳一名交藤，一名夜合，一名地精。斗門名赤葛。綱目名馬肝石，一名九真藤。

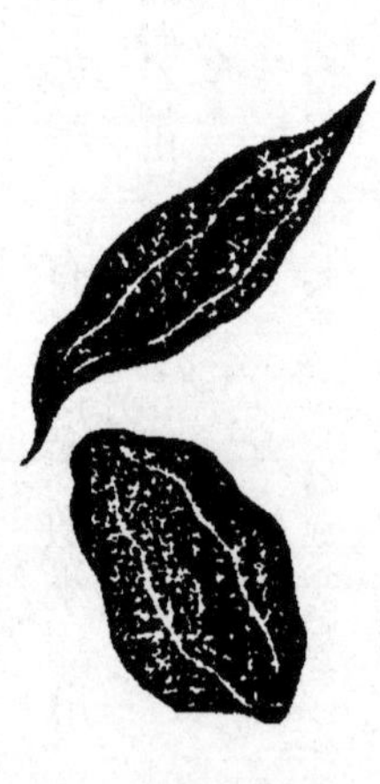

雄者肉淺紅，雌者肉淡白。

何首烏者，順州南河縣人。祖名能嗣，父名延秀。能嗣本名田兒，生而閹弱，年五十八，無妻子。常慕道术，隨師在山。一日，醉卧山野，忽見有藤二株，相去三尺餘，苗蔓相交，久而方解，解了又交。田兒驚訝其異。至旦，遂掘其根，歸問諸人，無識者。後有山老忽來，示之。答曰：「子既無嗣，其藤乃異，此恐是神仙之藥，何不服之？」遂杵爲末，空心酒服一錢。服數月，似强健，因此常服。又加二錢，服之經年，舊疾皆痊，髮烏容少。數年之内即有子，名延秀。亦服是藥，皆壽百六十歲。延秀生首烏，首烏亦服是藥，生數子，年百三十歲，髮猶黑。

明州刺史李遠傳録經驗：何首烏所出順州南河縣，韶州、潮州、恩州、賀州、廣州、潘州及嶺南四會縣者爲上，邕州、桂州、康州、春州、勤州、高州、循州晉興縣出者次之，真仙草也。五十年者如拳大，號山奴。服之一年，髭鬢青黑。一百年者如碗大，號山哥。服之一年，顔色紅悦。一百五十年如盆大，號山伯。服之一年，齒落重生。二百年如斗栲栳大，號山翁。服之一年，顔如童子，行及奔馬。三百年如三斗栲栳大，號山精。服之一年，延齡，純陽之體，久服成地仙。

何首烏，茯苓爲之使，忌諸血、無鱗魚、萊菔、蒜、葱、鐵器。

嘉靖初，邵應節真人以七寶美髯丹方，上進世宗肅皇帝，服餌有效，連生皇嗣。於是何首烏之方，天下大行。宋懷州知州李治，與一武官同官，怪其年七十餘而輕健，面如渥丹，能飲食。叩其术，則服何首烏丸也，乃傳其方。後得病，盛暑中半體無汗已二年，竊自憂之。造丸服至年餘，汗遂浹體。其活血治風之功，大有補益。其方用赤、白何首烏各半斤，米泔，浸三夜，竹刀刮去皮，切焙，石臼爲末，煉蜜丸梧子大。每空心温酒下五十丸，亦可末服。

商陸 始生咸陽山谷，今處處有之，多生於人家園圃中。春生苗，高三四尺。葉青，如牛舌而長。莖青赤，至柔脆。夏秋開紅紫花，作朵。根如蘆菔而長。八月、九月採根，暴乾。爾雅謂之蓫薚，廣雅謂之馬尾，易經謂之莧陸，開寶謂之白昌，本經謂之夜呼，圖經謂之章柳。或云此草多當陸路而生，故一名當陸。

根，氣味辛、平，有毒。

主治：水腫，疝瘕痺，熨除癰腫，殺鬼精物。○療胸中邪氣，水腫痿痺，腹滿洪直，疏五臟，散水氣。○瀉十種水，喉痺不通，薄切醋炒，塗喉外良。○通大、小腸，瀉蠱毒，墮胎，熁腫毒，敷惡瘡。

大明曰：白者苦、冷，得大蒜良。赤者有毒，能伏硇砂、砒石、雌黃、拔錫。杲曰：陽中之陰。恭曰：赤者但可貼腫，服之傷人，痢血不已，殺人，令人見鬼神。

張仲景曰：商陸以水服殺人。

修治：取花白者根，銅刀刮去皮，薄切，以東流水浸兩宿，漉出，架甑蒸。以黑豆葉一重，商陸一重，如此蒸之。從午至亥，取出，去豆葉，暴乾剉用。無豆葉，以豆代之。

古讚商陸云：其味酸、辛，其形類人。療水貼腫，其效如神。使。

商陸，本經下品。入藥用根。

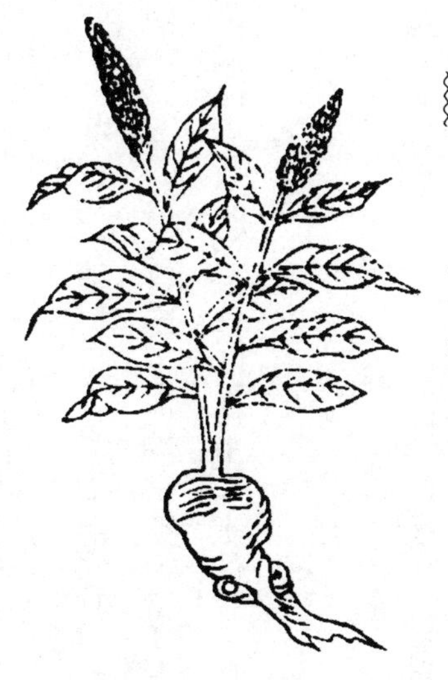

威靈仙 始出商州上洛山及華山並平澤，今陝西、河東、河北、汴東、江湖州郡皆有之。初生，比衆草最先。莖如釵股，四稜。葉如柳葉，作層，每層六七葉，如車輪，有六層至七層者。七月内生花，六出，淺紫或碧白色，作穗似莆臺子，亦有似菊花頭者。實青色。根稠密多鬚，長者二尺許，初時黄黑色，乾則黑色。俗呼鐵角威靈仙。本草綱目云：威，言其性猛也；靈仙，言其功神也。

氣味苦、温，無毒。

主治：諸風，宣通五臟，去腹内冷滯，心膈痰水，久積癥瘕，痃癖氣塊，膀胱宿膿惡水，腰膝冷疼。療折傷。久服，無温疫瘧。○推新舊積滯，消胸中痰唾。散皮膚、大腸風邪。

威靈仙，宋開寶。

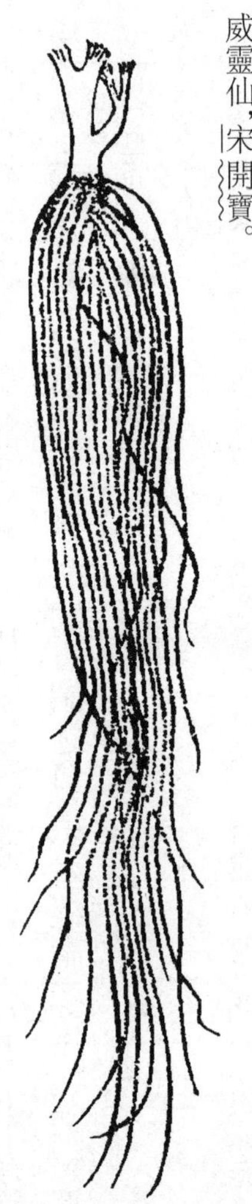

九月末至十二月，採根陰乾。餘月並不堪採。

元素曰：味甘，純陽，入太陽經。杲曰：可升可降，陰中陽也。

惡茶及麵湯。根性快，多服疏人五臟真氣。弱者不可服。

先時商州有人患重足，不履地數十年，良醫殫技莫能療，親置之道旁，以求救者。遇一新羅僧見之，告曰：「此疾一藥可活，但不知此土有否？」因爲之入山求索，果得，乃威靈仙也。遣服，數日平復。

千金方：治腰脚痛，威靈仙爲末，空心温酒調下一錢，逐日以微利爲度。

牽牛子 處處有之。二月種子，三月生苗，作藤蔓遶籬墻，高者或二三丈。其葉青，有三尖角。七月生花，微紅帶碧色，似鼓子花而大。八月結實，外有白皮，裹作球，每球內有子四五枚，與棠球子核一樣，有黑、白二種。九月後收之。陶隱居云：此藥始出田野，人牽牛易藥，故以名之。今人隱其名，黑者爲黑丑，白者爲白丑，蓋以丑屬牛也。

氣味苦、寒，有毒。

主治：下氣，療脚滿水腫，除風毒，利小便。○治痃癖氣塊，利大小便，除虚腫。○取腰痛，下冷膿，瀉蠱毒藥，並一切氣壅滯。○和山茱萸服，去水病。○除氣分濕熱，三焦壅結。○逐痰消飲，通大腸氣秘風秘，殺蟲，達命門，落胎。

牽牛子，别録下品。

黑者屬水，力速。

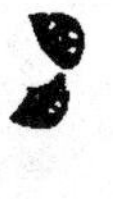

白者屬金，力遲。

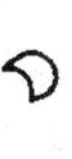

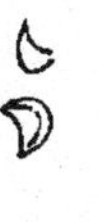

九月採子。

大明曰：味莶，得青木香、乾薑良。杲曰：辛熱雄烈，泄人元氣。

海藏曰：以氣藥引之則入氣，以大黄引之則入血。羅謙甫云：味辛辣，瀉人元氣。非濕勝氣，不得施化，以致便閉腫滿，不可輕用。虛者猶宜愼之。況濕病根在下焦血分，飲食勞倦，亦皆血分受病。如用辛辣，瀉上焦太陰之氣，是血病瀉氣，俾氣血俱病也，可不愼與？

修治：牽牛，碾取頭末，或炒取頭末，亦有半生、半熟用者。

生生編：治小兒夜啼，黑牽牛末一錢，水調敷臍上，即止。使。

蓖麻子 今在處有之。夏生苗，葉似葎草而厚大。莖有赤、有白，如甘蔗，高丈餘。秋生細花，隨便結實，殼上有刺，內子似巴豆，有黃黑斑點，狀如牛螕，故名。

氣味甘、辛、平，有小毒。

主治：水癥，以水研二十枚服之，吐惡沫。加至三十枚，三日一服，瘥則止。又主風虛寒熱，身體瘡癢浮腫，尸疰惡氣，榨取油，塗之。○研，敷瘡痍疥癩，塗手足心，催生。○治瘰癧，取子炒熟，去皮，臨卧嚼服二三枚，漸加至十數枚，有效。○主偏風不遂，口眼喎斜，失音口噤，頭風耳聾，舌脹喉痺，齁喘脚氣，毒腫丹瘤，湯火傷，鍼刺入肉，女人胎衣不下，子腸挺出。開通關竅經絡，能止諸痛。消腫，追膿，拔毒。

蓖麻子，唐本草。　正　背 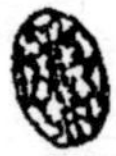　斑紅者佳。

修治：以鹽湯煮半日，去皮，取仁，研用。熟油可調印色。

綱目云：凡服蓖麻者，一生不得食炒豆，犯之必脹死。

崔元亮海上集驗方：治難產及胎衣不下，取蓖麻子七粒，去殼研膏，塗脚心。若胎及衣下，便速洗去，不爾腸出。即以此膏塗頂，則腸自入也。

一人病手臂一塊腫痛，用蓖麻仁搗膏貼之，一夜而愈。一人病氣鬱，偏頭痛，用此同乳香、食鹽搗，熁太陽穴，一夜痛止。一婦産後子腸不收，搗仁貼丹田，一夜而上。此藥外用，屢奏奇功。但内服不可輕率爾。或言搗膏，以筯點于鵞馬六畜舌根下，即不能食。或點肛内，即下血死，其毒可知。

天南星 生平澤，今處處有之。苗起數莖，每莖端六七葉，高一尺許。結實作包，稍如鼠尾。根比芋而圓，肌細膩且白，炮之易裂。本經云：葉似蒟蒻，兩枝相抱。五月開花，似蛇頭，黄色。六月結子，作穗，似石榴子，紅色。根似芋而圓，是虎掌，非南星也。然南星多生南方，根圓如星，故以名之。

氣味苦、温，有大毒。○主治：心痛寒熱結氣，積聚伏梁，傷筋痿拘緩，利水道。○除陰下濕，風眩。○主疝瘕腸痛，傷寒時疾，强陰。○主中風麻痹，除痰下氣，利胸膈，攻堅積，消癰腫，散血墮胎。○金瘡，折傷，瘀血，搗敷之。○去上焦痰及眩暈。○主破傷風，口噤身强。○補肝風虚，治痰功同半夏。○治驚癇，口眼喎斜，喉痺口瘡，結核解顱。

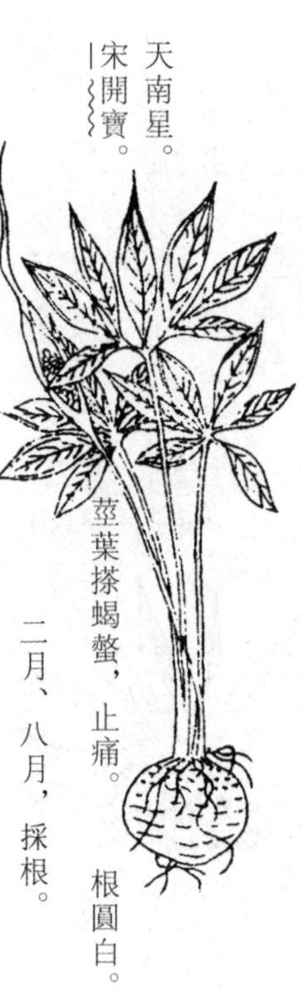

虎掌根、蒟蒻根，皆似天南星，人雜採以爲南星淆賣了，不可辨。火炮易裂者是南星，炮之不裂者是虎掌、蒟蒻也。

虎掌，本經下品。

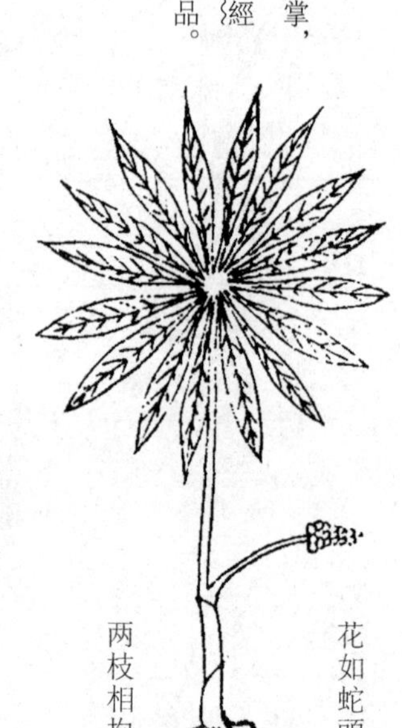

虎掌、南星根極相似，葉迥然不同，而功效相近，古人通用之，故頌曰：天南星，即本經虎掌也。

修治：去皮、臍，入器中，湯浸五七日，日換三四遍，洗去涎，曝乾用。或火炮裂用。或以皂莢、白礬、薑煮過用。

造膽星法：以南星生研末，臘月取黄牯牛膽汁，和納入膽中，繫懸風處乾之，年久者彌佳。方書謂之牛膽南星。

杲曰：苦、辛，有毒，陰中之陽，可升可降，乃肺經之本藥。

之才曰：蜀漆爲之使，惡莽草。大明曰：畏附子、乾薑、生薑。

時珍曰：得防風則不麻，得牛膽則不燥，得火炮則不毒，生能伏雄黄、丹砂、焰硝。

經驗方：治急中風，目瞑口噤，無門下藥者，開關散。用天南星爲末，入白龍腦等分，五月五日午時合之，每日中指點末揩齒三二十遍，揩大牙左右，其口自開。

扁蓄　始出東萊山谷，今在處有之。春中佈地生道旁，故方士呼爲道生草。苗似瞿麥，葉細緑如竹，故陶注本草謂之扁竹。赤莖如釵股，節間有粉，故本草綱目謂之粉節草。花出甚細微，青黄色，亦有紅色者。四月、五月採苗，陰乾。詩衛風云：緑竹猗猗。或云爾雅王芻即此也。

俗呼猪牙草。

氣味苦、平，無毒。

主治：浸淫疥瘙疽痔，殺三蟲。○療女子陰蝕。○煮汁飲小兒，療蚘蟲，有驗。○治霍亂黄疸，利小便，小兒魃病。

扁蓄，本經下品。

生生編：治熱淋濇痛，扁蓄煎湯，頻飲。

海上歌云：心頭急痛不能當，我有仙人海上方。扁蓄醋煎通口咽，管教時刻便安康。

扁蓄，使。

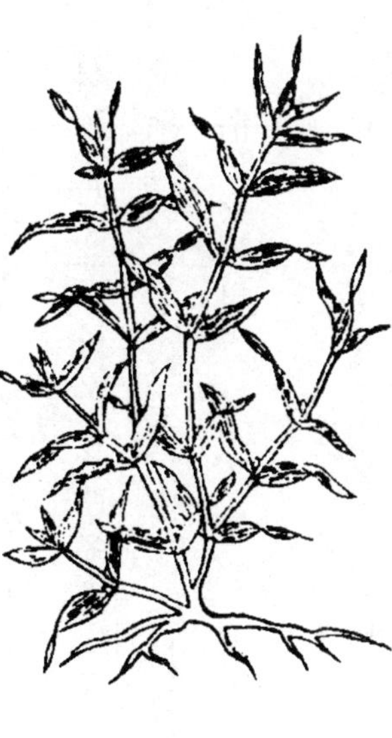

狼毒 始生秦亭山谷及奉高，今陝西州郡及遼石州亦有之。苗葉似商陸及大黄，莖葉上有毛，四月開花，八月結實。根、皮黄，肉白。二月、八月採根，陰乾。能殺飛鳥走獸，故曰狼毒。

氣味辛、平，有大毒。

主治：咳逆上氣，破積聚，飲食寒熱水氣，惡瘡鼠瘻疽蝕，鬼精蠱毒，殺飛鳥走獸。○除胸下積僻。○治痰飲癥瘕，亦殺鼠。○合野葛納耳中，治聾。

共麻黄、橘皮、吴茱萸、半夏、枳實是爲六陳，共南星、半夏、川烏、草烏是爲五毒。

圖經曰：狼毒，陳而沉水者良。今市賣者有全根，有截成片子者，入水皆不沉。

狼毒，本經下品。

根

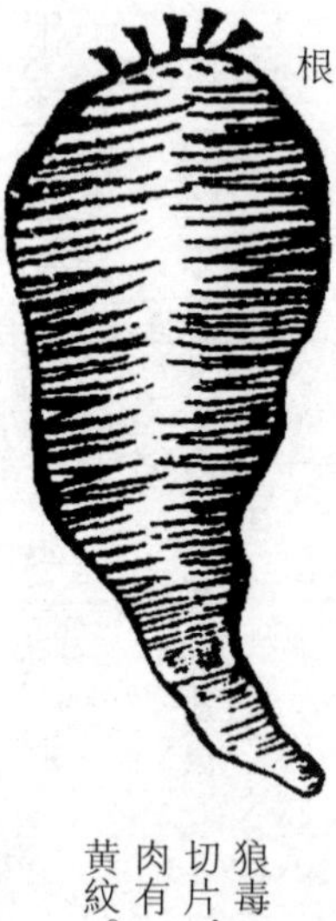

狼毒切片，肉有黄紋。

志曰：陶云：沉者是狼毒，浮者是防葵。此不足爲信。假使防葵，秋冬採者堅實，得水皆沉。狼毒，春夏採者輕浮，得水皆浮。且二物全別，不可比類。

之才曰：大豆爲之使，宜醋炒，惡麥句薑，畏占斯、密佗僧。

藺氏經驗方：治乾濕蟲疥，狼毒爲末，以豬油或馬油調搽，方睡，勿以被蒙頭，使藥氣傷面也。

狼毒，使。狼毒是真者，皆可用，不必沉水。

豨薟 處處有之。春生苗，葉似蒼耳，兩枝相對。莖圓有毛。秋開小花，深黄色，中有子，如同蒿子，外萼有細刺。五月、六月採葉，日乾。此草多生江東，彼土人呼猪爲豨，呼臭爲薟，因其氣類，故以爲名。唐本草名猪膏母，名虎膏，名狗膏，皆因其氣似，及治虎、狗傷也。救荒本草名粘糊菜，因其嫩苗可食也。俗呼火杴草。

氣味苦、寒，有小毒。

主治：熱䘌煩滿不能食，生擣汁三合，服。多服令人吐。〇主金瘡止痛，斷血生肉，除惡瘡，消浮腫。擣封之湯漬、散敷並良。〇主久瘧痰瘧，擣汁服，取吐。擣敷虎傷狗咬、蜘蛛咬、蠶咬、蠼螋溺瘡。〇治肝腎風氣，四肢麻痹，骨痛膝弱，風濕諸瘡。

諸説皆云性寒，有小毒，惟文州及高郵州云：性熱無毒，服之補益，安五臟，生毛髮，兼主風濕瘡，肌肉頑痺，婦人久冷尤宜用。

按，江陵府節度使成訥進豨薟丸方：臣有弟訮，年三十一，中風，床枕五年，百醫不差。有道人鍾針者，因覩此患。曰：可餌豨薟丸，必愈。其藥多生沃壤，高三尺許，節葉相對。其葉當夏五月已來收，每去地五寸，翦刈。以温水洗泥土，摘其葉及枝頭，九蒸九曝，不必大燥，但取蒸爲度。仍熬擣爲末，丸如桐子大，空心温酒或米飲下二三十丸。服至二千丸，所患忽加，不得憂慮，是藥攻之力。服至四千丸，必得復故，五千丸當復丁壯。臣依法修合，與訮服，果如其言。鍾針又言：服後須吃飯三五匙壓之，五月五日採者佳。奉宣付醫院詳録。

豨薟，唐本草。

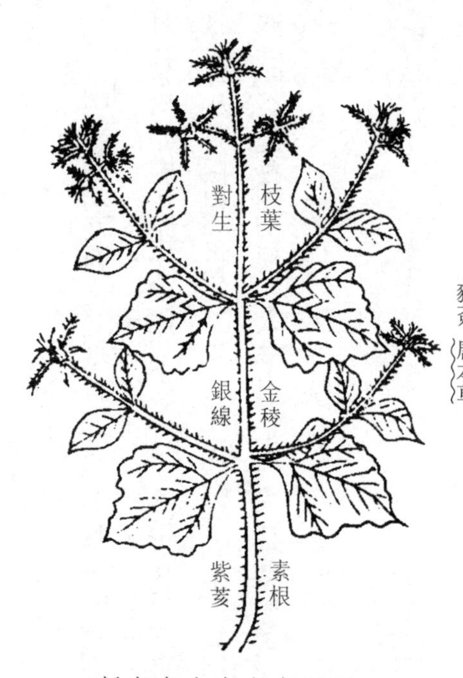

五月五日、六月六日、七月七日、九月九日採葉。

馬鞭草 今衡山、廬山、江淮州郡皆有之。春生苗，似狼牙及茺蔚，抽三四穗，紫花，似車前。穗類鞭鞘，故名馬鞭。

苗、葉，氣味苦、微寒，無毒。

主治：下部䘌瘡。○癥瘕血瘕，久瘧破血，殺蟲，擣爛煎取汁，熬如飴。每空心酒服一匕。○治婦人血氣肚脹，月候不匀，通月經。治金瘡，行血活血。○擣塗癰腫，及蠼螋尿瘡，男子陰腫。

馬鞭草，別録下品。

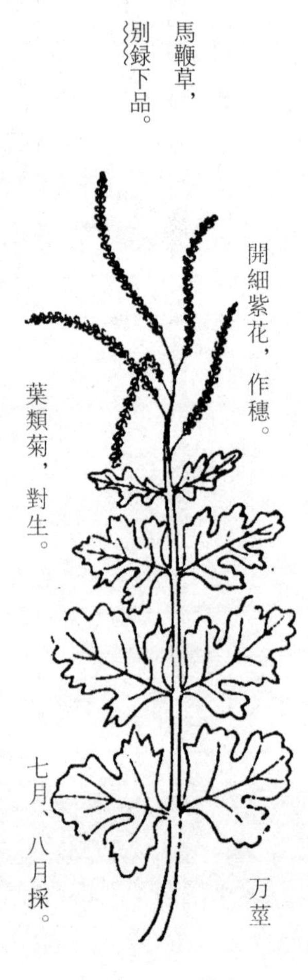

集驗方：治男子陰腫大如升，核痛，人不能治者，擣馬鞭草塗之。

仙茅　始生西域及大庾嶺，今蜀川、江湖、兩浙諸州亦有之。葉青如茅，而軟且略闊，面有縱文，又似棕櫚，至冬盡枯，春生乃生。三月有花，如梔子花，黄色，不結實。其根獨莖而直，旁有短細根相附，肉黄白，外皮稍粗，褐色。二月、八月採根，曝乾。梵音呼爲阿輪勒陁。始因西域婆羅門僧獻方於唐玄宗，故今江南呼爲婆羅門參，言其功補如人參也。珣曰：其葉似茅，久服輕身，故名仙茅。

仙茅，氣味辛、温，有毒。

主治：心腹冷氣不能食，腰脚風冷，攣痺不能行。丈夫虛勞，老人失溺無子，益陽道。久服，通神强記，助筋骨，益肌膚，長精神，明目。○治一切風氣，補暖腰脚，清安五臟。久服輕身，益顔色。丈夫五勞七傷，明耳目，填骨髓。○開胃消食，下氣，益房事不倦。

仙茅，宋開寶。

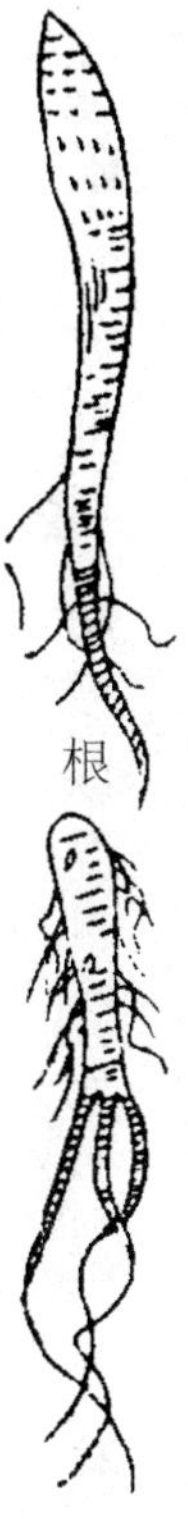

修治：仙茅，以竹刀刮切，糯米泔浸去赤汁，出毒後，無妨損。

謹按，續傳信方叙「仙茅」云：主五勞七傷，明目，益筋力，宣兩復補。本西域道人所傳。開元元年，婆羅門僧進此藥，明皇服之有效，當時禁方不傳。天寶之亂，方書流散，上都不空三藏始得此方，傳與李勉司徒、路嗣恭尚書、齊杭給事、張建封僕射，服之皆得力。路公久服金石無效，其得此藥，其益百倍。齊給事守縉雲，日少氣力，風瘆繼作，服之遂愈。八、九月時採得，竹刀刮去黑皮，切如豆粒，米泔浸兩宿，陰乾，擣篩，熟蜜丸如梧子。每旦，空肚酒飲，任使下二十丸。禁食牛乳及黑牛肉，大減藥力也。續傳信方爲唐筠州刺史王顔所著，皆因國書編録，其方當時盛行，故今江南但呼此藥爲婆羅門參。

仙茅勿犯鐵，班人鬚鬢。

劉寄奴草 始生江南，今河中府、孟州、漢中亦有之。春生苗，莖似艾蒿，上有四稜，高三二尺已來。葉青似柳。四月，開碎小黃白花，七月結實，似稗而細，一莖上有數穗，互生。根淡紫色似萵苣。六月、七月，採苗及花子通用。按，李延壽南史云：宋高祖劉裕，小字寄奴。微時伐荻，新州遇一大蛇，射之。明日往，聞杵臼聲，尋之，見童子數人，皆青衣於榛林中擣藥，問其故，答曰：「我主爲劉寄奴所射，今合藥敷之。」裕曰：「神何不殺之？」曰：「寄奴王者，不可殺也。」裕叱之，童子皆散，乃收藥而反。每遇金瘡，敷之即愈。人因稱此草爲劉寄奴草。

氣味苦、温，無毒。

主治：破血下脹，多服令人痢。〇下血止痛，治産後餘疾，止金瘡血，極效。〇心腹痛，下氣，水脹血氣，通婦人經脉癥結，止霍亂水瀉。〇小便尿血，新者研末服。

劉寄奴草，唐本草。

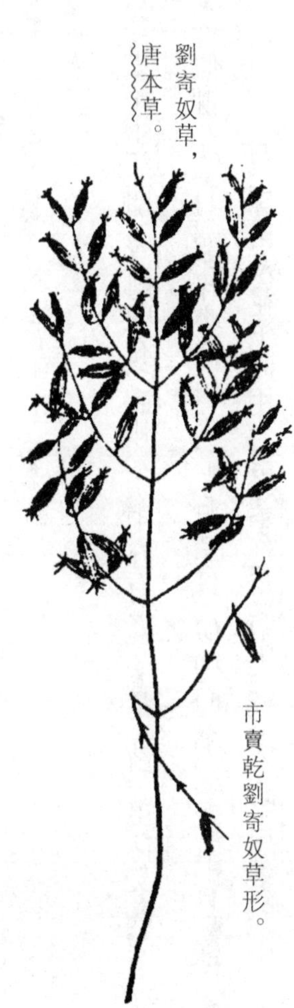

市賣乾劉寄奴草形。

修治：莖、葉、花、實並可用，酒洗蒸之，曬乾用。

經驗方：治湯火瘡，至妙。劉寄奴擣末，先以糯米漿，雞翎掃湯著處。後摻藥末在上，並不痛，亦無痕。大凡湯著處，先用鹽末摻之，護肉不壞，然後藥末敷之。

聖惠方：治風入瘡口腫痛，劉寄奴草爲末，摻之即止。

骨碎補　始生江南，今淮、浙、陝西、夔、路州郡亦有之。根生大木或石上，多在背陰處，引根成條，上有黄毛及短葉附之。又抽大葉成枝，葉面青緑色，有青黄點，背青白色，有赤紫點。春生葉，至冬乾黄。無花實，根入藥，採無時。本草拾遺名猴薑，日華子名石毛薑，江西人呼爲胡孫薑，象形也。開元皇帝以其主傷折，補骨碎，故作此名耳。

根，氣味苦、温，無毒。

主治：破血止血，補傷折。〇主骨中毒氣，風血疼痛，五勞六極，足手不收，上熱下冷。〇惡疾蝕爛肉，殺蟲。〇研末，猪腎夾煨，空心食。治耳鳴及腎虚久泄，牙疼。

頌曰：骨碎補，入婦人血氣藥。蜀人治閃折，筋骨傷損，取根擣篩，煮黄米粥，和裹傷處，有效。

修治：用銅刀刮去赤黄毛，細剉，蜜拌潤，甑蒸一日，曬乾用。急用祇焙乾，不蒸亦得也。

靈苑方：治虚氣攻牙，齒痛血出，牙齦癢痛，骨碎補二兩，細剉，炒令黑色，杵末，依常盥漱後，揩齒根下，良久吐之。咽下亦可。骨碎補，使。

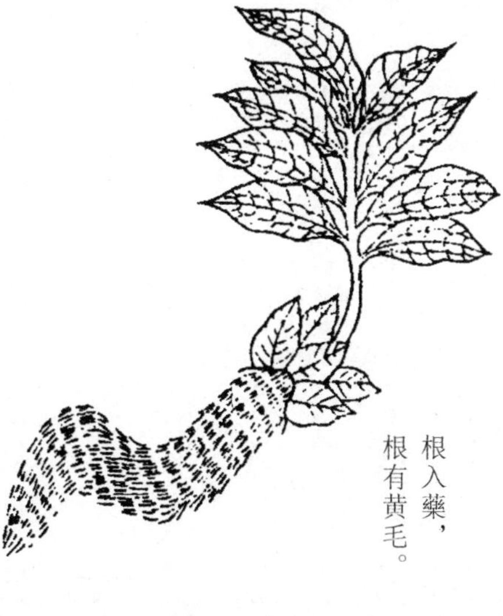

骨碎補，宋開寶。

根入藥，根有黄毛。

續隨子 始生蜀郡，今南中多有，北土差少。苗如大戟，初生一莖，莖端生葉，葉中復出數莖，相續隨生實也，故名續隨子。子黄有殼，人家園亭中，多種以爲餙。秋種冬長，春秀夏實，故又名拒冬。一名千金子。

氣味辛、温，無毒。

主治：婦人血結月閉，瘀血癥瘕痃癖，除蠱毒鬼疰，心腹痛冷，氣脹滿，利大小腸，下惡滯物。○積聚痰飲，不下食，嘔逆及腹内諸疾，研碎酒服，不過三顆，當下惡物。○宣一切宿滯，治肺氣水氣，日服十粒，瀉多，以酸漿水，或薄醋粥喫即止。又塗疥癬。

續隨子，宋開寶。

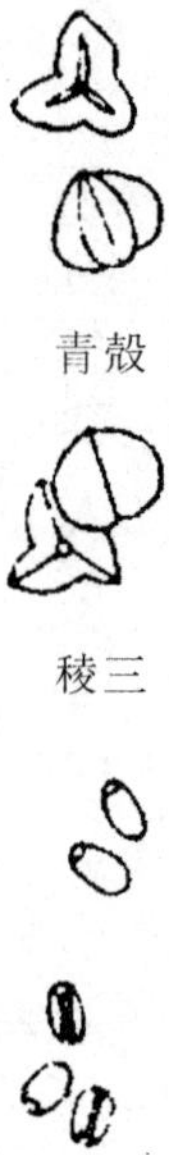

殼青

三稜

子如小豆大，黄色。采無時。

修治：去殼，以紙包壓去油，取霜用。

崔元亮海上方：治蛇咬腫毒，悶欲死，用重臺六分，續隨子七顆，去皮，二物爲末，酒服方寸匕，兼唾和少許，敷咬處，立差。

山豆根 始生劍南山谷，今廣西亦有，以忠、萬州者爲佳。苗蔓如豆，葉青，經冬不凋。八月採根。因蔓如豆，故名山豆根。

氣味苦、寒，無毒。本經云「味甘」，誤矣。

主治：解諸藥毒，止痛，消瘡腫毒，發熱咳嗽。人及馬急黄，殺小蟲。含之咽汁，解咽喉腫毒，極妙。○研末，湯服五分，治腹脹喘滿。酒服三錢，治女人血氣腹脹。又下寸白諸蟲。丸服，止下痢。磨汁服，止卒患熱厥、心腹痛，五種痔痛。研末，汁塗諸熱腫、秃瘡，蛇、狗、蜘蛛傷。

山豆根，宋開寶。

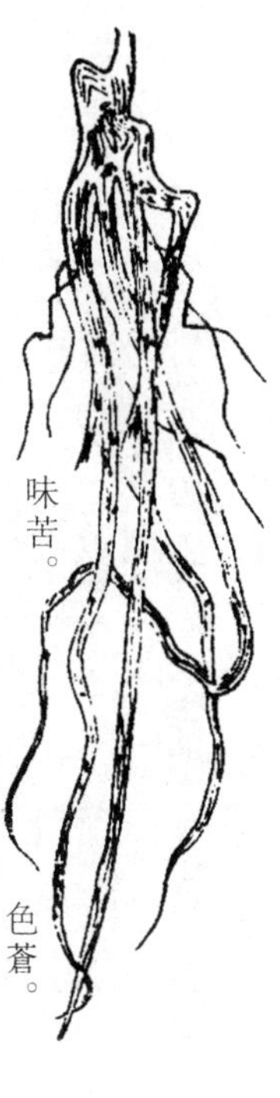

備急方：治疥癬蟲瘡，山豆根末，臘猪油調塗。

馬兜鈴 始生古堤城旁，今關中、河東、河北、江淮、夔、浙州郡皆有之。春生苗，作蔓，附木而上。葉如山蕷葉而厚大，背白。六月開黃紫花，頗類枸杞花。七月結實，如大棗，作四、五瓣。葉脱時，其實尚垂，狀如馬項之鈴，故得名也。其根名獨行根，大如指，黃白色，微似木香。故唐本草名土青木香，俗呼青木香。

馬兜鈴，氣味苦、寒，無毒。○主治：肺熱咳嗽，痰結喘促，血痔瘻瘡。○肺氣上急，坐息不得，咳逆連連不止。○清肺氣，補肺，去肺中濕熱。

馬兜鈴，宋開寶。

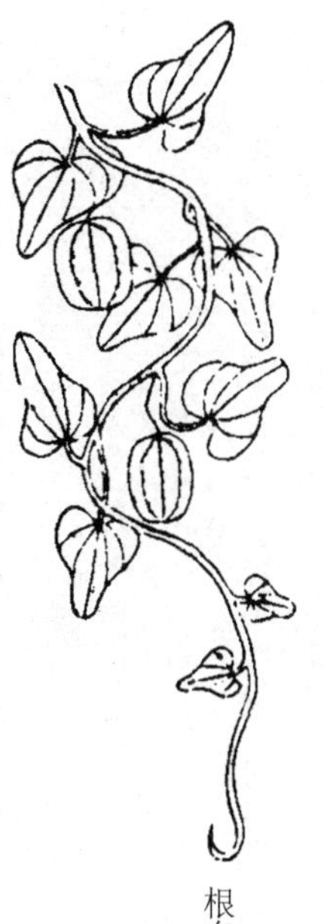

修治：馬兜鈴，開去革膜，只取净子，焙用。○杲曰：味厚氣薄，陰中微陽，入手太陰經。

摘玄方：治一切心痛，不拘大小男女，大馬兜鈴一個，燈上燒存性，爲末，温酒服，立效。

聖惠方：治中草蠱毒。此术在西良之西及嶺南，人中此毒，入咽欲死者，用馬兜鈴苗一兩，爲末，温水調服一錢，即消。化蠱出，神效。

青木香 氣味辛、苦，冷，有毒。○主治：鬼疰積聚，諸毒熱腫，蛇毒，水磨爲泥，封之日三四次，立瘥。水煮一二兩，取汁服，吐蠱毒。又搗末水調，塗丁腫，大效。○治血氣。○利大腸，治頭風，瘙癢秃瘡。即馬兜鈴根。多服，令人吐痢不止。

袖珍方：治惡蛇所傷，青木香半兩，煎湯飲之。

鶴虱 始生西戎，今江淮、衡湘間皆有之。春生苗，葉皺似紫蘇，大而尖長，不光。莖高二尺許。七月生黄白花，似菊。八月結實，子極尖細，乾即黄黑色。採無時。形類鶴虱，故名。

氣味苦，平，有小毒。

主治：蚘蟯蟲，用之爲散，以肥肉臛汁，服方寸匕。亦丸散中用。○殺五藏蟲，止瘧，及敷惡瘡。○治蟲咬心痛。

鶴虱，別録下品。　撮數百粒，置掌中，勢如動者真。

心痛，鶴虱爲末，以淡醋和半匕，服之立差。○日華子云：凉，無毒。

白附子 原出高麗，今出凉州以西，生砂磧下濕地。獨莖，似鼠尾草。細葉週匝，生於穗間。

三月採根，色白。苗與附子相似，故名白附子。

氣味辛、甘，大温，有小毒。

主治：心痛血痺，面上百病，行藥勢。〇中風失音，一切冷氣，面皯瘢疵。〇諸風冷氣，足弱無力，疥癬風瘡，陰下濕癢。頭面痕，入面脂用。〇補肝風虛。〇風痰。

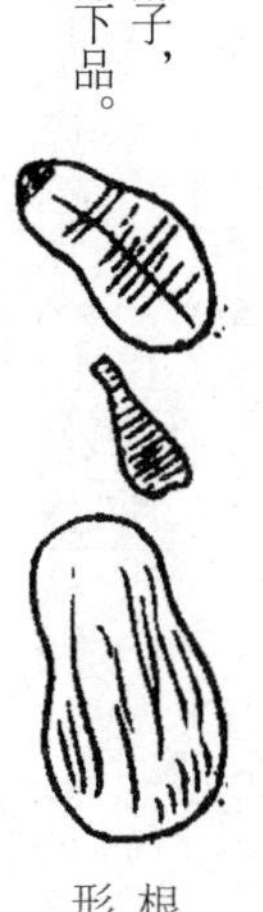

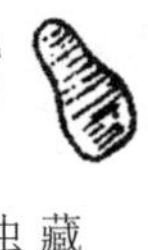

修治：入藥炮用，乃陽明經藥。日華子云：新羅出者佳。

簡便方：治赤白汗斑，白附子、硫黄等分爲末，薑汁調稀，茄蒂擦，日數次。

蚤休 始生山陽川谷及冤句，今河中、河陽、華、鳳、文州及江淮間亦有之。苗葉似王孫、鬼臼等，作二三層。六月開黄紫花，蕊赤黄色，上有金絲垂下。秋結紅子。根如紫參，皮黄肉白。四月、五月採根，日乾。蟲蛇之毒，得此治之，即休。故本經名蚤休，別録名蚩休，日華子名螫休，唐本草名重臺。本草綱目名三層草，因其葉狀也。今呼金綫重樓，因其花狀也。南人名草甘遂，因其根狀也。圖經名紫河車，因其功用也。

氣味苦，微寒，有毒。

主治：驚癇，搖頭弄舌，熱氣在腹中。○癲疾，癰瘡陰蝕，下三蟲，去蛇毒。○生食一升，利水。○治胎風，手足搐，能吐泄瘰癧。○去瘧疾寒熱。

蚤休，本經下品。

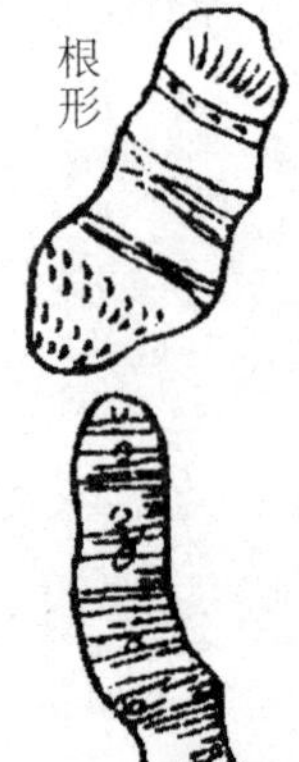

根形

皮黃肉白。

修治：蚤休，洗切焙用。伏雄黃、丹砂、蓬砂及鹽。足厥陰藥也。

集驗方：治中鼠莽毒，蚤休磨水服，即愈。

胡盧巴 今出廣州。或云種出海南諸番，蓋其國蘆菔子也。舶客將種蒔於嶺外亦生，然不及番中來者真好。春生苗，夏結子，作莢，至秋採。一名苦豆。

氣味苦、大溫，無毒。

主治：元臟虛冷氣。得附子、硫黃，治腎虛冷，腹脇脹滿，面色青黑。得蘹香子、桃仁，治膀胱氣，甚效。○治冷氣疝瘕，寒濕脚氣。益右腎，暖丹田。

胡盧巴，宋嘉祐。

色紫者真，色綠者酒豆子也。

修治：水淘净，以酒浸一宿，曬乾蒸熟，或炒過用。右腎命門藥。

直指方：治小腸氣痛，胡盧巴炒，研末。每服二錢，茴香酒下。

木賊 出秦、隴、華、成諸郡近水地。苗長尺許，叢生，每根一幹。無花葉，寸寸有節，色青，凌冬不凋。四月採之，作木器。用之磨光，能去木屑，故名木賊。

氣味甘、微苦，無毒。

主治：目疾，退翳膜，消積塊，益肝膽，明目。療腸風止痢，及婦人月水不斷。得牛角䚡、麝香，治休息痢歷久不差。得禹餘糧、當歸、芎藭，療崩中赤白。得槐娥、桑耳，腸風下血服之效。又與槐子、枳實相宜，主痔疾出血。〇解肌止淚，止血，去風濕疝痛，大腸脫肛。

木賊，宋嘉祐。

震亨曰：木賊，去節烘，得發汗至易。本草不曾言及。

聖惠方：治舌硬出血，木賊煎水漱之即止。

穀精草 處處有之。春生於穀田中，是穀田餘氣所生，故曰穀精草。葉、莖俱青，根、花俱白色。二月、三月內採花用。一名戴星草。花白而小圓似星，故以名爾。

穀精草，氣味辛、温，無毒。

主治：喉痺，齒風痛，及諸瘡疥。○頭風痛，目盲翳膜，痘後生翳，止血。○蝕馬，主蟲𩕄、毛焦等病。

明目方治目中翳膜，穀精草、防風等分爲末，米飲服之，甚驗。

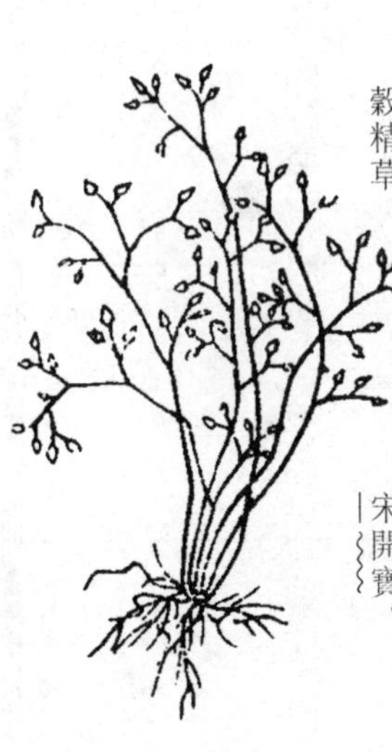
穀精草，宋開寶。

夏枯草 始生蜀郡川谷，今河東、淮、浙州郡亦有之。冬至後生。葉似旋復。三月、四月開花作穗，紫白色，似丹參花。四月採。震亨曰：此草夏至後即枯，蓋禀純陽之氣，得陰氣即枯，故名夏枯草。

夏枯草，氣味苦、辛、寒，無毒。○主治：寒熱瘰癧，鼠瘻頭瘡，破癥散癭結氣，脚腫濕痺，輕身。

衛生易簡方：治撲傷金瘡，夏枯草口嚼爛，署上即愈。

夏枯草，本經下品。

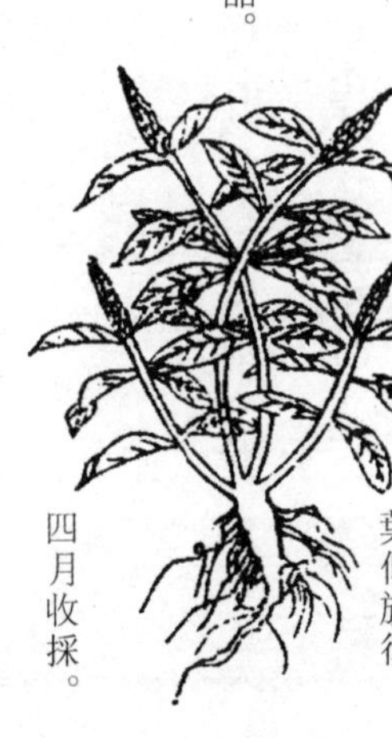
葉似旋復。四月收採。

鴨跖草 始生江東、淮南平地，今處處有之。葉如竹，故一名淡竹葉，一名碧竹子。高一、二尺，花深碧，好爲色。有角如鳥嘴，北人呼爲雞舌草，亦呼爲青蜂兒。

苗，氣味苦、大寒，無毒。

主治：寒熱瘴瘧，痰飲疔腫，肉癥澀滯，小兒丹毒。

○和赤小豆煮，下水氣濕痺，利小便，消喉痺。

袖珍方：治喉痺腫痛，鴨跖草汁點之。

危亦林得效方：治五痔腫痛，採取碧蟬兒花，挼軟，納于患處，即效。

取汁，作畫色彩。羊皮燈，色青碧可愛。

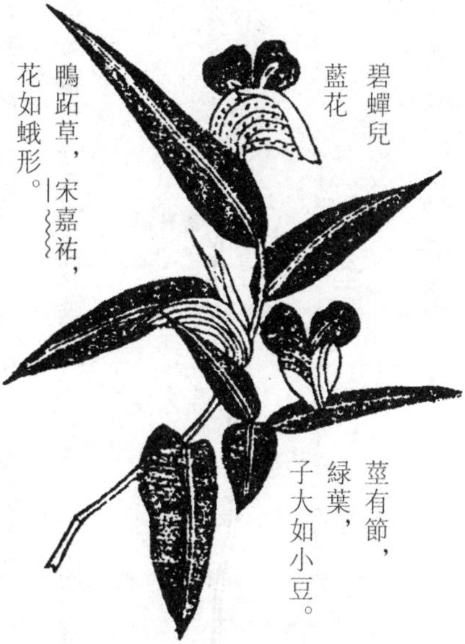

碧蟬兒藍花

鴨跖草，宋嘉祐，花如蛾形。

莖有節，緑葉，子大如小豆。

山慈姑 生山中濕地。葉如韭，花狀如燈籠而朱色，故一名金燈。根狀如水慈姑，故名山慈姑。

氣味甘、微辛，有小毒。○主治：癰腫瘡瘻，瘰癧結核等，醋摩敷之。亦剥人面，除皯黵。○主疔腫，攻毒破皮，解諸毒蠱毒，蛇、蟲、狂犬傷。

山慈菰，宋嘉祐。

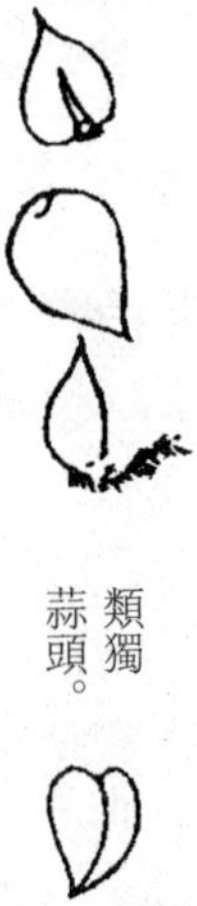

類獨蒜頭。

色白有毛，殼包裹。用之去毛殼。

普濟方：治粉滓面䵟，山慈姑搗爲膏，夜塗旦洗。

燈心草 生江南澤地。叢生，莖圓細而長直，穰可燃燈，故名燈心草，俗呼燈草。

氣味甘、寒，無毒。○主治：五淋，生煮服之。○瀉肺，治陰竅澀不利，行水，除水腫癃閉。○治急喉痺，燒灰吹之，甚捷。○降心火，止血通氣，散腫止渴。

燈心，宋開寶。

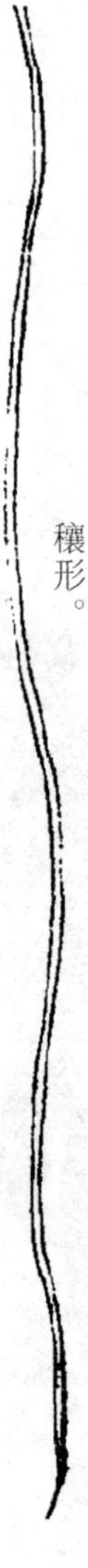

穰形。

宗奭曰：陝西亦有之。蒸熟待乾，折取中心白穰燃燈者，是謂熟草。又有不蒸者，但生乾剥取，爲生草。入藥，宜用生草。

經驗方：治小兒夜啼，用燈心燒灰，塗乳上與吃。

水蓼 生下濕水旁。莖赤，其葉大於家蓼，故名水蓼。俗呼蓼子草。

氣味辛、冷，無毒。

主治：蛇毒，擣敷之。絞汁服，止蛇毒入心悶。水煮漬，捋脚，消氣腫。治脚痛成瘡，先剉水蓼，煮湯，令温熱得所，頻頻淋洗之，瘡乾自安。

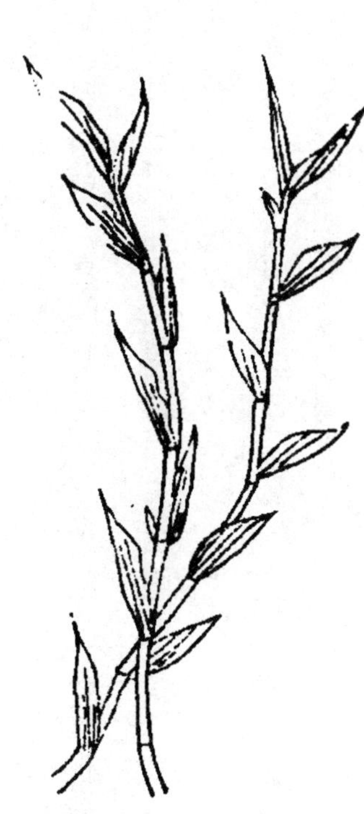

海金沙 始出黔中郡。生作小株，高一二尺。七月收其全棵，於日中曝之，令小乾，以紙襯承，以杖擊之，有細沙落紙上，旋收之，且曝且擊，以沙盡爲度。因色黄如海底細沙，故名海金沙。

海金沙，宋嘉祐。

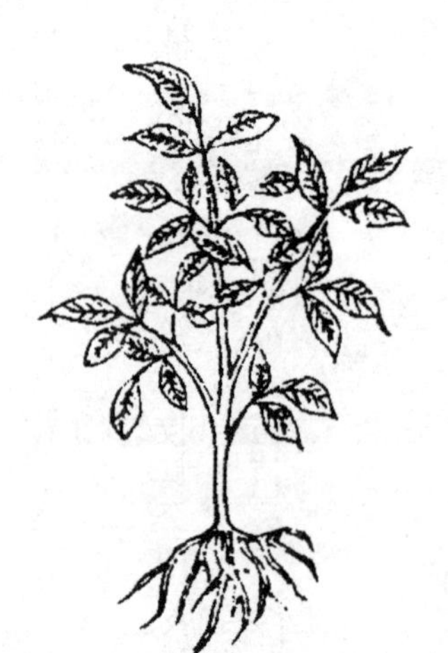

其粒細如黄沙，今市家多以葶藶子充之，用者宜辨。

海金沙，氣味甘、寒，無毒。

主治：通利小腸。得梔子、馬牙硝、硼砂，共療傷寒熱狂。或丸或散。

治濕熱腫滿，小便熱淋，膏淋，血淋，石淋，莖痛，解熱毒氣。

治熱淋急痛，海金沙草陰乾，爲末，煎生甘草湯，調服二錢。

鷄冠 處處有之。三月生苗，入夏高者五六尺，矮者數寸。其葉青柔，其莖或圓或扁，有筋起。六七月，梢間開花，有紅、白二種。其穗圓長而尖者，儼如青葙之穗，扁舒而平者，儼如雄鷄之冠。子在穗中，黑細光滑。因花狀，命名鷄冠。

花，甘、凉，無毒。主治：痔漏下血，赤白下痢，崩中帶下。分赤白用。

子，甘、凉，無毒。主治：止腸風瀉血，赤白痢，崩中帶下。入藥炒用。

苗，甘、凉，無毒。主治瘡痔及血病。

孫氏集驗方：治婦人白帶，白鷄冠花曬乾爲末，空心酒調服三錢。赤帶，用紅鷄冠花。

鎖陽 出肅州。按，陶九成輟耕録云：鎖陽，生韃靼田地，野馬或與蛟龍遺精入地，久之發起如笋。上豐下儉，鱗甲櫛比，筋脉連絡，絶類男陽，即肉蓯蓉之類。或謂里之淫婦，就而合之。一得陰氣，勃然怒長。土人掘取，洗滌去皮，薄切曬乾，以充藥貨，功力百倍於蓯蓉。李時珍曰：此自有種類，如肉蓯蓉、列當。亦未必盡是遺精所生也。

氣味甘、温，無毒。

主治：大補陰氣，益精血，利大便。虚人大便燥結者啖之，可代蓯蓉，煮粥彌佳。不燥結者勿用。潤燥養筋，治痿弱。

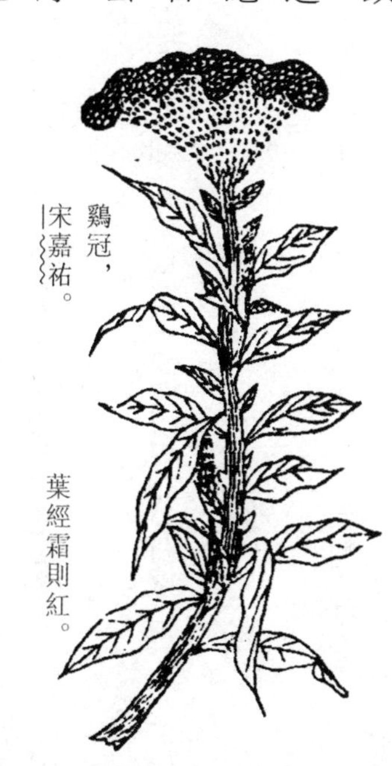

鎖陽，補遺。

紫色

三七 生廣西南丹諸州番峒深山中。採根曝乾，黄黑色，如老乾地黄，有節。彼人言其葉左三右四，故名三七。蓋恐不然。原名山漆，謂其合金瘡如漆粘物也。三七者，俗稱耳。

味甘、微苦、温，無毒。

主治：止血散血定痛，金刃箭傷，跌撲杖瘡，血出不止者，嚼爛塗，或爲末摻之，血即止。亦治吐血衄血，下血血痢，崩中，經水不止，産後惡血不下，血暈血痛，赤目癰腫，虎咬、蛇傷諸病。

三七，類竹節参，味甘而苦，亦似参味，但色不同。参色黄白而三七色黄黑。

山漆，新增。

根形

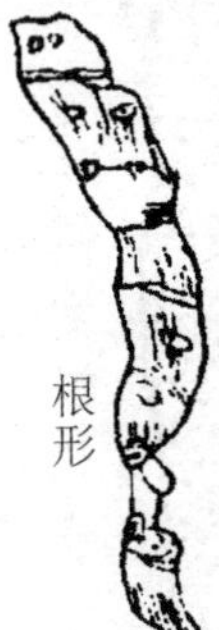

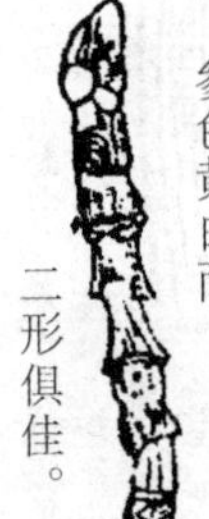

二形俱佳。

市多以定風草充之，但色白、體輕、味薄爲異。或云試法：以末摻猪血中，血化爲水者真。

近傳一種草，春生苗，夏高二三尺，葉似菊艾而勁厚，有歧尖，莖有赤稜，夏秋開黄花，蕊如金絲，盤紐可愛。花乾則絮如苦蕒絮。根、葉味甘，治金瘡折傷出血，及上下血病，甚效。云是三七，而根如牛蒡，與南中來者不類。恐是劉寄奴之屬，甚易繁衍。

赤痢血痢，三七三錢，研末，米泔水調服，即愈。

甘松香

今黔蜀州郡及遼州亦有之，叢生山野。葉細如茅草，根極繁密。八月採根。始産川西松州。其味甘而香，故名甘松香。

甘松香，氣味甘、温，無毒。

主治：惡氣，卒心腹痛滿，下氣。○黑皮䵟黯，風疳齒䘌，野鷄痔。得白芷、附子良。○理元氣，去氣鬱。○脚氣膝浮，煎湯洗。

奇效方：治勞瘵薰法：甘松六兩，玄参一斤，爲末，每日焚之。

甘松香，宋開寶。

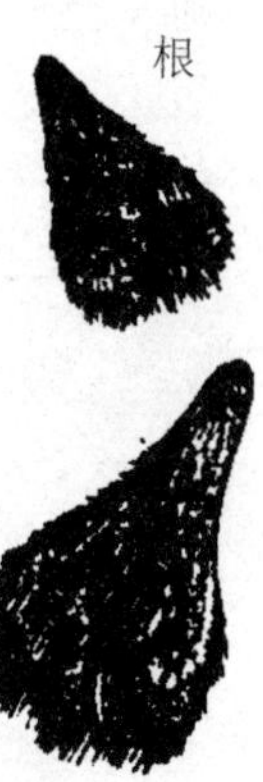

藿香 按，廣志云：出海邊國。莖如都梁，葉似水蘇，可着衣服中。頌曰：嶺南多有之，人家亦多種。二月生苗，莖梗甚密，作叢。葉似桑而小薄。五、六月採，日乾乃芬香。本草綱目云：豆葉曰藿。此葉似之，故名藿香。

藿香，氣味辛，微温，無毒。

主治：風水毒腫，去惡氣，止霍亂、心腹痛。○脾胃吐逆爲要藥。○助胃氣，開胃口，進飲食。○温中快氣，肺虚有寒，上。○壅熱，飲酒口臭，煎湯漱之。

藿香，別録木部上品，今移「草部」。

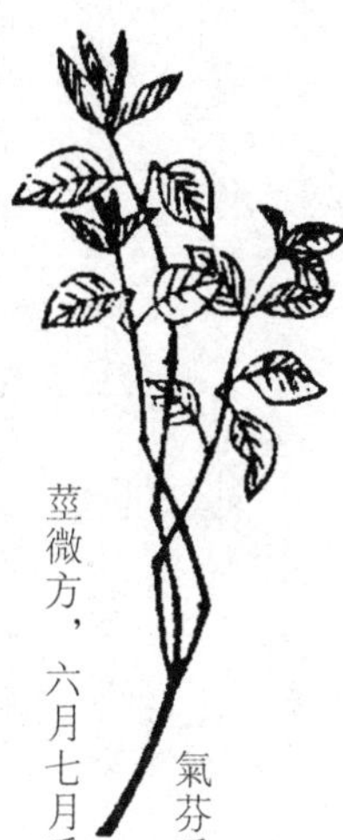

藿香圓莖，葉頗類茄葉而小，亦像豆葉。古人惟用其葉，不用枝梗。今人並枝梗用之，因葉多僞，故耳。

杲曰：可升可降，陽也，入手、足太陰經。

百一選方：治霍亂吐瀉垂死者，服之回生。用藿香葉、陳皮各五錢，水二鍾，煎一鍾，温服。

青蒿

本經原名草蒿。蒿，草之高者也。始生華陰川澤，今處處有之。春生苗，葉極細軟。至夏，高四五尺。秋後開細淡黄花，花下便結子，如粟米大。八、九月，採根、莖、子、葉，並入藥用。此蒿獨青，異於諸蒿，故名青蒿。

青蒿，氣味苦、寒，無毒。主治：疥瘙痂癢，惡瘡殺蝨。治留熱在骨節間，明目，鬼氣屍疰伏留。婦人血氣腹内滿，及冷熱久痢。秋冬用子，春夏用苗。並擣汁服。亦暴乾爲末，小便入酒和服。

補中益氣，輕身補勞，駐顔色，長毛髮，令黑不老，兼去蒜髮。殺風毒，心痛熱黄，生擣汁服，並貼之。○治瘧疾寒熱。○生擣，敷金瘡，止血止疼良。○燒灰，隔紙淋汁，和石灰煎，治惡瘡、瘜肉、黶瘢。

雷公云：凡使，惟中爲妙，到膝即仰，到腰即俯。使子勿使葉，使根勿使莖。四件若同使，翻然成痼疾。採得葉，用七歲兒七個溺浸七日七夜，漉出曬乾。

青蒿，伏硫黄。

百一方：治蜂螫人，嚼青蒿傅患處，即差。

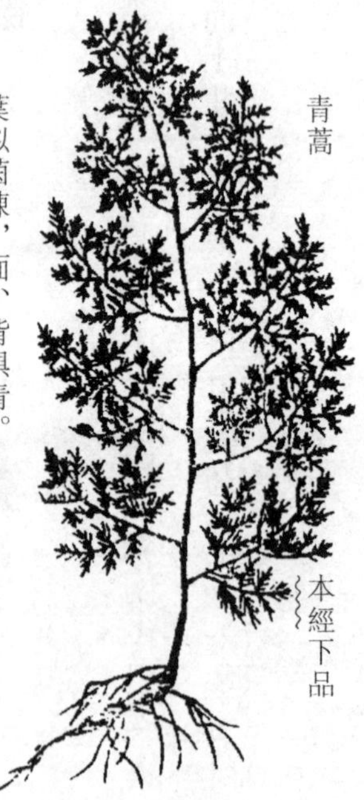

青蒿

本經下品

葉似茵陳，面、背俱青。

蜀葵 處處人家植之。春初種子，冬月宿根亦自生苗。葉似葵菜而大，亦似絲瓜葉，有歧義，嫩時亦可茹。過小滿後長莖，高五六尺。花似木槿而大，有深紅、淺紅、紫黑、白色，單瓣、千層之異，惟紅、白二色入藥。其實大如指頭，皮薄而扁，内仁如馬兜鈴仁及蕪荑仁，輕虚易種。其稭剥皮，可績布作繩。按，爾雅翼云：葵者，揆也。葵葉傾日，不使照其根，乃智以揆之也。種出於蜀，故名蜀葵。

花，氣味甘、冷，無毒。主治：赤者治赤帶、赤痢、血燥，白者治白帶、白痢、氣燥。〇苗，氣味甘、微寒、滑，無毒。主治：除客熱，利腸胃。煮食，治丹石發熱，大人、小兒熱毒，下痢。擣爛，塗火瘡。燒研，敷金瘡。根、莖，主治：客熱，利小便，散膿血惡汁。〇子，氣味甘、冷，無毒。主治：淋澁，通小腸，催心落胎。療水腫，治一切瘡疥，並瘢疵赤靨。

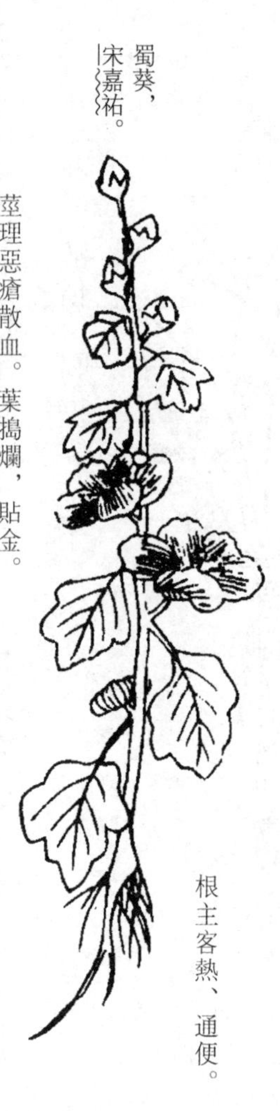

蜀葵，宋嘉祐。

衛生寶鑑：治小便淋痛，葵花根洗，剉，水煎五七沸，服之如神。

普濟方：治誤吞銅錢，葵花煮汁服之。

地丁　始生山南巖石及高岡上，今處處有之。苗覆地春生，葉青小，花開有紫、白二種，根直如釘。入藥宜用紫花者，故俗每呼爲紫花地丁。

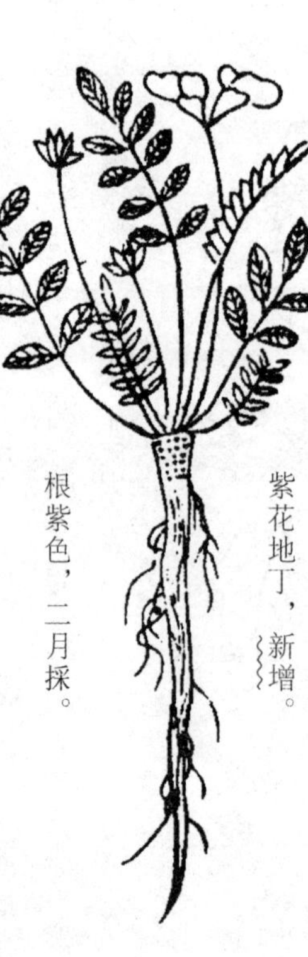

紫花地丁，新增。

根紫色，二月採。

氣味苦、辛、寒，無毒。

主治：一切癰疽發背，疔腫瘰癧，無名腫毒、惡瘡。

乾坤秘韞：治黄疸内熱，地丁爲末，酒服三錢。

孫天仁集效方：治癰疽發背，無名諸腫，貼之如神。紫花地丁□，三伏時收，以白麵和成，鹽、醋浸一宿，貼之。昔有一尼，發背，夢得此方，數日而痊。

白頭翁　生嵩山山谷，今處處有之。苗作叢，狀如白薇而柔細，稍長。葉生莖端，上有細白毛，而不滑澤。近根有白茸，正似白頭老翁，故名焉。本經名野丈人、名胡王使者，别録名奈何草，皆狀老翁之意。本經下品。

氣味苦、温，無毒。主治：温瘧狂，易寒熱，癥瘕積聚，癭氣逐血，止腹痛，療金瘡。鼻衄，止毒痢、赤痢，腹痛、齒痛，百節骨痛，項下瘤癧。一切風氣，暖腰膝，明目消贅。豚實爲之使。得酒良。白頭翁，使。

鳳仙 人家多種之，極易生。二月下子，五月可再種。苗高二三尺，莖大如指，中空而脆。有紅、白二色。葉長而尖，似桃葉而有鋸齒。椏間開花，頭、翅、尾、足俱具，翹然如鳳狀，故名鳳仙。又一名金鳳花。有紅、白、紫、碧數色。自夏初至秋盡開，花謝相續結實，大如櫻桃，尖鋭，色如毛桃。故一名小桃紅。生青熟黄，犯之即裂，故一名急性子。子似萊菔子而小，褐色。婦女採其花及莖、葉，包染指甲，每呼爲指甲草。

子，氣味微苦、温，有小毒。主治：産難，積塊噎膈，下骨鯁，透骨通竅。

花，氣味甘、滑、温，無毒。主治：蛇傷，擂酒服即解。又治腰脇引痛，不可忍者。研餅，曬乾爲末，空心每服三錢，活血消積。

根、葉，氣味苦、甘、辛，有小毒。主治：雞魚骨鯁，誤吞銅鐵，杖撲腫痛，散血通經，軟堅透骨。

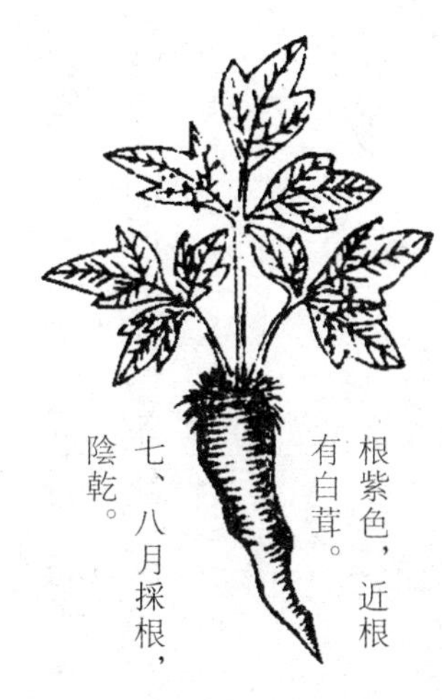

根紫色，近根有白茸。七、八月採根，陰乾。

鳳仙，新增。

子性急速，故能透骨軟堅。庖人烹魚，肉硬者，投數粒即易爛，是其驗也。緑其透骨，最能損齒，與玉簪根同。凡服者，不可着齒。多用戟人咽。

衛生易簡方：治馬患諸病，白鳳仙花連根、葉熬膏，遇馬有病，抹眼四角上，即汗出而愈。

摘玄方：金鳳花子研末，入砒少許，點疼牙根，取之。

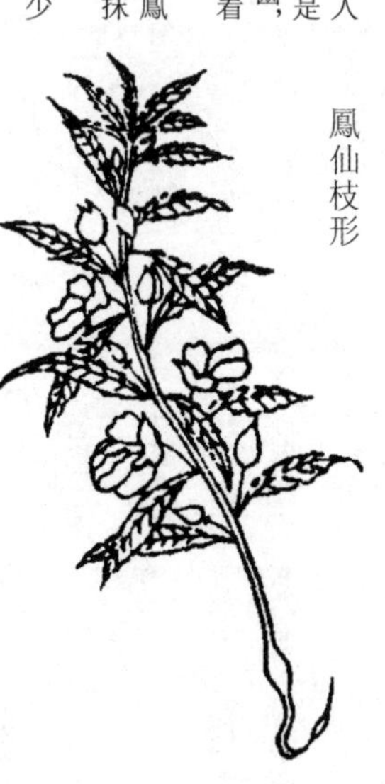

鳳仙枝形

曼陀羅花　生北土，人家亦栽之。春生，夏長，緑莖碧葉，高二三尺。八月開白花，六瓣，狀如牽牛花而大，朝開夜合。結實圓而有丁拐，中有小子。八月採花，九月採實。法華經言：佛説法時，天雨曼陀羅花。又道家北斗有陀羅星使者，手執此花，故後人因以名花曼陀羅。因葉形似茄，一名風茄兒，一名山茄子，一名胡茄。

花、子，氣味辛、温，有毒。

主治：諸風及寒濕脚氣，煎湯洗之。又主驚癇及脱肛，并入麻藥。

花白，子紫色，類茄子。

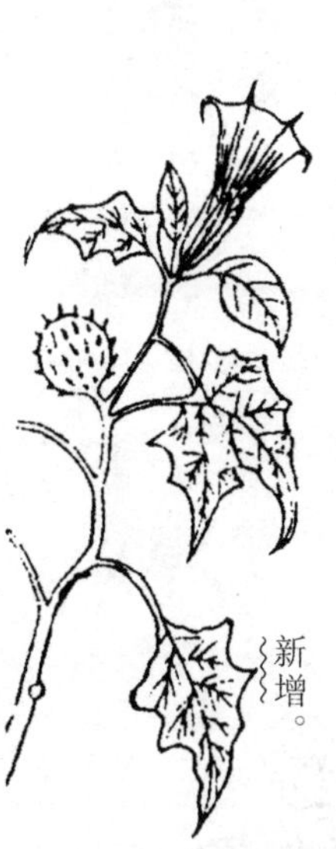

新增。

李時珍曰：相傳，此花笑採釀酒飲，令人笑；舞採釀酒，令人舞。予常試之，飲須半酣，更令一人或笑或舞引之，乃驗也。八月採蔓陀羅花，七月採火麻子花，陰乾，等分爲末，熱酒調服三錢，少頃昏昏如醉。割瘡炙火，宜先服此，則不覺苦也。

芫花 始生淮源川谷，今處處有之。苗高二三尺，葉似白前及柳葉，根、皮黄似桑根。正月、二月花發，紫碧色，亦有白色者。葉未生時，收採日乾。別録名杜芫，吴普名赤芫，山海經云「首山其草多芫」是也。

氣味辛、温，有小毒。

主治：欬逆上氣，喉鳴喘，咽腫短氣，蠱毒鬼瘧，疝瘕癰腫，殺蟲魚。〇消胸中痰水，喜唾水腫，五水在五臟、皮膚，及腰痛下寒，毒肉毒根。療疥瘡。可用毒魚。〇治心腹脹滿，去水氣，寒痰涕唾，如膠，通利血脉。治惡瘡風痺濕，一切毒風，四肢攣急，不能行步。〇療欬逆瘴瘧。〇治水飲痰澼，脇下痛。

芫花，「木部」下品，今移此。

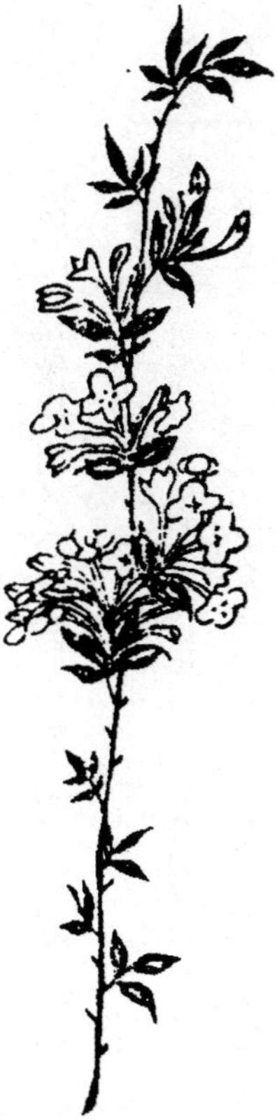

修治：芫花留數年陳久者良。用當微炒，或以醋炒，不可近目。决明爲之使，反甘草。多服，令人泄。

集效方：治白秃瘡，芫花爲末，猪脂和敷之。

覆盆子 長條，四、五月紅熟，秦州甚多，永興、華州亦有。及時山中人採取。其味酸甘，外如荔枝、櫻桃許大，軟紅可愛。失採，則就枝生蛆。益腎臟、小便，服之當覆溺器，故名覆盆子。

氣味甘、平，無毒。

主治：益氣輕身，令髪不白。○補虚續絶，强陰健陽，悦澤肌膚，安和五臟，温中益力。療勞損風虚，補肝明目，並宜擣篩。每旦水服三錢。○男子腎精虚竭，陰痿，能令堅長。女子食之，有子。○食之，令人好顔色。榨汁，塗髪不白。○益腎臟，縮小便，取汁，同少蜜煎爲稀膏，點服。治肺氣虚寒。

覆盆子，别録上品。自「果部」移入此。

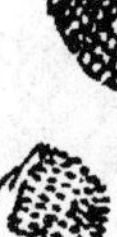

青黄色，有鱗甲。

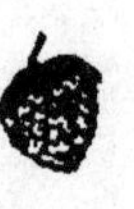

五月采之，烈日暴乾，不爾易爛。

修治：去蒂取子，以酒拌蒸之，曬乾用。覆盆子，臣。

集簡方：治陽事不起，覆盆子酒浸，焙研爲末。每旦，酒服三錢良。

番木鼈 始生回回國，今西土卭州諸處皆有之。蔓生，夏開黄花。七、八月結實，如栝蔞，生青熟赤，亦如木鼈，其核圓，小於木鼈而色白，味苦，故一名苦實。狀如馬之連錢，故一名馬錢子。

番木鼈，味苦，寒，無毒。

主治：傷寒熱病，咽喉痺痛，消痞塊，並含之咽汁。或磨水，噙咽。

番木鼈，新增。

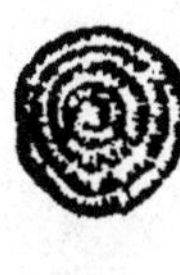

能毒狗至。亦能殺飛禽，今人多用毒烏鴉。

番木鼈，形圓色白，有毛，細切搗爛，和肉內，毒鼠即死，勿令猫食之。

黃藥子

原出嶺南，今夔、陝州郡及明、越、秦、隴山中亦有之，以忠州、萬州者爲勝。蔓生，葉似薄荷，而色青黃。莖赤有節，節有枝相當。其根初採時紅赤色，暴乾則黃，故名黃藥子。

氣味苦、平，無毒。

主治：諸惡瘡腫瘻，喉痺，蛇、犬咬毒，研水服之。亦含，亦塗。○凉血降火，消癭解毒。○治馬心肺熱疾。

黃藥子，宋開寶。自「木部」移入此。

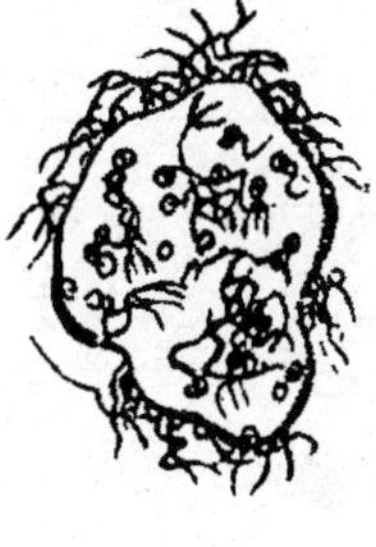

市賣根形

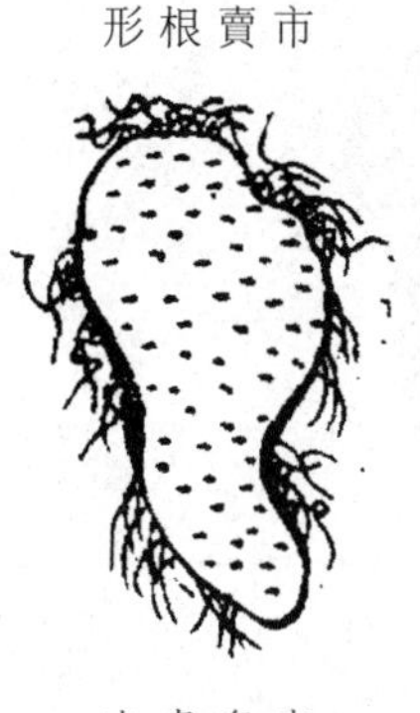

皮紫黑色，多鬚，每鬚處有白眼。肉黃色。

兵部手集：治鼻衄出血，以新汲水磨黃藥子汁一碗，頓服立差。

墓頭回　山谷處處有之。根如地榆，長條，黑色。聞之極臭，俗呼雞糞草。

墓頭回，乾久益善，治崩中，赤白帶下，不拘遠年近日，少則一服，多則三服，其效如神。每用一把，水、酒各半盞，童便半盞，新紅花一捻，煎七分，臨卧服。

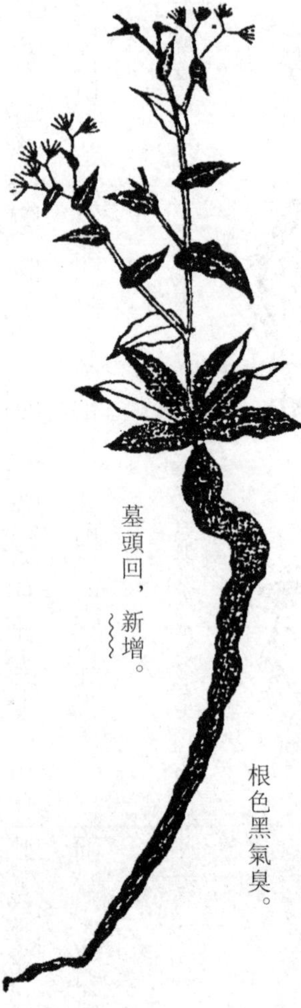

根色黑氣臭。

墓頭回，新增。

盱眙蔡大尹任滑縣，夫人有前病，醫藥百計不效。有一僧人獻上方，一服輒愈。後轉相傳治，無不稱驗。今人治傷寒瘟瘧，多有用墓頭回者。

白龍鬚　劉松石保壽堂方云：生近水旁有石處，寄生搜風樹節，乃樹之餘精也。細如棕絲，直起，無枝葉。最難得真者，一種萬纏草，生于白綫樹根，細絲相類，但有枝莖稍粗爲異。誤用不效。此草形似龍鬚菜而色白，故名白龍鬚。

氣味甘、微辛、平，無毒。○主治：男婦風濕，腰腿疼痛，左癱右瘓，口目喎斜，及産後氣血流散，脛骨痛，頭目昏暗，腰腿疼不可忍者，並宜服之。惟虚勞癱痿不可服。研末，每服一錢，氣弱者七分。無灰酒下，密室隨左右貼床卧，待汗出自乾，勿多蓋被。三日，勿下床見風。一方得疾，泄者用末三錢，瓷瓶煮酒一壺，每日先服桔梗湯，少頃飲酒二盞。早一服，晚一服。

白龍鬚，新增。

真

色青白，有節。

有一種色黃如細絲，一種長及一二尺餘，如草木之根，皆僞也。

草果

生閩、廣。八月採實，內子大粒成團，外殼緊厚多皺。凡資入劑，去殼取仁。此草結實類果，故名草果。

氣味辛、温，無毒。

主治：消宿食，解酒毒，除胸膈脹滿，却心腹冷痛。同縮砂温中焦，佐常山截疫瘧，辟山嵐瘴氣，止霍亂惡心。

草果，新增。

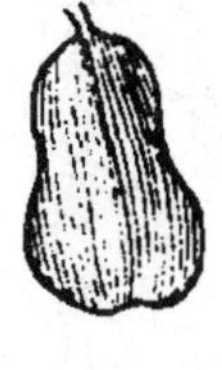

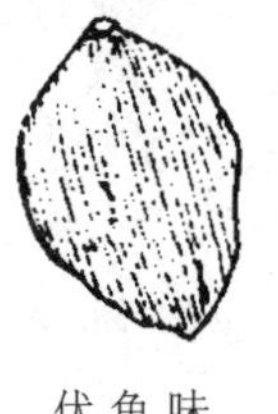

味辛氣烈。造魚鱠，調食饌，伏此以爲君。

修治：草果，去殼取仁，剉用。升也，陽也。

大茴香 出閩、廣，殼赤色，大如錢，有八角，子藏殼中。秋月收採，嚼甚香甜，治膀胱腎間冷氣，大有回陽散冷之功，故名大茴香。

氣味辛、平，無毒。

主治：腎勞疝氣，小腸吊氣攣疼，乾濕脚氣，膀胱冷氣，腫痛。開胃止嘔下良。調饌，止臭生香，爲諸痿霍亂捷方，補命門不足要藥。理腰痛，療惡瘡。

大茴香，新增。

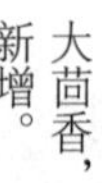

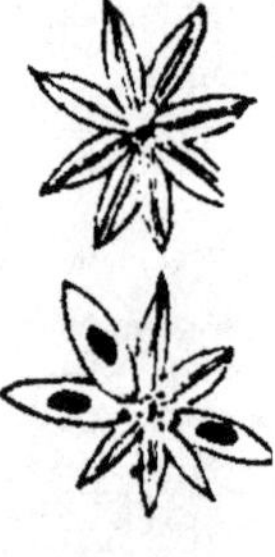

紫色，八角。

俗呼八角茴香。

修治：鹽、酒炒，入心、腎二臟及小腸、膀胱。亦有微炒爲末用者。

兩頭尖 自遼東來貨者甚多，每呼爲附子，今呼兩頭尖，象形也。

氣味辛、熱，有毒。主治：風濕邪氣，癰腫金瘡，四肢拘攣，骨節疼痛。多入膏藥中用。

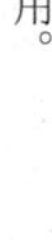

新增。

兩頭尖，似草烏而兩頭尖銳，黑色。予考諸本草，俱無載之者，是以不知出處之的，以俟後之君子再正之。

通脱木 生江南，葉似蓖麻，心中有瓤，輕白可愛。女工取以餙物，此瓤脱木得之，故名通脱木。爾雅云：離南，活莌。山海經又名寇脱，今俗亦名通草。

氣味甘、淡、寒，無毒。

主治：利陰竅，治五淋，除水腫癃閉，瀉肺。解諸蠱毒痛。明目退熱，下乳催生。

通脱木，本經中品。

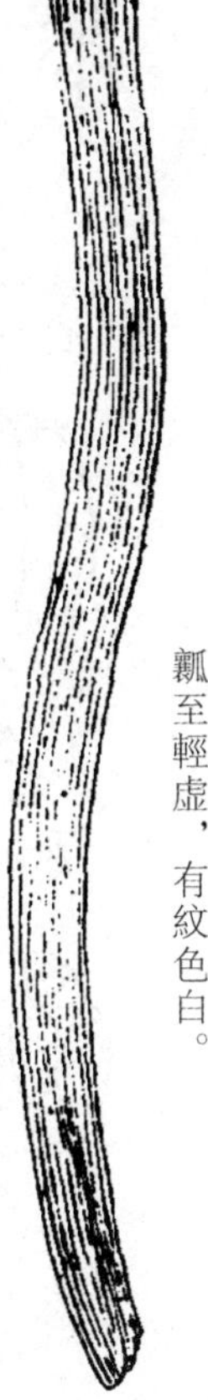

瓤至輕虛，有紋色白。

今人着各樣顏色作花，新鮮愛人。

罌子粟 今處處有之。苗春生繁茂，花有白、紅、紫、粉紅、杏黃、墨色者，艷麗可愛。一名麗春，一名賽牡丹，一名錦被花。其實狀如罌子，其米如粟，故名罌子粟。一名米囊子，俗呼米殼，又呼罌粟殻。結青苞時，午後，刺其外面皮三、五處，以早津液出，以竹刀刮收，入瓷器，陰乾，名曰**阿芙蓉**。故今市者，猶有苞片在内，每呼爲鴉片，又呼爲啞片。王氏醫林集要言：是天方國紅罌粟花，不令水淹，頭花謝後，刺黄皮取之者。阿，方音稱我也，以其花似芙蓉，故名阿芙蓉。

粟，甘、平，無毒。主治：丹石發動，不下飲食。和竹瀝煮粥食，行風氣，逐邪熱。治反胃，胸中痰滯。治瀉痢，潤燥。

殼，氣味酸、濇，微寒，無毒。主治：止瀉痢，固脱肛。治遺精，久咳，斂肺濇腸，止心腹、筋骨諸痛。

阿芙蓉，是紅罌粟花之津液也。氣味酸、濇、温，微毒。主治：瀉痢脱肛不止，能濇丈夫精氣。〇色蒼黑，嗅之豆腥氣者真。合春方多用。

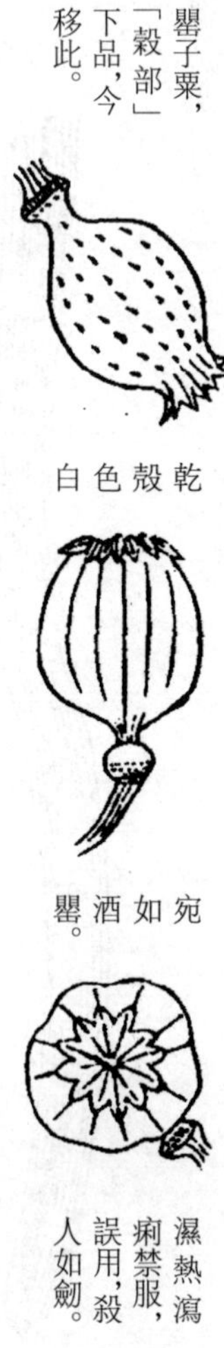

修治：米殼，去净膜筋，或蜜炙，或醋炒，各隨方法。

一罌有子數千萬粒，小如葶藶子，其色碧，隔年種則佳。研子以水煎，仍加蜜，爲罌粟湯。服石，人甚宜飲。

忍冬 多生田坂畦甽，或産園圃墻垣，凌冬不凋，故名忍冬。蔓延樹上，藤多左纏，故名左纏藤。又名鷺鷥藤，又名金釵股，又名老翁鬚。四月開花，香甚撲鼻，初開色白，經久變黄，因名金銀花。凡數名者，前乃美其藤之異常，此則美其花之出類也。

氣味甘、温，無毒。

主治：寒熱身腫。久服輕身，長年益壽。○治腹脹滿，能止氣下澼。○熱毒血痢、水痢，濃煎服。○治飛屍鬼擊，一切風濕氣，及諸腫毒、癰疽、疥癬、楊梅諸惡瘡，散熱解毒。

忍冬莖，微紫，對節生。葉有濇毛，花長寸許，一蒂兩花，二瓣，一大一小，如半邊狀，長蕊，氣甚芬芳。四月採花，陰乾。藤、葉，不拘時日採。

萬表積善堂方：治一切腫毒，不問已潰、未潰，或初起發熱，用金銀花連莖、葉，自然汁半碗，煎八分服之。以渣敷上，敗毒托裏，散氣和血，其功獨勝。

忍冬莖、葉及花，功用皆同。昔人稱其治風除脹，解痢逐屍爲要藥。而後世不復知用，後世稱其消腫散毒，治瘡爲要藥，而昔人並未言及。乃知古今之理，萬變不同，未可一轍論也。

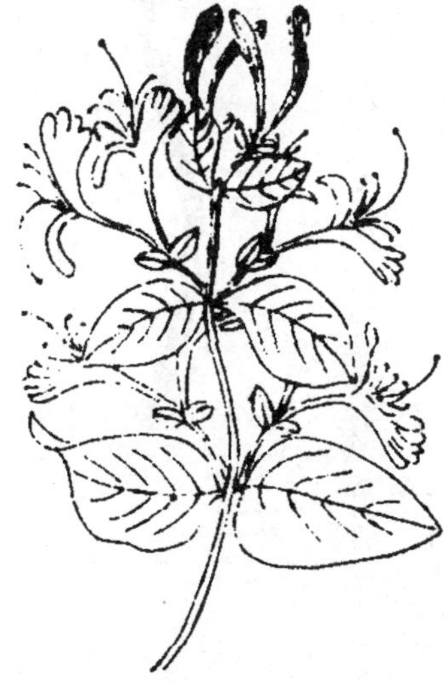
金銀花形。

南藤 始生南山山谷，今泉州、榮州有之。生依南木，故號南藤。圖經名石南藤。莖如馬鞭，有節，紫褐色。葉如杏葉而尖，採無時。始因丁公用，有效，故別録名丁父，名丁公寄。開寶名丁公藤。

氣味辛，温，無毒。

主治：金瘡痛，延年。○主風血，補衰老，起陽，强腰脚，除痺變白，逐冷氣，排風邪。煮汁服，冬月浸酒服。○煮汁服，治上氣咳嗽。

石南藤，宋開寶。

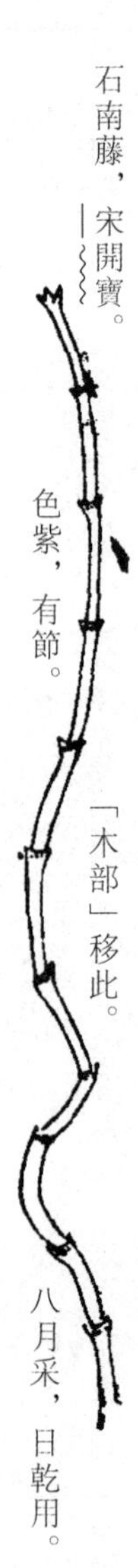

色紫，有節。

「木部」移此。

八月采，日乾用。

按，南史云：解叔謙，鴈門人。母有疾，夜禱，聞空中語云：得丁公藤治之，即瘥。訪醫及本草，皆無此藥。至宜都山中，見一翁伐木，云是丁公藤，療風。乃拜泣求，翁並示以漬酒法。受畢，失翁所在。母服之，遂愈。

清風藤 生台州天台山中。其苗蔓延木上，四時常青。一名青藤。

主治風疾。○治風濕流注，歷節鶴膝，麻痺瘙癢，損傷瘡腫。入酒藥中用。

清風藤，宋圖經。

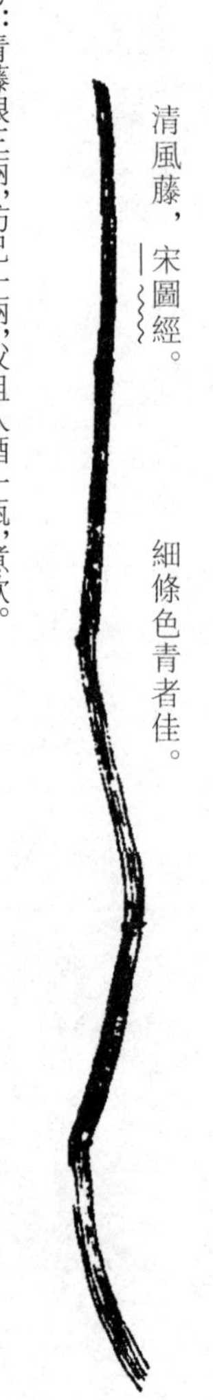

細條色青者佳。

普濟方：青藤根三兩，防己一兩，㕮咀入酒一瓶，煮飲。

釣藤 原出梁州，今秦中興元府有之。葉細長，其莖間有刺，若釣鉤，故名釣藤，亦作弔藤，從簡耳。俗呼鉤藤。

氣味甘、微寒，無毒。

主治小兒寒熱，十二驚癇。○小兒驚啼，瘈瘲熱壅，客忤胎風。○大人頭旋目眩，平肝風，除心熱。小兒內釣腹痛，發斑疹。

鈎藤，別録「木部」下品，今移此。

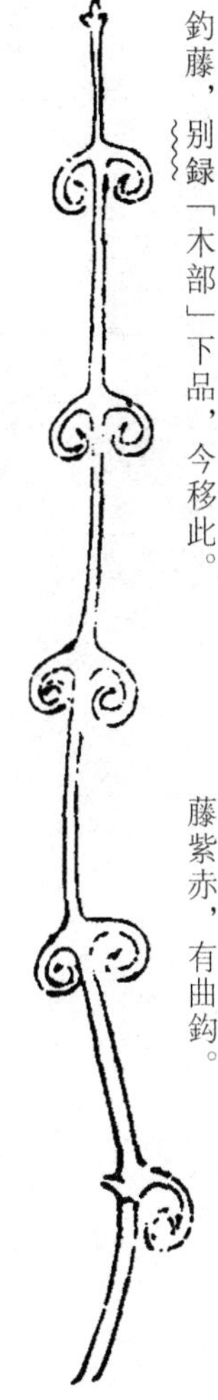

藤紫赤，有曲鈎。

古人多用皮，後世多用鈎，取其力鋭耳，手足厥陰藥也。

錢氏方：治小兒斑疹不快，鈎藤鈎子、紫草茸等分爲末，每服一字，或半錢，温酒服。

鈎藤，臣。

本草原始卷之四

木部

松脂、節、茯苓、茯神、琥珀　柏實側柏葉　桂桂心、桂枝、牡桂、箘桂　槐實、花、葉、枝　枸杞地骨皮　酸棗仁
蘗木即黄蘗　楮實　乾漆　五加皮　牡荆實　蔓荆實　辛夷　桑根白皮椹、桑上寄生　杜仲　楓香
脂大楓子　女貞實　蕤核　丁香　沉香　乳香　降真香　檀香　金櫻子　吴茱萸　卮子即梔子
樟腦即朝腦　騏驎竭即血竭　龍腦即片腦　阿魏　蘆薈　蕪荑　枳實枳殼　烏藥　厚朴　茗兒茶　山
茱萸　紫葳即凌霄花　猪苓　五倍子百藥煎　没藥　海桐皮　合歡　蜜蒙花　巴豆　連翹　蜀椒
目　皂莢　訶黎勒即訶子　楝實　無食子　益智子　蘇方木　木鼈子　椿木樗木　棕櫚

苞木部

竹堇竹葉、淡竹葉、苦竹葉、天竺黄　雷丸

木部五十九種，附名者十四種

本草原始卷之四

松 始生泰山山谷，今處處有之。其葉有兩鬣、五鬣、七鬣，歲久則實繁，凌冬不凋。按，王安石字説云：松、柏爲百木之長，松猶公也，柏猶伯也，故松從「公」，柏從「伯」。松脂 松之膏脂也。本經一名松膏，一名松肪。本草綱目名松膠，因氣香而色黄，故俗呼松香，又呼黄香。茯苓 茯神 生大松下，今以雲貴出者爲佳。形塊無定，以似人龜、鳥獸形者爲良。有赤、白二種，乃假松氣而生者。二月、八月採，陰乾。茯者，附也，伏松之下，有附之義也。苓者，零也，離松之體，有零之義也，故名茯苓。茯神，附結本根，既不離本，故曰茯神。史記龜策傳作「伏靈」，蓋松之神靈之氣，伏結而成，故謂之伏靈、伏神也。琥珀 是松脂淪入地中，千年所化，生永昌者佳。今西戎亦有，色差淡而明澈；南方者，色深而重濁。入藥，以手摩熱，可拾草芥者爲上。李時珍曰：虎死，則魄入地化爲石，此物狀似之，故謂之虎魄。俗文從「玉」，以其類玉也。

松葉，氣味苦、温，無毒。○主治風濕瘡，生毛髮，安五臟，守中不饑，延年。○細切，以水及麵飲服之，或擣屑丸服，可斷穀，及治惡疾。○炙，署凍瘡、風瘡佳。○去風痛脚痺，殺米蟲。

列仙傳云：毛女在華陰山中，山客、獵師世世見之，形體生毛，自言始皇宫人。秦亡入山，食松葉，遂不飢寒，身輕如飛。

松脂，氣味苦、甘，温，無毒。○主治：癰疽惡瘡，頭瘍白秃，疥瘙風氣。安五臟，除熱。久服輕身，不老延年。○除胃中伏熱，咽乾消渴，風痺死肌。鍊之令白。其赤者，主惡痺。○煎膏，生肌止痛，排膿抽風。貼諸瘡，膿血瘻爛，塞牙孔，殺蟲。○除邪下氣，潤心肺，治耳聾。古方多用辟穀。○强筋骨，利耳目，治崩中帶下。

松節，氣味苦、温，無毒。○主治：百邪久風風虚，脚痺疼痛。○釀酒，主脚弱，骨節風。○炒焦，治筋骨間病，能燥血中之濕。○治風蛀牙痛，煎水含漱，或燒灰，日揩有效。

白茯苓，氣味甘、平，無毒。○主治：胸脇逆氣，憂恚，驚邪恐悸，心下結痛，寒熱煩滿，咳逆，口焦舌乾，利小便。久服安魂養神，不饑延年。○止消渴，好睡，大腹淋瀝，膈中痰水，水腫淋結，開胸腑，調臟氣，伐腎邪，長陰，益氣力，保神氣。○開胃，止嘔逆，善安心神。主肺痿痰壅，心腹脹滿，小兒驚癇，女人熱淋。○補五勞七傷，開心益智，止健忘，暖腰膝，安胎。○止渴，利小便，除濕益燥，和中益氣，利腰臍間血。○逐水緩脾，生津導氣，平火止瀉，除虚熱，開腠理。○瀉膀胱，益脾胃，治腎積奔豚。

赤茯苓，主治：破結氣。○瀉心、小腸、膀胱濕熱，利竅行水。

茯苓皮，主治：水腫膚脹，開水道，開腠理。

茯神，氣味甘、平，無毒。主治：辟不祥，療風眩風虚，五勞口乾，止驚悸，多恚怒，善忘，開心益智，安魂魄，養精神。○補勞乏，主心下急痛，堅滿人虚，而小腸不利者，加而用之。

茯神心内木，主治：偏風，口面喎斜，毒風筋攣，不語，心神驚掣，虚而健忘。○治脚氣痺痛，諸筋牽縮。

琥珀，氣味甘，平，無毒。主治：安五臟，定魂魄，殺精魅邪鬼，消瘀血，通五淋。○壯心明目，磨翳，止心痛顛邪。療蠱毒，破癥瘕，治產後血枕痛。〇止血生肌，合金瘡。〇清肺，利小腸。

按，曹昭格古論云：琥珀出西番、南番，乃楓木津液多年所化。色黃而明瑩者，名蠟珀。色若松香，紅而且黃者，名明珀。有香者，名香珀。出高麗、倭國者，色深紅，有蜂蟻松枝者，尤好。

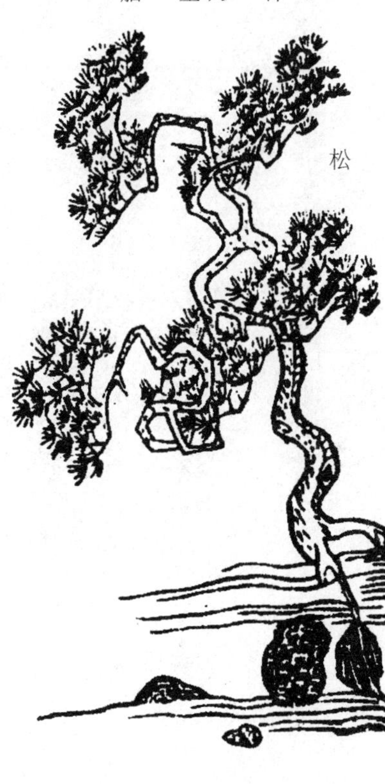

松，別録上品。松脂，松之津液也。族苓、茯神，乃假松氣而生者。琥珀，乃松脂入地所化。

陶隱居云：松脂以桑灰汁，或酒煮軟，挼内寒，水中數十遍，白滑則可用。使。

修治：茯苓，去皮及筋，剉用。茯苓有有筋者，有無筋者，無筋者佳。

茯苓，雲貴者皮紅，他處者皮黑。有小如雞鵝卵、大如匏瓜者，惟以堅如石者爲勝。

元素曰：茯苓，性温，味甘而淡，氣味俱薄，浮而升陽也。之才曰：馬藺爲之使，得甘草、防風、芍藥、紫石英、麥門冬，共療五臟。惡白蘞，畏牡蒙、地榆、雄黃、秦艽、龜甲，忌米醋及酸物。

痔漏神方：赤白茯苓，去皮，没藥各二兩，破故紙四兩，石臼搗成一塊。春秋酒浸三日，夏二日，冬五日，取出，木籠蒸熟，曬乾爲末，酒糊爲丸梧子大。每酒服二十丸，漸至五十丸。

茯苓，臣。

修治：茯神去皮及心内木，切用。忌、惡同茯苓。

茯神，君。

修治：琥珀，用水調側柏子末，安瓷鍋中，置琥珀于内煮之，從巳至申，當有異光，搗粉篩用。

直指方：治小兒胎驚，琥珀、防風各一錢，朱砂半錢，爲末，猪乳調一字入口，中最妙。琥珀，君。

柏實　始生泰山山谷，今處處有之，而乾州者最佳。三月開花，九月結子。候成熟收採，蒸曝乾，舂礧，取熟仁子用。其葉名側柏，密州出者尤佳，按，魏子才六書精藴云：萬木皆向陽，而柏獨西指。蓋陰木而有貞德者，故字從「白」。白者，西方也。陸佃埤雅云：柏之指西，猶鍼之指南也。柏有數種，入藥惟取葉扁而側生者，故曰側柏。

柏實，俗呼柏子仁，氣味甘、平，無毒。

主治：驚悸益氣，除風濕，安五臟。久服，令人潤澤美色，耳目聰明，不饑不老，輕身延年。○療恍惚虚損，吸吸歷節，腰中重痛，益血止汗。○治頭風，腰腎中冷，膀胱冷，宿水，興陽道，益壽，去百邪鬼魅，小兒驚癇。○潤肝。○養心氣，潤腎燥，安魂定魄，益智寧神。燒瀝，澤頭髮，治癬疥。

側柏葉，氣味苦、微温，無毒。

主治：吐血、衄血、痢血，崩中赤白，輕身益氣。令人耐寒暑，去濕痺，生肌。○治冷風，歷節疼痛，止尿血。○炙罯凍瘡，燒取汁，塗頭，黑潤鬢髮。○敷湯火傷，止痛滅瘢。服之療蠱痢。作湯常服，殺五臟蟲，益人。

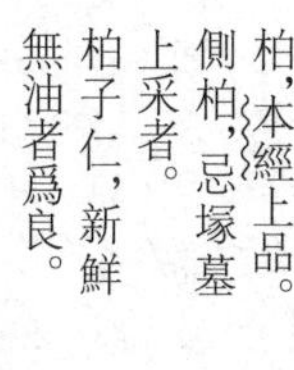
柏，本經上品。側柏，忌塚墓上采者。柏子仁，新鮮無油者爲良。

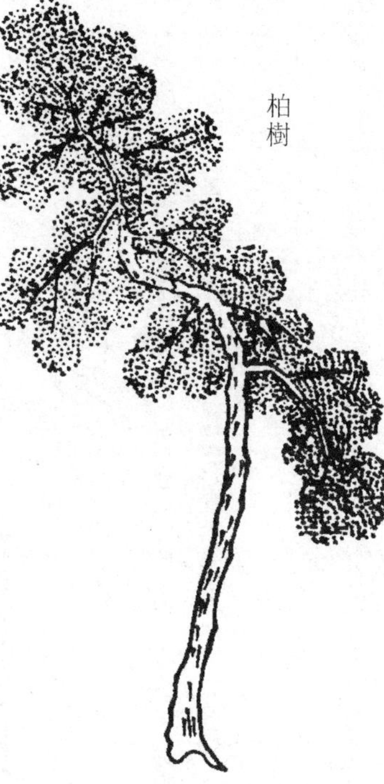

修治：柏實，蒸熟曝烈，舂簸取仁，炒研入藥。畏菊花、羊蹄草。

奇效方：用柏子仁二斤，爲末，酒浸爲膏。棗肉三斤，白蜜、白朮末、地黄末各一斤，擣匀，丸彈子大。每嚼一丸，一日三服，百日百病愈。久服，延年壯神。

修治：柏葉，或生或炒，各從本方。

權曰：苦、辛，性濇，與酒相宜。頌曰：性寒。之才曰：瓜子、牡蠣、桂爲之使，畏菊花、羊蹄、諸石及麵、麯，伏砒、硝。

梅師方：治頭髮不生，側柏葉陰乾，作末，和麻油塗之。

桂 生桂陽，葉如柏葉，冬夏常青。二、八、十月採皮，陰乾。半卷多脂，其味辛烈，所謂官桂是已。名官桂者，乃上等供官之桂也。一云出觀、賓、宜、韶、欽諸州，因名觀桂。世人以觀字畫多，故寫作「官」也。俗呼桂皮。因皮赤，又呼爲丹桂。按，范成大桂海志云：凡木、葉、心皆一縱理，獨桂有兩道，如圭形，故字從「圭」。陸佃埤雅云：桂，猶圭也。宣導百藥，爲之先聘通使，如執圭之使也。爾雅謂之梫者，能侵害他木也。故呂氏春秋云：桂枝之下無雜木。雷公炮炙論云「桂釘木根，其木即死」是也。其肉厚辛烈者爲肉桂。去其皮與裏，當其中者，爲桂心。其枝之細小者，爲桂枝。

桂即官桂，桂之厚者名肉桂。氣味甘、辛、大熱，有小毒。

主治：利肝肺氣，心腹寒熱，冷疾，霍亂轉筋，頭痛腰痛，出汗，止煩止唾，咳嗽鼻齆，墮胎，温中，堅筋骨，通血脉，理疏不足，宣導百藥，無所畏。久服，神仙不老。○補下焦不足，治沉寒痼冷之病，滲泄止渴，去營衛中風寒，表虛自汗。春夏爲禁藥，秋冬下部腹痛，非此不能止。○補命門不足，益火消陰。○治寒痺風瘖，陰盛失血，瀉痢驚癇。

桂心，氣味苦、辛，無毒。

主治九種心痛，腹内冷氣，痛不可忍，咳逆結氣，壅痺脚痺不仁，止下痢，殺三蟲，治鼻中息肉。破血，通利月閉，胞衣不下。○治一切風氣，補五勞七傷，通九竅，利關節，益精明目，暖腰膝。治風痺，骨節攣縮，續筋骨，生肌肉，消瘀血，破痃癖癥瘕，殺草木毒。○治風僻，失音喉痺，陽虚失血，内托癰疽痘瘡，能引血化汗化膿，解蛇、蝮毒。

官桂，皮卷，色紫赤，味辛、辣。市者每遇缺時，即以西桂、柳桂充之。西桂皮薄不卷，而味頗辣；柳桂皮厚不卷，而味不辣，宜辨之。

修治：桂，去粗皮用。

杲曰：桂，辛、熱，有毒，陽中之陽浮也，氣之薄者，桂枝也；氣之厚者，桂肉也。氣薄則發泄，桂枝上行而發表；氣厚則發熱，桂肉下行而補腎。比天地親上親下之道也。

桂，別録上品。桂心、桂内之中心，非桂枝之中心也，以枝代之非也。

桂

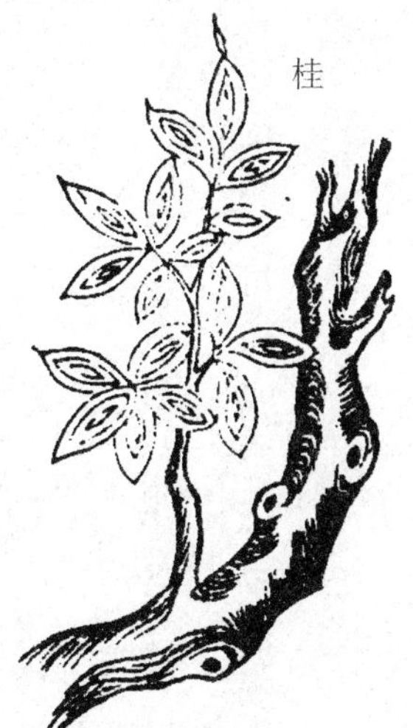

好古曰：桂枝入足太陽經，桂心入手少陰經，桂肉入足少陰、太陰經血分。雖有小毒，亦從類化。與黄芩、黄連爲使，小毒何施？與烏頭、附子爲使，全取其熱性而已。與巴豆、硇砂、乾漆、川山甲、水蛭等同用，則小毒化爲大毒。與人參、麥門冬、甘草同用，則調中益氣，便可久服也。

之才曰：桂得人參、甘草、麥門冬、大黄、黄芩，調中益氣。得柴胡、紫石英、乾地黄，療吐逆。忌生葱、石脂。

甲乙經：治足躄筋急，桂末、白酒和塗之，一日一止。

千金方：治中風口喎，面目相引，偏僻頰急，舌不可轉，桂心酒煮，取汁，故布蘸搨病上，正即止。左喎搨右，右喎搨左。常用大效。

素問曰：辛、甘發散爲陽。故漢張仲景桂枝湯治傷寒表虚，皆須此藥。是專用辛甘之意也。

桂心，君。

牡桂 生南海。葉似枇杷，皮薄，色黄，味淡，少脂肉，氣如木蘭。一名木桂。

牡桂，氣味辛、温，無毒。○桂枝，味辛、甘，氣微熱，主治同牡桂。

主治：上氣咳逆，結氣喉痺，吐吸，利關節，補中益氣。久服通神，輕身不老。〇心痛、脇痛、脇風，温筋通脉，止煩出汗。〇去冷風疼痛。〇去傷風頭痛，開腠理，解表發汗，去皮膚風濕。〇泄奔豚，散下焦蓄血，利肺氣。〇横行手臂，治痛風。

牡桂，本經上品。

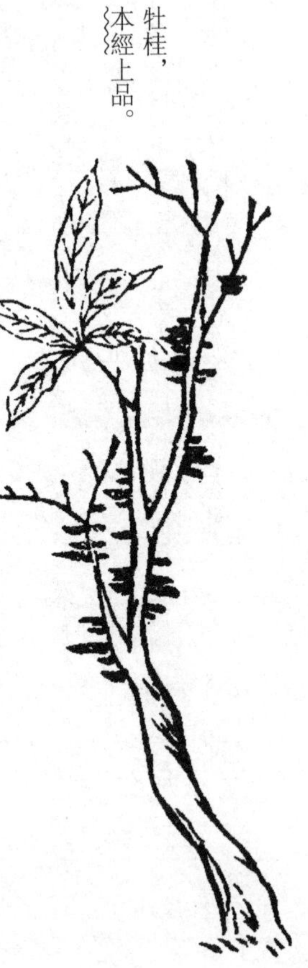

牡桂，君。

經驗後方：治大人、小兒吃雜果子，多腹脹氣急，取牡桂碾末，飯丸如緑豆大。小兒熟水下五丸，大人十丸。未痊再服。

修治：牡桂，去粗皮用。

菌桂　生交趾、桂林山谷巖崖間。葉似柿葉，而尖狹光净。花白蕊黄，四月開，五月結實。樹皮青黄，三月、七月採皮，日乾。三重者良。箘者竹名，此桂正圓如竹，故名箘桂。嫩而易卷如筒，即古人所用筒桂也，故一名筒桂。筒、箘字近，後人誤書爲「箘」。今本經又作從草之「菌」，愈誤矣。

箘桂，氣味辛、温，無毒。

主治百病，養精神，積顔色，爲諸藥先聘通使。久服，輕身不老，面生光華媚好，常如童子。

箘桂，本經上品。

主治與桂心、牡桂迥然不同，昔人所服食者，蓋此類耳。

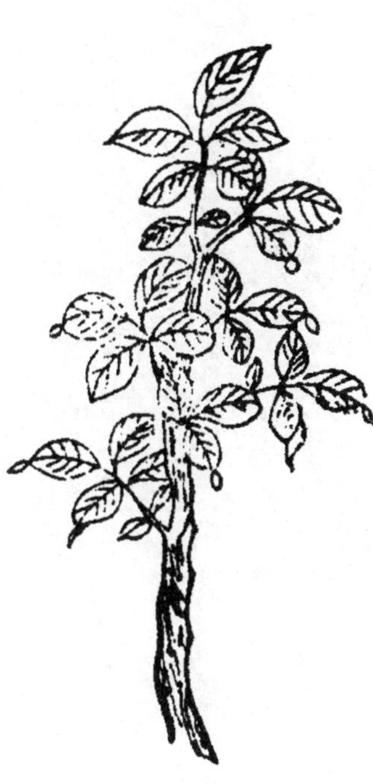

列仙傳云：范蠡好食桂，飲水討藥，人世世見之。又桂父，象林人，常服桂皮、葉，以龜腦和服之。

諸本草論桂，紛紛不一，幾不可考。按，尸子云：春花秋英曰桂。嵇含南方草木狀云：桂生合浦、交趾，生必高山之顛，冬夏常青。其類自爲林，更無雜樹。有三種：皮赤者爲丹桂，葉似柹者爲箘桂，葉似枇杷者爲牡桂。其説甚明，足破諸家之辯矣。

槐 始生河南平澤，今處處有之。其木有極高大者。按，爾雅：槐有數種，葉大而黑者名櫰槐。晝合夜開者名守宫槐，葉細而青緑者但謂之槐。其功用不言有别。四月、五月開黄花，六月、七月結實，七月七日採嫩實，擣汁作煎。十月採老實，入藥。皮、根採無時。按，周禮：外朝之法，面三槐，三公位焉。王安石釋云：槐，黄中懷其美，故三公位之。吴澄注云：槐，懷也，可以懷來遠人。春秋元命苞云：槐之爲言歸也，古者樹槐，聽訟其下，使情歸實也。一云：槐，虚星之精，葉密而黑，晝合夜開，故從「鬼」。

槐實，氣味苦、寒，無毒。俗呼槐角子，又呼槐豆。景天爲之使。

主治：五内邪氣熱，止涎唾，補絶傷火瘡，婦人乳瘕，子臟急痛。○久服，明目益氣，頭不白，延年。治五痔瘡瘻，以七月七日取之，擣汁，銅器盛之，日煎，令可丸如鼠屎，納竅中，日三易，乃愈。又墮胎。○治大熱難産。○殺蟲去風，合房陰乾，煮飲。明目，除熱淚，頭腦心胸間熱風煩悶，風眩欲倒，心頭吐涎如醉，瀁瀁如舡車上者。○治丈夫、女人陰瘡濕癢。催生，吞七粒。○疏導風熱。○治口齒風，涼大腸，潤肝燥。

槐花，氣味苦、平，無毒。

主治：五痔，心痛，眼赤，殺腹臟蟲，及皮膚風熱，腸風瀉血，赤白痢，並炒研服。○涼大腸。○炒香，頻嚼，治失音喉痹。又療吐血、衄血，崩中漏下。

葉，氣味苦、平，無毒。主治：煎湯，治小兒驚癇，壯熱疥癬，及疔腫。皮、莖同用。○邪氣，産難絶傷，及癮疹，牙齒諸風，採嫩葉食。

枝，主治洗瘡，及陰囊下濕癢。八月斷大枝，候嫩葉，煮汁釀酒，療大風痿痹，甚效。○炮熱，熨蠍毒。○青枝燒，瀝塗癬，煅黑，揩牙去蟲。煎湯，洗痔核。○燒灰沐頭，長髮。○治赤目崩漏。

和劑局方：槐角丸，治五種痔漏，腸風下血，脱肛。槐角去梗，炒一兩，地榆、當歸酒焙，防風、黄芩、枳殼麩炒，各半兩，爲末，酒糊丸梧子大。每服五十丸，米飲下。

別録曰：槐實，酸、鹹。好古曰：純陰，肝經氣分藥也。元素曰：槐花，味厚氣薄，純陰也。時珍曰：味苦，色黄，氣凉，陽明、厥陰血分藥也。

朱氏集驗方：治舌衄出血，槐花末，敷之即止。槐子，臣。

槐，本經上品。槐實，凡採得，只取兩子、三子者，待乾。以銅鎚鎚破，用烏牛乳浸一宿，蒸用。槐花未大開採收，陳者良。入藥炒用。花未開者，爲槐子，染家水煮染色。

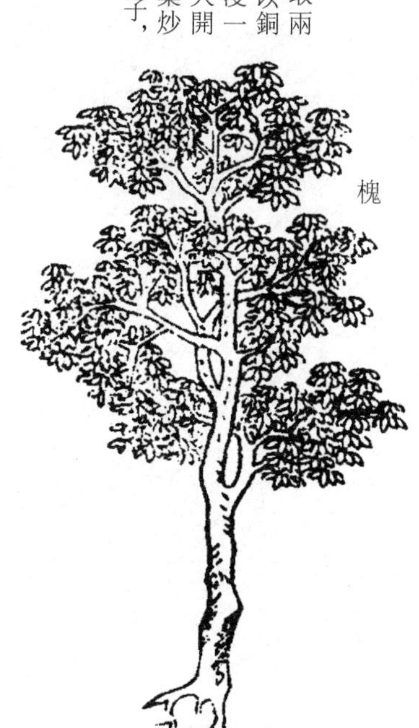

枸杞 古以常山者爲上，今以甘州者爲佳。春生苗，葉如石榴葉而軟薄，堪食。俗呼爲甜菜。其莖幹高三五尺，作叢。六月、七月生小紅紫花，隨便結實，形微長如棗核。其根名地骨。詩小雅云：集于苞杞。陸機詩疏云：苦杞。爾雅名枸檵，衍義名枸棘，綱目曰：枸、杞，二樹名。此木棘如枸之棘，莖如杞之條，故兼名之。其根最長，故曰地骨，俗呼地骨皮。

枸杞，氣味苦、寒，無毒。主治：五内邪氣，熱中消渴，週痺風濕。久服，堅筋骨，輕身不老，耐寒暑。〇下胸脇氣，客熱頭痛，補内傷，大勞嘘吸，强陰，利大小腸。〇補精氣，諸不足，易顔色變白，明目安神，令人長壽。

地骨皮，氣味苦、寒。主治：細剉拌麵，煮熟吞之，去腎家風，益精氣。○去骨熱，消渴。○解骨蒸肌熱，風濕痺，堅筋骨，凉血。○治在表無定之風邪，傳屍，有汗之骨蒸。○瀉腎火，降肺中伏火，去胞中火退熱，補正氣。○治上膈吐血。煎湯嗽口，止齒血。治骨槽風。○治金瘡，神驗。

枸杞子，氣味苦、寒。權曰：甘、平。主治：堅筋骨，耐老除風，去虛勞，補精氣。○主心病嗌乾，心痛，渴而引飲，腎病消中。○滋腎潤肺。榨油點燈，明目。

修治：枸杞子，擇紅小鮮明者，揀去枝梗，酒潤，搗爛入藥。

修治：地骨皮，以熟甘草湯洗净，焙乾用。

杲曰：地骨皮苦、平、寒，升也，陰也。好古曰：入足少陰、手少陽經。製硫黄、丹砂。

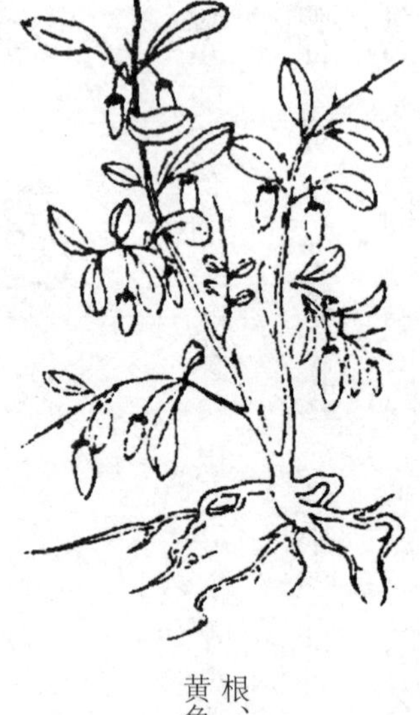

枸杞，地骨本經上品。

根、皮黄色。

道書言：千載枸杞，其形如犬，故得狗名。按，劉禹錫枸杞井詩云：僧房藥樹依寒井，井有清泉藥有靈。翠黛葉生籠石甃，殷紅子熟照銅瓶。枝葉本是仙人杖，根老能成瑞犬形。上品功能甘露味，還知一勺可延齡。又，續仙傳云：朱孺子見溪側二花犬，逐入于枸杞叢下，掘之得根，形如二犬，烹而食之，忽覺身輕。周密浩然齋日鈔云：宋徽宗時，順州築城，得枸杞，其形如犬者。據前數説，則枸杞之滋益，不獨子，而根亦不止于退熱而已。

地骨皮，本經名地節，日華子名地仙，别録名却暑，名仙人杖。

衍義云：枸杞當用梗皮，地骨當用根、皮，枸杞子當用紅實，是一物有三用。其皮寒，根大寒，子微寒，亦三等。此正是孟子所謂

「性由杞柳」之杞。今人多用其子，直爲補腎藥，是曾未考究經意。當更量其虛實冷熱用之。

酸棗 始生河東川澤，今近京及西北州郡皆有之。野生，多在坡坂及城壘間。似棗木而皮細，其木心赤色，莖、葉俱青，花似棗花。八月結實，紫紅色，似棗而圓小，味酸。當月採實，取核中仁，陰乾。爾雅辨棗之種類曰：實小而酸，曰樲棘。孟子曰：養其樲棘。趙岐注所謂「酸棗」是也。

酸棗仁，氣味酸、平，無毒。

主治：心腹寒熱，邪結氣聚，四肢酸痛，濕痺。久服，安五臟，輕身延年。〇煩心不得眠，臍上下痛，血轉久泄，虛汗煩渴，補中益肝氣，堅筋骨，助陰氣，能令人肥健。〇筋骨風，炒仁，研湯服。

外臺秘要：療刺在人肉中，不出，酸棗核燒末，水服之，立便得出。

酸棗仁，本經上品。斅曰：用仁，以葉拌蒸半日，去皮、尖用。今人修治，多睡生用，不得睡炒熟用。

俗呼山棗。惡防己。

酸棗小而圓，其核中仁扁，有紫色、赤色者。

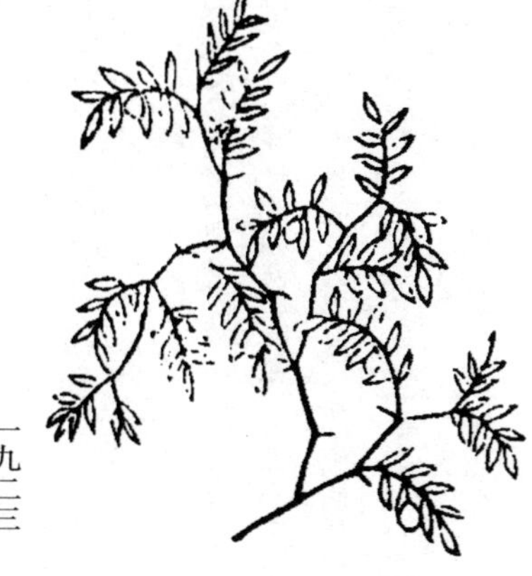

蘗木 即黃蘗也。 始生漢中山谷及永昌，今處處有之，以蜀中者爲佳。木高數丈，葉類茱萸及紫椿，經冬不凋。皮外白，裏深黃色。根如松下茯苓。二月、五月採皮，日乾。別録名黄蘗，俗作黄柏者，省寫之謬也。

黄蘗，氣味苦、寒，無毒。

主治：五臟腸胃中結熱，黄疸腸痔。止泄痢，女子漏下赤白，陰陽蝕瘡。○療驚氣在皮間，肌膚熱赤起，目熱赤痛，口瘡。久服通神。○熱瘡皰起，蟲瘡血痢。止消渴，殺蛀蟲。○男子陰痿，及敷莖上瘡。治下血，如雞鴨肝片。○安心除勞，治骨蒸，洗肝明目，多淚、口乾、心熱，殺疳蟲，治蚘心痛，鼻衄，腸風下血，後急熱腫痛。○瀉膀胱相火，補腎水不足，堅腎，壯骨髓。療下焦虚，諸痿癱瘓，利下竅，除熱。○瀉伏火，救腎水，治衝脉氣逆不渴，而小便不通，諸瘡痛不可忍。○得知母，滋陰降火。得蒼朮，除濕清熱。爲治痿要藥。得細辛，瀉膀胱火，治口舌生瘡。○敷兒頭瘡。

一云：氣味俱厚，沉而降，陰也。又云：苦、厚微辛，陰中之陽，入足少陰經，爲足太陽引經藥。

好古曰：黄芩、梔子入肺，黄連入心，黄蘗入腎，燥濕所歸，各從其類也。故活人書「四味解毒湯」乃上下内外通治之藥。

黄蘗，惡乾漆，伏硫黄。

外臺秘要：治口中及舌生瘡，爛剉黄蘗，含之。黄蘗，使。

黄蘗，本經上品。修治：擇皮緊厚二三分，鮮黄者，削去粗皮，用生蜜水浸半日，漉出，曬乾用。蜜塗，文武火炙，令蜜盡爲度。

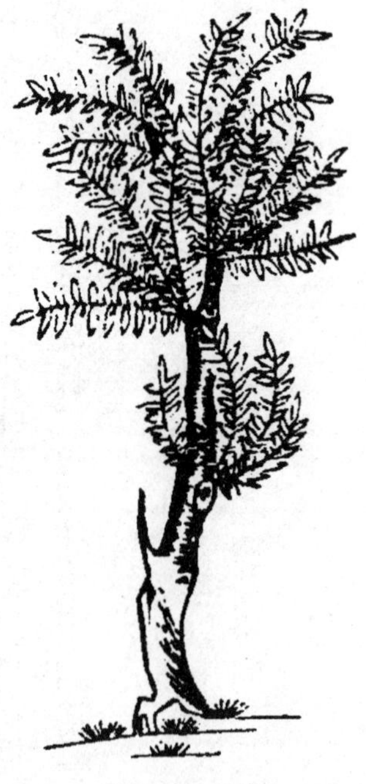

楮實 始生少室山，今所在有之。其葉似葡萄，作瓣而有子者爲佳。其實大如彈丸，生青熟紅。八、九月採實，水浸，去皮、穰，取中子入藥。俗呼楮桃，本經一名穀實，楚人呼乳爲穀，其木中白汁如乳，故以名之。今人呼爲楮實子。

楮實，氣味甘，寒，無毒。

主治：陰痿水腫，益氣充肌，明目。久服不飢，不老輕身。○壯筋骨，助陽氣，補虚勞，健腰膝，益顔色。

葉，氣味甘，凉，無毒。

主治：小兒身熱，食不生肌，可作浴湯。又主惡瘡，生肉。○治刺風身癢。○治鼻衄數升不斷者，搗汁三升，再三服之，良久即止。嫩茹之。去四肢風痺，赤白下痢。○炒研，搜麵作餛飩，食之，主水痢。○利小便，去風濕腫脹，白濁疝氣癬瘡。

修治：楮實子去輕浮者，以酒浸一時，焙乾用。葉堪包罨夏麯。

廣利方：治蝎螫人，痛不止，穀樹白汁塗之，立差。

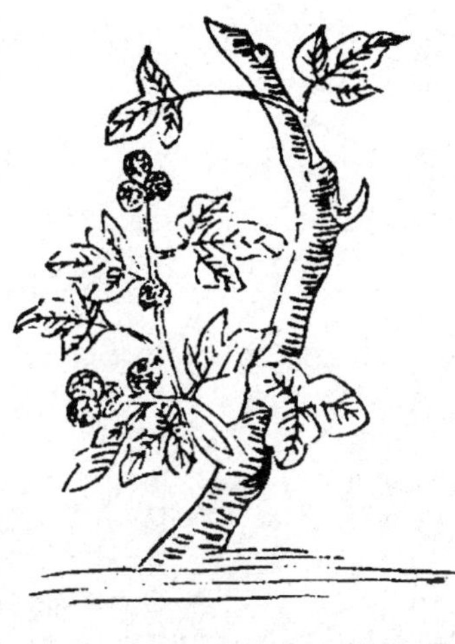

楮實，別録上品。實如彈丸，生青有毛，熟赤色。秋採日乾，去皮穰，取中子。子類紅穀。

乾漆 始生漢中川谷，今蜀漢金、峽、襄、歙州皆有之。木高二三丈，皮白，葉似椿，花似槐，子若牛李，木心黄。夏至後，以竹筒釘入木中取之。舊云用漆桶中自然乾者，狀如蜂房孔孔隔者。今多用筒子內乾者，以黑如瑿、堅如鐵石者爲佳。許慎說文曰：漆，本作桼。木汁可以髹物，其字象水滴而下之形也。

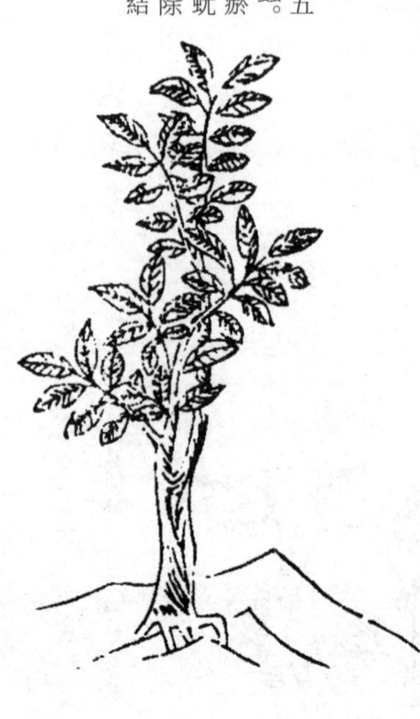

乾漆，氣味辛、温，無毒。

主治：絶傷補中，續筋骨，填髓腦，安五臟，五緩六急，風寒濕痺。生漆去長蟲。久服，輕身耐老。〇乾漆療咳嗽，消瘀血痞結，腰痛，女子疝瘕，利小腸，去蚘蟲。〇殺三蟲，通經脉。〇治傳尸勞，除風。〇削年深堅結之積滯，破日久凝結之瘀血。

修治：乾漆，搗碎炒熟，不爾損人腸胃。若是濕漆，煎乾更好。亦有燒存性者。

元素曰：辛、平，有毒。降也，陽中陰也。之才曰：半夏爲之使，畏雞子，忌油脂。

淮南子云：漆見蟹而不乾。相感志云：漆得蟹而成水。蓋物性相制也。宗奭曰：濕漆，藥中未見用。凡用者，皆乾漆耳。其濕者，在燥熱及霜冷時則難乾，得陰濕雖寒月亦易乾。亦物之性也。若霑漬人，以油治之。凡驗漆，惟稀者以物蘸起，細而不斷，斷而急收。更又塗于乾竹上，蔭之速乾者並佳。

凡人畏漆者，嚼蜀椒塗口鼻，則可免。生漆瘡者，杉木湯、紫蘇湯、漆姑草湯、蟹湯浴之，皆良。毒發，飲鐵漿並黃櫨汁、甘豆湯，吃蟹，並可制之。

婦人産後血運，多用乾漆，火燒烟薰鼻。

乾漆，臣。

五加皮 始生漢中及冤句，今近道處處有之。春生苗，莖、葉俱青，作叢。赤莖，又似藤蔓，高三五尺，上有黑刺。葉生五杈，作簇者良。四葉、三葉者最多，爲次。每一葉下生一刺。三、四月開白花，結青子。至六月，漸黑色。根若荆根，皮黄黑，肉白骨硬。十月採根，陰乾。今江淮所生者，根類地骨皮，輕脆芬香是也。其苗，莖有刺，類薔薇，長者至丈餘，葉五出，香氣如橄欖。春時結實如豆粒，而扁青色，得霜乃紫黑。吴中亦多，俗名爲追風使。機曰：生南方者類草，故小；生北方者類木，故大。時珍曰：春月于舊枝上抽條，山人採爲蔬茹，正如枸杞，生南方堅地者如草類，生北方沙地者皆木類也。此藥以五葉交加者良，故名五加。楊慎丹鉛録作「五佳」，云一枝五葉者佳，故也。炮炙論名五花，蜀人呼爲白刺，譙周巴蜀異物志名文章草。有贊云：文章作酒，能成其味。以金買草，不言其貴。是已。

五加皮，氣味辛、温，無毒。

主治：心腹疝氣腹痛，益氣療躄，小兒三歲不能行，疽瘡陰蝕。〇男子陰痿，囊下濕，小便餘瀝，女人陰癢及腰脊痛，兩脚疼痺，風弱五緩虚羸，補中益精，堅筋骨，强志意。久服，輕身耐老。〇破逐惡風血，四肢不遂，賊風傷人，軟脚𦡇腰。主多年瘀血在皮肌，治痺濕内不足。

○明目下氣，治中風骨節攣急，補五勞七傷。○釀酒飲，治風痺、四肢攣急。○作末浸酒飲，治目僻眼䁾。○葉作蔬食，去皮膚風濕。

五加皮，本經上品。今市賣一種，曰南五加皮，色白，彷佛白鮮，柔韌而無味，殊爲乖失。五加皮五葉者良。

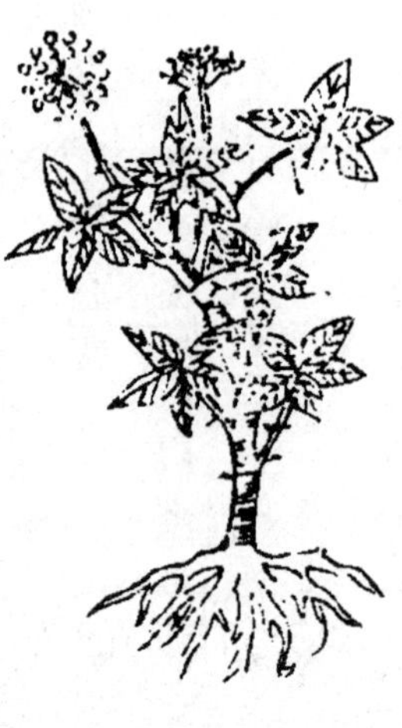

根黄色，類地骨皮，輕脆芬香者爲真。

修治：五加皮，去骨。之才曰：遠志爲之使，惡玄參、蛇皮。

昔魯定公母單服五加酒，以致不死。臨隱去，佯託死，時人自莫之悟耳。張子聲、楊建始、王叔才、于世彦皆服此酒，而房室不絕，得壽三百年，有子二十人，世世有得服五加酒、散而獲延年不死者，不可勝計。或祇爲散，以代湯茶而餌之，驗亦然也。大王君謂「五加云：蓋天有五車之星精也，金應五湖，人應五德，位應五方，物應五車。故青精入莖，則有東方之液；白氣入節，則有西方之津；赤氣入華，則有南方之光；玄精入根，則有北方之粭；黄煙入皮，則有戊己之靈。五神鎮生，相轉育成，用之者真仙，服之者反嬰也。

牡荆實　始生河間、南陽、冤句山谷，或平壽都鄉高岸上及田野，今眉州、蜀州及近京亦有之，俗呼黄荆是也。枝莖堅勁作科，不爲蔓生，故稱牡。葉如蓖麻更疏瘦，花紅作穗，實細而黄，如蔓荆子而小。故本經名小荆。古者刑杖以荆，故字從「刑」。

牡荆實，氣味苦、温，無毒。

主治：除骨間寒熱，通利胃氣，止咳逆，下氣。○得柏實、青葙、朮，療風。○炒焦爲末，飲服，治心痛及婦人白帶。○用半升炒熟，入酒一盞，煎一沸，熱服，治小腸、疝氣，甚效。浸酒飲，治耳聾。

牡荆，别録上品。

之才曰：防己爲之使，畏石膏。

集簡方：治濕痰白濁，牡荆子炒爲末，酒服二錢。

蔓荆實 舊不載所出州土，今近京及秦、隴、明、越州多有之。莖高四尺，對節生枝。初春，因舊枝而生葉，類小楝，至夏盛茂。有花作穗，淺紅色，蕊黄白色。花下有青萼，至秋結實，斑黑如梧子許大而輕虛。八月、九月採實。一說葉如杏葉，作蔓生，故名蔓荆。

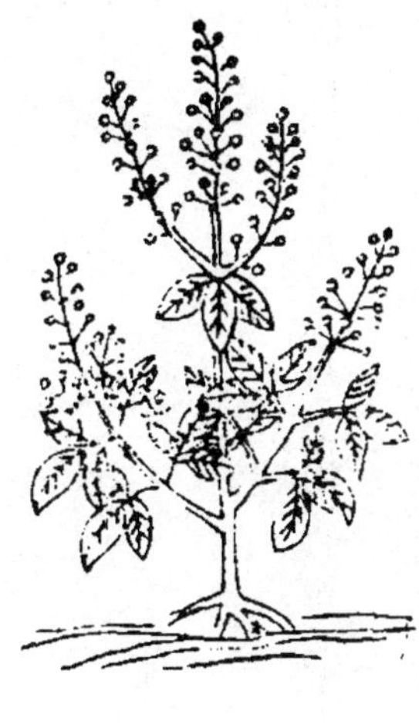

蔓荆實，氣味苦、微寒，無毒。

主治：筋骨間寒熱，濕痺拘攣，明目堅齒，利九竅，去白蟲。久服，輕身耐老。小荆實亦等。○風頭痛腦鳴，目淚出，益氣，令人光澤脂緻。○治賊風，長髭髮。○利關節，治癇疾，赤眼。○太陽頭痛，頭沉昏悶，除昏暗，散風邪，凉諸經血，止目睛內痛。○搜肝風。

俗呼蔓荆子。

元素曰：味辛、温，氣清，陽中之陰，入太陽經。

之才曰：惡烏頭、石膏。

蔓荆實，本經上品。

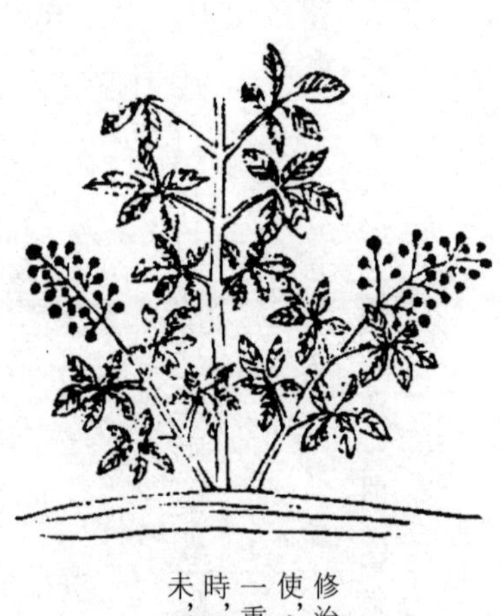

修治：斅曰：凡使，去蒂子下白膜一重，酒浸一伏時，蒸之，從巳至未，晒乾用。

危氏得效方：治乳癰初起，蔓荆子炒爲末，酒服方寸匕，渣敷之。蔓荆子，臣。

辛夷　始生漢中川谷，今處處有之。木高數丈，葉似柿而長。正月、二月生花，似着毛小桃子，故本經名侯桃。色白帶紫，花落無子，至夏復開花。入藥用，花蕊縮者良，已開者劣，謝者不佳。初出如筆，北人呼爲木筆。其花最早，南人呼爲迎春。李時珍曰：夷者，荑也，其苞初生如荑而味辛也。

辛夷，氣味辛、温，無毒。

主治：五臟身體寒熱，風頭腦痛，面䵟。久服下氣，輕身明目，增年耐老。○温中解肌，利九竅，通鼻塞涕出。治面腫引齒痛，眩冒，身兀兀如在車船之上者。生鬚髮，去白蟲。○通關脉，治頭痛憎寒，體噤瘙癢。入面脂，生光澤。○鼻淵、鼻鼽、鼻窒、鼻瘡及痘後鼻瘡，並用研末，入麝香少許，葱白蘸入數次，甚良。

修治：辛夷，去外毛皮，用向裏實者，微炙。○時珍曰：氣味俱薄浮而散，陽也，入手太陰、足陽明經。○之才曰：芎藭爲之使，惡五石脂，畏菖蒲、蒲黄、黄連、石膏、黄環。

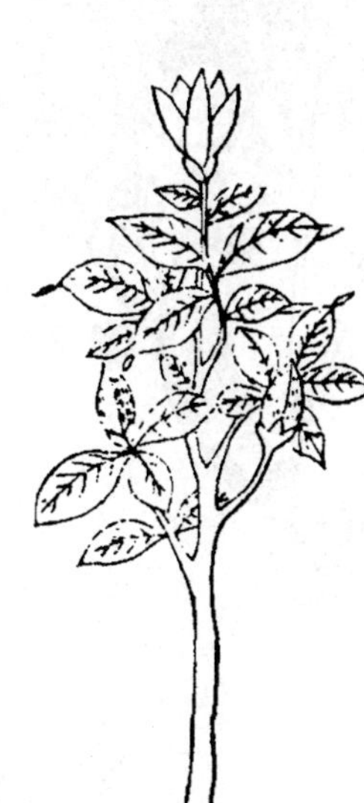

辛夷，本經上品。花有紅、紫二種，入藥當用紫者。須未開時收之。

桑根白皮 舊不載所出州土，今處處有之。有數種，有白桑，葉大如掌而厚；雞桑，葉花而薄；子桑，先椹而後葉；山桑，葉尖而長。子種者，不若壓條而分者。入藥用根。古本草言：桑根見地上者，名馬額，有毒，殺人。旁行出土者，名伏蛇，亦有毒而致心痛。故吴淑事類賦云：伏蛇痛，馬額殺人。徐鍇説文字解云：桑，音若，東方自然神木之名。其字象形，桑乃蠶所食葉之神木，故加「木」于「叒」下而別之。典術曰：桑乃箕星之精。**桑上寄生** 葉類橘而厚軟，莖類槐而肥脆。高一二尺，諸樹皆有，惟寄生桑樹枝節間者佳，故曰桑上寄生。

桑根、白皮，氣味甘、寒，無毒。

主治：傷中，五勞六極，羸瘦，崩中絶脉，補虚益氣。〇去肺中水氣，唾血熱渴，水腫腹滿臚脹，利水道，去寸白。可以縫金瘡。〇治肺氣喘滿，虚勞客熱頭痛，内補不足。〇煮汁飲，利五臟。入散用，下一切風氣、水氣。〇調中下氣，消痰止渴，開胃下食，殺腹臟蟲，止霍亂吐瀉。研汁，治小兒天吊，驚癇客忤，及敷鵞口瘡，大驗。〇瀉肺，利大小腸，降氣散血。

皮中白汁，主治：小兒口瘡白漫，拭凈，塗之便愈。又塗金刃所傷，燥痛，須臾血止。仍以白皮裹之，甚良。〇塗蛇、蜈蚣、蜘蛛傷，有驗。取枝燒瀝，治大風瘡疥，生眉髮。

桑椹，主治：單食，止消渴。〇利五臟，關節痛，血氣。久服不飢，安魂鎮神，令人聰明，變白不老。多收，暴乾爲末，蜜丸日服。〇擣汁飲，解中酒毒。釀酒服，利水氣，消腫。

桑上寄生，氣味苦、平，無毒。

主治：腰痛，小兒背强，癰腫，充肌膚，堅髮齒，長鬚眉，安胎。〇去女子崩中，内傷不足，産後餘疾，下乳汁，主金瘡，去痺。〇助筋骨，益血脉。〇主懷妊漏血不止，令胎牢固。

桑根白皮，本經中品。種樹書云：桑以構接則桑大，桑根下埋龜甲，則茂盛不蛀。桑上寄生，本經上品。按，鄭樵通志云：寄生有兩種：一種大者，葉如石榴葉；一種小者，葉如麻葉，黃色。

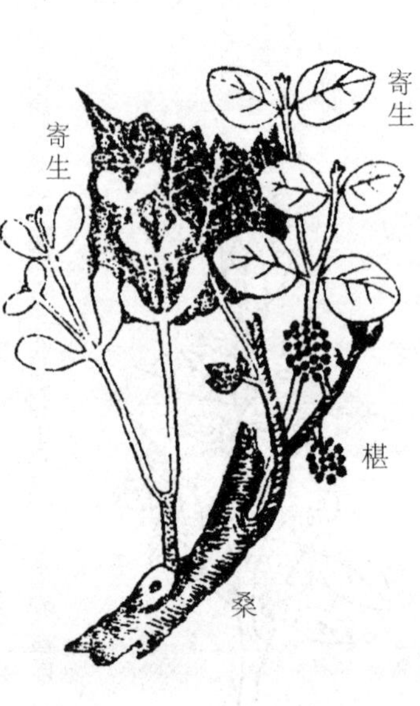

修治：桑根白皮，採十年以上，向東畔嫩根，銅刀刮去黄皮，取裏白皮，切，焙乾用。其皮中涎勿去之，藥力俱在其上也。忌鐵及鉛。

杲曰：甘，辛，寒，可升可降，陽中陰也。好古曰：甘厚而辛薄，入手太陰經。之才曰：續斷、桂心、麻子爲之使。

聖惠方：治髮鬢墮落，桑白皮剉二升，以水淹浸，煮五六沸，去滓，頻頻洗沐，自不落。

桑白皮，使。

時珍曰：寄生，高者二三尺，其葉圓而微尖，厚而柔，面青而光澤，背淡紫而有茸。人言川蜀桑多，時有生者，他處鮮得，須自採或連桑採者，乃可用。世俗多以雜樹上者充之，氣性不同，恐反有害也。

修治：桑寄生，以銅刀和根、枝、莖、葉細剉，陰乾用。勿見火。

桑寄生，臣。

杜仲

杜仲 始生上虞山谷及上黨、漢中，今深山大谷所在有之。樹高數丈，葉似辛夷，亦類柘。其皮類榆柳，折之内有白絲，如綿相連。故一名木綿。昔杜姓仲名者，服此得道，因名杜仲。

杜仲，氣味辛、平，無毒。

主治：腰膝痛，補中益精氣，堅筋骨，强志，除陰下癢濕，小便餘瀝。久服，輕身耐老。○脚中酸疼，不欲踐地。○治腎勞，腰脊攣。○腎冷，臋腰痛，人虚而身强直，風也。腰不利，加而用之。○能使筋骨相着。○潤肝燥，補肝經風虚。其木可作履，益脚。

杜仲，本經上品。
元素曰：性温，味辛、甘，氣味俱薄，沉而降陰也。
好古曰：肝經氣分藥也。
惡玄參、蛇蜕皮。

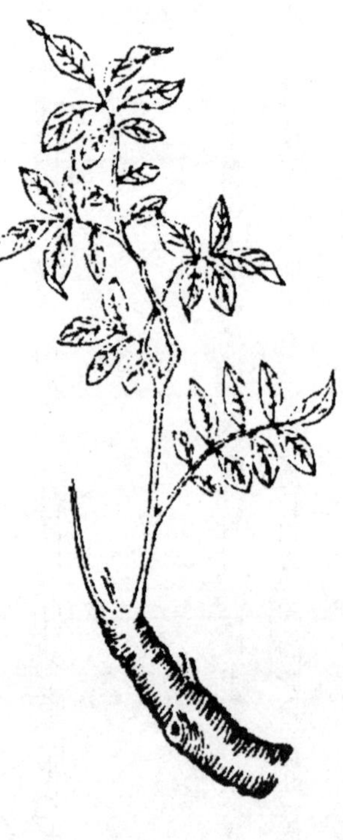

修治：凡使，削去粗皮，每一斤用酥一兩，蜜三兩，和塗，火炙以盡爲度，細剉用。今有以薑汁拌炒去絲者。

按，龐元英談藪云：一少年新娶後，得脚軟病，且疼甚，醫作脚氣治，不效。路鈐孫琳診之，用杜仲一味，寸斷片折，每一兩半酒半、水一大盞，煎服，三日能行。又三日痊愈。琳曰：「此乃腎虚，非脚氣也。杜仲能治腰膝痛，以酒行之，則爲效容易矣。」

楓香脂 所在大山皆有之，今南方及關陝甚多。樹甚高大，似白楊，葉圓而作歧，有三角而香。二月有花，其實作球，有柔刺，大如鴨卵，其脂爲白膠香。爾雅謂楓爲攝攝，言天風則鳴攝攝也。説文解字曰：楓，木厚葉弱，枝善摇，故字從「風」。漢宫中多植之。至霜後，葉丹可愛，故稱楓宸。梵書謂之薩闍羅婆香，俗呼芸香。

楓香脂，即白膠香，氣味辛、苦、平，無毒。

主治：癧瘍風癢，浮腫，煮水浴之。又主齒痛。○一切癰疽瘡疥，金瘡，吐衄、咯血，活血生肌，止痛解毒。燒過揩牙，永無牙疾。

修治：楓香脂，以虀水煮二十沸，入冷水中，扯數十次，曬乾用。

簡要濟衆：治吐血不止，白膠香爲散，每服二錢，新汲水調下。

白膠香，唐本草。係楓木津液，形類乳香，色白而香，堪焚。

楓

大楓子 楓樹高大，故曰大楓。或云能治大風疾，故名大楓子。

大楓子 有毒

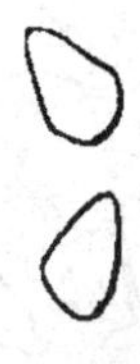

大楓子，氣味甘、熱。○主治癘風癩疥瘡癬，殺蟲。又治楊梅諸瘡。

大楓子，形類松子，大如雷丸。新者仁色白，久者仁色黃。

修治：去殼取仁。

按，楓木連抱大者甚多，並結球而不結子。本經以大楓子内附，但載主治，餘無一言，誠可怪也。今問市家所得，咸云海舶貿來，疑必外番別有一種楓木，不然何獨指此爲名，而不言他木耶？姑述之，以俟識者再政之。

手背皴裂，大楓子仁搗泥塗之。

女貞實 始生武陵川谷，今處處有之。山海經云：泰山多貞木。是此木也。其葉似枸骨及冬青木，極茂盛，凌冬不凋。五月開細花，青白色。九月而實成，似牛李子。立冬，採實曝乾。

李時珍曰：此木凌冬青翠，有貞守之操，故以女貞狀之。

女貞實，氣味苦、平，無毒。主治：補中，安五臟，養精神，除百病。久服肥健，輕身不老。○强陰，健腰膝，變白髮，明目。

蕤核 始生函谷川谷及巴西，今河東亦有之。其木高五七尺，莖間有刺，葉細似枸杞而尖長，花白，子紅紫色，附枝莖而生，類五味子。六月成熟，米實，破核取仁，陰乾。爾雅：棫，白桵。即此也。其花實蕤蕤下垂，故謂之桵，後人作蕤。

女貞實，本經上品。亦呼爲冬青，與冬青同名異物，蓋一類二種爾。女貞葉長，子黑色；冬青葉微圓，子紅色，爲異。

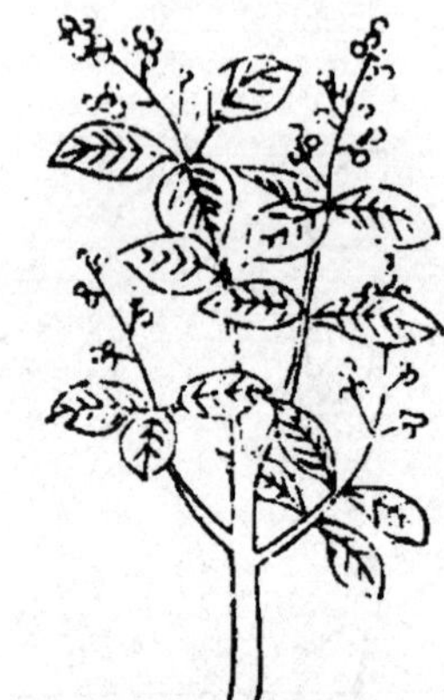

仁，氣味甘、温，無毒。

主治：心腹邪熱結氣，明目，目赤痛傷，淚出，目腫眥爛。久服輕身，益氣不饑。○强志，明耳目。○破心下結痰痞氣，齆鼻。○治鼻衄。○生治足睡，熟治不眠。

蕤核，本經上品。

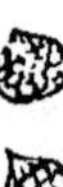

核紫

多文理，仁皮黃，肉白。

修治：蕤仁，以湯浸，去皮、尖，擘作兩片，每四兩用芒硝一兩，木通草七兩，水煮一伏時，取仁，研膏入藥。

孫氏集效方：治一切眼疾，蕤仁去油三錢，甘草、防風各六錢，黄連五錢，以三味熬取濃汁，次下蕤仁膏，日點。

經驗良方：治赤爛眼，用蕤仁、杏仁各一兩，去皮，研勻，入膩粉少許爲丸。每用，熱湯化洗。

丁香 始生交廣、南蕃，今惟廣州有之。木類桂，高丈餘。葉似櫟，凌冬不凋。花圓細，黄色。其子出枝蘂上，紫色，長三四分，形如釘子，故名丁香。有雄雌，雄顆小，俗呼公丁香；雌顆大，俗呼母丁香。

雄丁香，氣味辛、温，無毒。主治：温脾胃，止霍亂擁脹，風毒諸腫，齒疳䘌。能發諸香。○風䘌，骨槽勞臭，殺蟲，辟惡去邪。治奶頭花，止五色毒痢、五痔。○治口氣，冷氣冷勞，反胃，鬼疰蠱毒。殺酒毒，消痃癖。療腎氣，奔豚氣，陰痛、腹痛，壯陽，暖腰膝。○療嘔逆，甚驗。○去胃寒，理元氣。氣血盛者勿服。○治虚噦，小兒吐瀉，痘瘡，胃虚灰白不發。

雌丁香，氣味辛、微温，無毒。主治：風水毒腫，霍亂心痛，去惡熱。○吹鼻，殺腦疳。入諸香中，令人身香。○同薑汁塗，拔去白鬚，孔中即生黑者，異常。

丁香樹皮，名丁皮，氣味同香，主治齒痛。○心腹冷氣，諸病家用代丁香，皮似桂皮而厚。

宋開寶。

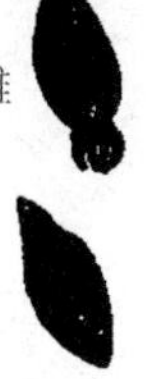

雄

公丁香，形瘦小，頭有四瓣花。

雌

母丁香，形肥大，似山茱萸。

修治：方中多用雌者，力大。膏煎中若用雄，須去丁蓋乳子，發人背癰也。不可見火。

好古曰：純陽，入手太陰、足少陰、陽明經。畏鬱金。

德生堂經驗方：治反胃關格，氣噎不通，丁香、木香各一兩，每服四錢。水一盞半，煎一盞。先以黄泥做成碗，濾藥汁于内，食前服。此方乃椽史吴安之傳于都事蓋耘夫有效，試之果然。土碗取其助脾也。

沉香 出海南諸國及交、廣、崖州。其木類椿櫸，多節，葉似橘，花白。子似檳榔，大如桑椹，紫色而味辛。欲取之，先斷其積年老木根，經年，其外皮、幹俱朽爛，其木心與枝節不壞者，即香也。細枝緊實未爛者，爲青桂；黑堅沉水者，爲沉香，俗謂之角沉；半沉者爲棧香。棧香中，形象雞骨者，爲雞骨香；象馬蹄者，爲馬蹄香；在土中不待創剔，而成薄片者，謂之龍鱗，俗呼鯽魚片；不沉者爲黄熟香，俗訛爲速香、蘇香；是已削之成卷，咀之柔韌者，謂之黄蠟沉。入藥沉水者上，半沉者次之，不沉者但可薰衣及焚燒而已。南越志言：交州人稱爲蜜香。謂其氣如蜜脾也。梵書名阿迦嚧香。

沉香，氣味辛、微温，無毒。

主治：風水毒腫，去惡氣。○主心腹痛，霍亂中惡，邪鬼疰氣。清人神，並宜酒煮服之。諸瘡腫，宜入膏中。○調中，補五臟，益精壯陽，暖腰膝，止轉筋，吐瀉冷氣，破癥癖，冷風麻痺，骨節不任風濕，皮膚瘙癢，氣痢。○補石腎命門。○補脾胃，及痰涎血出於脾。○益氣和神。○治上熱下寒，氣逆喘急，大腸虚閉，小便氣淋，男子精冷。

沉香，別録上品。

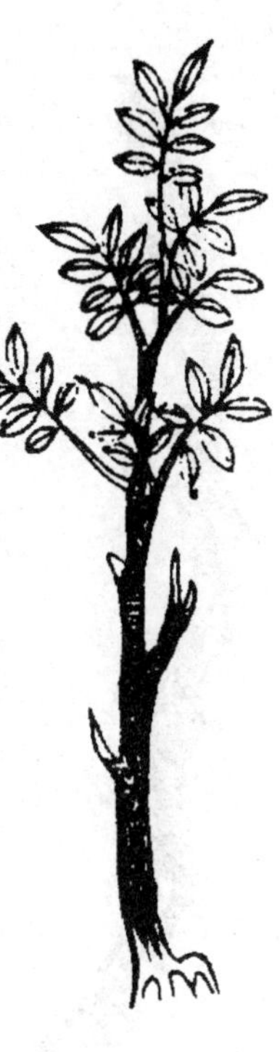

修治：沉香，須要不枯如嘴角硬重，沉于水下者爲上，半沉者次之。不可見火。入丸散，剉爲末，或以水磨粉，曬乾。亦可入煎劑，惟磨汁臨時入之。○今市家多以夾板沉香充角沉香，雖亦沉水，但劈無正文，内夾穢污如黑土，焚之且不香，爲異。

大明曰：辛、熱。元素曰：有升，有降。

吴球活人心統：治胃冷久呃，沉香、紫蘇、白豆蔻仁各一錢，爲末，每柿蒂湯服五七分。

乳香 西出天竺，南出波斯等國。其樹類松，生于沙中。盛夏木膠，流出沙上，狀如桃膠，其氣香，其形如乳頭，故名乳香。西者色黄白，南者色紫赤。如乳頭透明者，俗呼滴乳，又曰明乳。鎔塌在地，雜沙石者，爲塌香，俗呼塌乳。

氣味微温，無毒。

主治：耳聾，中風，口噤不語，婦人血氣。止大腸泄澼，療諸瘡，令内消。能發酒，理風冷。○下氣益精，補腰膝，治腎氣，止霍亂，衝惡中邪氣，心腹痛，疰氣。煎膏，止痛長肉。○治不眠。○補腎，定諸經之痛。○仙方用以辟穀。○消癰疽諸毒，托裏護心，活血定痛，伸筋。治婦人産難，折傷。

別錄上品。

滴乳

松香可亂乳香，焚之乃辨真僞。

修治：頌曰：乳性至粘，難碾。用時，以繒袋掛於窗隙處，良久取研，乃不粘也。〇大明曰：入丸散，微炒殺毒，則不粘。〇或言：入丸藥，以少酒研如泥，以水飛過，曬乾用。或言：以燈草同研，易細。或以竹葉上炙之，研易細。

元素曰：苦、辛，純陽。震亨曰：善竄，入手少陰經。

降真香 出黔南，並南海山中及大秦國。其香似蘇方木，燒之初不甚香，得諸香和之，則特美。入藥，以番降紫而潤者爲良。按，仙傳云：燒之感引鶴降。醮星辰，燒此香，甚爲第一。度籙燒之，功力極驗。降真之名以此，俗呼降香。

氣味辛、温，無毒。

主治：燒之辟天行時氣、宅舍怪異。小兒帶之，辟邪惡氣。〇療折傷、金瘡，止血定痛，消腫生肌。

降真香，證類。色紫而多節。

鳳眼降香形。

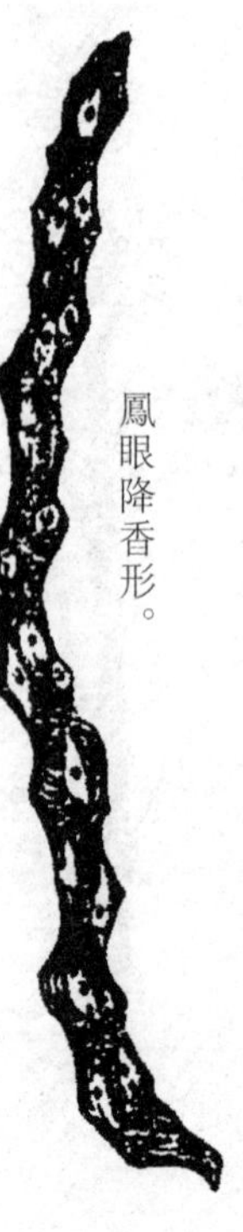

醫林集要：治金瘡出血，降香炒，五倍子，等分，爲細末，敷之。

檀香 按，大明一統志云：出廣東、雲南及占城、真臘、爪哇、渤泥、暹羅、三佛齊、回回等國，今嶺南諸地亦有之。樹葉皆似荔枝，皮青色而滑澤。葉廷珪香譜云：皮實而色黃者，爲黃檀；皮潔而色白者，爲白檀；皮腐而色紫者，爲紫檀。其木並堅重清香，而白檀尤良。宜以紙封收，則不泄氣。李時珍曰：檀，善木也。故字從亶。亶，善也。番人呼爲真檀。

檀香，別録下品。

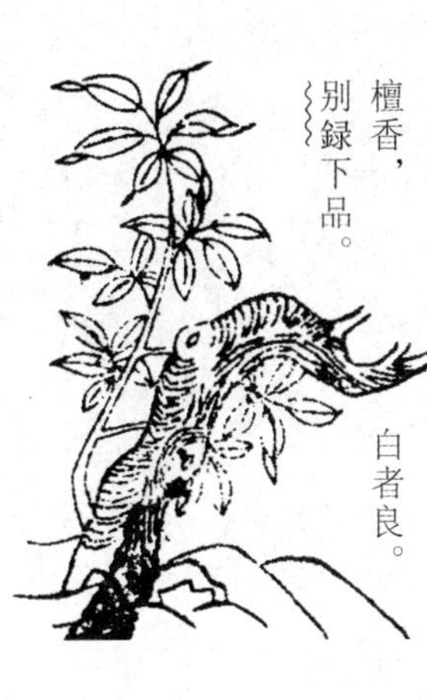

白者良。

白檀，氣味辛、温，無毒。主治：消風熱腫毒。○治中惡鬼氣，殺蟲。○煎服，止心腹痛，霍亂，腎氣痛。水磨，塗外腎並腰腎痛處。○散冷氣，引胃氣上升，進飲食。○噎膈吐食。又面生黑子，每夜以漿水洗，拭令赤，磨汁塗之，甚良。

黃檀最香，可作帶銙、扇骨等物。

大明曰：熱。元素曰：陽中微陰，入手太陰、足少陰，通行陽明經。

金櫻子 今南中州郡有，而以江西、劍南、嶺外者爲勝。叢生郊野中，大類薔薇，有刺。四月開白花。夏秋結實，亦有刺，黃赤色，形似小石榴，故一名山石榴。又一名刺梨子。本草綱目云：金櫻，當作金罌。謂其子形如黃罌也。

氣味酸、濇、平，無毒。

主治：脾泄下痢，止小便，利濇精氣。久服，令人耐寒輕身。

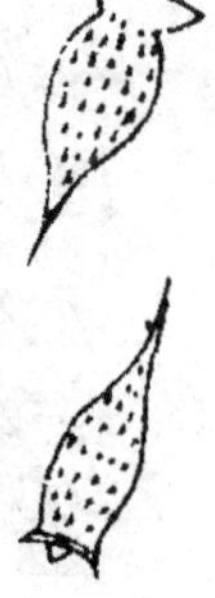

其子大如指尖，狀如石榴而長。其核細碎，而有白毛。

修治：金櫻子，劈開去核，並毛，酒洗净用。

吴茱萸　始生上谷及冤句，今江淮、蜀漢最多。木高丈餘，皮青緑色。葉似椿而闊厚，紫色。三月開紅紫細花。七月、八月結實，似辣子，顆粒緊小，嫩時微黃，熟則色青緑。陳藏器曰：茱萸，南北總有，入藥以吴地者爲好，所以有「吴」之名也。

氣味辛、温，有小毒。

主治：温中下氣，止痛除濕，血痺，逐風邪，開腠理，咳逆寒熱。○利五臟，去痰冷逆氣，飲食不消，心腹諸冷絞痛，中惡心腹痛。○霍亂轉筋，胃冷吐瀉、腹痛，産後心痛。治遍身𤸷痺刺痛，腰脚軟弱，利大腸壅氣，腸風痔疾。殺三蟲。○殺惡蟲毒，牙齒蟲䘌，鬼魅疰氣。○下産後餘血，治腎氣，脚氣水腫，通關節，起陽健脾。主痢止瀉，厚腸胃，肥健人。○治痞滿塞胸，咽膈不通，潤肝燥脾。○開鬱化滯，治吞酸，厥陰痰涎，頭痛，陰毒腹痛，疝氣血痢，喉、舌、口瘡。

吴茱萸形　陳久者良。閉口者有毒。

本經中品。

如食茱萸而小黑色。

修治：吴茱萸，須深湯中，浸去苦烈汁七次，焙用。

好古曰：辛、苦、熱，氣味俱厚，陽中陰也。半浮半沉，入足太陰經血分，少陰、厥陰氣分。李時珍曰：辛、熱，走氣動火，昏目發瘡。

之才曰：蓼實爲之使，惡丹參、消石、白堊，畏紫石英。

陰下濕癢，吴茱萸煎湯，頻洗取效。

巵子　始生南陽川谷，今南方及西蜀州郡皆有之。木高七八尺，葉似李而厚硬。二、三月開白花，花皆六出，甚芬香。夏秋結實，如訶子狀，生青熟黄，中仁深紅。九月採實，曝乾。皮薄而圓小刻，房七稜至九稜者爲佳。巵，酒器也，巵子象之，故名，俗作梔子。司馬相如賦云：鮮支黄爍。注云：鮮支，即支子也。

氣味苦、寒，無毒。

主治：五内邪氣，胃中熱氣，面赤，酒皰皶鼻，白癩、赤癩，瘡瘍。○療目赤熱痛，胸、心、大小腸大熱，心中煩悶。○去熱毒風，除時疾熱，解五種黄病，利五淋，通小便，解消渴，明目。主中惡，殺䗪蟲毒。○解玉支毒。○主瘖瘂，紫癜風。○治心煩懊憹，不得眠，臍下血滯，而小便不利。○瀉三焦火，清胃脘血，治熱厥心痛，解熱鬱，行結氣。○治吐血、衄血，血痢，下血，血淋，損傷瘀血，及傷寒勞復，熱厥頭痛，疝氣，湯火傷。

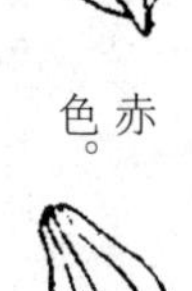
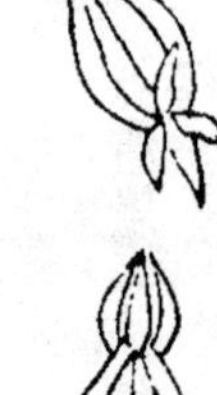
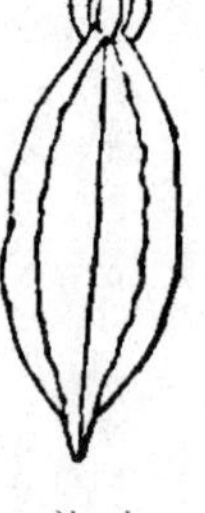

巵子，本經中品。　赤色。　大梔子，染色用。

修治：震亨曰：治上焦、中焦，連殼用；下焦，去殼炒用；血病，炒黑用。好古曰：去心胸中熱，用仁；去肌表熱，用皮。

元素曰：氣薄味厚，輕清上行，氣浮而味降，陽中陰也。杲曰：沉也，陰也，入手太陰肺經。

黎居士易簡方：治鼻衄血，山巵子燒灰，吹之，屢用有效。

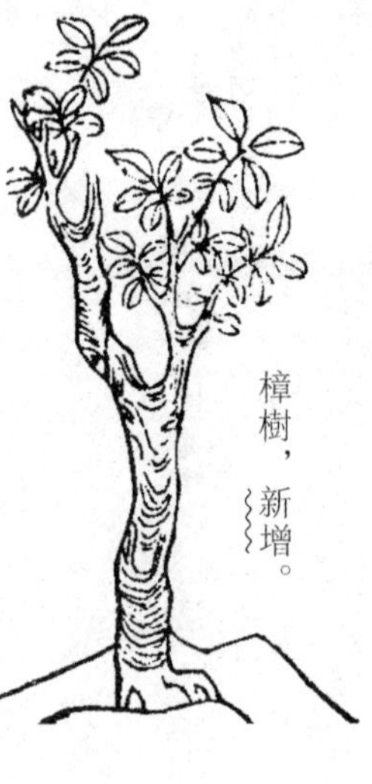

樟樹，新增。

樟腦　樹高丈餘，小葉似楠而尖長，背有黄赤，茸毛，四時不凋。夏開細花，結小子。木大者數抱，肌理細而錯縱有文，故謂之樟。豫章縣因木得名。腦係樟樹脂也，狀如龍腦，白色如雪，故謂之腦。又出韶州，故一名韶腦。俗訛爲朝腦。

氣味，辛、熱，無毒。主治：通關竅，利滯氣，治中惡邪氣，霍亂，心腹痛，寒濕脚氣，疥癬風瘙，齦齒，殺蟲辟蠹。着鞋中，去脚氣。

朝腦、朱砂等分，擦蟲牙疼，效。

煎樟腦法：用樟木新者，切片，以井水浸三日三夜，入鍋煎之，柳木頻攪。待汁減半，柳上有白霜，即濾去滓，傾汁瓦盆內，經宿自然結成塊也。鍊升之法不一。升一次者色皂，升兩三次者色白。人多以此亂片腦，不可不辨。

騏驎竭 今南番諸國，及廣州皆出之。木高數丈，婆娑可愛，葉似櫻桃而有三角。其脂液從木中流出，滴下如膠飴狀，久而堅凝乃成竭。赤作血色，故亦謂之血竭。採無時。本草綱目云：騏驎，赤馬名也。曰騏驎者，隱之也。

氣味甘、鹹，平，無毒。

主治：心腹卒痛，金瘡血出，破積血，止痛生肉，去五臟邪氣。○傷折打損，一切疼痛，血氣攪刺，內傷血聚，補虛，並宜酒服。○補心包絡，肝血不足。○益陽精，消陰滯氣。○敷一切惡瘡疥癬久不合。性急，不可多使。却引膿。○散滯血諸痛，婦人血氣，小兒瘛瘲。

南越志云：騏驎竭，紫鉚之脂也。欲驗真僞，但嚼之不爛，如蠟者爲上。今人試之，以透指甲者爲真。或云：燒之赤汁出，灰不變色。

修治：雷公云：凡使，勿用海母血，真似騏驎竭，只是味鹹，並腥氣。騏驎竭，味微鹹、甘，似梔子氣也。欲使，先研作粉，篩過，入丸散中用。若同衆藥擣，則化作塵飛也。得密陀僧良。

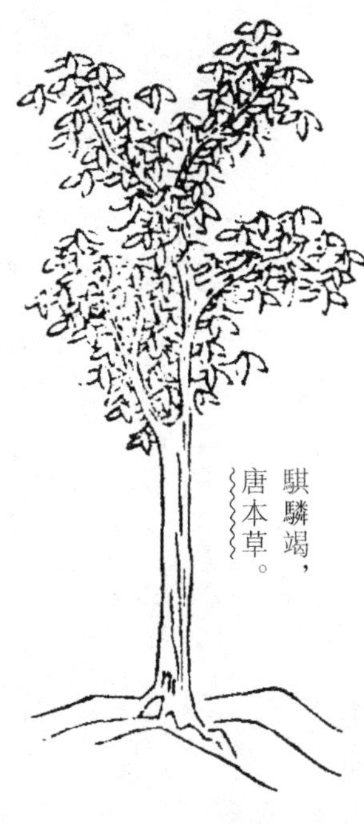

騏驎竭，唐本草。

龍腦香 出婆律國，今惟南海番舶賈客貨之。相傳云：其木高七八尺，大可六七圍，如積年杉木狀，旁生枝。葉正圓而背白，結實如草豆蔻，皮有甲錯。香即木中脂也。曰龍腦者，因其狀而貴重之稱也。以白瑩如冰，及作梅花片者爲良，故俗呼片腦。又呼冰片，或云梅花片。

氣味辛、苦，微寒，無毒。○主治：婦人難産，研末少許，新汲水服，立下。○心腹邪氣，風濕積聚，耳聾明目，去目赤翳。○内外障眼，鎮心秘精。治三蟲五痔。○散心盛熱。○入骨，治骨痛。○治大腸脱。○療喉痺，腦痛鼻瘜，齒痛，傷寒舌出，小兒痘陷。

修治：龍腦香，合糯米炭、相思子，貯之則不耗。或以燈草、杉木炭，養之更良。元素曰：熱，陽中之陽。大片明亮者良。

龍腦香，色如冰，清香臭之，有杉木氣。今人多以樟腦、升打亂之，不可不辨。

阿魏　木生波斯國，及伽闍那國。木長八九尺，皮色青黄。三月，生葉似鼠耳，無花實。其枝汁出如飴，久乃堅凝，名阿魏。阿曰呢，魏曰噠，西番語也。一云：阿，我也；魏，畏也。此物極臭，阿之所畏也。唐本草謂之薰渠，古人謂之哈昔泥。

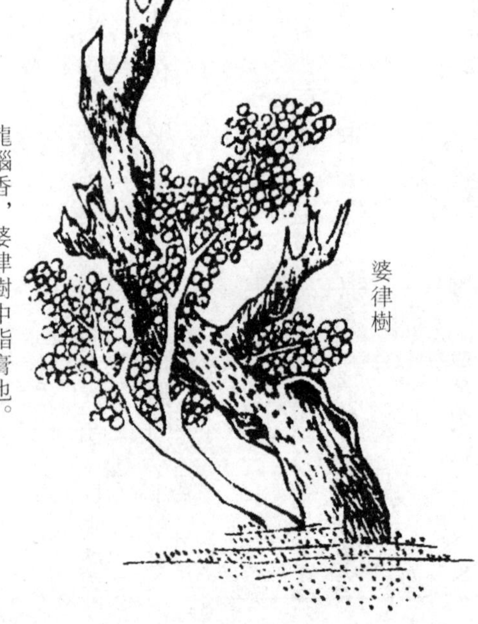

龍腦香，婆律樹中脂膏也。

氣味辛、平，無毒。

主治：殺諸小蟲，去臭氣，破癥積，下惡氣，除邪鬼蠱毒。○治風邪鬼疰，心腹中冷。○傳屍冷氣，辟瘟治瘧。主霍亂、心腹痛，腎氣温瘴。禦一切蕈菜毒。○解自死牛、羊、馬肉諸毒。○消肉積。

阿魏，阿虞樹脂也。狀如桃膠，其色黃如栗瓣者爲上，色黑者不堪用。繫羊射脂之説，俗亦相傳，但無實據。諺云：黃金無假，阿魏無真。以其多僞也。劉純詩云：阿魏無真却有真，臭而止臭乃爲珍。唐本草。

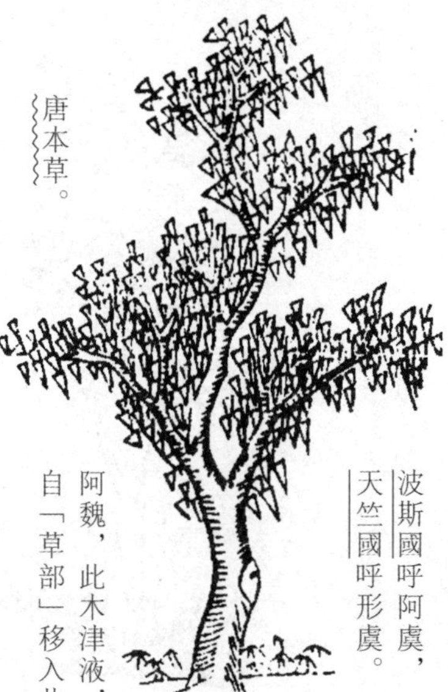

波斯國呼阿虞，天竺國呼形虞。

阿魏，此木津液，自「草部」移入此。

炳曰：人多言煎蒜白爲假者。斆曰：驗法有三：第一、以半銖安熟銅器中一宿，至明，沾阿魏處白如銀，永無赤色。第二、將一銖置於五斗草自然汁中一夜，至明，如鮮血色。第三、將一銖安於柚樹上，樹立乾，便是真者。凡用，乳鉢研細，熱酒器上裹過入藥。

治惡疰腹痛不可忍者，阿魏末熱酒服一二錢，立止。永類鈐方。

蘆會 生波斯國。木之脂淚凝聚而成，狀似黑錫，故醫學入門曰：蘆，黑色也。會，聚也。

一名訥會，一名奴會。俗呼爲象膽，蓋以其味苦如膽，故也。

氣味苦、寒，無毒。

主治熱風煩悶，胸膈間熱氣，明目鎮心，小兒癲癇驚風，療五疳，殺三蟲，及痔病瘡瘻。解巴豆毒。

主小兒諸疳熱。

單用，殺疳蚘。吹鼻，殺腦疳，除鼻癢。

研末敷䘌齒，甚妙。治濕癬，出黃汁。

修治：先搗成粉，待衆藥末出，然後入藥中。自「草部」移入此。

宋開寶　蘆會，係此木脂。

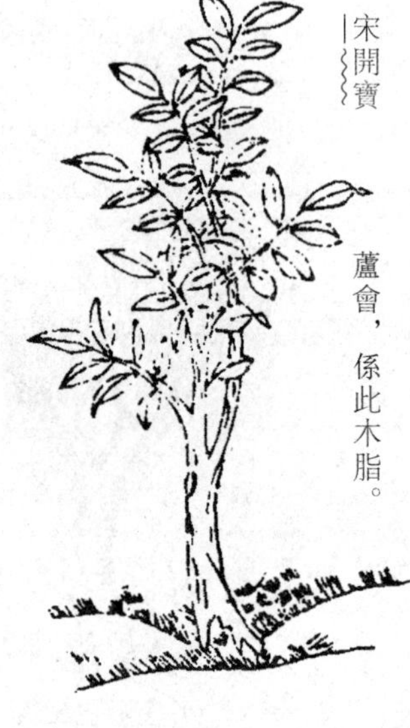

蕪荑　始生晉山川谷，今近道亦有之。大抵類類而差小，其實亦早成，比榆乃大，氣臭如犼。一名無姑，一名蕨蘠。醫學入門曰：蕪，穢也；荑，傷也。其氣臭如傷敗之物也。

氣味辛、平，無毒。主治：五内邪氣，散皮膚骨節中淫淫溫行毒，去三蟲，化食。逐寸白，散腸中嗢嗢喘息。〇主積冷氣，心腹癥痛。除肌膚節中風淫淫如蟲行。長食，治五痔，殺中惡蠱毒，諸病不生。〇治惡瘡疥癬，殺蟲止痛。婦人子宮風虛，孩子疳瀉冷痢。得訶子、豆蔻良。

修治：蕪荑擣末入藥。使。

枳實　**枳殼**　枳實，生河内川澤。枳殼，生商州川谷。今京西、江湖州郡皆有之。木如橘而小，高五七尺。葉如橙多刺。春生白花，至秋成實。本草綱目云：枳乃木名，從只，諧聲也。醫學入門云：七月、八月採者爲實，小而色青，中實，故名枳實。九月、十月採者爲殼，大而色黄紫，多穰。入藥，去穰用殼，故名枳殼。

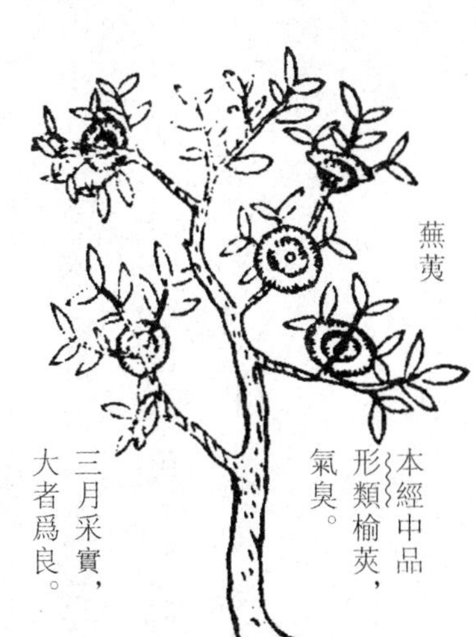

本經中品

形類榆莢，氣臭。

三月采實，大者爲良。

枳實，氣味苦、寒，無毒。

主治：大風在皮膚中，如麻豆，苦癢。除寒熱結，止痢，長肌肉，利五臟，益氣輕身。〇除胸脇痰癖，逐停水，破結實，消脹滿，心下急痞痛，逆氣，脇風痛，安胃氣，止溏泄，明目。〇解傷寒結胸，主上氣喘咳，腎內傷冷，陰痿而有氣，加而用之。〇消食，散敗血，破積堅去胃中濕熱。

枳實，本經中品。

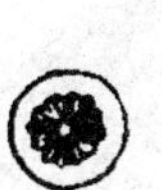

皮青，肉赤白。

青而小者，俗呼鵝跟枳實。近道出者，小而緑色，氣臭，俗呼緑衣枳實，不堪用。

修治：枳實，用皮厚而小，翻肚如盆口狀，陳久者爲勝。水漬透，切片曬乾。小麥麩炒至麩焦，去麩用。其性酷而速。

氣厚味薄，浮而升，微降，陰中陽也。

子母秘録：治婦人陰腫堅痛，枳實半斤，碎，炒令熟，故帛裹熨，冷即易之。枳實，臣。

枳殼，氣味苦、酸，微寒，無毒。

主治：風痺，麻痺，通利關節，勞氣咳嗽，背膊悶倦，散留結，胸膈痰滯，逐水，消脹滿大脇風，安胃，止風痛。○遍身風瘮，肌中如麻豆，惡瘡，腸風痔疾，心腹結氣，兩脇脹虛，關膈壅塞。○健脾開胃，調五臟，下氣，止嘔逆，消痰。治反胃霍亂，瀉痢消食。破癥結痃癖，五膈氣，及肺氣水腫，大小腸，除風明目。炙熟，熨痔腫。泄肺氣，除胸滿。○治裏急後重。其性詳而緩。

枳殼，宋開寶。氣味沉降，與枳實同。杲曰：沉也，陰也。修治：水浸去穰，切片麩炒。

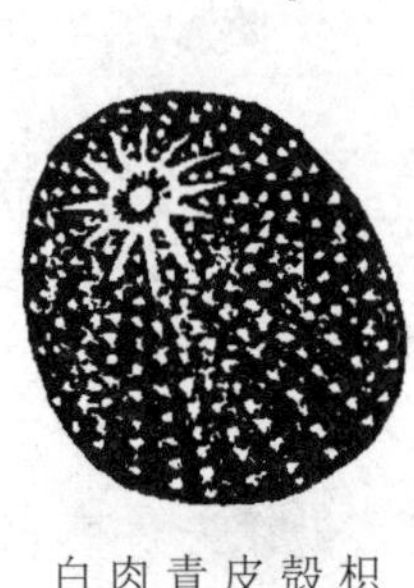

枳殼皮青肉白。

小兒軟癤，大枳殼一個，去白磨口平，麵糊抹邊，合癤上，自出膿血盡，更無痕也。

烏藥 始生嶺南邕、容州及江南，今台州、雷州、衡州亦有之，以天台者爲勝。木似茶檟，高五七尺。葉微圓，而尖作三椏，面青背白。五月開細花，黃白色。六月結實，根色黑褐，似山芍藥根，又似烏樟根。八月採根，以作車轂形，如連珠狀者佳。烏以色名，其葉狀似鰟魮、鯽魚，故俗呼爲鰟魮樹。拾遺作旁其，方音訛也。其氣似樟，故南人呼爲矮樟。

氣味辛、温，無毒。

主治：中惡心腹痛，蠱毒，疰忤鬼氣，宿食不消，天行疫瘴，膀胱、腎間冷氣攻衝背膂，婦人血氣，小兒腹中諸蟲。○除一切冷，霍亂，反胃吐食，瀉痢，癰癤疥癘，並解冷熱。其功不可悉載。猫、犬百病，並可磨服。○理元氣。○中氣、脚氣、疝氣，氣厥頭痛，腹脹喘急。

止小便頻數及白濁。

烏藥，宋開寶。

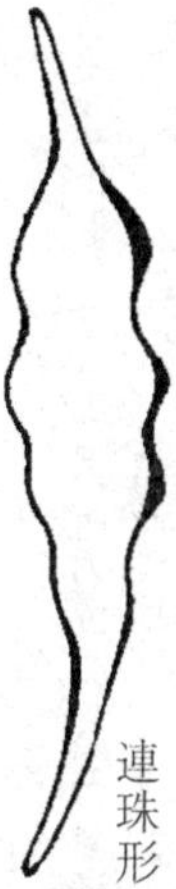

連珠形。

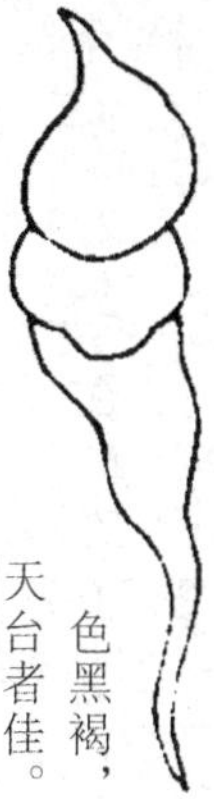

色黑褐，天台者佳。

修治：烏藥，極硬難切，須水漬一二日，漉出，晾片時，切片入劑。亦有以童便浸煮者，各隨方法。

好古曰：氣厚於味，陽也，入足陽、明、少陰經。

濟急方：治小兒慢驚昏沉，或搐，烏藥磨水灌之。

厚朴始出交趾、冤句，今京西、陝西、江淮、湖南、蜀川山谷中往往有之，而以梓州、龍州者爲上。木高三四丈，徑一二尺。春生葉如槲葉，四季不凋。紅花而青實。其木質朴而皮厚，故名厚朴。其味辛烈而色紫赤，故日華子名烈朴，别録名赤朴。

氣味苦、温，無毒。

主治：中風傷寒，頭痛寒熱驚悸，氣血痺，死肌，去三蟲。〇温中益氣，消痰下氣，療霍亂及腹痛脹滿，胃中冷逆，胸中嘔不止，泄痢淋漏，除驚，去留熱心煩滿，厚腸胃。〇健脾，治反胃，霍亂轉筋，冷熱氣，瀉膀胱及五臟一切氣。婦人産前産後，腹臟不安，殺腸中蟲，明耳目，調關節。〇治積年冷氣，腹内雷鳴虚吼，宿食不消，去結水，破宿血，化水穀，止吐酸水，大温胃氣，治冷痛，主病人虚而尿白。〇主肺氣脹滿，膨而喘咳。

修治：刮去粗皮，入丸散，酥油炙。入湯飲，薑汁炒。○元素曰：氣温，味苦、辛，氣味俱厚，體重濁而微降，陰中陽也。杲曰：可升可降。

之才曰：乾薑爲之使。惡澤瀉、硝石、寒水石，忌豆，食之動氣。

治霍亂，厚朴以薑汁火炙，令香，爲末，新汲水調下二錢七，甚妙。

厚朴　本經　中品

皮鱗皺而厚，紫色油潤者，俗呼紫油厚朴，入劑最佳。薄而白者，俗呼山厚朴，不堪用。三月、九月、十月，採皮。

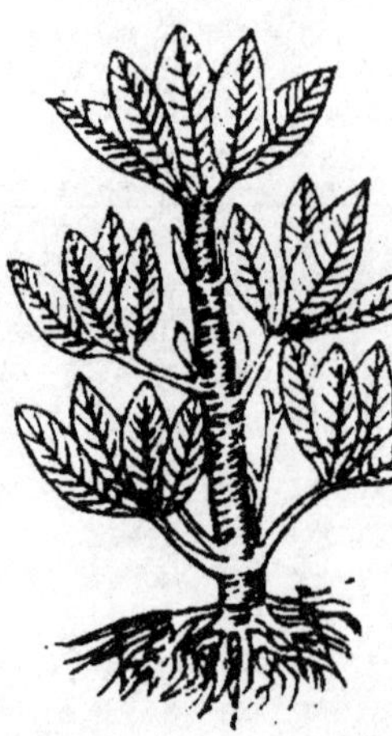

茗 即茶。今閩、浙、蜀、荆、江、湖、淮南山中皆有之。爾雅所謂檟，苦𣘻。郭璞云：木小似梔子，冬生葉，可煮作羹飲。今呼早採者爲茶，晚採者爲茗。茶經云：茶者，南方佳木，自一尺、二尺至數十尺。其巴川、峽山有兩人合抱者，伐而掇之，木如瓜蘆，葉如梔子，花如白薔薇，實如栟櫚，蒂如丁香，根如胡桃。其名一曰茶，二曰檟，三曰蔎，四曰茗，五曰荈，今通謂之茶。茶、茶聲近，故呼之。楊慎丹鉛録云：茶，即古茶字。詩云「誰謂茶苦，其甘如薺」是也。

茶，氣味苦、甘，微寒，無毒。

主治：瘻瘡，利小便，去痰熱，止渴。令人少睡，有力悦志。○下氣消食。作飲，加茱萸、葱、薑良。○破熱氣，除瘴氣，利大小腸。○清頭目，治中風昏憒，多睡不醒。○治傷暑。合醋治泄痢，甚效。○炒煎飲，治熱毒，赤白痢。同芎藭、葱白煎飲，止頭痛。○濃煎，吐風熱痰涎。

藏器曰：苦、寒，久服令人瘦，去人脂，使人不睡。飲之宜熱，冷則聚痰。胡洽曰：與榧同食，令人身重。李廷飛曰：大渴及酒後飲茶，入腎經，令人腰脚、膀胱冷痛，兼患水腫、攣痺諸疾。大抵飲茶宜少，不飲尤佳，空腹最忌之。時珍曰：服威靈仙、土茯苓，忌飲茶。

毛文錫茶譜云：蒙山有五頂，上有茶園。其中頂曰上清峰。昔有僧人，病冷且久，遇一老父，謂曰：「蒙之中頂茶，當以春分之先後，多搆人力，俟雷發聲，並手採摘，三日而止。若獲一兩，以本處水煎服，即能祛宿疾。二兩，當眼前無疾。三兩，能固肌骨。四兩，即爲地仙矣。」其僧如說，獲一兩餘服之，未盡而疾瘳。其四頂茶園，採摘不廢，惟中峰草木繁密，雲霧蔽虧，鷙獸時出，故人跡不到矣。近歲稍貴此品，製作亦精于他處。

茶，清明採者上，穀雨採者次之。古人謂茶爲雀舌、麥顆，言其至嫩也。又有新芽一發，便長寸餘，其粗如針，最爲上品。其根幹水土，力皆有餘故也。細茶宜人，粗茶損人。少飲則醒神思，多飲則致疾病。

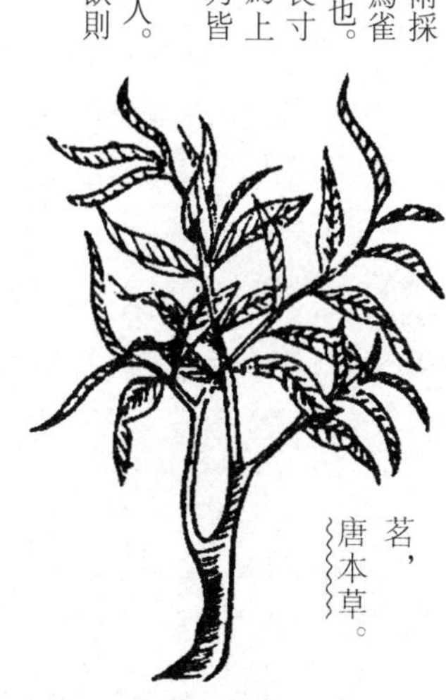

茗，唐本草。

兒茶 出南番。係細茶末入竹筒中，緊塞兩頭，污泥溝中日久，取出，搗汁熬製而成。其塊小而黑潤者爲上，塊大焦枯者次之。番人呼爲烏爹泥，又呼爲烏壘泥。俗因搽小兒諸瘡效，每呼爲兒茶，又呼爲孩兒茶。

氣味苦、甘，微寒，無毒。主治：清上膈熱痰，生津。塗金瘡，一切諸瘡。生肌定痛，止血排膿，除濕降火。

按，兒茶，乃治瘡之聖藥，遍查本草並無載之者。予補之，未知其詳，待後之識者再改之。

山茱萸 始生漢中山谷及琅琊、冤句、東海承縣，今海州亦有之。木高丈餘，葉似榆，花白。子初熟未乾，赤色，似胡頹子，有核，亦可噉。既乾，皮甚薄。九月、十月採實，陰乾。吳普云：葉如梅，有刺毛。二月花如杏，四月實如酸棗，赤色。故本經名蜀酸棗。醫學入門曰：茱，色赤也。萸，肥腴也。

氣味酸，平，無毒。

主治：心下邪氣寒熱，温中，逐寒濕痺，去三蟲。久服輕身。○腸胃風邪，寒熱疝瘕，頭風風氣去來，鼻塞目黄，耳聾面皰，下氣出汗。强陰益精，安五臟，通九竅，止小便利。久服明目，强力長年。○治腦骨痛，療耳鳴，補腎氣，興陽道，堅陰莖，添精髓，止老人尿不節。治面上瘡，能發汗，止月水不定。○暖腰膝，助水臟。除一切風，逐一切氣。破癥結，治酒皶。○温肝。

本經中品。　鮮者紅潤，陳者黑枯。

陽中之陰，入足厥陰、少陰經氣分。蓼實爲之使，惡桔梗、防風、防己。

修治：山茱萸，以酒潤，去核取皮，一斤只取四兩，緩火焙乾，方用。能壯元氣，秘精。其核能滑精，不可服。

山茱萸，使。

紫葳 陵霄花也。

始生西海川谷及山陽，今處處皆有。生山中，人家園圃，亦或種蒔。初作藤蔓，生依南木，歲久延引至巔，而有花。其花黄赤，夏中乃盛，俗謂赤艷曰紫葳。此花赤艷，故曰紫葳。附木而上，高數丈，故曰陵霄花，俗呼爲凌霄花。

氣味酸，微寒，無毒。

主治：婦人產乳餘疾，崩中癥瘕血閉，寒熱羸瘦，養胎。○主熱風風癇，大小便不利，腸中結實。止產後奔血不定，安胎。○治身遊風風瘮，治瘀血帶下。○酒渣熱毒風、風刺，婦人血膈崩中。

紫葳，今蔓延而生，謂之爲草；又有木身，謂之爲木。又須木而上，然幹不逐冬斃，亦得木之多也，故分入「木部」爲至當。唐白樂天詩：「有木名凌霄，擢秀非孤標。」由是益知非草也。紫葳，臣。

紫葳

本經中品。

猪苓 始生衡山山谷及濟陰、冤句，今蜀州、眉州亦有之。生土底，是木之餘氣所結。皮黑作塊，似猪屎，故以名之。一名猳猪屎。

氣味甘、平，無毒。

主治：痎瘧，解毒蠱疰不祥，利水道。久服，輕身耐老。

○解傷寒，温疫大熱，發汗，主腫脹滿，腹急痛。○治渴除濕，去心中懊憹。○瀉膀胱。○開腠理，治淋腫、脚氣，白濁帶下，妊娠子淋胎腫，小便不利。

本草綱目曰：馬屎曰通，猪屎曰零，即苓字。其塊零落而下，故也。

杲曰：甘，平，降也，陽中陰也。入足太陽、足少陰經。久服損腎氣，昏人目，宜詳審之。

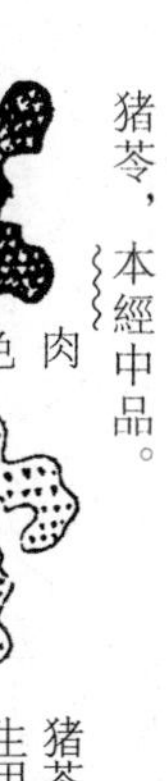

猪苓，本經中品。

肉色白。

猪苓，取其行濕，生用正宜。

五倍子 以蜀中者爲勝。生膚木葉上，七月結實，無花，生青熟黄。九月採實，曝乾。因商販此得五倍之利，故名五倍子。形似海中文蛤，故一名文蛤。内多小蟲，故一名百蟲倉，會意也。法釀過，名百藥煎，隱名也。

氣味酸，平，無毒。

主治：齒宣疳䘌，肺臟風毒，流溢皮膚，作風濕癬，瘙癢膿水，五痔，下血不止，小兒面鼻疳瘡。○腸虚泄痢，爲末，熟湯服之。生津液，消酒毒，治中蠱毒、毒藥。○口瘡，以末摻之，便可飲食。○歛肺降火，化痰飲，止咳嗽，消渴盜汗，嘔吐失血，久痢黄病，心腹痛，小兒夜啼，烏鬚髮。治眼赤濕爛，消腫毒喉痺，飲潰瘡、金瘡脱肛、子腸墜。

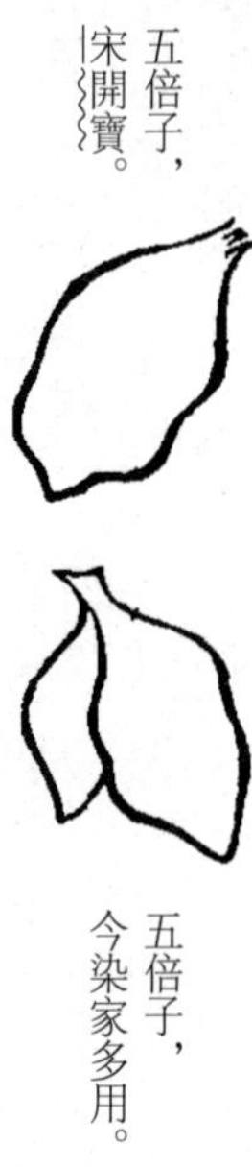

五倍子，宋開寶。

五倍子，今染家多用。

修治：五倍子，搥破，去内蟲及污穢，或炒或生，各隨方法。

戲术：壁上移字，五倍子肉煎水，寫字在壁上，俟乾，却將水澆之，其字自見。

烏鬚經驗方：五倍子炒一錢，銅末醋炒三分，白礬飛二分，食鹽一分，四味爲細末，合一處爲一料。烏黑霜：旱蓮草膏二錢，没食子雌雄二個，訶子肉五分，白及五分，川芎五分，遼細辛五分。以上六味，各爲細末，搜和一處，名爲烏黑霜。前五倍子等四味一料。入烏黑霜二三分，用濃茶調，不稀不稠，盛磁器中，入鍋内冰煮，鏡面相似爲度。每用，先以皂角燒水，洗鬚净，令乾，以攌柄塗藥白鬚上，待乾。或茶或水，洗去，則鬚柔潤光黑，可耐月餘，且無摧折之患矣，真佳方也。要炒倍子得法。炒五倍子法：五倍子搥破，去蟲净，肉小指尖大塊，一次炒，或四兩，或八兩，文武火炒，不住手，更易柳條勤攪，令白烟出透熟。用水濕青布一塊，鋪放净地上，將熟倍子傾于布中包住，以脚一踹，開之自成一塊，隨用。上等照前方分兩稱入，鬚多，勿拘一料。

百藥煎 氣味酸、鹹，微甘，無毒。主治：化痰、清肺、定嗽，止熱生津，解渴收濕，消酒，烏鬚髮。止下血，久痢脱肛。牙齒宣䘌，面鼻疳蝕，口舌糜爛，風濕諸瘡。

没藥 始出波斯國，今海南諸國及廣州或有之。木之根株，皆如橄欖，葉青而密。歲久者，則有脂液流滴在地下，凝結成塊，或大或小，亦類安息香。採無時。一名末藥。没、末，皆梵言。或云：没，淪没也。木之膏液没入地中，故名没藥。

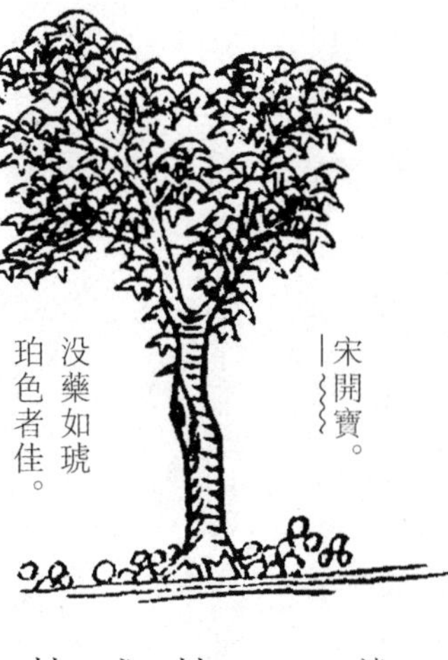

宋開寶。

没藥如琥珀色者佳。

没藥，氣味苦、平，無毒。主治：破血止痛，療金瘡杖瘡，諸惡瘡痔漏，卒下血，目中翳暈痛，膚赤。〇破癥瘕宿血，損傷瘀血，消腫痛。〇心膽虛，肝血不足。〇墮胎，及產後心腹血氣痛，並入丸散服。〇散血消腫，定痛生肌。製同乳香。

戲術：酒滿過盞。空盞，先以没藥抹其弦，斟酒高一二分，流不出。

海桐皮 始出南海已南山谷，今雷州及近海州郡亦有之。葉如手大，作三花尖。皮多刺，似桐皮，黃白色，故名海桐皮。

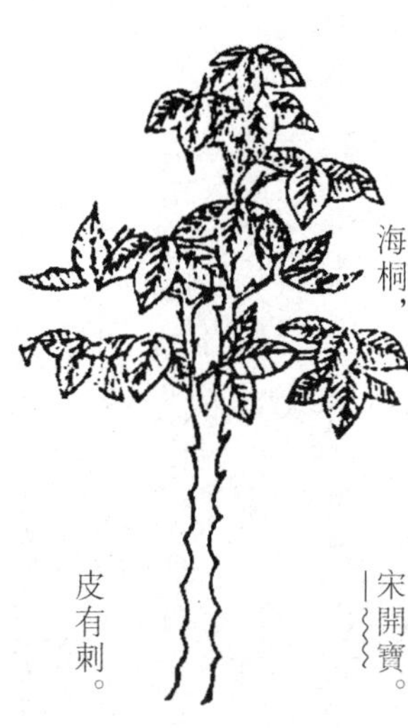

海桐，宋開寶。

皮有刺。

氣味苦、平，無毒。主治：霍亂中惡，赤白久痢，除疳蠹疥癬，牙齒蟲痛，並煮服及含之。水浸洗目，除膚赤。○主腰脚不遂，血脉頑痺，腿膝疼痛，霍亂泄瀉。○古方多用浸酒，治風癧。入藥用皮。

合歡始生益州山谷，今近京、雍、洛間皆有之。人家多植於庭除間。木似梧桐，枝甚柔弱。葉似皂角，極細而繁密，互相交結，每一風來，輒自相解，了不相牽綴。五月花發，紅白色，上有絲茸。至秋而實，作莢子，極薄細。崔豹古今注云：欲蠲人之忿，則贈以青裳。青裳，合歡也。植之庭除，使人不忿。故嵇康養生論云：合歡蠲忿，萱草忘憂。其葉至暮即合，故唐本草名合昏，日華子名夜合。

木皮，氣味甘、平，無毒。主治：安五臟，和心志，令人歡樂無憂。久服，輕身明目，得所欲。○煎膏，消癰腫，續筋骨，殺蟲。擣末，和鐺下墨，生油調，塗蜘蛛咬瘡。用葉洗衣垢。○折傷疼痛，研末，酒服二錢匕。○和血，消腫，止痛。

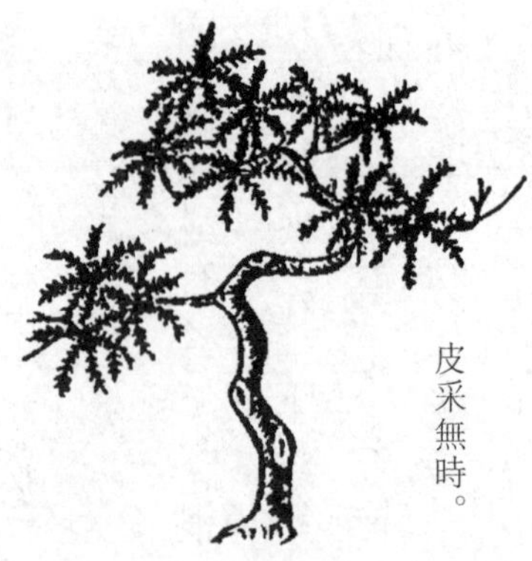

蜜蒙花始生益州川谷，今蜀中州郡皆有之。木高丈餘。葉似冬青葉而厚，背白色，有細毛，又似橘葉。花微紫色。二月、三月採花，曝乾。其味甘甜如蜜。花一朵數十房，蒙蒙然細碎也，故名蜜蒙。

氣味甘、平，微寒，無毒。

主治：青盲膚翳，赤濇多眵淚，消目中赤脉，小兒麩豆及肝氣攻眼，羞明怕日。入肝經氣分，潤肝燥。花小色黄，嚼之甘甜。

蜜蒙花，宋開寶。

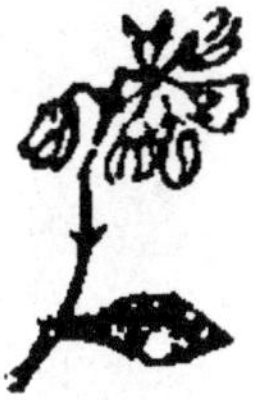

製：酒洗，候乾，蜜拌炒。

巴豆　今嘉州、眉州、戎州皆有之。木高一二丈，葉如櫻桃而厚大，初生青色，後漸黄赤，至十二月葉漸稠。二月復漸生，四月舊葉落盡，新葉齊生。即花發成穗，微黄色。五、六月，結實作房。生青，至八月熟而黄，類白豆蔻，漸漸自落，乃收之。一房有二瓣，一瓣一子或三子，子仍有殼，用之去殼。戎州出者，殼上有縱文，隱起如綫，一道至兩三道，彼土人呼爲金綫巴豆，最爲上等。此物始出巴蜀，而形如菽豆，故以名之。

氣味辛、温，有毒。

主治：傷寒温瘧寒熱，破癥瘕，結聚堅積，留飲痰癖，大腹蕩練五臟六腑，開通閉塞，利水穀道，去惡肉，除鬼毒蠱疰邪物，殺蟲魚。○療女子月閉，爛胎，金瘡膿血。不利丈夫，殺斑蝥、蛇虺毒。可練餌之。益血脉，令人色好，變化與鬼神通。○治十種水腫，痿痺，落胎。○通宣一切病，泄壅除風，補勞，健脾，開胃，消痰破血，排膿，消腫毒，殺腹臟蟲，治惡瘡息肉及疥癩疔腫。○導氣消積，去臟腑停寒，治生冷硬物所傷。○治瀉痢，驚癇，心腹痛，疝氣，風喎耳聾，喉痺牙痛，通關利竅。最能瀉人。

本經下品。

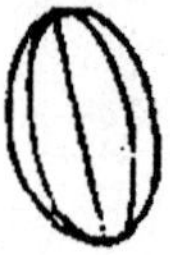

連殼形　子形 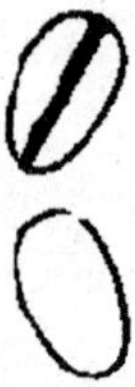　殼黄仁白。

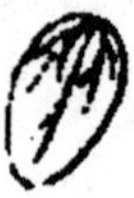

八月采，用之去心、皮。

修治：有用仁者，用殼者，用油者。有生用者，有水煮者，酒煮者，醋煮者，有麩炒者，燒存性者。有研爛，以紙包壓去油者，謂之巴豆霜。

杲曰：性熱，味辛，有大毒，浮也，陽中陽也。時珍曰：生猛熟緩，能吐能下，能止能行，是可升、可降藥也。芫花爲之使，惡蘘草，畏大黄、黄連、藜蘆、冷水。反牽牛，得火良。中其毒者，冷水黄連汁、大豆汁解之。

危氏得效方：治夏月水瀉不止，巴豆一粒，針頭穿，燈上燒存性，化蠟和作一丸，倒流水下。

巴豆，使。

連翹 始生太山山谷，今處處山谷有之。此物有二種：一種似椿實之未開者，殼小堅而外完，無跗萼，剖之則中解，氣甚芬馥，其實纔乾，振之皆落，不着莖也。圖經曰大翹者，即此也。一種乃如菡萏，殼柔外有跗萼抱之，無解脉，亦無香氣。乾之雖久，着莖不脱。圖經曰小翹者，即此也。俗多用如椿實者。其實折之，其間片片相比如翹應，以此得名爾。又一名異翹，一名連苕。

氣味苦、平，無毒。

主治：寒熱鼠瘻，瘰癧癰腫，惡瘡癭瘤，結熱蠱毒，去白蟲。○主通利五淋，小便不通，除心家客熱。○通小腸，排膿，治瘡癤，止痛，通月經。〇尤宜小兒。

連翹，本經草部下品，今移「木部」。

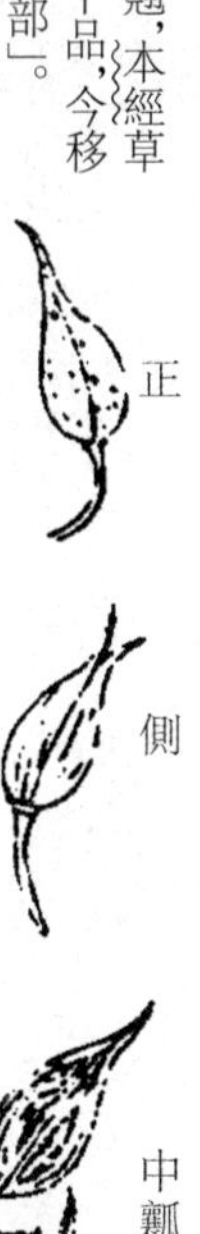

連翹樹高數尺，及丈餘。

修治：連翹去蒂、瓤，任用。噙口者佳，開瓣者不堪用。連翹，使。

蜀椒 始生武都川谷及巴郡，今歸、峽及蜀川、陜洛間人家多作園圃種之。高四五尺，似茱萸而小，有針刺。葉堅而滑，可煮飲，食甚辛香。四月結子，如小豆顆而圓，生青，熟紫赤色。八月採實，陰乾。此椒，江淮及北土皆有之，莖實都相似，但不及蜀中者皮肉厚、腹裹白、氣味濃烈耳。故本經惟曰蜀椒，俗呼川椒。其子光黑如人瞳子，謂之椒目。

椒紅，氣味辛、温，有毒。

主治：邪氣咳逆，温中，逐骨節皮膚死肌，寒熱痺痛，下氣。久服，頭不白，輕身增年。〇除六腑寒冷，傷寒温瘧，大風汗不出，心腹留飲宿食，腸澼下痢，泄精。女子字乳餘疾，散風邪瘕結，水腫黄疸，鬼疰蠱毒。殺蟲魚毒。久服，開腠理，通血脉，堅齒髮，明目，調關節，耐寒暑，可作膏藥。〇治頭風下淚，腰脚不遂，虛損留結，破血，下諸石水。治咳嗽，腹内冷痛，除齒痛。〇破癥結，開胸，治天行時氣，産後宿血，壯陽，療陰汗，暖腰膝，縮小便，止嘔逆。〇通神去老，益血，利五臟。下乳汁，滅瘢，生毛髮。〇散寒除濕，解鬱結，消宿食，通三焦，温脾胃，補右腎命門。殺蚘蟲，止泄瀉。

本經下品。

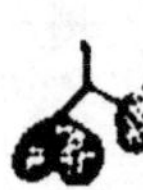
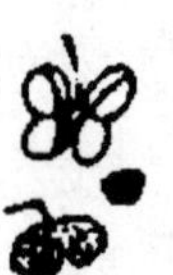
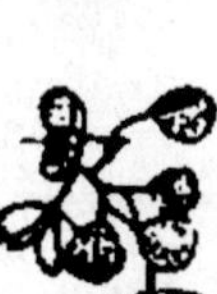

他處出者，俗呼花椒，不及蜀椒功力。

修治：蜀椒，去目及閉口者，炒熱，隔紙鋪地上，以碗覆待冷，碾取紅用。

別録曰：多食，令人乏氣。口閉者殺人。詵曰：五月食椒，損氣傷心，令人多忘。李廷飛曰：久食，令失明，傷血脉。

杏仁爲之使，畏款冬、防風、附子、雄黄，可收水銀，中其毒者凉水、麻仁漿解之。

大全良方：治寒濕脚氣，川椒二三斤，疏布囊盛之，日以踏脚。貴人所用。蜀椒，使。

椒目，氣味苦、寒，無毒。主治：水腹脹滿，利小便，治十二種水氣，及腎虚，耳卒鳴聾，膀胱急，止氣喘。

海上方：治痔漏腫痛，椒目一撮，碾細，空心水服三錢，如神。使。

皂莢 始生雍州川谷及魯鄒縣，今所在有之。木極有高大者。葉瘦長而尖，枝間多刺。夏開細黄花。結實有三種：一種小如猪牙，一種長而肥厚，多脂而粘；一種長而瘦薄，枯燥不粘。皂，黑色也。莢，兩相夾合，而中藏子也，故名皂莢。俗呼皂角。本經以形如猪牙者爲良，故俗皆用猪牙皂莢，每呼爲牙皂。

氣味辛、鹹，温，有小毒。

主治：風痺死肌，邪氣風頭淚出，利九竅，殺精物。○療腹脹滿，消穀，除咳嗽囊結，婦人胞不落，明目益精。可爲沐藥，不入湯。

通關節，頭風，消痰殺蟲，治骨蒸，開胃，中風口噤。○破堅癥，腹中痛，能墮胎。又將浸酒中，取盡其精，煎成膏，塗帛，貼一切腫痛。

○溽暑久雨時，合蒼朮燒煙，辟瘟疫邪溼氣。○燒煙薰，久痢脱肛。○搜肝風，瀉肝氣。○通肺及大腸氣，治咽喉痺塞，痰氣喘咳，風癘疥癬。外丹本草謂之懸刀。

皂角樹，多刺難上，採時，以篾箍其樹一夜，其角自落，亦一異也。

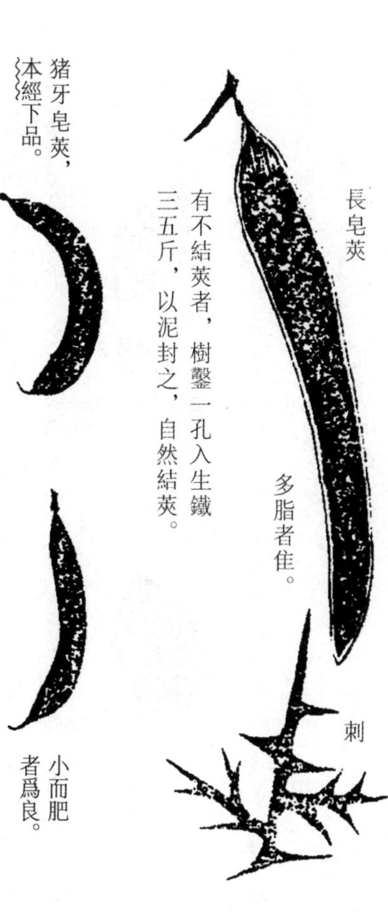

修治：皂莢，以銅刀削去粗皮，以酥反復炒透，槌去子、弦用。今用有蜜炙、酥炙、絞汁、燒灰之異，各依方法。皂莢損鐵。

好古曰：入厥陰經氣分。之才曰：柏實爲之使，惡麥門冬，畏空青、人參、苦參，伏丹砂、粉霜、硫黄、硇砂。

千金方：治鬼魘不寤，皂莢末刀圭吹之，能起死人。

皂莢，使。

訶梨勒 始生交、愛州，今嶺南皆有，而廣州最勝。株似木梡，花白。子似梔子，青黄色，皮肉相着。八月採實，六路者佳。梵言天主持來也，俗呼訶子。

氣味苦、温，無毒。

主治：冷氣，心腹脹滿，下食。○破胸膈結氣，通利津液，上水道，黑髭髮。○下宿物，止腸澼，久泄，赤白痢。○消痰下氣，化食開胃，除煩治水，調中，止嘔吐霍亂，心腹虚痛，奔豚腎氣，肺氣喘急，五膈氣，腸風瀉血，崩中帶下。懷孕漏胎，及胎動欲生，脹悶氣喘。並患痢人肛門急痛，産婦陰痛，和蠟燒煙薰之，及煎湯薰洗。○治痰嗽，咽喉不利，含三數枚，殊勝。○實大腸，斂肺降火。

訶梨勒，唐本草。

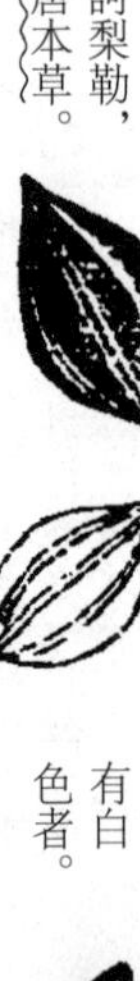

有白色者。

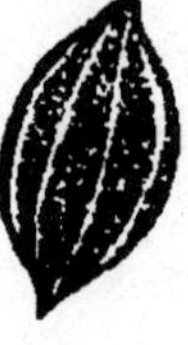

有青黄色者，有蒼黑色者。

修治：酒浸後，蒸一伏時，刀削去路，取肉，剉焙用。用核去肉。今用多火炮，去核用肉。六路黑色，肉厚者良。

好古曰：苦、酸、平，苦重酸輕，味厚，陰也，降也。

千金方：治一切氣疾，訶子三枚，濕紙包煨熟，去核細嚼，以牛乳下。訶梨勒，使。

楝實 始生荆山山谷，今處處有之，以蜀川者爲勝，故俗呼川楝子。木高丈餘，葉密如槐而長。三、四月開花，紅紫色，芬香滿庭。實如彈丸，生青熟黄。十二月採實，根採無時。種有雌雄。雄者根赤，無子，有大毒，服之使人吐，不能止；雌者根白，有子，微毒，入藥當用。圖經謂之苦楝，因味苦也。按，羅願爾雅翼云：楝葉可以練物，故謂之楝。其子如小鈴，熟則黃色，故一名金鈴子，象形也。

實，氣味苦、寒，有小毒。

主治：温疾傷寒，大熱煩狂，殺三蟲、疥瘍，利小便、水道。○主中大熱狂，失心躁悶。作湯浴，不入湯使。○入心及小腸，主上下部腹痛。○瀉膀胱。○治諸疝蟲痔。

根及木、皮，氣味苦、微寒，微毒。主治：蚘蟲，利大腸。○苦酒和塗疥癬，甚良。○治遊風熱毒，風瘮，惡瘡疥癩。小兒壯熱，煎湯浸洗。

修治：楝實，酒拌令透，蒸待皮軟，刮去皮，取肉，去核用。凡使肉不使核，使核不使肉。如使核，搥碎，用漿水煮一伏時，曬乾用。

經驗方：治臟毒下血，以苦楝子炒黃爲末，蜜丸梧桐子大。米飲，空心下十丸至二十丸，甚妙。

集簡方：治小兒蚘蟲，用楝根皮同雞卵煮熟，空心食之。次日蟲即下。

楝，本經下品。葉，五月五日取，佩之辟惡。花熱痱，焙末摻之，鋪席下，殺蚤虱。

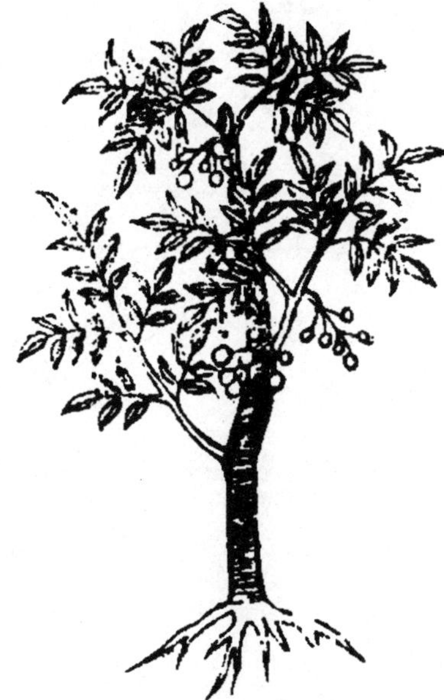

無食子 出波斯國，呼爲摩澤樹。高六七丈，圍八九尺。葉似桃而長，三月開花，白色，心微

紅。子圓如彈丸，初青，熟乃黄白。蟲蝕成孔者入藥用。其樹一年生無食子，一年生跋屢，大如指，長三寸。上有殼，中仁如粟黄，可噉之。波斯每食以代果。番胡呼爲没食子。今人呼爲墨石、没石，轉傳訛矣。

氣味苦、温，無毒。

主治：赤白痢，腸滑，生肌肉。○腸虚冷痢，益血生精，和氣安神，爲髭髮。治陰毒瘻，燒灰用。○温中，治陰瘡陰汗，小兒疳䘌，冷滑不禁。○聖濟總録：治牙齒痛，無食子末一錢，綿裹咬之，涎出吐去。

無食子，唐本草。有黑、白二種。

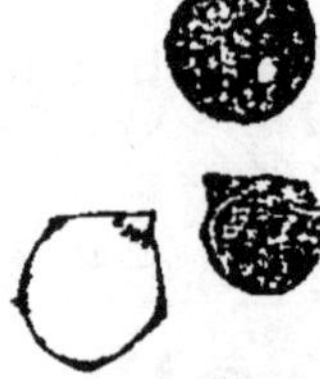

凡使，勿犯銅鐵，并被火驚。用顆小無杴米者，沙鍋炒細，研入藥。

益智子　按，山海經云：生昆崘國。今嶺南州郡往往有之。葉似蘘荷，長丈餘。其根旁生小枝，高七八寸，無葉。花蕚作穗，生其上，如棗許大，皮白，中仁黑。仁細者佳，含之攝涎唾。採無時。醫學入門曰：服之益人智慧。故名。

仁，氣味辛、温，無毒。

主治：遺精虚漏，小便餘瀝，益氣安神。補不足，利三焦，調諸氣。夜多小便者，取二十四枚，碎，入鹽同煎。服有奇驗。○治客寒犯胃，和中益氣，及人多唾。○益脾胃，理元氣，補腎虚滑瀝。○冷氣腹痛，及心氣不足，夢泄赤濁，熱傷心系，吐血、血崩諸症。

益智子，宋開寶。

子如筆頭而兩頭尖，長七八分。修治：去殼取仁。

蘇方木 樹似菴羅，葉如榆葉而無澁，抽條長丈許，花黃。子生青，熟黑。海島有蘇方國，其地產此木，故名蘇方木。今人省呼爲蘇木耳。

蘇方木，氣味甘、鹹，平，無毒。主治：破血，產後血脹悶欲死者，水煮五兩，取濃汁服。婦人血氣心腹痛，月候不調，及蓐勞，排膿止痛，消癰腫，撲損瘀血。女人失音血噤，赤白痢，並後分急痛。〇霍亂嘔逆，及人常嘔吐，水煎服之，效。〇破瘡瘍死血，產後敗血。唐本草。

謹按，徐表南海記：生海畔，葉似絳木，若女貞。味平無毒。主虛勞血癖，氣壅滯，產後惡露不安，心腹攪痛，及經絡不通，男女中風，口噤不語，並宜細研乳頭香末方寸匕，以酒煎蘇方木，去滓調服，立吐惡物，差。

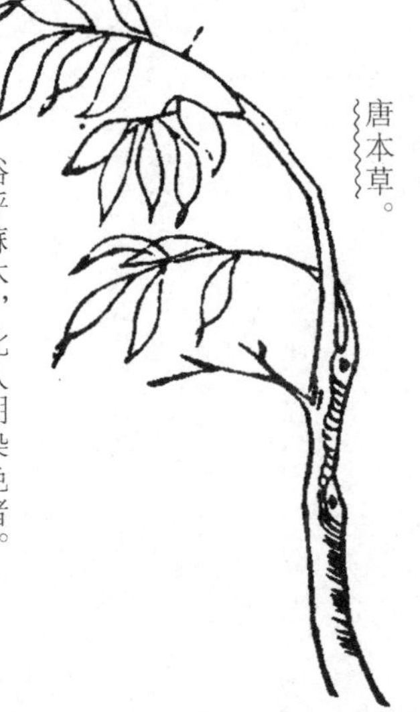

俗呼蘇木，此人用染色者。

木鼈子 始出朗州及南中，今湖廣諸州及杭、越、全、岳州亦有之。春生苗作蔓，葉有五花，狀如山芋，青色面光。四月生黃花。六月結實，似栝蔞而極大，生青熟紅，肉上有刺，每一實其核三四十枚。七月、八月採實，其核似鼈，故以爲名。

氣味甘、温，無毒。

主治：折傷，消結腫惡瘡，生肌，止腰痛。除粉刺䵟䵩，婦人乳癰，肛門腫痛。○研燒湯，薰痔。

木鼈子，老者殼色蒼黑，嫩者殼色黄白。仁，皮緑肉白者佳。多油及瘦薄者不堪用。俗呼土木鼈子，亦呼正木鼈子。

木鼈子，別録下品。

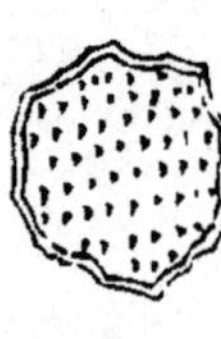

齊者爲雌。

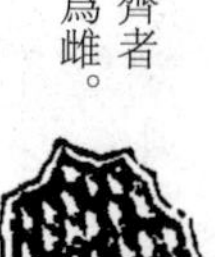

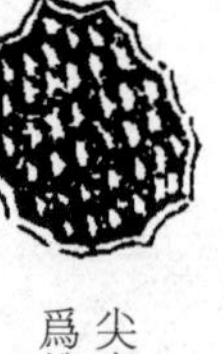

尖者爲雄。

修治：去殼取仁，或去油用。

百中方：治小兒泄瀉白痢，用木鼈子一枚，去殼細切，母丁香一枚，共爲一處，碾爲末。先以米泔洗臍净，拭乾，納末于臍中，令滿，上以小膏藥貼之，即止。

椿木　樗木

舊並不載所出州土，今南北皆有之。二木形幹大抵相類，但椿木實而葉香可噉，樗木疏而氣臭，膳夫亦能熬去其氣。北人呼樗爲山椿，江東人呼爲虎目。葉脱處有痕，如虎之目。又如樗蒲子，故得此名。

葉，氣味苦、温，有小毒。主治：煮水，洗瘡疥風疽，樗木根、葉尤良。

白禿不生髮，取椿、桃、楸葉心，擣汁頻塗之。○嫩芽，消風祛毒。

白皮及根、皮，氣味苦、温，無毒。主治：疳䘌，樗根尤良。○去口鼻疳蟲疥䘌，鬼注傳屍，蠱毒，下血，及赤白久痢。○得地榆，止疳痢。○止女子血崩，産後血不止，赤帶，腸風瀉血不住，腸瀉，縮小便，蜜炙用。○利溺濇。○治赤白濁，赤白帶，濕氣下痢，精滑夢遺，燥下濕，去肺胃陳積之痰。椿皮，色赤性濇，入血分。樗皮，色白性利，入氣分。

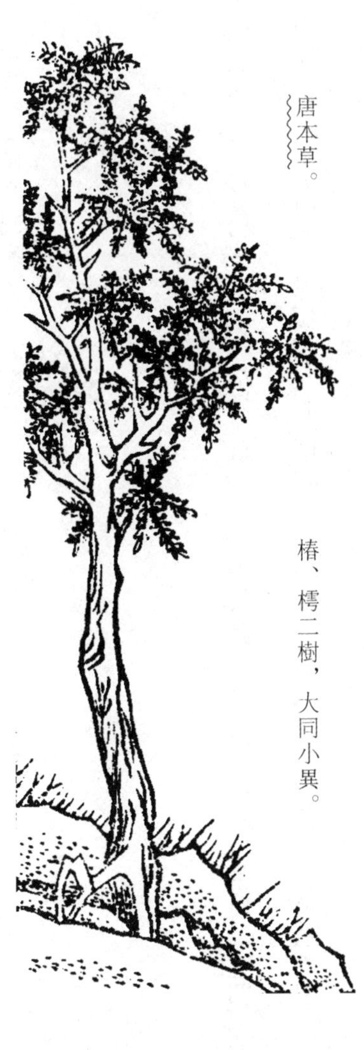

唐本草。

椿、樗二樹，大同小異。

衍義曰：洛陽一女子，年四十六七，躭飲無度，多食魚蟹，蓄毒在臟，日夜二三十瀉，大便與膿血雜下，大腸連肛門痛不堪任。醫以止血痢藥，不效。又以腸風藥，則益甚。蓋腸風則有血而無膿。如此半年餘，氣血漸弱，食減肌瘦。服熱藥則腹愈痛，血愈下；服凉藥即注瀉，食愈減；服温平藥，則病不知。如此將期歲，垂命待盡。或人教服人參散，一服知，二服減，三服膿血皆定，遂常服之而愈。其方治大腸風虛，飲酒過度，挾熱下痢，膿血痛甚。多日不差。樗根白皮一兩，人參一兩，爲末。每服二錢，空心温酒調服，米飲亦可，忌油膩、濕麵、青菜、果子、甜物、雞、猪、魚、羊、蒜、薤等。

棕櫚 始出嶺南及西川，今江南亦有之。木高一二丈，無枝條。葉大而圓，有如車輪，萃於樹杪。其下有皮，重疊裹之。每皮一匝爲一節。二旬一採皮，轉復生上。六、七月生黄白花。八、九月結實作房，如魚子，黑色。九月、十月，採其皮用。山海經云「石翠之山，其木多椶」是也。

皮，氣味苦、濇、平，無毒。主治：止鼻衄吐血，破癥，治腸風赤白痢，崩中帶下，燒存性用。○主金瘡疥癬，生肌止血。

筍及子花，主治：濇腸，止瀉痢腸風，崩中帶下，及養血。

椶櫚，宋嘉祐。其皮每歲剥取，不爾束死，或不長也。皮作繩，入水，千年不爛。年久敗椶，入藥尤妙。

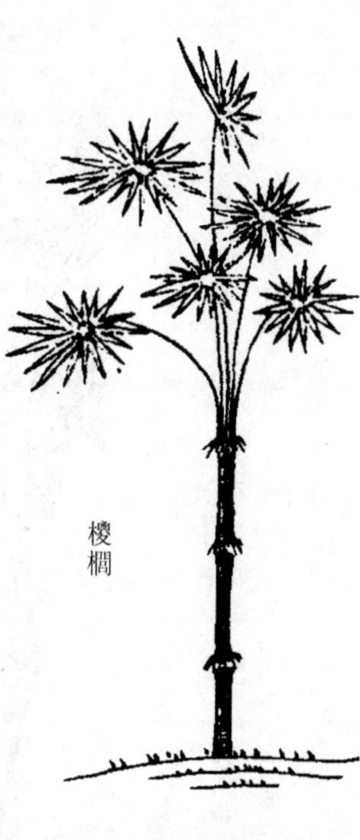

椶櫚

苞木部

竹 處處有之，其類甚多，入藥者惟三種，人多不能別。謹按，竹譜：篁竹，堅而節促，體圓而質勁，皮白如霜，即水白竹也；淡竹，似篁而茂，即甘竹也；苦竹，有白、有紫。李時珍綱目云：竹字，象形。許慎說文云：竹，冬生草也，故字從倒草。

堇竹葉，味苦、平，無毒。主治：咳逆上氣，溢筋急惡瘍。殺小蟲，除煩熱風痙，喉痺嘔吐。

根作湯，益氣止渴，補虚下氣。消毒汁，至風痙。

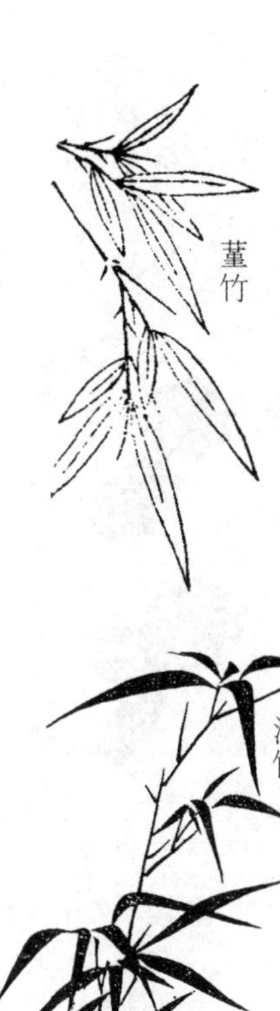

淡竹葉，氣味辛、平，大寒，無毒。主治：胸中痰熱，咳逆上氣。治吐血熱毒，止消渴，壓丹石毒。○消痰，治熱狂煩悶，中風失音不語，壯熱頭痛頭風，止驚悸，温疫迷悶。妊婦頭旋倒地，小兒驚癇天吊。○喉痺，鬼疰惡氣，煩熱，殺小蟲。○凉心經，益元氣，除熱緩脾。

竹瀝，大寒。療暴中風風痺，胸中大熱，止煩悶。

竹茹，微寒。主嘔啘，温氣寒熱，吐血，崩中，溢筋。

苦竹葉，氣味苦、冷，無毒。主治：口瘡目痛，明目，利九竅。○治不睡，止消渴，解酒毒，除煩熱，發汗，療中風、瘖瘂。○殺蟲，治諸瘡疥癬。

草中一種，莖如鐵綫而長，葉小如竹。一種莖青而短，葉大如竹，俗皆呼淡竹葉。利小水，治喉痺等證，並效。

肘後方：治時行發黄，竹葉五升，切，小麥七升，石膏三兩，水一斗半，煮取七升。細服盡劑而愈。

天竹黄 志曰：生天竺國。大明曰：此是南海邊竹内塵沙結成者。宗奭曰：此是竹内所生，如黄土，著竹成片者，故名竹黄。按，吴僧贊寧云：竹黄，生南海鏞竹中。此竹極大，又名天竹。其内有黄，可以療疾。本經作天竺者，非矣。竹黄，氣味甘、寒，無毒。主治小兒驚風天吊，去諸風熱，鎮心明目，療金瘡，滋養五臟。治中風痰墜，卒失音不語。小兒客忤癇疾，制藥毒發熱。

竹黄，形塊、大小、散碎不同，體輕，有黑、白、牙色之異。味甘牙色者善，白者次，黑者下。人多燒龍蛟諸骨、蛤粉雜之，宜辨。

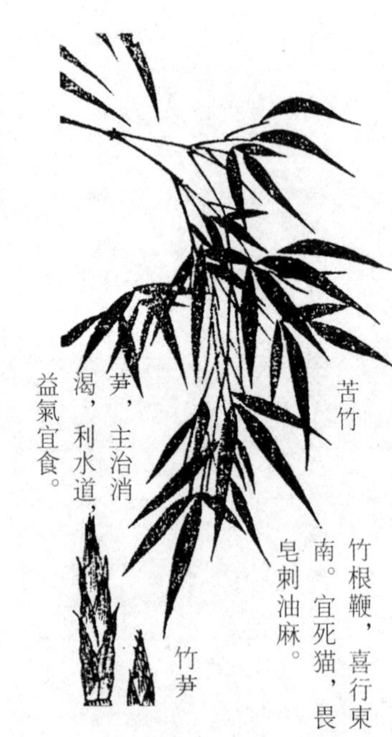

雷丸 生石城山谷及漢中土中。竹之餘氣所結，故一名竹苓。本草綱目云：雷斧、雷楔，皆霹靂擊物，精氣所化。此物生土中，無苗蔓，而殺蟲逐邪，猶雷之丸也。醫學入門云：雷，纍也，纍纍相連如丸狀也。

氣味苦、寒，有小毒。主治：殺三蟲，逐毒氣，胃中熱，利丈夫，不利女子。○作摩膏，除小兒百病，逐邪氣，惡風汗出，除皮中熱結積，蠱毒，寸白蟲自出不止。久服，令人陰痿。○逐風，主癲癇狂走。

雷丸，本經下品。皮黑肉白者良。

荔實、厚朴、芫花爲之使，惡蓄根、葛根。赤者殺人。

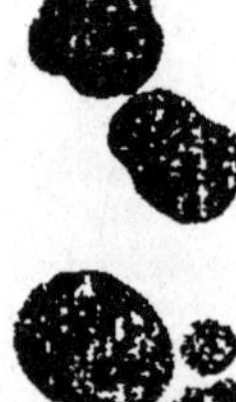

修治：甘草湯浸一夜，銅刀刮去黑皮，酒拌蒸，焙乾用。大明曰：入藥，炮用。

按，陳正敏遯齋閑覽云：楊勔中年得異病，每發語，腹中有小聲應之，久漸聲大。有道士見之，曰：「此應聲蟲也。但讀本草，取其不應者治之。」讀至雷丸，不應。遂頓服數粒，而愈。雷丸，君。

本草原始

木瓜　柹俗呼柿　枇杷　荔枝　龍眼　甘蔗　桃　杏　安石榴　松子　郁李仁　胡桃　檳榔

大腹子大腹皮　山樝今山楂　枸橼今佛手柑

本草原始

本草原始卷之五

穀部

胡麻 巨勝也，苗名青蘘，今處處種之。苗梗如麻，而葉圓鋭光澤，嫩時可作蔬。按，沈存中筆談云：胡麻，即今油麻。更無他説。古者中國止有大麻，其實爲蕡。漢使張騫，始自胡地大宛得油麻種來，故名胡麻。其莖方，故吴普本草名方莖。其實類狗蝨，故名醫别録名狗蝨。多脂油，故食療本草名油麻。本草衍義名脂麻。俗作芝麻，非也。八穀之中，惟此大勝，故本經名巨勝。

黑胡麻，氣味甘，平，無毒。主治：傷中虚羸，補五内，益氣力，長肌肉，填髓腦。久服，輕身不老。〇堅筋骨，明耳目，耐飢渴，延年。療金瘡止痛，及傷寒温瘧，大吐後，虚熱羸困。〇潤養五臟，補肺氣，止心驚，利大小腸，耐寒暑，逐風濕氣，遊風頭風，治勞風，産後羸困，催生落胞。細研，塗髮令長。白蜜蒸餌，治百病。〇炒食，不生風。風人久食，則步履端正，語言不蹇。〇生嚼，塗小兒頭瘡。煎湯，浴惡瘡、婦人陰瘡，大效。

白胡麻，氣味甘、大寒，無毒。主治：虚勞，滑腸胃，行風氣，通血脉，去頭上浮風，潤肌肉。食後，生啖一合，終身勿輟。又與乳母食之，孩子永不生病。客熱，可作飲汁服之。生嚼，敷小兒頭上諸瘡。仙方蒸以辟穀。

青蘘，氣味甘、寒，無毒。主治：五臟邪氣，風寒濕痺，益氣，補腦髓，堅筋骨。久服，耳目聰明，不飢，不老增壽。〇主傷暑熱。作湯沐頭，去風，潤皮膚，益血色。治崩中血凝注者，生擣一升，熱湯絞汁，半升服，立愈。又牛傷熱，擣汁灌之，立愈。

胡麻花，主治：生秃髮，潤大腸。人身上生肉丁者，擦之即愈。麻稭，主燒灰點痣，去惡肉方中用。

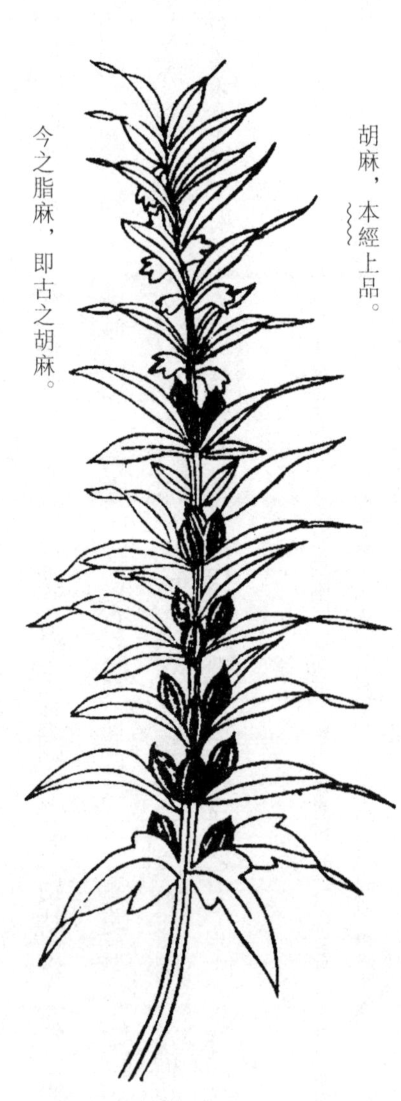
胡麻，本經上品。

今之脂麻，即古之胡麻。

修治：胡麻，取烏色者，九蒸九曬，熬擣餌之，斷穀長生，充飢。雖易得，而人未肯常服，况餘藥耶？又製方：以水淘去浮者，曬乾，以酒拌，蒸熟，春去皮用。

胡麻，即脂麻也。有遲、早二種，實有黑、白、赤三色。其莖皆方。秋開白花，亦有帶紫艷者，節節結角，長者寸許。有四稜、六稜者，房小而子少；七稜、八稜者，房大而子多。皆隨土地肥瘠而然。蘇恭以四稜爲胡麻，八稜爲巨勝，正謂其房勝也。胡地所出者肥大，其紋鵲，其色紫黑，取油亦多。故詩云「松下飯胡麻」，此乃所食之穀無疑，與白油麻爲一物。如川大黄、川當歸、上黨人參、齊州半夏之類，不可與他土出者更爲二物，蓋特以其地之所宜立名也。

其葉有本團而末鋭者，有本團而末分三丫，如鴨掌形者。葛洪謂一葉兩尖者，指此。殊不知烏麻、白麻，皆有二種葉也。其莖高者三四尺，有一莖獨上者，角纏而子少；有開枝四散者，角繁而子多，皆因苗之稀稠而然也。

今市肆間因莖分方圓，角稜分多寡，遂以茺蔚子僞爲巨勝，以黄麻子及大藜子僞爲胡麻，誤而又誤矣。梁簡文帝勸醫文有云：世誤以灰滌萊子爲胡麻。則胡麻之訛，其來久矣。惟孟詵謂：四稜、八稜，爲土地肥瘠。寇宗奭據沈存中之説，斷然以脂麻爲胡麻，足以證諸家之誤矣。又賈思勰齊民要术種收胡麻法，即今種收脂麻之法，其爲一物，尤爲可據。

列仙傳云：魯生女，長樂人。初餌胡麻，漸絶火穀，凡十餘年，少壯，色如桃花。一日，與知故别，入華山，後五十年，有識者逢生女乘白鹿，從王母游焉。後還家，謝其親里知故而去。

續齊諧記：漢明帝永平十五年，中剡縣有劉晨、阮肇二人，入天台山採藥，迷失道路。忽逢一溪，過之。偶遇二女，以劉、阮姓名呼之，如舊識耳。曰：「郎等何來晚耶？」遂邀之過家，設胡麻飯以延之。故唐詩云：「御羹和石髓，香飯進胡麻。」

千金方：烏麻，九蒸九曬，研末，棗膏爲丸。服之，白髮返黑。

胡麻油，即脂麻油，俗呼香油。氣味甘，微寒，無毒。主治：利大腸，産婦胞衣不落。生油摩腫，生秃髮。○去頭面遊風。○主天行熱悶，腸内結熱。服一合，取利爲度。○主瘖瘂，殺五黄，下三焦熱毒氣，通大小腸，治蚘心痛。敷一切惡瘡疥癬，殺一切蟲。取一合，和雞子兩顆，芒硝一兩，攪服。少時，即瀉下熱毒，甚良。○陳油煎膏，生肌長肉，止痛，消癰腫，補皮裂。○治癰疽熱病。○治熱毒、食毒、蟲毒，殺諸蟲、螻蟻。

麻蕡 始生太山川谷。莖如蒿，一枝七葉，或九葉。五、六月，開細黄花，成穗，隨即結實，大如胡荽子，可取油。其皮作布及履，用之。其稭有稜，可爲燭心。一名麻勃，麻花上勃勃者。子有雌雄。雄者名枲麻、牡麻，雌者名苴麻。爾雅翼名麻蕡，爲漢麻。本經名大麻，今人呼爲火麻。

火麻仁，氣味甘、平，無毒。主治：補中益氣。久服肥健，不老神仙。〇治中風汗出，逐水氣，利小便，破積血，復血脉。乳婦産後餘疾。沐髮長潤。〇下氣，去風痺皮頑，令人心歡。炒香，浸小便，絞汁服之。婦人倒産，吞二七枚，即止。〇潤五臟，利大腸，風熱結燥及熱淋。〇補虚勞，逐一切風氣，長肌肉，益毛髮，通乳汁，止消渴。催生難産。〇取汁煮粥，去五臟風，潤肺，治關節不通，髮落。〇利女人經脉，調大腸下痢。塗諸瘡癩，殺蟲。取汁，煮粥食，止嘔逆。〇畏牡蠣、白薇、茯苓。

麻勃，普曰：一名麻花。氣味：辛、温，無毒。主治：一百二十種惡風，黑色，遍身苦癢，逐諸風惡血，治女人經候不通。〇治健忘及金瘡内漏。畏牡蠣，入行血藥，以䗪蟲爲之使。生疔腫，忌見。

油，主治：熬黑壓油，敷頭，治髮落不生。煎熟，時時啜之，治硫黄毒發身熱。

葉，擣汁服五合，下蚘蟲。擣爛，敷蝎毒，俱效。

麻蕡，時珍曰：此當是麻子連殼者。氣味：辛、平、有毒。主治：五勞七傷。多服，令人見鬼狂走。〇利五臟，下血寒氣，破積，止痺，散膿。久服，通神明輕身。畏牡蠣、白薇。

弘景曰：麻子中仁，合丸藥並釀酒，大善。但性滑利。

好古曰：麻仁，手陽明、足太陰藥也。陽明病汗多、胃熱、便難，三者皆燥也，故用之以通潤也。

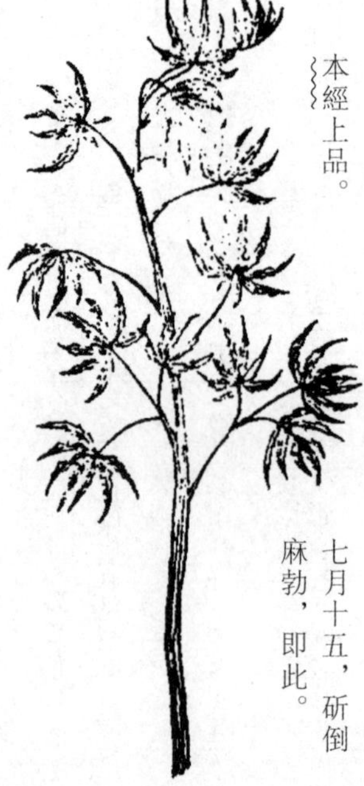

本經上品。

七月十五，斫倒麻勃，即此。

千金方：治赤遊丹毒，麻仁搗末，水和敷之。麻仁，使。

大豆 原生太山平澤，今處處有之。夏至前下種，苗高三四尺，葉團有尖。秋開小白花，成叢，結莢長寸餘，經霜乃枯。有大小兩種，黑、白、黄、褐、青、斑數色。黑者名烏豆，俗呼黑豆，可入藥用。一名尗。時珍曰：豆、尗，皆莢穀之總稱也。篆文尗，象莢生附莖下垂之形。豆，象子在莢中之形。廣雅云：大豆，菽也。小豆，荅也。弘景曰：黑大豆爲蘖牙，生五寸長便乾之，名大豆黄卷。

黑大豆，氣味甘、平，無毒。

主治：塗癰腫，煮汁飲。殺鬼毒，止痛。○逐水脹，除胃中熱痺，傷中淋漏，下瘀血，散五臟結積内寒，殺烏頭毒。久服，令人身重。炒爲屑，味甘，主胃中熱，去腫除痺，消穀，止腹脹。○煮食，治温毒水腫。○調中下氣，通關脉，制金石藥毒，牛馬温毒。○炒黑，熱投酒中，飲之，治風痺癱緩，口噤，産後頭風。食罷，生吞半兩，去心胸煩熱，熱風恍惚，明目鎮心，温補。久服，好顔色，變白不老。煮食性寒，下熱氣腫，壓丹石煩熱，消腫。○主中風脚弱，産後諸疾。同甘草煮湯飲，去一切熱氣，治風毒脚氣。煮食，治心痛筋攣，膝痛脹滿。同桑柴灰煮食，下水鼓腹脹。和飯搗，塗一切毒腫。療男女陰腫，以綿裹納之。○治下痢，臍腹痛，止消渴，治腎病，利水下氣，制諸風熱，活血，解諸毒、蠱毒、百藥毒。

大豆黄卷，氣味甘、平，無毒。

主治：濕痺筋攣，膝痛。○五臟不足，胃氣結積，益氣止痛，去黑皯，潤肌膚皮毛。○破婦人惡血。○宜腎。○除胃中積熱，消水病脹滿。

淡豆豉　係蒸熟，㽅曬。江右每製賣，極多。以淡名者，爲其無鹽故也。豉，嗜也，五味調和須之而成，乃可甘嗜也。

淡豆豉，氣味苦、寒，無毒。主治：傷寒頭痛寒熱，瘴氣惡毒，煩燥滿悶，虚勞喘吸，兩脚疼冷。殺六畜胎子諸毒，治時疾，熱病發汗。熬水，能止盗汗，除煩。生搗爲丸服，治寒熱風，胸中生瘡。煮服，治血痢腹痛。研塗陰莖生瘡。治瘧疾骨蒸，中毒藥蠱氣，犬咬。下氣調中，治傷寒温毒，發斑嘔逆。

黑大豆，本經中品。

大豆，生平炒食極熱，煮食甚寒，作豉極冷，造醬及生黄卷則平。牛食之温，馬食之冷。一體之中，用之數變。惡五參、龍膽，得前胡、烏喙、杏仁、牡蠣良。

陶華：以黑豆入鹽煮，時常食之，云能補腎。蓋豆乃腎之穀，其形類腎，而又黑色通腎，引之以鹽，所以妙也。

詵曰：大豆黄屑，忌猪肉。小兒以炒豆、猪肉同食，必壅氣致死，十有八九。十歲已上不畏也。

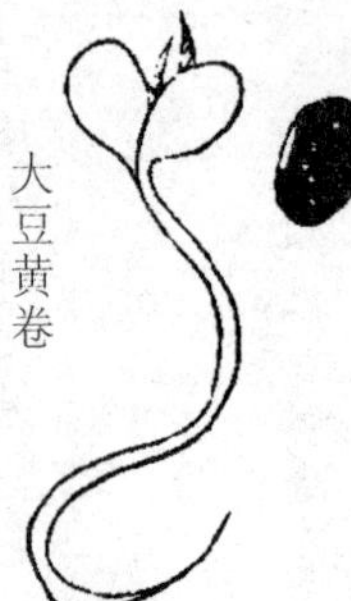
大豆黄卷

王氏農書云：辟穀之方，見於石刻。水旱蟲荒，國家代有。甚則懷金立鵠，易子炊骸。爲民父母者，不可不知此法也。昔晋惠帝永寧二年，黄門侍郎劉景先表奏：臣遇太白山隱氏，傳濟飢辟穀仙方，臣家大小七十餘口，更不食别物。若不如斯，臣一家甘受刑戮。其方：用大豆五斗，淘净，蒸三遍，去皮，用大麻子三斗，水浸一宿，蒸三遍，令口開，取仁，各搗爲末，和搗作團如拳大，入甑内蒸。從戌至子時止，寅時出甑，午時曬乾爲末，乾服之，以飽爲度，不得食一切物。第一頓得七日不飢，第二頓得四十九日不飢，第三頓三百日不飢，第四頓得二千四百日不飢，更不必服，永不飢也。不問老少，但依法服食，令人强壯，容貌紅白，永不憔悴。口渴，即研大麻子湯飲之，轉更滋潤臟腑。若要另吃物，用葵子三合研末，煎湯冷服，取下藥如金色，任吃諸物，並無所損。前知隨州朱頌教民用之，有驗，序其首尾，勒石於漢陽大別山太平興國寺。

赤小豆 今江淮間多種之。苗高尺餘。葉名藿，類豇豆葉，微圓峭而小。花似豇豆花，淡銀褐色，結莢比緑豆莢稍大。入藥，以粒緊小而色赤者爲良。蘇恭名赤豆，廣雅名荅，俗呼紅小豆。

赤黯而小者良。

一種色紅如珊瑚，頂黑。

赤小豆，氣味甘、酸，平，無毒。

主治：下水腫，排癰腫膿血。○療寒熱，熱中消渴，止泄痢，利小便，下腹脹滿，吐逆卒澼。○治熱毒，散惡血，除煩滿，通氣，健脾胃，令人美食。擣末，同雞子白，塗一切熱毒癰腫。煮汁，洗小兒黄爛瘡，不過三度。○縮氣行風，堅筋骨，抽肌肉。久食瘦人。○散氣，去關節煩熱，令人心孔開。暴痢後，氣滿不能食者，煮食一頓，即愈。和鯉魚煮食，甚治脚氣。○解小麥熱毒。煮汁，解酒病。解衣粘綴。

辟厭疾病。正月元旦，面東，以虀水吞赤小豆三七枚，一年無諸疾。○又七月立秋日，面西，以井華水吞赤小豆七枚，一秋不犯痢疾。

赤小豆，使。

粟 出江東及西間，今處處有之。苗葉似茅，種類有青、赤、黄、白、黑諸色，穗有大小、毛光不同。粒比黍而圓小。春秋題辭云：粟乃金所立，米爲陽之精，故「西」字合「米」爲粟。許愼云：粟之爲言續也，續於穀也。古者以粟爲黍、稷、粱、秫之總稱。而今之粟，在古但呼爲粱，後人乃專以粱之細者名粟。今北人呼爲穀子，熟，春成細粒，謂之小米。

粟米，氣味鹹，微寒，無毒。〇主治：養腎氣，去脾胃中熱，益氣。陳者苦寒，治胃熱消渴，利小便。〇止痢，壓丹石熱。〇水煮服，治熱腹痛及鼻衄。爲粉，和水濾汁，解諸毒，治霍亂，及轉筋入腹。又治卒得鬼打。〇解小麥毒，發熱。〇治反胃，熱痢。煮粥食，益丹田，補虛損，開腸胃。

粟米泔汁，主治：霍亂卒熱，心煩渴，飲數升，立瘥。臭泔，止消渴，尤良。〇酸泔及澱，洗皮膚瘙疥，殺蟲。飲之，主五痔。和臭樗皮煎服，治小兒疳痢。

右呼粟爲粱。粱者，良也，穀之良者也。或云：種出自粱州。或云：粱米性涼，故得粱名。自漢以後，始以大而毛長者爲粱，細而毛短者爲粟。今則通呼爲粟，而粱之名反隱矣。

黃粱米，氣味甘，平，無毒。主治：益氣，和中，止泄。〇去客風頑痺。〇止霍亂，下痢，利小便，除煩熱。

白粱米，氣味甘，微寒，無毒。主治：除熱益氣。〇除胸膈中客熱，移五臟氣，緩筋骨。凡患胃虛並嘔吐食及水者，以米汁二合，薑汁一合，和服之佳。〇炊飯食之，和中，止消渴。

青粱米，氣味甘、微寒，無毒。主治：胃痺熱中，消渴，止泄痢，利小便，益氣補中，輕身長年，煮粥食之。〇

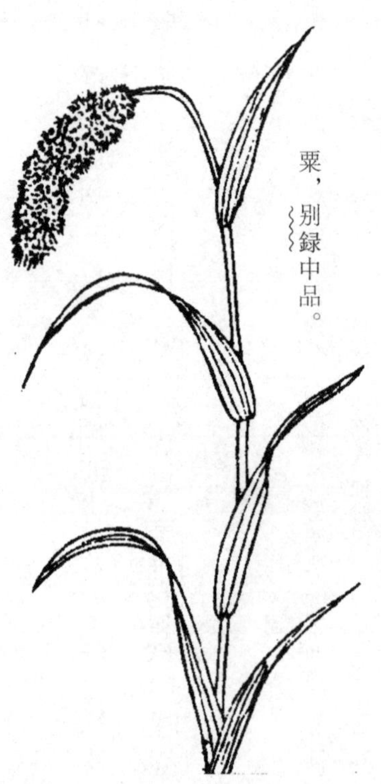

粟，別録中品。

健脾，治泄精。

赤粱米，俗呼紅穀米。胎動下血，炊飯食之良。

陳粟米，治痢甚，並胃熱消渴。

藏器曰：胃冷者，不宜多食。粟浸水至敗者，損人。瑞曰：與杏仁同食，令人吐瀉。鴈食，足重不能飛。

普濟方：治鼻衄不止，粟米粉水煮，服之良。

醋 有數種，有米醋、麥醋、麯醋、糖醋、糟錫醋、桃醋，葡萄、大棗、蘡薁諸雜果醋，亦極酸烈。惟米醋陳久者，入藥良，餘止可啖食。古方多用「酢」字，俗呼苦酒，以其有苦味也。劉熙釋名云：醋，措也，能措置食毒也。孔子曰：或乞醯焉。即此也。

米醋，氣味酸、苦、温，無毒。

主治：散癰腫，散水氣，殺邪毒。○理諸藥消毒。○治產後血暈，除癥塊堅積，消食，殺惡毒，破結氣，心中酸水，痰飲。○下氣除煩，治婦人心痛血氣，並產後及傷損金瘡，出血昏暈，殺一切魚、肉、菜毒。○磨青木香，止卒心痛，血氣痛。浸黄柏含之，治口瘡。調大黄末，塗腫毒。煎生大黄服，治痃癖，甚良。○散瘀血，治黄疸、黄汗。

綱目云：酸屬木脾病，勿多食酸，酸傷脾，肉䐢而唇揭。

北瑣夢言：一婢抱孩子擁爐，不覺落火爐上，遽以醋泥塗之，至曉不痛，亦無瘢痕。

又一少年，睛中常見一小鏡子，俾醫工趙卿診之。與少年期，來日以魚鱠奉候。少年及期赴之，延於內，且從容俟客，進方接。俄而設臺子，施一甌芥醋，更無他味，卿亦未出，迨久候不至，少年飢甚，且聞醋香，不免輕啜之。逡巡竭甌，啜之，覺胸中豁然，眼花不見。卿出云：「君食魚鱠太多，有魚鱗在胸中，所以眼花。魚畏芥醋，故備芥醋，欲君因飢以啜之。」果愈此疾。烹鮮之會，乃權詐也。

服茯苓、丹參人，不可食醋。

糯米 本經載名曰稻米，一名稌。南方水田處多種之。按，蘇東坡云：稻者，穬穀通名。羅氏亦曰：在穀通謂之稻。爾雅云：稌，稻也。郭璞云：沛國呼稌。周頌云：豐年多黍多稌。禮記云：牛宜稌。豳風云：十月穫稻。皆是一物也。説文云：秔，稻屬也。沛國謂稻爲糯。字林云：糯，粘稻也；秔，不粘稻也。今人呼糯者，如字林所説也。本經稱稻者，如説文所説也。稻，從舀，象人在臼上，治稻之義。稌則方言，稻音之轉爾。其性粘軟，故謂之糯。穎曰：糯米緩筋，令人多睡，其性懦也。宗奭曰：今造酒，糯稻也。北人呼爲江米。

糯米，氣味苦，温，無毒。思邈曰：味甘。

主治：作飯温中，令人多熱，大便堅。○能行榮衛中血積，解芫青、斑蝥毒。○益氣止泄。○補中益氣，止霍亂後吐逆不止，以一合研水服之。○以駱駝脂作煎餅食，主痔疾。○作糜一斗食，主消渴。○暖脾胃，止虚寒泄痢，縮小便，收自汗，發痘瘡。

米泔，氣味甘，涼，無毒。主治：益氣，止煩渴霍亂，解毒。食鴨肉不消者，頓飲一盞，即消。

花陰乾，入揩牙、烏鬚方用。

稈，氣味辛、甘，熱，無毒。主治：黄病如金色，煮汁浸之，仍以穀芒炒黄爲末，酒服。○燒灰，治墜撲傷損。

頌曰：糯米性寒，作酒則熱，糟乃温平。時珍曰：糯性粘滯難化，小兒、病人最宜忌之。

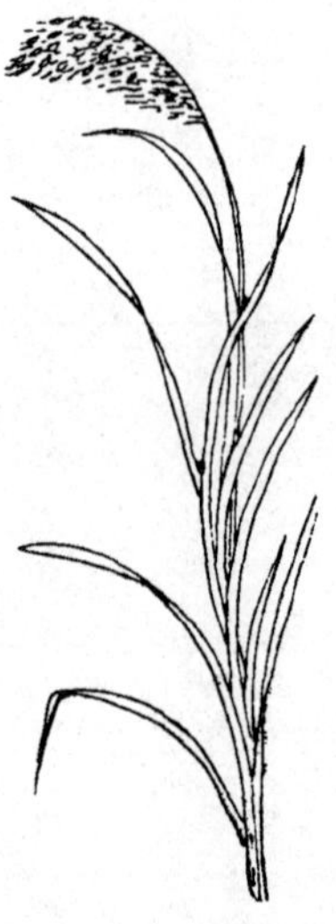

糯米，別録下品。本草專指糯爲稻。

思邈曰：糯米味甘，脾之穀也，脾病宜食之。

澹寮方：治勞心吐血，糯米半兩，蓮子心七枚，爲末，酒服。

粳米 一名秔。有水、旱二種，早、中、晚三收。南方地下塗泥多，宜水稻，北方地平，惟澤土，宜旱稻。西南夷亦有燒山地爲畬田，種旱稻者，謂之火米。古者惟下種成畦，故祭祀謂稻爲嘉蔬。今人皆拔秧栽插矣。其種不同，俱隨土地所宜也。其穀有光芒、長短、大小，其米有赤、白、紫、青、堅、鬆，其性有温、凉、寒、熱，亦因土産形色而異也。入藥，以晚粳者爲良，故曰粳米。粳者，硬也。北人呼爲大米，亦呼稻米。孔子曰「食夫稻」，即此也。

粳米，氣味甘、苦、平，無毒。

主治：益氣止煩，止渴止泄。○温中，和胃氣，長肌肉。○補中，壯筋骨，益腸胃。○煮汁，主心痛，止渴，斷熱毒下痢。○合芡實作粥食，益精强志，聰耳明目。○通血脉，和五臟，好顔色。○常食乾粳飯，令人不噎。

淅二泔，主治：清熱，止煩渴，利小便，凉血。

粳穀奴，主治：走馬喉痺，燒研，酒服方寸匕，立效。

禾稈，主治：解砒毒，燒灰，新汲水淋汁，濾清，冷服一碗，毒當下出。

穎曰：新米乍食，動風氣。陳者下氣，病人尤宜。

詵曰：同馬肉食，發痼疾。和蒼耳食，令人卒心痛，急燒

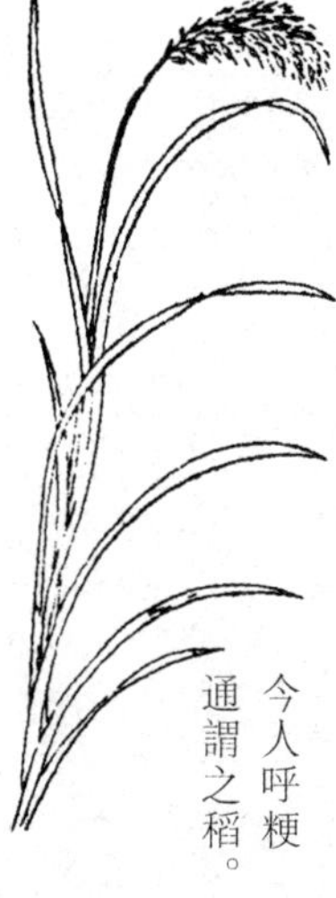

粳米，別録中品。

十月收者爲晚粳。

今人呼粳通謂之稻。

倉米灰，和蜜漿服之，不爾即死。

簡要濟衆方：治鼻衄不止，服藥不應，獨聖散糯米，微炒黄爲末，每服二錢，新汲水調下。

黍 出北間，禾屬而黏者也。其苗似粟而低小，有毛。結子成枝而殊散，其粒大於粟而光滑。有數種，赤者曰虋，曰穈，白者曰芑，黑者曰秬。一稃二米曰秠。魏子才六書精蘊云：黍，下從氽，象細粒散垂之形。氾勝之云：黍者，暑也。待暑而生，暑後乃成也。故謂之黍。孔子曰：禾可爲酒，禾入水也。然則又以禾入水三字合而爲黍。其米，北人呼爲黄米。

黍米，氣味甘，温，無毒。

主治：益氣補中。○燒灰和油，塗杖瘡，止痛，不作瘢。○嚼濃汁，塗小兒鵝口瘡，有效。

丹黍米，氣味甘，微寒，無毒。

主治：咳逆上氣，霍亂，止泄利，除熱，止煩渴。下氣，止咳嗽，退熱。治鼈瘕，以新熟者淘泔汁，生服一升，不過三二度愈。

詵曰：醉卧黍穰，令人生厲。人家取其莖、穗，作提拂，掃地，印匠作刷印書。作湯浴，通身水腫。煮莖汁飲之，解苦瓠毒。和小豆煮汁，下小便。

黍米久食，令人多煩熱，發故疾，昏五臟，緩筋骨，絶血

黍，別録中品。黍米，肺之穀也，肺病宜食之。

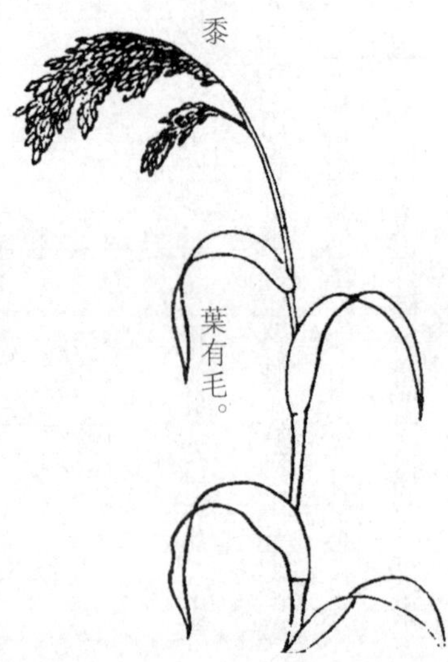

脉。合葵菜食，成痼疾。合牛肉、白酒食，生寸白蟲。

傷寒類要：治男子陰易，用丹黍米三兩，煮薄酒，和飲，令發汗，即愈。

酒 秫、黍、粳、糯、麥、粟，並可釀造，惟糯米、黍米、麵麯造者爲良。飲饍標題云：酒之清者曰釀，濁者曰盎。厚曰醇，薄曰醨。重釀曰酎，一宿曰醴。美曰醑，未榨曰醅。紅曰醍，緑曰醽，白曰醝。按，許氏説文云：酒，就也。所以就人之善惡也。一説：酒字，篆文象酒在卣中之狀。

酒氣，味苦、甘、辛，大熱，有毒。○主治：行藥勢，殺百邪惡毒氣。○通血脉，厚腸胃，潤皮膚，散濕氣，消憂發怒，宣言暢意。○養脾氣，扶肝，除風下氣。○解馬肉、桐油毒，丹石發動諸病，熱飲之，甚良。

陶弘景曰：大寒凝海，惟酒不冰。明其性熱，獨冠群物。藥家多用，以行其勢。人飲多，則體弊神昏，是其有毒故也。

博物志云：王肅、張衡、馬均三人，冒霧晨行。一人飲酒，一人飽食，一人空腹。空腹者死，飽食者病，飲酒者健。此酒勢辟惡，勝於作食之效也。

詵曰：久飲，傷神損壽，軟筋骨，動氣痢。醉卧當風，則成癜風。醉浴冷水，成痛痺。服丹砂人飲之，頭痛吐熱。

藏器曰：凡酒，忌諸甜物。酒漿照人無影，不可飲。酒合乳飲，令人氣結。同牛肉食，令人生蟲。酒後卧黍穰，食猪肉，患大風。中酒毒者，枳椇、葛花、赤豆花、緑豆粉，解之，寒勝熱也。

震亨曰：本草止言酒熱有毒，不言其濕中發熱，近於相火。醉後，振寒戰慄可見矣。又性喜升，氣必隨之。痰鬱于上，溺濇于下，恣飲寒凉，其熱内鬱，肺氣太傷。其始也病淺，或嘔吐，或自汗，或瘡疥，或鼻皶，或瀉痢，或心脾痛，尚可散而去之。其久也病深，或消渴，或内疽，或肺痿，或鼓脹，或失明，或哮喘，或勞瘵，或癲癇，或痔漏，爲難名之病，非具眼未易處也。可不謹乎？

穎曰：人知戒早飲，而不知夜飲更甚。既醉既飽，睡而就碗，熱壅傷心傷目，夜氣收斂，酒以發之，亂其清明，勞其脾胃，停濕生痰，動火助慾，因而致病者多矣。朱子云：以醉爲節，可也。

時珍曰：酒，天之美禄也。麵麯之酒，少飲，則和血行氣，壯神禦寒，消愁遣興。痛飲，則生痰動火，耗血亡精，爛胃腐腸，蒸筋潰髓。邵堯夫詩云：美酒飲教微醉後。此得飲酒之妙，所謂醉中趣、壺中天者也。若夫沉湎無度，以醉爲常者，輕則致疾，甚則喪國亡家，而隕軀命，其害可勝言哉！此大禹所以疏儀狄，周公所以著酒誥，爲世範戒也。

驚怖卒死，温酒灌之，即醒。

宗奭曰：戰國策云：帝女儀狄造酒，進之於禹。説文曰：少康造酒。然本草已著酒名，素問亦有酒漿，則酒自黄帝始。非儀狄矣。

小麥

一名來。秋種冬長，春秀夏實，具四時中和之氣，故爲五穀之貴。許氏説文云：天降瑞麥，一來二麰，象芒刺之形，天所來也，如足行來，故「麥」字從「來」、從「夂」，夂音綏。足行也。詩云「貽我來牟」是矣。又云：來象其實，夂象其根。醫學入門云：小，形小也。麥，脉也。以繼續穀米，續民命脉。爾雅云：麥者，接絶續乏之穀。

小麥，氣味甘，微寒，無毒。○主治：除客熱，止煩渴，咽燥，利小便，養肝氣，止漏血、唾血，令女人易孕。○養心氣，心病宜食之。○煎湯飲，治暴淋。○熬末服，殺腸中蚘蟲。○陳者煎湯飲，止虚汗。燒存性，油調，塗諸瘡，湯火傷灼。

浮麥，氣味甘、鹹，寒，無毒。○主治：益氣除熱，止自汗、盗汗。骨蒸虚熱，婦人勞熱。

麥麩，主治：時疾熱瘡爛，撲損傷折瘀血，醋炒，罯貼之。○和麵作餅，止泄痢，調中去熱，健人。以醋拌蒸，袋盛，包熨人馬冷失腰脚傷折處，止痛散血。○醋蒸，慰手、足風濕痺痛，寒濕脚氣，互易，至汗出並良。末服，止虚汗。

麥麵，氣味甘，温，有微毒。○主治：補虚。久食，實人膚體，厚腸胃，强氣力。○養氣，補不足，助五臟。○水調服，治人中暑，馬病肺熱。○敷癰腫損傷，散血止痛。生食，利大腸。水調服，止鼻衄、吐血。

小麥，別録中品。

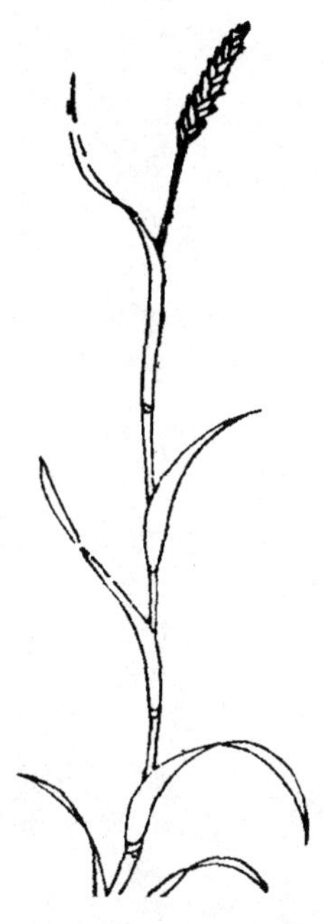

寒食麵，滅瘢痕。○蒸餅打糊，調上焦藥爲丸，下咽即化。

麥奴，治熱煩，天行熱毒，解丹石毒。○苗消酒毒，絞汁飲之。

麵筋，解熱和中，益氣勞熱，人宜煮食之。

麥粉，係麩麵洗筋澄出漿粉，今人漿衣多用之。按，萬善堂方云：烏龍膏，治一切癰腫發背，無名腫毒初發，焮熱未破者，取效如神。用隔年麥粉，愈久者愈佳。以鍋炒之，初炒如餳，久炒則乾，成黄黑色，冷定，研末，陳米醋調成糊，熬如黑漆，瓷罐收之。用時，攤紙上，剪孔貼之，即如冰冷，疼痛即止。少頃覺癢，乾亦不能動，久則腫毒自消，藥力亦盡而脱落。甚妙。此方屢用屢驗，藥易而功大，濟生者宜收藏之。

神麯 按，六月六日造者，謂諸神集會此日，故也。所用藥料，各肖神名。其方用白麵一百斤，以象白虎。蒼耳草自然汁三升，以象勾陳。野蓼自然汁四升，以象滕蛇。青蒿自然汁三升，以象青龍。杏仁去皮、尖四升，以象玄武。赤小豆煮熟去皮三升，以象朱雀。一如造酒麯法式，用麻葉或楮葉包罨，待生黄衣，曬收之。本草綱目曰：麯以米麥包罨而成，故字從麥、從米、從包，省文、會意也。劉熙釋名云：麯，朽也，欝之使生衣敗朽也。

神麯，氣味甘、辛，温，無毒。

主治：化水穀宿食，癥結積滯，健脾暖胃。○養胃氣，治赤白痢。○消食下氣，除痰逆，霍亂泄痢，脹滿諸疾，其功與麯同。閃挫腰痛者，煅過淬酒，温服，有效。婦人産後欲回乳者，炒研，服二錢，日二即止，甚驗。

元素曰：陽中之陽也，入足陽明經。

修治：神麯，須火炒黄，以助土氣。陳久者良。

摘玄方：治食積心痛，陳神麯一塊，燒紅淬酒二大碗，服之。

大麥 一名牟麥，出關中。麥之苗粒，皆大於來，故得大名。説文云：牟，大也，通作麰。孟子曰：今夫麰麥。即此也。水浸脹，候生芽曝乾，名麥蘖，俗呼麥芽。

大麥，氣味鹹，温，微寒，無毒。

主治：消渴除熱，益氣和中。又云：令人多熱，爲五穀長。○補虚劣，壯血脉，益顔色，實五臟，化穀食止泄，不動風氣。久食，令人肥白，滑肌膚。爲麪勝於小麥，無躁熱。○麪，平胃止渴，消食，療脹滿。○久食頭髮不白，和針砂、没石子等染髮黑色。○寬胸下氣，凉血，消積，進食。

麥芽，氣味鹹，温，無毒。　主治：消食和中。○破冷氣，去心腹脹滿。○開胃，止霍亂，除煩悶，消痰飲，破癥結，催生落胎。○補脾胃虚，寬腸下氣，腹鳴者用之。○消米、麪、諸果食積。

修治：麥牙去鬚，取其中米，炒研麯用。今惟炒用。

大麥，石蜜爲之使。　麥牙，豆蔻、縮砂、烏梅、木瓜、芍藥、五味子爲使。

孫真人方：治麥芒入目，大麥煮汁，洗之即出。

李絳兵部手集方：治産後腹脹，不通轉氣急，坐卧不安，以麥糵一合爲末，和酒服，良久通轉，神驗。此乃供奉輔太初傳與崔郎中方也。

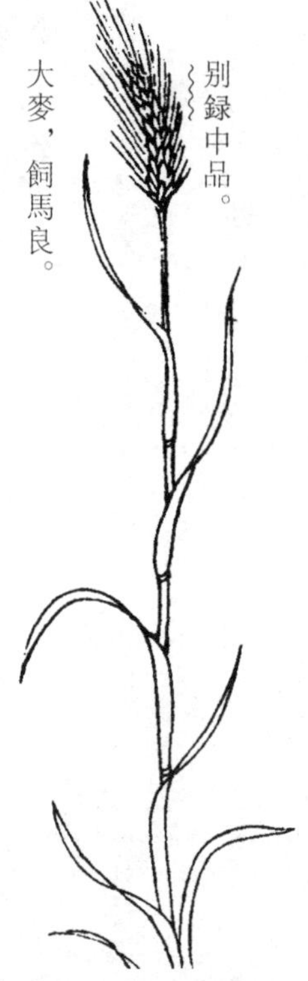

別録中品。

大麥，飼馬良。

飴餹 北人謂之餳。糯米、粳米、黍、粟米、蜀秫米、大麻子、枳椇子、黄精、白术，並堪熬造，惟以糯米作者入藥，粟米者次之，餘但可食耳。李時珍曰：飴餳，用麥糵或穀芽，同諸米熬煎而成。古人寒食多食餳，故醫方亦收用之。按，劉熙釋名云：餹之清者曰飴，形怡怡然也。稠者曰餳，强硬如錫也。如餳而濁者曰餔，方言謂之餦餭。陳嘉謨曰：因色紫類琥珀，方中謂之膠飴，乾枯名餳。

飴餹，氣味甘、大温，無毒。○主治：補虚乏，止渴去血。○補虚冷，益氣力，止腸鳴，咽痛，治唾血，消痰，潤肺止嗽。○健脾胃，補中。治吐血。打損瘀血者，熬焦酒服，能下惡血。又傷寒大毒嗽，於蔓菁、薤汁中煮一沸，頓服之良。○脾弱不思食人，少用。能和胃氣，亦用和藥。

入太陰經。

凡中滿吐逆，秘結，牙䘌赤目，疳病者，切宜忌之。

集異記云：刑曹進，河朔健將也。爲飛矢所中，鉗之不動，痛困俟死。忽夢胡僧，令以米汁注之，必愈。廣詢于人，無悟者。一日，一僧丐食，肖所夢者。叩之，僧云：但以寒食餳點之。如法用之，清涼，頓減酸楚。至夜瘡癢，用力一鉗而出，旬日而瘥。

老人煩渴，寒食大麥一升，水七升，煎五升，入赤餳二合，飲之。

薏苡仁 始出交趾，今處處人家種之。春生苗，莖高三四尺，葉似蠡實葉而解散，故本經名解蠡。又似芑黍之苗，故別録名芑實。五、六月開花，結實，其實青白色，形如珠子而稍長。小兒多以綫穿如貫珠爲戲，故人呼爲薏珠子。

薏苡仁，氣味甘、微寒，無毒。

主治：筋急拘攣，不可屈伸，久風濕痺，下氣。久服，輕身益氣。○除筋骨中邪氣不仁，利腸胃，消水腫，令人能食。○炊飯作麵食，主不飢，温氣。煮飲，止消渴，殺蚘蟲。○治肺痿肺氣，積膿血，咳嗽涕唾，上氣。煎服，破毒腫。○去乾濕脚氣，大驗。○健脾益胃，補脾清熱，去風勝濕。炊飯食，治冷氣。煎飲，利小便。

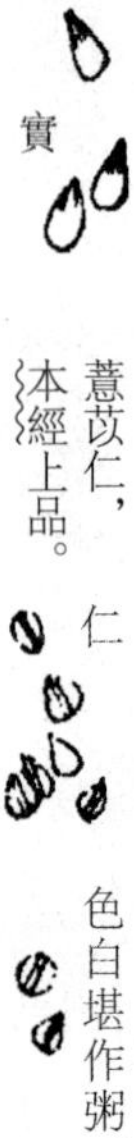

據千金方，自「草部」移入此。

實

薏苡仁，本經上品。

仁

色白堪作粥。

修治：取子於甑中蒸，使氣餾，曝乾，挼之得仁。亦可碾取之，或杵之，取仁色青白者良。雷公云：每一兩，以糯米一兩，同炒熟，去糯米用。亦有更以鹽湯煮過者。

張師正倦游録云：辛稼軒忽患疝疾，重墜大如杯。一道人教以薏珠，用東壁黃土炒過，水煮爲膏。服數服，即消。

緑豆 處處種之。三、四月下種，苗高尺許。葉尖而有毛，至秋開小花，莢如赤豆莢。入藥，以粒小而色鮮者爲良。緑以色名也。舊本作菉者，非矣。

緑豆，氣味甘、寒，無毒。主治：煮食，消腫下氣，壓熱解毒。生研，絞汁服，治丹毒煩熱，風瘮，藥石發動，熱氣奔豚。○治寒熱熱中，止泄痢卒澼，利小便、脹滿。○厚腸胃，作枕明目，治頭風頭痛。除吐逆。○補益元氣，和調五臟，安精神，行十二經脉。去浮風，潤皮膚，宜常食之。煮汁，止消渴。○解一切藥草、牛馬、金石諸毒。治痘毒，利腫脹。

緑豆粉，氣味甘，涼、平，無毒。主治：解諸熱，益氣。解酒食諸毒，治發背癰疽瘡腫，及湯火傷灼。○痘瘡濕爛，不結痂疕者，乾撲之良。○新水調服，治霍亂轉筋，解諸藥毒死、心頭尚温者。○解菰菌、砒毒。

緑豆，宋開寶。

緑豆，粒粗而色鮮者，皮薄而粉多；粒小而色深者，皮厚而粉少。早種者呼爲摘緑，可頻摘也；遲種呼爲拔緑，一拔而已。北人用之甚廣，可作豆粥、豆酒，磨麵澄清取粉。以水浸濕，生白芽，又爲菜中佳品。牛、馬之食，亦多賴之，真濟世之良穀也。

緑豆，皮寒肉平，宜連皮用。

汴州涇口市民陳公，誦觀音甚誠。慶元初，出行，攧折一足，忍痛叫菩薩。越三晝夜，夢一僧柱杖持鉢，登門問所苦。陳曰：「不幸折一足，貧無力訪醫，只得告佛。」僧曰：「不用過憂，吾有一方接骨膏，正可治汝。便買緑豆粉，於新鐵銚内炒，令真紫色。旋汲水，調成稀膏，厚敷損處，須教遍滿，貼以白紙，將杉木縛定，其效如神，不必假他劑也。」詒訖，僧忽不見。陳亦寤，如方修製，用之則愈。

藊豆 處處有之，人家多種於籬園間，蔓延而上。葉大如杯，團而有尖，一枝三葉。其花狀如小蛾，有翅尾形。莢生花下，有長、團不同，皆纍纍成枝。白露後，實更繁衍。嫩時可充蔬食茶料，老則收子煮食。子有黑、白、赤、斑不同，入藥用白者。藊，本作扁，莢形扁也。形象蛾眉，故一名蛾眉豆，俗呼眉豆。

白扁豆，氣味甘、微，無毒。

主治：和中下氣。○補五臟，主嘔逆。久服，頭不白。○療霍亂吐利不止，研末和醋服之。○行風氣，治女子帶下。解酒毒、河豚魚毒。○解一切草木毒，生嚼及煮汁飲，取效。○止泄痢，消暑，暖脾胃，除濕熱，止消渴。

白扁豆，別録中品。

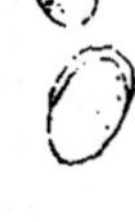

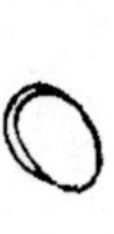

八、九月採收。

患冷人勿食。

修治：連皮炒熟，入藥。亦有水浸去皮及生用者，從本方。

白扁豆入太陰氣分，通利三焦，能化清降濁，故專治中宮之病，消暑除濕而解毒也。

永類方：治女人服毒藥，墮胎腹痛者，及服藥，胎氣已傷未墮，或口噤手强，自汗頭低，似乎中風，九死一生。醫多不識，作風治必死無疑。遇此症者，生白扁豆去皮爲末，米飲服方寸匕，濃煎汁飲亦可。

事林廣記：治中六畜肉毒者，白扁豆燒存性，研末，水服之良。

本草原始卷之六

菜部

冬葵 始生少室山，今處處有之。古人種爲常食，今之種者頗鮮。苗高二三尺，莖及花、葉似蜀葵而差。小有紫莖、白莖二種，以白莖爲勝。實大如指，頂皮薄而扁，內子輕虛如榆莢仁。以秋種，覆養經冬，至春作子者，謂之冬葵子，古人多用入藥。王禎農書云：葵，陽草也。其菜易生，郊野甚多，不拘肥瘠地皆有之，爲百菜之主，備四時之饌。本豐而耐旱，味甘而無毒。可防荒儉，可以葅腊，其枯栟可以榜族，根、子可以療疾，咸無遺棄，誠蔬茹之要品，民生之資益者也。今人不復食之，亦無種者。按，爾雅翼云：葵者，揆也。葵葉傾日，不使照其根，乃智以揆之也。古人採葵，必待露解，故一名露葵。其性滑利，今人呼滑菜。

冬葵苗，氣味甘、寒，無毒。爲百菜主，其心傷人。

主治：脾之菜也，宜脾，利胃氣，滑大腸。〇宣導積滯。妊婦食之，胎滑易生。〇煮汁服，利小腸，治時行黃病。乾葉爲末，及燒灰服，治金瘡出血。〇除客熱，治惡瘡，散膿血，女人帶下，小兒熱毒，下痢、丹毒，並宜食之。〇服丹石人，宜食。〇潤燥利竅，功與子同。

根，氣味甘、寒，無毒。主治：惡瘡，療淋，利小便，解蜀椒毒。○小兒吞錢不出，煮汁飲之，神妙。○治疳瘡，出黄汁。

冬葵子，氣味甘、寒，滑，無毒。主治：五臟六腑寒熱，羸瘦五癃，利小便。久服，堅骨長肌肉，輕身延年。○療婦人乳内閉腫痛。○出癰疽頭。○下丹石毒。○通大便，消水氣，滑胎治痢。

詵曰：葵菜雖冷，若熱食之，令人熱悶，動風氣。四月食之，發宿疾。天行病後食之，令人失明。霜葵生食，動五種留飲吐水。凡服百藥，忌食其心，心有毒也。黄背、紫莖者勿食。不可合鯉魚、黍米、鮓食，害人。

唐王燾外臺秘要云：天行斑瘡，須臾遍身，皆戴白漿，此惡毒氣。永徽四年，此瘡自西域東流於海内，但煮葵菜葉，以蒜虀啖之，則止。

救荒本草名冬葵菜，古呼葵菜。本經上品。食須用蒜。又伏硫黄。

冬葵子，臣。陰中之陽，黄芩爲之使。

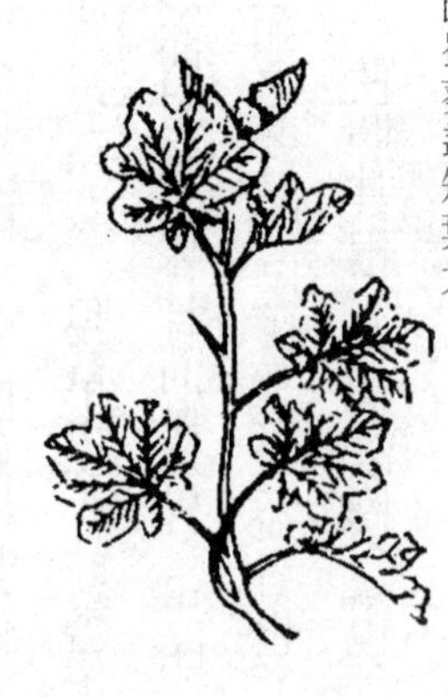

比蜀葵叢短葉大。

陳自明婦人良方云：乳婦氣脈壅塞，乳汁不行，及經絡凝滯，乳房脹痛，留蓄作癰毒者，用葵菜子少香、縮砂仁等分爲末，熱酒服二錢。此藥滋氣脉，通營衛，行津液，極驗。乃上蔡張不愚方也。

胡荽始生胡地，今處處有之。許氏説文作葰，云薑屬，可以香口也。故本草拾遺名香荽。其莖柔，葉細而根多鬚，綏綏然也。張騫使西域，始得種歸，故名胡荽。一名胡菜，今俗呼爲蒝荽。蒝，乃莖葉散布之貌。俗作芫花之芫，非矣。

根、葉，氣味辛、温，微毒。主治：消穀，治五臟，補不足，利大小腸，通小腹氣，拔四肢熱，止頭痛。療沙瘮、豌豆瘡不出，作酒噴之，立出。通心竅。○補筋脉，令人能食。治腸風，用熱餅裹食，甚良。○合諸菜食，氣香，令人口爽。辟飛屍鬼疰蠱毒。○辟魚肉毒。

子，氣味酸、平，無毒。主治：消毒，能食。○蠱毒，五痔，及食肉中毒吐下血，煮汁冷服。又以油煎，塗小兒禿瘡。

凡服一切補藥，及藥中有白朮、牡丹者，不可食此。伏石鍾乳。

經驗後方：治小兒瘡痘不快，用胡荽二兩，切，以酒二大盞，煎令沸沃，以物合定，勿令泄氣，候冷去滓，微微含噴，從項背至足令遍。勿噀其面。

瓜蒂 始生嵩高平澤，今處處有之。人家園圃種蒔甚多，二、三月下種，延蔓而生。葉大數寸，五、六月開黃花，結瓜。六、七月熟，名甜瓜。其瓜有長、尖、團、扁。大或徑尺，小或一捻。其稜或有或無，其色或青、或綠、或黃、或白，其瓤或黃、或白、或赤，未熟謂之苦瓜。去瓜用蒂，約半寸許，曝乾入藥，俗呼苦丁香。篆文「瓜」字，象實在鬚蔓之間。王禎曰：大曰瓜，小曰瓞，其子曰𤬪，其肉曰瓤，其跗曰環。環，瓜之脱華處也。其疐謂之蔕。蔕，瓜之繫蔓處也。詩曰「綿綿瓜瓞」，即此也。

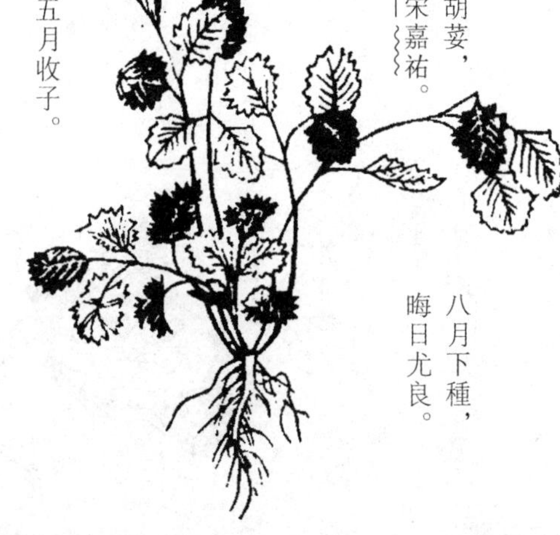

胡荽，宋嘉祐。

五月收子。

八月下種，晦日尤良。

瓜蒂，氣味苦、寒，有毒。主治：大水，身面四肢浮腫，下水殺蠱毒，咳逆上氣。及食諸果，病在胸腹中，皆吐下之。〇去鼻中瘜肉，療黄疸。〇治腦塞熱齆，眼昏吐痰。〇吐風熱痰涎，治風眩頭痛，癲癎喉痺，頭、目有濕氣。〇得麝香、細辛，治鼻不聞香臭。

甜瓜瓤，氣味甘、寒，滑，有小毒。主治：止渴，除煩熱，利小便，通三焦間壅塞氣，治口鼻瘡。〇暑月食之，永不中暑。

多食瓜作脹者，食鹽花即化。

瓜子仁，治腹内結聚，破潰膿血，最爲腸胃脾内壅要藥。〇止月經太過，研末去油，水調服。〇炒食，補中益人。

宗奭曰：甜瓜，雖解暑氣而性冷，消損陽氣，多食未有不下痢者。貧下多食，深秋作痢，最爲難治。惟以皮蜜浸收之，良。皮亦可作羹。

熱病發黄，瓜蒂末大豆許，吹鼻中，輕半日，重一日，流取黄水愈。

瓜蒂，使。

宋嘉祐。

苦瓜，去瓤醬淹食，爲菜中佳品。甜瓜、苦瓜之熟者。

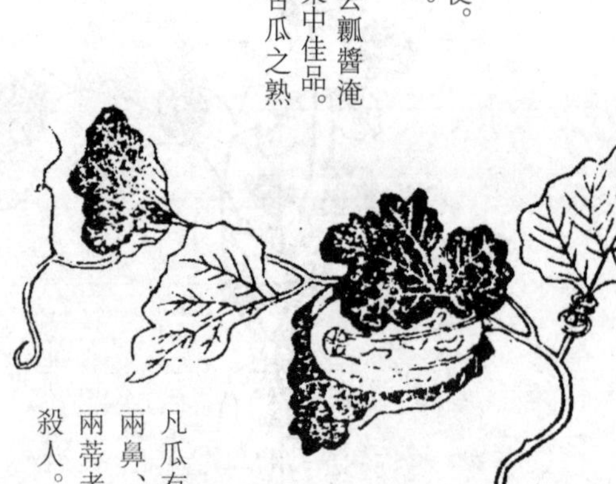

凡瓜有兩鼻、兩蒂者，殺人。

白芥　生太原、河東。葉如芥而白，子粗大如白粱。

王禎農書云：其氣味辛烈，菜中之介然者，食之有剛介之象，故字從「介」。其種來自胡戎而盛於蜀，故一名胡芥，一名蜀芥。

莖、葉，氣味辛，温，無毒。

主治：歸鼻，除腎經邪氣，利九竅，明耳目，安中。久食温中。〇止咳嗽，上氣，除冷氣。〇主咳逆下氣，去頭面風。〇通肺豁痰，利膈開胃。〇安五臟。

子，氣味辛、温，無毒。

主治：發汗，主胸膈痰冷上氣，面目黃赤。又醋研，敷射工毒。〇熨惡氣，道屍飛屍，及暴風毒腫，流四肢疼痛。〇燒煙及服，辟邪魅。咳嗽，胸脇支滿，上氣多唾者，每用温酒吞下七粒。〇利氣豁痰，除寒暖中，散腫止痛。治喘嗽反胃，痺木脚氣，筋骨腰節諸痛。性暖，熱病及患痔漏者不可食。

本草權度：治小兒乳癖，白芥子研末，水調，攤膏貼之，以平爲度。

白芥，宋開寶。葉花，花黃結角。

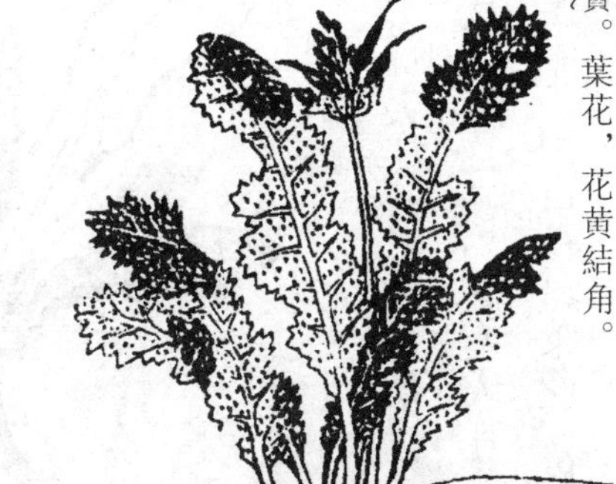

蒲公英 處處有之。春初生苗，葉如苦苣。中心抽莖，莖端出花，色黃如金錢，如單菊而大。又似金簪頭，故土宿本草名金簪草。千金方作鳧公英，圖經作僕公罌，庚辛玉册作鵓鴣英，本經作蒲公草。俗呼蒲公丁，又呼黃花地丁。

苗，氣味甘、平，無毒。〇主治：婦人乳癰水腫，煮汁飲及封之，立消。〇解食毒，散滯氣，化熱毒，消惡腫，結核疔腫。〇摻牙，烏鬚髮，壯筋骨。〇白汁，塗惡刺、狐尿刺瘡，即愈。

足少陰腎經君藥也。

昔日，越王曾遇異人得此方，極能固牙齒，壯筋骨，生腎水。凡年未及八十者，服之鬚髮返黑，齒落更生。年少服之，至老不衰。得遇此者，宿有仙緣，當珍重之，不可輕泄。用蒲公英一斤，洗净，勿令見天日，晾乾，入斗子。解鹽一兩、香附子五錢，二味爲細末，入蒲公英淹一宿，分爲二十團。用皮紙三四層裹扎定，用六一泥，即蚯蚓糞，如法固濟，入竈内焙乾，乃以武火煅，通紅爲度。冷定取出，去泥爲末，早晚擦牙、漱之，吐咽任便，久久自效。係積德堂方，名還少丹。

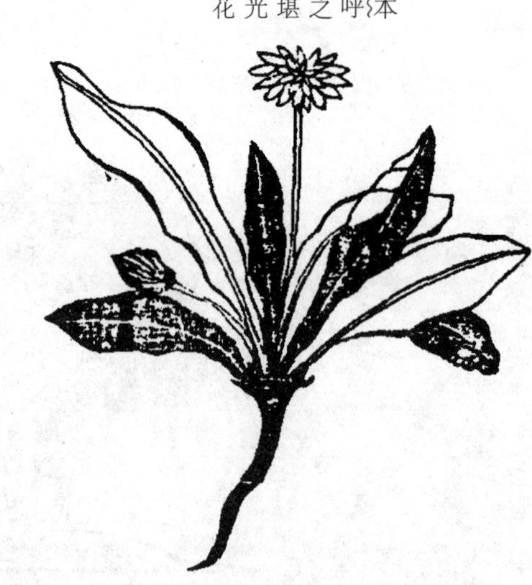
蒲公英，唐本草。北人呼黄花，苗斷之有白汁出，堪生噉。有光葉者，亦有花葉者。

萊菔　生江北，秦、晋最多，今天下通有之。六月下種，其葉如蕪青。秋採苗，冬掘根。春末抽高薹，開小花，紫碧色。夏初結角，其子大如急性子，圓長不等，苗赤色。五月，亦可再種。其根有紅、白二色，其狀有圓、長二類。按，爾雅云：葖，蘆葩。孫炎注云：紫花菘也，俗呼温菘。一名雹突，一名蘆菔。頌曰：紫花菘、温菘，皆南人所呼。吴人呼楚菘，廣南人呼秦菘。按，菘，乃菜名，因其耐冬如松，故名菘。萊菔乃根名。上古謂之蘆葩，中古轉爲萊菔，後世訛爲蘿蔔。陸佃乃言：萊菔能制麵毒，是萊麥之所服，以菔因服。蓋亦就文起意耳。萊菔音來北，葩、蔔俱音北。

氣味辛、甘，温，無毒。

主治：散服及炮煮服食，大下氣，消穀和中，去痰癖，肥健人。生擣汁服，止消渴，試大有驗。○利關節，理顏色，練五臟，惡氣，制麵毒，行風氣，去邪熱氣。○利五臟，輕身，令人白净肌細。○消痰止咳，治肺痿吐血，温中補不足。同羊肉、銀魚煮食，治勞瘦咳嗽。○同猪肉食，益人。生擣服，治噤口痢。○擣汁服，治吐血、衄血，寬胸膈，利大小便。生食，止渴寬中。煮食，化痰消導。○殺魚鯹氣，治豆腐積。

子，氣味辛、甘，平，無毒。主治：研汁服，吐風痰。同醋研，消腫毒。下氣，定喘治痰，消食除脹，利大小便，止氣痛，下痢後重，發瘡疹。子入藥，微炒。

頌曰：萊菔功同蕪菁，然力猛，更出其右。斷下方亦用其根，燒熟入藥，尤能制麵毒。昔有婆羅門僧東來，見食麥麵者，驚云：「此大熱，何以食之？」又見食中有萊菔，乃云：「賴有此，以解其性。」自此相傳食麵，啖萊菔。

思邈曰：萊菔，平，不可與地黄同食，令髮白，爲其濇營衛也。時珍曰：多食動氣，惟生薑能制其毒。又伏硇砂。

醫説云：饒州市民李太，常苦鼻衄，遂至危困。醫授以方，取蘿蔔自然汁和無灰酒飲之，則止。

裕陵傳王荆公偏頭疼方云：是禁中秘方，用生蘿蔔汁一蜆殼，仰卧注鼻中，左痛注右，右痛注左，或兩鼻俱注，亦可數十年患，皆一注而愈。

洞微志云：齊州有人病狂，云夢中見紅裳女子，引入宫殿中。小姑令歌，每日遂歌云：「五靈樓閣曉玲瓏，天府由來是此中。惆悵悶懷言不盡，一丸蘿蔔火吾宫。」有一道士云：「此犯大麥毒也。」少女心神，小姑脾神。醫經言：蘿蔔制麵毒，故曰火吾宫。火者，毁也，遂以藥並蘿蔔治之，果愈。

唐本草。

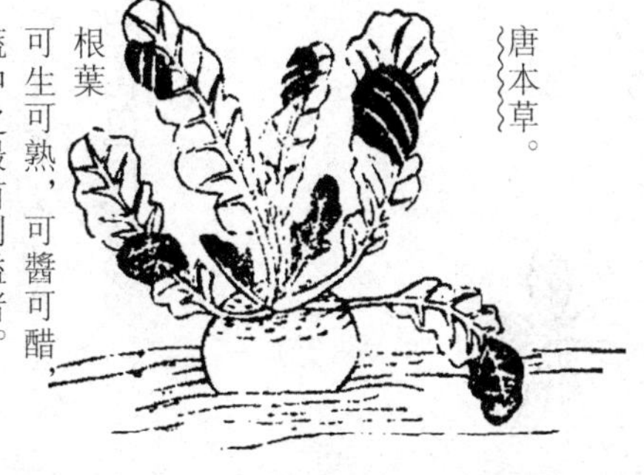

根葉可生可熟，可醬可醋，蔬中之最有利益者。

白花菜 三月種之，柔莖延蔓，一枝五葉，葉大如拇指。秋開小白花，長蕊，結小角長二三寸。其子黑色而細，狀如初眠蠶砂，不光澤。菜氣羶臭，惟宜鹽葅食之。因花色白，故名。

白花菜，氣味苦、辛，微毒。

主治下氣。○煎水洗痔。搗爛，敷風濕痹痛。擂酒飲，止瘧。

子，今人治癖疾藥多用。

穎曰：多食動風氣，滯臟腑，令人胃中悶滿，傷脾。

其菜六七月採，略曬，以鹽、椒揉熟，少晾，安置罐中發過。油醋調食，香美。

白花菜，食物本草。

氣臭。

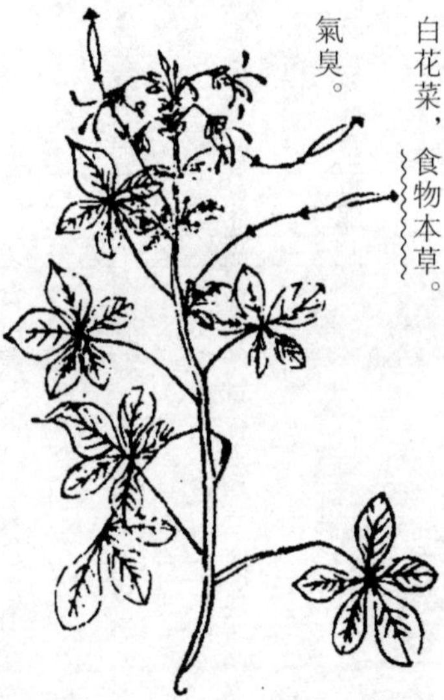

蘹香 今交、廣諸番及近郡皆有之。宿根經冬，生苗作叢，肥莖絲葉。五六月開花，如蛇床花而色黃。結子大如麥粒，輕而有細稜。北人呼爲茴香，聲相近也。弘景曰：煮臭肉，下少許，即無臭氣。臭醬入末亦香，故曰茴香。今人謂之小茴香。

子，氣味辛、平，無毒。

主治：諸瘻霍亂，及蛇傷。○膀胱、胃間冷氣，及育腸氣，調中，止痛嘔吐。○治乾濕脚氣，腎勞，癩疝陰疼，開胃下氣。○補命門不足，暖丹田。

修治：得酒良，炒黄用。入腎經，鹽製。

好古曰：陽也，浮也，入手、足少陰、太陽經。

莖、葉，主治：煮食，治卒惡心，腹中不安。○治小腸氣卒，腎氣衝脇，如刀刺痛。喘息不得，生擣汁一合，投熱酒一合，和服。○氣味與子同。唐本草。「草部」移入此。

袖珍方：治脇下刺痛，小茴香一兩，炒，枳殼五錢，麩炒，爲末。每服二錢，鹽酒調服，神。

范汪方：療惡毒癰腫，或陰、卵、髀間疼痛，攣急，牽入小腹不可忍，一宿即殺人者，用茴香苗葉，擣汁一升，服之。日三四服。其滓貼腫上，冬月用根。此是外國神方，永嘉以來用之，起死回生，神驗。

蒔蘿 生佛誓國。苗、莖、花、實，亦類蛇床，而簇生，辛香。六、七月，採實。開寶本草名慈謀勒，李時珍曰蒔蘿。慈謀勒，皆番語也。

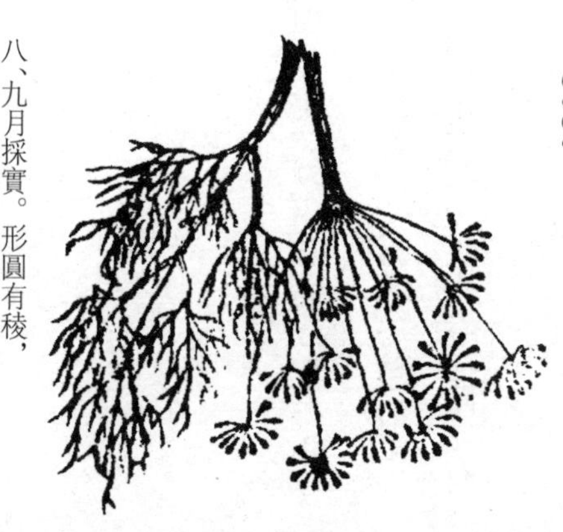

八、九月採實。形圓有稜，色青黄，氣香。夏月祛蠅辟臭，食料宜之。

子，氣味辛、温，無毒。主治：小兒氣脹，霍亂嘔逆，腹冷不下食，兩肋痞滿。○建脾，開胃氣，温腸，殺魚肉毒，補水臟，治腎氣，壯筋骨。○主膈氣，消食，滋食味。

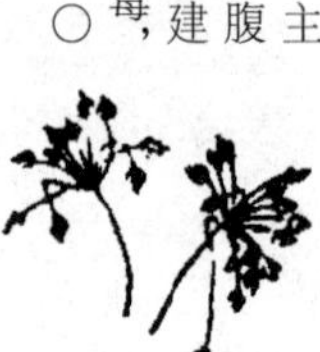

蒔蘿，類蛇床子而圓小，有稜，氣香。今人每呼土茴香爲蒔蘿。

永類鈐方：治閃挫腰痛，用蒔蘿碾爲細末，無灰酒調服二錢匕。

蔥 有冬蔥、漢蔥、胡蔥、茖蔥，凡四種。冬蔥，夏衰冬盛，莖、葉俱軟美，分莖栽蒔而無子也。漢蔥，冬枯，其莖實硬而味薄。胡蔥，莖、葉粗短，根若金䔲。茖蔥，生于山谷。入藥，冬蔥最善，氣味亦佳。醫學入門曰：蔥，空也，其葉中空，故名蔥。一云：蔥，青白色也。爾雅翼云：西域有蔥嶺，其山高大，上悉生蔥，故以名焉。

蔥莖白，氣味辛、平。葉温。根、鬚平。並無毒。

主治：作湯，治傷寒寒熱，中風，面目浮腫，能出汗。○傷寒，骨肉碎痛，喉痺不通，安胎，歸目，益目睛，除肝中邪氣，安中，利五臟，殺百藥毒。根，治傷寒頭痛。○主天行時疾，頭痛熱狂，霍亂轉筋，及奔豚氣、脚氣，心腹痛，目眩，止心迷悶。○通關節，止衄血，利大小便。○治陽明下痢，下血。○達表和裏，止血。○除風濕，身痛麻痺，蟲積心痛，止大人陽脱，陰毒腹痛。小兒盤腸内釣，婦人妊娠溺血。通乳汁，散乳癰，利耳鳴。塗猘犬傷，制蚯蚓毒。殺一切魚肉毒。汁能消玉爲水，化五石。

實俗呼蔥子，氣味：辛、大温，無毒。主治：明目，補中氣不足。○温中益精。

葱初生曰葱針，葉曰葱青，衣曰葱袍，莖曰葱白，葉中涕曰葱苒，根曰葱鬚。

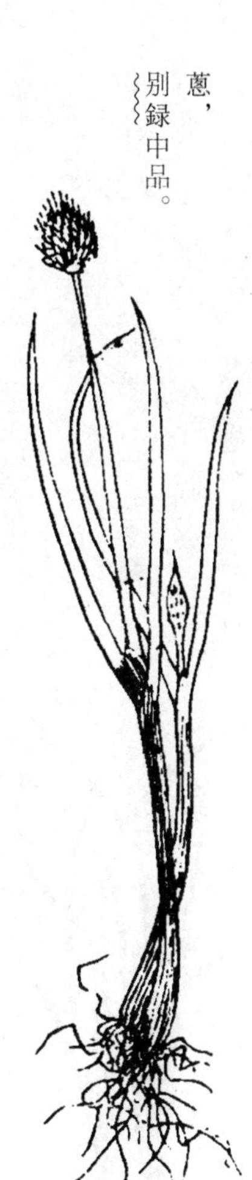

葱，別録中品。

元素曰：味辛而甘平，氣厚味薄，升也，陽也，入手太陰、足陽明經。宗奭曰：葱主發散，多食昏人神。思邈曰：正月食生葱，令人面上起遊風。生葱同蜜食，作下利。燒葱，同蜜食，壅氣殺人。

崔氏纂要：治卒中惡死，或先病，或平居寢卧，奄忽而死，皆是中惡。急取葱心黄刺入鼻孔中，男左女右，入七八寸，鼻、目血出即甦。○又法：用葱針入耳中五寸，以鼻中血出，即活也。如無血出，即不可治矣。此扁鵲秘方也。

崔給事頃在澤、潞，與李抱真作判官。李相方以毬杖按毬子，其軍將以杖相格，承勢不能止，因傷李相拇指，並爪甲擘裂。遽索金瘡藥裹之，强坐，頻索酒飲，至數杯已過量，而面色愈青，忍痛不止。有軍吏言：取葱新折者，使入溏灰火煨熟，剥皮擘開，其間有涕，取敷損處。仍多煨，取續續易熱者。凡三易之，面色却赤，斯須云「已不痛」。凡十數度易，用熱葱并涕裹纏，遂畢席笑語。

蚯蚓化水，葱一枝，將蚯蚓去泥，以鹽塗之，内入中化爲水。見食物本草。

韭 叢生豐本，長葉青翠。可以根分，可以子種。葉高三寸便剪，剪忌日中。一歲三四割之。其根不傷。收子者，只可一剪。八月，開花成叢。九月收子，其子黑色而扁。許慎説文曰：一種而久者，故謂之韭。蒙筌云：久刈不乏，故以韭名。字畫因之，亦合九數。綱目云：韭之莖名韭白，根名韭黃，花名韭菁。禮記謂「韭爲豐本」，言其美在根也。因温補，故本草拾遺名草鍾乳。因益陽，故侯氏藥譜名起陽草。

韭氣味辛、微酸，温，濇，無毒。

主治：歸心，安五臟，除胃中熱，利病人，可久食。○葉煮鯽魚鮓食，斷卒下痢。根入生髮膏用。○根、葉煮食，温中下氣，補虚益陽，調和臟腑，令人能食。止泄血膿，腹中冷痛。生搗汁服，主胸痺骨痛不可觸者。又解藥毒，療狂狗咬人數發者。亦塗諸蛇、虺、蠍、蠆、惡蟲毒。○煮食，充肺氣，除心腹痼冷痃癖。擣汁服，治肥白人中風失音。○煮食，歸腎壯陽，止泄精，暖腰膝。○煠熟，以鹽、醋空心吃十頓，治胸膈噎氣。擣汁服，治胸痺刺痛如錐，即吐出胸中惡血，甚驗。又灌初生小兒，吐去惡水、惡血，永無諸病。○主吐血、唾血、衄血、尿血，婦人經脉逆行，打撲傷損，及膈噎病。擣汁澄清，和童便飲之，能消散胃脘瘀血，甚效。○飲生汁，主上氣喘息欲絶，解肉脯毒。煮汁飲，止消渴盗汗。薰産婦血運，洗腸痔脱肛。

韭子，氣味辛、甘，温，無毒。主治：夢中泄精，溺血。○暖腰膝，治鬼交，甚效。○補肝及命門，治小便頻數，遺尿，女人白淫、白帶。

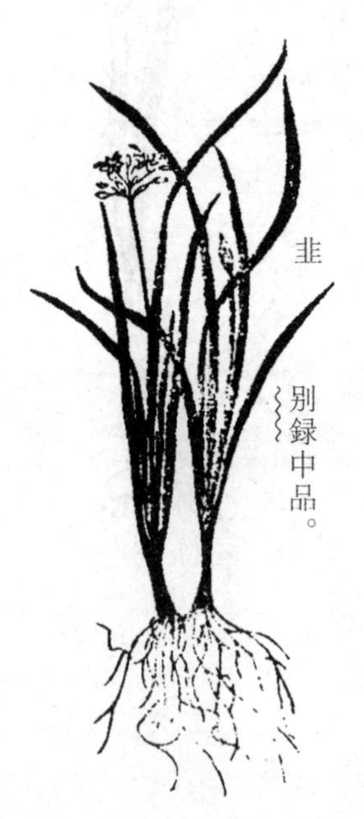

韭　別録中品。

修治：韭子揀净，蒸熟曝乾，簸去黑皮，炒黄用。

宗奭曰：春食則香，夏食則臭。多食，則能昏神暗目。酒後尤忌。熱病後十日，食之即發。不可與蜜及牛肉同食。花食之，動風。

韭黄，未出糞土，最不益人，食之滯氣，蓋含抑鬱未申之氣，故也。孔子曰：不時不食。正謂此輩。

金瘡出血，韭汁和風化石灰，日乾。每用爲末，敷之良。

假蘇

蘇恭曰：即菜中荆芥是也。别録名薑芥。始生漢中川澤，今處處有之。葉似落藜而細，初生辛香可啖，人取作生菜。古方稀用，近世醫家治頭風、虚勞、瘡疥、婦人血風等，爲要藥。並取花實成穗者，曝乾入藥。曰蘇，曰薑，曰芥，皆因氣味辛香如蘇、如薑、如芥也。今人惟呼荆芥。

莖、穗，氣味辛、温，無毒。

主治：寒熱鼠瘻，瘰癧生瘡，破結聚氣，下瘀血，除濕疸。○去邪，除勞渴冷風，出汗，煮汁服之。擣爛醋和，敷丁腫。○單用，治惡風賊風，口面喎斜，遍身㾪痺，心虚忘事，益力添精，辟邪毒氣，通利血脉，傳送五臟不足氣，助脾胃。○主血勞，風氣壅滿，背脊疼痛，虚汗。理丈夫脚氣，筋骨煩疼，及陰陽毒，傷寒頭痛，旋目眩，手足筋急。○利五臟，消食下氣，醒酒。作菜，生熟皆可食，并煎茶飲之。以豉汁煎服，治暴傷寒，能發汗。○治婦人血風及瘡疥，爲要藥。○産後中風，身强直，研末酒服。○散風熱，清頭目，利咽喉，消瘡腫，治項强，目中黑花，及生瘡陰癩，吐血，衄血，下血血痢，崩中痔漏。

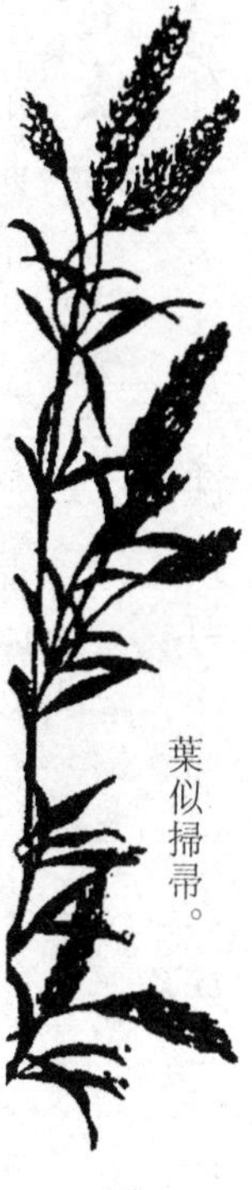

荆芥，本經中品。

葉似掃帚。

夏末采收。

詵曰：作菜食久，動渴疾，薰人五臟，神。〇反驢肉、無鱗魚及蟹。

元素曰：辛、苦，氣味俱薄，浮而升陽也。好古曰：肝經氣分藥也，能搜肝氣。

經驗方：治産後中風，荆芥穗子微炒，爲末。酒服二錢匕，效。

蘇　紫蘇也，今處處有之。二、三月下種，或宿子在地自生。其莖方，其葉團而有尖，四圍有鉅齒。肥地者面背皆紫，瘠地者面青背紫。嫩時採葉，和蔬茹之。八月開紫花，成穗作房。九月半枯時收子，子細如芥子，而色蒼赤。本草綱目曰：蘇從穌，音酥，舒暢也。蘇性舒陽，行氣和血，故謂之蘇。紫，言其色也。肘後方名赤蘇。蘇乃荏類，而味更辛，如桂，故爾雅謂之桂荏。

莖、葉，氣味辛、温，無毒。

主治：下氣，除寒中，其子尤良。〇除寒熱，治一切冷氣。〇補中益氣，治心腹脹滿，止霍亂轉筋，開胃下食，止脚氣，通大小腸。〇通心經，益脾胃，煮飲尤勝。與橘皮相宜。〇解肌發表，散風寒，行氣寬中，消痰利肺，和血温中，止痛定喘，安胎，解魚、蟹毒。治蛇、犬傷。〇以葉生煮作羹，殺一切魚肉毒。

子，氣味辛、温，無毒。主治：下氣，除寒，温中。〇治上氣咳逆，冷氣，及腰、脚中濕氣，風結氣。研汁煮粥，長食，令人肥白香。〇調中，益五臟，止霍亂，嘔吐反胃，補虚勞，肥健人，利大小便。破癥瘕，消五膈，消痰止嗽，潤心肺。〇治肺氣喘急。〇治風順氣，利膈寬腸，解魚、蟹毒。

紫蘇，別録中品。

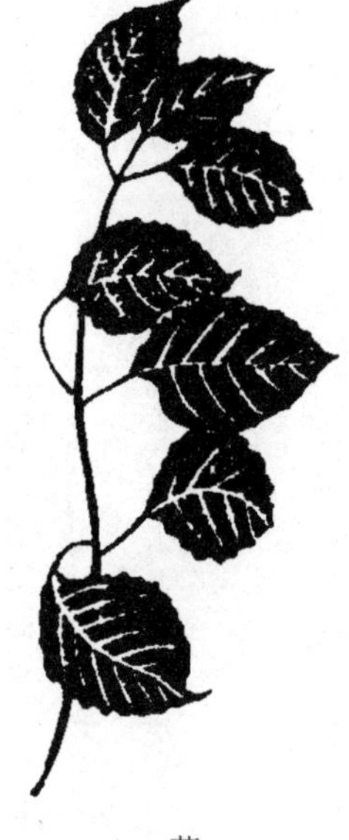

莖方，葉紫色。

李廷飛曰：不可同鯉魚食，生毒瘡。

談野翁試驗方：治攧撲傷損，用紫蘇擣敷之，瘡口自合。

薄荷 舊不箸所出州土，今處處有之。莖、葉似荏而尖長，經冬根不死。夏秋採莖葉，曝乾。古方稀用，或與薤作虀食。近世治傷風、頭腦風，通關格，及小兒風痰爲要藥。故人家多蒔之。本草綱目曰：薄荷，俗稱也。陳士良食性本草作菝蔄，楊雄甘泉賦作茇葀，呂忱字林作茇苦，則薄荷之爲訛稱，可知矣。孫思邈千金方作蕃荷，又方音之訛也。今人入藥，多以蘇州者爲勝，故食性本草謂之吴菝蔄，本草衍義謂之南薄荷。

莖、葉，氣味辛、温，無毒。

主治：賊風傷寒，發汗惡氣，心腹脹滿，霍亂，宿食不消，下氣。煮汁服之。發汗，大解勞乏，亦堪生食。〇作菜久食，却腎氣，辟邪毒，除勞氣，令人口氣香潔。煎湯，洗漆瘡。〇通利關節，發毒汗，去憤氣，破血止痢。〇療陰陽毒，傷寒頭痛，四季宜食。〇治中風，失音吐痰。○杵汁服，去心臟風熱。○清頭目，除風熱。○利咽喉、口、齒諸病，治瘰瀝瘡疥，風瘙癮疹。擣汁含嗽，去舌胎語澁。挼葉塞鼻，止衄血，塗蜂螫蛇傷。

薄荷，唐本草。

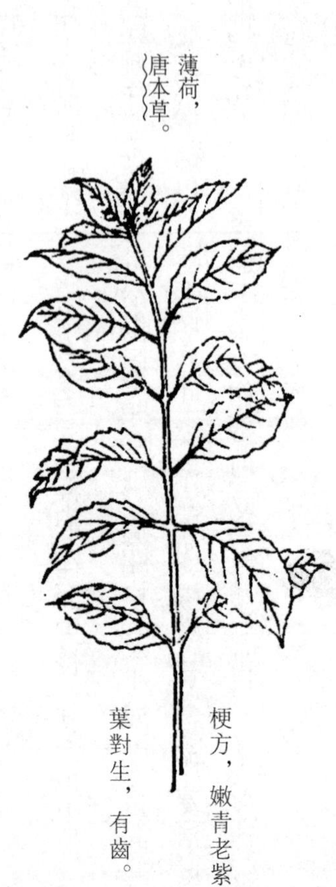

元素曰：辛、凉，氣味俱薄，浮而升，陽也。好古曰：手、足厥陰氣分藥也，能搜肝氣。

陸農師曰：薄荷，猫之酒也；犬，虎之酒也；桑椹，鳩之酒也；菵草，魚之酒也。昝殷食醫心鏡云：薄荷煎豉湯，暖酒和飲。煎茶生食，並宜。蓋菜之有益者也。

明目經驗方：治眼弦赤爛，薄荷以生薑汁浸一宿，曬乾爲末。每用一錢，沸湯泡洗。

薄荷，使。

菫菫菜 生田野中。苗初搨地，嫩葉可作茹。至夏，葉間攛葶，開紫花，結三瓣角兒，中有子，如芥子而小，茶褐色。其角類箭頭，故一名箭頭草。

氣味甘、平，無毒。

主治：敷諸腫毒，止痛散血。

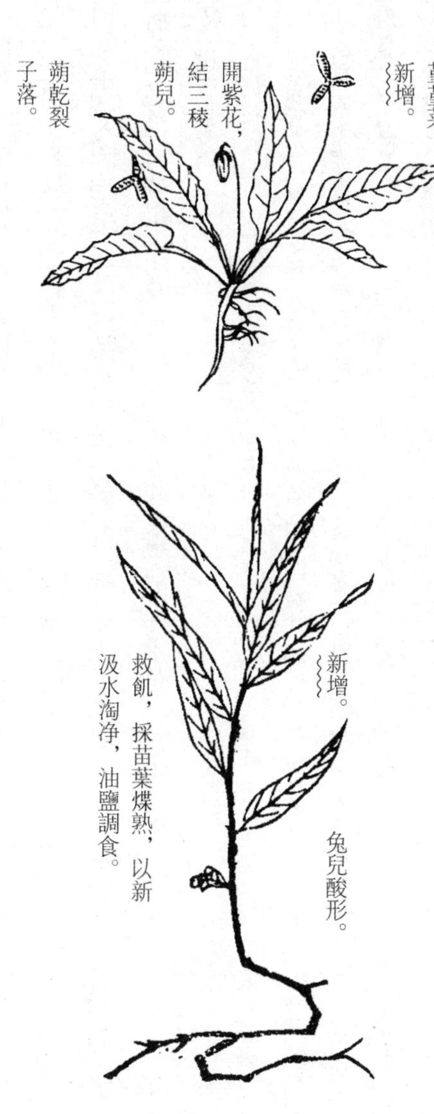

兔兒酸

所在田野皆有之，苗比水葒矮，短莖。葉亦類水葒。其莖節密，其葉亦稠，比水葒葉瘦小，可作菜食。根赤黃色，有節，今人呼爲穿地鱗。味甘無毒。

兔兒酸根，今人接骨藥中多用之。

生薑 **乾薑** 生犍爲山谷及荆州、楊州，今處處有之，以漢、温、池州者爲良。苗高二三尺，葉似箭竹葉而長，兩兩相對。苗青根黄，無花實。秋採根，於長流水洗過，日曬爲乾薑。漢州乾薑法：以水淹三日，去皮。又置流水中六日，更刮去皮，然後曝之令乾。釀於瓮中，三日乃成也。今人呼爲白乾薑，又曰均薑。按，許慎説文：薑，作⿱艹彊。云禦濕之菜也。王安石字説云：薑，能彊禦百邪，故謂之薑。初生嫩者，其尖微紫，名紫薑，或作子薑。宿根，謂之母薑也。

生薑，氣味辛、微温，無毒。

主治：久服，去臭氣，通神明。○歸五臟，除風邪寒熱，傷寒頭痛，鼻塞，咳逆上氣，止嘔吐，去痰下氣。○去水氣滿，療咳嗽時疾。和半夏，主心下急痛。和杏仁，作煎，下急痛氣實，心胸擁隔冷熱氣，神效。擣汁，和蜜服，治中熱嘔逆，不能下食。○散煩悶，開胃氣。汁作煎服，下一切結實，衝胸膈惡氣，神驗。○破血調中，去冷氣。汁解藥毒。○除壯熱，治痰喘脹滿，冷痢腹痛，轉筋心滿。去胸中臭氣、狐臭，殺腹内長蟲。○益脾胃，散風寒。○解菌、蕈諸物毒。○生用發散，熟用和中。解食野禽中毒，成喉痹。浸汁點赤眼。擣汁，和黄明膠熬，貼風濕痛，甚妙。○薑屑和酒服，治偏風。○薑皮，主消浮腫，腹脹痞滿，和脾胃，去翳。

乾薑，氣味辛、温，無毒。

主治：胸滿，咳逆上氣，温中止血，出汗，逐風濕痹，腸澼下痢。生者尤良。○寒冷腹痛，中惡霍亂，脹滿，風邪諸毒，皮膚間結氣，止唾血。○治腰腎中疼，冷氣破血，去風，通四肢關節，開五臟六腑，宣諸脉絡，去風毒冷痹，夜多小便。○消痰下氣，治轉筋吐瀉，腹臟反胃乾嘔，瘀血撲損，止鼻紅，解冷熱毒，開胃，消宿食。○主心下寒痞，目睛久赤。

生薑，別録。「草部」中品今移入此。

漢州白乾薑，白净結實，俗呼爲均薑。入藥最良。

他處乾薑，皮色黑黄，肉不結實，市賣通是此類。

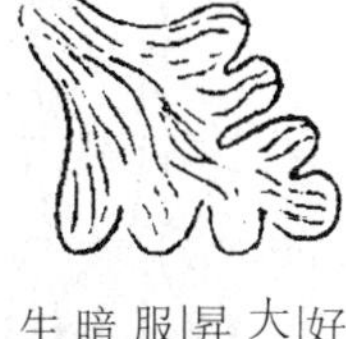

好古曰：大熱□。昇曰：久服令人目暗。餘同生薑

藏器曰：生薑温，要熱則去皮，要冷則留皮。○元素曰：辛而甘，温，氣味俱厚，浮而升，陽也。○修治：乾薑，火炮用。

之才曰：秦椒爲之使，殺半夏、莨菪毒，惡黄芩、黄連、天鼠糞。

弘景曰：久服少志、少智，傷心氣。今人啖辛辣物，惟此最常，故論語云：不撤薑食。言可常食，但不可多爾。有病者，是所宜矣。

思邈曰：八、九月，多食薑，至春多患眼，損壽，減筋力。孕婦食之，令兒盈指。○晦菴語録亦有「秋薑夭人天年」之語。

久患咳噫，連咳四五十聲者，取生薑汁半合，蜜一匙，煎熟温服。如此三服，立效。生薑，使。

傷寒類要：治婦人傷寒雖差，求滿百日，不可與男交合。爲陰陽之病，必手足拘拳欲死。丈夫病名爲陰易，婦人名爲陽易。速當汗之，可愈。滿四日不可療，宜令服此藥：乾薑四兩，爲末，湯調頓服，覆衣被，出汗得解，手足伸，遂愈。

千金方：治中寒水瀉，乾薑炮研末，粥飲服二錢，立效。

葫 大蒜也，處處有之。每顆六七瓣，初種一瓣，當年便成獨子葫，至明年，則復其本矣。其花中有實，亦作葫瓣狀而極小，亦可種之。張騫使西域，得大蒜，則此物漢始有之。以其自胡中來，故名葫。【蒜】，小蒜也，處處有之。根、苗皆如葫而細小。許氏說文謂之葷菜，爾雅曰蒚，即此也。中國初惟有此，後因漢得葫于西域，遂呼此爲小蒜。蒜字從祘，音蒜，諧聲也，又象蒜根之形。

葫，氣味辛、温，有毒。久食，損人目。

主治：歸五臟，散癰腫䘌瘡，除風邪，殺毒氣。〇下氣，消穀，化肉。〇去水惡瘴氣，除風濕，破冷氣，爛痃癖，伏邪惡，宣通温補，療瘡癬，殺鬼去痛。〇健脾胃，治腎氣，止霍亂，轉筋腹痛。除邪祟，解温疫，療勞瘧冷風，傅風損冷痛，惡瘡，蛇、蟲、蠱毒，溪毒，沙虱，並擣貼之。熟醋浸，經年者良。〇温水擣爛，服，治中暑不醒。擣貼足心，止鼻衄。和豆豉丸服，治暴下血，通水道。

蒜，氣味辛、温，有小毒。

主治：歸脾腎，主霍亂，腹中不安，消穀、理胃，温中，除邪痺毒氣。〇主溪毒。〇下氣，治蠱毒。敷蛇、蟲、沙虱瘡。〇塗疔腫，甚良。

蒜，大、小二種，皆八月下種，春食苗，夏初食薹，五月食根。北人食之最多。

震亨曰：大蒜，屬火性熱，喜散快膈，善化肉。暑月人多食之。傷氣之禍，積久自見。養生者忌之。化肉之功，不足論也。

潁曰：多食，傷肺傷脾，傷肝、膽。生痰助火，

葫蒜，別録下品。

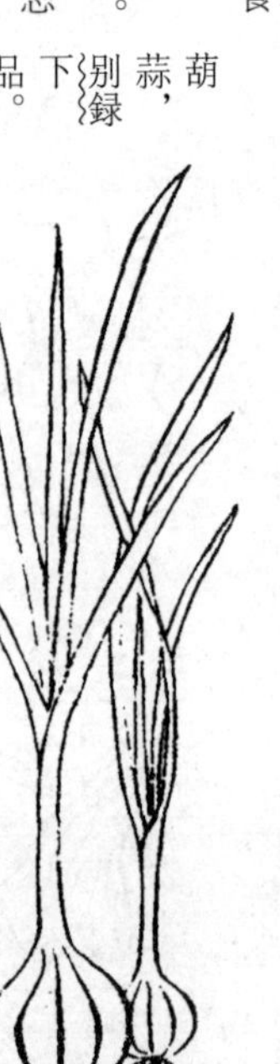

昏神。〇合蜜食，殺人。

葉石林避暑録云：一僕暑月馳馬，忽仆地欲絶，同舍王相教用大蒜，及道上熱土各一握，研爛，以新汲水和之，去滓，決齒灌之，少頃即甦。相傳徐州市門，忽有版書此方，咸以爲神仙救人云。

按，李絳兵部手集方云：毒瘡腫毒，號叫卧眠不得，人不能别者。取獨頭蒜兩顆，搗爛，麻油和，厚敷瘡上，乾即易之，屢驗。盧垣侍郎肩上瘡作，連心痛悶，用此便差。又李僕射患腦癰，久不差。用此亦差。又葛洪肘後方云：凡背腫，取獨蒜横截一分，安腫頭上，炷艾如梧子大，灸蒜百壯，不覺漸消，多灸爲善，勿令太熱。若覺痛，即擎起蒜。蒜焦，更換新者，勿令損皮肉。洪嘗苦小腹下患一大腫，灸之亦差。又，江寧府紫極宫刻石記其事云：但是發背癰疽，惡瘡腫核，初起有異，皆可灸之，不計壯數。惟要痛者，灸至不痛；不痛者，灸至痛極而止。疣贅之類灸之，亦便成痂自脱，其效如神。乃知方書無空言者。但人不能以意詳審，則不得盡應耳。

茄 處處有之。二月下種，生秧移栽。株高二三尺，葉大如掌。自夏至秋，開紫花，五瓣相連，五稜如縷，黄蕊緑蒂。蒂包其茄。茄中有瓤，瓤中有子。子待九月黄熟時收取。按段成式云：茄，音加，乃蓮莖之名。今呼茄，其音若伽，未知所自也。陳藏器本草云：茄，一名落蘇。按，五代貽子録作酪酥，蓋以其味如酪酥也。杜寶拾遺録云：隋煬帝改茄爲昆崙瓜。又，王隱君養生主論，治瘧方用乾茄，諱名草鼈甲，蓋以鼈甲能治寒熱，茄亦能治寒熱，故爾。

茄子，氣味甘、寒，無毒。

主治：寒熱，五臟勞。〇治温疾，傳屍勞氣。醋摩，敷腫毒。〇老裂者，燒灰，治乳裂。〇散血止痛，消腫寬腸。

蔕，燒灰，米飲服二錢。治腸風下血不止，及血痔。〇治口齒䘌瘡。生切，擦癜風。

花，治金瘡牙痛。

根及枯莖、葉，主治凍瘡皴裂，煮湯漬之良。

根，飯上蒸過，治癱瘓。

李廷飛曰：秋後多食，損目。生生編云：茄性寒利，多食必腹痛下利，女人能傷子宮也。

劉松石保壽堂方：治卵㿗偏墜，用雙蒂茄子，懸于房門上，出入用眼視之。茄蔫所患亦蔫，茄乾亦乾矣。又法：用雙蒂懸門上，每日抱兒，視之二三次，釘針于上，十餘日消矣。

治癜風，用茄蒂蘸薑汁，調硫黄、白附子末擦之，取其散血也。白癜用白蒂，紫癜用紫蒂，亦各從其類耳。

海上名方：治牙痛，秋茄花乾之，旋燒研，塗痛處，立止。

鮑氏方：治牙痛，取牙方，用茄科以馬尿浸三日，曬乾，炒爲末。每用點牙即落，真妙。

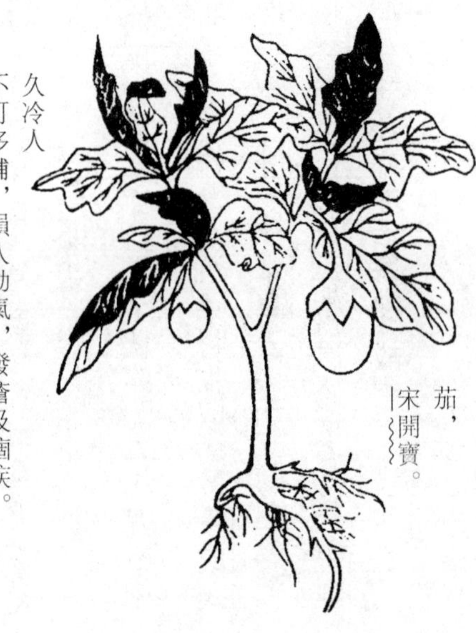

茄，宋開寶。

久冷人不可多補，損人動氣，發瘡及痼疾。

翻白草　救荒本草名雞腿根，野菜譜名天藕。高七八寸，葉硬而厚，有鋸齒，背白，似地榆而細長。開黄花。根如指大，長三寸許。皮赤肉白，剥去赤皮，其内白色如雞肉，生食、煮熟皆宜。本草綱目曰翻白，以葉之形名也；雞腿天藕，以根之味名也。

根，氣味甘、微苦，平，無毒。

主治：吐血下血，崩中瘧疾，癰腫瘡疥。

瀕湖集簡方：治崩中下血，用湖雞腿根一兩，擣碎，酒二錢，煎一錢服。

疔瘡初起，不拘已成、未成，用翻白草十棵，酒煎服，出汗即愈。

臁瘡潰爛，端午日午時，採翻白草，每用一握，煎湯，盆盛，圍住薰洗，極效。

新增。

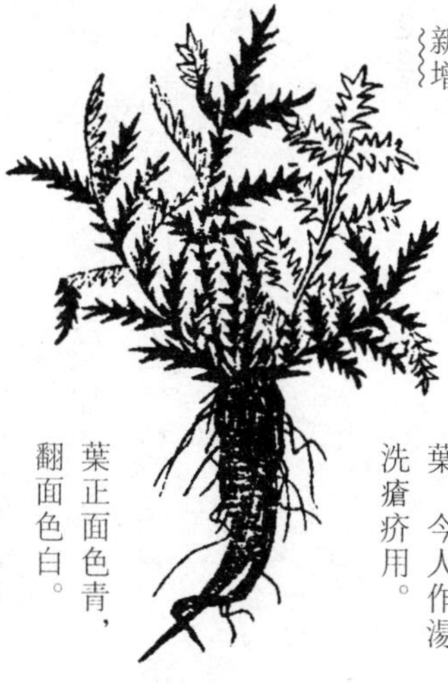

葉，今人作湯，洗瘡疥用。

葉正面色青，翻面色白。

楚人謂之湖雞腿，淮人謂之天藕。

李中梓集　李中立集　李延昰集

本草原始卷之七

果部

橘　生江南及南山川谷，今江、浙、荆襄、湖嶺皆有之。木高一二丈，葉與枳無辨，刺出莖間。夏月生白花，六月、七月而成實，至冬黄熟，大者如杯，包中有瓣，瓣中有核也。入藥用皮。去白者，名橘紅。久藏者，名陳皮。本草綱目曰：橘，從矞，音鷸，諧聲也。又雲五色爲慶，二色爲矞。矞，雲外赤内黄，非煙非霧，欝欝紛紛之象。橘實外赤内黄，剖之香霧紛欝，有似乎矞雲。橘之從矞，又取此義也。

橘實，氣味甘、酸，温，無毒。

主治：甘者潤肺，酸者聚痰。○止消渴，開胃，除胸中膈氣。

黄橘皮，氣味苦、辛，温，無毒。

主治：胸中瘕熱逆氣，利水穀。久服去臭，下氣通神。○止嘔逆，治氣衝胸中，吐逆霍亂。療脾不能消穀，止泄，除膀胱留熱，停水五淋，利小便，去寸白蟲。○清痰涎，治上氣咳嗽，開胃，主氣痢，破癥瘕痃癖。○療嘔噦反胃嘈雜，時吐清水，痰痞痃瘧。大腸悶塞，婦人乳癰。

黃橘皮，湯液本草名紅皮，食療本草名陳皮。

凡果木樹生蟲，杉木釘釘孔中，絶。橘藏緑豆中，不壞，橙、柑亦然。橘皮入食料，解魚腥毒。臣。

時珍曰：橘皮紋細，色紅而薄，内多筋脉。其味苦、辛。柑皮紋粗，色黄而厚，内多白膜，則其味辛、甘。柚皮最厚而虚，紋更粗，色黄，内多膜無筋，則味甘多辛少。但以此别之，即不差矣。橘皮性温，柑、柚皮性冷，不可不知。今天下多以廣中來者爲勝，江西者次之，然多以柑皮襍之，柑皮猶可用，柚皮則懸絶矣。凡橘皮入藥，和中理胃則留白，下氣消痰則去白。其説出於聖濟經。去白者，以白湯入鹽，洗潤令透，刮去筋膜，曬乾用。

百一選方：治男婦霍亂吐瀉，但有一點胃氣存者，服之回生。廣陳皮，去白五錢，真藿香五錢，水二盞，煎一盞，服之愈。

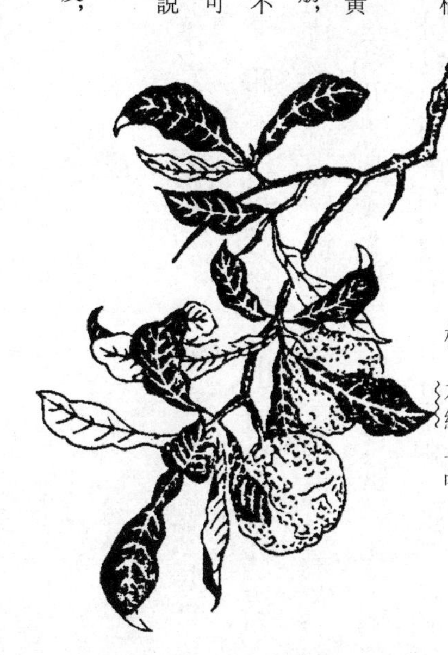

橘，本經上品。

橘核，氣味苦、平，無毒。主治：腎疰腰痛，膀胱氣痛，腎冷，炒研，每温酒服一錢，或酒煎服之。〇治酒皶風，鼻赤，炒研，每服一錢，胡桃肉一個。擂酒服，以知爲度。〇小腸疝氣，及陰核腫痛，炒研五錢，老酒煎服，或酒糊丸服，效。

時珍曰：橘核，須以新瓦焙香，去殼取仁，研碎入藥。

青皮 乃橘之未成熟，落之，頭破裂，狀如蓮瓣。其氣芳烈，皮薄而光，純青色，故名青皮。

本經載名青橘皮。

氣味苦、辛、温，無毒。

主治：氣滯下食，破積結，及膈氣。○破堅癖，散滯氣，去下焦諸濕，治左脇肝經積氣。○治胸膈氣逆脇痛，小腹疝痛，消乳腫疏肝膽、瀉肺氣。

本經上品。

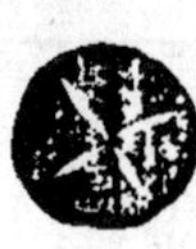

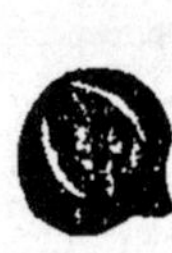

青皮形。

青皮頭破裂者，俗呼四花青皮，凡用以此爲勝。今人多以小柑、小柚、小橙僞爲之，不可不辨。入藥，以湯浸去穰，切片醋拌，瓦上過用。

杲曰：黄橘皮，氣薄味厚，陽中之陰也，可升可降，爲脾、肺二經氣分藥。

元素曰：青橘皮，氣味俱厚，沉而降陰也，入厥陰少陽經，治肝膽之病。

藕實　始生汝南地澤，今處處有之。生水中，其葉名荷。爾雅云：荷，芙蕖，其莖茄，其葉蕸，其本蔤，其華菡萏，其實蓮，其根藕，其中菂，菂中薏。邢昺云：芙蕖，總名也，别名芙蓉。按，莖乃負葉者也，有負荷之義，故謂之荷。蔤乃嫩蒻，如竹之行鞭者。節生二莖，一爲葉，一爲花，盡頭乃生藕，爲花、葉、根、實之本。顯仁藏用，功成不居，可謂退藏于密矣，故謂之蔤。花葉偶生，故根謂之藕。或云：藕善耕泥，故字從耦。耦者，耕也。茄音加，加于蔤上也。蕸音遐，遠于蔤也。菡萏，函合未發之意。芙蓉，敷佈容艷之意。蓮者，連也，花、實相連而出也。菂者，的也，子在房中，點點如的也。的乃凡物點注之名。薏猶意也，含苦在内也。古詩云「食子心無棄，苦心生意存」是矣。

藕實，俗呼蓮肉，氣味甘、平、濇，無毒。

主治：補中養神，益氣力，除百疾。久服，輕身耐老，不飢延年。○主五臟不足，傷中，益十二經脉血氣。○止渴去熱，安心止痢，治腰痛及泄精。多食，令人歡喜。○益心腎，厚腸胃，固精氣，强筋骨，補虛損，利耳目，除寒濕，止脾泄久痢，赤白濁，女人帶下崩中諸血病。○擣碎，和米作粥飯食，輕身益氣，令人强健。○安靖上下君相火邪。

藕，氣味甘、平，無毒。主治：熱渴，散留血，生肌。久服，令人心懽。○止怒止泄，消食解酒毒，及病後乾渴。○擣汁服，止悶、除煩，開胃。治霍亂，破産後血悶。擣膏，署金瘡並折傷，止暴痛。蒸煮食之，大能開胃。○生食，治霍亂後虛渴。蒸食甚，補五臟，實下焦。同蜜食，令人腹臟肥，不生諸蟲，亦可休糧。○汁解射罔毒、蟹毒。擣浸澄粉服食，輕身益年。

藕蔤，氣味甘、平，無毒。主治：生食，主霍亂後虛渴煩悶，不能食。解酒食毒。○解煩毒，下瘀血。○功與藕同。

藕節，氣味濇，平，無毒。主治：擣汁飲，主吐血不止，及口鼻出血。○消瘀血，解熱毒，産後血悶。和地黄研汁，入熱酒、小便飲。○能止咳血、唾血，血淋、溺血，下血、血痢、血崩。

蓮薏，即蓮子中青心也。一名苦薏。氣味苦、寒，無毒。主治：血渴、産後渴，生研末，米飲服二錢，立愈。○止霍亂。○清心去熱。

蓮花，氣味苦、甘，温，無毒。主治：鎮心益色，駐顔輕身。

蓮房，氣味苦、濇，温，無毒。主治：破血。○治血脹腹痛，及産後胎衣不下，酒煮服之。解野菌毒。○止血崩、下血、溺血。

蓮蕊鬚，氣味甘、濇，温，無毒。主治：清心，通腎固精氣，烏鬚髮，悦顔色，益血，止血崩吐血。

荷葉蔕，名荷鼻，氣味苦、平，無毒。主治：止渴，落胞破血，治產後口乾，心肺躁煩。〇治血脹腹痛，產後胎衣不下，酒煮服之。荷鼻，安胎，去惡血，留好血，止血痢，殺菌蕈毒，並煮水服。〇生發元氣，助脾胃，濇精滑，散瘀血，消水腫、癰腫，發痘瘡，治吐血、咯血、衄血、下血、溺血、血淋崩中，產後惡血，損傷敗血。

藕實，即蓮子。八、九月採，黑色堅石者，剁去黑殼，謂之蓮肉。以水浸去赤皮青心，生食甚佳。入藥，蒸熟去心，或曬，或焙乾用。

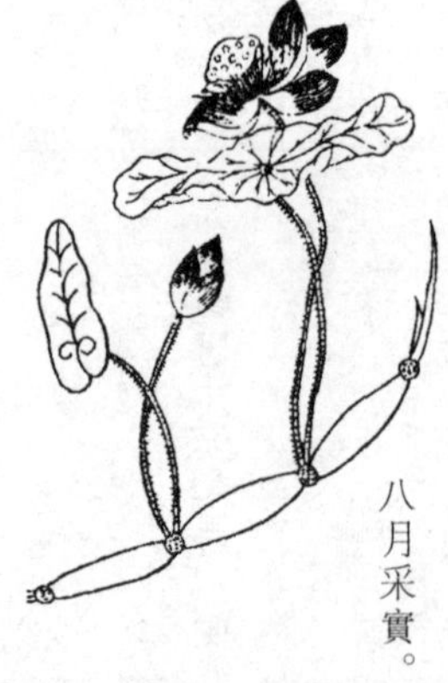

石蓮子 生水中。其子中肉黃白色，心內空，無青芽，嚼之味極苦。殼光黑，堅硬如石，故名石蓮。別是一種蓮子也。

石蓮肉，氣味苦、寒，無毒。主治：久痢噤口，炒爲末，陳倉米飲，調服二錢，便思飲食，甚妙。加入香連丸，尤妙。脾瀉腸滑，噦逆不止，用六枚，炒赤黃色，研末，冷、熟水半盞和服，便止。

石蓮子，新增。

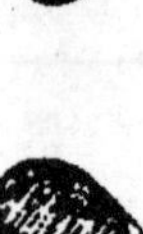

入水必沉，煎鹽鹵能浮之。

石蓮，不知出何處。殼光黑堅石，兩頭停，有有節者、無節者，更黑。味極苦，此物經百年不壞。

大棗 乾棗也。生河東，今近北州郡皆有之。木赤心，有刺。四月生葉，尖觥光澤。五月開小白花，色微青。結實，生青熟紅，八月摘取，曬乾。入藥，須用青州及晉地肥大甘美者爲良，故曰大棗。按，陸佃埤雅云：大白棗，小曰棘。棘，酸棗也。棗性高，故重朿；棘性低，故並朿。朿音刺。棗、棘皆有刺鍼，會意也。

大棗，此即曬乾大棗也，氣味甘、平，無毒。

主治：心腹邪氣，安中，養脾氣，平胃氣。通九竅，助十二經，補少氣、少津液、身中不足。大驚，四肢重，和百藥。久服，輕身延年。○補中益氣，堅志强力，除煩悶，療心下懸，腸澼。久服，不飢神仙。○潤心肺，止嗽，補五勞，治虛損，除腸胃癖氣。和光粉燒，治疳痢。○小兒患秋痢，與蛀棗食之良。○殺烏頭、附子、天雄毒。和陰陽，調榮衛，生津液。

生棗，氣味甘、辛，熱，無毒。多食令人寒熱，羸瘦者不可食。

葉，氣味甘，温，微毒。

主治：覆麻黄，能令出汗。和葛粉，揩熱痱瘡良。治小兒壯熱，煎湯浴之。

三歲陳核中仁，燔之味苦。主腹痛邪氣。　氣味俱厚，陽也。

大明曰：有齒病、疳病、蟲䘌人，不宜啖棗。小兒尤不宜食。又忌與葱同食，令人五臟不和。與魚同食，令人腰腹痛。

百一選方：治食椒閉氣，京棗食之，即解。

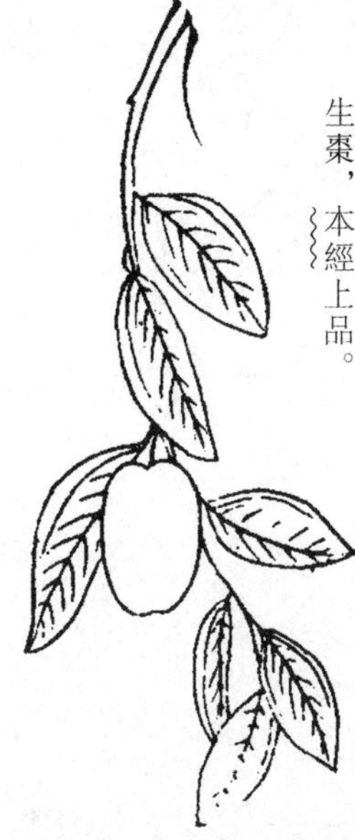

生棗，本經上品。

葡萄 始生隴西、五原、敦煌山谷，今河東及近京州郡皆有之。苗作藤蔓而極長大，盛者一二本，綿被山谷間。花極細而黄白色，其實有紫、白二色，而形之圓、鋭亦二種，有無核者。皆七月、八月熟，取其汁，可以釀酒，人酺飲之，則醄然而醉，故有是名。其圓者名草龍珠，長者名馬乳葡萄。白者名水晶葡萄，黑者名紫葡萄。漢書作蒲桃。

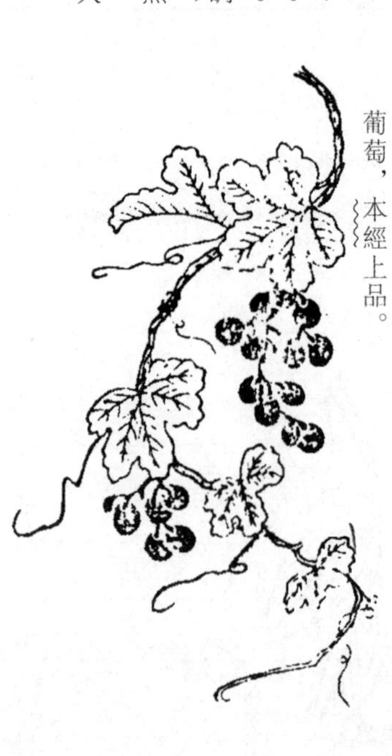

葡萄，本經上品。

實，氣味甘、平、濇，無毒。主治：筋骨濕痺，益氣倍力，强志。令人肥健耐飢，忍風寒。久食，輕身不老延年。可作酒。○逐水，利小便。○除腸中水，調中治淋。○時氣痘瘡不出，食之，或研酒飲，甚效。○胎上衝心，煎作湯，飲之即下。

詵曰：甘、酸、温，多食，令人卒煩悶恨暗。

銀杏　生江南，以宣城者爲勝。樹高二三丈，葉薄縱理，儼如鴨掌形，有刻缺，面緑背淡。二月開花，成簇，青白色，二更開花，隨即卸落，人罕見之。一枝結子百十，狀如楝子，經霜乃熟爛，去肉，取核爲果。其核兩頭尖，三稜爲雄，二稜爲雌。其仁嫩緑色，久則黄，雌雄同種。其樹相望，乃結實。實一名鴨脚子，因葉形似鴨脚也。宋初，始入貢，改呼銀杏，因子形似小杏，而核色白也。今呼白果。

核仁，氣味甘、苦、平，濇，無毒。

主治：生食，引疳解酒。熟食益人。○熟食温肺，益氣，定喘嗽，縮小便，止白濁。生食，降痰，消毒殺蟲。嚼漿，塗鼻面手足，去皶皰、皯䵳、皴皺，及疥癬疳䘌，陰蝨。

銀杏，宋初始著名，而修本草者不載。近時，方藥亦時用之。其氣薄味厚，性濇而收。色白屬金，故能入肺經。益肺氣，定喘嗽，縮小便。生擣，能浣油膩，則其去穢濁之功，可類推矣。其花夜開，人不得見，蓋陰毒之物，故又能殺蟲消毒。然食多，則收斂太過，令人氣壅、臚脹、昏憒。故物類相感志云：銀杏能醉人。而三元延壽書言：白果食滿千個者死。又云：昔有飢者，同以白果代飯，食飽，次日皆死也。

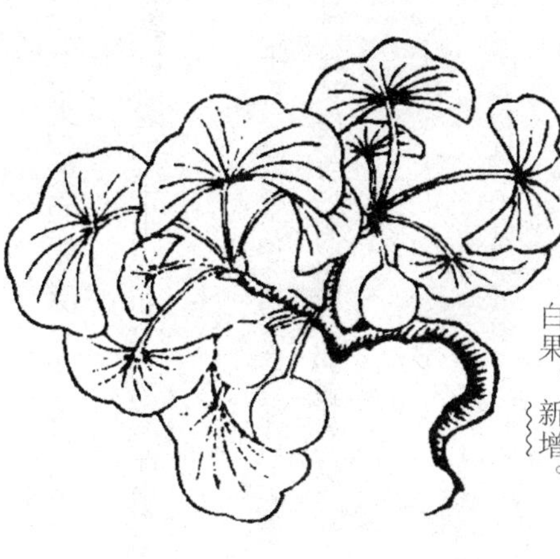
白果，新增。

治小便頻數方：白果十四枚，七生七煨，食之，取效則止。

栗 處處有之，而兗州、宣州者最勝。木高二三丈，葉極類櫟。花青黄色。實有球蝟自彙，大者如拳，中子三四。小者若桃李，中子一二。熟則罅拆子出。栗，説文作㮚，從鹵，音條，象花實下垂之狀也。梵書名篤迦。

栗，別録上品。

實，氣味鹹、温，無毒。主治：益氣，厚腸胃，補腎氣，令人耐飢。○生食，治腰脚不遂。○療筋骨斷碎，腫痛瘀血，生嚼塗之有效。

栗楔，主治筋骨風痛。○治血尤效。○每日生食七枚，破冷痃癖。又生嚼，署惡刺，出箭頭，敷瘰癧，腫毒痛。

毛球，主治：煮汁，洗火丹毒腫。

栗殼，主治：反胃消渴，瀉血，煮汁飲之。又治鼻衄不止。

宗奭曰：栗欲乾收，莫如曝之。欲生收，莫如潤沙藏之，至夏初，尚如新也。小兒不可多食，生者難化，熟即滯氣，隔食生蟲。

思邈曰：栗，腎之果也。腎病宜食之。弘景曰：有人患腰脚弱，往栗樹下食數升，便能起行。此是補腎之義，然應生啖；若服餌，則宜蒸曝之。

醫説：治馬咬成瘡，獨顆栗子，燒研敷之。

雞頭實 始生雷澤池澤，今處處有之。生水中，葉大如荷，皺而有刺，俗謂之雞頭盤。花下結實，其形類雞頭，故以名之。古今

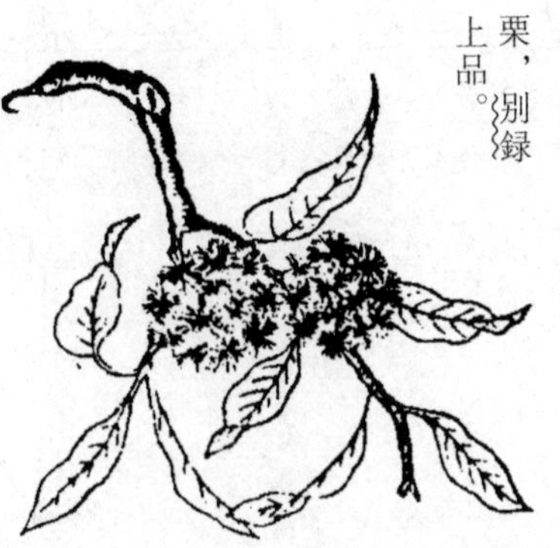

注謂之鴈頭，韓退之謂之鴻頭。本草綱目曰：雞頭實，可濟儉歉，故一名芡實。徐、青、淮、泗謂之芡子，莊子謂之雞雍，管子謂之卯蔆。其莖菆之嫩者，名蔿菆，人採以爲菜茹，亦名葰菜。

仁，氣味甘、平、濇，無毒。主治：濕痺，腰脊膝痛，補中，除暴疾，益精氣，强志，令耳目聰明。久服，輕身不飢，耐老神仙。○開胃助氣。○止渴益腎，治小便不禁，遺精白濁帶下。

葰菜，雞頭莖也。氣味鹹、甘、平，無毒。主治：止消渴，除虛熱。

修治：雞頭實。詵曰：凡用，蒸熟，裂日曬裂取仁，亦可舂取粉用。時珍曰：新者煮食良。入濇精藥，連殼用。

雞頭實，本經上品。

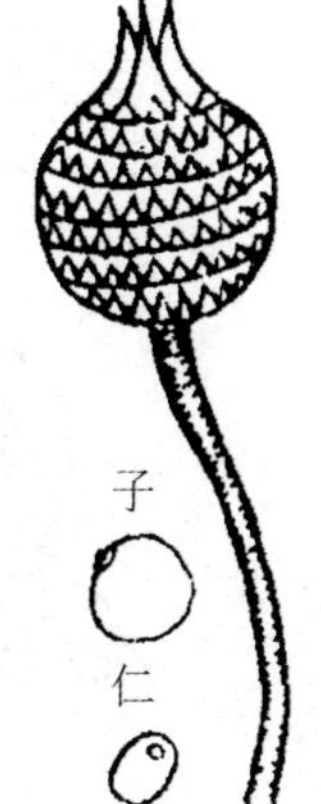

外青，皮如蝟，花苞頂如雞喙，内子如珠，殼内有白米，赤皮。

梅實 始生漢中川谷，及襄漢、川蜀、江湖、淮嶺皆有之。按，陸機詩疏云：梅，杏類也。樹、葉皆略似杏，葉有長尖，先衆木而花，隨便結實。採青者，鹽淹、曝乾爲白梅。採半黄者，以烟薰黑，爲烏梅。惟白梅、烏梅可入藥。李時珍曰：梅，古文作呆，象子在木上之形。梅乃杏類，故反杏爲呆。書家訛爲甘木，後作梅，從每，諧聲也。或云：梅者，媒也，媒合衆味。故書云：若作和羹，爾惟鹽梅。而梅字亦從「某」也。

白梅，修治：取大青梅，以鹽汁漬之，日曬夜漬，十日成矣，久乃生霜。一名鹽梅，一名霜梅。氣味酸、鹹、平，無毒。主治：和藥點痣，蝕惡肉。○刺在肉中者，嚼敷之，即出。○治刀箭傷，止血，研敷之。○乳癰腫毒，杵爛貼之佳。○除痰。

○梅實，本經中品。

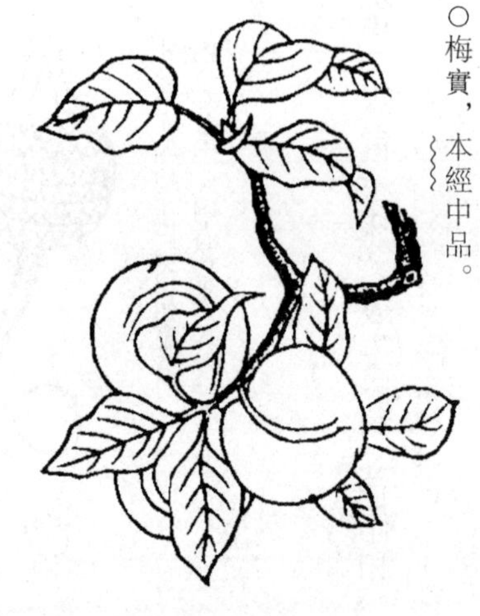

烏梅，修治：取青梅籃盛，於突上薰黑用，去核，微炒之。氣味酸、温、平、濇，無毒。

主治：下氣，除熱煩滿，安心，止肢體痛，偏枯不仁，死肌，去青黑痣，蝕惡肉。○去痺，利筋脉，止下利，好睡，口乾。○水漬汁飲，治傷寒煩熱。○止渴調中，去痰，治瘧瘴，止吐逆霍亂，除冷熱痢。治虛勞骨蒸，消酒毒，令人得睡。和建茶、乾薑，爲丸服，止休息痢，大驗。○歛肺濇腸，止久嗽瀉痢，反胃噎膈，蚘厥吐利，消腫祛痰。殺蟲，解魚毒、馬汗毒、硫黄毒。大明曰：梅多食則損齒傷筋，蝕脾胃，令人發膈上痰熱。服黄精人忌食之。食梅齒齼者，嚼胡桃肉以解之。○物類相感志云：梅子同韶粉食之，則不酸，亦不軟牙。

別録曰：五月採實，火乾。

杲曰：寒，忌猪肉。

弘景曰：生梅、烏梅、白梅，功應相似。

好古曰：烏梅，脾、肺二經血分藥也。

聖濟總録：治下痢膿血，烏梅一兩，去核燒過，爲末，每服二錢，米飲下，立止。

木瓜　山陰蘭亭尤多，今處處有之，而宣城者尤佳。木狀如㮈。春末開花，深紅色。其實如瓜而小。按，爾雅云：楙，木瓜。郭璞注云：木實如小瓜，酢而可食則木瓜之名，取此義也。或云：木瓜味酸，得木之正氣，故名楙。從林矛，諧聲也。

實，氣味酸、温，無毒。○主治：濕痺脚氣，霍亂，大吐下利，轉筋不止。○治脚氣衝心，取嫩者一顆，去子煎服佳。强筋骨，下冷氣，止嘔逆，心膈痰唾，消食，止水利後渴不止。〇調榮衛，助穀氣。〇去濕和胃，滋脾益肺，治腹脹善噫，心下煩滿。〇治水腫，冷熱痢，心腹痛。

木瓜，如小瓜而有鼻，津潤，味不木者爲木瓜，食之益人。圓小於木瓜，味木而酢濇者爲木桃，似木瓜而無鼻，大於木桃，味濇者爲木李，亦曰木梨，食之傷氣。

修治：木瓜，勿犯鐵器，以銅刀削去硬皮並子，切片，曬乾用。

杲曰：木瓜，入手、足太陰血分。氣脱能收，氣滯能和。

陶隱居曰：如轉筋時，但呼其名，及書上作「木瓜」字，皆愈。蓋梅望之而獨渴，楙書之而緩筋。理有相感，不可得而詳也。

聖惠方：治霍亂腹痛，木瓜五錢，桑葉三片，棗肉一枚，水煎服，效。

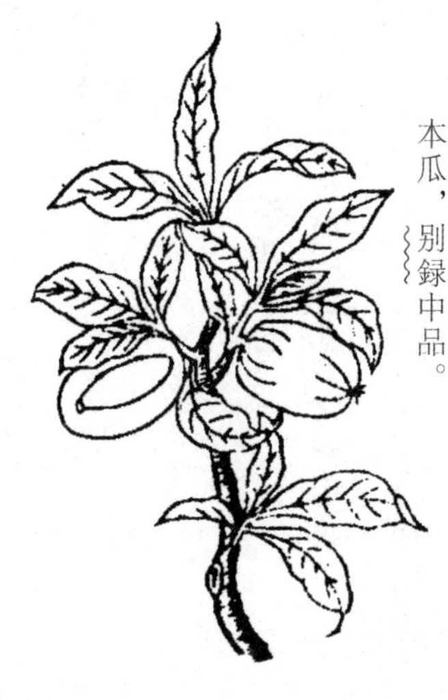

本瓜，別録中品。

柿

音士。其樹高大，葉圓有尖而光澤。四月開小花，黄白色。結實，青緑色。八、九月乃熟，紅色。本草綱目云：柹，從𠂔，音滓，諧聲也。說文曰：赤實果也。事類合璧云：朱果也，俗呼爲柹。

白柹、柹霜。〇白柹，即乾柹生霜者。其法：用大柹去皮，捻扁，日納瓮中，待生白霜乃取出，今人謂之柹餅。其霜謂之柹霜。

氣味甘，平，濇，無毒。〇主治：補虚勞不足，消腹中宿血，濇中厚腸，建脾胃氣。〇開胃濇腸，消痰止渴，治吐血，潤心肺，療肺痿、心熱，咳嗽，潤聲喉，殺蟲。〇温補。多食，去面䵟。〇治反胃咯血，血淋腸澼，痔漏下血。〇霜，清上焦心肺熱，生津止渴，化痰寧嗽，治咽喉、口舌瘡痛。

柹大者如楪，八稜而扁。其次如拳，小者如鴨子、雞子、牛心、鹿心之狀。皆以核少者爲佳。

生柹置器中，自紅者，謂之烘柹。日乾者謂之白柹，火乾者謂之烏柹，水浸藏者謂之醂柹。

生柹性冷，同蟹食，令人腹痛作瀉。同酒食，令人易醉，或心痛欲死。

柹蔕，氣味濇、平，無毒。主治：咳逆噦氣，煮汁服。

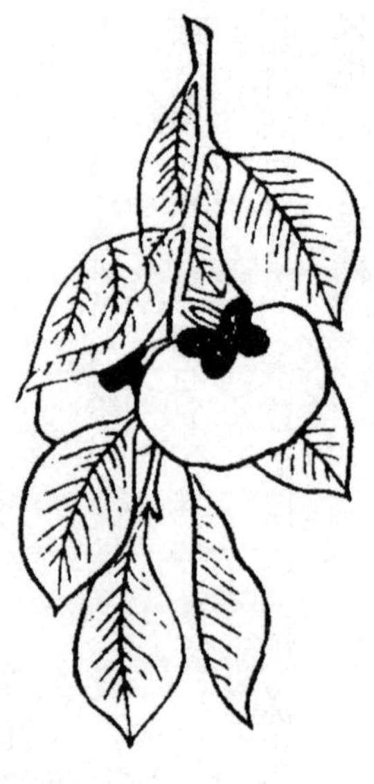

柹，別録中品。實有大小、方圓、長扁不同。

爾雅翼云：俗傳柹有七絶：一壽，二多陰，三無鳥巢，四無蟲蠹，五霜葉可玩，六嘉實，七落葉肥滑，可以臨書也。

王璆百一選方云：一人食蟹，多食紅柹。至夜大吐，繼之以血，昏不省事。一道者曰：惟木香可解。乃磨汁灌之，漸醒而愈。

枇杷　今襄、漢、吴、蜀、閩、嶺皆有之。木高丈餘，葉如驢耳，背有黄毛，陰密婆娑可愛，四時不凋。盛冬開白花，至三、四月成實作球，生大如彈丸，熟時色如黄杏，微有毛，皮肉甚薄。核大如小栗，黄褐色。四月採葉，曝乾用。宗奭曰：其葉形似琵琶，故名。

實，氣味甘、酸，平，無毒。○主治：止渴下氣，利肺氣，止吐逆，主上焦熱，潤五臟。

葉，氣味苦，平，無毒。○主治：卒啘不止，下氣，煮汁服。○治嘔噦不止，婦人産後口乾。○煮汁飲，主渴疾，治肺氣熱嗽，及肺風瘡，胸面上瘡。○和胃降氣，清熱解暑毒，療脚氣。

木白皮，主治：生嚼咽汁，止吐逆不下食。煮汁，冷服尤佳。

別録中品。

修治：枇杷葉，以水潤，布拭去毛；不爾，射人肺，令咳不已。或以粟秆作刷刷之，尤易潔净。治胃病，以薑汁塗炙。治肺病，以蜜水塗炙。

實多食，發痰熱，傷脾。同炙肉及熱麵食，令人患熱黄疾。

龐安常方：治温病發噦，因飲水多者，用枇杷葉，去毛炙香。茅根各半斤，水四升，煎二升，徐徐服之。

氣薄味厚，陽中之陰。使。

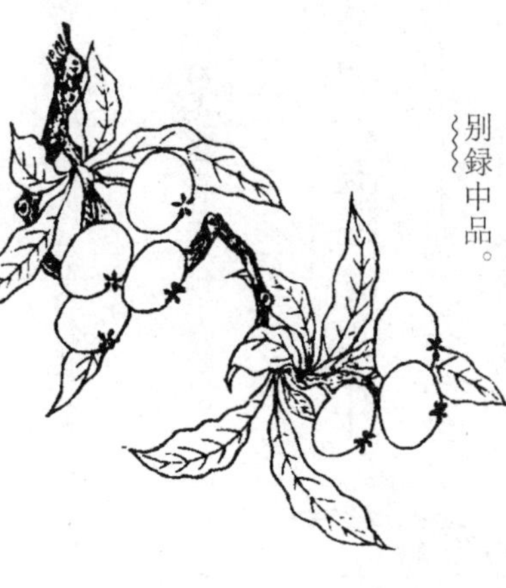

荔枝 生嶺南及巴中，今泉、福、漳、嘉、蜀、渝、涪州、興化軍及二廣州郡皆有之，其品閩中第一，蜀川次之，嶺南爲下。扶南記云：此木以荔枝爲名者，以其結實時，枝弱而蔕牢，不可摘取，以刀斧劙取其枝，故以爲名耳。按，白居易荔枝圖序云：荔枝生巴、峽間，樹形團團如帷蓋，葉如冬青。花如橘而春榮，實如丹而夏熟，朵如蒲桃，核如枇杷，殼如紅繒，膜如紫綃。瓤肉潔白如冰霜，漿液甘酸如醴酪。大略如彼，其實過之。若離本枝，一日而色變，二日而香變，三日而味變，四五日外色、香、味盡去矣。故李時珍本草綱目名離枝，司馬相如上林賦作離支。

實，氣味甘，平，無毒。○主治：止渴，益人顏色。○食之止渴，頭重心燥，背膊勞悶。○通神益智，健氣。○治瘰癧瘤贅，赤腫疔腫，發小兒痘瘡。

核，氣味甘，温，濇，無毒。○主治：心痛，小腸氣痛，以一枚煨存性，研末，新酒調服。○治㿗疝氣痛，婦人血氣刺痛。

殼，主治：痘瘡出不快，煎湯飲之。

治疝氣㿗腫，荔枝核四十九個，陳皮九錢，硫黄四錢，爲末，鹽水打麵，糊丸緑豆大。痛時，空心酒服九丸，不過三服，甚效。

龍眼 今閩、廣、蜀道出荔枝處，皆有之。嵇含南方草木狀云：木高一二丈，似荔枝而枝葉微小，凌冬不凋。春末夏初，開細白花。七月實熟，殼青黃色，文作鱗甲，形圓大如彈丸，核若木梡子，肉薄于荔枝，白而有漿，其甘如蜜。實極繁，每枝二三十顆，作穗如蒲桃。別録名龍眼，吳普名龍目，俗呼圓眼，象形也。荔枝纔過，龍眼即熟，故南人目爲荔枝奴。開

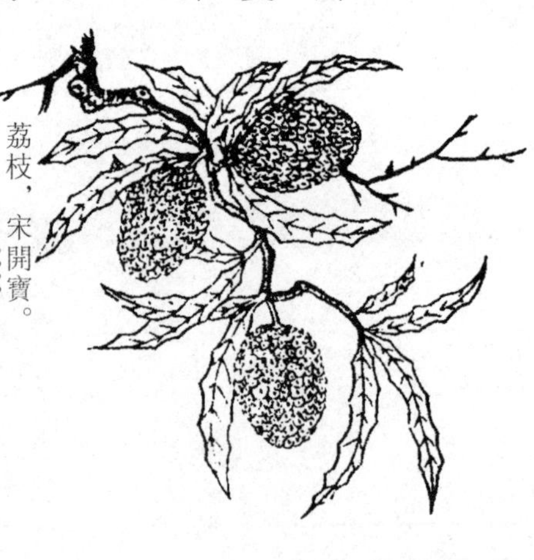

荔枝，宋開寶。

實名爲亞荔枝。

實，氣味甘、平，無毒。

主治：五臟邪氣，安志厭食。除蠱毒，去三蟲。久服聰明，輕身不老。通神明。〇開胃益脾，補虚長智。

核，主治：胡臭，六枚，同胡椒二七枚研，遇汗出即擦之。

時珍曰：食品以荔枝爲貴，而資益則龍眼爲良。蓋荔枝性熱，而龍眼性和平也。嚴用和濟生方：治思慮勞傷心脾，有歸脾湯。取其甘味歸脾，能益人智之義。

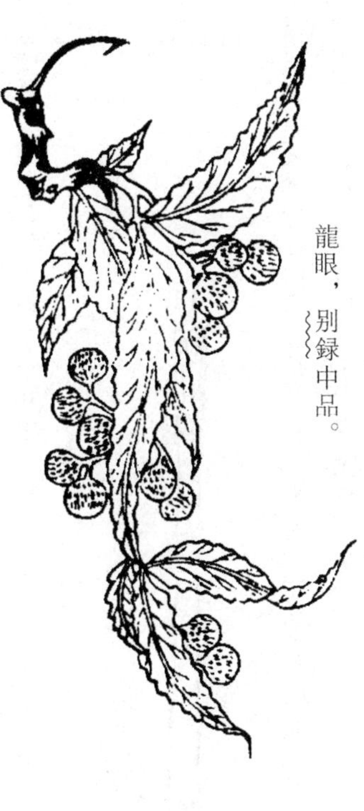

龍眼，別録中品。

恭曰：甘、酸、温。李廷飛曰：生者沸湯瀹過，食不動脾。肉浸，白酒飲。

甘蔗 今川、廣、湖南、北、二浙、江東、西皆有，畦種叢生。莖似竹而内實，大者圍數寸，長六七尺。根節密，以漸而疏。抽葉如蘆葉而大，長三四尺，扶疏四垂。八、九月收莖，可留過春，充果食。按，野史云：吕惠卿言：凡草皆正生嫡出，惟蔗側種，根上庶出，故字從「庶」也。嵇含作竿蔗，謂其莖如竹竿也。

蔗，氣味甘、平、濇，無毒。主治：下氣和中，助脾氣，利大腸。○消痰止渴，除心胸煩熱，解酒毒，利大小腸。○止嘔噦反胃，寬胸膈。

別録中品。

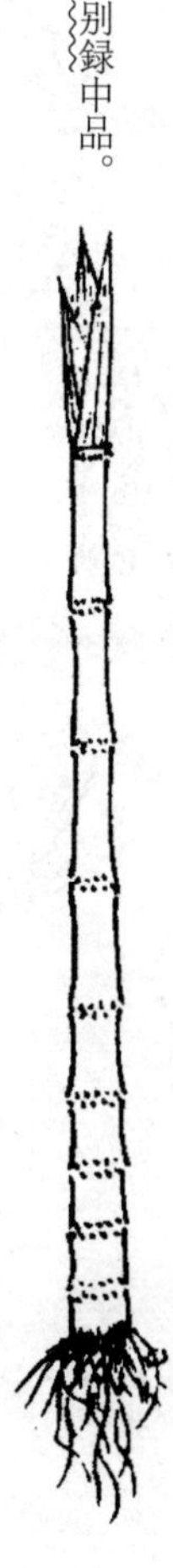

詵曰：蔗共酒食，發痰。瑞曰：多食，發虚熱，動衄血。相感志云：同榧子食，則渣軟。

紫砂糖，係蔗汁過樟木槽，取而煎成者，俗呼黑砂糖。氣味：甘、寒，無毒。主治：心腹熱脹，口乾渴。○潤心肺、大、小腸熱，解酒毒。臘月瓶封，窖糞坑中，患天行熱狂者，絞汁服，甚良。○和中助脾，緩肝氣。

詵曰：性温，多食令人心痛，生長蟲，消肌肉，損齒，發疳䘌。與鯽魚同食，生疳蟲。與葵同食，生流澼。與笋同食，不消成癥，身重不能行。

白砂糖，乃甘蔗汁煎而曝之，凝作餅塊、色白者。氣味：甘、寒、冷利，無毒。主治：心腹熱脹，口乾渴。○治目中熱膜，明目。和棗肉、巨勝末爲丸，噙之，潤肺氣，助五臟，生津。○潤心肺燥熱，治嗽消痰，解酒和中，助脾氣，緩肝氣。

桃　生太山，今處處有之，汴東、陝西者尤大而美。大抵佳果肥美者，皆圃人以他木接成，殊失本性。入藥，當以一生者爲佳。七月取核，破之取仁，陰乾。醫學入門曰：桃，逃也。能令鬼邪逃遁，故謂之桃。

桃，本經下品。

實，氣辛、酸，甘，熱，微毒。多食令人有熱。主治：作脯食，益顏色。○肺之果，肺病宜食之。○冬桃食之，解勞熱。

核仁，氣味苦，甘，平，無毒。主治：瘀血血閉，癥瘕邪氣，殺小蟲。○止咳逆上氣，消心下堅硬，除卒暴擊血。通月水，止心腹痛。○治血結、血秘、血燥，通潤大便。破蓄血。○殺三蟲。又每夜嚼一枚，和蜜塗手面良。○主血滯風痺，骨蒸，温瘧寒熱，鬼疰疼痛，產後血病。

修治：時珍曰：桃仁行血，宜連皮、尖生用；潤燥活血，宜湯浸，去皮、尖炒黄用，或麥麩同炒，或燒存性。各隨本方。雙仁者不可用。香附爲之使。

杲曰：桃仁，苦重于甘，氣薄味厚，沉而降，陰中之陽，手、足厥陰經血分藥也。桃仁比杏仁大而扁。

梅師方：治諸蟲入耳，取桃葉熟挼，塞兩耳，出。或作枕枕之。使。

桃梟，係桃實着樹經冬不落者。正月採之。中實者良，一名桃奴。氣味苦，微温，有小毒。主治：殺精魅五毒不祥，療中惡腹痛。○治肺氣腰痛，破血，療心痛，酒磨暖服之。○主吐血，諸藥不效，燒存性，研末，米湯調服，有驗。

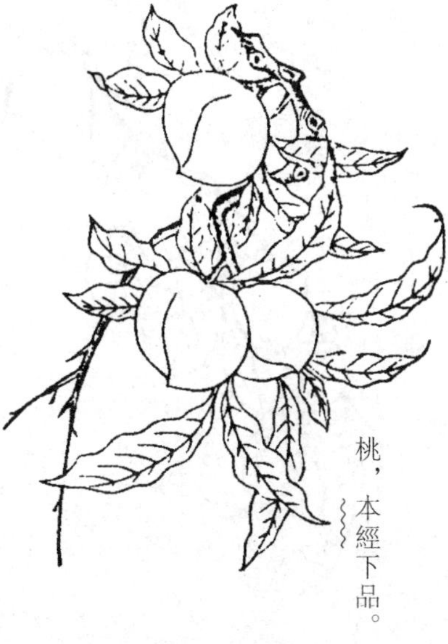

杏 種出濟南郡之分流山，今處處有之，以東來者爲勝。葉圓而有尖。二月開紅花，結

實，熟最早。甘而有沙者爲沙杏，黄而帶酢者爲梅杏，青而帶黄者爲奈杏，扁而青黄者爲木杏，圓大而深赭色者爲金杏。五月採，破核去雙仁者。李時珍曰：杏字，篆文象子在木枝之形。

實，氣味酸、熱，有小毒。生食，多傷筋骨。主治：曝脯食，止渴，去冷熱毒。心之果，心病宜食之。

核仁，氣味甘、苦、温，冷利，有小毒。主治：咳逆上氣雷鳴，喉痺下氣，産乳金瘡，寒心賁豚。〇驚癇，心下煩熱，風氣往來，時行頭痛，解肌消心，下急滿痛，殺狗毒。〇治腹痺不通，發汗，主温病脚氣，咳嗽上氣喘促。入天門冬煎，潤心肺。和酪作湯，潤聲氣。〇除肺熱，治上焦風燥，利胸膈氣逆，通便閉。

葉，主治：人卒腫，滿身面洪大，煮濃汁熱漬，亦少少服之。

枝，主治：墮傷，取一握，水一升，煮半升，入黄酒三合，和勻分服，大效。

得火良，惡黄芩、黄耆、葛根，畏蘘草。

修治：杏仁，以湯浸去皮、尖，炒黄用。或以麵麩，炒過用。

杏，別録下品。

兩仁者殺人，可以毒狗。

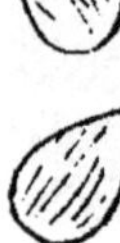

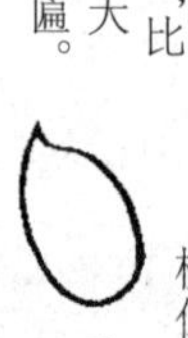

杏仁形

杏仁，比桃仁小而飽滿。

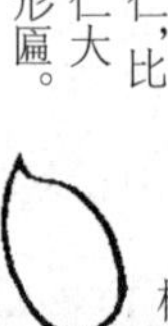

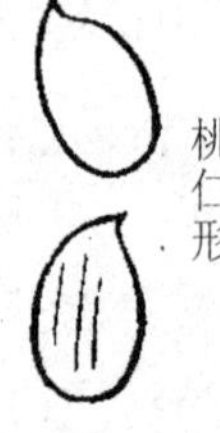

桃仁形

桃仁，比杏仁大而形匾。

市家無杏仁，亦有以桃仁充之用者，宜辨之。

保壽堂方：治血崩不止，諸藥不效，服此立止。用甜杏仁上黄皮，燒存性，爲末。每服三錢，空心熱酒調服。

安石榴 本生西域，今處處有之。木不甚高大，枝柯附幹，自地便生，作叢。種極易息，折其條盤土中，便生也。五月開花，有紅、黄、白三色。實有甜、苦、酸三種，甘者可食，酸者入藥。醫學入門曰：榴，留也。其性留滯，戀膈生痰。博物志云：漢張騫出使西域，得塗林安石國榴種以歸，故名安石榴。又，齊民要术云：凡植榴者，須安僵石枯骨于根下，即花實繁茂，則「安石」之名義或取此也。

甜石榴，氣味甘、酸，温，濇，無毒。多食，損人肺，主治咽喉燥渴。○能理乳石毒。○制三屍蟲。

酸石榴，氣味酸，温，濇，無毒。主治：赤白痢腹痛，連子擣汁，頓服一枚。○止瀉痢，崩中帶下。

酸石榴皮，主治：止下痢，漏精。○治筋骨風，腰脚不遂，行步攣急疼痛，濇腸。取汁點目，止泪下。○煎服，下蚘蟲。○止瀉痢，下血，脱肛，崩中帶下。

酸石榴東行根，主治：○蚘蟲，寸白。青者，入染鬚用。○治口齒病，止濇，瀉痢帶下，功與皮同。

詵曰：多食，損齒令黑。凡服食藥物人，忌食之。

修治：榴，皮、葉、根勿犯鐵，並不計乾濕，皆以漿水浸一夜，取出用，其水如墨汁也。

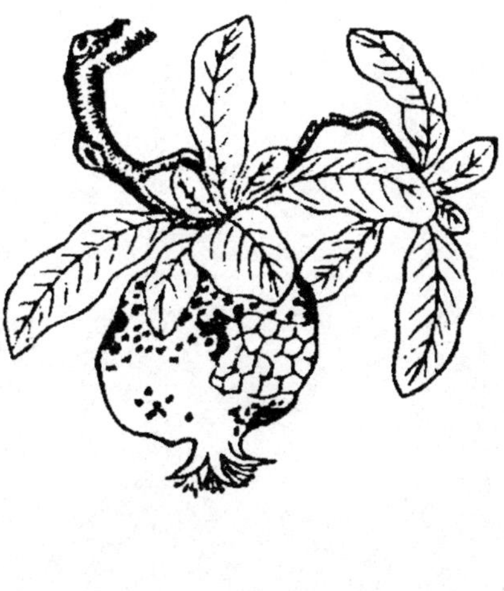

安石榴，别録下品。

肘後方：治赤白痢疾，用酸石榴皮燒存性，爲末。每米飲服方寸匕，日三服，效乃止。

松子 出遼東及雲南。其樹與中土松樹同，惟五葉一叢者，球内結子，大如巴豆，而有三稜，一頭尖爾。世當果食，咸呼爲海松子，又呼爲新羅松子。

仁，氣味甘，小温，無毒。主治：骨節風，頭眩，去死肌，變白，散水氣，潤五臟，不飢。○逐風痺寒氣，虚羸少氣，補不足，潤皮膚，肥五臟。○主諸風，温腸胃。久服輕身，延年不老。○潤肺，治燥結咳嗽。同柏子仁，治虚秘。

松子，宋開寶。

類楓子而小。

列仙傳云：偓佺，採藥父也，好食松子，體毛數寸。能飛行，逐走馬。以松子遺堯，堯不受。時受食者，皆三百歲。

梨 今處處皆有，而種類殊别。乳梨出宣城，皮厚而肉實，其味極長。鵝梨出近京州郡及北都，皮薄而漿多，味差短於乳梨，其香過之。醫家相承，二者爲勝。其餘消梨、水梨、鹿梨、紫花梨、赤梨、桑梨、青梨、香水梨、棠梨、茅梨、禦兒梨之類，並不入藥。震亨曰：梨者，利也，其性下行流利也。

實，氣味甘，微酸，寒，無毒。多食，令人寒中，金瘡，乳婦，尤不可食。

主治：熱嗽止渴。切片，貼湯火傷，止痛不爛。○治客熱中風不語，治傷寒熱發，解丹石，熱氣驚邪，利大小便。○除賊風，止心煩、氣喘、熱狂。作漿，吐風痰。○卒暗風不語者，生擣汁，頓服。胸中痞塞熱結者，宜多食之。○潤肺凉心，消痰降火，解瘡毒、酒毒。

葉，主治霍亂，吐利不止，煮汁服，作煎治風。〇治小兒寒疝。〇擣汁服，解中菌毒。

別録云：梨，甘，寒。多食成冷痢。桑梨，生食，冷中不益人。

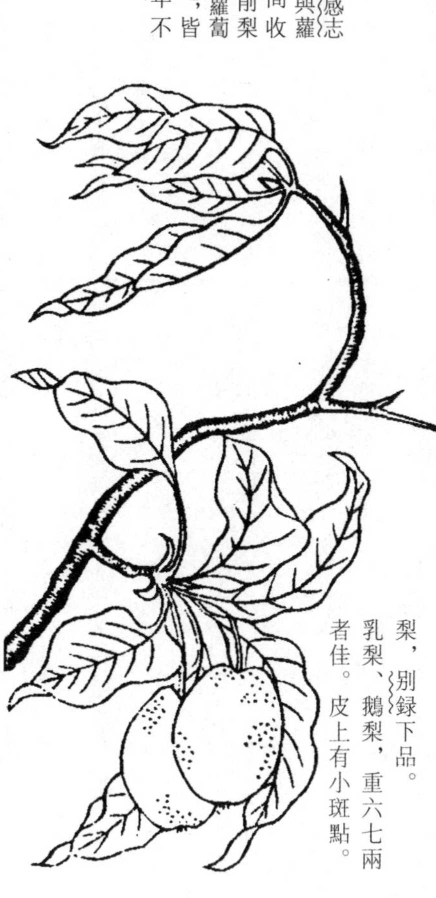

梨，別録下品。乳梨、鵝梨，重六七兩者佳。皮上有小斑點。

物類相感志言：梨與蘿蔔相間收藏，或削梨蒂種於蘿蔔上藏之，皆可經年不爛。

按，類編云：一士人，狀若有疾，厭厭無聊，往謁楊吉老診之。楊曰：「君熱証已極，氣血消鑠，此去三年，當以疽死。」士人不樂而去。聞茅山有道士，醫术通神，而不欲自鳴。乃衣僕衣，詣山拜之，願執薪水之役。道士留置弟子中，久之，以實白道士。道士診之，笑曰：「汝便下山，但日日吃好梨一顆。如生梨已盡，則取乾者泡湯，食滓飲汁，疾當自平。」士人如其戒，經一歲，復見吉老。見其顔貌腴澤，脉息和平，驚曰：「君必遇異人。不然，豈有痊理？」士人備告吉老。吉老具衣冠，望茅山設拜，自咎其學之未至。此與瑣言之説彷彿。

觀夫士人，則梨之功豈小補哉！然惟乳梨、鵝梨、消梨可食，餘梨亦不能去病也。

郁李仁 山谷俱有。子如櫻桃許大，紅黄色。六月採實，碎核取仁。爾雅翼云：李，乃木之多子者，故字從木、子。竊謂木之多子者多矣，何獨李稱木子耶？按，素問言：李味酸屬肝，東方之果也。則李於五果屬木，故得專稱爾。郁，盛貌，詩所謂「棠棣之華」，即此也。

仁，氣味酸、苦、平，無毒。

主治：活血潤燥，滑大腸，利小便，泄五臟、膀胱急痛，宣腰胯冷膿。主大腹水腫，面目、四肢浮腫。消食下氣，破癖氣。治卒心痛，及腸中結氣，關格不通。

真郁李形，增。　粒小而光，皮黄仁白者真。

僞郁李形。　顆大皮皺如小杏仁。

修治：郁李仁，湯泡去皮、尖，研膏用。降也，陰中陽也。臣。

郁李處處有之，成株，葉尖亦有作鋸齒者。結實熟紅，味甘堪啖。

胡桃 樹高丈許。春初生葉，長四五寸，兩兩相對。三月開花，如栗花穗，蒼黄色。結實，至秋如青桃。此種原出羌胡，漢時張騫使西域，始得種還。植之秦中，漸及東土，故名胡桃，一名羌桃。漚爛青皮肉，取核爲果，故俗呼核桃。

核仁，氣味甘、平、温，無毒。

主治：食之，令人肥健，潤肌，黑鬚髮。多食，利小便，去五痔。擣和胡粉，拔白鬚髮，内孔中，則生黑髮。燒存性，和松脂研，敷瘰癧瘡。〇食之，令人能食，通潤血脉，骨肉細膩。〇治損傷，石淋。同破故紙蜜丸服，補下焦。〇補氣養血，潤燥化痰，益命門，利三焦，温肺潤腸。治虚寒喘嗽，腰脚重痛，心腹疝痛，血痢腸風，散腫毒，發痘瘡。製銅毒。

頌曰：性熱，多食生痰，動腎火。

油胡桃，氣味辛、熱，有毒。主治：殺蟲攻毒，治癰腫，癘風疥癬，楊梅、白秃諸瘡，潤鬚髮。

戲术：嚼錢如粉：預置胡桃肉一塊口内，將銅錢嚼之，即碎。

誤吞銅錢，多食胡桃，自化出也。胡桃、銅錢共嚼成粉，可証矣。

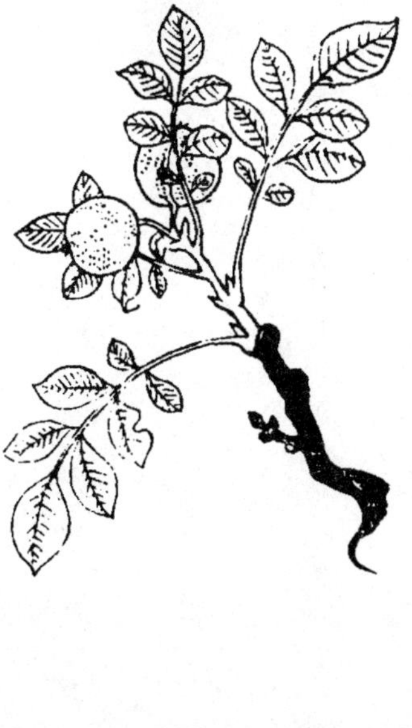

胡桃，宋開寶。外皮绿，有白點。

檳榔 生南海，今嶺外州郡皆有之。木大如桄榔，而高五七丈，正直無枝。皮似青桐，節似桂枝，葉生木顛，大如楯頭，又似芭蕉葉。其實作房，從葉中出，旁有刺若棘針，重疊。其下一房，數百實，如雞子狀，皆有皮殼。其實春生，至夏乃熟，肉滿殼中，色正白。蘇恭言其肉易爛，不經數日。今入北貨者，皆先以灰煮熟，焙薰令乾，始可久留也。小而味甘者，名山檳榔。大而味濇，核亦大者，名猪檳榔。最小者，名蒳子。雷氏言：尖長而有紫文者名檳，圓大而矮者名榔。

榔力大而檳力小。今醫家亦不細分。但以作雞心狀，正穩、心不虛，破之作錦文者，爲佳爾。嶺南人啖之，以當果食。言南方地濕，不食此，無以祛瘴癘也。生食，其味苦濇。得扶留藤與瓦屋子灰，同咀嚼之，則柔滑甘美也。本草綱目曰：賓與郎，皆貴客之稱。嵇含草木狀言：交、廣人凡貴勝族客，必先呈此果。若邂逅不設，用相嫌恨。則檳榔名義，蓋取于此。

檳榔子，氣味苦、辛、濇，温，無毒。

主治：消穀逐水，除痰澼，殺王蟲、伏屍、寸白。○治腹脹。生擣末服，利水穀道。敷瘡，生肌肉，止痛。燒灰，敷口吻白瘡。○宣利五臟，六腑壅滯，破胸中氣，下水腫，治心痛積聚。○除一切風，下一切氣，通關節，利九竅，補五勞七傷，健脾調中，除煩，破癥結。○主賁豚、膀胱諸氣，五膈氣，風冷氣，脚氣，宿食不消。○治衝脉爲病，氣逆裏急。○治瀉痢後重，心腹諸痛，大小便氣秘，痰氣喘急。療諸瘧，禦瘴癘。

檳榔，別錄中品。

尖小者，俗呼公檳榔。

圓大者，俗呼母檳榔。

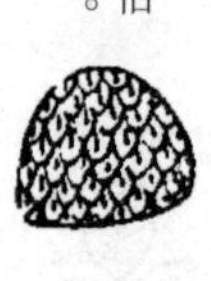

自「木部」移入此。

修治：檳榔，揀存坐穩正，心堅有錦文者，以刀刮去底，細切用。近時，亦有火煨焙用者，若用白檳榔，必本境初生。鮮者販他處，必經煮薰，安得白者耶？

元素曰：味厚氣輕，沉而降，陰中陽也。

治口吻生瘡，檳榔燒研，入輕粉末，敷之良。檳榔，君。

大腹子

志曰：生南海諸國，所出與檳榔相似，莖、葉、根、幹小異耳。

李時珍曰：出嶺表、滇南，即檳榔中一種。腹大、形扁而味澀者，所謂猪檳榔是矣。名曰大腹子，象形也。

大腹子，氣味辛、澀，温，無毒。主治：與檳榔同功。

大腹皮，氣味辛、微温，無毒。主治：冷熱氣攻心、腹、大腸，蠱毒，痰膈醋心，並以薑、鹽同煎，入疏氣藥，用之良。〇下一切氣，止霍亂，通大小腸，健脾開胃，調下。〇降逆氣，消肌膚中水氣浮腫，脚氣壅逆，瘴瘧痞滿。胎氣惡阻脹悶。

大腹子，宋開寶。

大腹子與檳榔相似，但形扁大。

皮外黑色，皮内筋絲，如椰子皮。

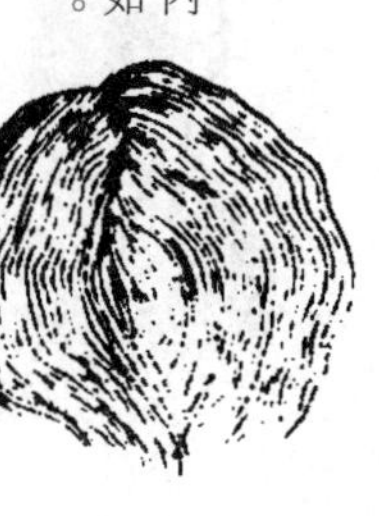

「木部」移此。

修治：大腹皮先以酒洗，後以大豆汁再洗過，曬乾，入灰火燒煨，切用。今惟以酒洗切用。

直指方：治漏瘡惡穢，大腹皮煎湯洗之。

山樝

出山南、申、安、隨諸州。樹高數尺，葉似香薷。二月開白花，實有赤、黃二色，肥者如小林檎，小者如指頂。九月乃熟，味似樝子，故名樝。此物生於山原茅林中，猴鼠喜食之，故一名茅楂、猴楂、鼠楂，俗呼山楂。

實，氣酸、冷，無毒。

主治：煮汁服，止水痢。沐頭洗身，治瘡癢。○煮汁，洗漆瘡，多瘥。○治腰痛，有效。○消食積，補脾，治小腸疝氣，發小兒瘡疹。○健胃，行結氣。治婦人産後兒枕痛，惡露不盡，煎汁入沙糖服之，立效。○化飲食，消肉積癥瘕，痰飲痞滿，吞酸，滯血痛脹。○化血塊、氣塊，活血。

震亨曰：山楂，大能剋化飲食，若胃中無食積，脾虚不能運化，不思食者，多服之，則反剋伐脾胃生發之氣也。

修治：山楂，九月霜後取帶熟者，去核曝乾，或蒸熟去核，擣作餅子，日乾用。

山楂核，主治：吞之，化食磨積，治癩疝。莖、葉，煮汁，洗漆瘡。根，主消積，治反胃。

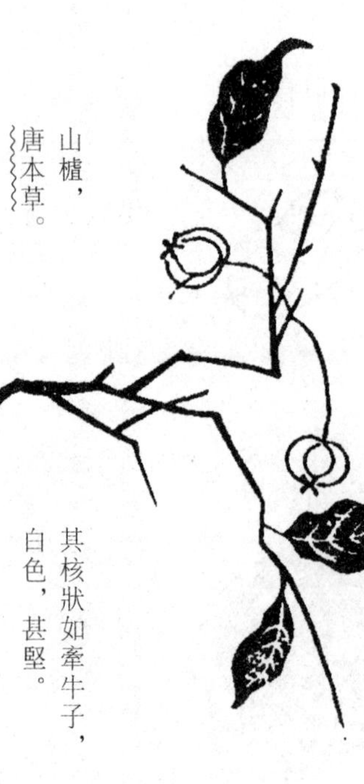

山楂，唐本草。

其核狀如牽牛子，白色，甚堅。

危氏得效方：治痘疹出不快，乾山楂爲末，湯點服之，立出紅活。

枸櫞 矩員。生嶺南。柑橘、香櫞之屬也。今閩、廣、江西皆有之。木似朱欒而葉尖長，枝間有刺。植之近水乃生。其實狀如人手有指，俗呼佛手柑，象形也。

枸櫞皮、穰，氣味辛、酸，無毒。陶弘景曰：性温。主治：下氣，除心頭痰水。〇煮酒飲，治痰氣咳嗽。煎湯，治心下氣痛。〇根、葉，主治同皮。枸櫞實，大如盞，生緑熟黄，其核細，其味不甚佳，而清香襲人。南人彫鏤花鳥。作砂糖煎，蜜煎果食。置之几案，可供玩賞。擣蒜，罨其蒂上，則香更充溢。

枸櫞，形長如小瓜狀，其皮若橙、柚，而光澤可愛。肉甚厚，色白而鬆虚，雖味短，而香芬大勝。置衣笥中，則數日香不歇。寄至北方，人甚貴重。

異物志云：浸汁浣葛紵，勝似酸漿也。〇枸櫞，今人呼爲佛手柑。

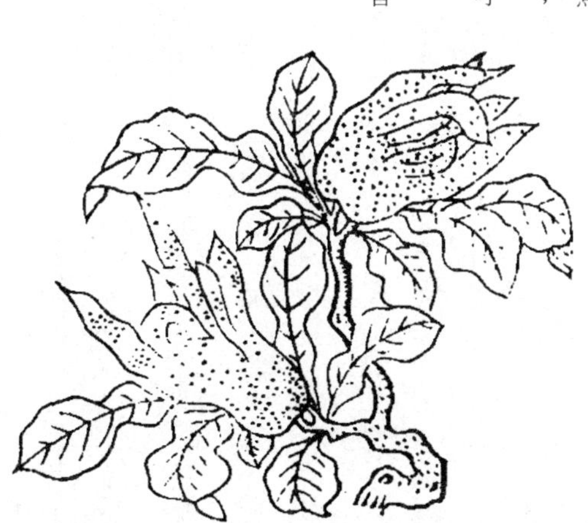

本草原始卷之八

石部

丹砂即朱砂　水銀水銀粉　銀朱俗亦呼水華朱　靈砂即二氣砂　雲母　玉屑玉泉　石鍾乳　礬石　朴硝芒硝、馬牙硝、風化硝、生硝、玄明粉　硝石即焰硝　滑石　石膽即膽礬　空青　曾青　禹餘糧　太乙餘糧　石中黄子　白石英紫石英　五色石脂　無名異　雄黄雌黄　石硫黄　食鹽青鹽　鹵鹹　玄精石　石膏理石　長石即硬石膏　方解石　金屑金星石　銀屑銀星石　磁石　凝水石　陽起石　密陀僧　鐵　珊瑚　石蟹　馬腦　伏龍肝　石灰　砒石即信　硇砂　鉛胡粉、黄丹　海石　水精　東壁土　赤銅屑　自然銅　古鏡　古文錢　代赭石　石鷰　礞石　花乳石即花蕊石　不灰木　爐甘石　蓬砂即硼砂　鵝管石　蛇含石　薑石　雨水露水、臘雪、夏冰、千里水、東流水、甘爛水、逆流水、井華水、新汲水、地漿、熱湯、漿水、無根水、半天河　梁上塵　百草霜　墨

本草原始卷之八

石部

丹砂 始生符陵山，今出辰州巒洞井中，在井圍青石壁内。土人欲覓，多聚乾柴，縱火滿井焚之，致壁迸裂，始見有石床，潔白如玉，砂塊生于其上。大塊類芙蓉頭，小塊類箭簇，其甚小者豆砂、米砂。作墻壁、明澈者爲優，成顆粒粗簌者次之，米砂爲下，鐵屑最低。火井不如水井者力勝，新井不如舊井者色深。凡治病邪，惟取優等。本草綱目云：丹乃石名，其字從「井」，中一點象丹在井中之形，義出許慎説文。後人以丹爲朱色之名，故呼朱砂。

丹砂，氣味甘，微寒，無毒。

主治：身體五臟百病，養精神，安魂魄，益氣明目，殺精魅邪惡鬼。久服，通神明，不老，能化爲汞。○通血脉，止煩滿，消渴，益精神，悦澤人面。除中惡腹痛，毒氣，疥瘻諸瘡。輕身神仙。○鎮心，主屍疰抽風。○潤心肺，治瘡痂息肉，並塗之。○治驚癇，解胎毒、痘毒，驅邪瘧，能發汗。

丹砂，本經上品。○採無時。○形如芙蓉，破之如雲母可拆者良。

箭頭朱砂形。

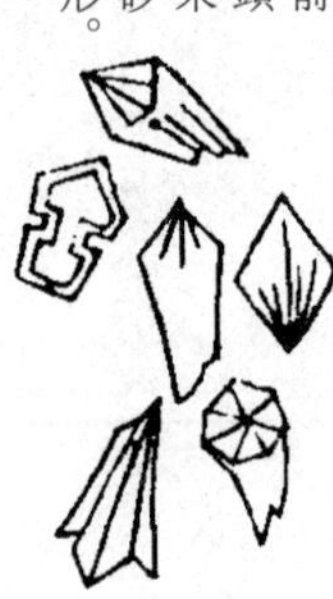

俗呼和尚頭。

俗呼石榴子。

俗呼爲劈砂。

以上等形，入藥、服食並佳。

斆曰：砂凡百等，不可一一論。有妙硫砂，如拳許大，或重一鎰，有十四面，面如鏡。若遇陰沉天雨，即鏡面上有紅漿汁出。有梅柏砂，如梅子許大，夜有光生，照見一室。有白庭砂，如帝珠子許大，面上有小星現。有神座砂、金座砂、玉座砂，不經丹竈，服之自延壽命。次有白金砂、澄水砂、陰成砂、辰錦砂、芙蓉砂、鏡面砂、箭鏃砂、曹末砂、土砂、金星砂、平面砂、神末砂等，不可一一細述也。

修治：取好光澈有神者，研末，以流水飛三次，曬用。

丹砂，以石膽、硝石和，埋土中，可化爲水。

之才曰：惡磁石，畏鹹水，忌一切血。入火，則熱而有毒，能殺人。

類編云：錢丕少卿，忽夜多惡夢，但就枕便成，輒通夕不止。後因赴官經漢上，與鄧州推官胡用之相遇，驛中同宿，遂説近日多夢，慮非吉兆。胡曰：「某嘗如此，驚怕特甚，有道士教戴丹砂。初任辰州推官，求得靈砂雙箭鏃者，戴之，不涉旬即驗，四、五年不復有夢。至口秘惜。」因解髻中以一紗袋遺之，即夕無夢，神魂安靜。真誥及他道書多載丹砂辟惡，豈不信然！丹砂，君。

水銀　一名汞，生符陵平土，出于丹砂，乃是山中採粗次朱砂，作爐，置砂于中，下承以水，上覆以盆，外加火煅養，則煙飛于上，水銀溜于下，其狀似水如銀，故名水銀。

水銀，氣味辛、寒，有毒。

主治：疹瘻痂瘍，白秃，殺皮膚中蝨，墮胎，除熱，殺金、銀、銅、錫毒。鎔化還復爲丹。久服，神仙不死。○以敷男子陰，陰消無氣。○利水道，去熱毒。○主天行熱疾，除風，安神鎮心，治惡瘡瘑疥，殺蟲，催生，下死胎。○治小兒驚熱涎潮。○鎮墜痰逆嘔吐，反胃。

之才曰：畏磁石、砒霜。

宗奭曰：水銀，得鉛則凝，得硫則結，並棗肉則散。别法煅爲膩粉、粉霜，唾研之，死虱。銅得之則明，灌屍中則後腐，以金銀銅鐵置其上則浮，得紫河車則伏，得川椒則收。可以勾金，可爲湧泉匱，蓋藉死水銀之氣也。盛葫蘆中，免其走失。

藏器曰：水銀入耳，能食人腦至盡。入肉，令百節攣縮，倒陰絶陽。人患瘡疥，多以水銀塗之，性滑重直入肉，宜謹之。頭瘡切不可用，恐入經絡，必緩筋骨，百藥不治也。

宗奭曰：水銀入藥，雖各有法，極須審謹，有毒故也。婦人多服，絶娠。今有水銀燒成丹砂，醫人不曉，誤用，不可不謹。

李樓怪證方云：一女年十四，腕軟處生物如黄豆大，半在肉中，紅紫色，痛甚。諸藥不效。一方以水銀四兩、白紙二張，揉熟，蘸水銀擦之，三日自落而愈。水銀，君。

水銀粉 其升鍊法：用水銀一兩，白礬二兩，食鹽一兩，同研，不見星，鋪于鐵器内，以小烏盆覆之。篩竈灰、鹽水和，封固盆口。以炭打二炷香，取開，則粉升於盆上矣。其白如雪，輕盈可愛。一兩水銀可升粉八錢。又法：水銀一兩，皂礬七錢，白鹽五錢，同研，如上升鍊。其質輕，其狀如粉，故本草拾遺名輕粉。

水銀粉，氣味辛、冷，無毒。

主治：通大腸，轉小兒疳痺瘰癧，殺瘡疥癬蟲，及鼻上酒齄，風瘡瘙癢。〇治痰涎積滯，水腫鼓脹，毒瘡。

真者體輕，色白如雪片可愛，撮些放銅鐵器內，置火上，化無痕。假者多攙石膏末，焚之有滓。亦有攙朴硝者。宜細辨之。

大明曰：畏磁石、石黃，忌一切血。本出于丹砂故也。

時珍曰：溫燥有毒，升也，浮也。黄連、土茯苓、陳醬、黑鉛、鐵漿可製其毒。

醫方摘玄：治楊梅癬，用輕粉二錢，杏仁四十二個，去皮，洗瘡拭乾，搽其末。不過三次，即愈。乾則以鵝膽汁調。

銀朱 一名猩紅，係硫黃同水銀升鍊而成，故俗謂之水華朱。昔人謂水銀出于丹砂，鎔化還復爲朱者，即此也。名亦由此。

銀朱，氣味辛、溫，有毒。

主治：破積滯，劫痰涎，散結胸，療疥癬惡瘡，殺蟲及虱。

時珍曰：銀朱，乃硫黄同汞升鍊而成，其性燥烈，亦能爛齦筋。今厨人往往以之染色供饌，宜去之。更不可作丸藥衣。

造朱墨法：用好鮮紅銀朱，勿雜以黄丹及礬紅者，細研，水飛過，澄清去水，用秦皮、梔子、皂角各一分，巴豆一粒，去皮，廣東黄明牛膠五錢，同煎汁，和銀朱作墨，陰乾任用。

靈砂 用水銀一兩，硫黃六銖，細研，炒作青砂頭。後入水火既濟爐，抽之如束鍼紋者，成就也。因名二氣砂。此以至陽勾至陰，脱陰反陽，故曰靈砂。

靈砂，氣味甘、溫，無毒。主治：五臟百病，養神安魂魄，益氣明目，通血脉，止煩滿，益精神，殺精魅惡鬼氣。久服，通神明，不老輕身神仙，令人心靈。〇主上盛下虛，痰涎壅盛，頭旋吐逆，霍亂反胃，心腹冷痛，升降陰陽，既濟水火，調和五臟，輔助元氣。研末，糯糊爲丸，棗湯服，最能鎮墜，神丹也。

修治：宜桑灰淋醋，煮伏過，用乃良。畏鹹水，惡磁石。

靈砂若飼猿猴、鸚鵡，輒作人語，不差。

雲母 生泰山山谷，齊盧山及琅琊北定山谷間，今兗州雲夢山及江州、濠州、杭、越間亦有之，生土石間。按，荊南志云：華容方臺山土人，候雲所出之處，于下掘取，無不大獲。色有五般，入藥用輕薄成層、色白通透者爲上。但掘時忌作聲也。據此，則此石乃雲之根，故得雲母之名。

雲母，氣味甘、平，無毒。主治：身皮死肌，中風寒熱，如在車船上。除邪氣，安五臟，益子精，明目。久服，輕身延年。〇下氣堅肌，續絶補中，療五勞七傷，虛損少氣，止痢。久服，悅澤不老，耐寒暑，志高神仙。〇主下痢腸澼，補腎冷。

修治：雲母，須要光瑩如冰色爲上。每一斤，用小地膽草、紫背天葵、生甘草、地黄汁各一鎰，乾者細剉，濕者取汁了，于瓷堝中安置。下天池水三鎰，着火煮七日夜，水火勿令失度，雲母自然成碧玉，漿在堝底。却以天池水猛投其中，攪之，浮如蝸涎者即去之。如此三度淘净，取沉香一兩，擣作末，

兗州雲母

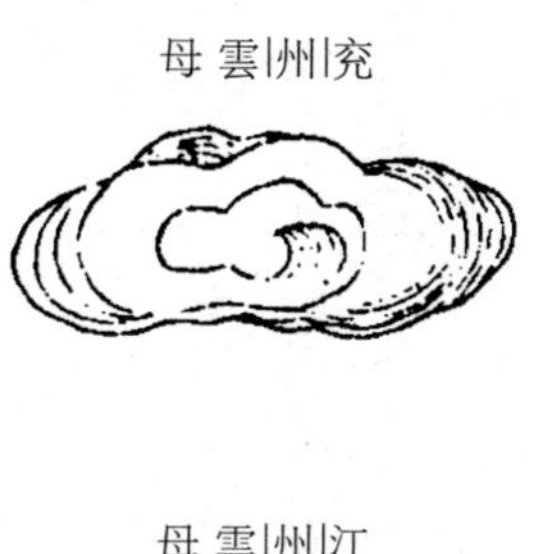

江州雲母

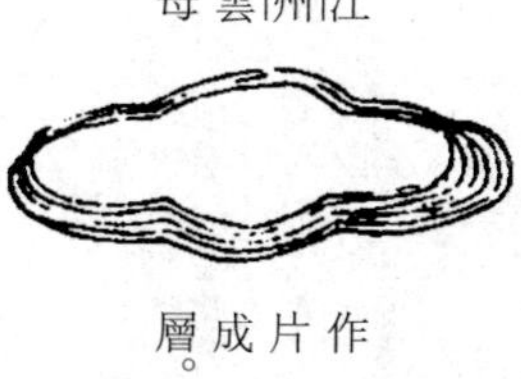

作片成層。

以天池水煎沉香湯二升以來，分爲三度。再淘雲母漿了，日曬任用。

權曰：有小毒，惡徐長卿，忌羊血。

之才曰：澤瀉爲之使。畏鮀甲及流水，製汞，伏丹砂。

明皇雜録云：開元中，有名醫紀朋者，觀人顔色談笑，知病淺深，不待診脉。帝聞之，召於掖庭中，看一宮人，每日昃，則笑歌啼號若狂疾，而足不能履地。朋視之，曰：「此必因食飽而大促力，頓仆於地而然。」乃飲以雲母湯，令熟寐，覺而失所苦。問之，乃言因太華公主載誕，宮中大陳歌吹，某乃主謳，懼其聲不能清且長，吃㹠蹄羹，飽而當筵歌大曲。曲罷，覺胸中甚熱，戲於砌臺上，高而墜下，久而方甦，病狂，足不能及地。

玉屑 生藍田，採無時。顔色有緑、黑、赤、白、黄五般，其質温潤而澤，其聲清越以長。屑如麻豆。服餌用白。按，許慎説文云：玉乃石之美者。有五德：潤澤以温，仁也；鰓理自外可以知中，義也；其聲舒揚遠聞，智也；不撓而折，勇也；鋭廉而不技，潔也。其字象三玉連貫之形。

玉屑，氣味甘、平，無毒。主治：除胃中熱，喘息煩滿，止渴，屑如麻豆服之。久服，輕身長年。○潤心肺，助聲喉，滋毛髮。○滋養五臟，止煩燥，宜共金、銀、麥門冬等同煎服，有益。

寶藏論：玉，玄真者，餌之其命無極，令人舉身輕飛，不但地仙而已。然其道遲成，服一二百斤乃可知也。玉可以烏米酒及地榆酒化之爲水，亦可以葱漿水消之爲飴，亦可餌以爲丸，可燒爲粉。服一年已上，入水中不濡。

天寶遺事：楊貴妃含玉咽津，以解肺渴。○王莽遺孔休玉曰：君面有疵，美玉可以滅瘢。

異物志云：玉出昆崘。別寶經云：凡石韞玉，但夜將石映燈看之，内有紅光，明如初出日，便知有玉。楚記：卞和三獻玉，不鑒，所以刖足。後有辨者，映燈驗之，方知玉在石内。乃爲玉璽，價可重連城也。

太平御覽云：交州出白玉，夫餘出赤玉，挹婁出青玉，大秦出菜玉，西蜀出黑玉。藍田出美玉，色如藍，故曰藍田。

惡□角，養丹砂。火刃不可傷。

玉泉 弘景曰：此當是玉之精華者，質色明澈，可消之爲水，故名玉泉。又一名玉漿，一名璚漿。

玉泉，氣味甘，平，無毒。○主治：五臟百病，柔筋强骨，安魂魄，長肌肉，益氣，利血脉。久服，耐寒暑，不飢渴，不老。神仙人臨死，服五斤，三年色不變。○療婦人帶下十二病，除氣癃，明耳目。久服，輕身長年。○治血塊。

修治：青霞子曰：作玉漿法：玉屑一升，地榆草一升，稻米一升，取白露二升，銅器中煮米熟，絞汁。玉屑化爲水，名曰玉液。以藥納杯中，美醴所謂神仙玉漿也。

畏款冬花、青竹。

石鍾乳 始生少室山谷及太山，今道州、江華縣及連、英、韶、階、峽州山中皆有之。生岩穴陰處，溜山液而成。空中相通，長者六七寸，如鵝翎管狀。碎之如爪甲，中無鴈齒，光明者善，色白微紅。採無時。入水不沉。係石之津氣，鍾聚成乳滴溜成石，故名石鍾乳。

石鍾乳，本經上品。

體輕白佳

服忌參朮，犯者多死。

氣味甘、温，無毒。〇主治：咳逆上氣，明目益精，安五臟，通百節，利九竅，下乳汁。〇益氣，補虛損，療脚弱疼冷。下焦傷竭，强陰。久服，延年益壽，好顏色，不老，令人有子。不錬服之，令人淋。〇主泄精寒嗽，壯元氣，益陽事，通聲。〇補五勞七傷。〇補髓，治消渴，引飲。

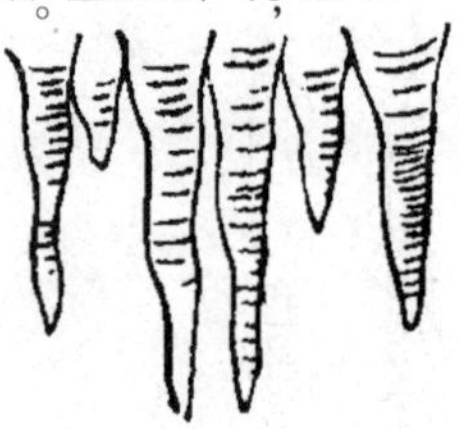

修治：每乳八兩，用甘草、紫背天葵各二兩，以水煮一伏時，漉出拭乾，緩火焙之，搗篩，水飛過，曬乾入鉢，復研萬遍，貯磁器中任用。

之才曰：蛇床爲之使，惡牡丹、玄石、牡蒙，畏紫石英、蘘草，忌羊血。

丹房鏡源：乳石可爲冰匱。

礬石　生河西山谷及隴西武都、石門，今白礬則晉州、慈州、無爲軍，緑礬則隰州温泉縣、池州銅陵縣，並煎礬處出焉。初生皆石也，採之燒碎，煎錬乃成礬。凡有五種，其色各異：白礬、黄礬、緑礬、黑礬、絳礬也。白礬，入藥及染，人所用甚多。煅枯者名巴石，俗呼枯礬。緑礬入咽喉、口、齒藥及染色。黄礬，丹竈家所須，時亦入藥。黑礬，惟出西戎，亦謂之皂礬，染鬚鬢藥或用之。絳礬，燒之赤色，故有絳名。時珍曰：礬者，燔也，燔石而成也。

礬石，本經上品。甘草爲之使，惡牡蠣，畏麻黄。

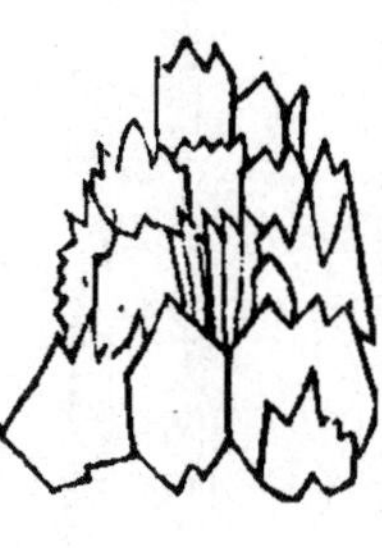

今製煅乾汁，謂之枯礬。不煅者爲生礬。

礬石，氣味酸，寒，無毒。主治：寒熱瀉痢白沃，陰蝕惡瘡，目痛，堅骨齒。鍊餌服之輕身，不老增年。○除固熱在骨髓，去鼻中息肉。○除風去熱，消痰止渴，暖水臟，治中風失音。和桃仁、葱湯浴，可出汗。○生含咽津，治急喉痺。療鼻衄齆鼻，鼠漏，瘰癧疥癬。

枯礬，貼嵌甲牙縫中，血出如衄。○吐下痰涎飲澼，燥濕解毒，追涎，止血，定痛。食惡肉，生好肉。治癰疽疔腫惡瘡，癲癇疸疾，通大小便，口、齒、眼、目諸病。虎、犬、蛇、蝎、百蟲傷。

波斯白礬，氣味酸、濇，温，無毒。主治：赤白漏下，陰蝕泄痢，瘡疥，解一切毒，蛇、蟲等，去目赤暴腫齒痛，火鍊之良。

黄礬，氣味酸、濇、鹹，有毒。主治：療瘡生肉。○野雞痔，惡瘡疥癬。○治陽明風熱牙疼。

緑礬，釋名：皂礬、青礬，煅赤者爲絳礬，氣味酸、凉，無毒。主治：疳及諸瘡。○喉痺，蟲牙口瘡，惡瘡疥癬。釀鯽魚燒灰服，療腸風瀉血。○消積滯，燥脾濕，化痰涎，除脹滿、黄腫、瘧利，風眼、口瘡諸病。

戲术：紙上噴花：用白礬一塊，研爲粉，用滚湯泡，將净筆醮水，隨意畫花在紙上，候乾，摺在身畔，向人前展開，用水噴紙，其花顯然。

千金翼方：治脚氣衝心，白礬三兩，以水一斗五升，煎三五沸，浸洗脚良。

千金方：治妬精陰瘡，黄礬、青礬、麝香等分，爲末敷之，不過三度。

陸氏積德堂方：治重舌水舌，緑礬二錢，鐵上燒紅，研末摻之。

礬石，使。

朴硝　生益州山谷。有鹹水之陽。採無時。以水淋取汁，一煎而成，未經再鍊，故曰朴硝。一名硝石。朴者，硝，即是本體之名。石者，乃堅白之號。朴者，即未化之義也。以其芒硝、英硝，皆從此出，故爲硝石朴也。其英硝，即今俗間謂之馬牙硝者是也。李時珍曰：此物見水，即硝。又能消化諸物，故謂之硝。生于鹽鹵之地，狀似末鹽，故今有鹽硝之名。凡牛馬諸皮，須此治熟，故俗有皮硝之稱。煎鍊入盆凝結，在下粗朴者，爲朴硝，在上有鋒芒者，爲芒硝。形大于芒硝，與馬牙無異者，爲馬牙硝。置之風中，吹去水氣，則輕白如粉，爲風化硝。用朴硝十斤，水一桶，同入鍋内溶化，掠去面上油膩，其水將細布或縑子濾去滓。用蘿蔔十斤，冬瓜五斤，豆腐三斤，俱切厚片，同硝水入鍋内，煮六七沸。撈去蘿蔔等物，又掠去油膩，再濾過，令滓去净，放瓦盆内，置星月之下，自然生出硝牙。取出放于桌上，任其風乾，將原水又煎一沸，入瓦盆，令其再生硝牙。如此者數次，以水中無硝牙爲度。如前風乾，用罐子裝盛，按實泥裹，碎炭週圍，不走火氣，煎煉一晝夜。待冷取出，着净地上，以新瓦盆覆之，以去火毒。後研爲末。每斤加生、熟甘草麵各一兩，和匀，爲玄明粉。

朴硝，氣味苦、寒，無毒。〇主治：百病，除寒熱邪氣，逐六臟積聚，結固留癖，能化七十二種石。鍊餌服之，輕身神仙。〇胃中飲食熱結，破留血閉絶，停痰痞滿，推陳致新。○療熱脹，養胃消穀。○治腹脹，大小便不通，女子月候不通。○通泄五臟百病及癥結，治天行熱疾，頭痛，消腫毒，排膿，潤毛髮。

芒硝，氣味辛、苦，大寒，無毒。主治：五臟積聚，久熱胃閉，除邪氣，破留血，腹中痰實結搏，通經脉，利大小便及月水，破五淋，推陳致新。○下瘰癧、黄疸病，時疾壅熱，能散惡血，墮胎。敷漆瘡。

馬牙硝，氣味甘，大寒，無毒。主治：除五臟積熱，伏氣。○末篩，點眼赤，去赤腫障翳，濇淚痛，亦入點眼藥中用。○功同芒硝。

風化硝，主治：上焦風熱，小兒驚熱膈痰，清肺解暑。以人乳和塗，去眼瞼赤腫，及頭、面暴熱腫痛。煎黄連，點赤目。

生硝，類朴硝而小，堅不經煮鍊而成，生茂州西山岩石間。其形塊大小不定，色青白。採無時。惡麥句薑。氣味大寒，無毒。主治：風熱癲癇，小兒驚邪瘈瘲，風眩頭痛，肺壅耳聾，口瘡喉痺咽塞，牙頷腫痛，目赤熱痛，多眵淚。

玄明粉，氣味辛、甘，冷，無毒。主治：心熱煩燥，並五臟，宿滯癥結。○明目，退膈上虚熱，消腫毒。

朴硝，君。別録曰：苦、辛、大寒。鍊白如銀，能寒能熱，能滑能濇，能辛能鹹、能酸。入地千年不變。權曰：有小毒，降也，陰也。之才曰：石葦爲之使，惡麥句薑，畏三稜。

風眼赤爛：明净朴硝一盞，水二碗煎化，露一夜，濾净澄清。朝夕洗目。三日，其紅即消，雖半世者亦愈。

芒硝，權曰：有小毒。元素曰：氣薄味厚，沉而降，陰也。一去實熱，二滌腸中宿垢，三破堅積。孕婦惟三、四月及七、八月不可用，餘用無妨。

骨蒸熱病，芒硝末，水服方寸匕，日二，神良。

馬牙硝，治食物過飽不消，遂成痞膈。用一兩碎之，吴茱萸陳者半升，煎汁，投硝，乘熱服，良久未轉。更進一服，立愈。

風化硝，時珍曰：甘、緩、輕浮，故治上焦心肺痰熱，而不泄利。

玄明粉，沉也，陰也。忌苦參。脾胃虚冷，及陰虚火動者，服之，是速其咎矣。

傷寒藴要：治傷寒發狂者，用玄明粉二錢，朱砂二錢，爲末，冷水調服。

硝石 始生益州山谷，及武都隴西西羌。採無時，今所在山澤有之，此即地霜也。冬月，地上有霜，掃取，以水淋汁，煎鍊而成。蓋以能消化諸石，故名硝石。非與朴硝、芒硝同類，而有硝名也。一名芒硝者，以其煎鍊時，有細芒而狀若硝，故亦有芒硝之號，與前芒硝全別。今丹爐家用制五金八石，銀匠家用化金銀，兵家用作烽隧火藥，得火即焰起，故土宿本草名焰硝，俗呼火硝。

硝石，氣味苦、寒，無毒。

主治：五臟積熱，胃脹閉，滌去蓄結飲食，推陳致新，除邪氣。鍊之如膏，久服輕身。○療五臟、十二經脉中百二十疾，暴傷寒，腹中大熱。止煩滿消渴，利小便，及瘻蝕瘡。天地至神之物，能化七十二種石。○破積散堅，治腹脹，破血，下瘰癧，瀉得根出。○含咽，治喉閉。○治伏暑傷冷，霍亂吐利，五腫淋疾，女勞黑疸，心腸㽲痛，赤眼，頭痛，牙痛。

硝石，君。時珍曰：辛、苦，微鹹，有小毒，陰中陽也。得陳皮性疏爽。之才曰：火爲之使，惡苦參、苦菜，畏女菀、杏仁、竹葉。

炮炙論：治頭痛欲死，消石末吹鼻内，即愈。

時珍曰：諸硝，自晋唐以來，諸家皆執名而猜，都無定見，惟馬志開寶本草以硝石爲地霜鍊成，而芒硝、馬牙硝是朴硝鍊出者，此言足以破諸家之説矣。諸家因硝石一名朴硝，朴硝一名硝石朴，其名相混，遂致費辨不决。不知硝有水、火二種，形質雖同，性氣迥別也。惟神農本草「朴硝」、「硝石」二條，爲正。其別録芒硝、嘉祐馬牙硝、開寶生硝俱係多出，今並歸併之。神農所列朴硝，即水硝也，今俗呼皮硝。有二種，煎鍊結出細硝，有鋒芒者爲芒硝，結出如馬牙者爲牙硝，俗呼馬牙硝。其凝底成塊者，通爲朴硝，其色青，其氣味皆鹹而寒，置風中則化而爲風化硝，用蘿蔔等煮製，而爲玄明粉。○神農所列硝石，即大硝也。亦有二種，煎鍊結出細芒者，亦名芒硝。結出馬牙者，亦名牙硝。其凝底成塊者，爲硝石。其色白，其氣味皆辛、苦而大温，風不能化，亦不能爲玄明粉。二消皆有芒硝、牙硝之稱，故市家混賣，醫家混用。今凡用芒硝、牙硝者，當用朴硝中芒硝、牙硝。用硝石者，用火硝爲是，以凝水石、猪膽煎成者爲硝石，則誤矣。

滑石

生赭陽山谷及太山之陰，或掖北白山，或卷山。採無時。今所在皆有，嶺南始安出者，白如凝脂，極軟滑，宜入藥。時珍曰：性滑利竅，其質又滑膩，故名滑石。

滑石，氣味甘、寒，無毒。

主治：身熱泄澼，女子乳難，癃閉，利小便，蕩胃中積聚寒熱，益精氣。久服輕身，耐飢長年。○通九竅六腑津液，去留結，止渴，令人利中。○燥濕，分水道，實大腸，化食毒，行積滯，逐凝血，解燥渴，補脾胃，降心火，偏主石淋，爲要藥。○療黄疸，水腫脚氣，吐血衄血，金瘡血出，諸瘡腫毒。

滑石，本經上品。

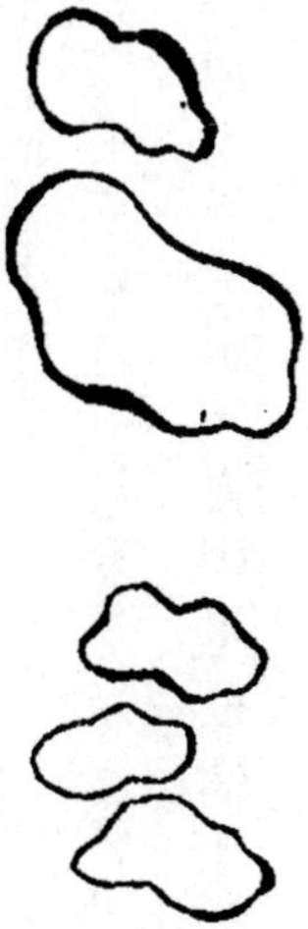

色白者佳。

修治：滑石擇色白滑膩，以刀刮去黄色，用東流水淘過，曬乾用。

之才曰：石葦爲之使，惡曾青，製雄黄。

好古曰：入足太陽經。

益元散，又名天水散、太白散、六一散。解中暑傷寒，疫癘，飢飽勞損，憂愁思慮，驚恐悲怒，傳染並汗後遺熱，勞復諸疾，兼兩感傷寒，百藥酒食，邪熱毒。治五勞七傷，一切虚損，内傷陰痿，驚悸健忘，癎瘛煩滿，短氣痰嗽，肌肉疼痛，腹脹悶痛，淋悶澀痛，服石石淋。療身熱嘔吐泄瀉，腸澼下痢赤白。除煩熱，胸中積聚寒熱，止渴，消蓄水。婦人産後損液，血虚陰虚，熱甚，催生下乳。治吹乳乳癰，牙瘡齒疳。此藥六養脾腎之氣，通九竅六腑，去留結，益精氣，壯筋骨，和氣，通經脉，消水穀，保真元，明耳目，安魂定魄，强志輕身，駐顔益壽，耐勞役飢渴，乃神驗之仙藥也。白滑石水飛過六兩，粉甘草一兩爲末，每服三錢，蜜少許，温水調下。實熱，用新汲水下；解利，用葱豉湯下；通乳，用猪蹄湯下；催生，用香油漿下。凡難産或死胎不下，皆由風熱燥澀，結滯緊斂，不能舒緩故也。此藥力至，則結滯頓開而瘥矣。上係劉河間傷寒直格。滑石，臣。

石膽 生羌道山谷羌里句青山，今惟信州鉛山縣有之。二月庚子辛丑日採。又著其説云：石膽最上，出蒲州。大者如拳，小者如桃、栗。擊之縱横解，皆成疊文，色青，見風久則緑，擊破其中亦青也。其次出上饒、曲江銅坑間者，粒細有廉稜，如釵股米粒。時珍曰：膽以色味命名，俗因其似礬，呼爲膽礬。

石膽，氣味酸、辛、寒，有毒。

主治：明目目痛，金瘡，諸癎痙。女子陰蝕痛，石淋寒熱，崩中下血，諸邪毒氣。令人有子。鍊餌服之，不老。久服，增壽神仙。

〇散癥積，咳逆上氣，及鼠瘻惡瘡。〇治蟲牙，鼻内息肉。〇帶下赤白，面黄，女子臟急。〇入吐風痰藥，最快。

石膽，君。本經上品。

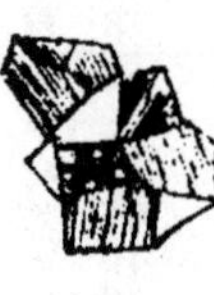

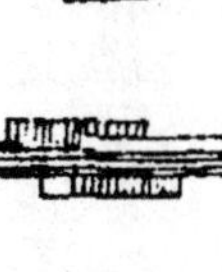

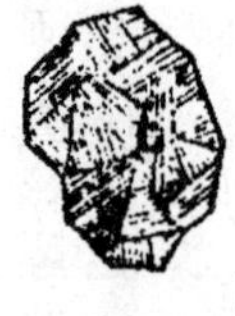

色青緑，狀如琉璃，有白文，易折。

時珍曰：氣寒，味酸而辛，入少陽膽經。之才曰：水英爲之使，畏牡桂、菌桂、芫花、辛夷、白薇。

周密齊東野語云：密過南浦，有老醫授治喉痺極速垂死方，用鴨嘴、膽礬末，醋調灌之，大吐膠痰數升，即瘥。臨汀一老兵妻苦此，絶水粒三日矣，如法用之，即瘥。屢用無不立驗，神方也。

空青 生益州山谷，及越巂山有銅處。銅精薰，則生空青，今信州亦時有之。狀若楊梅，故別名楊梅青。其腹中空，破之有漿者，絶難得。亦有大者如雞子，小者如豆子。三月中旬，採亦無時。本草綱目云：空，言其質也。青，言其色也。

空青，氣味甘、酸、寒，無毒。

主治：青盲耳聾，明目，利九竅，通血脉，養精神，益肝氣。久服，輕身延年。○療目赤痛，去膚翳，止淚出。利水道，下乳汁，通關節，破堅積。令人不忘，志高神仙。○治頭風，鎮肝。瞳人破者，得再見物。○鑽孔取漿，點多年青盲内障翳膜，養精氣。其殼摩翳。○中風口喎，以豆許含咽，甚效。

造化指南云：銅得紫陽之氣而生緑，緑二百年而生石緑，銅始生其中焉。曾青、空青，則石緑之得道者，均謂之鑛。又二百年得青陽之氣，化爲鍮石。觀此，則空青有金坑、銅二種，或大如拳卵，小如豆粒，或成片塊，或若楊梅，雖有精粗之異，皆以有漿爲上，不空無漿者爲下也。方家以藥塗銅物生青，刮下僞作空青者，終是銅青，非石緑之得道者也。

權曰：空青，畏菟絲子。諸藥惟此最貴。能化銅、鐵、鉛、錫，作金。

曾青 生蜀中山谷及越巂。採無時，形累累如黄連相綴，色理相類空青。李時珍曰：曾，音層，其青層層而生，故名。

本經上品。

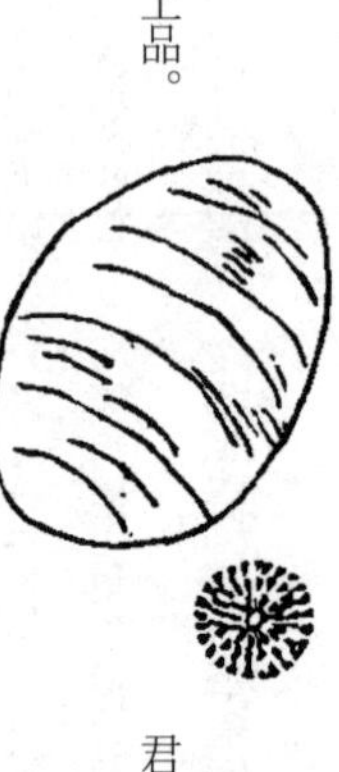

君。

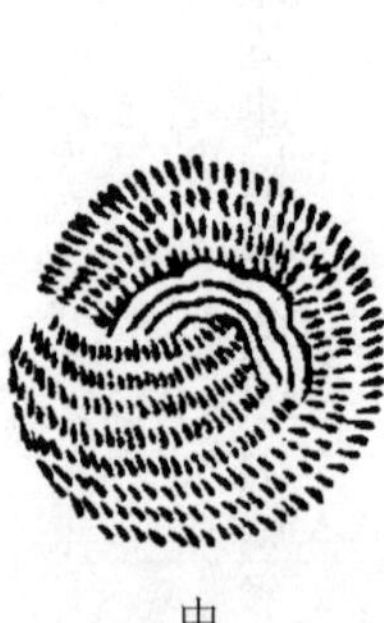

中空有漿。

曾青，氣味酸、小寒，無毒。

主治：目痛，止淚出，風痺，利關節，通九竅，破癥堅積聚。久服，輕身不老。〇養肝膽，除寒熱，殺白蟲，療頭風腦中寒，止煩渴，補不足，盛陰氣。

曾青，本經上品。

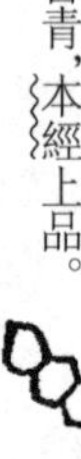

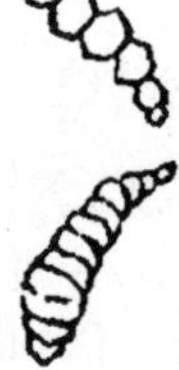

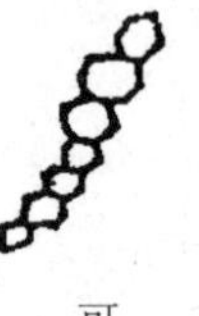

可合仙藥。

修治：勿用夾石及銅青，每一兩要紫背天葵、甘草、青芝草三件，乾濕各一鎰，細剉，放瓷堝內，安曾青于中，以東流水二鎰，緩緩煮之五晝夜，勿令水火失時。取出，以東流水浴過，入乳鉢，研如粉用。

之才曰：畏菟絲子。獨孤滔云：曾青，住火成膏，可結汞，制丹砂，蓋含金氣所生也。葛洪曰：塗鐵，色赤如銅。

治斑瘡，入目，曾青一錢，丹砂二錢，爲末，蠐螬五枚，搗汁和點。

禹餘糧　會稽山中出者甚多。形如鵝鴨卵，外殼重疊包裹，中有細粉如麵，故曰餘糧。一云：昔禹行山，乏食，採以充糧，而棄其餘，故名禹餘糧。

禹餘糧，氣味甘、寒，無毒。主治：咳逆寒熱煩滿，下赤白，血閉癥瘕，大熱。鍊餌服之，不飢輕身延年。〇療小腹痛，結煩疼。〇主崩中。〇治邪氣及骨節疼，四肢不仁，痔瘻等疾。久服，耐寒暑。催生，固大腸。

修治：細研，水洮汁，澄之，勿令有沙土也。

之才曰：牡丹爲之使，伏五金，製三黄。〇入手、足陽明血分。

衛生易簡方：治婦人小腹痛，禹餘糧爲末，每米飲服二錢，日二服，極效。禹餘糧，君。

太一餘糧 生太山。上有甲，甲中有白，白中有黄，如雞子黄色。採無時。吳普、藏器曰：太一者，道之宗源。太者，大也。一者，道也。大道之師，即理化神君，禹之師也，師嘗服之，故有「太一」之名。

太一餘糧，氣味甘、平，無毒。主治：咳逆上氣，癥瘕血閉漏下，除邪氣，肢節不利。久服，耐寒暑，不飢輕身，飛行千里，神仙。〇治大飽，絶力身重。〇益脾，安臟氣。〇定五腑，鎮六臟。

之才曰：杜仲爲之使，畏貝母、菖蒲、鐵落。

修治：凡修事四兩，用黑豆五合，黄精五合，水二斗，煮取五升，置瓷鍋中，下餘糧煮之，旋添，汁盡爲度。其藥氣自然香如新米。擣了，又研一萬杵方用。

禹餘糧、太一餘糧，俱本經上品。

石中黄子 出餘糧處有之。其石如麵劑，紫黑色。石皮内黄色者，謂之中黄。本經云：水已凝者爲餘糧，水未凝者爲石中黄子也。宗奭曰：子，當作水。

石中黄子，氣味甘、平，無毒。主治：久服，輕身延年，不老。

恭曰：此禹餘糧殼中未成餘糧，黄濁水也。〇石中黄子，唐本草。

按，别録言：禹餘糧，生東海池澤及山島中。太一餘糧，生太山山谷。石中黄，出餘糧處有之，乃殼中未成餘糧黄濁水也。據此，則三者一物也。生于池澤者爲禹餘糧，生于山谷者爲太一餘糧，其中水黄濁者爲石中黄水。

白石英 生華陰山谷及太山。大如指，長二三寸，六面如削，白澈有光。二月採，亦無時。

徐鍇云：英，亦作瑛，玉光也。英有白、黄、赤、青、黑五種，皆石之似玉而有光壁者，故得英名。

白石英，氣味甘、微温，無毒。主治：消渴，陰痿不足，咳逆，胸膈間久寒，益氣，除風濕痺。久服，輕身長年。〇療肺癰吐膿，咳逆上氣，疸黄。〇實大腸。

五色石英，主治：心腹邪氣，女人心腹痛，鎮心，胃中冷氣。益毛髮，悦顔色。治驚悸，安魂定魄。壯陽道，下乳。隨臟而治，青治肝，赤治心，黄治脾，白治肺，黑治腎。

白石英，本經上品。

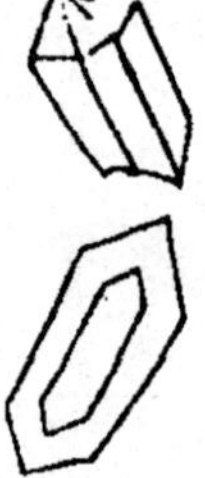

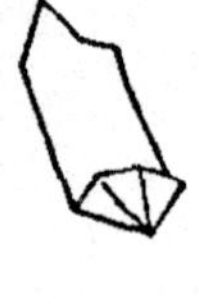

白色若水精。

時珍曰：白石英，手太陰、陽明氣分藥也。之才曰：惡馬目毒公。

紫石英 生太山山谷。採無時，其色紫，其質瑩澈。隨其大小，皆五稜，兩頭如箭鏃，煑水飲之，暖而無毒。

紫石英，氣味甘、溫，無毒。主治：心腹咳逆邪氣，補不足，女子風寒在子宮，絶孕十年無子。久服溫中，輕身延年。〇療上氣，心腹痛，寒熱邪氣、結氣，補心氣不足，定驚悸，安魂魄，填下焦，止消渴，除胃中久寒，散癰腫。令人悦澤。〇養肺氣，治驚癇，蝕膿。

紫石英，本經上品。

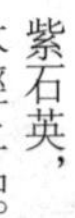
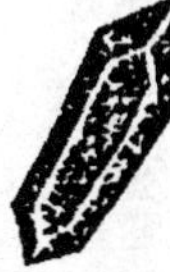
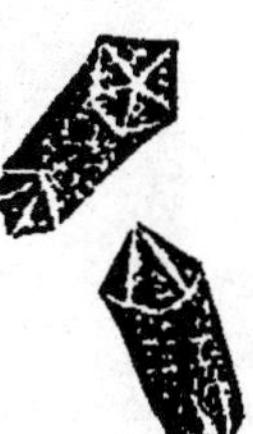
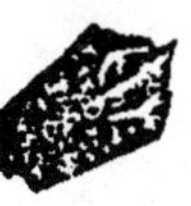
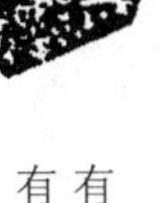

有淡紫色，有深紫色。

修治：紫石英，火煅醋淬七次，研末，水飛過，曬乾，入丸散用。

之才曰：長石爲之使，畏扁青、附子，惡鮀甲、黄連、麥句薑，得茯苓、人參，療心中結氣。得天雄、菖蒲，療霍亂。

好古曰：紫石英，入手少陰、足厥陰經。

日華子本草：治癰腫毒氣，用紫石英，火燒醋淬爲末，生薑、米醋煎敷之，摩亦得。

五色石脂 一名五色符。普曰：青符，生南山或海崖。黄符，生嵩山，色如㹠腦鴈雛。黑符，生洛西山空地。白符，生少室、天婁山，或太山。赤符，生少室或太山，色絳滑如脂。時珍曰：膏之凝者曰脂。此物性粘，固濟爐鼎甚良，蓋兼體用而名也。

五種石脂，並甘、平，無毒。主治：黄疸泄痢，腸澼膿血，陰蝕下血赤白，邪氣癰腫，疽痔惡瘡，頭瘍疥癬。久服，補髓益氣，肥健不飢，輕身延年。五石脂，各隨五色補五臟，治泄痢，血崩帶下，吐血、衄血，濇精，淋瀝除煩，療驚悸，壯筋骨，補虛損。久服，悦色。治瘡癤痔漏，排膿。

青石脂，氣味酸、平，無毒。主治：養肝膽氣，明目，療黄疸，泄痢腸澼，女子帶下百病，及疸痔惡瘡。久服，補髓益氣，不飢延年。

黄石脂，氣味苦、平，無毒。主治：養脾氣，安五臟，調中，大人小兒泄痢，腸澼，下膿血，去白蟲。除黄疸癰疽蟲。久服，輕身延年。

黑石脂，氣味鹹、平，無毒。主治：養腎氣，强陰，主陰蝕瘡，止腸澼泄痢，療口瘡咽痛。久服益氣，不飢延年。

白石脂，氣味甘、酸、平，無毒。主治：養肺氣，厚腸，補骨髓，療五臟驚悸不足，心下煩，止腹痛下水，小腸澼熱，溏便膿血。女子崩中漏下，赤白沃。排癰疽瘡痔。久服，安心不飢，輕身長年。〇濇大腸。〇之才曰：得厚朴、米泔飲，止便膿。燕屎爲之使，惡松脂，畏黄芩。〇頌曰：畏黄連、甘草、飛廉、馬目毒公。

赤石脂，氣味甘、酸、辛，大温，無毒。主治：養心氣，明目益精，療腹痛腸澼，下痢赤白，小便利，及癰疽瘡痔。女子崩中漏下，産難，胞衣不出。久服補髓，好顔色，益智不飢，輕身延年。〇補五臟虛乏。〇補心血，生肌肉，厚腸胃，除水濕，收脱肛。〇之才曰：畏芫花，惡大黄、松脂。

斗門方：治小兒疳瀉，赤石脂爲末，米飲調服半錢，立瘥。加京芎等分，更妙。

時珍曰：五色石脂，皆手足陽明藥也。其味甘，其氣温，其體重，其性濇，濇而重，故能收濕止血而固下。甘而温，故能益氣生肌而調中。五種主療，大抵相同，故本經不分條目，但云「各隨五色，補五臟」。別録雖分五種，而性味、主治亦不甚相遠，以五味配五色爲異，亦是强分爾。赤、白二種，一入血分，一入氣分，故時用尚之。俱本經上品。

赤石脂，君。

無名異 始出大食國，生於石上，今廣州山石中及宜州南八里龍濟山中亦有之。黑褐色，大者如彈丸，小者如黑石子。採無時。名無名異者，言無可名其異也。

無名異，氣味甘、平，無毒。主治：金瘡折傷内損，止痛，生肌肉。○消腫毒癰疽，醋摩敷之。○收濕氣。

無名異，宋開寶。

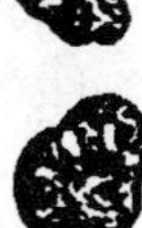

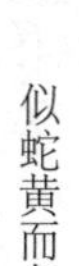

似蛇黄而色黑。

昔人見山雞被網損其足，脱去，啣一石，摩其損處，遂愈。乃取其石，理傷折，大效，人因敷之。

談野翁試效方：治臨杖，無名異末，臨時温服三五錢，則杖不甚痛，亦不甚傷。

簡便方：治赤瘤丹毒，無名異末、葱汁調塗，立消。

雄黄 重三五兩一塊，嗅之不聞臭氣。赤如雞冠、明澈者，價類金焉。有孕佩之，轉女成男。仙家入點化黄金用，故一名黄金石。因生武都、敦煌、山陽，故名曰雄黄。

雄黄，氣味苦、平、寒，有毒。主治：寒熱，鼠瘻惡瘡，疽痔死肌，殺精物，惡鬼邪氣，百蟲毒，勝五兵。鍊食之，輕身神仙。○療疥蟲䘌瘡，目痛，鼻中息肉，及絶筋破骨，百節中大風，積聚癖氣，中惡腹痛，鬼疰。殺諸蛇虺毒，解藜蘆毒。悦澤人面。餌服之者，皆飛入腦中，勝鬼神，延年益壽，保中不飢。得銅，可作金。○主疥癬風邪，癲癇嵐瘴，一切蟲獸傷。○搜肝氣，瀉肝風，消涎積。○治瘧疾寒熱，伏暑泄瀉痢疾。酒飲成癖，驚癇，頭風眩暈，化腹中瘀血，殺勞蟲疳蟲。

修治：雄黄，擣如粉，水飛，澄去黑者，曬乾，再研用。

頌曰：形塊如丹砂，明澈，不夾石，其色如雞冠者真。有青黑色而堅者，名薰黄。有形色似真，而氣臭者，名臭黄。並不入服食，只可療瘡疥。其臭，以醋洗之便去，足以亂真，尤宜辨。

土宿真君曰：南星、地黄、萵苣、五加皮、紫河車、地榆、五葉藤、黄芩、白芷、當歸、地錦、鵝腸草、雞腸草、苦參、鵝不食草、圓桑、猬脂，皆可製雄黄。

甲志觀音治痢：昔虞丞相自渠州被召，途中冒暑，得泄痢。連月夢觀音，壁間有韻語一紙，讀之數遍，其詞曰：「暑毒在脾，濕氣連脚。不泄則痢，不痢則瘧。獨煉雄黄，蒸餅和藥。甘草作湯，服之安樂。別作治療，醫家大錯。」如方服之，遂愈。

明皇雜録：有黄門奉使交、廣回，周顧謂曰：「此人腹中有蛟龍。」上驚問黄門曰：「卿有疾否？」曰：「臣馳馬大庾嶺時，當大熱，困且渴，遂飲水，覺腹中堅痞如石。」周遂以硝石及雄黄煮服之，立吐一物，長數寸，大如指。視之鱗甲具，投之水中，俄頃長數尺，復以苦酒沃之如故。以器覆之，明日已生一龍矣。上甚訝之。

唐書：甄立言究習方書，仕唐爲太常丞。有道人心腹滿煩，彌二歲。立言診曰：「腹有蟲，誤食髮而然，令餌雄黄一劑。」少頃，吐一蛇如小指。惟無目，燒之有髮氣，乃愈。

雄黄，君。本經中品

雌黄 生武都山谷，與雄黄同山。其陰山有金，金精薰則生雌黄，今出階州，以其色如金，又似雲母，甲錯可析者爲佳。其夾石及黑如鐵色者，不可用。或云：一塊重四兩者，析之可得千重，此尤奇好也。採無時。李時珍曰：生山之陰，故曰雌黄。土宿本草云：陽石氣未足者爲雌，已足者爲雄，相距五百年而結爲石，造化有夫婦之道，故曰雌雄。

雌黄，氣味辛、平，有毒。主治：惡瘡，頭禿痂疥，殺毒蟲蝨，身癢邪氣諸毒。鍊之，久服輕身，增年不老。○蝕鼻中息肉，下部䘌瘡，身面白駁，散皮膚死肌，及恍惚邪氣，殺蜂蛇毒人。久服之，腦滿。○治冷痰勞嗽，血氣蟲積，心腹痛，癲癇，解毒。

雌黄，本經中品。别録云：大寒，不入湯用。

修治：勿令婦人、雞、犬、新犯、淫人、有患人、不男人、非形人，及曾是刑獄臭穢之地犯之。雌黄，黑如鐵色，不堪用也，反損人壽。

凡用，搗、篩，以水飛過，曬乾，研如塵用。

土宿真君曰：芎藭、地黄、獨帚、益母、羊不食草、地榆、五加皮、瓦松、冬瓜汁，皆可製伏。又雌見鉛及胡粉，則黑。

試法：但于甲上磨之，土色者好。又燒熨斗底，以雌畫之，如赤黄綫一道者好。舶上來如噀血者上，湘南者次之，青色尤佳。葉子者爲上，造化黄金，非此不成。亦能柔五金，乾汞，轉硫黄，伏粉霜。又云：雄黄變鐵，雌黄變錫。

聖惠方：治烏癩蟲瘡，雌黄粉，醋和雞子黄塗之。

雌黄，君。

石硫黄

生東海牧羊山及太山、河西山，礬石液也。今惟出南海諸蕃，嶺外州郡或有，而不甚佳。以色如雞子初出殻者爲真，謂之昆崙黄。其赤色者，名石亭脂。青色者，號冬結石。半白半黑，名神驚石，並不堪入藥。李時珍曰：硫黄，秉純陽火石之精氣而結成，性質流通，色賦中黄，故名硫黄。含其猛毒，爲七十二石之將，故藥品中號爲將軍，外家謂之陽侯，亦曰黄牙，又曰黄硇砂。

石硫黄，氣味酸、温，有毒。

主治：婦人陰蝕，疽痔惡血，堅筋骨，除頭秃。能化金、銀、銅、鐵奇物。○療心腹積聚，邪氣冷痛在脇，咳逆上氣，脚冷疼弱無力，及鼻衄，惡瘡，下部䘌瘡，止血，殺疥蟲。○治婦人血結。○下氣，治腰腎久冷，除冷風頑痹、寒熱。生用，治疥癬。鍊服，主虚損泄精。○壯陽道，補筋骨勞損，風勞氣。止嗽，殺臟蟲，邪魅。○長肌膚，益氣力，老人風秘，並宜鍊服。○主虚寒久痢，滑泄霍亂，補命門不足，陽氣暴絶，陰毒傷寒，小兒慢驚。

石硫黄，本經中品。

修治：李時珍曰：以蘿蔔剜空，入硫黄在内，合定，稻糠火煨熟，去其臭氣，以紫背浮萍同煮過，消其火毒。以皂莢湯淘之，去其黑漿。一法：打碎，以絹袋盛，無灰酒煮三伏時用。

權曰：硫黄，有大毒，以黑錫煎湯解之，及食冷猪血。

葛洪曰：四黄惟陽侯爲尊。金石煅煉者，不可用。惟草木製伏者，堪入藥用。桑灰、益母、紫荷、波稜、天鹽、桑白皮、地骨皮、車前、馬鞭草、黄柏、何首烏、石葦、蕎麥、獨帚、地榆、蛇床、菟絲、蓖麻、蠶砂，或灰或汁，皆可伏之。

之才曰：曾青爲之使，畏細辛、飛廉、朴硝、鐵、醋。

醫學摘要：治咳逆打呃，流黄燒煙嗅之，立止。

石硫黄，君。

食鹽 有東海鹽，北海鹽，南海鹽，河東鹽池，梁、益鹽井，西羌山鹽，胡中樹鹽，色類不同，以河東者爲勝。五味之中，惟此不可闕，乃人所常食者。故別録名食鹽，俗呼大鹽。許慎説文云：鹽，鹹也。李時珍曰：鹽字，象器中煎鹵之形。

食鹽，氣味甘、鹹、寒，無毒。主治：腸胃結熱，喘逆胸中病，令人吐。○傷寒寒熱，吐胸中痰癖，止心腹卒痛，殺鬼蠱、邪疰毒氣。下部䘌瘡，堅肌骨。○除風邪，吐下惡物，殺蟲，去皮膚風毒。調和臟腑，消宿物，令人壯健。○助水臟，及霍亂心痛，金瘡，明目，止風淚邪氣，一切蟲傷瘡腫，火灼瘡，長肉補皮膚，通大小便，療疝氣，滋五味。○空心揩齒，吐水。洗目，夜見小字。○解毒凉血，潤燥，定痛，止癢，吐一切時氣熱、痰飲、關格諸病。

食鹽，別録中品。

修治：須以水化，澄去脚滓，煎鍊白色，入藥乃良。

保昇曰：多食，令人失色，膚黑，損筋力。之才曰：漏蘆爲之使。

頌曰：唐柳柳州纂救三死方云：元和十一年十月，得霍亂，上不可吐，下不可利，出冷汗三大斗許，氣即絶。河南房偉傳此方，入口即吐，絶氣復通。一法：用鹽一大匙，熬令黄，童子小便一升，合和温服。少頃吐下，即愈。

千金翼：治諸瘡癬初生，癢痛者，嚼鹽頻擦之妙。食鹽，臣。

青鹽

生胡鹽山及西羌北地，酒泉福禄城東南角。北海青，南海赤。十月採。大明曰：西番所食者，故號戎鹽、羌鹽。其形作塊，方圓大小不常。方稜、明瑩、青色者最奇。故俗通呼青鹽。

青鹽，氣味鹹，寒，無毒。

主治：明目目痛，益氣，堅肌骨，去毒蠱。○心腹痛，溺血、吐血、齒舌血出。○助水臟，益精氣，除五臟癥結，心腹積聚，痛瘡疥癬。

青鹽，本經下品。載名戎鹽。方塊明凈、無夾泥土者佳。

獨狐滔曰：戎鹽，赤、黑二色，能累卵，乾汞，製丹砂。

○解芫青、斑蝥毒。

通變要法：青鹽二兩，白鹽四兩，用川椒四兩，煎汁，拌鹽炒乾，日用揩牙洗目，永無齒疾、目疾。

鹵鹹 機曰：即鹵水也。鹵水之下，凝結如石者，即鹵鹹也，所謂石鹼是已。時珍曰：鹹，音咸，潤下之味。鹼音減，鹽土之名。許慎説文云：鹵，西方鹹地也，故字從西，省文，象鹽形。東方謂之斥，西方謂之鹵，河東謂之鹹。傳云：兑爲澤，其於地也爲剛鹵。亦西方之義。今人不復呼鹵鹹，並呼爲鹼爲鹻。

鹼，氣味苦、寒，無毒。主治：大熱，消渴狂煩，除邪及下蠱毒，柔肌膚。〇去五臟、腸胃留熱結氣，心下堅，食已嘔逆喘滿，明目目痛。

鹵鹹，本經下品。

獨孤滔曰：製四黄，作銲藥，同硇砂罨鐵，一時即軟。洗衣去垢。

玄精石 出解州解池，及通、泰州，積鹽倉中亦有之。其色青、白，龜背者佳。採無時。此石乃鹹鹵至陰之精，凝結而成，故名玄精石。又名太乙玄精石。

玄精石，氣味鹹、温，無毒。主治：除風冷邪氣、濕痺，益精氣，婦人痼冷漏下，心腹積聚冷氣，止頭痛，解肌。〇主陰證傷寒，指甲面色青黑，心下脹滿結硬，煩渴，虚汗不止。或時狂言，四肢逆冷，咽喉不利，腫痛，脉沉細而疾，宜佐他藥服之。又合大藥，塗大風瘡。

獨孤滔曰：玄精石，製硫黄、丹砂。

石膏 生齊山山谷，及齊盧山、魯蒙山。採無時。有紅、白二色，紅者不可服，白者潔净，細文短密如束針，正如凝成白蠟狀，鬆軟易碎，燒之即白爛如粉，俗呼軟石膏。震亨曰：藥之命名，多有意義。或以色，或以形，或以氣，或以質，或以味，或以能，或以地，或以時。石膏火煅細研，醋調封丹竈，其固密甚于脂膏。此蓋兼質與能而得名，正與石脂同意。時珍曰：其性大寒如水，故一名寒水石。

石膏，氣味辛、微寒，無毒。元素曰：性寒，味辛而淡，氣味俱薄，體重而沉，降也，陰也，乃陽明經大寒之藥。

主治：中風寒熱，心下逆氣驚喘，口乾舌焦，不能息，腹中堅痛，除邪鬼，産乳，金瘡。○除時氣頭痛身熱，三焦大熱，皮膚熱，腸胃中結氣，解肌發汗，止消渴煩逆，腹脹，暴氣喘，咽熱。亦可作浴湯。○治傷寒，頭痛如烈，壯熱，皮如火燥。和葱煎茶，去頭痛。○治天行熱狂，頭風旋，下乳，揩齒益齒。○除胃熱、肺熱，散陰邪，緩脾益氣。○止陽明經頭痛，發熱惡寒，日晡潮熱，大渴引飲，中暑，潮熱，牙痛。

石膏，本經中品。

修治：石膏，斆曰：凡使，石臼中搗成粉，羅過，生甘草水飛過，澄曬，篩研用。

時珍曰：古法，惟打碎如豆大，絹包，入湯煮之。近時，因其性寒，火煅過研用，或糖拌炒過，不妨脾胃。

保壽堂方：治胃火牙疼，軟石膏一兩，火煅，淡酒淬過，爲末。入防風、荆芥、細辛、白芷各五分，爲末，日用揩牙，甚效。

和劑局方：治瘡口不斂，生肌肉，止疼痛，去惡水，用軟石膏火煅二兩，黄丹半兩，爲末，摻之，名紅玉散。

石膏，臣。

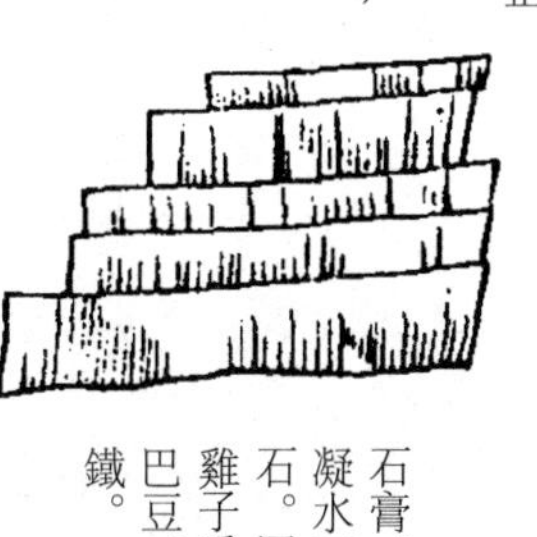

石膏，一名寒水石。凝水石，一名寒水石。同名異物。雞子爲使，惡莽草、巴豆、馬目毒公，畏鐵。

理石 生漢中山谷及盧山，今出寧州。採無時。即石膏之長文、細直如絲，而明潔、帶微青色者，因形有文理，故名理石。

理石，氣味甘、寒，無毒。主治：身熱，利胃解煩，益精明目，破積聚，去三蟲。〇除營衛中去來大熱、結熱，解煩毒，止消渴，及中風痿痹。〇漬酒服，療癖，令人肥悅。〇滑石爲使，惡麻黄。

理石，《本經》中品。

理石與石膏，一類二色，可通用。

長石 生長子山谷，故名長石。大者如升，小者如拳，性堅硬潔白，理粗起齒稜。擊之，則片片橫碎，光瑩如雲母、白石英。亦有牆壁，但不似方解石，破之作方塊爾。燒之即散，不得如軟石膏成粉，故俗呼硬石膏。

長石，氣味辛、苦、寒，無毒。主治：身熱，胃中結氣，四肢寒厥，利小便，通血脉，明目，去翳眇。下三蟲，殺蠱毒。久服不飢。〇止消渴，下氣，除脇、肋、肺間邪氣。

長石，本經中品。一名方石。

長石、方解，乃一類二種，氣力、功効相同，通用無妨。

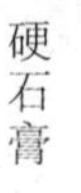

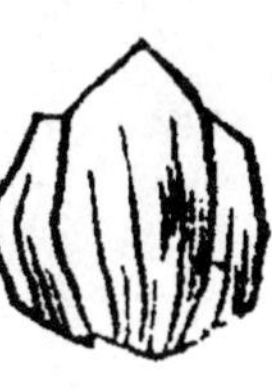

硬石膏

方解石 生方山。採無時。此石與長石相似，敲破塊塊方解，故名方解石。

氣味：苦、辛，大寒，無毒。主治：胸中留熱結氣，黄疸，通血脉，去蠱毒。沙州大鳥山出者佳。

別録下品。

敲之，段段片碎者爲硬石膏，塊塊方稜者爲方解石。

長石、方解石，唐宋諸方皆以爲石膏，今人又以爲寒水石，雖俱不是，其性寒，治熱之功大抵不相遠，惟解肌發汗，不能如軟石膏耳。

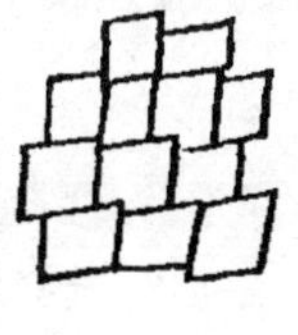

金屑 始生益州。採無時。有山金、沙金二種。其色七青、八黄、九紫、十赤，以赤爲足色。寶貨辨疑云：馬蹄金，象馬蹄，難得。橄欖金，出荊、湖、嶺南。胯子金，象帶胯，出湖南、北。瓜子金，大如瓜子。麩金，如麩片，出湖南及高麗。沙金，細如沙屑，出蜀中。葉子金，出雲南。出處不一，採亦多端。按，許慎説文曰：五金黄爲之長，久埋不生衣，百鍊不輕，從革不違。生于土，故字左右注，象金在土中之形。爾雅云：黄金謂之璗，美者謂之鏐，餅金謂之鈑，絶澤謂之銑。獨孤滔云：天生牙謂之黄牙。梵書謂之蘇代羅。弘景云：仙方名金爲太真。宗奭曰：不曰金而更加「屑」字者，是已經磨屑可用之義。

金屑，氣味辛、平，有毒。

主治：鎮精神，堅骨髓，通利五臟邪氣，服之神仙。○療小兒驚傷，五臟風癇失志，鎮心，安魂魄。○癲癇風熱，上氣咳嗽，傷寒肺損吐血，骨蒸勞極作渴，並以薄入丸散服。○破冷氣，除風。

金，別録中品。珣曰：生者有毒，熟者無毒。

金漿，氣味同金。主治：長生神仙。久服，腸中盡爲金色。

金必須烹鍊鍛屑爲薄，方可入藥。生金有毒，能殺人。中其毒者，惟鷓鴣肉可解之。金性惡錫，畏水銀。得餘甘子則體柔，亦相感耳。

金星石，有金星，簇如麩片，生并州、濠州。寒，無毒。主治：脾肺壅毒，肺損，吐血，嗽血，下熱涎，解衆毒。

齊徐玉方：治水銀入肉，令人筋攣，惟以金物熨之，水銀當出蝕金，候金白色，是也。頻用取效。

銀屑 出永昌，採無時。李時珍曰：閩浙、荆、湖、饒、信、廣、滇、貴州、交趾諸處山中皆産銀。有鉚中鍊出者，有沙土中鍊出者。其生銀俗呼銀笋、銀牙，亦曰出山銀。許慎説文曰：鋈，白金也。

氣味辛、平，有毒。

主治：安五臟，定心神，止驚悸，除邪氣。久服，輕身長年。○定志，去驚癇，小兒癲疾，狂走。○破冷除風。○銀薄：堅骨鎮心，明目，去風熱癲癇，入丸散用。

生銀，氣味辛、寒，無毒。

主治：熱狂驚悸，發癇恍惚，夜卧不安，譫語，邪氣鬼祟。服之，明目鎮心，安神定志。小兒諸熱丹毒，並以水磨服之，功勝紫雪。○小兒中惡，熱毒煩悶，水磨服之。○煮水入葱白、粳米，作粥食，治胎動不安，漏血。

銀，别録中品。

修治：入藥，只用銀薄，易細。

保昇曰：畏黄連、甘草、飛廉、石亭脂、砒石，惡羊血、馬目毒公。

大明曰：冷，微毒。畏磁石，惡錫，忌生血。時珍曰：荷葉、蕈火能粉銀，羚羊角、烏賊、魚骨、鼠尾、龜殼、生薑、地黄、磁石，俱能瘦銀。羊脂、紫蘇子油皆能柔銀。

今人用銀器飲食，遇毒則變黑。中毒死者，亦以銀物探試之，則銀之無毒可徵矣。其入藥，亦是平肝鎮怯之義。

斅曰：凡使金銀銅鐵，只可渾安在藥中，借氣生藥力而已。勿入藥服，能消人脂。

衍義曰：銀屑，「金」條中已解屑義。銀本出於礦，須煎鍊而成，故名熟銀，所以别立「生銀」條也。其用與熟銀大同。世有术士，能以朱砂而成者，有鉛汞而成者，有焦銅而成者，何復更有造化之氣，豈可更入藥？既有此類，不可不區别。其生銀，即是不自礦中出而特然自生者，又謂之老翁鬚，亦取像而言之。曰：然銀屑經言有毒，生銀經言無毒，釋者漏略不言。蓋生銀已生發于外，無藴欝之氣，故無毒；礦銀尚藴蓄于石中，欝結之氣全未敷暢，故言有毒。銀屑，君。

銀星石，主療與金星石大體相似。

磁石 生泰山山谷及慈山山陰，有鐵處則生其陽，今慈州、徐州及南海旁山中皆有之，慈州者歲貢最佳。能吸鐵，虛連十數針，或一二斤刀器，回轉不落者尤真。採無時。其石中有孔，孔中黃赤色。其上有細毛，性溫，功用更勝。藏器曰：磁石取鐵，如慈母之招子，故名。

氣味辛、寒，無毒。

主治：週痺風濕，肢節中痛，不可持物。洗洗酸消，除大熱煩滿，及耳聾。〇養腎臟，强骨氣，益精，除煩，通關節，消癰腫鼠瘻，頸核喉痛，小兒驚癇，鍊水飲之，亦令人有子。〇補男子腎虛。身强，腰中不利，加而用之。〇治筋骨羸弱，補五勞七傷，眼昏，除煩躁，小兒誤吞鍼鐵等，即研細末。筋肉莫令斷，與末同吞下之。〇明目聰耳，止金瘡血。

磁石，本經中品。俗呼吸鐵石。

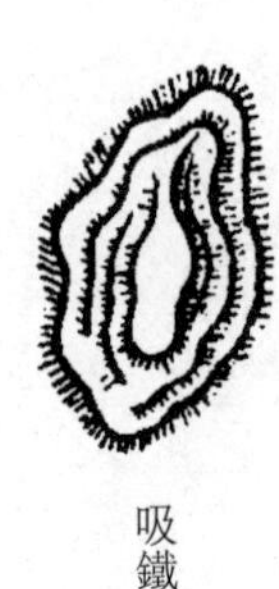

吸鐵者佳。

修治：磁石，須火燒醋淬，碾如塵，水飛過用。或醋煮三日夜，研用。

之才曰：柴胡爲之使，殺鐵毒，消金，惡牡丹、莽草，畏黃石脂。獨孤滔曰：伏丹砂，養汞，去銅暈。

衍義曰：磁石，其毛輕紫，石上頗濇，可吸連鐵，俗謂之熁鐵石。其玄石，即磁石之黑色者。磁磨鐵鋒，則能指南，然常偏東，不全南也。其法：取新纊中獨縷，以半芥子許，蠟綴于鐵腰，無風處垂之，則鍼常指南。以鍼橫貫燈心，浮水上，亦指南。然常偏丙位，蓋丙爲大火，庚、辛受其制，物理相感耳。

直指方：治耳卒聾，熖鐵石半錢，入病耳内，鐵砂末入不病耳内，自然通透。

外臺秘要：治疔腫，磁石末，酢和封之，拔根立出。磁石，臣。

凝水石 即寒水石也。生常山山谷，又出中水縣及邯鄲，今河東、汾、隰州及德順軍亦有之。三月採。此有兩種，有縱理者，有横理者。色清明者爲上。投置水中，與水同色，其水凝動，故名凝水石。

氣味辛、寒，無毒。

主治：身熱，腹中積聚邪氣，皮中如火燒，煩滿，水飲之。久服不飢。○除時氣熱盛，五臟伏熱，胃中熱，止渴水腫，小腹痹。○壓丹石毒風，解傷寒勞復。○治小便白，内癃，凉血降火。○止牙疼，堅牙明目。

凝水石，本經中品。一名白水石，一名凌水石。鹽之精也。

凝水石，生于鹵地積鹽之下，精液滲入土中，年久至泉，結而成石。大塊有齒稜，如馬牙硝，清瑩如水精。亦有帶青黑色者，皆至暑月回潤，入水浸久，亦化。

寒水石有二：一是軟石膏，一是凝水石。惟陶弘景所注是凝水之寒水石，與本文相合。蘇恭、蘇頌、寇宗奭、閻孝忠四家所説，皆是軟石膏之寒水石。王隱君所説則是方解石。諸家不詳本文鹽精之説，遂以石膏、方解石指爲寒水石。唐宋以來，相承其誤，通以二石爲用，而鹽精之寒水，絶不知用，此千載之誤也。石膏之誤近千載，朱震亨氏始明凝水之誤，非時珍深察，恐終于絶響矣。

修治：每寒水石十兩，用生薑自然汁一溢，煮乾，研粉用。

之才曰：解巴豆毒，畏地榆。獨孤滔曰：製丹砂，伏玄精。

陽起石 生齊山山谷及琅邪，或雲山、陽起山，今惟出齊州，他處不復有。齊州一土山，石出其中，彼人謂之陽石山。其山常有温暖氣，雖盛冬大雪徧境，獨此山無積白，蓋石氣熏蒸使然也。山惟一穴，官中常禁閉。至初冬，則州發丁夫，遣人監取。歲月積久，其穴益深，鑱鑿他石，得之甚艱。以色白、肌理瑩白若狼牙者爲上。時珍曰：陽起石，以能命名。

氣味鹹，微温，無毒。主治：崩中漏下，破子臟中血，癥瘕結氣，寒熱腹痛，無子，陰痿不起，補不足。○療男子莖頭，陰下濕癢，去臭汗，消水腫。久服不飢，令人有子。○補腎氣精乏，腰疼膝冷，濕痺，子宫久冷，冷癥寒瘕，止月水不定。○治帶下，温疫冷氣，補五勞七傷。○補命門不足。○散諸熱腫。

陽起石，本經中品。之才曰：桑螵蛸爲之使，惡澤瀉、菌桂、雷丸、石葵、蛇蜕，畏菟絲子，忌羊血。

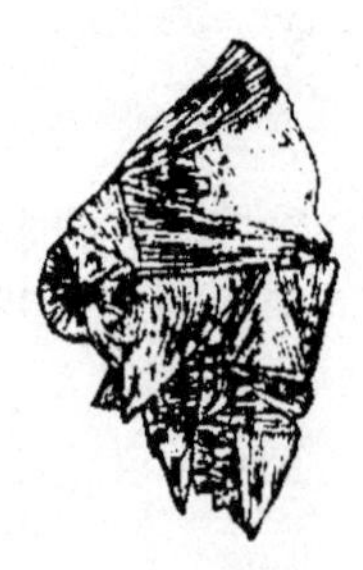

修治：陽起石，擇色凝白，雲頭兩脚，鷺鷥毛者，火煅酒淬七次。研細水飛過，日乾用。

普濟方：治陰痿陰汗，陽起石火煅爲末，每服二錢，鹽湯下。臣。

密陀僧 始出波斯國，今各處銀銅冶中有之，是銀鉛脚。形似黃龍齒，堅重者妙。擊碎有金色者佳。一名没多僧。密陀、没多，並胡語也。

氣味鹹、辛、平，有小毒。主治：久痢五痔，金瘡，面上瘢䵟，面膏藥用之。○鎮心，補五臟，治驚癇，咳嗽、嘔逆、吐痰。○療反胃消渴，瘧疾，下痢止血。殺蟲消積。治諸瘡，消腫毒，除胡臭，染髭髮。○密陀僧，唐本草。

修治：凡使搗細，安瓷鍋中，重紙袋盛柳蛀末焙之，次下東流水浸滿。火煮一伏時，去柳末紙袋取用。

聖惠方：治鼻皶赤皰，密佗僧二兩，細研，人乳調，夜塗旦洗。

鐵 出牧羊平澤，及枋城或析城。採無時。李時珍曰：鐵，截也，剛可截物也。於五金屬水，故一名黑金，一名烏金。

鐵，氣味辛、平，有毒。主治：堅肌耐痛。○勞鐵，療賊風。燒赤，投酒中飲。○此熟鐵也。

生鐵，氣味辛、微寒，微毒。主治：下部及脱肛。○鎮心，安五臟，治癇疾，黑鬢髮，治癬及惡瘡疥，蜘蛛咬，蒜磨生油，調敷。○散瘀血，消丹毒。

鋼鐵，氣味甘、平，無毒。主治：金瘡，煩滿熱中，胸膈氣塞，食不化。

鐵華粉，取鋼鍛作葉，如笏，或團，平面磨錯，令光净。以鹽水灑之，於醋甕中，陰處埋之一百日，鐵上衣生，鐵華成矣。刮研成霜，此鐵之精華，功用强於鐵粉也。氣味鹹、平，無毒。主治：安心神，堅骨髓，除百病，變黑，潤肌膚。令人不老，體健能食。久服，令人身重肥黑。合和諸藥，各有所主。○化痰鎮心，抑肝邪，特異。○止驚悸虚癇，鎮五臟，去邪氣，治健忘，冷氣心痛，痃癖癥結，脱肛痔瘻，宿食等，及敷竹木刺入肉。

鐵落，是鍛家燒鐵赤沸，砧上金鍛之，皮甲落者。氣味辛、平，無毒。主治：風熱惡瘡，瘍疽瘡痂，疥氣在皮膚中。○除胸膈中熱氣，食不下，止煩，去黑子，可以染皂。○治驚邪癲癇，小兒客忤，消食及冷氣，並煎服之。○主鬼打鬼疰邪氣，水漬沫出，澄清，暖飲一二杯。○炒熱投酒中飲，療賊風痙。又裹以慰腋下，療胡臭，有驗。○平肝去怯，治善怒發狂。

鐵鏽，此鐵上赤衣也。主治：惡瘡疥癬，和油塗之。蜘蛛蟲咬，蒜磨塗之。〇平肝墜熱，消瘡腫，口舌瘡。醋磨塗蜈蚣咬。

鐵秤錘，氣味辛、温，無毒。主治：賊風，止產後血瘕腹痛，及喉痺熱塞，燒赤淬酒，熱飲。〇治男子疝痛，女子心腹妊娠脹滿，胎卒下血。

珊瑚 生南海，又從波斯國及師子國來，今廣州亦有，云生海底，作枝柯狀，明潤如紅玉，中多有孔，亦有無孔者。枝柯多者，更難得。採無時。梵書謂之鉢擺娑福羅。

珊瑚，氣味甘、平，無毒。主治：去目中翳，消宿血。爲末，吹鼻，止鼻衄。〇明目鎮心，止驚癇。點眼，去飛絲。

唐本草。

入藥用紅油色者爲良。

漢積翠池中，有珊瑚高一丈二尺，一本三柯，上有四百六十三條，云是南越王趙佗所獻，夜有光景。

晋石崇家有珊瑚，高六、七尺。今並不聞有此高大者。

錢相公篋中方：治小兒麩翳未堅，不可亂藥，宜以珊瑚研爲粉，日少少點之，三日愈。

石蟹 生南海，今嶺南近海州郡皆有之。體質石也，而都與蟹相似。或云是海蟹，多年水沫相着，化而爲石。每遇海潮，即飄出。又一般入洞穴年深者，亦然。採無時。

石蟹，氣味鹹、寒，無毒。

主治：青盲目淫，膚翳丁翳，漆瘡。〇解一切藥毒，並蠱毒，天行熱疾，催生落胎，療血暈，並熱水磨服。〇醋摩，敷癰腫。熟水磨服，解金石毒。

按，顧玠海槎録云：崖州、榆林港内半里許，土極細膩，最寒，但蟹入，則不能運動，片時成石矣。人獲之，名石蟹，置之几案，云能明目也。

石蟹入藥，細研，水飛過用。

石蟹，宋開寶。

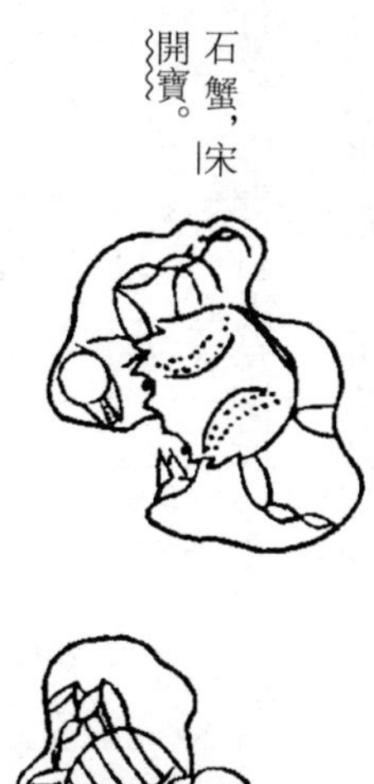

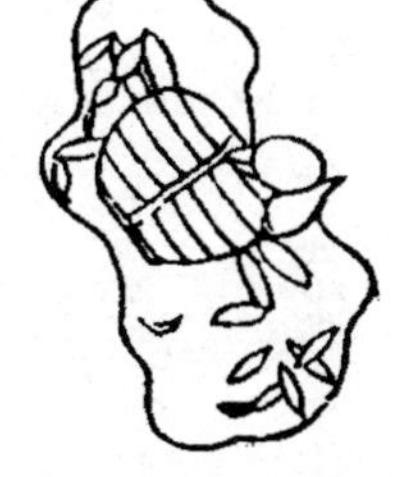

馬腦 生西南諸國。曹昭格古論云：多出北地、南番、西番。非石非玉，堅而且脆，刀刮不動，其中有人物、鳥獸形者最貴。顧薦負暄録云：馬腦品類甚多，出産有南北。大者如斗，其質堅硬，碾造費工。南馬腦，産大食等國，色正紅，無瑕，可作杯斝。西北者色青黑，寧夏瓜、沙羌地砂磧中得者，尤奇。有柏枝馬腦，花如柏枝。有夾胎馬腦，正視瑩白，側視則若凝血，一物二色也。截子馬腦，黑白相間。合子馬腦，漆黑中有一白綫間之。錦紅馬腦，其色如錦。纏絲馬腦，紅白如絲。此皆貴品。漿水馬腦，有淡水花。醬斑馬腦，有紫紅花。曲嶗馬腦，粉紅花。皆價低。又紫雲馬腦，出和州，土馬腦出山東沂州。亦有紅色雲頭、纏絲胡桃花者。竹葉馬腦，出淮右，花如竹葉，並可作桌面屏風。金陵雨花臺小馬腦，止可充玩耳。試馬腦法：以砑木不熱者爲真。按，增韻云：玉屬也。文理交錯，有似馬腦，故以名之。藏器曰：赤爛紅色，似馬之腦，故名。亦云：馬腦珠，俗呼瑪瑙。

氣味辛、寒，無毒。主治：辟惡，熨目赤爛。○主目生障翳，爲末，目點之。

伏龍肝 弘景曰：此竈中對釜月下黄土也。以竈有神，故號爲伏龍肝。並以迂隱其名爾。時珍曰：按，廣濟曆作竈忌日云：伏龍在，不可移作。則伏龍者，乃竈神也。後漢書言：陰子方臘日晨炊，而竈神見形。注云：宜市買猪肝泥竈，令婦孝。則伏龍之名義，又取此也。臨安陳輿言：砌竈時，納猪肝一具于土，俟其日久，與土爲一，乃用之。始與名符，蓋本于此。

伏龍肝，氣味辛、微温，無毒。主治：婦人崩中吐血，止咳逆血。醋調，塗癰腫毒氣。○止鼻洪，腸風帶下，尿血泄精。催生下胞，及小兒夜啼。○治心疼狂顛，風邪蠱毒，妊娠護胎，小兒臍瘡，重舌風噤，反胃，中惡卒魘，諸瘡。

伏龍肝，别録下品。

聖惠方：治小兒臍瘡久不差，用伏龍肝末敷之，良。

石灰 生中山川谷。頌曰：所在近山處皆有之，燒青石爲灰也。又名石鍛。有風化、水化二種：風化者，取鍛了石，置風中自解，此爲有力。水化者，以水沃之，熱蒸而解，其力差劣。弘景名石堊，本經名堊灰，别録名希灰，日華子名鍛石。俗呼白虎，又呼礦灰。

氣味辛、温，有毒。

主治：疽瘍疥瘙，熱氣惡瘡，瘖疾，死肌墮眉，殺痔蟲，去黑子息肉。〇療髓骨疽。〇治瘑疥，蝕惡肉，止金瘡血，甚良。〇生肌長肉，吐血，白癜癧瘍，瘢疵痔瘻，瘻贅疣子。婦人粉刺，産後陰不能合。解酒酸，治酒毒，暖水臟，治氣。〇墮胎。〇散血定痛，止水瀉血痢，白帶白淫。收脱陰挺，消積聚，結核。貼口喎，黑鬚髮。

石灰，本經下品。

大明曰：甘，無毒。獨孤滔曰：伏雄黄、硫黄、硇砂，去錫暈。

古墓中石灰，名地龍骨。主治：頑瘡瘻瘡，膿水淋灕，歛諸瘡口。棺下者尤佳。

艌船油石灰，名水龍骨。主治：金瘡，跌撲傷，損破皮出血，及諸瘡瘻，止血殺蟲。

集玄方：去黶子，取石灰，炭上熬令熱，插糯米於灰上，候米化，以針刺，點少許于上，二日而愈。

砒石 今近銅山處亦有之，惟信州者佳。其塊有甚大者，色如鵝子黄，明澈不雜。此生砒者，謂之砒黄。必得此類，乃可入藥。砒性猛如貔，故名砒；出信州，故名信，而又隱「信」字爲「人」、「言」。生砒置火上，以器覆之，令煙上飛，着器凝結，纍然下垂如乳尖者，名砒霜。

砒黄，氣味苦、酸，暖，有毒。主治：瘧疾腎氣，帶之辟蚤虱。〇冷水磨服，解熱毒。治痰壅。〇磨服，治癖積氣。〇除齁喘積痢，爛肉，蝕瘀腐瘰癧。

砒霜，療諸瘧風痰在胸膈，可作吐藥。不可久服，傷人。〇治婦人血氣衝心痛，落胎。〇蝕癰疽，敗肉枯痔，殺蟲，殺人及禽獸。

砒石，宋開寶。砒石，紅色者良。砒霜，白色者佳。

大明曰：畏绿豆、冷水，醋入藥，醋煮，殺毒用。

時珍曰：砒，乃大熱大毒之藥，砒霜之毒亦烈。鼠雀食少許，即死。猫、犬食鼠、雀亦死，人服一錢許亦死。雖鉤吻、射罔之毒，不過如此。而宋人著本草，不甚言其毒，何哉？此亦古者礜石之一種也。若得酒及燒酒，則腐爛腸胃，頃刻殺人，雖緑豆、冷水亦難解矣。今之收瓶酒者，往往以砒煙薰瓶，則酒不壞，其亦嗜利不仁者哉！飲酒潛受其毒者，徒歸咎于酒耳。此物不入湯飲，惟入丹丸。凡痰瘧及齁喘，用此真有劫病立地之效，但須冷水吞之，不可飲食杯勺之物。静卧一日或一夜，亦不作吐，少物引發，即作吐也。其燥烈純熱之性，與燒酒、焰硝同氣，寒疾濕痰，被其劫而怫鬱頓開故也。今煙大家用少許，則爆聲更大，急烈之性可知矣。用者宜審。

硇砂　出西戎，今西凉、夏國，及河東、陝西近邊州郡亦有之。然西戎採者，顆塊光明，大者有如拳，重三五兩，小者如指面。入藥用，狀如硝石、明净者良。李時珍曰：硇砂性毒，服之使人硇亂，故曰硇砂。炳曰：出北庭者爲上，故四聲本草名北庭砂。土宿本草云：硇性透物，五多藉之以爲先鋒，故號爲透骨將軍。

氣味鹹、苦、辛，温，有毒。

主治：積聚，破結血，止痛下氣。療咳嗽宿冷，去惡肉，生好肌，爛胎。亦入驢、馬藥用。〇主婦人、丈夫羸瘦積病，血氣不調，腸鳴，飲食不消，腰脚痛冷，痃癖痰飲，喉中結氣，反胃吐水，令人能食，肥健。〇除冷病，大益陽事。〇補水臟，暖子宫，消瘀血，宿食不消，食肉飽脹，多小便。丈夫腰胯酸重，四肢不任，婦人血氣疼，氣塊痃癖，及血崩帶下。惡瘡息肉，敷金瘡，生肉。〇去目翳胬肉。〇消肉積。〇治噎膈癥瘕，積痢骨鯁，除痣黶疣贅。

硇砂，唐本草。能變鐵，又能制銅，爲大青大緑。

硇砂，色白明亮，連石者，俗呼番硇，又呼夾石硇，最優。又一種白色或紅色者，狀類硼砂塊，俗呼氣硇，次之。又一種色青底黑，形如鹽塊，俗呼鹽硇，此其下也。

修治：宗奭曰：凡用，須水飛過，去塵穢，入瓷器中，重湯煮乾，則殺其毒。時珍曰：今人多用水飛净，醋煮乾如霜，刮下用。

權曰：酸、鹹，有大毒。能消五金八石，腐壞腸胃。生食之，化人心爲血。中其毒者，生緑豆研汁，飲一二升解之。畏漿水，忌羊血。

元素曰：硇砂，破堅癖，不可獨用，須入群隊藥中用之。

普濟方：治目生瘀肉胬出，杏仁百個，蒸熟，去皮、尖，研濾，取净汁，入硇砂末一錢，水煮化，日點一二次，自落。

硇砂，使。

鉛 生蜀郡平澤，今有銀坑處有之。李時珍曰：錫爲白錫，此爲黑錫。許慎説文曰青金，而神仙家拆其字爲「金」、「公」，隱其名爲水中金。鉛易沿流，故謂之鉛，俗名鉛。

氣味甘、寒，無毒。主治：鎮心安神，治傷寒毒氣，反胃嘔噦。蛇、蜴所咬，炙熨之。○療瘿瘤，鬼氣疰忤。錯爲末，和青木香，敷瘡腫惡毒。○消瘰癧癰腫，明目固齒，烏鬚髮，治實女。殺蟲墜痰，治膈噎，消渴風癇，解金石藥毒。

鉛性能入肉，故女子以鉛珠紝耳，即自穿孔。○實女無竅者，以鉛作鋌，逐日紝之，久久自開。此皆皆人所未知者也。

黑錫灰，主治：積聚，殺蟲。同檳榔末等分，五更米飲服。

粉錫 弘景曰：即今化鉛所作胡粉也。釋名曰：胡者，餬也，和脂以餬面也。名定粉、瓦粉，言其形。名光粉、水粉、白粉，言其色。俗呼吴越者爲官粉，韶州者爲韶粉，辰州者爲辰粉，桂林者爲桂粉。

氣味辛、寒，無毒。

主治：伏屍，毒螫，殺三蟲。○去鼈瘕，療惡瘡，止小便，利墮胎。○治積聚不消。炒焦，止小兒疳痢。○治癰腫瘻潤，嘔逆。療癥瘕，小兒疳氣。○止泄痢，久積痢。○治食復勞復，墜痰消脹。治疥癬，狐臭，黑鬚髮。

粉錫，本經下品。今婦女用之塗面，通呼官粉。

肘後方：治篤病新起，早勞復食、復欲死者，水服胡粉少許。

又方：治卒從高落下，瘀血搶心，面青短氣欲死方：胡粉一錢，和水服之即安。粉錫，使。

鉛丹

生於鉛，出蜀郡平澤。弘景曰：即今熬鉛所作黃丹也。

氣味辛，微寒，無毒。

主治：吐逆胃反，驚癇癲疾，除熱下氣。鍊化，還成九光。久服，通神明。○止小便，除毒熱臍攣，金瘡血溢。○驚悸狂走，消渴。煎膏，止痛生肌。○鎮心安神，止吐血及嗽。敷瘡長肉，及湯火瘡。染鬚。○治瘧及久積。○墜痰殺蟲，去怯，除忤惡，止痢，明目。

鉛丹，本經下品。

三因方：治妊娠下痢，用烏雞蛋一個。開孔，去白留黃，入鉛丹五錢，攪勻，泥裹煨乾，研末，每服二錢，一服愈是男，二服愈是女。

海石

日華子名浮石。乃海間細沙水沫凝聚，日久結成者。狀如石出海中，故名海石。

氣味鹹，平，無毒。主治：煮汁飲，止渴治淋，殺野獸毒。○止咳。○去目翳。○清金降火，消積塊，化老痰。○消瘿瘤結核，疝氣下氣，消瘡腫。

體輕、色褐而光，有孔，如蛀窠，海人呼爲海檳榔，又呼海石。

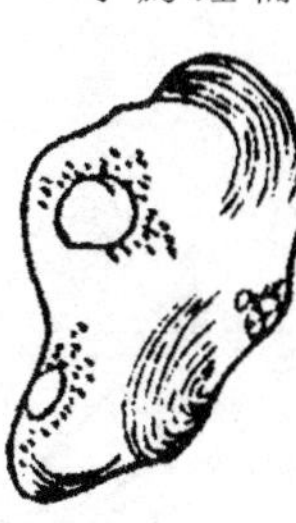

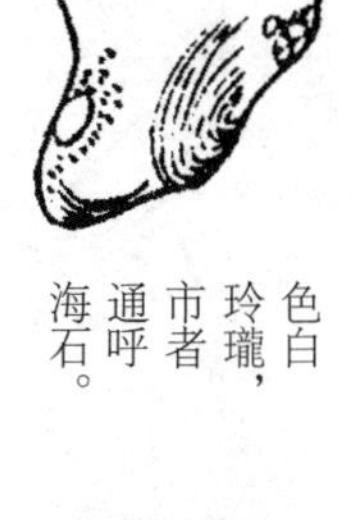

色白玲瓏，市者通呼海石。

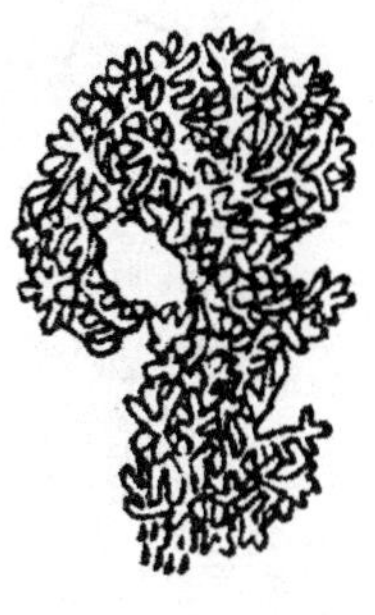

二色海石，功用大同小異。

震亨曰：海石，治老痰積塊，鹹能軟堅也。時珍曰：浮石，乃水沫結成，色白而體輕，其質玲瓏，肺之象也。氣味鹹寒，潤下之用也。故入肺，除上焦痰熱，止咳嗽而軟堅。清其上源，故又治諸淋。

水精 生倭國，亦石類也。其形瑩澈晶光，如水之精英，故名水精。一名水晶。

氣味寒、無毒。主治：熨目，除熱淚，亦入點目藥。穿串呑咽中，推引諸鯁物出。

水精，色似水明亮。

東壁土 此屋之西壁向東土也，蓋謂西壁東面，得太陽真火烘炙，則少陽之氣壯，及午，則壯陽之氣衰，故不用南壁，而用東壁。

氣味甘、温，無毒。

主治：下部瘡，脱肛。○止泄痢，霍亂、煩悶。○温瘧，點目去翳。同蜆殼爲末，敷豌豆瘡。○療小兒風臍。○摩乾濕癬，極效。

東壁土，别録下品。世人泥「東」字，多用東墻土，非也。

昔一女子，忽嗜河中污泥，日食數碗，玉田隱者以壁間敗土調水，飲之遂愈。

赤銅屑 即打紅銅落下末也，或以紅銅火鍛水淬，亦自落下。以水淘净，用好酒入炒鍋，炒見火星，取研末用，俗呼銅末。時珍曰：銅與金同，故字從「金」、「同」也。

赤銅屑，氣味苦、平，無毒。主治：賊風反折，熬使極熱，投酒中，服五合，日三。或以五斤燒赤，納二斗酒中百遍，如上服之。又治腋臭，以醋和如麥飯，袋盛，先刺腋下脉，去血封之，神效。〇明目，治風眼，接骨銲齒。療女人血氣及心痛。〇同五倍子，能染鬚髮。

赤銅屑，唐本草。

慎微曰：朝野僉載云：定州崔務墜馬折足，醫者取銅末和酒，服之遂差。及亡後，十年改葬，視其脛骨折處，猶有銅束之也。

自然銅 生邕州山巖中出銅處，今信州、火山軍皆有之。於銅坑中及石間採之，方圓不定，其色青黄如銅。不從鑛鍊，故號自然銅。

氣味辛、平，無毒。主治：折傷，散血止痛，破積聚。〇消瘀血，排膿，續筋骨。治産後血邪，安心，止驚悸，以酒摩服。

自然銅，宋開寶。

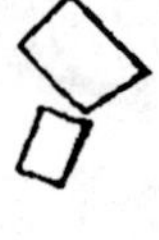

堅明有稜者佳。

修治：自然銅，以火煅醋淬七次，研爲細末，水飛過用。

宗奭曰：有人以自然銅飼折翅胡鴈，後遂飛去。今人打撲損傷，研細水飛過，同當歸、没藥各半錢，以酒調服之，仍以手摩病處。

古鏡 一名鑑。李時珍曰：鏡者，景也，有光景也。鑑者，監也，監於前也。軒轅内傳言：帝會王母，鑄鏡十二，隨日用之。此鏡之始也。或云：始於堯臣尹壽。

古鏡，氣味辛、無毒。主治：驚癇邪氣，小兒諸惡。煮汁，和諸藥煮服，文字彌古者佳。○辟一切邪魅，女人鬼交，飛屍蠱毒。催生，及治暴心痛，並火燒淬酒服。百蟲入耳鼻中，將鏡就獻之，即出。○小兒疝氣腫硬，煮汁服。

漢宣帝有寶鏡，如八銖錢，能見妖魅，帝常佩之。

孟昶時，張敵得古鏡，徑尺餘，照寢室如燭，舉家無疾，號無疾鏡。

漢高祖得始皇方鏡，廣四尺，高五尺，表裏有明，照之則影倒見，以手捧心，可見腸胃五臟。人疾病照之，則知病之所在。女子有邪心，則膽張心動。

宋史云：秦寧縣耕夫得鏡，厚三寸，徑尺二。照見水底，與日争輝。病熱者照之，心骨生寒。

雲仙録云：京師王氏有鏡，六鼻，常有雲烟，照之則左右前三萬□事皆見。黄巢將至，照之，兵甲如在目前。

筆談云：吴僧一鏡，照之知未來吉凶出處。又有火鏡取火，水鏡取水，皆鏡之異者也。

古文錢 時珍曰：但得五百年之外者，即可用。唐高祖所鑄開元通寶，得輕重大小之中，尤爲古今所重。綦毋氏錢神論云：黄金爲父，白銀爲母。鉛爲長男，錫爲適婦。其性堅剛，須水終始。體圓應天，孔方效地。此乃鑄錢之法也。管子言：禹以歷山之金鑄幣，以救人困。此錢之始也。至周太公立九府泉，法泉體圓含方，輕重以銖，週流四方，有泉之象，故名曰泉。後轉爲錢。

氣味辛、平，有毒。

主治：翳障明目，療風赤眼，鹽鹵浸用。婦人生産横逆，心腹痛，月膈五淋。燒，以醋淬用。〇大青錢煮汁服，通五淋。磨，入目，主盲盲障膚赤。和薏苡仁根煮服，止心腹痛。

昔有患赤目腫痛，數日不能開者。客有教以生薑一塊，洗浄去皮，以古青錢刮汁點之。初甚苦，熱淚蔑面，然終無損。後有患者，教之，往往疑惑。信士點之，無不一點即愈，但作瘡者，不可用也。

戲术：用開元錢一般厚大十個，八個一面貼成金的，一個二面貼成金的，一個本色的，做與人看時，將九個本色的擺開，惟壓蓋住二面金錢一個，看着都是本色錢，釋在手中偷轉下面過，喝聲變金錢，將金面九個攄開，後一錢復壓蓋住本色錢一個，則惟見金錢，名曰大變金錢。

代赭石　生齊國山谷，今河東、京東山中亦有之，以赤紅、青色如雞冠有澤，染爪甲不渝者良。別録曰：出代郡者名代赭。時珍曰：赭，赤色也。代，即鴈門也。今俗呼爲土朱鐵。

氣味苦、寒，無毒。

主治：鬼疰賊風蠱毒，殺精物惡鬼，腹中毒邪氣，女子赤沃漏下。〇帶下百病，産難，胞不出。墮胎，養血氣。除五臟血脉中熱，血痺血痢。大人、小兒驚氣，入腹及陰痿不起。〇安胎建脾，止反胃，吐血鼻衄，月經不止，腸風痔瘻，瀉痢脱精，遺溺夜多。小兒驚癇疳疾，金瘡長肉，辟鬼魅。

代赭石，本經下品。

時珍曰：修治：今人惟煅赤，以醋淬三次，或七次，研水飛過用。

好古曰：代赭，入手少陰、足厥陰經。時珍曰：乃肝與包絡二經血分藥也。之才曰：畏天雄、附子，乾薑爲之使。

昔有小兒瀉後，三日不乳，目黃如金，氣將絶。有名醫曰：此慢肝驚風也，宜治肝。用水飛代赭石末，每服半錢，冬瓜仁煎湯調下，果愈。

相感志云：代赭，以酒醋煮之，插鐵釘于內，扇之成汁。

石燕

出零陵郡，今永州祈陽縣江旁沙灘上有之。狀類燕而有文乃石類也，故名石燕。

氣味甘、凉，無毒。主治：淋疾，煮汁飲之。婦人難産，兩手各把一枚，立驗。○療眼目障翳，諸般淋瀝，久患消渴，臟腑頻瀉，腸風痔瘻，年久不瘥，面色虛黃，飲食無味，婦人月水湛濁，赤白帶下多年者，每日磨汁飲之。一枚用三日，以此爲準。亦可爲末，水飛過，每日服半錢至一錢，米飲服，至一月，諸關悉平。

石燕，唐本草。

雌

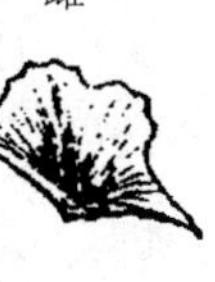

雄

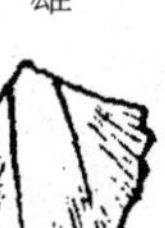

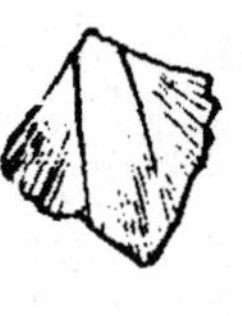

徐氏家傳方：治婦人赤白帶下，多年不止，用石燕一枚，磨水服之，立效。

雨水

時珍曰：地氣升爲雲，天氣降爲雨。

氣味鹹、平，無毒。○立春雨水，主治：夫婦各飲一杯，還房，當獲時有子，神效。

宜煎發散，及補中益氣藥。

露水 時珍曰：露者，陰氣之液也。夜氣着物，而潤澤於道旁者也。

氣味甘、平，無毒。主治：秋露繁時，以盘收取，煎如飴，令人延年不飢。

稟陰殺之氣，宜煎潤肺殺祟之藥，及調疥癬蟲癩諸散。

臘雪 按，劉熙釋名曰：雪，洗也，洗除瘴癘、蟲蝗也。凡花五出，雪花六出，陰之成數也。冬至後第三戊爲臘，臘前三雪，大宜菜麥，又殺蟲蝗。臘雪密封陰處，數十年亦不壞；用水浸五穀種，則耐旱不生蟲；灑几席間，則蠅自去；淹藏一切果食，不蛀蠹。豈非除蟲蝗之驗乎？

氣味甘、冷，無毒。主治：解一切毒，治天行時氣温疫，小兒熱癇狂啼，大人丹石發動，酒後暴熱，黄疸，仍小温服之。〇洗目退赤。

〇煎茶煮粥，解熱止渴。〇宜煎傷寒火暍之藥，抹痱亦良。

藏器曰：春雪有蟲，水亦易敗，所以不收。

夏冰 時珍曰：冰者，太陰之精，水極似土，變柔爲剛，所謂物極反兼化也，故字從「水」、從「仌」。

氣味甘，冷，無毒。主治：去熱煩，熨人乳石，發熱腫。〇解煩渴，消暑毒。〇傷寒陽毒，熱盛昏迷者，以冰一塊，置於膻中良。亦解燒酒毒。

宋徽宗食冰太過，病脾疾，國醫不效，召楊介診之。介用大理中丸，上曰：服之屢矣。介曰：疾因食冰，臣因以冰煎此藥，是治受病之源也。服之果愈。

千里水 東流水 甘爛水

一名勞水。

氣味甘、平，無毒。主治：病後虚弱，揚之萬遍，煮藥禁神，最驗。〇主五勞七傷，腎虚脾弱，陽盛陰虚，目不能瞑，及霍亂吐利，傷寒後欲作奔豚。

逆流水

主治：中風卒厥，頭風瘧疾，咽喉諸病，宣吐痰飲。

藏器曰：千里水、東流水，二水皆堪蕩滌邪穢。煎煮湯藥，禁咒神鬼。潢污行潦，尚可薦之王公，況其靈長者哉！

時珍曰：勞水，即揚泛水，張仲景謂之甘爛水。用流水二斗，置大盆中，以杓高揚之千萬遍，有沸珠相逐，乃取煎藥。蓋水性本鹹而體重，勞之則甘而輕，取其不助腎氣，而益脾胃也。

虞摶醫學云：甘爛水，甘溫而性柔，故烹傷寒陰證等藥用之。順流水，性順而下流，故治下焦腰膝之證，及通利大小便之藥用之。急流水，湍上峻急之水，其性急速而下達，故通二便、風痺之藥用之。逆流水，洄瀾之水，其性逆而倒上，故發吐痰飲之藥用之也。

宗奭曰：東流水，取其性順疾速，通膈下關也。倒流水，取其迴旋流止，上而不下也。

井華水

將旦首汲，曰井華。

氣味甘，平，無毒。主治：酒後熱痢，洗目，中膚翳，治人大驚，九竅、四肢、指歧皆出血，以水噀面。和朱砂服，令人好顏色，鎮心安神。治口臭，堪鍊諸藥石。投酒、醋，令不腐。〇宜煎補陰之藥。〇宜煎一切痰火氣血藥。

新汲水　無時，初出曰新汲。

主治：消渴反胃，熱痢熱淋，小便赤澀，却邪調中，下熱氣，並宜飲之。射癰腫令散，洗漆瘡，治堅損腸出，冷噴其身面，則腸自入也。又解閉口椒毒，下魚骨鯁。〇解馬刀毒。〇解砒石、烏喙、燒酒、煤炭毒，治熱悶、昏瞀、煩渴。

禹錫曰：凡飲水療疾，皆取新汲清泉，不用停污濁暖，非直無效，亦且損人。

虞摶曰：新汲井華水，取天一真氣，浮於水面，用以煎補陰之劑，及鍊丹煮茗，性味同於雪水也。

濟急方：治中蒙汗毒，飲冷水，即安。

南史云：將軍房伯玉，服五石散十劑許，更患冷疾，夏月常復衣。徐嗣伯診之曰：「乃伏熱也，須以水發之，非冬月不可。」十一月冰雪大盛時，令伯玉解衣坐石上，取新汲冷水從頭澆之，盡二十斛，口噤氣絶，家人啼哭請止，嗣伯執撾諫者。又盡水百斛，伯玉始能動，背上彭彭有氣，俄而起坐，云熱不可忍，乞冷飲。嗣伯以水一升飲之，疾遂愈。自爾常發熱，冬月猶單衫，體更肥壯。

地漿　弘景曰：此掘黄土地作坎，深三尺，以新汲水沃入，攪濁。少頃，取清用之，故曰地漿，亦曰土漿。

氣味甘，寒，無毒。主治：解中毒煩悶。〇解一切魚肉、果菜、藥物、諸菌毒，療霍亂及中暍卒死者，飲一升，妙。

熱湯　乃百沸湯也，一名麻沸湯，一名太和湯。

氣味甘，平，無毒。主治：助陽氣，行經絡。〇熨霍亂轉筋，入腹及客忤死。

汪穎云：熱湯須百沸者佳。若半沸者，飲之，反傷元氣，作脹。或云：熱湯漱口損齒，病目人勿以熱湯洗浴，凍僵人勿以熱湯濯之，能脱指甲。銅瓶煎湯服，損人之聲。

漿水 嘉謨曰：漿，酢也。炊粟米，熱投冷水中，浸五六日，味酢，生白花，色類漿，故名漿水。俗呼酸漿。

氣味甘，酸，微温，無毒。主治：調中引氣，宣和强力，通關開胃，止渴，霍亂泄利，消宿食。宜作粥，薄暮啜之，解煩去睡，調理腑臟。煎令酸，止嘔噦，白人膚體如繒帛。○利小便。○浸至敗者，害人。

無根水 土凹積留，不見流動者，是也。

氣味甘，平，無毒。主治脾胃虚損。

半天河 一名上池水。弘景曰：此竹籬頭水，及空樹穴中水也。戰國策云：長桑君飲扁鵲以上池之水，能洞見臟腑。注云：上池水，半天河也。

氣味甘，微寒，無毒。主治：鬼疰，狂邪氣，惡毒。○洗諸瘡。○主蠱毒，殺鬼精，恍惚妄語，與飲之，勿令知之。○槐樹間者，主諸風及惡瘡，風瘙疥癢。

宗奭曰：半天河，水在上，天澤之水也。故治心病，鬼疰，狂邪氣，惡毒。

礞石 江北諸山往往有之，以盱山出者爲佳。有青、白二種，以青者爲佳。堅細而青黑，打開中有白星點，煅後則星黄如麩金。時珍曰：其色濛濛然，故名。俗呼青礞石。

氣味甘、鹹、平，無毒。

主治：食積不消，留滯臟腑，宿食、癥塊久不癥。小兒食積羸瘦，婦人積年食癥，攻刺心腹。得巴豆、硇砂、大黄、荆三稜，作丸服良。

○治積痰驚癇，咳嗽喘急。

修治：礞石，用大坩鍋一個，以礞石四兩，打碎，入硝石四兩，拌勻。炭火十五斤簇定，煅至消盡，其石色如金爲度。取出研末，水飛去消毒，曬乾用。

衛生方：治小兒急驚，青礞石磨水服。

礞石，宋嘉祐。

梁上塵 凡使，須去煙火大遠，高堂殿上倒掛塵。篩取末用之。俗呼烏龍尾，象形也。

氣味辛、苦，微寒，無毒。主治：腹痛噎膈，中惡鼻衄，小兒軟瘡。○消積食，止金瘡出血，齒齦出血，鼻中息肉，吹之。

百草霜 此乃竈額及煙筒中墨烟也。其質輕細，故謂之霜。

氣味辛，溫，無毒。主治：消積滯，止上下諸血，婦人崩中帶下，胎前産後諸病。傷寒，陽毒發狂，黄疸瘧疾，噎膈咽喉口舌，一切諸瘡。

墨 古者以黑土爲墨，故字從黑、土。許慎說文曰：墨，烟煤所成，土之類也。故从黑、土。

氣味辛，溫，無毒。主治：止血，生肌膚，合金瘡，治産後血暈，崩中卒下血。醋磨服之。又止血痢，及小兒客忤，擣篩，溫水服之。

又眯目、物芒入目，點摩瞳子上。○利小便，通月經，治癰腫。

松煙墨，方可入藥。

千金方：治飛絲入目，磨濃墨點之，即出。

花乳石

頌曰：出陝州閿鄉縣，體至堅重，色如硫黄。形塊有極大者，人用琢器。採無時。

宗奭曰：黄石中間有淡白點，以此得花之名。圖經作花蕊石，是取其色黄也。

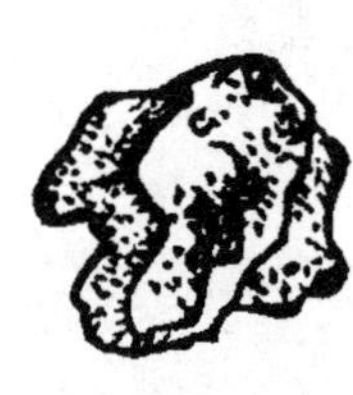

花蕊石，宋嘉祐。

今市者通是白石黄點。

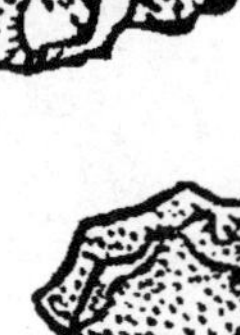

氣味酸、濇，平，無毒。

主治：金瘡出血，刮末敷之，即合。仍不作膿。又療婦人血暈惡血。

治一切失血，傷損内漏，目中翳。

修治：以罐固濟，頂火煅過，出火毒，研細水飛，曬乾用。

頌曰：花蕊石，古方未有用者，近世以合硫黄同煅，研末敷金瘡，其效如神。又人倉卒中金刃，不及煅合，但刮末敷之，亦效。

不灰木

出上黨，今澤、潞山中皆有之，蓋石類也。其色青白如爛木，燒之不然，以此得名。

氣味甘、大寒，無毒。主治：熱痱瘡，和棗葉、石灰，爲粉敷之。○除煩熱陽厥。

爐甘石

川蜀湘東最多，太原、澤州、陽城、高平、靈丘、融縣及雲南者爲勝。金銀之苗也。其塊大小不一，狀類滑石，鬆如石脂，亦粘舌，其色微黄者爲上。産于銀坑者，其色白，或帶青，或帶緑，或粉紅。赤銅得之，即變爲黄。今之黄銅，皆此物點化也。九天三清俱尊之曰「爐先生」，非小藥也。時珍曰：爐火所重，其味甘，故名爐甘石。

氣味甘、温，無毒。主治：止血，消腫毒，生肌明目，去翳退赤，收濕除爛。同龍腦，點治目病。

爐甘石，新增。

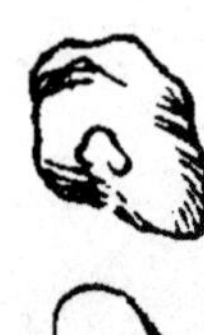

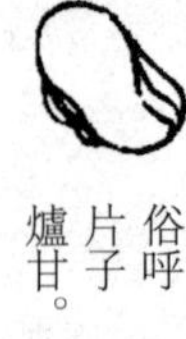

俗呼片子爐甘。

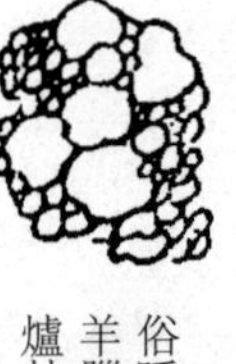

俗呼羊腦爐甘。

修治：以炭火煅紅，童子小便淬七次，水洗净，研粉水飛過，曬用。凡用，以片子者爲勝。

時珍曰：爐甘石，陽明經藥也。受金銀之氣，故治目病爲要藥。

通妙邵真人方：治下疳陰瘡，用爐甘石火煅，醋淬五次一兩，孩兒茶三錢，爲末，脂麻油調敷，立愈。

集玄方：治齒疏陷物，爐甘石煅，寒水石等分爲末，每用少許擦牙，忌用刷牙，久久自密。

蓬砂 生西南番。有黄白二種：西者白如明礬，南者黄如桃膠。或云：鍊出盆中結成，謂之盆砂。日華子名蓬砂。又名鵬砂，俗呼硼砂。

氣味苦、辛、暖，無毒。主治：消痰止嗽，破癥結喉痺。〇上焦痰熱，生津液，去口氣，消障翳，除噎膈反胃，積塊結瘀肉，陰㿉骨鯁，惡瘡。〇口齒諸病。

獨孤滔曰：制汞，啞銅，結砂子。○土宿真君曰：知母、鵝不食草、芸薹、紫蘇、甑帶、何首烏，皆能伏蓬砂。同砒石煅過，有變化。鄱陽汪友良，因食辣蹄，誤吞一骨如小指大，鯁于咽喉間，隱然見于膚革。引手揣摸，百計不下，累日咳嗽作痛，僅能通湯飲。家人憂之。於昏睡次，睹一人着朱衣來告曰：「汝爲骨所苦，吾有一藥，唯南硼砂，最妙。」恍惚驚悟，謂非夢也，殆神明陰授以方，欲全其命。索藥笥得砂小塊，汲水滌洗，取而含化，纔食頃，脱然而失。出壬志。

鵝管石 此石色白，形如鵝管，故名。

氣味甘、平，無毒。主治：肺寒久嗽，痰氣壅膈，兼治疳瘡。

鵝管石，新增。

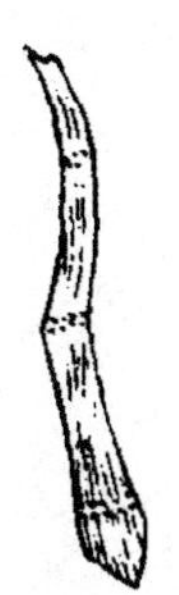

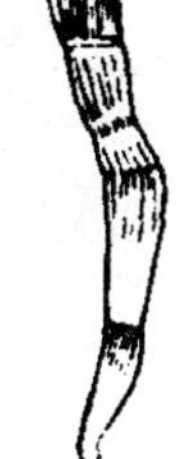

鵝管石，狀如鵝管，中有空心，色純白，根上多紋，稍上光净。入藥火煅，細研。

蛇黃 出嶺南，今越州、信州亦有之。本經云：是蛇腹中得之，圓重如錫，黃黑青雜色。注云：多赤色，有吐出者，野人或得之。今醫家用者，大如彈丸，堅如石，外黃、内黑色。二月採。

唐本草載名曰蛇黃。

氣味冷，無毒。主治：心痛疰忤，石淋，小兒驚癇，婦人產難，以水煮，研服汁。○鎮心。○磨汁，塗腫毒。

蛇黃，唐本草。

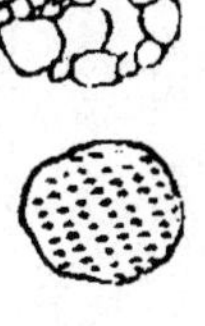

色青黃。

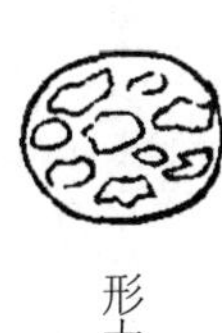

形大小不一。

修治：大明曰：凡用蛇黃，入藥燒赤，醋淬三四次，研末，水飛過用。

危氏得效方：治暗風癇疾，忽然仆地，不知人事，良久方醒。蛇黃火煅，醋淬七次，爲末，每酒調服二錢，數服愈，年深者亦效。

時珍曰：蛇黃，生蛇腹中，正如牛黃之意。世人因其難得，遂以蛇含石代之。

庚辛玉册云：蛇含，自是一種石。云蛇入蟄時，含土一塊，起蟄時，化作黃石。不稽之言也。

薑石　所在有之，生土石間，狀如薑。有五種，以色白而爛不磣者好。齊州歷城東者良。

時珍曰：薑石，以形名。

薑石，唐本草。

收採不拘時。

氣味鹹、寒，無毒。

主治：熱豌豆瘡，疔毒等腫。

宗奭曰：所在皆有，須不見日色旋取微白者佳。

修治：猛烈火燒醋淬，曝乾研爲細末用。

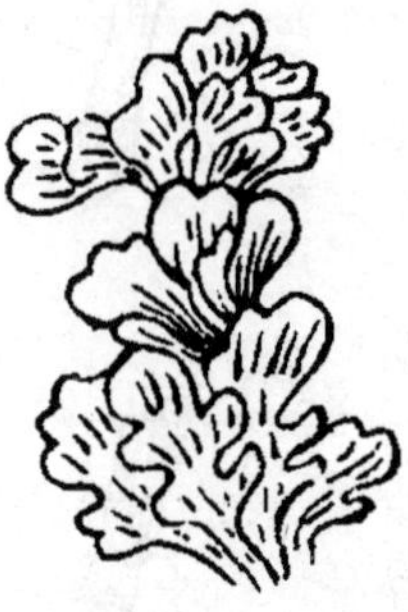

崔氏方：治疔毒腫痛，白薑石末，和雞子清敷之，乾即易，丁自出，神驗。

本草原始

獸部卷之九

虎頭、脛骨、膏、威骨、心等　麝臍、香、肉　牛肉、鼻、皮、乳、血、脂、髓、腦、心、脾、肺、肝、胃、膍、腎、膽、齒、角、䚡、角骨、蹄甲、陰莖、卵、臍毛、溺、犢子、臍屎、酥油、乳餅黄　熊脂、肉、腦、骨、膽、掌　象牙、皮、膽、肉、睛、骨、肺　馬陰莖、肉、乳、鬐膏、肺、肝、眼、骨、蹄、腦、溺、屎　鹿角、齒、茸、膠霜、肉、血、皮、骨、髓、腦、脂、頭肉、蹄肉、腎　羊角、齒、脊骨、脛骨、脂、肉、頭蹄、皮、血、乳、腦、髓、心、肺、腎、肝、膽、胃、脬、胑、舌、睛、筋　狗肉、蹄、血、乳、脂、腦、心、腎、肝、膽、陰莖、卵、皮、毛、齒、骨、屎　麢羊角　犀角

兔肉、腦、頭骨、肝、皮、毛、屎　貓肉、頭骨、腦、牙、胞衣　豕肉、頭肉、脂、膏、髓血、清油、心血、尾血、心、五臟、肝、脾、肺、腎、胑、肚、腸、脬、膽、膚、耳垢、鼻、唇、舌、齒、卵、蹄、甲、毛、屎　驢肉、頭肉、脂、乳、陰莖、駒衣、頭骨、溺屎　阿膠　狐肉、五臟、肝、膽、陰莖、口中涎、四足、尾、屎　駝肉、乳、脂、黄毛、屎　鼠肉、肝、膽、腎、脂、頭、脊骨、足、目涎、皮、糞　獺肉、肝、腎、膽、骨、足、皮、毛

膃肭臍即海狗腎　猬皮、肉、脂、膽　鯪鯉即川山甲

禽部卷之十

雞諸雞肉、烏骨、反毛、頭、冠血、血、腦、肪、肝、膽、腎、嗉、腸、肋骨、膍胵、裏黄皮、距白、翮翎、尾毛、屎白、卵白、黄卵、殼中白、皮、窠中草　鵞膏、肉、臎尾肉、血、膽、卵、涎、毛、掌上黄皮、屎　鶩肪、肉、頭、腦、血、涎、舌、膽、卵、肫衣、屎　雀肉、頭血、腦、喙、脛骨、屎　燕肉、卵、黄毛、屎　伏翼肉、腦、血、夜明砂　鷹肉、觜、爪、睛、骨、毛屎　雉腦、嘴、尾、屎、肉、卵　鵲肉　鴿肉、血、屎　五靈脂　啄木鳥肉、舌、血、腦　鶉即鴳鶉肉

本草原始卷之九

獸部

虎 生山林。格物論云：虎，山獸之君也，狀如猫而大如牛，黄質黑章，鋸牙鈎爪，鬚健而尖。舌大如掌，生倒刺。項短鼻齆。夜視，一目放光，一目看物。聲吼如雷，風從而生，百獸震恐。大寒之日始交，七月而生。性至猛烈，雖遭逐，猶復徘徊顧步。其傷重者，輒咆哮作聲而去，聽其聲之多少，以知其去之遠近。率鳴一聲者爲一里。靠岩坐，倚木而死，終不僵仆。其搏物不過三躍，不中則捨之。其食物，值耳輒止，以爲觸其名名耳，故也。當傷人者，耳輒有缺。人死于虎，則爲倀鬼，導虎而行。類從曰：虎行，以爪拆地，觀奇偶而行。今人畫地觀奇偶者，謂之虎卜。楊雄方言云：陳魏之間，謂之李父。江淮、南楚之間，謂之李耳，或謂之䖘䖙。自關東、西，謂之伯都。李時珍曰：虎，象其聲也。魏子才云：其文從虍、從几，象其蹲踞之形。字説曰：虎，西方之獸，俗呼大蟲。

虎骨，氣味辛、微熱，無毒。

之才曰平。

主治：邪惡氣，殺鬼疰毒，止驚悸，治惡瘡鼠瘻。頭骨尤良。○治筋骨毒風，攣急，屈伸不得，走注疼痛。治屍疰腹痛，傷寒温氣，温瘧，殺犬咬毒。○雜朱畫符，療邪。頭骨作枕，辟惡夢魘。置户上，辟鬼。○煮汁浴之，去骨節風毒腫。和醋浸膝，止脚痛腫，脛骨尤良。初生小兒，煎湯浴之，辟惡氣，去瘡疥、驚癇、鬼疰，長大無病。○追風定痛，健骨，止久痢，脱肛，獸骨鯁咽。

時珍曰：虎骨，通可用。辟邪疰驚癇，温瘧瘡疽，頭風，當用頭骨。手、足諸風，當用脛骨。腰背諸風，當用脊骨。亦各從其類也。

修治：頌曰：虎骨，用頭及脛骨色黄者佳。凡虎身數物，俱用雄虎者勝。藥箭射死者，骨青不可入藥，其毒浸漬骨血間，能傷人。時珍曰：凡用虎之諸骨，並搥碎去髓，塗酥或酒、或醋，各隨方法，炭火炙黄，入藥。

膏，治狗嚙瘡。○爪，繫小兒臂，辟惡魅。○肉，主惡心欲吐，益氣力。

威骨，令人有威，帶之臨官佳。無官，則爲人所憎。○腎，主治瘰癧。

心，壯神强志。○膽，治小兒疳痢，驚癇。○肚，治反胃吐食。○睛，治癲疾驚悸，客忤疳氣。○牙，主治丈夫陰瘡及疽瘻。○鬚，治齒痛。○皮，辟邪魅。○鼻，懸户上，令生男。○屎中骨爲屑，治火瘡。

起居雜記云：虎、豹皮上睡，令人神驚。其毛入瘡，有大毒。

段成式酉陽雜俎云：仙人鄭思遠常騎虎，故人許隱齒痛求治，遠拔虎鬚，令插之，痛即止。

勝金方：治痔漏脱肛，虎脛骨兩節，以蜜二兩，炙赤色，搗爲細末，蒸餅爲丸，梧桐子大。每日早晨，黄酒下二十丸，取效。

虎，别録中品。虎骨，臣。

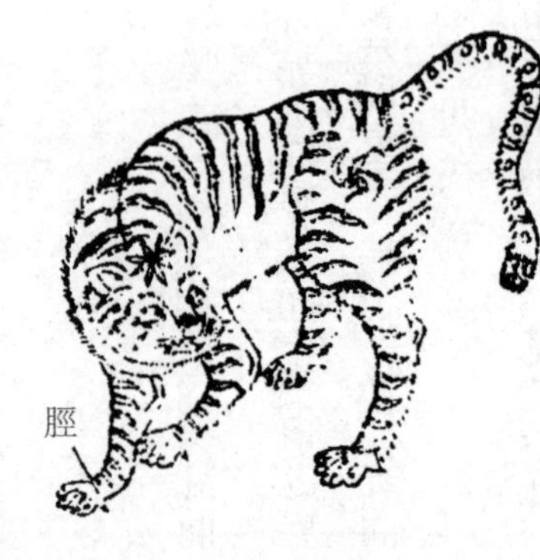

虎之一身筋節氣力皆出前足，故入藥以脛骨爲勝。

麝 出中臺山谷，及益州、雍州山中，今陝西、益州、河東諸路山中皆有之，而秦州、文州諸蠻中尤多。形似麞而小，其香正在陰前皮内，别有膜裹之。春分取之，生者益良。一説香有三種：第一生香麝子，夏食蛇蟲多，至寒則香滿，入春急痛，自以爪剔出之，落處草木皆焦黄，此極難得。今人帶真香過園中，瓜果皆不實，此其驗也。其次臍香，乃捕得殺取者。又其次心結香，麝被大獸捕逐驚畏，失心狂走，顛墜崖谷而斃。人有得之，破心見血，流出作塊者是也。不堪入藥。又有一種水麝，其香更奇好。臍中皆水，瀝一滴於斗水中，用灑衣物，其香不歇。唐天寶初，虞人嘗獲一水麝，詔養於囿中，每取以針刺其臍，捻以真雄黄，則其創復合。其香氣倍於肉麝。近歲不復聞有之。爾雅謂麝爲麝父。釋獸云：麝父，麕足。麝如小鹿有香，故其文從鹿、從射。或云：麝父之香來射，故名麝。時珍曰：麝之香氣遠射，故謂之麝。其形似麞，故俗呼香麞。

麝臍香，氣味辛、温，無毒。主治：辟惡氣，殺鬼精物，去三蟲蠱毒，温瘧驚癇。久服除邪，不夢寤，魘寐。○療諸凶邪鬼氣，中惡，心腹暴痛，脹急痞滿，風毒，去面䵟，目中膚翳。婦人産難，墮胎。通神仙。○佩服及置枕間，辟惡夢，及屍疰鬼氣。又療蛇毒。○治蛇蠶咬，沙蝨，溪瘴毒，辟蠱氣，殺臟腑蟲。治瘧疾，吐風痰，療一切虚損惡病。納子宫，暖水臟，止冷帶下。○熟水研服一粒，治小兒驚癇客忤，鎮心安神，止小便利。又能蝕一切癰瘡膿水。○除百病，治一切惡氣，及驚怖恍惚。○療鼻窒不聞香臭。○通諸竅，開經絡，透肌骨，解酒毒。○消瓜果食積，治中風中氣，中惡痰厥，積聚癥瘕。

修治：斆曰：凡使麝香，用當門子尤妙。以子日開之，微研用，不必苦細也。

甄權曰：苦、辛。忌大蒜。李廷飛曰：麝香，不可近鼻，有白蟲入腦，患癩。久帶，其香透關，令人成異疾。

經驗方：治小兒邪瘧，以麝香研墨，書「去邪辟魔」四字於額上，愈。

夏子益奇疾方：治口內肉球，有根如綫五寸餘，如釵股，吐出，乃能食物。捻之，則痛徹心者，麝香一錢，研水服之，日三，自消。

治鼠咬人，麝香封之，用帛子繫之，妙。

市者有以真香些須，雜以荔枝末，或炒雞子黄，爲末，或炮棗肉，或酒製大黄等物，攙入，裹以四足膝皮充賣，用者宜辨。

真麝香，開之即遠聞。久放，且不生白樸。

麝常食柏葉，又啖蛇。五月得香，往往有蛇皮骨，故麝香療蛇毒，今以蛇蜕皮裹麝香，彌香，則是相使也。

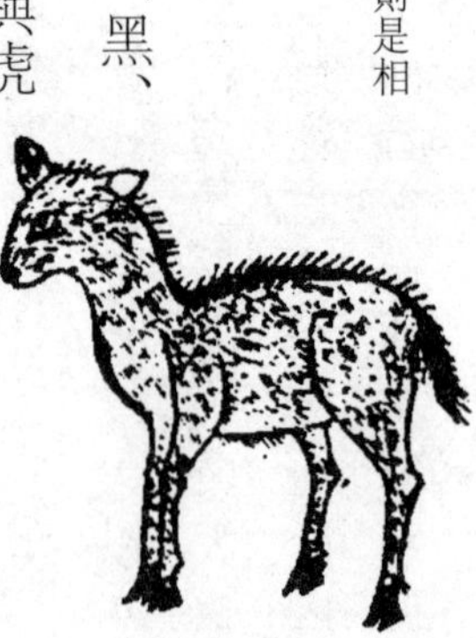

麝，本經上品。

形似麞而小。

肉，食之不畏蛇。

牛 時珍曰：有㹀牛、水牛二種。㹀牛小而水牛大，㹀牛有黄、黑、赤、白、駁雜數色；水牛色青蒼，大腹鋭頭，其狀類猪，角若擔矛，能與虎鬭，亦有白色者。牛耳聾，其聽以鼻。牛瞳竪而不横。牛齒有下無上。其聲曰牟。牛在畜屬上，在卦屬坤，其性順也。許慎曰：牛，件也。牛爲大牲，可以件事分理也。其文象角頭三封及尾之形。周禮謂之大牢。内則謂之一元大武，史記稱牛爲四蹄，今人稱牛爲一頭。梵書謂之瞿摩帝。牛之牡者曰牯，曰特，曰犅，曰犒。牝曰牸，曰牸。南牛曰犑，北牛曰犊。純色曰犧，黑曰犕，白曰犕，赤曰牸，駁曰犂。去勢曰犍，又曰犗。無角曰牛，子曰犢。生二歲曰犋，三歲曰犙，四歲曰牭，五歲曰㸳，六歲曰犕。

牛黃 出晉地平津，今出登、萊州，它處或有，不甚佳。凡牛有黃者，毛皮光澤，眼如血色，時復鳴吼，又好照水。人以盆水承之，伺其吐出，乃喝迫，即墮落水中。既得之，陰乾百日。一子如雞子黃大，其重疊可揭折，輕虛而氣香者佳。然此物多僞，今人試之者，揩摩手甲上，以透甲黃者爲真。又云：此有四種：喝迫而得者，名生黃；其殺死而在角中得者，名角中黃；心中剥得者，名心黃；初在心中如漿汁，取得便投水中，霑水乃硬，如碎蒺藜，或皂莢子是也；肝膽中得之者，名肝黃。大抵皆不及喝迫得者最勝。一名丑寶，金光明經謂之瞿盧折娜。

黃牛肉，氣味甘、温，無毒。主治：安中益氣，養脾胃。○補益腰脚，止消渴及唾涎。

水牛肉，氣味甘、平，無毒。主治：消渴，止啘泄，安中益氣，養脾胃。○補虚，壯健，强筋骨，消水腫，除濕氣。

鼻，主治：消渴，同石燕煮汁服。治婦人無乳，作羹食之，不過兩日，乳下無限。氣壯人尤效。○療口眼喎斜，不拘乾濕，以火炙熱，於不患處熨之，漸止。

皮，主治：水氣浮腫，小便澀少，以皮蒸熟，切入豉汁食之。○熬膠尤良。

乳，主治：補虛羸，止渴。○養心肺，解熱毒，潤皮膚。○冷補下熱氣，和蒜煎沸食，去冷氣痃癖。○患熱風人，宜食之。○老人煮食，有益。入薑、葱，止小兒吐乳，補勞。○治反胃，氣痢，疸黃，通潤大腸。

造化權輿云：坤陰爲牛，故牛蹄拆，牛疾則立，陰勝也。牛起先後足，卧先前足，從陰也。

牛，本經中品。

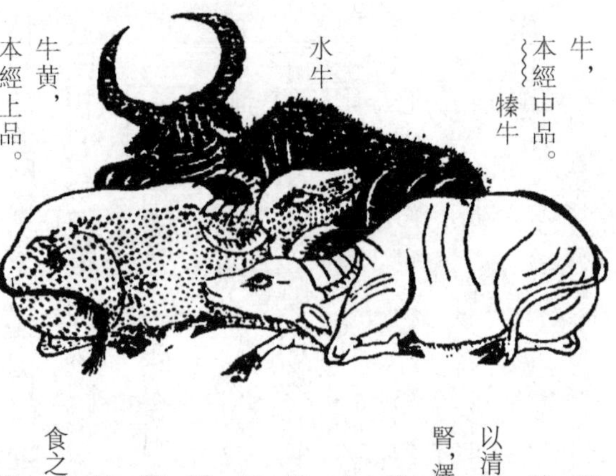

牛黃，本經上品。

血，主治：解毒利腸，治金瘡折傷垂死。又下水蛭，煮拌醋食。治血痢便血。

脂，主治：諸瘡疥癬，白禿，亦入面脂。

髓，主治：補中，填骨髓，久服增年。○安五臟，平三焦，續絶傷，益氣力，止泄利，去消渴，皆以清酒暖服之。○平胃氣，通十二經脉，治瘦病，以黑牛髓、地黃汁、白蜜等分，煎服。○潤肺補腎，澤肌悅面，理折傷，擦損痛，甚效。

腦，主治：風眩，消渴。○脾積痞氣，潤皴裂，入面脂用。

心，主治：虛忘補心。

脾，主治：補脾。○臘月煮，日食一度，治痔瘻。和朴硝作脯食，消痞塊。

肺，主治補肺。

肝，主治：補肝明目。○治瘧及痢，醋煮食之。○婦人陰䘌，納之引蟲。

胃，主治：消渴風眩，補五臟，醋煮食之。○補中益氣，解毒，養脾胃。

膍，一名百葉。主治：熱氣水氣，治痢，解酒毒、藥毒、丹石毒，發熱，同肝作生，以薑、醋食之。

腎，主治：補腎氣，益精。○治濕痺。

膽，氣味苦、大寒，無毒。主治：可丸藥。○除心腹熱渴，止下痢及口焦燥，益目精。○臘月，釀槐子服，明目，治痔濕彌佳。○釀黑豆，百日後取出，每夜吞一粒，鎮肝明目。○除黄殺蟲，治癱瘓。釀南星末，陰乾，治驚風有奇功。

齒，主治小兒牛癇。

牛角鰓，此即角尖中堅骨也。主治：下閉血，瘀血疼痛，女人帶下血，燔之酒服。○燒灰，主赤白痢。○水牛者，燒之，止婦人血崩，赤白帶下，冷痢瀉血，水泄。○治水腫。

角，主治：水牛者燔之，治時氣、寒熱、頭痛。○煎汁，治熱毒風及壯熱。○㸺牛者，治喉痺腫塞欲死，燒灰，酒服一錢。小兒飲乳不快，似喉痺者，以灰塗乳上，咽下即瘥。○治淋破血。

骨，主治：燒灰，治吐血鼻洪，崩中帶下，腸風瀉血，水瀉。○治邪瘧。燒灰，同猪脂塗疳瘡蝕人口鼻，有效。

蹄甲，主治：婦人崩中，漏下赤白。○燒灰水服，治牛癇。和油塗臁瘡。研末貼臍，止小兒夜啼。○懸蹄，主治熱風，赤白漏下。

陰莖，主治：婦人漏下赤白，無子。○耳中垢，主治蛇傷，惡蛓毒。

牯牛卵囊，主治：疝氣，一具煮爛，入小茴香、鹽少許，拌食。

臍毛，主治小兒久不行。○口涎，主治反胃嘔吐。

溺，主治水腫腹脹脚滿，利小便。○屎，主治：水腫惡氣。乾者燔之，敷鼠瘻惡瘡。○燒灰，敷炙瘡不瘥。

黄犢子臍屎，主治：九竅四肢指歧間血出，乃暴怒所爲。燒此末，水服方寸匕，日四五服良。

酥油沙牛者，主治：補五臟，利大小腸，治口瘡。○除胸中客熱，益心肺。○除心熱肺痿，止渴止嗽，止吐血，潤毛髮。○益虚勞，潤臟腑，澤肌膚，和血脉，止急痛，治諸瘡，温酒化服良。○犛牛酥，主治：去諸風濕痺，除熱，利大便，去宿食。○合諸膏，摩風腫，踠跌血瘀。

乳餅，主治：潤五臟，利大小便，益十二經脉，微動氣。○治赤白痢。切如豆大，麵拌酸漿，水煮二十沸，頓服。小兒服之，彌良。

牛黄，主治：驚癇寒熱，熱盛狂痓，除邪逐鬼。○療小兒百病，諸癇熱，口不開，大人狂顛。又墮胎。久服，輕身增年，令人不忘。○主中風失音，口噤驚悸，天行時疾，健忘虛乏。○安魂定魄，辟邪魅，卒中惡，小兒夜啼。○益肝膽，定精神，除熱，止驚痢，辟惡氣，除百病。○清心化熱，利痰涼驚。○痘瘡紫色，發狂譫語者可用。

之才曰：牛黄，人參爲之使。得牡丹、菖蒲利耳目，惡龍骨、龍膽、地黄、常山、蜚蠊，畏牛膝、乾漆。

牛黄，本經曰：氣味苦、平，有小毒。日華曰：甘，涼。普曰：無毒。

修治：牛黄，細研如塵用。

用牛黄，宜擇一子如雞子黄大，重疊可揭折，輕虛氣香，色赤黄有光，摩指甲上透甲黄者爲真。犛牛黄堅而不香。又有駱駝黄，極易得，亦能相亂，不可不審。

時珍曰：牛黄，牛之病也，故有黄之牛多病而易死，諸獸皆有黄，人之病黄者亦然。因其病在心及肝膽之間，凝結成黄，故還能治心及肝膽之病，正如人之淋石，復能治淋也。

聖惠方：治小兒腹痛，夜啼，用牛黄如小豆大，乳汁化服。又臍下書「田」字差。牛黄，君。

熊　出雍州山谷，今雍、洛、河東及懷、衛山中皆有之。形類豕，人足黑色，堅中，山居冬蟄。當心有白脂如玉，味甚美，俗呼熊白。其膽春在首，夏在腹，秋在左足，冬在右足，好舉木而引氣，謂之熊經。莊子所謂「熊經鳥伸」是也。冬蟄不食，飢則舐其掌，故其美在掌。孟子曰：熊掌亦我所欲也。蓋熊於山中行數十里，必有蹫伏之所，在石巖枯木中，山人謂之熊館。時珍曰：熊，雄也。篆文象形。俗呼爲猪熊。述異記云：在陸曰熊，在水曰能，即鯀所化者。故熊字從「能」。

熊脂，氣味甘、微寒，無毒。主治：風痺不仁，筋急，五臟腹中積聚，寒熱羸瘦，頭瘍頭禿，面上皯皰。久服，强志不飢，輕身長年。○飲食嘔吐。○治風，補虛損，殺勞蟲。酒鍊服之。○長髮令黑，悦澤人面，治面上䵟䵳及瘡。君。

肉，氣味甘、平，無毒。主治：風痺，筋骨不仁。功與脂同。○補虛羸。

膽，氣味苦、寒，無毒。主治：時氣熱盛，變爲黄疸。暑月，久痢疳䘌，心痛疰忤。○治諸疳，耳鼻瘡，惡瘡，殺蟲。○小兒驚癇瘈瘲。以竹瀝化兩豆許服之，去心中涎，良。○退熱清心，平肝，明目，去翳，殺蛕蟯蟲。○臣。惡防己、地黄。

熊，本經上品。羆，爲人熊、馬熊，各因形似以爲别也。

熊形類大豕，人足，黑色。

腦髓，主治：諸聾。○療頭旋。摩頂，去白禿、風屑，生髮。

骨，主治：作湯浴，歷節風及小兒客忤。○血，主治小兒客忤。

掌，主治：食之，可禦風寒，益氣力。○聖惠方云：熊掌難軟，得酒、醋、水三件同煮，熟即大如皮毬也。

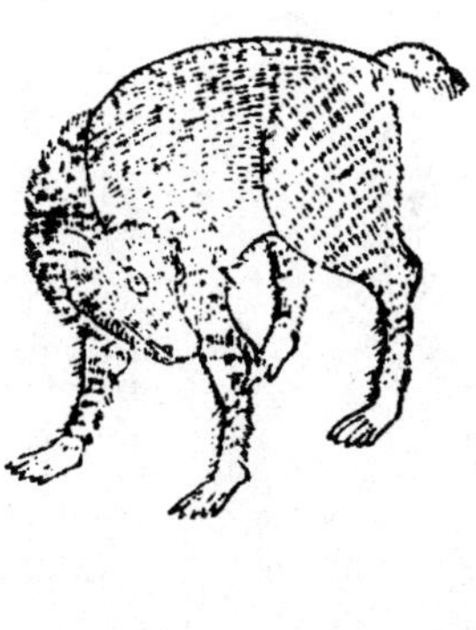

頌曰：熊膽，陰乾用。然多僞者，但取一粒滴水中，一道若綫不散者爲真。

錢乙曰：熊膽佳者通明，每以米粒點水中，運轉如飛者良。餘膽亦轉，但緩爾。

周密齊東野語：云熊膽善辟塵，試之以净水一器，塵幕其上，投膽米許，則凝塵豁然而開也。

外臺秘要：治蛕心痛，熊膽一大豆，和水服之，大效。

又方：治五十年痔，不差，塗熊膽取差，乃止。

象 爾雅云：南方之美者，有梁山之犀、象焉。時珍曰：象出交、廣、雲南及西域諸國。有灰、白二色，形體擁腫，頭目醜陋。大者身長丈餘，高稱之，肉倍數牛。目若豕，四足無指而有爪甲。行則先移左足，卧則以臂着地。其頭不能俯，其頸不能回，其耳下軃，其鼻大如臂，下垂至地，鼻端有小爪，可以拾鍼、食物、飲水，皆以鼻卷入口。一身之力，皆在于鼻，故傷之則死耳。口内有食齒，兩吻出兩牙夾鼻。雄者長六七尺，雌者纔尺餘耳。交牝則在水中，以胸相貼，與諸獸不同。三年一乳，五歲始産。六十年骨方足。又膽不附肝，隨月在諸肉間。春在前左足，夏在前右足，秋後左足，冬後右足也。王安石字説云：象牙感雷而文生，天象感氣而文生，故天象亦用此字。許慎説文曰：象字，篆文象耳牙鼻足之形。

牙，氣味甘、寒，無毒。主治：諸鐵及雜物入肉，刮牙屑和水敷之，立出。治癎病，刮齒屑炒黄，研末飲服。○諸物刺咽中，磨水服之，亦出。舊梳屑尤佳。○風癎驚悸，一切邪魅精物，熱疾骨蒸，及諸瘡，並宜生屑入藥。

皮，主治：下疳，燒灰和油敷之。又治金瘡不合。

膽，主治：明目，治疳。○治瘡腫，以水化塗之。治口臭，以綿裹少許，貼齒根。平旦漱去，數度即瘥。

肉，主治：燒灰和油，塗秃瘡。多食，令人體重。○重煮汁服，治小便不通。燒灰飲服，治小便多。

睛，主治：目疾。和人乳，滴目中。

骨，主治：解毒。○胸前小横骨燒灰，酒服，令人能浮。

肘後方：治箭並針折在肉中，細刮象牙屑，以水和之，敷患處，即出。

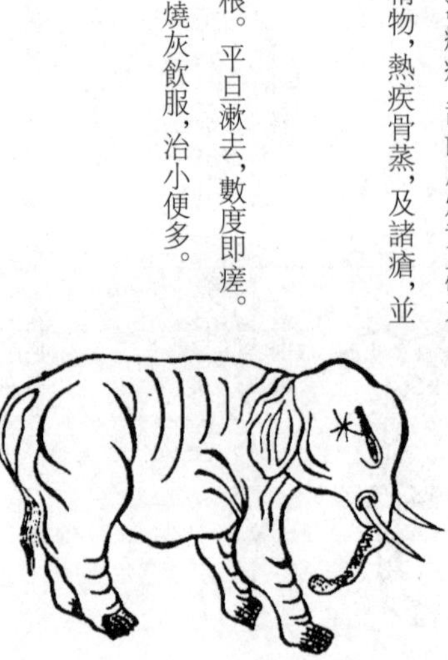

太平廣記云：安南有象，能知人曲直，有鬭訟者，行立而嗅之。有理者過，無理者以鼻卷之，擲空數丈，以牙接而刺之。

馬出雲中。毛色多般，以純白者爲勝。馬應月，故十二月而生。其年以齒别之。牡馬曰騭，曰兒，牝馬曰騇，曰課。去勢曰騸。一歲曰馵，二歲曰駒，三歲曰騑，四歲曰駣。許愼云：馬，武也。其字象頭、髦、尾、足之形。

馬，本經中品。

白馬陰莖，氣味甘、鹹，平，無毒。

主治：傷中絶脉，陰不起，强志益氣，長肌肉肥健，生子。小兒驚癇。○益丈夫陰氣。

肉，氣味辛、苦，冷，有毒。主治：傷中，除熱下氣，長筋骨，强腰脊壯健，强志輕身，不飢。作脯，治寒熱痿痺。○煮汁，洗頭瘡、白秃。

乳，氣味甘、冷，無毒。主治：止渴治熱。作酪，性温，飲之消肉。

鬐膏，主治生髮。○心，治喜忘。

肺，主治寒熱、莖萎。

肝有大毒。○鬃燒灰，敷瘡毒。

眼，治驚癇、腹滿、瘧疾。○牙，治小兒馬癇。燒灰塗疔腫，效。

造化權輿云：乾陽爲馬，故馬蹄圓，馬疾則卧，陽勝也。馬起先前足，卧先後足，從陽也。

馬齒，以殭蠶、烏梅拭不食，得桑葉解。

骨，燒灰，和醋，敷小兒頭瘡及身上瘡。

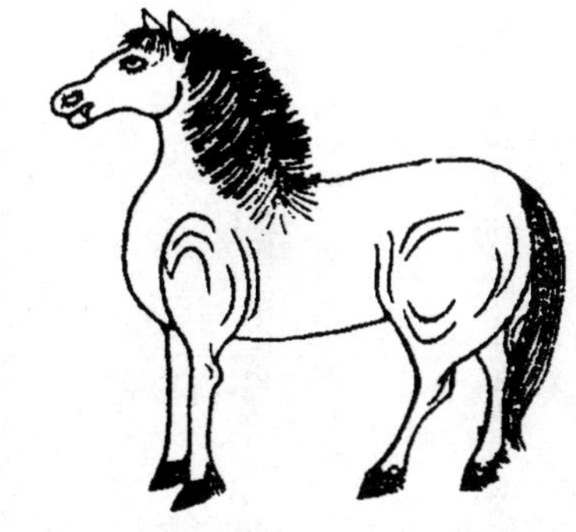

頭骨，主治：喜眠，令人不睡。○脛骨，主治：煅存性，降陰火，中氣不足者用之。○皮，主治：婦人臨産，赤馬皮催生良。懸蹄，主治：驚邪瘈瘲，乳難，辟惡氣鬼毒，蠱疰不祥。止衄内漏，齲齒。赤馬者，治婦人赤崩。白馬者，治白崩。○主癲癇齒痛。腦，有毒。主治：斷酒，臘月者温酒服之。○尾，治婦人崩中，小兒客忤。○血，入人肉中，即死。

白馬溺，氣味辛、微寒，有毒。主治：消渴，破癥堅積聚。男子伏梁積疝，婦人瘕積，銅器承飲之。○洗頭瘡白秃，漬惡刺瘡，日十次，愈乃止。

白馬通，馬屎也。氣味微温，無毒。主治：止渴，止吐血、下血、鼻衄，金瘡出血，婦人崩中。○敷頂止衄。○絞汁服，治産後諸血氣，傷寒時疾，當吐下者。治時行病起，合陰陽垂死者，絞汁三合，日夜各二服。又治杖瘡、打損、傷瘡，中風作痛者，炒熱，包熨五下遍，極效。

千金方：治凍指欲墮，馬糞煮水漬半日，即愈。

鹿　處處山林中有之。馬身羊尾，頭側而長，高脚而行速。牡者有角，夏至則解，大如小馬，黄質白斑，俗稱馬鹿。牝者無角，小而無斑毛，雜黄白色，俗稱麀鹿。孕六月而生子。鹿性淫，一牡常交數牝，謂之聚麀。性喜食龜，能别良草。食則相呼，行則同旅，居則環角外向以防害，卧則口朝尾閭，以通督脉。爾雅云：鹿牡曰麚，牝曰麀，其子曰麛，絶有力曰麉。乾寧記云：鹿與遊龍相戲，必生異角，故鹿得稱斑龍。梵書謂之密利迦羅。時珍曰：鹿字，篆文象其頭、角、身、足之形。

鹿角，氣味鹹、温，無毒。主治：惡瘡癰腫，逐邪惡氣，留血在陰中，除少腹脹血痛，腰脊痛，折傷惡血，益氣。○猫鬼中惡，心腹疼痛。○水磨汁服，治脱精尿血，夜夢鬼交。醋磨汁，塗瘡瘍、癰腫、熱毒。火炙熱熨小兒重舌、鵝口瘡。○蜜炙研末，酒服輕身，强骨髓，補陽道，絶傷。又治婦人夢與鬼交者，清酒服一撮，即出鬼精。燒灰，治女子胞中餘血不盡欲死，以酒服方寸匕，日三服，甚妙。

齒，主治鼠瘻留血，心腹痛。不可近丈夫陰。

鹿，本經中品。

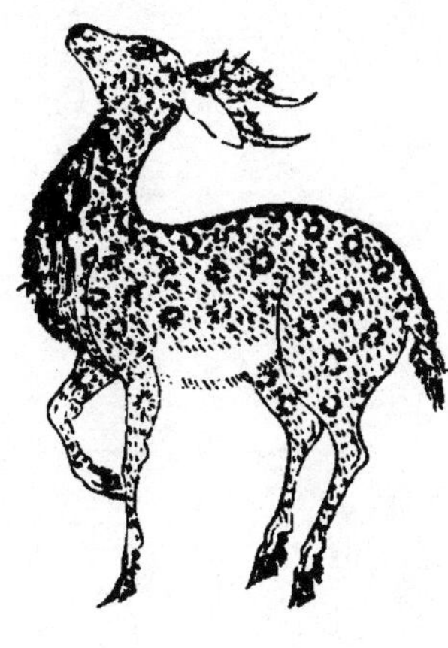

修治：鹿角截段，錯屑蜜浸，火焙，搗篩爲末用。

鹿茸，氣味甘、温，無毒。主治：漏下惡血，寒熱驚癇，益氣强志，生齒不老。○療虚勞，灑灑如瘧，羸瘦，四肢酸疼，腰脊痛，小便數利，泄精溺血，破瘀血在腹，散石淋癰腫，骨中熱疽癢。安胎下氣，殺鬼精物。久服耐老。不可近丈夫陰，令痿。○補男子腰腎虚冷，脚膝無力，夜夢鬼交，精溢自出。女人崩中漏血，赤白帶下，炙末，空心酒服方寸匕。壯筋骨。○生精補髓，養血益陽，强筋健骨，治一切虚損，耳聾目暗，眩暈虚痢。

茄子茸形。

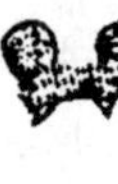

馬鞍茸形。

馬鞍形者良。

宗奭曰：茸最難得不破及不出却血者，蓋其力盡在血中故也。世以如紫茄者爲上，名茄子茸，取其難得耳。然此太嫩，血氣未具，其實少力。堅者又大老，惟長四五寸，形如分歧馬鞍，茸端如瑪瑙、紅玉，破之肌如朽木者最善。人亦將麋茸僞爲之，不可不察。

孟詵曰：鹿茸不可以鼻嗅之，中有小白蟲，視之不見，入人鼻必爲蟲顙，藥不及也。

日華子曰：鹿茸，只用酥炙炒研。宗奭曰：茸上毛，先以酥薄塗勻，于烈焰中灼之，候毛盡，微炙。不以酥，則火焰傷茸矣。

鹿茸，麻勃爲之使。君。

鹿角膠粉，名鹿角霜。氣味甘、平，無毒。主治：傷中勞絶，腰痛羸瘦，補中益氣，婦人血閉無子，止痛安胎。久服，輕身延年。○療吐血、下血，崩中不止，四肢作痛，多汗淋露，折跌傷損。○男子損臟氣氣弱，勞損吐血。婦人服之，令有子。安胎去冷，治漏下赤白。○炙擣酒服，補虛勞，長肌益髓，令人肥健，悦顔色。又治勞嗽，遺精尿血，瘡瘍腫毒。

修治：時珍曰：今人呼煮爛成粉者，爲鹿角霜。取粉熬成膠。或只以濃湯熬成膏者爲鹿角膠。○得火良，畏大黄。

鹿肉，氣味甘，温，無毒。主治：補中，益氣力，强五臟。生者療中風口僻，割片敷之。○補虛瘦弱，調血脉。○養血生容，治産後風虛邪僻。

鹿血，主治：陰痿補虛，止腰痛，鼻衄，折傷，狂犬傷。○和酒服，治肺痿吐血，及崩中帶下。○諸氣痛欲危者，飲之立愈。○大補虛損，益精血，解痘毒、藥毒。

鹿皮，主治一切漏瘡，燒灰和豬脂納之。日五六易，愈乃止。

鹿骨，主治：安胎下氣，殺鬼精物。久服耐老，可浸酒服之。

髓，主治：丈夫、女子傷中絶脉，筋急痛，咳逆，以酒和服之良。〇治筋骨弱，嘔吐，地黄汁煎作膏，填骨髓。蜜煮壯陽，令有子。

腦，主治：入面脂，令人悦澤。〇刺入肉内，以腦敷之，燥即易，半日當出。

脂，主治：癰腫死肌，温中，四肢不隨，頭風，通腠理。不可近陰。

頭肉，主治：消渴，夜夢鬼物，煎汁服。作膠彌善。

蹄肉，主治：諸風，脚膝骨中疼痛，不能踐地，同豉汁、五味煮食。

腎，主治：補腎氣。〇補中安五臟，壯陽氣，作酒及煮粥食之。

羊 出河西川谷，今河東、陝西及近都州郡皆有之。種類甚多，入藥以青色羖羊爲勝。説文云：羊字，象頭角足尾之形。孔子曰：牛、羊之字，以形似也。董子云：羊，祥也，故吉禮用之。牡羊曰羖、曰羝，牝羊曰羜、曰牂。白曰粉，黑曰羭。多毛曰羖攊，胡羊曰羦羺。無角曰羶、曰羫。去勢曰羯。羊子曰羔，羔五月曰羜，六月曰𦍩，七月曰羍，未卒歲曰䍮。内則謂之柔毛，又曰少牢。古今注謂之長髯主簿云。

羖羊，角青色者良。氣味鹹，温，無毒。主治：青盲明目，止驚悸，寒泄。久服，安心益氣，輕身。殺疥蟲。入山燒之，辟惡鬼虎狼。〇療百節中結氣，風頭痛，及蠱毒吐血。婦人産後餘痛。〇燒之，辟蛇。灰治漏下，退熱。主山瘴溪毒。

齒，治小兒羊癇，寒熱。〇頭骨，治風眩瘦疾，小兒驚癇。

脊骨，治虚勞寒中，羸瘦。〇補腎虚，通督脉，治腹痛下痢。

脛骨，治虚冷勞。○尾骨，益腎明目，補下焦虚冷。○毛，治轉筋，醋煮裹脚。○鬚，治小兒口瘡，蠼螋尿瘡，燒灰和油敷。○屎，燔之，治小兒泄痢，腸鳴，驚癇疾。燒灰，理聤耳，并罯竹刺入肉，治箭鏃不出。燒灰淋汁沐頭，不過十度，即生髮長黑。和雁肪，塗頭亦良。煮湯灌下部，治大人、小兒腹中諸疾，疳濕，大小便不通。燒煙薰鼻，治中惡，心腹刺痛，亦薰諸瘡中毒、痔漏等。治骨蒸，彌良。已上俱用青羖羊者佳。

脂，氣味甘、熱，無毒。主治：生脂，止下痢脱肛，去風毒，産後腹中絞痛。治鬼疰，去遊風及黑皯。熟脂，治賊風痿痺，飛尸，辟瘟氣，止勞痢，潤肌膚。殺蟲，治瘡癬。入膏藥，透肌肉絡，徹風熱毒氣。青羊者良。

羊肉，氣味苦、甘，大熱，無毒。主治：暖中，字乳餘疾，及頭腦大風，汗出虚勞寒冷，補中益氣，安心止驚。○止痛，利産婦。○治風眩瘦病，丈夫五勞七傷，小兒驚癇。○開胃健力。

頭、蹄，氣味甘、平，無毒。主治：風眩瘦疾，小兒驚癇。○腦熱頭眩。安心止驚，緩中止汗，補胃，治丈夫五勞，骨熱熱病後，宜食之。冷病人勿多食。○療腎虚精竭。白羊者良。

皮，主治：一切風及脚中虚風，補勞虚，去毛，作羹臛食。○濕皮卧之，散打傷青腫；乾皮燒服，治蠱毒下血。

血，氣味鹹，平，無毒。主治：女人血虚中風，及産後血悶欲絶者，熱飲一升者，即活。○熱血一升，治産後血攻，下胎衣。治卒驚，九竅出血。解莽草毒、胡蔓草毒。又解一切丹石毒發。白羊良。

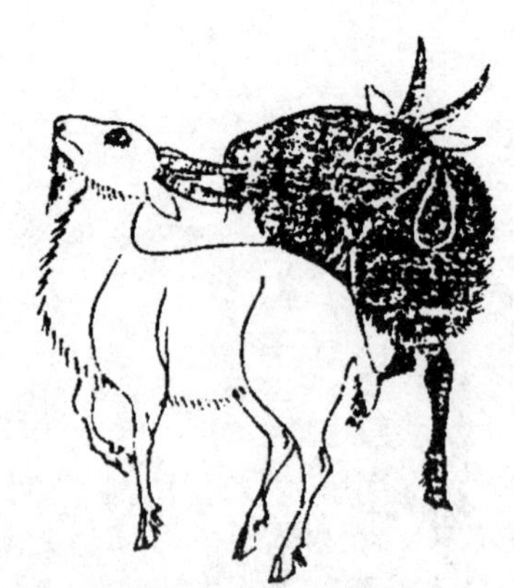

羊，本經中品。羊性惡濕喜燥，食鈎吻而肥，食仙茅而肪，食仙靈脾而淫，食躑躅而死，飲尿而亡。物理之宜忌，不可測也。

乳，氣味甘、温，無毒。主治：補寒冷虚乏。〇潤心肺，治消渴。〇療虚勞，益精氣，補肺腎氣，如小腸氣。合脂作羹，補腎虚，及男女中風。〇利大腸，治小兒驚癇。含之，治口瘡。〇治心卒痛，可温服之。蚰蜒入耳，灌之，即化成水。〇治大人乾嘔及反胃，小兒噦啘及舌腫。並時時温飲之。〇解蜘蛛咬毒。白羖者佳。

腦，有毒。主治：入面脂手膏，潤之膚，去䵟黯，塗損傷、丹瘤、肉刺。

髓，氣味甘、温，無毒。主治：男子女人傷中，陰陽氣不足，利血脉，益經氣，以酒服之。〇却風熱，止毒。久服，不損人。〇和酒服補血，主女人血虚風悶。〇潤肺氣，澤皮毛，滅瘢痕。

心，氣味甘、温，無毒。主治：止憂恚，膈氣。〇補心。有孔者殺人。

肺，主治補肺，止咳嗽。〇傷中，補不足，去風邪。〇治渴，止小便數，同小豆葉煮食之。〇通肺氣，利小便，行水解蠱。〇自三月至五月，其中有蟲，狀如馬尾，長二三寸。須去之，不去令人下痢。

腎，主治補腎氣虚弱，益精髓。〇補腎虚，耳聾陰弱，壯陽，益胃，止小便，治虚損盜汗。〇合脂作羹，治勞痢，效。蒜薤食之一升，療癥瘕。〇治腎虚消渴。

羊石子，羊外腎也。主治：腎虚精滑。〇心至外腎，用白羝羊者良。

肝，青羖羊者良。氣味苦、寒，無毒。主治：補肝，治肝風虚熱，日赤暗痛，熱病後失明，並用子肝七枚，作生食，神效。亦切片水浸，貼之。〇解蠱毒。〇合猪肉及梅子、小豆食，傷人心。〇合生椒食，傷人五臟，最損小兒。合苦筍食，病青盲。妊婦食之，令子多厄。

膽，青羯羊者良。氣味苦、寒，無毒。主治：青盲明目。〇點赤障白翳，風淚眼，解蠱毒。〇療疳濕，時行熱熛瘡，和醋服之，良。〇治諸瘡，能生人身血脉。〇同蜜蒸九次，點赤風眼，有效。

胃，一名羊膍胵。氣味甘、温，無毒。主治：胃反，止虚汗，治虚羸，小便數，作羹食三五瘥。

脬，主治：下虚遺溺，以水盛入炙熟，空腹食之，四五次愈。

脏，主治：潤肺燥，諸瘡瘍，入面脂，去鼾黵，澤肌膚，滅瘢痕。

舌，主治：補中益氣。○靨，主治氣癭。

睛，主治：目赤及翳膜，曝乾爲末，點之。

筋，主治：塵物入目，熟嚼納眥中，仰卧即出。

時珍曰：生江南者爲吴羊，頭身相等而毛短，生秦晋者爲夏羊，頭小身大而毛長。土人二歲而剪其毛，以爲毡物，謂之綿羊。廣南英州一種乳羊，食仙茅，極肥，無復血肉之分，食之甚補人。諸羊皆孕四月而生，其目無神，其腸薄而縈曲。其皮極薄，南番以書字，吴人畫彩爲燈。

時珍曰：熱病及天行病瘧疾後食之，必發熱致危。妊婦食之，令子多熱。白羊黑頭，黑羊白頭，獨角，四角並有毒，不可食。或云：煮羊，以杏仁或瓦片則易糜，以胡桃則不臊，以竹鼺則助味。中羊毒者，飲甘草湯則解。銅器煮食之，男子損陽，女子暴下。物性之異如此，不可不知。○汪機曰：反半夏、菖蒲，同蕎麵、豆醬食，發痼疾。同醋食，傷心。

宗奭曰：仲景治寒疝，羊肉湯服之，無不驗者。一婦冬月生産，寒入子户，腹下痛不可按，此寒疝也。醫欲投抵湯，予曰：「非其治也。」以仲景羊肉湯減水，二服即愈。

狗　處處有之，狗類甚多。田犬長喙善獵，吠犬短喙善守，食犬體肥供饌。凡本草所用，皆食犬也。爾雅云：狗，家獸也。時珍曰：狗，叩也。吠聲有節，如叩物也。或云：爲物苟且，故謂之狗。韓非云「蠅營狗苟」是已。卷尾有懸蹄者爲犬。犬字，象形，故孔子曰：視犬字如畫狗。齊人名地羊。俗又諱之以龍，稱狗有烏龍、白龍之號。許氏説文曰：多毛曰尨，長喙曰獫，短喙曰猲，去勢曰猗，高四尺曰獒，狂犬曰猘。生一子曰獴、曰玂，二子曰獅，三子曰獵。

狗肉，氣味鹹、酸，温，無毒，主治：安五臟，補絶傷，輕身益氣。○宜腎。○補胃氣，壯陽道，暖腰膝，益氣力。○補五勞七傷，益陽氣，補血脉，厚腸胃，實下焦，填精髓，和五味煮，空心食之。凡食犬，不可去血，則力少不益人。黄犬爲上，黑犬、白犬次之。反商陸，畏杏仁。同蒜食，損人。同菱食，生癩。

狗，本經中品。

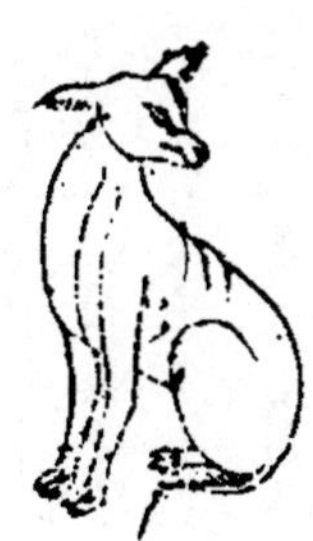

思邈曰：白犬合海鮋食，必生惡疾。時珍曰：凡犬不可炙食，令人消渴。妊婦食之，令子無聲。熱病後食之，殺人。九月食之，傷神。瘦犬有病，猘犬發狂。自死犬有毒，懸蹄犬傷人，赤股而躁者氣臊。犬目赤者，並不可食。

蹄肉，氣味酸，平。主治：煮汁，能下乳汁。

血，白犬者良。氣味鹹，温，無毒。主治：癲疾發作，補安五臟。○熱飲，治虚勞吐血。又解射罔毒。點眼，治痘瘡，入目。又治傷寒，熱病發狂，見鬼及鬼擊病，辟諸邪魅。○烏狗血，治産難横生，血上搶心，和酒服之。

乳汁，白犬者良。主治：十年青盲，取白犬生子、目未開時乳，頻點之，狗子目開，即瘥。○赤秃髮落，頻塗甚妙。

脂，並脏，白犬者良。主治：手足皴皺。入面脂，去皯黷，柔五金。

腦，主治：頭風痺，鼻中息肉，下部䘌瘡。○猘犬咬傷，取本大腦敷之，後不復發。

心，主治：憂恚氣，除邪。○治風痺，鼻衄，及下部瘡，狂犬咬。

腎，氣味平、微毒。主治：婦人産後腎勞如瘧者，婦人體熱用猪腎，冷用犬腎。

肝，主治：肝同心腎，搗塗狂犬咬。又治脚氣攻心，切生，以薑醋進之，取泄。先泄者勿用。

膽，青犬、白犬者良。氣味苦、平，有小毒。主治：明目。○敷痂瘍、惡瘡，療鼻齇，鼻中瘜肉。○主鼻衄，聤耳，止消渴，殺蟲除積，能破血。凡血氣痛，及傷損者，熱酒服半個，瘀血盡下。○治刀箭瘡。去腸中膿水。又和通草、桂爲丸服，令人隱形。

牡狗陰莖，六月上伏日取，陰乾百日。氣味鹹、平，無毒。主治：傷中，陰痿不起，令强熱大，生子。除女子帶下十二疾。○治絶傷及婦人陰瘻。○補精髓。

陰卵，主治：婦人十二疾，燒灰服。

皮，主治：腰痛，炙熱，黄狗皮裹之，頻用取瘥。燒灰，治諸風。

淮南萬畢术云：黑犬皮毛燒灰，揚之，止天風。

毛，主治：産難。○頸下毛，主小兒夜啼，絳袋盛，着兒背上。

齒，主治：癲癇寒熱，卒風痱，伏山取之。○同人齒燒灰湯服，治痘瘡倒陷，有效。

頭骨，黄狗者良。主治：金瘡止血。○燒灰，治久痢、勞痢。和乾薑、莨菪炒見煙，爲丸梧子大，空心白飲服十丸，極效。○壯陽止瘧，治癰疽惡瘡，解顱，女子崩中帶下。○頷骨，主小兒諸癇、諸瘻，燒灰酒服。

骨，白狗者良。主治：燒灰，生肌，敷馬瘡。○燒灰，療諸瘡瘻，及妬乳癰腫。○燒灰，補虚，理小兒驚癇客忤。○煎汁，同米煮粥，補婦人，令有子。○燒灰，米飲日服，治休息久痢。猪脂調敷鼻中瘡。

屎，白狗者良。氣味熱，有小毒。主治：疔瘡。水絞汁服，治諸毒不可入口者。○瘭疽徹骨癢者，燒灰塗瘡，勿令病者知。又和臘猪脂，敷瘻瘡、腫毒，疔腫出根。

華佗別傳云：瑯琊有女子，右股瘡癢而不痛，愈而復作。佗取稻糠色犬一隻繫馬，馬走五十里，乃斷頭，合癢處，須臾，一蟲如蛇，在皮中動，以鈎引出，長三尺許，七日而愈。此亦怪証，取狗之血腥以引其蟲耳。

麢羊 出石城及華陰山谷，今秦、隴、龍、蜀、金、商州山中皆有之。戎人多捕得來貨。其形似羊，色青而大。角甚多節，蹙蹙圓繞。按，王安石字説云：鹿則比類，而環角外向以自防，麢則獨棲，懸角木上以遠害。可謂靈也。故字從鹿、從靈，省文。俗呼羚羊。

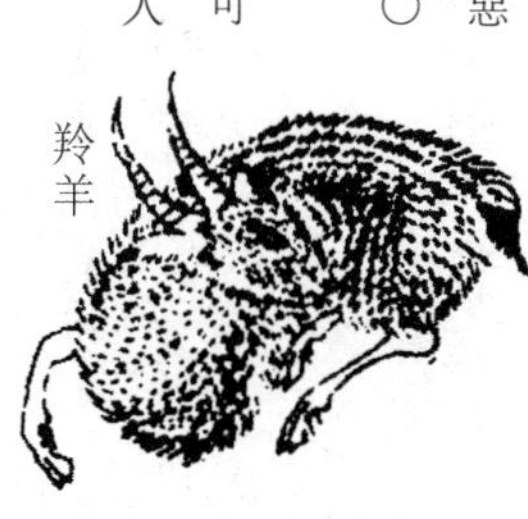
羚羊

羚羊角，氣味鹹，寒，無毒。

主治：明目，益氣起陰，去惡血注下，辟蠱毒，惡鬼不祥，常不魘寐。○除邪氣，驚夢狂越，僻謬。療傷寒，時氣寒熱，熱在肌膚。濕風注毒，伏在骨間，及食噎不通。久服，强筋骨，輕身，起陰益氣，利丈夫。○治中風筋攣，附骨疼痛。作末蜜服，治卒熱悶，及熱毒痢血，疝氣。摩水腫毒。○治一切熱毒風攻注，中惡毒風，卒死，昏亂不識人。散産後惡血衝心煩悶，燒研爲末，酒服之。治小兒驚癇，治山瘴及噎塞。○治驚悸煩悶，心胸惡氣，瘰癧惡瘡溪毒。○平肝舒筋，定風安魂，散血下氣，辟惡解毒，治子癎痙疾。

修治：羚羊角，斅曰：凡用，有神羊角甚長，有二十四節，内有天生木胎，此角有神力，抵千牛。凡使，不可單用，須要不折原對，繩縛，鐵銼銼細，重重密裹避風，以旋旋取用，搗篩極細，更研萬匝了，用之更妙，免刮人腸也。

別録曰：羚羊多兩角，一角者爲勝。角多節，蹙蹙圓繞。別有山羊，角極長，惟一邊有節，節亦疏大，不入藥用，乃爾雅名羱羊者。時珍曰：羚羊似羊而青色，毛粗，兩角短小。羱羊似吴羊，兩角長大。山驢，驢之身，而羚之角，但稍大而節疏慢耳。陶氏言：羚羊有一角者，而陳氏非之。按，寰宇志云：安南高石山出羚羊，一角極堅，能碎金剛石。則羚固有一角者矣。金剛石出西域，狀如紫石英，百鍊不消，物莫能擊，惟羚羊扣之，則自然冰泮也。又貘骨僞充佛牙，物亦不能破，用此角擊之即碎，皆相畏耳。

世用羚羊角，當擇角彎中，深鋭緊小，有掛痕，及角尖内有血色者爲真。

外臺方：治遍身赤丹，羚羊角燒灰，雞子清和塗之，神效。

羚羊角，臣。

犀 出永昌山谷及益州，今出南海者爲上，黔、蜀者次之。犀似牛，猪首，大腹，卑脚。脚有三蹄，色黑。好食棘。其皮每一孔皆生三毛。頂一角，或云兩角，或云三角。謹按，郭璞爾雅注云：犀三角，一在頂上，一在額上，一在鼻上。鼻上者，即食角也，小而不橢。亦有一角者。嶺表録異曰：犀有二角，一在額上，爲兕犀；一在鼻上，爲胡帽犀。牯犀亦有二角，皆爲毛犀。而今人多傳一角之説。此數種，俱有粟文。以文之粗細爲貴賤。角之貴者，有通天花文，犀有此角，必自惡其影，常飲濁水，不欲照見也。絶品者，有百物之形。其類極多。唐醫吴士皋言：海人取犀，先於山路多植木，如猪羊棧，其犀前脚直，常依木而息，木爛忽折，犀倒久不能起，因格殺而取其角。又云：犀每歲退角，必自埋于山中。海人潛作木角易之，再三不離其處。若直取之，則後藏于别處，不可尋矣。入藥，殺取者爲上，蜕角者次之。李時珍曰：犀字，篆文象形。其牸名兕，亦曰沙犀。大抵犀、兕是一物，古人多言兕，後人多言犀；北音多言兕，南音多言犀，爲不同耳。梵書謂犀曰朅伽。

犀角，本經中品。

洪武初，九真曾貢獨角犀。

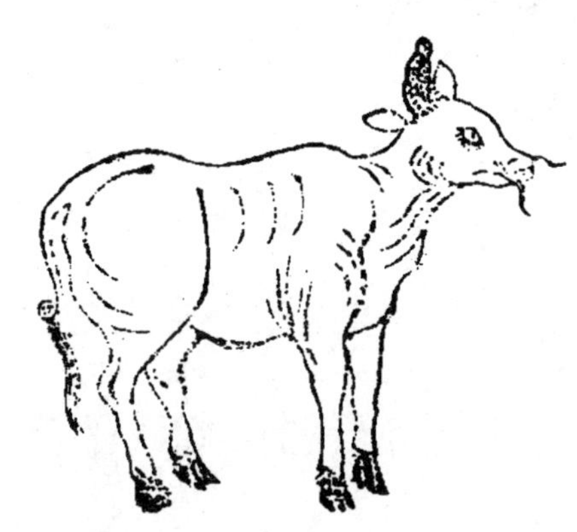

犀角，氣味苦、酸、鹹，寒，無毒。主治：百毒蠱疰，邪鬼瘴氣，殺鈎吻、鴆羽、蛇毒。除邪，不迷惑魘寐。久服輕身。〇辟中惡，鎮心神，解大熱，散風毒，治發背癰疽瘡，化膿作水。時疾熱如火，煩毒入心，狂言妄語。〇治心煩，止驚，鎮肝明目，安五臟，補虚勞，退熱消痰，解山瘴溪毒。〇風毒攻心，毷氉熱悶，赤痢，小兒麩豆風熱驚癇。〇燒灰水服，治卒中惡心痛，飲食中毒，藥毒、熱毒，筋骨中風，心風煩悶，中風失音。水磨服，治小兒驚熱。〇磨汁，治吐血、衄血、下血，及傷寒畜血，發狂譫語，發黄發斑，痘瘡稠密，内熱黑陷，或不結痂，瀉肝凉心，清胃解毒。

修治：陶弘景曰：入藥，惟雄犀角，生者爲佳。若犀片及見成器物，皆被蒸煮，不堪用。〇頌曰：犀入藥，有黑、白二種，以黑者爲勝，角尖又勝。〇李珣曰：凡犀角鋸成小塊，當以薄紙裹于懷中蒸燥，乘熱搗之，應乎如粉，故歸田録云：翡翠屑金，人氣粉犀。

張元素曰：苦、酸、寒，陽中之陰也，入陽明經。

之才曰：松脂爲之使，惡雷丸、雚菌。

斅曰：忌鹽，及妊婦勿服，能消胎氣。

北户録云：凡中毒箭，以犀角刺瘡中，立愈。犀角，君。

戲术：角簪分水。犀角簪一枝，用獺膽塗之，以簪分盞中水，其水自分二面。○通天犀，可以破水駭雞。夜然過水，水族見形。

兔 處處有之。按事類合璧云：兔大如狸而毛褐，形如鼠而尾短，耳大而鋭，上唇缺而無脾，長鬚而前足短，尻有九孔，趹居，趫捷善走。舐雄毫而孕，五月而吐子。按，魏子才六書精要云：兔字，篆文象形。一云吐而生子，故曰兔。禮記謂之明視，言其目不瞬而瞭然也。說文：兔子曰娩，狡兔曰毚。梵書謂兔爲舍迦。

兔，別録中品。

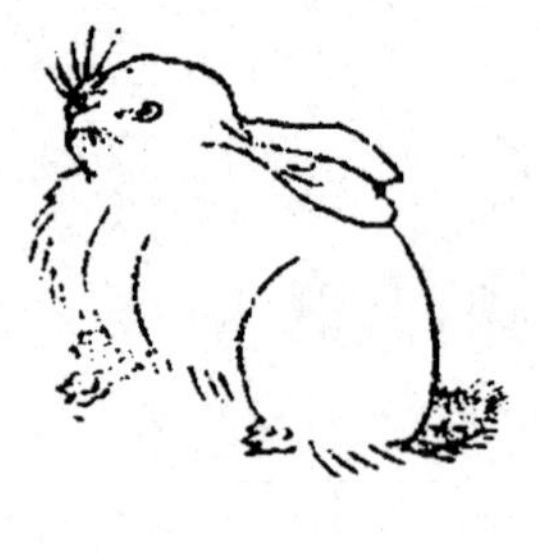

兔毫作筆良。

兔肉，氣味辛、平，無毒。主治：補中益氣。○熱氣濕痺，止渴健脾。炙食，壓丹石毒。臘月作醬食，去小兒豌豆瘡。○涼血，解熱毒，利大腸。

腦，主治：塗凍瘡。○催生滑胎。同髓，治耳聾。

頭骨，主治：頭眩痛，癲疾。○連皮毛燒存性，米飲服方寸匕，治天行嘔吐不止，以瘥爲度。○連毛燒灰，酒服，治産難下胎，及産後餘血不下。

肝，主治：目暗。○明目，補勞，治頭旋及眼眩。切洗生食，如羊肝法，治丹石毒發上衝，目暗不見物。

皮毛，主治：燒灰，酒服方寸匕，治産難及胞衣不出，餘血搶心，脹刺欲死者，極驗。○煎湯，洗豌豆瘡。○頭皮灰，主鼠瘻及鬼疰毒氣，在皮中如鍼刺者。毛灰，治灸瘡不瘥。○皮灰，治婦人帶下。毛灰，治小便不利。○皮毛宜臘月收。

屎，一名明月砂，一名玩月砂。主治：目中浮翳，勞瘵五疳，疳瘡痔瘻，殺蟲解毒。屎宜臘月收。

按，沈存中良方云：江陰萬融病勞，四體如焚，寒熱煩躁。夜夢一人，腹擁一月光明，使人心骨皆寒。及寤，而孫元規使人遺藥，服之遂平。扣之，則明月丹也，乃悟所夢。

明月丹，載本草綱目附方。

猫 捕鼠小獸也，處處有之。有黄、黑、白、駁數色。狸身而虎面，柔毛而利齒。以尾長腰短，目如金銀，及上齶多稜者爲良。時珍曰：猫，苗、茅二音，其名自呼。陸佃云：鼠害苗，而猫捕之，故字從「苗」。禮記所謂迎猫，爲其食田鼠也。因形似狸，一名家狸。

猫，蜀本草。

猫肉，氣味甘、酸，温，無毒。主治：勞疰鼠瘻，蠱毒。

頭骨，氣味甘，温，無毒。主治：鬼疰蠱毒，心腹痛，殺蟲治疳，及痘瘡變黑，瘰癧鼠瘻，惡瘡。

腦，主治：瘰癧鼠瘻潰爛，取腦紙上，陰乾，同莽草等分爲末，納孔中。

牙，治小兒痘瘡，倒靨欲死，同人牙、猪牙、犬牙燒灰，等分研末，密水服一字，即發起。

胞衣，治反胃吐食，燒灰，入朱砂末少許，壓舌下，甚效。

尿，治蚰蜒諸蟲入耳，滴入即出。○以薑或蒜擦牙鼻，或蔥紝鼻中，尿即遺出。

猫屎，臘月採乾者，泥固燒存性，收用。主治：痘瘡倒陷，瘰癧惡瘡蠱疰，蝎螫鼠咬。○燒灰水服，治寒熱鬼瘧，發無期度者，極驗。

豕 處處有之。按，許氏説文云：豕字，象毛足而後有尾形。林氏小説云：豕食不潔，故謂之豕。坎爲豕，水畜而性趨下，喜穢也。牡曰豭、曰牙，牝曰彘、曰豝、曰䝐。牡去勢曰豶，四蹄白曰豥。猪高五尺曰豟，豕之子曰猪、曰豚、曰豰。一子曰特，二子曰師，三子曰豵，末子曰么。生三月曰豯，六月曰䝋。何承天纂文云：梁州曰䝏，河南曰彘，吴楚曰豨，漁陽以大豬爲豝，齊、徐以小豬爲䝚。禮記謂之剛鬣，崔豹古今注謂之參軍。

豕，本經下品。

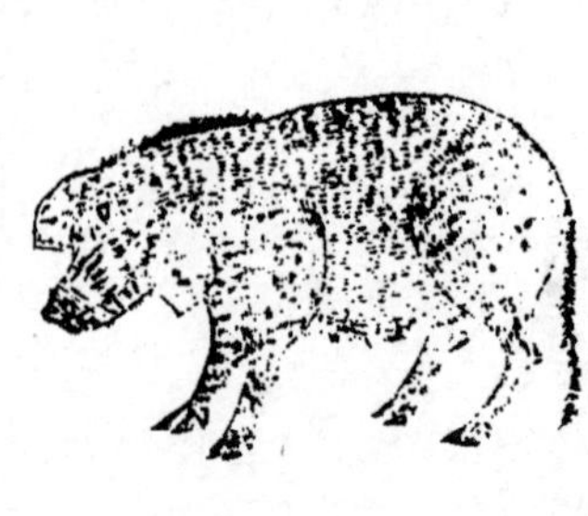

入藥用，純黑豭猪。凡白猪、花猪、豥猪、牝猪、病猪、黄臕猪、米猪，並不可食。

豭猪肉，氣味酸、冷，無毒。○凡猪肉：苦、微寒，有小毒。○江猪肉：酸、平，有小毒。○豚肉：辛、平，有小毒。○主治：療狂病久不愈。○壓丹石，解熱毒，宜肥熱人食之。○補腎氣虛竭。○療水銀風，并中土坑惡氣。

豭猪頭肉，有毒。主治：寒熱五癃鬼毒，同五味煮食，補虛乏氣力，去驚癇五痔，下丹石，亦發風氣。

臘猪頭，燒灰，治魚臍瘡。

脂膏，氣味甘，微寒，無毒。主治：煎膏藥，解斑蝥、芫青毒。○解地膽、亭長、野葛、硫黄諸肝毒。利腸胃，通小便，除五疸水腫，生毛髮。○破冷結，散宿血。○利血脉，散風熱，潤肺。入膏藥，主諸瘡，殺蟲，治皮膚風，塗惡瘡。

脂膏，治癰疽。○悅皮膚。作手膏，不皸裂。○胎産衣不下，以酒多服佳。○鬐膏，生髮悅面。○臘月煉净收用，反烏梅、梅子。

髓，氣味甘、寒，無毒。主治：撲損惡瘡。○塗小兒，解顱頭瘡，及臍腫、眉瘡、瘑疥。服之，補骨髓，益虛勞。

血，氣味鹹、平，無毒。主治：生血，療賁豚暴氣，及海外瘴氣。○中風絶傷，頭風眩運，及淋瀝。○卒下血不止，清酒和炒食之。清油炒食，治嘈雜有蟲。○壓丹石，解諸毒。

心血，主治：調朱砂末服，治驚癇癲疾。○治卒惡死，及痘瘡倒靨。

尾血，主治：痘瘡倒靨，用一匙，調龍腦少許，新汲水服。又治卒中惡死。

心，氣味甘、鹹、平，無毒。主治：驚邪憂恚。○虛悸氣逆，婦人産後中風，血氣驚恐。○補血不足，虛劣。○五臟，主小兒驚癇出汗。

肝，氣味苦、温，無毒。主治：小兒驚癇。○切作生，以薑、醋食，主脚氣，當微泄。若先利，即勿服。○治冷勞臟虛，冷泄久滑，赤白帶下，以一葉薄批，揾着訶子末炙之，再揾再炙，盡末半兩，空腹細嚼。陳米飲送下。○補肝明目，療肝虛浮腫。

脾，氣味濇、平，無毒。主治：脾胃虛熱，同陳皮、人參、生薑、葱白、陳米，煮羹食之。○孫思邈曰：凡六畜脾，人一生莫食之。

肺，氣味甘、微寒，無毒。主治：補肺。○療肺虛咳嗽，以一具，竹刀切片，麻油炒熟，同粥食。又治肺虛嗽血，煮，蘸薏苡仁末食之，良。○頌曰：得大麻仁良。不與白花菜合食，令人氣滯，發霍亂。八月，和飴食，至冬發疽。

腎，氣味鹹、冷，無毒。主治：理腎氣，通膀胱。○補膀胱水臟，暖膝，治耳聾。○補虛壯氣，消積滯。○除冷利。○止消渴，治産勞虛汗，下痢崩中。○詵曰：久服，令人傷腎。

䐈，俗呼胰。氣味甘、平，微毒。主治：肺痿咳嗽，和棗肉浸酒服。亦治痃癖羸瘦。○療肺氣，乾脹喘急，潤五臟，去皴皰䵟黵。殺斑蝥、地膽毒。治冷痢成虛，一切肺病，咳嗽膿血不止，以薄竹筒盛，於糖火中煨熟，食上啖之，良通乳汁。

肚，氣味甘、微温，無毒。主治：補中益氣，止渴，斷暴痢虛弱。○補虛損，殺勞蟲。釀黄糯米，蒸擣爲丸，治勞氣，並小兒疳蚘黄瘦病。○主骨蒸熱勞，血脉不行，補羸助氣，四季宜食。○消積聚癥瘕，治惡瘡。

腸，氣味甘、微寒，無毒。主治：虚渴，小便數，補下焦虚竭。○止小便。○去大小腸風熱。○潤腸治燥，調血痢、臟毒。○洞腸，治人洞腸挺出，血多。

脬，亦作胞。氣味甘、鹹、寒，無毒。主治：夢中遺溺，疝氣墜痛，陰囊濕癢，玉莖生瘡。

膽，氣味苦、寒，無毒。主治：傷寒熱渴。○骨熱勞極，消渴，小兒五疳，殺蟲。○敷小兒頭瘡，治大便不通，以葦筒納入下部三寸，灌之立下。○通小便。敷惡瘡，殺疳䘌，治目赤目翳，明目，清心臟，凉肝脾。入湯沐髮，去膩光澤。

膚，氣味甘、寒，無毒。主治：少陰下利，咽痛。

耳垢，主治：蛇傷狗咬，塗之。

鼻唇，氣味甘、鹹、微寒，無毒。主治：上唇，治凍瘡痛癢。○煎汁，同蜀椒目末半錢服，治盗汗。○治目中風翳，燒灰，水服方寸匕，日二服。

舌，主治健脾，補不足，令人能食，和五味，煮汁食。

齒，氣味甘、平。主治：小兒驚癇，五月五日取，燒灰服。○又治蛇咬。○治痘瘡倒陷，燒灰，水服一錢。

豚卵，氣味甘、温，無毒。主治：驚癇癲疾，鬼疰蠱毒。除寒熱，賁豚五癃，邪氣攣縮。○除陰莖中痛。○治陰陽易病，少腹急痛，用熱酒吞二枚，即瘥。

蹄，氣味甘、鹹，小寒，無毒。主治：煮汁服，下乳汁，解百藥毒，洗傷撻，諸敗瘡。○滑肌膚，去寒熱。○煮羹，通乳脉，托癰疽，壓丹石。煮清汁，洗癰疽，清熱毒，消毒氣，去惡肉，有效。

懸蹄甲，氣味鹹、平，無毒。主治：五痔，伏熱在腹中，腸癰内蝕。○同赤木燒煙薰，辟一切惡瘡。○蹄宜用母猪者。

毛，燒灰，麻油調塗湯火傷，留窾出毒，則無痕。

屎，氣味寒、無毒。主治：寒熱黄疸，濕痺。○主蠱毒，天行熱病，並取一升，浸汁頓服。○燒灰，發痘瘡，治驚癇，除熱解毒，治瘡。

○血溜出血不止，取新屎壓之。

猪窠中草，治小兒夜啼，密安席下，勿令母知。

馬氏家藏治冷陰效方：母猪糞，不拘多少，以舊鐵掀上炒焦黄色，每用二三錢，加兔兒酸尖七個，黄酒煎服，勿用羅濾，雖牙關緊急，灌之汗出，即回生。

驢 長頰廣額，大耳修尾，夜鳴應更，性善馱負。有褐、黑、白三色，入藥，以黑者爲良。處處養育，河南最多。時珍曰：驢，臚也。臚，腹前也。馬力在膊，驢力在臚也。

烏驢肉，氣味甘、凉，無毒。

主治：解心煩，止風狂。釀酒，治一切風。○主風狂，憂愁不樂，能安心氣，同五味煮食，或以汁作粥食之。○補血益氣，治遠年勞損，煮汁空心飲。療痔引蟲。

頭肉，煮汁服二三升，治多年消渴，無不瘥者。又以漬麯釀酒服，去大風動摇不伏者。○亦洗頭風，風屑。○同薑虀煮汁，日服，治黄疸，百藥不治者。

脂，主治：敷惡瘡、疥癬及風腫。○和酒服三升，治狂癲不能語，不識人。和烏梅爲丸，治多年瘧。未發時，服二十丸。又生脂和生椒搗熟，綿裹塞耳，治積年聾疾。

乳，氣味甘、冷，利，無毒。主治：小兒熱急黄，多服使利。○療大熱，止消渴。○小兒熱急，驚邪赤痢。○小兒癇疾客忤，天吊風疾。○卒心痛，連腰臍者，熱服三升。蜘蛛咬瘡，器盛浸之。蚰蜒及飛蟲入耳，滴之，當化成水。

陰莖，氣味甘、温，無毒。主治：强陰壯筋。

駒衣，主治：斷酒煅研，酒服方寸匕。〇骨，煮湯，浴歷節風。頭骨，燒灰和油，塗小兒顱解。〇懸蹄，燒灰，敷癰疽，散膿水。溺，浸蜘蛛咬瘡，良。〇屎，主治：熬之，熨風腫漏瘡。絞汁，主心腹疼痛，諸疰忤癥癖，反胃不止，牙齒痛，治水腫。每服五合良。

驢，唐本草。

阿膠

圖經曰：出東平郡，煮牛皮作之。出東阿，故名阿膠。今鄆州皆能作之，以阿縣城北井水作煮爲真。其井官禁，真膠極難得，貨者多僞。其膠以烏驢皮，得阿井水，煎成乃佳耳。本經一名傅致膠。

阿膠，氣味甘、平，無毒。

主治：心腹内崩，勞極灑灑如瘧狀，腰腹痛，四肢酸痛，女子下血，安胎。久服，輕身益氣。〇丈夫小腹痛，虛勞羸瘦，陰氣不足，脚酸不能久立，養肝氣。〇堅筋骨，益氣止痢。〇療吐血、衄血，血淋、尿血，腸風下痢。女人血痛、血枯，經水不調，無子，崩中帶下，胎前產後諸疾。男女一切風病，骨節疼痛，水氣浮腫，虛勞咳嗽喘急，肺痿唾膿血，及癰疽腫毒。和血滋陰，除風潤燥，化痰清肺，利小便，調大腸聖藥。

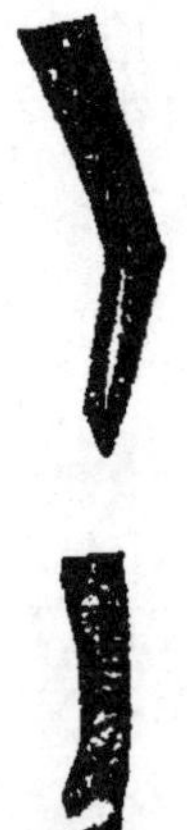

阿膠，本經上品。

張元素曰：性平味淡，氣味俱薄，浮而沉，陽也，入手少陰、足少陰厥陰經。得火良，薯蕷爲之使，畏大黄。

修治：阿膠或炒成珠，或以麵炒，或以酥炒，或以蛤粉炒，或以草灰炒，或酒化成膏，或水化膏，當各從本方也。

古方所用，多是牛皮，後世乃貴驢皮。僞者皆襍以馬、騾、駝皮，舊革、鞍、靴之類，其氣濁臭，不堪入藥。當以黄透如琥珀色，或光黑如璧漆，擊之易碎者爲真。真者不作皮臭，夏月亦不濕軟。

梅師方：治妊娠下血，真阿膠三兩，炙爲末，酒一升半，煎化服之，即愈。

阿膠，君。

狐 南北皆有之，北方最多。形似狸而鼻尖尾大，善爲魅。有黄、黑、白三種，白色者尤稀。尾有白錢文者亦佳。日伏于穴，夜出竊食。聲如嬰兒，氣極臊烈。毛皮可爲裘。其腋毛純白，謂之狐白。埤雅云：狐，孤也。狐性疑，疑則不可以合類，故其字從孤省文。

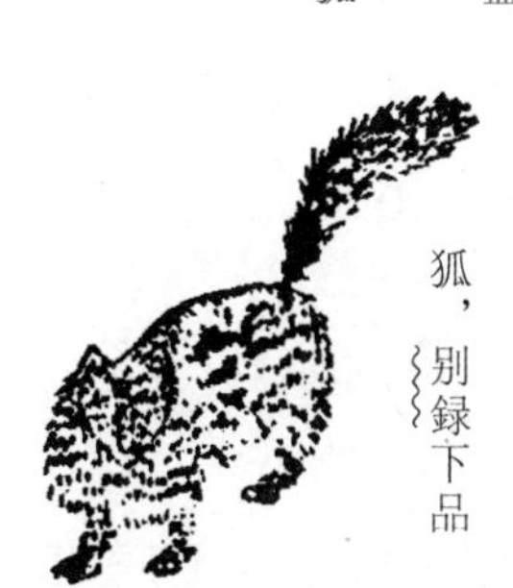

狐，別録下品

肉，氣味甘、温，無毒。主治：同錫作臛食，治瘡疥久不瘥。〇煮炙食，補虚損，及五臟邪氣，患蠱毒寒熱者，宜多服之。〇作膾生食，暖中去風，補虚勞。

五臟及腸、肚，氣味苦、微寒，有毒。治蠱毒寒熱，小兒驚癇。〇補虚勞五臟，治惡瘡疥。生食，治狐魅。〇作羹臛，治大人見鬼。

肝，燒灰，治風癇及破傷風，口緊搐强。

膽，治人卒暴亡，即取雄狐膽，温水研，灌入喉，即活。移時，無及矣。

狐頭有毒，燒之辟邪。同狸頭燒灰，敷瘰癧。

目，治破傷中風。

皮，辟邪魅。

狐陰莖，氣味甘、微寒，有毒。主治：女子絶產，陰中癢。小兒陰癩卵腫。○婦人陰脱。

口中涎液，入媚藥。○四足，治痔漏下血。○尾，燒灰辟惡。

雄狐屎，燒之辟惡。

駝 出塞北、河西，今惟西北番有之。此中人家畜養生息者，入藥不及野駝耳。時珍曰：駝，狀如馬，其頭似羊，長項垂耳，脚有三節，背有兩肉峯，如鞍形。有蒼、褐、黄、紫數色。其性耐寒惡熱，其糞煙亦直上如狼烟。其方能負囊，橐可至千斤，故漢書名橐駝，方音訛爲駱駝也。

肉，氣味甘、温，無毒。主治：諸風下氣，壯筋骨，潤肌膚，主惡瘡。

乳，補中益氣，壯筋骨，令人不飢。

駝脂，即駝峰。氣味甘、温，無毒。主治：頑痺，風瘙惡瘡，毒腫死肌，筋皮攣縮，踠損筋骨，火灸摩之，取熱氣透肉。亦和米粉作煎餅，食之療痔。○治一切風疾，皮膚痺急，及惡瘡腫漏爛，並和藥敷之。○主虚勞風有冷積者，以燒酒調服之。

黄，氣味苦、平，無毒。主治：風熱驚疾。其黄似牛黄而不香，人每以亂牛黄，而功不及之。

毛，主治婦人赤白帶下，最良。

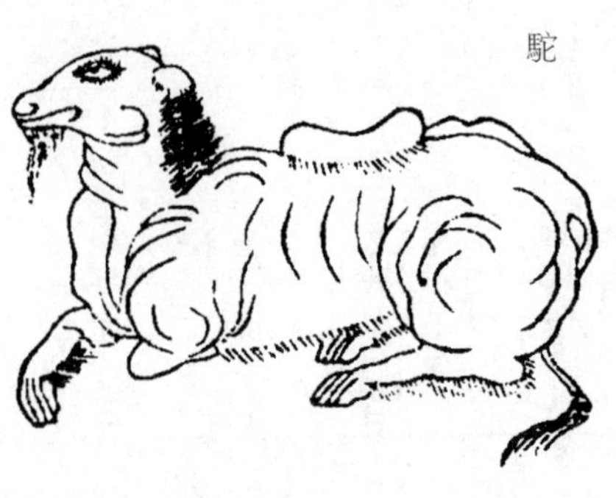
駝

屎，主治：乾研嗃鼻，止衄。燒煙，殺蚊虱。

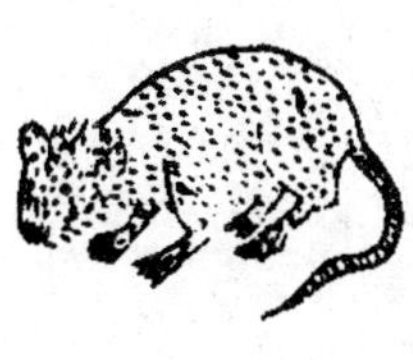

鼠　爾雅云：盗竊小蟲，形類兔而小，色灰，有四齒而無牙，長鬚露眼。前爪四，後爪五。尾文如織而無毛，長與身等。夜出晝匿。其壽最長，俗故稱老鼠。鼠字，篆文象其頭齒腹尾之形。

牡鼠，氣味甘，微温，無毒。主治：療踒折，續筋骨，生擣敷之，三日一易。〇猪脂煎膏，治打撲折傷，凍瘡，湯火傷。〇煎油，治小兒驚癇。五月五日，同石灰擣收，敷金瘡，神效。〇煎膏，治諸瘡瘻。臘月燒之，辟惡氣。

鼠肉，氣味甘，熱，無毒。主治：小兒哺露大腹，炙食之。〇小兒疳疾，腹大貪食者，黄泥裹，燒熟，去骨取肉，和五味豉汁，作羮食之。勿食骨，甚瘦人。〇主骨蒸勞極，四肢羸瘦，殺蟲，及小兒疳瘦。酒熬入藥。〇炙食，治小兒寒熱，諸疳。

肝，主治：箭頭不出，擣塗之。聤耳出汁，每用棗核大，乘熱塞之，能引蟲也。

膽，主治：目暗。〇點目，治青盲，雀目不見物。滴耳治聾。

鼠印，即外腎也。主治：令人媚悦。〇脂，主治：湯火傷。〇耳聾。

頭，主治：瘻瘡鼻瘡，湯火傷瘡。〇目，主治：明目，能夜讀書，术家用之。〇涎，有毒，墜落食中，食之令人生鼠瘻，或發黄如金。

脊骨，主治：齒折多年不生者，研末，日日揩之，甚效。

四足及尾，治婦人墮胎易出。〇燒服，催生。

皮，主治：燒灰，封癰疽口冷不合者。生剥，貼附骨疽瘡，即迫膿出。

鼠，別録下品。舊在「蟲魚部」，今移此。有白色者。

牡鼠糞，兩頭尖者便是。氣味甘、微寒，無毒。主治：小兒疳疾，大腹。葱、豉同煎服，治時行勞復。○治癎疾，明目。○煮服，治傷寒勞復發熱，男子陰易腹痛，通女子月經，下死胎。研末服，治吹乳，解馬肝毒，塗鼠瘻瘡。燒存性，敷折傷，疔腫，諸瘡。

戲术：鼠自咬鼠：捉牡鼠一個，用小刀割去卵，却放去。所割鼠入穴中，咬殺鼠，甚于猫補鼠也。

獺

衍義曰：四足俱短，頭與身尾皆褊，毛色若故紫帛。大者身與尾長三尺餘，食魚，居水中，亦休於大木上，世謂之水獺。嘗縻置大水甕中，在內旋轉如風，水皆成旋渦。西戎以其皮餙毳服領袖云。垢不着染如風霾，翳目但就拭之即去也。王氏字説云：正月、十月，獺兩祭魚，知報本反始，獸之多賴者。其形似狗，故字從犬、從賴。又一名水狗。

獺肉，氣味甘、鹹、寒，無毒。主治：煮汁服，療疫氣温病，及牛馬時行病。○水氣脹滿，熱毒風。○骨蒸熱勞，血脉不行，榮衛虛滿，及女子經絡不通，血熱，大小腸秘。消男子陰氣，不宜多食。

獺肝，頌曰：諸畜肝葉皆有定數，惟獺肝一月一葉，十二月十二葉，其間又有退葉，用之須見形可驗，不爾多僞也。

獺肝，氣味甘、温，有毒。主治：鬼疰蠱毒，止久嗽，除魚鯁，並燒灰酒服之。○治上氣咳嗽，虛勞嗽病。○傳屍勞極，虛汗客熱，四肢寒瘧及産勞。○殺蟲。

腎，主治：益男子。○髓，主治：去瘢痕。

膽，氣味苦、寒，無毒。主治：眼翳黑花，飛蠅上下，視物不明，入點藥。

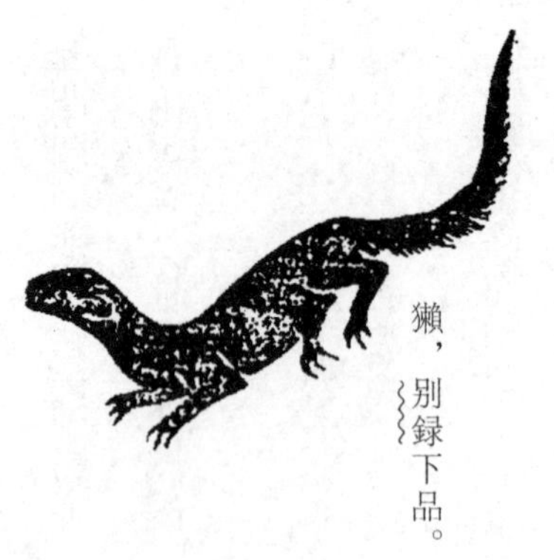

獺，別録下品。

宗奭曰：古語云獺膽分杯，謂以膽塗竹刀，或犀角篦上，畫酒中，即分也。嘗試之不驗，蓋妄傳耳。但塗杯唇，使酒稍高于杯面耳。

骨，主治：含之，下魚骨鯁。

足，主治：手足皴裂。○煮汁服，治魚鯁，並以爪爬喉下。

皮毛，主治：煮汁服，治水癥病。亦作褥及履屧着之。○産母帶之易産。

膃肭臍 出西戎，今東海旁亦有之，云是新羅國海狗腎。舊説是骨肭獸，似狐而大，長尾。其皮上有肉黄毛，三莖共一穴。今滄州所圖，乃是魚類，而豕首兩足，其臍紅紫色，上有紫斑點，全不相類。醫家亦兼用之云。欲驗其真，取置睡犬傍，其犬忽驚跳若狂者爲佳。兼耐收蓄，置密器中，常濕潤如新。採無時。異魚圖云：試膃肭臍者，於臘月衝風處，置盂水浸之，不冰者爲真也。時珍曰：唐韻膃肭肥皃。或作骨貀，訛爲骨訥，皆番語也。

膃肭臍，一名海狗腎。氣味鹹、大熱，無毒。

主治：鬼氣尸疰，夢與鬼交，鬼魅狐魅，心腹痛，中惡邪氣，宿血結塊，痃癖羸瘦。○治男子宿癥氣塊，積冷勞氣，腎精衰損，多色成勞，瘦悴。○補中，益腎氣，暖腰膝，助陽氣，破癥結，療驚狂癇。○治五勞七傷，陰痿少力，腎虚，背膊勞悶，面黑精不足者，最良。

李時珍曰：和劑局方治諸虚損，有膃肭臍丸。今之滋補丸藥中多用之。精不足者，補之以味也。大抵與蓯蓉、瑣陽之功相近。亦可同糯米釀酒。

豕首兩足。

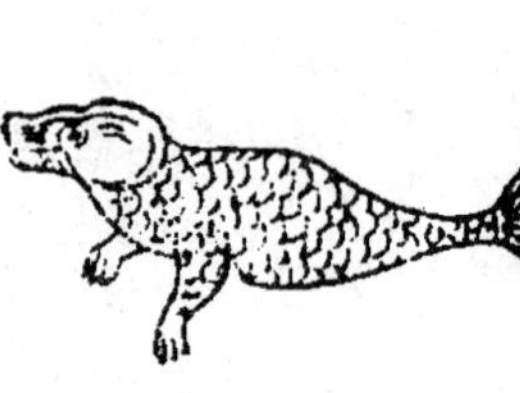

修治：斅曰：用酒浸一日，紙裹炙香，剉擣。或於銀器中以酒煎熟，合藥。以漢椒、樟腦同收之，則不壞。

膃肭臍，宋開寶附。

猬　一名彙，一名蝟鼠。生楚山川谷田野，今處處野中有之。大者如豘，小者如瓜。脚短，尾長寸餘，蒼白色，亦有純白色者。李時珍曰：按說文：彙字，篆文象形，頭足似鼠，故有鼠名。宗奭曰：蝟皮，治胃逆，開胃氣，有功。其字從虫、從胃，深有理焉。

猬皮，氣味苦、平，無毒。主治：五痔陰蝕，下血赤白，五色血汁不止，陰腫痛引腰背。酒煮殺之。〇治腸風瀉血，痔痛有頭。炙末，飲服方寸匕。燒灰吹鼻，止衄血，解藥力。

肉，氣味甘、平，無毒。主治：反胃，炙黄食之。亦煮汁飲，又主瘻。〇炙食，肥下焦，理胃氣，令人能食。勿食骨。

本經中品。

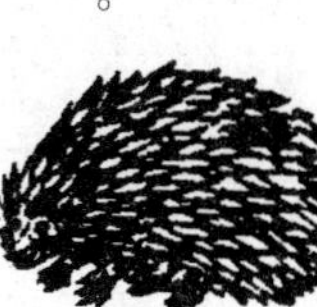

修治：猬皮，細剉，炒黑入藥。得酒良，畏桔梗、麥門冬。

脂，主治：腸風瀉血。○溶滴耳，中治聾。○腦，治狼瘻。

膽，主治：點目止淚，化水，塗痔瘡。○治鷹食病。自「蟲部」移此。

鯪鯉 生湖廣、嶺南及金、商、均、房諸州大谷中。形似鼉而短小，又似鯉而有四足，黑色。日中出岸，張開鱗甲如死狀，誘蟻入甲，即閉而入水中，開甲，蟻浮出，因接而食之。從鯪，爲穴居於陵。加鯉，爲鱗甲若鯉，能水能陸，故俗以「川山甲」稱，又呼穿山甲。

修治：甲或炮，或燒，或酥炙、醋炙、童便炙，油煎，土炒，蛤粉炒，各隨本方。乳岩、乳癰，乳汁不通，用甲炮，研末，酒服方寸匕。日二服，仍以油梳梳乳，即通。

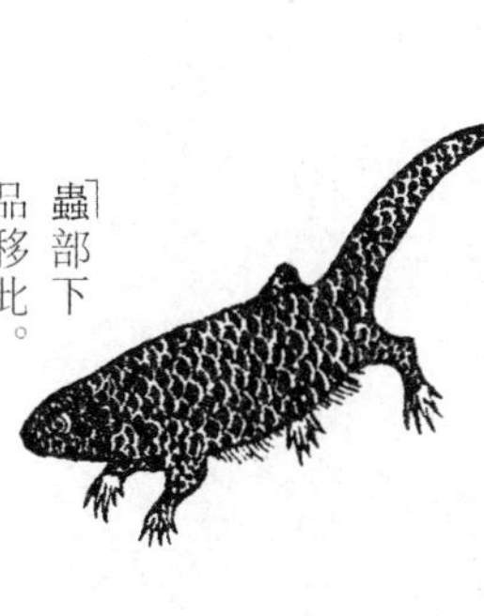

〔蟲部下品移此。〕

甲，氣味鹹、微寒，有毒。主治：五邪驚啼悲傷，燒灰，酒服方寸匕。小兒驚邪，婦人鬼魅悲泣，及疥癬痔漏。療蟻瘻瘡癩，及諸疰疾。燒灰，敷惡瘡。又治山嵐瘴瘧，除痰瘧寒熱，風痺强直疼痛，通經脉，下乳汁，消癰腫，排膿血，通竅，殺蟲。入藥，尾甲力勝。

本草原始卷之十

禽部

雞 在在蓄養，大小形色不同。古稱雞之德五：戴冠者，文也；足傅距者，武也；敵在前敢鬬者，勇也；見食相告者，仁也；鳴不失時者，信也。故俗呼爲五德禽。廣志云：大者曰蜀，小者曰荆。崔豹古今注：雞爲燭夜。爾雅翼云：司時之畜。徐鉉云：雞者，稽也，能稽時也。易曰：巽爲雞。風俗通曰：呼雞爲朱朱者，俗説雞乃朱翁所化。禮記宗廟之雞，名曰翰音。

本草綱目云：雞類甚多。朝鮮一種，尾長三四尺。遼陽一種角雞，味俱肥美，大勝諸雞。南越一種長鳴雞，晝夜啼鳴。南海一種石雞，潮至即鳴。蜀中一種鶤雞，楚中一種傖雞，並高三四尺。廣東一種矮雞，脚纔二寸許也。凡人家無故群雞夜鳴，謂之荒雞，主凶。黄昏獨啼，主有天恩，謂之盗啼。老雞作人言，牝雞雄鳴，雄雞生卵，並宜殺之。

本經上品。養雞法：雞勿餵濕飯食，濕飯則臍内生膿而死。近柳柴煙則傷。有病，灌香油便活。生雞以稍熱水洗足，放之自不走，且免争鬬。

諸雞肉，食忌：

詵曰：雞有五色者，玄雞白首者，六指者，四距者，雞死足不伸者，並不可食害人。

延壽書云：閹雞能啼者，有毒。四月，勿食抱雞肉，令人作癰成漏，男女虛乏。

弘景曰：小兒五歲以下，食雞，生蚘蟲。雞肉不可合葫、蒜、芥、李食，不可合犬肝、犬腎食，並令人泄痢。同兔食，成痢。同魚汁食，成心瘕。同鯉魚食，成癰癤。同獺肉食，成遁屍。同生葱食，成蟲痔。同糯米食，生蚘蟲。

雞

丹雄雞肉，氣味甘，微溫，無毒。主治：女人崩中，漏下，赤白沃，通神。殺惡毒，辟不祥。○補虛溫中，止血。能愈久傷乏瘡不差者。補肺。

白雄雞肉，氣味酸，微溫，無毒。主治：下氣，療狂邪，安五臟，傷中消渴。○調中除邪，利小便，去丹毒風。

烏雄雞肉，氣味甘，微溫，無毒。主治：補中止痛。○止肚痛，心腹惡氣，除風濕麻痺，諸虛羸。安胎，治折傷並癰疽。生搗，塗竹木刺入肉。

黑雌雞肉，氣味甘、酸，溫、平，無毒。主治：作羹食，治風寒濕痺，五緩六急，安胎。○安心定志，除邪辟惡氣，治血邪，破心中宿血。治癰疽排膿，補新血，及產後虛羸，益血助氣。○治反胃及腹痛，踒折骨痛，乳癰。又新產婦，以一隻治净，和五味炒香，投二升酒中，封一宿，取飲之，令人肥白。又和烏油麻二升，熬香，入酒中，極效。

黃雌雞肉，氣味甘、酸、鹹，平，無毒。主治：傷中消渴，小便數而不禁，腸澼泄痢，補益五臟絕傷，療五勞，益氣力。○治勞劣，填髓補精，助陽氣，暖小腸，止泄精，補水氣。○補丈夫陽氣，治冷氣疾着牀者，漸上食之良。以光粉、諸石末和飯飼雞，煮食，甚補益。治產後虛羸，煮汁煎藥服佳。

日華子曰：黃雌雞肉，性溫。患骨熱人勿食。

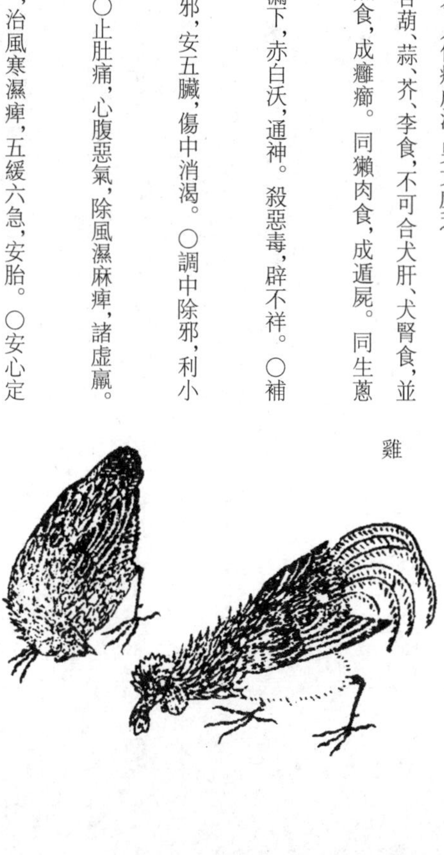

烏骨雞，氣味甘、平，無毒。主治：補虛羸弱，治消渴，中惡鬼擊，心腹痛。益産婦，治女人崩中帶下，一切虛損諸病。大人、小兒下痢禁口，並煮食飲汁。亦可擣和丸藥。

烏骨雞有白毛烏骨、黑毛烏骨、黄毛烏骨、斑毛烏骨。有骨肉俱烏、肉白骨烏者，但看雞舌黑者，則肉骨俱烏。入藥更良。乃肝、腎血分之藥。男用雌，女用雄。

按，太平御覽云：夏侯弘行江陵，逢一大魁引小鬼數百行。弘潛捉末後一小鬼，問之曰：「此廣州大殺也，持弓戟，往荆、揚二州殺人。若中心腹者死，餘處猶可救。」弘曰：「治之有方乎？」曰但殺白烏骨雞，薄心即瘥。時荆、揚病心腹者甚衆，弘用此治之，十愈八九。中惡用烏雞，自弘始也。此説雖涉迂怪，然其方則神妙，謂非神傳不可也。鬼擊卒死，用其血塗心下，亦效。

反毛雞，治反胃。以一隻煮爛，去骨，入人參、當歸、食鹽各半兩，再同煮爛，食之至盡。

雞頭丹，白雄雞者良。主治：殺鬼，東門上者良。

雞冠血，三年雄雞者良。氣味鹹、平，無毒。主治：烏雞者，主乳難。治目淚不止，日點三四次，良。〇丹雞者，治白癜風。〇並療經絡間風熱。塗頰，治口喎不正。塗面，治中惡卒。飲之，治縊死欲絶，及小兒卒驚客忤。塗諸瘡癬，蜈蚣、蜘蛛毒，馬嚙瘡，百蟲入耳。

雞血，烏雞、白雞者良。氣味鹹、平，無毒。主治：踒折骨痛及痿痹，中惡腹痛，乳難。〇治剥驢、馬被傷，及馬咬人，以熱血浸之。主小兒下血，及驚風，解丹毒、蠱毒，鬼排陰毒。安神定志，熱血服之。白癜風、癧瘍風，以雄雞翅下血塗之。

腦，白雄雞者良。主治：小兒驚癇，燒灰酒服，治難産。

肪，烏雄雞者良。主治：耳聾。〇頭禿髮落。心，主治五邪。

肝，雄雞者良。主治：起陰。〇補腎，治心腹痛，安漏胎下血，以一具切，和酒五合服之。

膽，烏雄雞者良。主治：目不明，肌瘡。〇月蝕瘡遶耳根，日三塗之。燈心蘸，點胎赤眼，甚良。水化，搽痔瘡，亦效。

腎，雄雞者良。主治：䰽鼻作臭，用一對，與脖前肉等分，入豉七粒，新瓦上焙研。以雞子清和作餅，安鼻前，引蟲出。忌陰人、雞、犬見。

嗉，主治：小便不禁，及氣噎，食不消。

腸，男用雌，女用雄。主治：遺溺，小便數不禁，燒存性，每服三指，酒下。

肋骨，烏骨雞者良。主治：小兒羸瘦，食不生肌。

膍胵裏黃皮，一名雞內金。男用雌，女用雄。氣味甘、平，無毒。主治：泄痢，小便頻遺，除熱止煩。○止泄精並尿血，崩中帶下，腸風瀉血。○治小兒食瘧，療大人淋濁，反胃，消酒積，主喉閉，乳蛾，一切口瘡、牙疳、諸瘡。

距，白雄雞者良。主治：產難，燒研酒服。○下骨鯁，以雞足一雙，燒灰水服。

翮翎，白雄雞者良。主治：下血閉。左翅毛能起陰，治婦人小便不禁，消陰㿗，療骨鯁，蝕癰疽。止小兒夜啼，安席下，勿令母知。感應志云：五酉日，以白雞左翅燒灰，揚之，風立至，以黑犬皮毛，燒灰揚之，風立止。

尾毛，主治：刺入肉中，以二毛根和男子乳封之，當出。

屎白，雄雞屎乃有白，臘月收之。白雞烏骨者更良。氣味微寒，無毒。主治：消渴，傷寒寒熱，破石淋及轉筋，利小便，止遺尿，滅瘢痕。○治中風失音，痰迷。炒服，治小兒客忤蠱毒。治白虎風，貼風痛。○治賊風風痺，破血，和黑豆炒，酒浸服之。亦治蟲咬毒。○下氣，通利大小便，治心腹鼓脹，消癥瘕，療破傷中風，小兒驚啼。以水淋汁服，解金銀毒。以醋和，塗蜈蚣、蚯蚓咬毒。

雞子，即雞卵也，俗呼雞蛋。黃雌者上，烏者次之。氣味甘、平，無毒。主治：除熱火灼爛瘡，癇痓。可作虎魄神物，鎮心，安五臟，止驚安胎。治妊娠天行熱疾狂走，男子陰囊濕癢，及開喉聲失音。醋煮食之，治赤白久痢，及產後虛痢。光粉同炒乾，止疳痢及婦人陰瘡。和豆淋，酒服，治賊風麻痺。醋浸令壞，傅疵䵟。作酒，止產後血暈，暖水臟，縮小便，止耳鳴。和蠟炒，治耳鳴、聾及疳痢。○益氣。以濁水煮一枚，連水服之，主產後痢。和蠟煎，止小兒痢。○小兒發熱，以白蜜一合，和三顆，攪服，立瘥。

太平御覽云：正旦，吞烏雞子一枚，可以練形。

岣嶁神書云：八月晦日夜半，面北吞烏雞子一枚，有事可隱形。

鼎曰：雞卵多食，令人腹中有聲，動風氣。和葱、蒜食之，氣短。同韭子食，成風痛。共鱉肉食，損人。共獺肉食，成遁屍。同兔肉食，成泄痢。妊婦以雞子、鯉魚同食，令兒生瘡。同糯米食，令兒生蟲。〇小兒患痘疹，忌食雞子，及聞煎食之氣，令生翳膜。

卵白，氣味甘，微寒，無毒。主治：目熱赤痛，除心下伏熱，止煩滿咳逆，小兒下泄，婦人産難，胞衣不出，並生吞之。醋浸一宿，療黄疸，破大煩熱。〇産後血閉不下，取白一枚，入醋一半攪服。〇和赤小豆末，塗一切熱毒、丹腫、腮痛，神效。冬月以新生者，酒漬之，密封七日，取出，每夜塗面，去䵟黵、皻皰，令人悦色。

戲术：布綫縛火：用布綫一條，雞子白塗之，向日正午能縛火，火燒不斷。

卵黄，氣味甘，温，無毒。主治：醋煮，治産後虚痢，小兒發熱。煎食，除煩熱。鍊過，治嘔逆。和常山末爲丸，竹葉湯服，治久瘧。〇炒取油，和粉，敷頭瘡。〇卒乾嘔者，生吞數枚良。小便不通者，亦生吞之，數次效。補陰血，解熱毒，治下痢，甚驗。

唐瑶經驗方：治杖瘡破損，雞子黄熬油，搽之，甚效。

抱出卵殼，俗名混沌池、鳳凰蜕。研末，磨障翳。〇傷寒勞復，熬令黄黑，爲末，熱湯和一合服。取汗出，即愈。

卵殼中白皮，主治：久咳氣結，得麻黄、紫菀服，立效。

窠中草，小兒夜啼，安席下，勿令母知。

鵝　江淮以南多畜之。有蒼、白二色，緑眼、黄喙、紅掌。其夜鳴應更，舍中養，能辟蟲蛇。

時珍曰：鵝鳴自呼。江東謂之舒雁，似雁而舒遲也。

白鵝膏，氣味甘，微寒，無毒。主治：灌耳，治卒聾。〇潤皮膚，可合面脂。

肉，氣味甘、平，無毒。主治：利五臟。〇解五臟熱，服丹石人宜之。

煮汁，止消渴。

日華子曰：白者辛涼，無毒。蒼者冷，有毒，發瘡腫。〇詵曰：鵝肉性冷，多食令人霍亂，發痼疾。〇李廷飛曰：嫩鵝毒，老鵝良。

臎，尾肉也。主治：塗手足皴裂。納耳中，治聾及聤耳。

血，氣味鹹、平，無毒。主治：中射工毒者飲之，并塗其身。〇解藥毒。

時珍曰：鵝血，祈禱家多用之。

膽，主治：解熱毒，及痔瘡初起，頻塗之，自消。

卵，主治：補中益氣。多食，發痼疾。

涎，主治：咽喉穀賊，灌之即愈。

毛，主治：射二水毒。〇小兒驚癎。又燒灰酒服，治噎疾。

掌上黃皮，主治：燒研，搽脚趾縫濕爛。焙研油調，塗凍瘡良。

屎，主治：絞汁服，治小兒鵝口瘡。蒼鵝屎，敷蟲、蛇咬毒。

時珍曰：鵝，氣味俱厚，發風發瘡，莫此爲甚。火薰者尤毒，曾目擊其害。而本草謂其性涼，利五臟。韓懋醫通謂其疎風，豈其然乎？

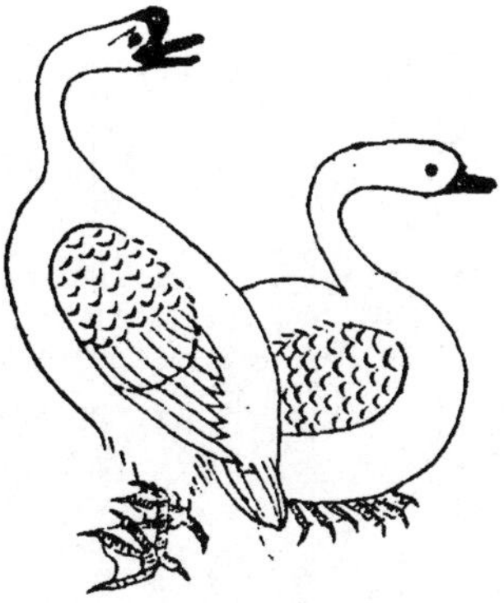

鵝，別録上品。

鶩

弘景曰：鶩，即是鴨。然有家鴨，有野鴨。藏器曰：尸子云：野鴨爲鳧，家鴨爲鶩。時珍曰：鶩，音木。鶩性質木，而無他心，故庶人以爲贄。曲禮云：庶人執匹。匹，雙鶩也。匹夫卑末，故廣雅謂鴨爲鵜鴄。禽經曰：鴨鳴呷呷，其名自呼。鳧能高飛，而鴨舒緩不能飛，故爾雅謂鴨爲舒鳧。

鶩肪，氣味甘、大寒，無毒。主治：風虛，寒熱，水腫。

肉，氣味甘、冷，微毒。主治：補虛，除客熱，和臟腑及水道。療小兒驚癇。○解丹毒，止熱痢。○頭生瘡腫，和葱、豉，煮汁飲之，去卒然煩熱。

頭，雄鴨者良。主治：煮服，治水腫，通利小便。

腦，主治：凍瘡，取塗之良。

血，白鴨者良。氣味鹹、冷，無毒。主解諸毒。○熱飲，解野葛毒。已死者，入咽即活。○熱血，解中生金、生銀、丹石、砒霜諸毒，射工毒。又治中惡，及溺水死者。灌之即活。蚯蚓咬瘡，塗之即愈。

鴨涎，主治：小兒痓風，頭及四肢皆往後，以鴨涎滴之。又治蚯蚓，吹小兒陰腫，取雄鴨涎，抹之即消。

鴨舌，治痔瘡，殺蟲。

膽，主治：痔核良。又點赤目初起，亦效。

肫衣，主治：諸骨鯁，炙研，水服之，即愈。

卵，主治：心腹胸膈熱。

白鴨屎，主治：殺石藥毒，解結縛，散蓄熱。○治熱毒、毒痢。又和雞子白，塗熱瘡腫毒，及蚯蚓咬，即消。

按，格物論云：鴨，雄者緑頭、文翅，雌者黄斑色。又有純黑、純白者。有白而烏骨者，藥食更佳。鴨皆雄瘖、雌鳴。重陽後，乃肥腯味美。清明後生卵，則内陷不滿。伏卵，聞礱磨之聲，則毈而不成。無雌抱伏，則以牛屎嫗而出之。此皆物理之不可曉者也。

時珍曰：鴨，水禽也。利小便，宜用青頭雄鴨，取水木生發之象。治虛勞熱毒，宜用烏骨白鴨，取金水寒肅之象也。

弘景曰：黄雌鴨，爲補最勝。

詵曰：白鴨肉最良。黑鴨肉有毒，滑中，發冷利，脚氣者不可食。

瑞曰：腸風下血，不可食。

時珍曰：嫩者毒，老者良，尾膠不可食。

詵曰：卵多食，發冷氣，令人氣短背悶。小兒多食，脚軟。鹽藏食之，即益人。

士良曰：卵生瘡毒者食之，令惡肉突出。

弘景曰：卵不可合鼈肉、李子食，害人。合椹食，令人生子不順。

摘玄方：治小兒白痢疾似魚凍者，殺白鴨取血，滚酒泡服，即時止。

鶩，別録上品。

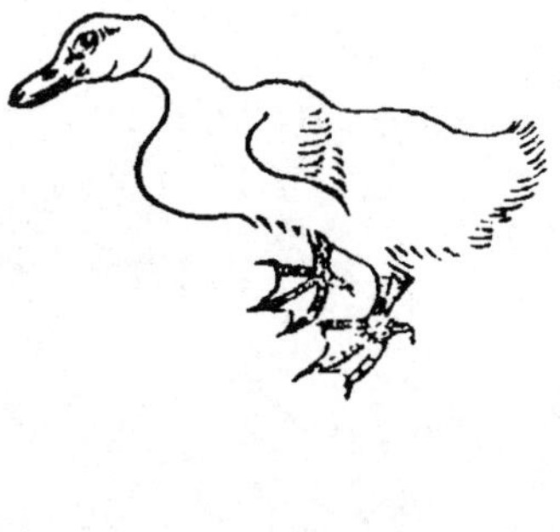

雛鴨形

雀 處處有之。羽毛斑褐，頷嘴皆黑，頭如顆蒜，目如擘椒，短尾距爪，躍而不步，俯而喙，仰而四顧。其卵有斑，其性最淫。故師曠禽經云：雀交不一，每栖宿檐瓦之間。故詩曰瓦雀。説文云：雀，依人小鳥也，故字從小。俗呼小蟲。爾雅翼云：雀入淮爲蛤，雉入於淮則爲蜃。蓋二物皆化於淮水中。故江以鴻止，而鴻從之；淮以雀化，而雀從焉。此雀所以爲佳也。

雀肉，氣味甘、温，無毒。主治：冬三月食之，起陽，令人有子。壯陽益氣，暖腰膝，縮小便，治血崩帶下。○益精髓，縮五臟不足氣。宜常食之，不可停輟。

頭血，主治：雀盲。

腦，主治：綿裹塞耳，治聾。又塗凍瘡。

喙及脚脛骨，主治：小兒乳癖，每用一具，煮汁服。或燒灰，米飲調服。

雄雀屎，一名白丁香。氣味苦、温，無毒。主治：療目痛，決癰疽。女子帶下，溺不利，除疝瘕。○療齲齒。○和首生男子乳，點目中胬肉，赤脉貫瞳子者，即消，神效。和蜜丸服，治癥瘕、久痼諸病。和少乾薑服之，大肥悦人。○癰癤不潰者，點塗即潰。急黄欲死者，湯化服之，立甦。腹中痃癖、諸塊伏梁者，和乾薑、桂心、艾葉爲丸服之，能令消爛。○和天雄、乾薑丸服，能强陰。○消積除脹，通咽寒口噤，女人乳腫，瘡瘍中風，風蟲牙痛。

日華子曰：凡鳥，左翼掩右者是雄，其屎頭尖挺直。

修治：雄雀屎，其底坐尖在上是雄，兩頭圓者是雌。臘月，採得雄雀屎，去兩畔附着者，鉢中研細。以甘草水浸一宿，去水，焙乾用。

直指方：治瘭瘡作痛，用雄雀屎、燕窠土研敷之。

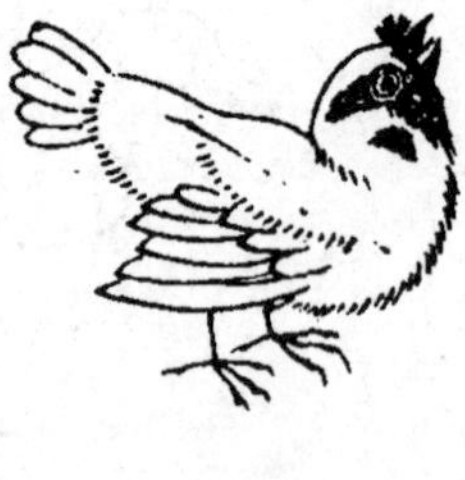

雀，別録中品。

又有白雀，緯書以爲瑞應所感。

【燕】生高山平谷。有兩種：紫胸輕小者是越燕，胸斑黑、聲大者是胡燕。作窠長能容一疋絹者，令人家富也。時珍曰：燕字，篆文象形。説文謂之乙鳥。乙者，其鳴自呼也。禮記謂之玄鳥。玄，言其色也。鷹、鷂食之則死。能製海東青鶻，故古今注有「鷙鳥」之稱。能興波祈雨，故炮炙論有「游波」之號。又有白燕。京房曰：人見白燕，主生貴女。故易占名天女。

燕肉，氣味酸、平，有毒。主治：出痔蟲、瘡蟲。〇卵黄，主治：卒水浮腫，每吞十枚。

毛，主解諸藥毒，取二七枚，燒灰水服。

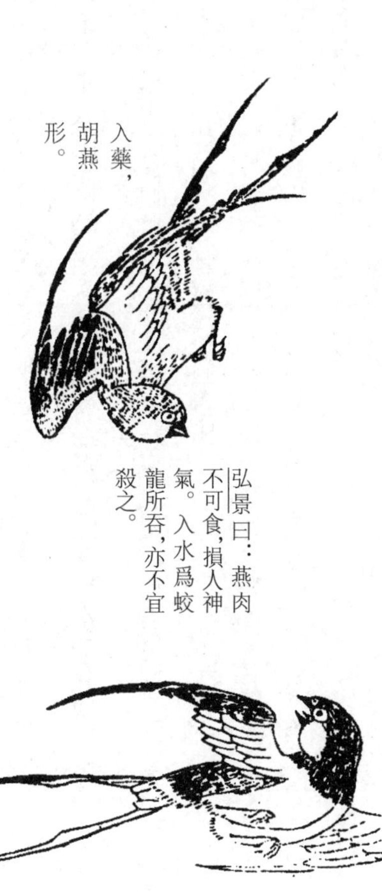

入藥，胡燕形。

弘景曰：燕肉不可食，損人神氣。入水爲蛟龍所吞，亦不宜殺之。

胡燕，大如雀，而身長，籥口豐頷，布翅岐尾。春社來，秋社去。食飛小蟲。

屎，氣味辛、平，有毒。主治：蠱毒鬼疰，逐不祥邪氣，破五癃，利小便。熬香用之，療痔殺蟲，去目翳，治口瘡，瘧疾。屎作湯浴，小兒驚癇。

賈相公牛經：治牛有非時，吃雜蟲腹脹滿，取燕子屎一合，以水漿二升相和，灌之效。

伏翼 生太山川谷，及人家屋間。形似鼠，灰黑色，有薄翅連合四足及尾，亦有白者。夏出冬蟄，日伏夜飛。食蚊蚋，自能生育。一名天鼠，一名仙鼠，一名飛鼠，一名夜燕。圖經曰：蝙蝠也。唐本注云：伏翼，以其晝伏有翼爾。

伏翼，氣味鹹、平，無毒。主治：目瞑癢痛，明目，夜視有精光。久服，令人喜樂，媚好無憂。〇療五淋，利水道。〇主女人生子餘疾，帶下病，無子。〇治久咳上氣，久瘧瘰癧，金瘡內漏，小兒魃病驚風。一云：微熱，有毒。莧實爲之使。

腦，主治：塗面，去女子面皰。服之，令人不忘。

血及膽，主治：滴目，令人不睡，夜中見物。

天鼠屎，即伏翼屎也。俗呼夜明砂。氣味辛、寒，無毒。主治：面癰腫，皮膚洗洗時痛，腹中血氣，破寒熱積聚，除驚悸。〇去面黑皯。〇燒灰，酒服方寸匕，下死胎。〇炒服，治瘰癧。擣熬爲末，拌飯與三歲小兒食之，治無辜病，甚驗。〇治痏有效。〇治目盲障翳，明目除瘧。〇治馬撲損痛，以三枚投熱酒一升，取清，服數服瘥。

在山孔中，或古屋簷下，頭並倒懸，其腦重也。

性能瀉人，治病則可，服食不可。

按，李石續博物志云：唐陳子真得白蝙蝠，大如鴉。服之，一夕大泄而死。宋劉亮得白蝙蝠，服之立死。觀此，白者尤不可服。

修治：伏翼要重一斤者，先拭去肉上毛及去爪、腸，留肉翅並嘴脚，以好酒浸一宿，取出，以黃精自然汁五兩，塗炙至盡，炙乾用。近

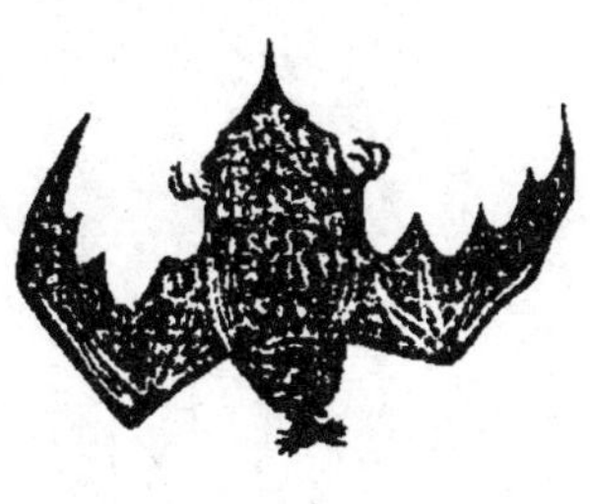

伏翼，本經中品。

世用者，多煅存性耳。

修治：夜明砂：以水淘去灰土、惡氣，取細砂曬乾焙用。其砂，乃蚊蚋眼也。惡白蘞、白薇。

生生編：治乾血氣，蝙蝠一個，燒存性，每酒服一錢，即愈。

聖惠方：治五瘧不止，用夜明砂末，每冷茶服一錢，立效。

本經中品。

鷹 出遼海者上，北地及東北胡者次之。北人多取雛養之，南人以媒取之。雌則體大，雄則形小。有雉鷹、兔鷹，其頂有毛角，俗呼角鷹。時珍曰：鷹，以膺擊，故謂之鷹。

鷹肉，主治：食之，治野狐邪魅。

頭，主治：五痔，燒灰飲服。〇治痔瘻，燒灰，入麝香少許，酥、酒服之。治頭風眩暈，一枚燒灰，酒服。

嘴及爪，主治：五痔狐魅，燒灰水服。

睛，主治：和乳汁研之，日三注眼中，三日見碧霄中物。忌煙薰。

骨，主治：傷損接骨，燒灰，每二錢酒服，食前食後，隨病。

毛，主治：斷酒水，煮汁飲，即止酒也。

屎白，氣味微寒，有小毒。主治：傷撻滅痕。燒灰酒服，治中惡。燒灰，酒服方寸匕，主邪惡，勿令本人知。○消虛積，殺勞蟲，去面上皰皯䵳。

千金方：滅痕，用鷹屎白，和人精敷之，日三良。鷹屎，臣。

雉，別録中品。

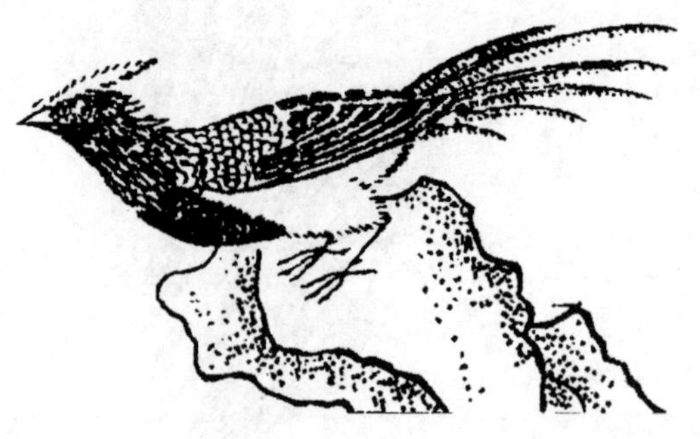

雉 南北皆有之。形大如雞，而斑色繡翼。雄者文彩而尾長。雌者文暗而尾短。其交不再，其卵褐色。將卵，雌避雄而潛伏之，否則雄食其卵也。月令仲冬雉始雊，謂陽動則雉鳴，而勾其頸也。孟冬，雉入大水爲蜃。蜃，大蛤也。宗奭曰：雉飛若矢，一往而墮，故字從矢。今人取其尾，置舟車上，欲其快速也。漢呂太后名雉，高祖改雉爲野雞，其實雞類也。黄氏韻會云：雉，理也。雉有文理也。故尚書謂之華蟲，曲禮謂之疏趾。雉類甚多，亦各以其形色爲辨耳。禽經云：雉，介鳥也。素質五彩，備曰翬雉；青質五採，備曰鷂雉。朱黄曰鷩雉，白曰鵫雉，玄曰海雉。梵書謂雉曰迦頻闍羅。

雉腦，主治，塗凍瘡。

嘴，主治：蟻瘻。○尾，主治：燒灰，和麻油，敷天火丹毒。

屎，主治：久瘧不止，與熊膽、五靈脂、常山等分爲末，醋糊丸黑豆大，正發時，冷水下。

肉，氣味酸、微寒，無毒。主治：補中，益氣力，止泄痢，除蟻瘻。

恭曰：温。日華曰：平、微毒。秋冬益，春夏毒，有痢疾人不宜食。頌曰：周禮庖人供六禽，雉是其一，亦食品之貴。然有小毒，不可常食，損多益少。詵曰：久食令人瘦。九月至十一月，稍有補；他月，則發五痔，諸瘡疥。不與胡桃同食，發頭風眩暈及心痛。與菌蕈、木耳同食，發五痔，立下血。同蕎麥食，生肥蟲。自死爪甲不伸者，殺人。

卵同葱食，生寸白蟲。

食醫心鏡：治消渴，舌焦口乾，小便數，野雞一隻，以五味煮，令極熟。取二升半已來，去肉取汁，渴飲之，肉亦可食。

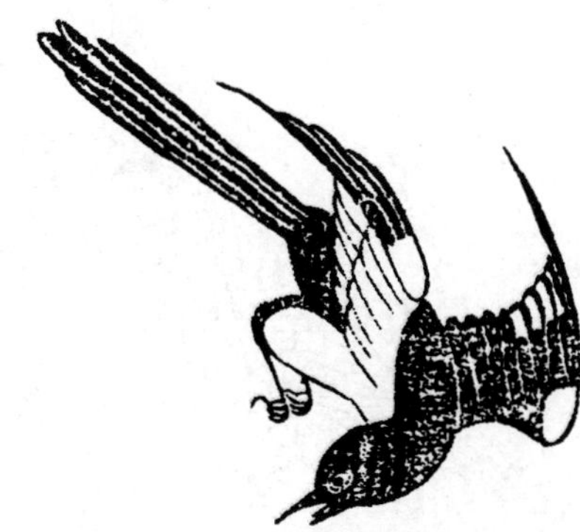

雄鵲，別録中品。

鵲 在處有之，烏屬也。大如鴉而長尾，尖嘴黑爪，緑背白腹，尾翮黑白駁雜。上下飛鳴，以音感而孕，以視而抱。季冬始巢。開户背太歲，向太乙。知來歲風多，巢必卑下。故一名乾鵲，知來知往。段成式云：鵲有隱巢，木如梁，令鷙鳥不見；人若見之，主富貴也。鵲至秋，則毛毨頭秃。淮南子云：鵲矢中蝟，蝟即反而受啄，火勝金也。時珍曰：鵲，古文作舄，象形。鵲鳴唶唶，故謂之鵲。其色駁雜，故一名飛駁鳥。靈能報喜，故禽經曰喜鵲。佛經謂之芻尼，小説謂之神女。

雄鵲肉，氣味甘、寒，無毒。主治：石淋，消結熱。可燒作灰，以石投中，解散者是雄也。治消渴疾，去風及大小腸澀，並四肢煩熱，胸膈痰結。婦人不可食。○冬至，埋鵲於圊前，辟時疾溫氣。

陶隱居云：鳥之雌雄難別者，其翼左覆右是雄，右覆左是雌。又燒毛作屑，内水中，沉者是雄，浮者是雌。今云投石，恐止是鵲也。餘鳥未必爾。

弘景曰：五月五日鵲腦，入術家用。高誘注云：鵲腦，雌雄各一，道中燒之，丙寅日入酒中，飲，令人相思。又媚藥方中亦有用之者。

鴿 處處人家蓄之。毛色品第最多，惟白鴿入藥。凡鳥皆雄乘雌，此獨雌乘雄。其性淫而易合，故名鴿。食療本草名鵓鴿。鵓者，其聲也。張九齡以鴿傳書，目爲飛奴。

白鴿肉，氣味鹹、平，無毒。主治：解諸藥毒，及人、馬久患疥，食之立愈。調精益氣，治惡瘡疥癬，風瘡白癜，癧瘍風。炒熟，酒服。雖益人，食多，恐減藥力。

血，解諸藥、百蠱毒。卵，解瘡痘毒。屎，辛、溫，微毒。治人、馬疥瘡，炒研敷之。驢、馬和草飼之。宋嘉祐。

○消腫及腹中痞塊。○消瘰癧，諸瘡。療破傷風，及陰毒垂死者，殺蟲。

白鴿肉，每至除夜，煮炙飼兒。仍以毛煎湯浴之，則出痘稀少。

屎，左盤，故宣明方名左盤龍。治陰症腹痛，面青甚者，用鴿屎一大抄，研末，極熱酒一鍾，和勻澄清，頓服即愈。

聖惠方：治反花瘡初生，惡肉如米粒，破之血出，肉隨生，反出于外。用鴿屎三兩，炒黃爲末，温漿水洗後敷之。

戲术：以細鴿一對，剪去翅養熟，冬月以猛火燒地熱。去火，用罩將鴿蓋住，近罩，急鬭鑼鼓，則鴿爪熱而跳躍，如此三四次，雖置冷地，聽鑼鼓之聲，亦自跳矣。名曰「飛奴交舞」。

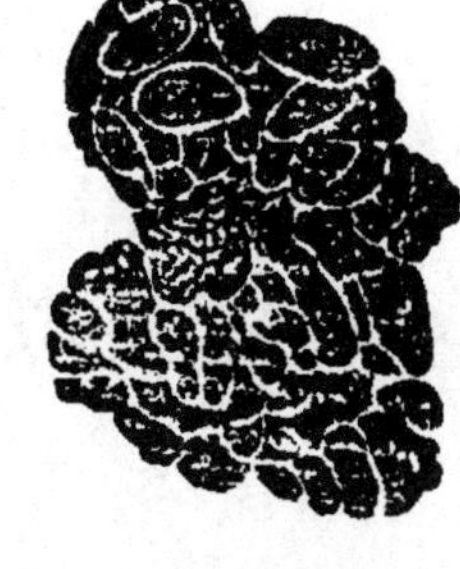
五靈脂，宋開寶。

五靈脂 出北地。寒號蟲糞也，今五臺山甚多。其狀如小雞，四足，有肉翅。夏月毛盛，冬月裸體，晝夜鳴叫，故曰寒號。郭璞云：鶡鴠，夜鳴求旦之鳥。月令云：仲冬，曷旦不鳴。蓋冬至陽生，漸暖故也。其屎名五靈脂者，謂狀如凝脂，而受五行之靈氣也。

五靈脂，氣味甘、温，無毒。主治：心腹小兒五疳，辟疫，治腸風，通利氣脉，女子血閉。○療傷冷積。○凡血崩過多者，半炒半生，酒服，能行血、止血。治血氣刺痛，甚效。○止婦人經水過多，赤帶不絶，胎前、産後血氣諸痛，男女一切心腹、脇肋、少腹諸痛，疝痛，血痢，腸風、腹痛，身體血痺刺痛。肝瘧發寒熱，反胃消渴，及痰涎挾血成窠，血貫瞳子，血凝齒痛，重舌。小兒驚風，五癇癲疾。殺蟲，解藥毒，及蛇、蠍，蜈蚣傷。

修治：五靈脂，係寒號蟲屎。其屎恒集一處，氣甚臊惡，粒大如豆。採之有如糊者，有粘塊如糖者，其色如鐵。凡用，以餹心潤澤者爲上。去砂石，研爲細末，以酒飛過，曬乾用。

失笑散：治男女老少心痛、腹痛，少腹痛，小腸疝氣，諸藥不效者，能行能止。婦人妊娠心痛，及産後心痛、少腹痛、血氣痛，尤妙。用五靈脂、蒲黄等分，研末，先以醋二杯調末，熬成膏。入水一盞，煎至七分，連藥熱服，未止再服。一方以酒代醋。一方以醋糊和丸，童尿、酒服。

昔有人被毒蛇所傷，良久昏憒。一老僧以酒調藥，灌之二錢許，遂甦，仍以滓敷咬處。少頃，復灌二錢，其苦皆去。問之，乃五靈脂、雄黃等分爲末耳。其後有中蛇毒者，用之咸效。

啄木鳥 有大、有小，有褐、有斑。褐者是雌，斑者是雄。又有一種大如鵲，青黑色，頭上有紅毛者，土人呼爲山啄木。此鳥善爲禁法，能曲爪畫地爲印，則穴之塞自開。飛輒以翼墁之。舊云：斲木取蠹于深，以舌銛之。舌長于咮，杪有針刺。郭璞云：口如錐，長數寸，常斲木食蠹，因名斲木。

肉，氣味甘、酸，平，無毒。主治：痔瘻，及牙齒疳䘌蟲牙。燒存性，研末，納孔中，不過三次。追勞蟲，治風癇。

舌，主治：齲齒作痛，以綿裹尖咬之。

血，主治：庚日，向西熱飲，令人面色如朱，光彩射人。

腦魯至剛。俊靈機要云：三月三日，取啄木，以丹砂、大青拌肉，飼之一年，取腦，和雄黃半錢，作十丸。每日，向東水服一丸。久能變形，怒則如神鬼，喜則常人也。

啄木鳥，一名鴷。禽經云：鴷志在木，即此也。

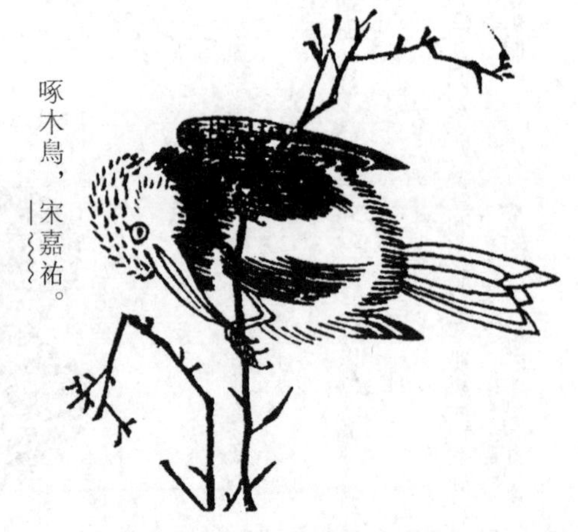

啄木鳥，宋嘉祐。

鶉 大如雞雛，頭細而無尾，毛有斑點。雄者是高，雌者足卑。其性畏寒，在田野中夜則群飛，晝則草伏。人能以聲呼取之，蓄令鬬博。萬畢术云：蝦蟇得爪化爲鶉。禹錫曰：鶉，蝦蟇所化也。蓋鶉始化成，終以卵生，故四時常有之。時珍曰：鶉，性醇。竄伏淺草，無常居而有常匹，隨地而安，故俗呼鵪鶉。莊子所謂「聖人鶉居」是矣。其行遇小草，即旋避之，亦可謂醇矣。宗奭曰：其卵初生，謂之羅鶉。至初秋謂之早秋，中秋已後謂之白唐，一物四名也。又有錦毛者，謂之錦鶉。

鶉肉，氣味甘、平，無毒。主治：補五臟，益中續氣，實筋骨，耐寒暑，消熱結。和小豆、生薑煮食，止泄痢。酥煎，令人下焦肥。小兒患疳，及下痢五色，旦旦食之，有效。

禹錫曰：鶉，四月以前未堪食。不可合猪肝食，令人生黑子。合菌子食之，令人發痔。

楊文公談苑云：至道二年夏秋間，京師鬻鶉者，車載積市，皆蛙所化，循有未全變者。列子所謂「蛙聲爲鶉」也。

交州記云：南海有黄魚，九月變爲鶉。月令云：田鼠化爲鴽。素問曰：鴽，鶉也。

李時珍曰：按，董炳集驗方云：魏秀才妻，病腹大如鼓，四肢骨立，不能貼席，惟衣被懸卧，穀食不下者數日矣。忽思鶉食，如法進之，遂運劇，少頃雨汗，莫能言。但有更衣狀，扶而圊，小便突出白液，凝如鵝脂，如此數次，下盡遂起。此蓋中焦濕熱，積久所致也。詳本草。鶉解熱結，療小兒疳，亦理固然也。董氏所説如此。時珍謹按，鶉乃蛙化，氣性相同，蛙與蝦蟇皆解熱治疳，利水消腫，則鶉之消鼓脹，蓋亦同功云。

本草原始

蟲魚部卷之十一

白殭蠶蛹、繭、蛹汁、雄原蠶、蛾、蜕、連、原、蠶砂　桑螵蛸螳蜋子也　蜂蜜蜜蠟、白蠟　露蜂房　蜻蛉　樗雞即紅娘子　斑蝥　地膽　蜘蛛　蠍　水蛭　蠐螬　蚱蟬蜕　蜣螂　螻蛄　䗪蟲即土鼈　蟾蜍蟾酥　蝦蟇　鼃　蜈蚣　蚯蚓　蝸牛蛞蝓、田螺　龍骨、角、齒、腦、胎　紫稍花　石龍子　蛤蚧　蛇蜕　白花蛇　烏蛇　鯉魚　青魚　鯽魚　烏賊魚海螵蛸　蝦　海馬　海牛　龜甲溺　鼈甲肉　蟹　牡蠣　珍珠　石決明　蛤蜊　瓦壟子　貝子　海燕海盤車、海膽　文蛤海蛤、海石、海粉

人部卷之十二

髮髲亂髮　爪甲　牙齒　乳汁　耳塞　口津唾　頭垢　人屎人中黃、胎屎　人尿人中白、秋石　人精　髭鬚　天靈蓋　婦人月水　人胞　陰毛

本草原始卷之十一

蟲魚部 卵生類

白殭蠶 時珍曰：蠶，孕絲蟲也。有大小、白烏、斑色之異。其蟲屬陽，喜燥惡濕，食而不飲，三眠三起，二十七日而老，自卵出而爲䖢，自䖢蜕而爲蠶。蠶而繭，繭而蛹，蛹而蛾，蛾而卵，卵而復䖢。亦有胎生者，與母同老，蓋神蟲也。南粤有三眠、四眠，兩生、七出、八出者，其繭有黃、白二色。蠶從朁，象其頭身之形；從䖵，以其繁也。俗作「蚕」字者，非矣。蚕音腆，蚯蚓之名也。蠶病風死，其色自白，故曰白殭蠶。死而不朽曰殭。再養者曰原蠶，蠶之屎曰砂，皮曰蜕，甕曰繭，蛹曰螝，蛾曰羅，卵曰蜕，蠶初出曰䖢，蠶紙曰連也。

白殭蠶，氣味鹹、辛、平，無毒。

主治：小兒驚癇夜啼。去三蟲，滅黑䵟，令人面色好，男子陰癢病。〇女人崩中赤白，產後腹痛，滅諸瘡瘢痕。爲末，封疔腫拔根，極效。〇治口噤發汗，同白魚、鷹屎白等分，治瘡滅痕。〇以七枚爲末，酒服，治中風失音，并一切風疰，小兒客忤，男子陰癢痛，女子帶下。〇焙研，薑汁調灌，治中風喉痺欲絶，下喉立愈。〇散風痰，結核瘰癧，頭風，風蟲齒痛，皮膚風瘮，丹毒作癢，痰瘧癥結。婦人乳汁不通，崩中下血。小兒疳蝕鱗體。一切金瘡疔腫、風痔。

蠶，本經中品。

蠶屈伸形

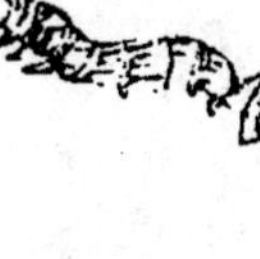

直蠶形

曲蠶形

修治：頌曰：所在養蠶處有之。不拘早晚，但用白色而條直、食桑葉者佳。用時，去絲綿及子，炒過。

甄權曰：微温，有小毒。惡桑螵蛸、桔梗、茯苓、茯神、萆薢。

聖惠方：治撮口噤風，面黄赤，氣喘，啼聲不出，由胎氣挾熱，流毒心脾，故令舌强唇青，聚口發噤。用直殭蠶二枚，去嘴，略炒爲末，蜜調敷唇上，甚效。

蠶蛹　番　正

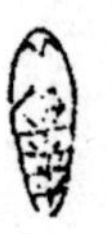

猘犬咬，忌食。

蠶蛹，主治：炒食，治風及勞瘦。研，敷瘑瘡惡瘡。〇爲末，飲服，治小兒疳瘦，長肌退熱，除蚘蟲。煎汁飲，止消渴。

出蠶繭形

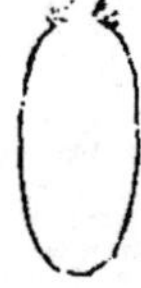

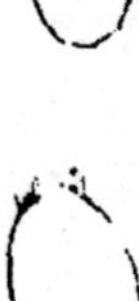

有黄色、白色者。

蠶繭，氣味甘、温，無毒。主治：燒灰酒服，治癰腫無頭，次日即破。又療諸疳瘡，及下血、血淋、血崩。煮汁飲，止消渴，反胃，除蚘蟲。

繭中蛹汁，主治：百蟲入肉，䘌蝕瘙疥，及牛馬蟲瘡。爲湯浴，小兒瘡疥，殺蟲。以竹筒盛之，浸山蜍、山蛭入肉，蚊子諸蟲咬毒。亦可預帶一筒，取一蛭入中，并持乾海苔一片，亦辟諸蛭。

昔人旅店有客消渴，夜求水不得，取釜中湯飲之而愈。次早視之，乃繅絲湯也。丹溪方本此。

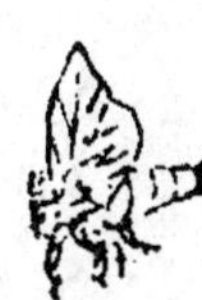

原蠶蛾，俗呼晚蠶蛾。

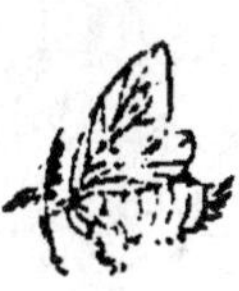

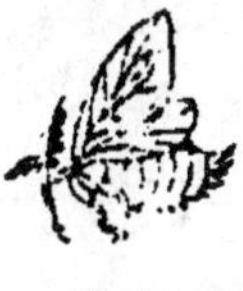

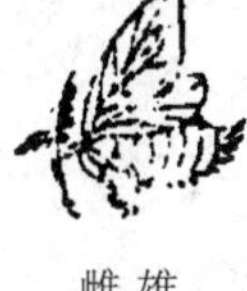

雄腹小，雌腹大。

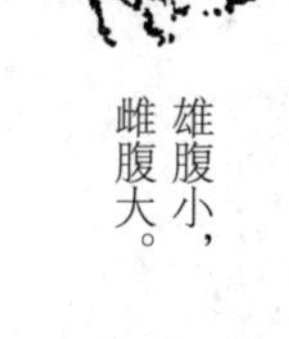

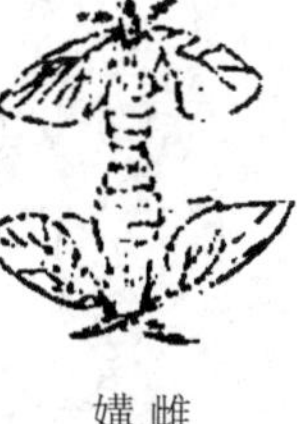

雌雄相媾之形。

雄原蠶蛾，氣味鹹。○有小毒。主治：益精氣，强陰道，交精不倦，亦止精。○壯陽事，止泄精，尿血，暖水臟，治暴風，金瘡、凍瘡、湯火瘡，滅瘢痕。○入藥，炒去翅、足用。

鄭玄注周禮云：原，再也，謂再養者。宗奭曰：原者，有原復敏速之義，比是第二番蠶也。時珍曰：蠶蛾性淫，出繭即媾，至於枯槁乃已，故强陰益精用之。

蠶蜕，氣味甘、平，無毒。主治：血病，益婦人。○婦人血風。○治目中翳障，及疳瘡。

蠶連，主治：吐血鼻洪，腸風瀉血，崩中帶下，赤白痢，敷疔腫瘡。○治婦人血漏。

原蠶砂，俗呼晚蠶砂。曬乾，淘净再曬，可久收不壞。氣味甘、辛，温，無毒。主治：腸鳴，熱中消渴，風痺癮瘮。○炒黄，袋盛浸酒，去風，緩諸節不隨，皮膚頑痺，腹内宿冷，冷血瘀血，腰脚冷疼。炒熱袋盛，熨偏風，筋骨癱緩，手足不隨，腰脚軟，皮膚頑痺。○消渴癥結，婦人血崩，頭風，風赤眼，去風除濕。

宗奭：蠶屎飼牛，可以代穀。

螳蜋　桑螵蛸 在處有之，乃螳蜋卵也。一名蟷蜋。兩臂如斧，當轍不避，故得當郎之名，俗呼爲刀蜋。兖人謂之拒斧，逢樹便産，以桑上者爲好。其子房名螵蛸者，因其狀輕飄如綃也。酉陽雜俎謂之野狐鼻涕，象形也。

螳蜋，驤首奮臂，修頸大腹，二手四足，善緣而捷，以鬚代鼻。喜食人髮，能翳葉捕蟬。深秋，乳子作房，粘着枝上，即螵蛸也。房長寸許，大如拇指。其内重重有隔房，每房有子如蛆卵。至芒種節後，一齊出。故月令云：仲夏，螳蜋生。

螳蜋，主治：小兒急驚風，搐搦。生者能食，疣目。〇箭鏃入肉，不可拔者，用螳蜋一個、巴豆半個，同研，敷傷處。微癢且忍，極癢乃撼拔之。以黃連貫衆湯洗拭，石灰敷之。

桑螵蛸，氣味鹹、甘、平，無毒。主治：傷中，疝瘕陰痿，益精生子，女子血閉，腰痛，通五淋，利小便，水道。〇療男子虛損，五臟氣微，夢寐失精遺溺。久服，益氣養神。〇炮熟，空心食之，止小便利。

修治：别録曰：桑螵蛸生桑枝上，螳蜋子也。二月、三月採，蒸過，火炙用，不爾，令人泄。

之才曰：桑螵蛸，得龍骨療泄精。畏旋覆花。

經驗方：治耳底疼痛，有膿，先繳净，用真桑枝上螵蛸一個，燒存性，同麝香半字，研末，摻入神效。

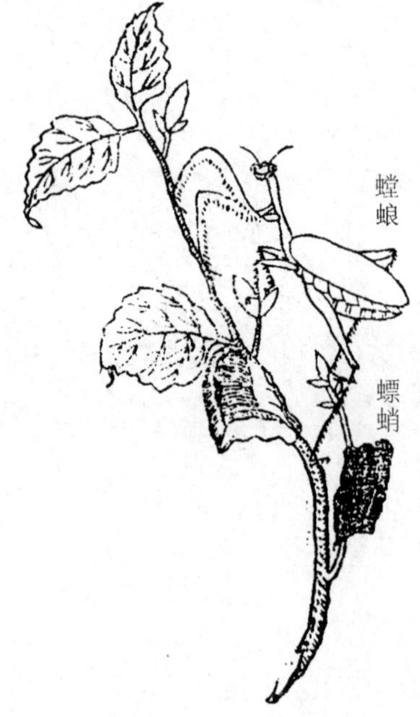

蜂蜜 生山石間，有經一二年者，氣味醇厚。人家作窠檻養者，一歲二取，氣味不足，且久收易酸也。凡用，以山石者爲勝。故本經稱石蜜，又呼岩蜜。時珍曰：蜂尾垂鋒，故謂之蜂，蜜以密成，故謂之蜜。**蜜蠟** 乃蜜脾底也。取蜜後煉過，濾入水中，候凝取之。色黄者爲黄蠟，煎煉極浄，色白者爲白蠟，非新則白而久則黄也。弘景曰：生於蜜中，故曰蜜蠟。蠟，獵也。蜂獵百花釀蜜，故渣爲蠟也。

蟲白蠟 以川、滇、衡、永産者爲勝。蠟樹枝葉，狀類冬青。其蟲大如蟣虱。芒種後，則延緣樹枝，食汁吐涎，粘於嫩莖，化爲白脂。至秋刮取，以水煮溶，濾置冷水中，凝聚成塊，碎之文理如白石膏而瑩澈。自元以來，人始知澆燭入藥，俗通呼白蠟。

蜜蠟，氣味甘、微温，無毒。主治：下痢膿血，補中，續絶傷，金瘡，益氣，不飢耐老。

白蠟，療人泄澼後重，見白膿，補絶傷，利小兒。久服，輕身不飢。○孕婦胎動，下血不絶欲死，以雞子大，煎五五沸，投美酒半升服，立瘥。又主白髮，鑷去，消蠟點孔中，即生黑者。

之才曰：惡芫花、齊蛤，係白色蜜蠟。

蟲白蠟，氣味甘，温，無毒。主治：生肌，止血定痛，補虚，續筋接骨。入丸散服，殺瘵蟲。

其蟲嫩時白色，作蠟，及老，則赤黑色，乃結苞於樹枝。初若黍米大，入春漸長大，如雞頭子，紫赤色，纍纍抱枝，宛若樹之結實也。

俗呼蠟種，亦曰蠟子。子内白卵，如細蟣，一包數百，次年立夏日摘下，以箬葉包之，繫蠟樹上。芒種後，苞拆卵化蟲，乃延出葉底，復上樹作蠟也。

蟲白蠟，爲外科要藥。同合歡皮，入長肌肉膏中，用之神效。

露蜂房　宗奭曰：有二種：一種蜂小而色淡黄，窠長六七寸，如蜜脾下垂一邊，多在叢木深林之中，謂之牛舌蜂；一種多在高木之上，或屋之下，外面圍如三四斗許，或一二斗，中有窠如瓠狀，由此得名玄瓠蜂。其色赤黄，大於諸蜂。今人皆兼用之，謂之露蜂房，係懸樹上得風露者。

露蜂房，氣味苦、平，有毒。主治：驚癇瘈瘲，寒熱邪氣，癲疾，鬼精蠱毒，腸痔。火熬之良。○療蜂毒、毒腫，合亂髮、蛇皮燒灰，以酒日服二方寸匕，治惡疽、附骨癰，根在臟腑，歷節腫出，疔腫、惡脉諸毒，皆瘥。○療上氣，赤白痢，遺尿失禁。燒灰酒服，主陰痿。水煮，洗狐尿刺瘡。服汁，下乳石毒。○煎水，洗熱病後，毒氣衝目。炙研，和猪脂，塗瘰癧成瘻。○煎水，漱牙齒，止風蟲疼痛。又洗乳癰、蜂疔、惡瘡。

露蜂房，《本經》中品。

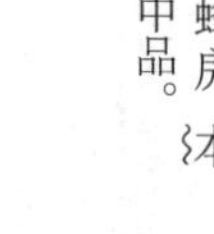

如瓠蜂房。

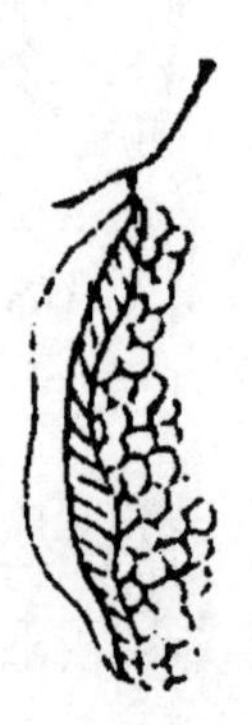

如蜜脾下垂蜂房。

修治：露蜂房，十一、二月採之，入藥並炙用。之才曰：惡乾薑、丹參、黄芩、芍藥、牡蠣。

子母秘録：治臍風濕腫，久不瘥者，露蜂房燒灰，研末敷之，效。

蜻蛉 所在有之。大頭露目，短頸長腰，六足四翼。雄緑色，雌腰間碧色一遭。食蚊虻，飲露水，好飛水際。時珍曰：一名蜻蟌，言其色青蔥也，名蜻蛉。又名蜻虰，言其狀伶仃也。其尾好亭而挺，故一名蜻蝏、蜻蜓。其翅如紗，故俗呼紗羊。汴人呼爲馬大頭。

蜻蛉，氣味微寒，無毒。主治：强陰止精。〇壯陽，暖水臟，房术多用。

修治：入藥，去翼、足，炒用良。〇小而赤者，房中术亦用之。

樗雞 生河内川谷樗樹上。其鳴以時，故名樗雞。頭方而扁，尖喙向下，六足重翼，飛而振羽，索索作聲。其羽文綵，故俗呼紅娘子。

樗雞，氣味苦、平，有小毒，不可近目。主治：心腹邪氣，陰痿，益精强志，主子好色，補中輕身。〇腰痛下氣，强陰多精。〇通血閉，行瘀血。〇主瘰癧，散目中結翳，辟邪氣，療

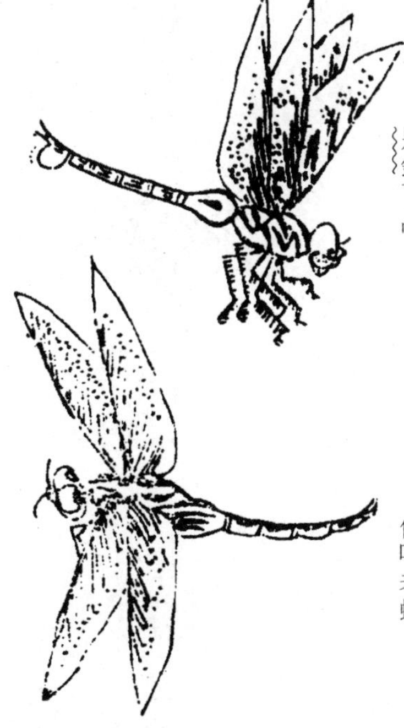

別録下品。

俗呼老螵。

猘犬傷。

本經中品。

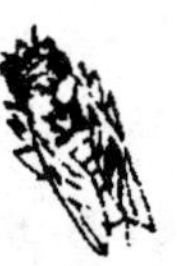

頭斑眼黃，翅黑腹紅。

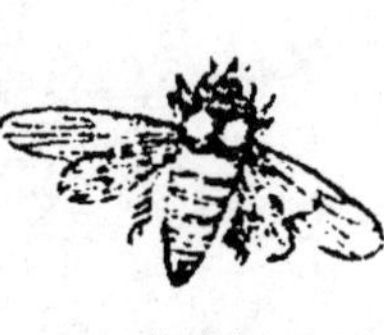

紅娘子，蓋厥陰經藥，能行血活血也。

修治：紅娘子，去翅足，以糯米，或麵炒黃色，去米、麵用。　七月採。

斑蝥 生河內山谷，今所在有之。甲蟲也。七、八月，在大豆葉上。長五六分，黃黑斑文，烏腹尖喙。就葉上採取，陰乾。　時珍曰：斑，言其色；蝥，言其毒如矛也。俗訛爲斑猫。

斑蝥，氣味辛、寒，有毒。主治：寒熱，鬼疰蠱毒，鼠瘻瘡疽，蝕死肌，破石癃。○血積傷肌，治疥癬，墮胎。○治瘰癧，通利水道。○療淋疾，敷惡瘡瘻爛。○治疝瘕，解疔毒、猘犬毒、沙蝨毒、輕粉毒。

本經下品。

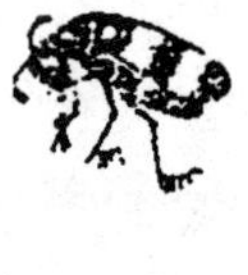

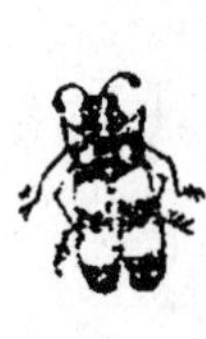

入炮藥多用。

修治：大明曰：斑蝥入藥，須去翅、足，糯米炒熟。不可生用，即吐瀉人。妊娠人不可服，爲能潰人肉。斑蝥，馬刀爲之使，畏巴豆、丹參、空青，惡膚青，甘草、豆花。中其毒者，靛汁、黄連、黑豆、葱、茶皆能解之。

廣利方：治妊娠胎死腹中，斑蝥一枚，燒灰研末，水服即下。斑蝥，使。

地膽 生汶山山谷。是芫青所化，故一名蚖青。狀類斑蝥，黑頭赤尾。二、三月、八、九月取之，因居地中，其色如膽，故名地膽。

本經下品。

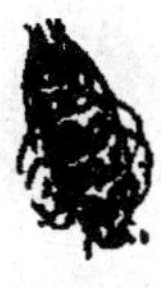

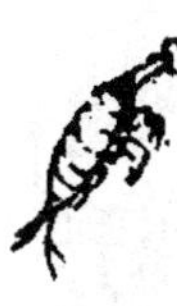

地膽，狀如斑蝥。

地膽，氣味辛、寒，有毒。主治：鬼疰寒熱，鼠瘻惡瘡，死肌，破癥瘕，墮胎。○蝕瘡中惡肉，鼻中瘜肉，散結氣石淋。去子，服一刀圭，即下。○宣拔瘰癧根，從小便中出，上亦吐出。又治鼻齆。○治疝積疼痛。餘功同斑蝥。

修治：地膽，以糯米同炒黄色，去米用。○惡甘草。○在地中，或墻石内。○蓋芫青青緑色，斑蝥黄斑色，亭長黑身赤頭，地膽黑頭赤尾。色雖不同，功亦相近。

蜘蛛 弘景曰：蜘蛛數十種，入藥，惟用懸網如魚罾者。亦名蛛蝥。赤斑者名絡新婦，亦入方术家用。按，王安石字説云：設一面之網，物觸而後誅之。知于誅義者，故曰蜘蛛。

蜘蛛，氣味微寒，有小毒。主治：大人、小兒癀，及小兒大腹丁奚，三年不能行者。○蜈蚣、蜂、蠆螫人，取置咬處吸其毒。○主蛇毒，温瘧，止嘔逆霍亂。○取汁，塗蛇傷。燒啖，治小兒腹疳。○主口喎脱肛，瘡腫胡臭，齒䘌。○斑者，治瘧疾疔腫。

蜘蛛，别録下品。

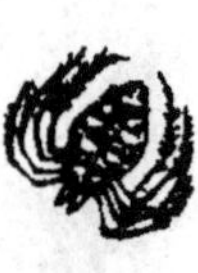

入方術家，用花蜘蛛形。

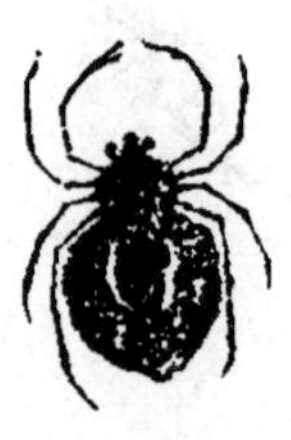

入藥，腹大色灰蜘蛛形。

修治：蜘蛛，去頭、足，研膏用。

大明曰：畏蔓菁、雄黄。○時珍曰：蛛入飲食，不可食。

劉義慶幽明録云：張甲與司徒蔡謨有親，謨晝寢，夢甲曰：「忽暴病，心腹痛脹滿，不得吐下，名乾霍亂。惟用蜘蛛生斷脚，吞之則愈，但人不知。甲某時死矣。」謨覺，使人驗之，甲果死矣。後用此治乾霍亂，輒驗也。此説與前唐注「治嘔逆霍亂」之文正合。

壁錢，其蟲似蛛，作白幕如錢，貼墻壁間。

壁錢，氣味無毒。主治：鼻衄，及金瘡出血不止，捺取蟲汁，注鼻中及點瘡上。亦療五野雞病下血。○治大人、小兒急疳，牙蝕腐臭，以壁蟲同人中白等分，燒研貼之。又主喉痺。

蠍 出青州者良。今京東西及河、陝州郡皆有之。採無時。葛洪曰：蠍前爲螫，後爲蠆。

古語云：蜂蠆垂芒，其毒在尾。今入藥，有全用者，謂之全蠍；有用尾者，謂之蠍梢。許慎云：蠍，蠆尾蟲也。

蠍，氣味甘、辛、平，有毒。主治：諸風癮疹，及中風，半身不遂，口眼喎斜，語濇，手足抽掣。○小兒驚癇風搐，大人痎瘧，耳聾疝氣，諸風瘡。女人帶下陰脫。

宋開寶。

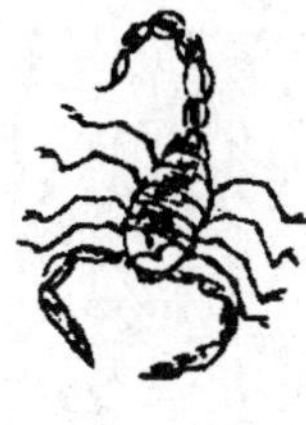

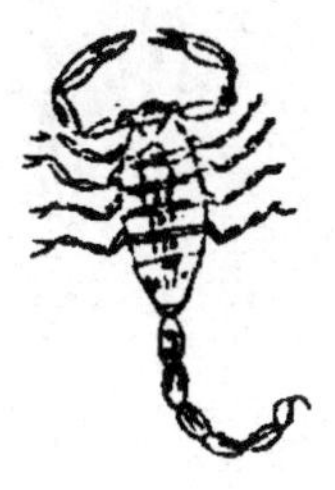

上雄蠍，下雌蠍。

修治：蠍，去足並土焙用。收蠍，以鹽水煮二三沸，晾乾不壞。

陶隱居集驗方言「蠍」：雄者螫人，痛止在一處，用井泥敷之；雌者螫人，痛牽諸處，用瓦溝下泥敷之。皆可畫地作十字取土，水服方寸匕。或在手足，以冷水漬之，微暖即易。在身，以冷水浸布搨之，皆驗。又有咒禁法，亦驗。翰林禁科具矣。

杜壬方：治腎虛、耳聾十年者，二服可愈，小蠍四十九個，生薑如蠍大四十九片，同炒，薑乾爲度。研末，温酒服之，至一二更時，更進一服。至醉不妨，次日耳中如笙簧聲，即效。

水蛭 生雷澤池澤，今處處池澤有之。食血之蟲也。蛭有數種，以水中小者爲良。兩頭尖，腰粗，色微赤。性最難死，雖以火炙，經年尤活也。腹黃者，俗呼馬蟥；形大者，俗呼馬鼈。

水蛭，氣味鹹、苦，平，有毒。主治：逐惡血瘀血，月閉破血，癥積聚，無子，利水道。○墮胎。○治女子月閉，欲成血勞。○咂赤白遊瘮，及癰腫毒腫。○治折傷、墜蹼蓄血，有功。

水蛭，本經下品。

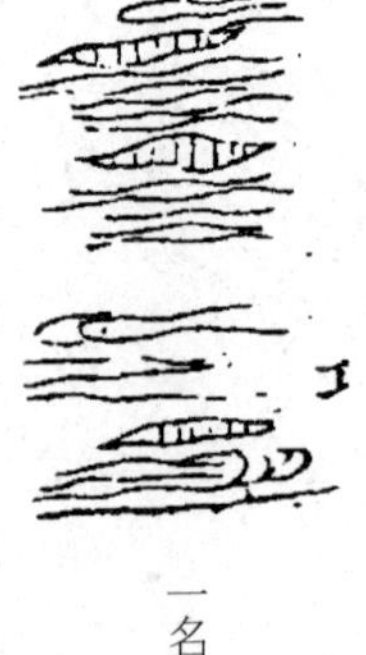

一名蜞。

修治：保昇曰：以篁竹筒盛，待乾，用米泔浸一夜，曝乾。以冬猪脂煎，令焦黄，然後用之。

水蛭，畏石灰、食鹽。

昔有途行飲水，反食水菜，誤吞水蛭入腹，生子爲害，啖咂臟血，腸痛黄瘦者。惟以田泥及擂黄土，水飲數升，則蛭盡下出也。蓋蛭在人腹，忽得土氣而下耳。或以牛羊熱血，飲一二升，同猪脂，亦下也。

蠐螬　生河内平澤，及人家積糞草中。取無時。反行者良。時珍曰：蠐螬，方言作蟦螬，象其蠹物之聲。或謂齊人曹氏之子所化，蓋謬説也。本經名蟦蠐，别録名蜰蠐，言其狀肥也。弘景名乳蠐，言其通乳也。郭璞名地蠶，言其形似也。

蠐螬，氣味鹹，微温，有毒。主治：惡血血瘀，痺氣破折，血在脇下堅滿痛，月閉，目中淫膚，青翳白膜。○療吐血在胸腹不去，及破骨踒折血結，金瘡内塞，産後中寒下乳。

汁，滴目中，去翳障，主血止痛。○敷惡瘡。○汁，主赤白遊瘮，擦破塗之。○取汁，點喉痺，得下即開。○主唇緊口瘡，丹瘮，破傷風瘡。竹木入肉，芒物眯目。

蠐螬，本經中品。

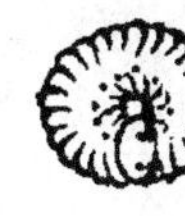

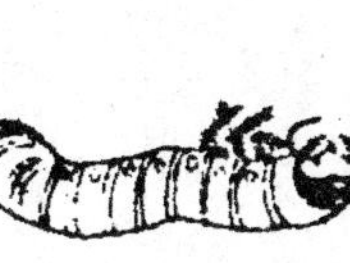

時珍曰：狀如蠶而大，身短節促，足長有毛，生樹根下及糞土中者。外黃内黑，生舊茅屋上者，外白内黯。皆濕熱之氣，薰蒸而化。宋齊立所謂「燥濕相育，不母而生」是已。久則羽化而去。

頌曰：今醫家與蓐婦下乳藥，用糞土中者，其效殊速。

修治：斅曰：凡收得後，陰乾，與糯米同炒，至米焦黑，取出去米，及身上口畔肉毛并黑塵了，作三四截，研粉用之。時珍曰：諸方有乾研及生取汁者，又不拘此例也。

之才曰：蜚蠊爲之使，惡附子。

晉盛彥之母失明，食必自哺。母既病久，婢僕數見捶撻，心懷忿焉。伺彥他往，取蠐螬炙而飼之，母食以爲美，藏以示彥。彥見之，抱母痛哭，母目豁然而開，若有神者。

蓋蠐螬能攻惡血，若目中血障者用之，自然神良。

蚱蟬 在處有之，皆自蠐螬、腹蛸變而爲蟬，亦有蜣蜋轉丸化成者。夜出升高處，折背殼而出，方首廣額，兩翼六足，色黑而光，以脅而鳴。吸風飲露，溺而不糞。多在楊柳上。五月採，蒸乾之，勿令蠹。王充論衡云：蟬者，變化相禪也。玉篇云：蚱者，蟬聲也。

蚱蟬，氣味鹹、甘、寒，無毒。主治：小兒驚癇夜啼，癲病寒熱。〇驚悸，婦人乳難，胞衣不出，能墮胎。〇小兒癇絕不能言。〇小兒驚哭不止，殺疳蟲，去壯熱，治腸中幽幽作聲。

蟬蛻，俗呼蟬退，氣味鹹、甘、寒，無毒。主治：小兒驚癇，婦人生子不下，燒灰水服，治久痢。〇小兒壯熱，驚癇，止渴。〇研末一錢，井華水服，治啞病。○除目昏障翳，以水煎汁服，治小兒瘡疹出不快，甚良。○治頭風眩運，皮膚風熱，痘疹作癢，破傷風，及疔腫毒瘡。大人失瘖，小兒噤風天吊，驚哭啼，陰腫。

本經中品。

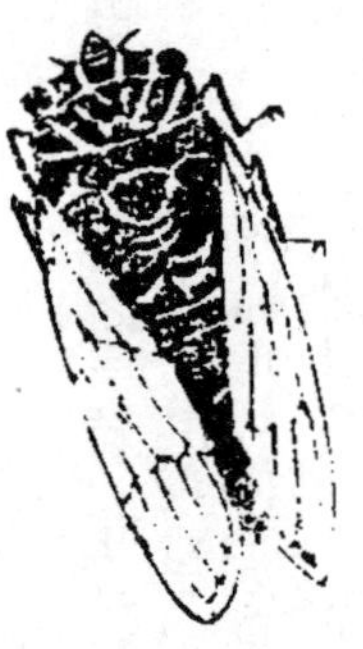

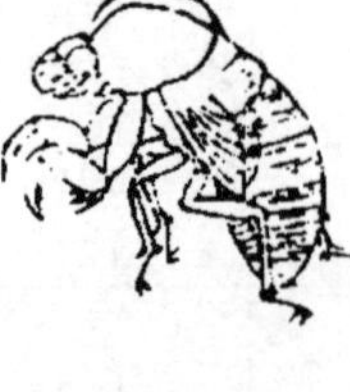

修治：蚱蟬，去翅、足，炙用。○修治：蟬蛻，用沸湯洗去泥土、翅、足、漿水，煮過，曬乾用。

普濟：蟬花散，治小兒夜啼不止，狀若鬼祟。用蟬退下半截爲末一字，薄荷湯，入酒少許，調下。或者不信，將上半截爲末，用前湯調下，即復啼也。古人立方，莫知其妙。

蚱蟬，使。

蜣螂 生長沙池澤，今處處有之。有大、小二種：大者身黑而光，腹翼下有小黄子，附母而飛，晝伏夜出，宜入藥用；小者身黑而暗，晝飛夜伏，不堪入藥。莊子云：蛣蜣之智，在於轉丸。喜入糞土中取屎，丸而推却之，故弘景名推丸，綱目名推車客。其蟲深目高鼻，狀如羌胡，故有蜣螂之稱。背負黑甲，狀如武士，故有鐵甲將軍之譽。

蜣螂，氣味鹹、寒，有毒。主治：小兒驚癇，瘈瘲腹脹，寒熱，大人癲疾狂陽。○手、足端寒，肢滿賁豚，搗丸塞下部，引痔蟲出盡，永瘥。○治小兒疳蝕。○能墮胎，治疰忤。和乾薑，敷惡瘡，出箭頭。○燒末和醋，敷蜂漏。○去大腸風熱。○治大小便不通，下痢赤白，脱肛，一切痔瘻，疔腫，附骨疽瘡，癧瘍，風炙瘡，出血不止，鼻中息肉，小兒重舌。

蜣螂，本經下品。

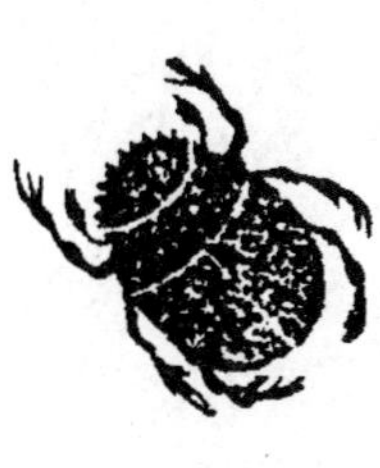

俗呼屎蜣螂。

修治：蜣螂，別録曰：五月五日採，取蒸藏之。臨用，去足大炙，勿置水中，令人吐。之才曰：畏羊角、羊肉、石膏。○時珍曰：手、足陽明、足厥陰之藥。頌曰：箭頭入骨，不可移者，楊氏家藏方用巴豆微炒，同蜣螂搗塗，斯須痛定，必微癢忍之，待極癢不可忍，乃撼動，拔之立出。此方敷於夏侯鄆。鄆初爲閬州，有人額有箭痕，問之云：「從馬侍中征田悦，中箭。」侍中與此藥，立出。後以生肌膏敷之，乃愈。因以方付鄆，云：「凡諸瘡皆可療也。」鄆至洪州逆旅，主人妻患瘡，呻吟，用此立愈。

螻蛄 即螻蛄也，應陰之蟲。生東城平澤，今處處有之。穴地糞壤中而生，夜則出外求食。短翅六足。雄者善鳴而飛，雌者腹大羽小，不能飛翔。吸風食土，喜就燈光。入藥用雄，月令「螻蟈鳴者」是矣。周禮注云：螻，臭也。此蟲氣臭，故得螻名。蛄，姑也，稱蟲之名，俗呼土狗，象形也。

螻蛄，氣味鹹、寒，無毒。主治：産難出，肉中刺，潰癰腫，下鯁噎，解毒，除惡瘡。○水腫，頭面腫。○利大小便，通石淋，治瘰癧，骨鯁。○治口瘡，甚效。

弘景曰：自腰以前甚濇，能止大小便；自腰以後，能利，能下大小便。若出拔刺，多用其腦。

震亨曰：治水甚效。但其性急，虚人戒之。

螻蛄，本經下品。修治：去翅、足，炒用。

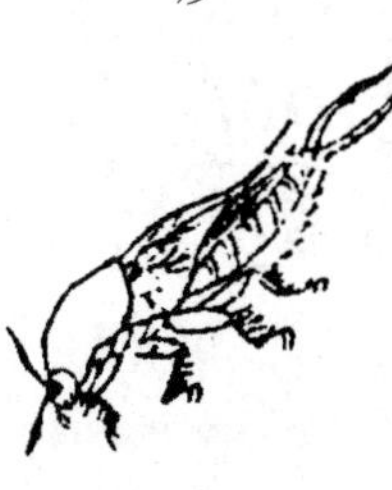

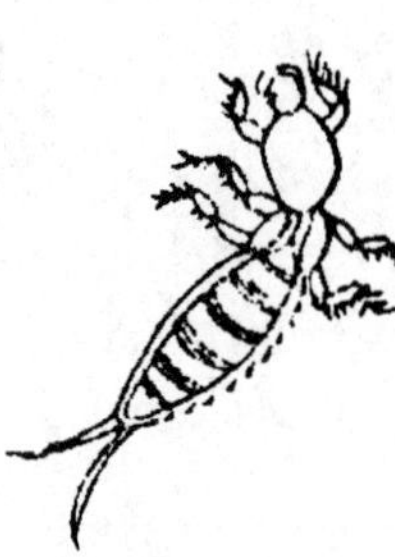

或云：火燒地赤，置螻於上，任其跳死，覆者雄，仰者雌也。

聖惠方：治小便不通者，用螻蛄下半截，研，水服半錢，須臾即通。

䗪蟲　生河東川澤，及沙中，人家墻壁下土中濕處。背有横紋蹙起，其形扁扁如鼈，故别録名土鼈，本經名地鼈。宗奭曰：今人呼爲簸箕蟲，亦象形也。陸農師云：䗪，逢申日則過街，故一名過街。袖珍方名蚵蚾蟲，鮑氏方名地蜱蟲。

䗪蟲，氣味鹹、寒，有毒。主治：心腹寒熱洗洗，血積癥瘕，破堅下血閉，生子大良。○月水不通，破留血積聚。○通乳汁，用一枚，擂水半合，濾服，勿令知之。○行産後血積，折傷瘀血。治重舌、木舌、口瘡，小兒腹痛夜啼。

䗪蟲，本經中品。

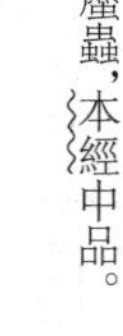

俗呼土鼈。

之才曰：畏皂莢、菖蒲、屋遊。

楊洪摘要方：治折傷接骨，用土鼈焙存性，爲末，每服二三錢，神效。

又方：土鼈六錢，隔紙，沙鍋内焙乾，自然銅二兩，火煆醋淬七次，爲末。每服二錢，温酒調下，接骨神效。

蟾蜍 生江湖池澤，今處處有之，多在人家下濕處。形大，背上多痱磊，行極遲緩，不能跳躍，亦不解鳴。時珍曰：蟾蜍，説文作詹諸。云其聲詹諸，其皮鼀鼀，其行鼁鼁。詩云：得此䵱鼀。韓詩注云：戚施，蟾蜍也。後世名苦蠪，其聲也。名蚵蚾，其皮磊砢也。俗呼癩蝦蟇。

別録下品。

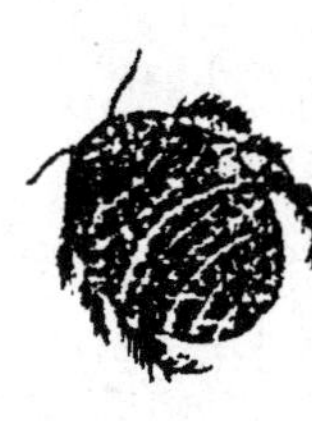

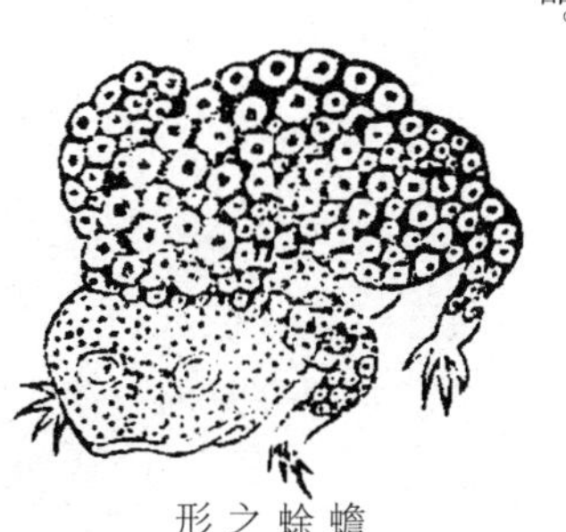

蟾蜍之形。

氣味辛、凉，微毒。主治：陰蝕，疽癘惡瘡，猘犬傷瘡，能合玉石。○火燒灰，敷瘡，立驗。治温病發斑困篤者，去腸，生搗食一二枚，即瘥。○殺疳蟲，治鼠漏惡瘡，燒灰，敷一切有蟲惡癢、滋胤瘡。○治疳氣，小兒面黄癖氣，破癥結。燒灰油調，敷惡瘡。○主小兒勞瘦疳疾，最良。○治一切五疳八痢，腫毒，破傷風瘡，脱肛。

修治：蟾蜍，蜀圖經曰：五月五日取得，日乾，或烘乾用。一法：去皮、爪，酒浸一宿。又用黄精自然汁浸一宿，塗酥，炙乾用。

永類鈐方云：蟾目赤，腹無八字者不可用。○有大如盤者。

陶隱居云：五月五日，取東行者五枚，反縛，着密室中閉之。明旦，視自解者，取爲術用，能使人縛亦自解。

治小兒疳積腹大，黄瘦骨立，頭生瘡，結如麥穗。用立秋後大蝦蟇，去首、足、腸，以清油塗之，陰陽瓦炙熟。食之，積穢自下。連服五六枚，一月之後，形容改變，妙不可言。

蟾酥

採治：宗奭曰：眉間白汁，謂之蟾酥。以油單紙裹眉裂之，酥出紙上，陰乾用。○時珍曰：以手捏眉稜，取白汁于油紙上，及桑葉上，插背陰處，一宿即自乾白，收用。或以蒜及胡椒等辣物，納口中，則蟾身白汁出，以竹篦刮下，麵和成塊，乾之。其汁不可入目，令人赤腫盲，以紫草汁洗點，即消。

今市賣者，皆係圓餅，以紫赤色，甜之白汁出者爲良。

蟾酥，氣味甘、辛，温，有毒。主治：小兒疳疾、腦疳。○同牛酥，或吴茱萸苗汁，調摩腰眼、陰囊，治腰腎冷，並助陽氣。又療蟲牙。

○治齒縫出血，及牙疼，以紙紝少許按之，立止。○發背疔瘡，一切惡腫。

活人心統：治喉痺乳蛾，用癩蝦蟇眉酥，和草烏尖末，猪牙皂角末等分，丸小豆大。每研一丸，點患處，神效。

蝦蟇在陂澤中。背有黑點，身小能跳，接百蟲，解作呷呷聲，舉動極急。按，王荊公字説云：俗言蝦蟇懷土，取置遠處，一夕復還其所。雖或遐之，常慕而返，故名蝦蟇。或作蝦嫲。蝦，言其聲；嫲，言其斑也。

氣味辛、寒，有毒。主治：邪氣，破癥堅血，癰腫陰瘡。服之，不患熱病。○主百邪鬼魅，塗癰腫，及熱結腫。○治熱狂，貼惡瘡，解煩熱。治犬咬。○蝦蟇身小，背有黑點，能跳，蟾蜍身大，背多痱𤺋，不能跳。

本經下品。

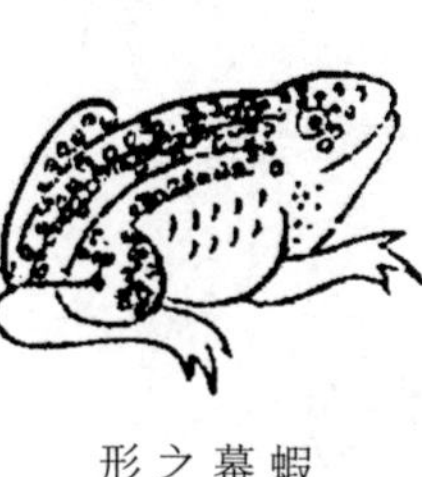

蝦蟇之形。

頌曰：蝦蟇、蟾蜍，二物雖同一類，而其功用小別，亦當分而用之。

修治：斅曰：凡使蝦蟇，先去皮並腸及爪子，陰乾。每個用真牛酥一分塗，炙乾。若使黑虎，即連頭、尾、皮、爪，並陰乾，酒浸三日，漉出焙用。

張杲云：有人患脚瘡，冬月頓然無事，夏月臭爛，痛不可言。遇一道人云：「爾因行草上，惹蛇交遺瀝，瘡中有蛇兒，冬伏夏出故也。」以生蝦蟇擣敷之，日三即換。凡三日，一小蛇自瘡中出。以鐵鉗取之，病遂愈。

鼃 別録云：生水中。今處處有之。似蝦蟇，而背青緑色，尖嘴細腹，俗謂之青蛙。亦有背作黃路者，謂之金綫鼃。陶隱居云：大而青脊者，俗名土鴨。其鳴甚壯，即爾雅所謂「在水曰黽」者是也。黑色者，南人呼爲蛤子，食之至美，即今所謂之蛤，亦名水雞是也。小形善鳴唤者，名鼃子，即藥中所用鼃是也。宗奭曰：鼃後脚長，故善躍。大其聲則曰鼃，小其聲則曰蛤。月令所謂「雀入大水化爲蛤」者也。唐韓退之詩：一夜青蛙啼到曉。是此。

氣味甘、寒，無毒。主治：小兒赤氣，肌瘡臍傷，止痛，氣不足。○小兒熱瘡，殺屍疰病蟲，去勞劣，解熱毒。○食之，解勞熱。○利水消腫。燒灰，塗月蝕瘡。○饌食，調疳瘦，補虛損，尤宜産婦。擣汁服，治蝦蟇瘟病。

鼃，别録下品。一名石鷄，一名曰鷄，一名長股。

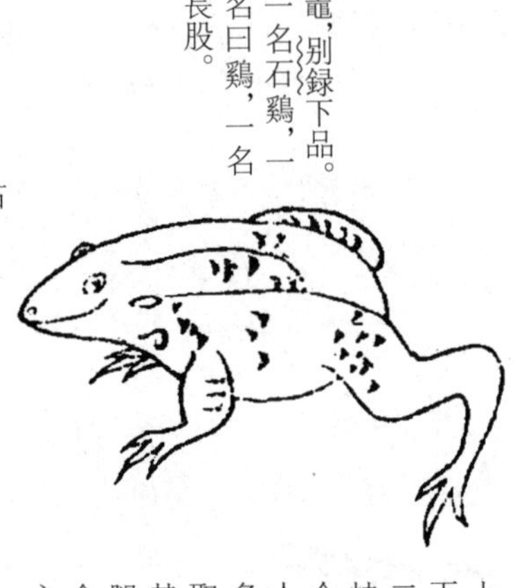

右　金線鼃形

上下二蛙，今人多取其腿食之。

外臺方：治蟲蝕腎府，肛盡腸穿，用青蛙一枚，雞骨一分，燒灰吹入，數用大效。

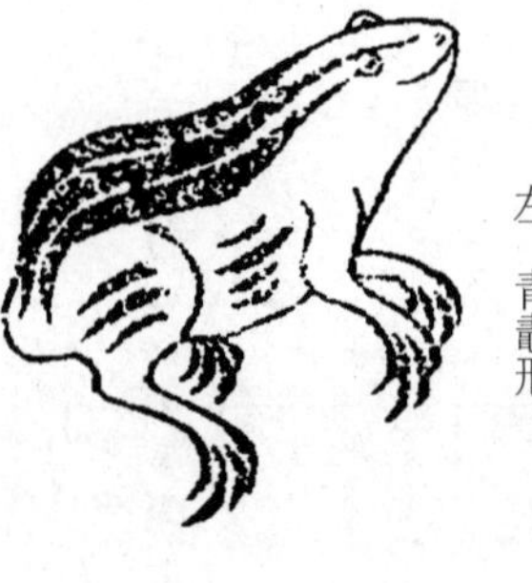

左　青鼃形

嘉謨曰：行面赤項腫，名蝦蟇瘟。以金綫蛙搗汁，水調，空腹頓飲，極效，曾活數人。

蜈蚣 背光黑緑色，腹黄足赤。性能製蛇，見大蛇，便緣上啖其腦。七、八月採，薰乾。因生大吴川谷，入藥宜用公者，故曰蜈蚣。

氣味辛，温，有毒。主治：鬼疰蠱毒，啖諸蛇、蟲、魚毒，殺鬼物老精，温瘧，去三蟲。○療心腹寒熱積聚，墮胎，去惡血。○治癥癖。○小兒驚癇風搐，臍風口噤，丹毒，秃瘡，瘰癧，便毒痔漏，蛇瘕，蛇瘴，蛇傷。

蜈蚣形

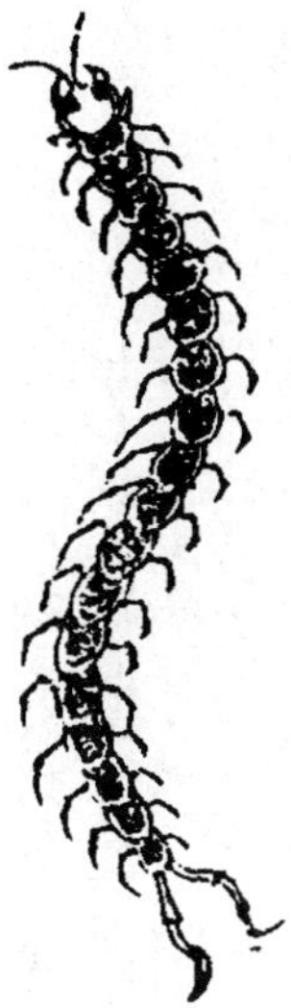

本經下品。

修治：蜈蚣，身扁而長，黑緑色，頭、足赤者良。以火炙去頭、足用，或去尾、足，以薄荷葉火煨，用之。俗呼金頭蜈蚣。

昔有村居婦人，因用火筒吹火，不知筒中有蜈蚣藏焉，用以吹火，蜈蚣驚逆竄于喉中，不覺下胸臆，婦人求救無措手。忽有人云：可討小猪兒一個，切斷喉取血，與婦人頓吃之。須臾，以生油一口灌，婦人遂惡心，其蜈蚣滚在血中吐出。繼與雄黄細研，水調服，遂愈。

蚯蚓 生平土，今處處平澤膏壤地中有之。白頸是其老者。時珍曰：蚓之行也，引而後伸，其塿如丘，故名蚯蚓。雨則先出，晴則夜鳴，故别録名土龍，藥性賦名地龍。俗呼蛩蟺，又呼曲蟺，象其狀也。

氣味鹹、寒，無毒。主治：蛇瘕，去三蟲伏屍，鬼疰蠱毒，殺長蟲。○化爲水，療傷寒伏熱，狂謬，大腹，黄疸。○温病，大熱狂言，飲汁皆瘥。炒作屑，去蚘蟲。去泥，鹽化爲水，主天行諸熱，小兒熱病，癲癇。塗丹毒，敷漆瘡。○蔥化爲汁，療耳聾。○治中風癇疾，喉痺，解射罔毒。○炒爲末，主蛇傷毒。○治脚風。○主傷寒瘧疾，大熱狂煩，及大人、小兒小便不通，急慢驚風，歷節風痛，腎臟風注，頭風齒痛，風熱赤眼，木舌喉痺，鼻瘜聤耳，秃瘡瘰癧，卵腫脱肛，解蜘蛛毒，療蚰蜒入耳。

本經下品。

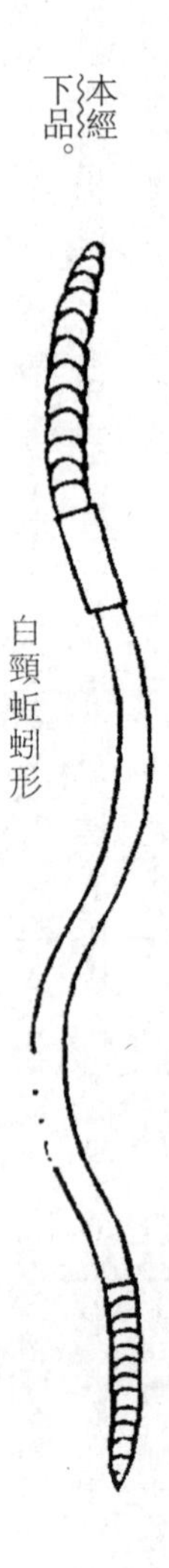

白頸蚯蚓形

修治：蚯蚓，三月採取，鹽之，日曝，或爲末，或化水，或燒灰，各隨方法。○權曰：有小毒。之才曰：畏蔥、鹽。

經驗方云：蚯蚓咬人，形如大風，眉鬚皆落，惟以石灰水浸之良。昔浙江將軍張韶病此，每夕，蚯蚓鳴於體中。有僧教以鹽湯浸之，數遍遂愈。

戲术：燈光虹貫。以午上楊柳枝貫白頸蚯蚓，浸香油内，過三七日後，用點燈，兩虹相貫可愛。

蝸牛 生山中，及人家墻垣陰處。頭形如蛞蝓，但背負殼耳，色白，頭有二角，行則頭出，驚則首尾俱縮入殼中。涎畫屋壁，悉成銀迹。弘景曰：山蝸也。形似爪字，有角如牛，故名。莊子所謂「戰於蝸角」是矣。爾雅謂之蚹蠃，以其負蠃殼而行。**蛞蝓** 生太山池澤及陰地沙石垣下。似蝸牛，無殼，有二角。故許慎説文云：蚹蠃，背負殼者曰蝸牛，無殼者曰蛞蝓。俗呼托胎蟲。

田螺 別録曰：田蠃，生水田中，狀類蝸牛，圓大如桃李。時珍曰：蚌屬也。證類本草載名田中螺。

蝸牛，氣味鹹、寒，有小毒。主治：賊風喎僻，踠跌，大腸脱肛，筋急，及驚癇。○生研汁飲，止消渴。○治小兒臍風撮口，利小便，消喉痺，止鼻衄，通耳聾。治諸腫毒痔漏，制蜈蚣、蝎、蠆毒，研爛塗之。

簡易方：治小便不通，蝸牛去殻，搗貼臍下，以手摩之。加麝香少許，更妙。

蛞蝓，氣味鹹、寒，無毒。主治：賊風喎僻，軼筋及脱肛，驚癇攣縮。○蜈蚣、蝎毒。○腫毒焮熱，熱瘡腫痛。

救急方：治脚脛爛瘡，臭穢不可近，蛞蝓十個，瓦焙研末，油調敷之，立效。

蝸牛，別録中品。
蛞蝓，本經中品。
田螺，別録下品。

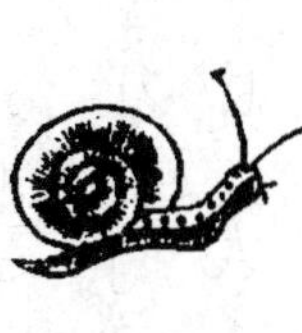

蝸牛，似蛞蝓，背上有殻。
蛞蝓，似蝸牛，背無負殻。
田螺，似蝸牛，負殻而大。

田螺肉，氣味甘、大寒，無毒。主治：目熱赤痛，止渴。○煮汁，療熱醒酒。用珍珠、黄連末內入，良久，取汁注目中，止目痛。○煮食，利大小便，去腹中結熱，目下黄，脚氣衝上，小腹急硬，小便赤澀，手足浮腫。搗肉，敷惡瘡。○壓丹石毒。○利濕熱，治黄疸。搗爛貼臍，引熱下行，止噤口痢，下水氣淋閉。取水，搽痔瘡，胡臭。燒研，治瘰癧、癬瘡。

田螺殻，主治：燒研，主屍疰，心腹痛，失精，止瀉。○爛者，燒研水服，止反胃，去卒心痛。

聖惠方：治小兒頭瘡，田螺殻燒存性，清油調摻之。

蝸牛、蛞蝓、田螺三者，功用不大相遠。

龍　别録云：生晉地川谷，及太山巖水岸土穴中死龍處。弘景曰：今出梁、益、巴中。斆曰：剡州、滄州、太原者爲上。頌曰：今河東州郡多有之。按，羅願爾雅翼云：龍者，鱗蟲之長。王符言其形有九似：頭似駝，角似鹿，眼似鬼，耳似牛，項似蛇，腹似蜃，鱗似鯉，爪似鷹，掌似虎，是也。其背有八十一鱗，具九九陽數。其聲如戛銅盤，口旁有鬚髯，頷下有明珠，喉下有逆鱗。頭上有博山，又名尺木。龍無尺木，不能升天。呵氣成雲，既能變水，又能變火。陸佃埤雅云：龍火得濕則焰，得水則燔，以人火逐之即息，故人之相火似之。龍卵生思抱，雄鳴上風，雌鳴下風，因風而化。釋典云：龍交則變爲二小蛇。又小説載：龍性粗猛，而愛美玉、空青，喜嗜燕肉。畏鐵及菵草、蜈蚣、楝葉、五色絲。故食燕者忌渡水，祈雨者用燕，鎮水患者用鐵，激龍者用菵草，祭屈原者用楝葉、色絲裹粽投江。醫家用龍骨，亦當知其性之愛惡如此。斆曰：其骨細文廣者是雌，骨粗文狹者是雄。五色具者上，白色、黄色者中，黑色者下。按，許慎説文：龍字，篆文象形。生肖論云：龍耳虧聰，故謂之龍。

龍骨，氣味甘，平，無毒。主治：心腹鬼疰，精物老魅，咳逆，泄痢膿血，女子漏下，癥瘕堅結，小兒熱氣驚癇。○心腹煩滿，恚怒，氣伏在心下，不得喘息。腸癰内疽，陰蝕，四肢痿枯，夜卧自驚，汗出止汗，縮小便溺血。養精神，定魂魄，安五臟。白龍骨，主多寐泄精。○逐邪氣，安心神，止夜夢鬼交，虚而多夢紛紜。止冷痢，下膿血。女子崩中帶下。○懷孕漏胎，止腸風下血，鼻洪吐血，止瀉痢渴疾，健脾，濇腸胃。〇益腎，鎮驚，止陰瘧，收濕氣，脱肛，生肌斂瘡。

龍角，氣味甘，平，無毒。主治：驚癇瘈瘲，身熱如火，腹中堅及熱泄。久服，輕身，通神明，延年。

龍齒，氣味澀，涼，無毒。主治：殺精物。大人驚癇諸痙，癲疾狂走，心下結氣，不能喘息。小兒五驚、十二癇。〇小兒身熱，不可近。大人骨間寒熱。殺蠱毒。〇鎮心，安魂魄。〇治煩悶、熱狂、鬼魅。

龍腦，主治：其形肥軟，能斷痢。

龍胎，主治：產後餘疾，女人經閉。

骨具五色者，俗呼五花龍骨。白色者，俗呼粉龍骨。

甜之着舌者良。

恭曰：其青、黃、赤、白、黑，亦應隨色，與臟腑相合。如五芝、五石脂，而本經不論及。

修治：龍骨，煅赤爲粉。亦有生用者。事林廣記云：用酒浸一宿，焙乾研粉，水飛三度用。如急用，以酒煮焙乾。或云：凡入藥，須水飛過，曬乾。每斤用黑豆一斗，蒸一伏時，曬乾用。齒、角治同。

權曰：龍骨有小毒，忌魚及鐵器。之才曰：得人參、牛黃良。畏石膏。許洪云：牛黃惡龍骨，而龍骨得牛黃更良，有以制伏也。其氣收，陽中之陰，入手、足少陰、厥陰經。

之才曰：龍角畏乾漆、蜀椒、理石。

龍骨，君。　龍齒，君。

時珍曰：龍骨，本經以爲死龍，陶氏以爲蜕骨。蘇、寇諸説，皆兩疑之。竊謂：龍，神物也，似無自死之理。然觀孫光憲北夢瑣言

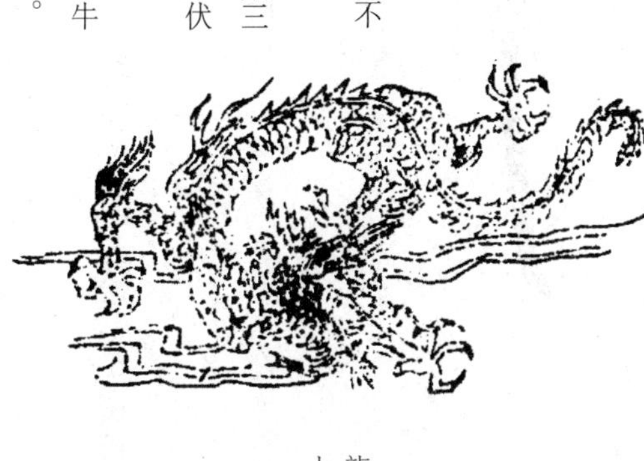

龍本經獸部上品

云：五代時，鎮州鬬殺一龍，鄉豪曹寬取其雙角。角前一物如藍色，文如亂錦，人莫之識。則龍亦有死者矣。左傳云：豢龍氏醢龍以食。述異記云：漢和帝時，大雨，龍墮宫中。帝命作羹，賜群臣。博物志云：張華得龍肉鮓，言得醋則生五色等説。是龍固有自死者矣。當以本經爲正。

昔有人衄血一斛，衆方不止，用龍骨末吹入鼻中，即斷。

紫稍花　孫光憲云：海上人言：龍每生二卵，一爲吉吊。多與鹿游，或於水邊遺瀝，值流槎，則粘着木枝，如蒲槌狀。其色微青黄，復似灰色，號紫稍花。

紫稍花，氣味甘，温，無毒。主治：益陽秘精，療真元虚憊，陰痿遺精，餘瀝白濁如脂，小便不禁，囊下濕癢，女人陰寒冷帶，入丸散及坐湯用。

本經上品。房術多用。

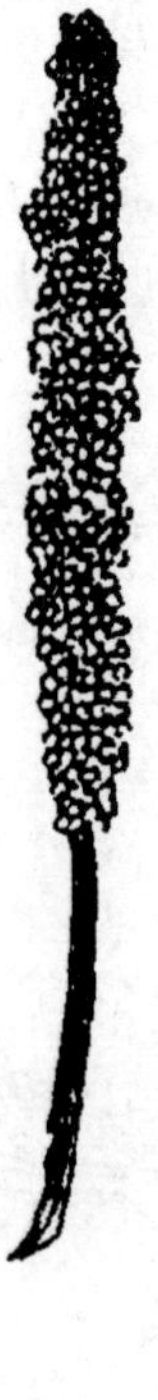

紫稍花形

體輕色灰

總微論：治陰癢生瘡，紫稍花一兩，胡椒半兩，煎湯，温洗數次，愈。

石龍子　即蜥蜴也。生平陽川谷，及荆州山石間。形細而長，尾與身類，似蛇有四足，以五色者爲雄。入藥良。昔有人見此物，從石罅中出，飲水數次，石下有水雹一二升，行未數里，雨雹大作。今人用之祈雨，故得龍子之名。蜥蜴本作析易。許慎云：易字，篆文象形。陸佃云：蜴善變，易吐雹，有陰陽析易之義。周易之名，蓋取乎此。

石龍子，氣味鹹、寒，有小毒。主治：五癃邪結氣，利小便、水道，破石淋，下血。○消水飲陰㿉，滑竅破血。妊婦忌用。

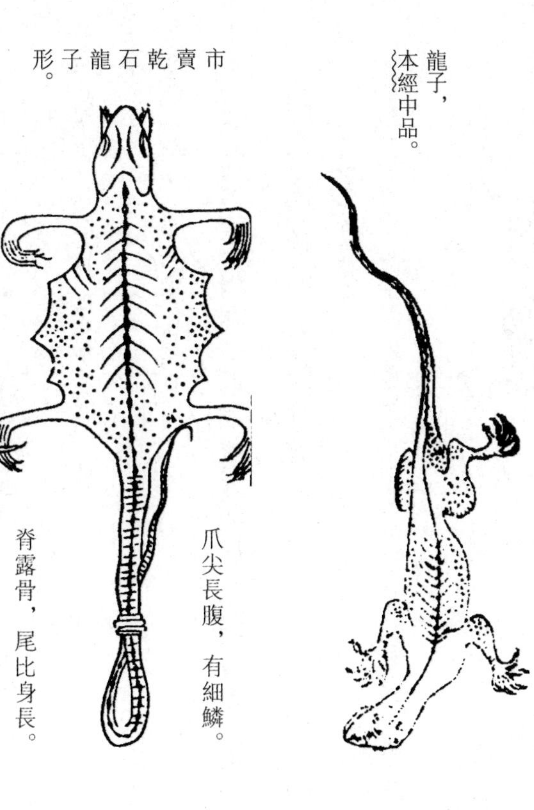

修治：石龍子，三、四、八、九月採，去腹中物，以竹棒掙之，薰乾入藥。或酥炙，或酒炙。惟治傳屍勞瘵，天靈蓋丸，以石蜥蜴連腸、肚，以醋炙四十九遍，用之。

陸佃云：石龍子，以朱飼之，其體盡赤。搗之萬杵，以點婦人，終身不滅如赤誌，偶則落。

之才曰：惡硫黄、蕪荑、斑蝥。

外臺秘要：治小兒陰潰，用蜥蜴一枚，燒灰爲末，酒調服之，良。

蛤蚧 生嶺南山谷，及城墻，或大樹間。形如壁虎，首如蝦蟇，背有鱗甲，如蠶子，土黄色，身短尾長，一雄一雌。常自呼其名曰蛤蚧，人遂因其聲而名之。一名仙蟾，乃因其形而名之也。

蛤蚧，氣味鹹、平，有小毒。主治：久咳嗽，肺勞傳屍，殺鬼物邪氣，下氣，下淋瀝，通水道。〇下石淋，通月經，治肺氣，療咳血。〇肺痿咯血，咳嗽上氣，治折傷。〇補肺氣，益精血，定喘止嗽，療肺癰消渴，助陽道。　梅花爪與石龍子大不同。

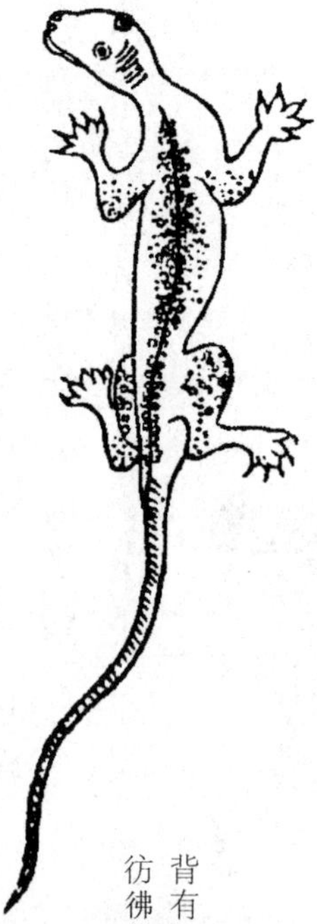

蛤蚧，宋開寶。

背有細鱗，彷彿沙魚皮。

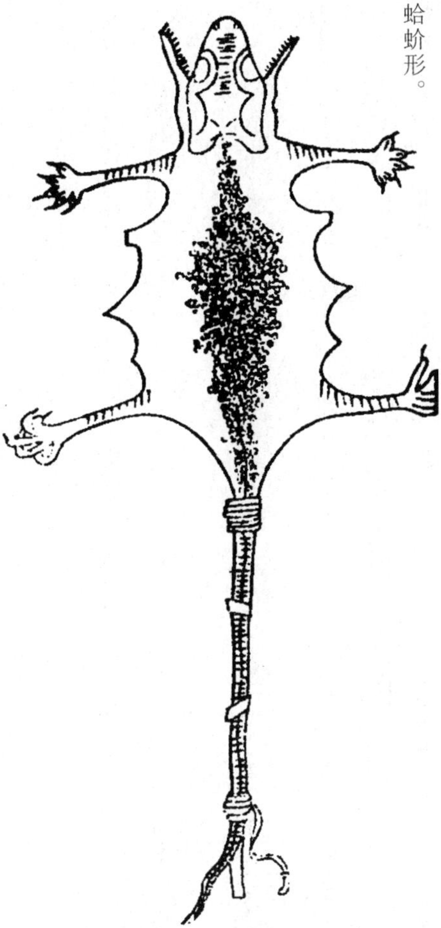

乾蛤蚧形。

藥力在尾，尾不全，不效。醫獸勞損，痿弱喘嗽，良。

雌，皮細、嘴尖，身大、尾小；雄，皮粗、嘴大，身小、尾粗。雌雄交合，捕之，用熟稿草細纏，蒸過曬乾，入房术藥，甚妙。

修治：蛤蚧，日華曰：凡用，去頭、足，洗去鱗鬣內不净，以酥炙，或用蜜炙。

蛇蜕 生荆州山谷及田野。蛇蜕無時，但着不净即脱，或大飽亦脱。五月五日十五日，取之良。時珍曰：蛇字，古文象其宛轉盤曲之形。蜕音脱，退脱之義也。又名蛇退、蛇殼，俗呼蛇皮。

蛇蜕，氣味鹹、甘，平，無毒。火熬之良。主治：小兒百二十種驚癇，蛇癇癲疾，瘈瘲弄舌搖頭，寒熱腸痔，蠱毒。○大人五邪，言語僻越。止嘔逆，明目。燒之，療諸惡瘡。○喉痺，百鬼魅。○炙用，辟惡，止小兒驚悸客熱。煎汁，敷瀝瘍、白癜風，催生。○安胎。○止瘧。○辟惡去風，殺蟲。燒末服，治婦人吹奶，大人喉風，退目翳，消木舌，敷小兒重舌重齶，唇緊解顱，面瘡月蝕，天泡瘡。大人疔腫，漏瘡腫毒。煮湯，洗諸惡蟲傷。

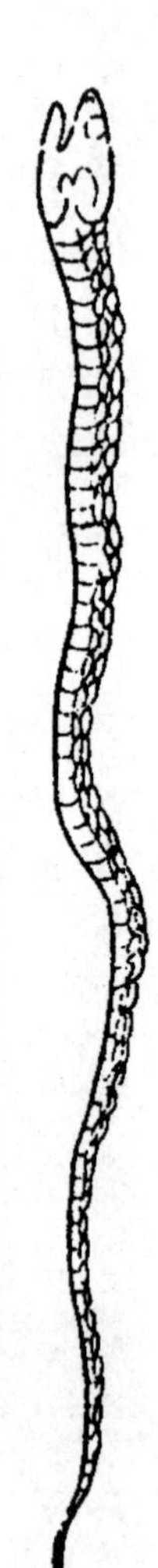

蛇蜕，本經下品。

皮色白如銀者良，青、黃、蒼色者勿用。

權曰：蛇蜕，有毒，畏磁石及酒，孕婦忌用。

修治：以皂角水洗净，纏竹上，或酒、或醋、或蜜浸，炙黃用。或燒存性，或鹽泥固煅，各隨方法。

周密齊東野語云：小兒痘後障翳，用蛇蜕一條，洗焙，天花粉五分，爲末。以羊肝破開，夾藥，米泔水煮食，效。此方治痘後目翳，真奇方也。

白花蛇 生南地及蜀郡諸山中，今惟以蘄蛇擅名。其蛇龍頭虎口，黑質白花，脇有二十四個方勝文，項有念珠斑，口有四長牙，尾上有一佛指甲，長一二分。腸形如連珠，鼻孔向上。九月、十月採捕，火乾。出蘄地者，雖乾枯而眼光不陷，背有方勝白花，故名白花蛇。

肉，氣味甘、鹹，溫，有毒。主治：中風，濕痺不仁，筋脉拘急，口面喎斜，半身不遂，骨筋疼痛。脚弱不能久立，暴風瘙癢，大風疥癬。

〇治肺風鼻塞，浮風癮疹，身上白癜風，癧瘍斑點。〇通治諸風，破傷風，小兒風熱，急慢驚風搐搦，瘰癧漏疾，楊梅瘡、痘瘡倒陷。

修治：宗奭曰：凡用，去頭、尾，换酒浸三日，火炙，去盡皮、骨。此物甚毒，不可不防。

王氏手集方：托痘花蛇散，治痘瘡黑陷，白花蛇連骨炙，勿令焦，三錢。大丁香七枚，爲末。每服五分，以水和淡酒下，神效。移時，身上發熱，其瘡頓出紅活也。

白花蛇，君。

烏蛇

志曰：生商洛山。頌曰：蘄州、黄州山中有之。背有三稜，世稱劒脊。色黑如漆，頭圓，尾稍細長，能穿小錢一百文。眼有光，至枯死不陷如活者。稱之重七錢及一兩者爲上，十兩至一鎰者次之，粗大者力彌減也。雄者，腹下白帶子一條，長一寸，入藥尤佳。今人多用他蛇熏黑，以亂真者，但眼不光耳。時珍曰：其色烏，其行委佗，故名烏蛇。俗見尾稍異於他蛇，每呼爲烏稍蛇。

烏蛇肉，氣味甘、平，無毒。主治：諸風頑痺，皮膚不仁，風瘙癮瘮，疥癬。〇熱毒風，皮肌生癩，眉髭脱落，瘑、疥等瘡。〇功與白花蛇同，而性善，不嗜物，無毒。

膏，主治：耳聾，綿裹豆許塞之，神效。

膽，主治：大風癘疾，木舌脹塞。

白花蛇，宋開寶。

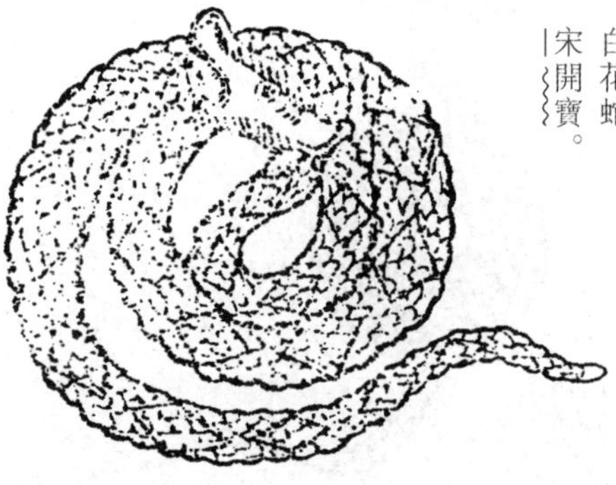

頭有角峰，口有齒，身有白花，尾有佛指甲。

皮，主治：風毒氣，眼生翳，唇緊唇瘡。

卵，主治：大風癩疾，與肉同功。

修治：烏蛇，去頭及皮、鱗、帶子，剉斷，苦酒浸一宿，漉出，柳木炭火炙乾，再酥炙。屋下已地掘坑，埋一夜，再炙用。或酒煮，乾用。

捕者以快刀開去腹中穢污，竹棒撑起，日乾。

朝野僉載云：商州有人患大風，家大惡之，山中爲起茅屋，有烏蛇墜酒瓮中，病人不知，飲酒漸差。瓮底見有蛇骨，始知其由也。

戲术：燈上見蛇影。小蛇一條，取血，染燈心數條，候乾點燈，則見蛇影現于燈上。如將二蛇血染燈心，每將一條合點，則見二蛇影相絞定也。烏蛇，君。

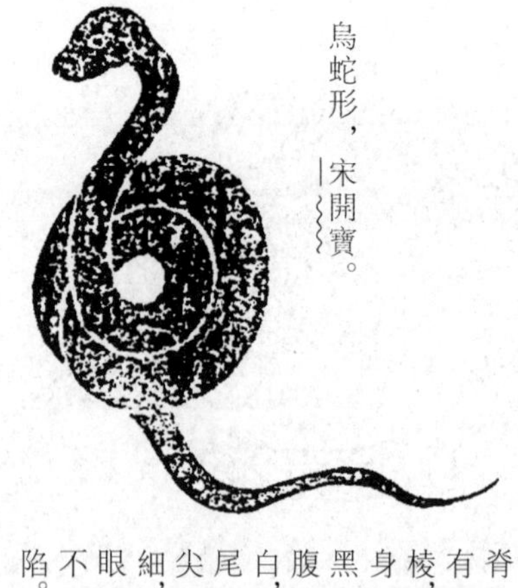

烏蛇形，宋開寶。

脊有棱，身黑腹白，尾尖細，眼不陷。

鯉魚　生九江池澤，今處處有之。其脇鱗一道，從頭至尾，無大小皆三十六鱗，每鱗上有小黑點。蓋諸魚中，此爲最佳。又能神變，故多貴之。今人食品中以爲上味。崔豹云：兖州人呼赤鯉爲玄駒，白鯉爲白驥，黄鯉爲黄騅。時珍曰：鯉鱗有十字文理，故名之曰鯉。

肉，氣味甘、平，無毒。主治：煮食，治咳逆上氣，黄疸，止渴，治水腫，脚滿下氣。○治懷妊身腫，及胎氣不安。○煮食，下水氣，利小便。○作鱠，溫補，去冷氣，痃癖氣塊，橫關伏梁，結在心腹。○治上氣咳嗽，喘促。○燒末，能發汗，定氣喘，咳嗽。下乳汁，消腫。米飲調服，治大人、小兒暴痢。用童便浸煨，止反胃，及惡風入腹。勿合犬肉食。

腦脊兩筋黑血，勿食。炙鯉，不可使煙入目損目，光天行病。後下痢宿癥。及服天門冬、朱砂，勿食。

鮓，殺蟲。○膽，氣味苦、寒，無毒。主治：目赤熱痛，青盲明目。久服，强悍，益志氣。○點眼，治赤腫翳痛，塗小兒熱腫，點雀目燥痛，即明。○滴耳治聾。膽、蜀漆爲之使。

腦，主治：食之，治小兒驚忤，諸癇。○腦髓，主治：諸癇。煮粥食，治聾。血，主治：小兒火瘡，丹腫瘡毒，塗之立瘥。○腸，主治：小兒肌瘡。

目，主治：刺瘡，傷風、傷水作腫，燒灰敷之，汁出即愈。○齒，治石淋。

骨，主治：女子赤白帶下。○陰瘡，魚鯁不出。

皮，主治：癮疹。○燒灰水服，治魚鯁六七日不出者，日二服。

鱗，主治：產婦滯血腹痛，燒灰，酒服。亦治血氣。○燒灰，治吐血，崩中漏下，帶下，痔瘻，魚鯁。

筆峯雜興：治諸魚鯁，鯉脇鱗三十六，焙研，涼水服之。其刺自跳出，神妙。

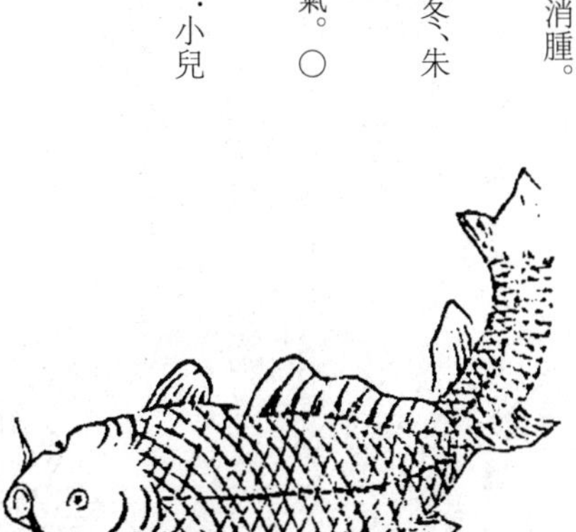

鯉魚，本經上品。

青魚 生江湖間，南方多有，北地時或有之。取無時。似鯇，而背正青色，故名青魚。亦作鯖，古人所謂五侯鯖即此。

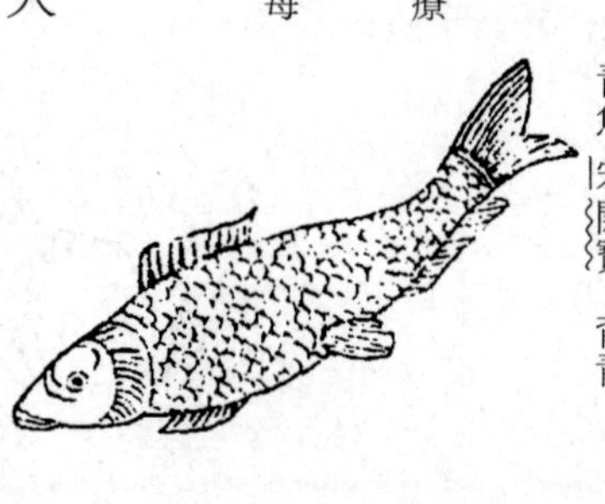
青魚，宋開寶。背青。

肉，氣味甘、平，無毒。主治：脚氣濕痺。〇同韭白煮食，治脚氣、脚弱，煩悶，益氣力。

枕中骨，主治：水磨服，主心腹卒氣痛。〇治血氣心痛，平水氣。作飲器，解蠱毒。

青魚鮓，氣味與服石人相反。

眼睛汁，主治：注目中，能夜視。

膽，臘月收取，陰乾。氣味苦、寒，無毒。主治：點暗目，塗熱瘡，消赤目腫痛，吐喉痺痰涎，及魚鯁，療惡瘡。

龔氏易簡方：用黃連切片，井水熬濃，去滓，待成膏，入大青魚膽汁，和勻，入片腦少許，瓶收密封。每日點赤目，障翳疼痛，甚妙。

日華曰：肉微毒，服朮人忌之。

鯽魚 所在池澤有之。形似小鯉魚，色黑而體促，肚大而脊隆。亦有大者，至重二三斤。陸佃埤雅云：鯽魚，旅行以相即也，故名鯽魚。以相付也，一名鮒魚。

肉，氣味甘、温，無毒。主治：合五味煮食，主虛羸，温中下氣。〇止下痢，腸痔。〇合蓴作羹，主胃弱，不下食，調中，益五臟。合茭首作羹，主丹石發熱。〇生擣，塗惡核腫毒不散，及瘑瘡。同小豆擣，塗丹毒。燒灰，和醬汁，塗諸瘡十年不瘥者。以猪脂煎灰服，治腸癰。〇合小豆煮汁服，消水腫。炙油，塗婦人陰疳諸瘡，殺蟲止痛。釀白礬燒，研飲服，治腸風血痢。釀硫黄煅研，釀五倍子煅研，酒服並治下血。釀茗葉，煨服，治消渴。釀胡蒜，煨研服，治膈氣。釀緑礬，煅研飲服，治反胃。釀鹽花，燒研，摻齒疼。釀當歸，燒研，揩牙，烏髭止血。釀砒，燒研，治急疳瘡。釀白鹽，煨研，搽骨疽。釀附子，炙焦，同油塗，頭白秃瘡。

鱠，主治：久痢赤白，腸澼痔疾，大人、小兒丹毒，風眩。○治脚氣及上氣。○益脾胃，去寒結氣。

鮓，主治：瘑瘡。批片貼之，或同桃葉搗敷，殺蟲。

頭，主治：小兒頭瘡、口瘡，重舌目翳。○燒研飲服，療咳嗽。○燒研飲服，治下痢。酒服，治脫肛及女人陰脫，仍以油調搽之。

子，主治：調中，益肝氣。○忌猪肝。

骨，主治：䘌瘡，燒灰敷，數次即愈。○腦，主治：耳聾，以竹筒蒸過，滴之。

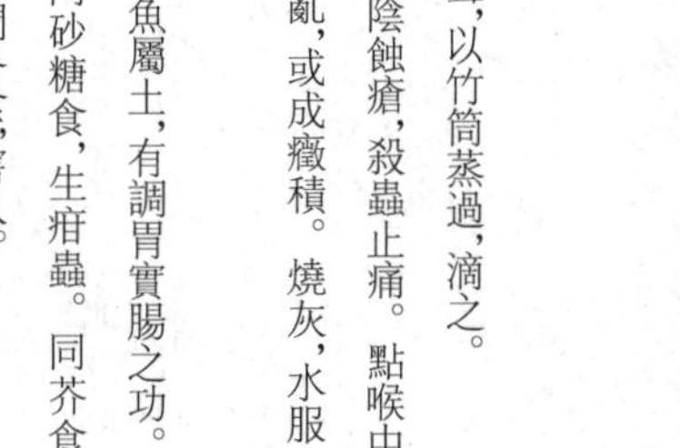

膽，主治：取汁，塗疳瘡、陰蝕瘡，殺蟲止痛。點喉中，治骨鯁、竹刺不出。

鱗，主治：食魚中毒，煩亂，或成癥積。燒灰，水服二錢。○諸魚鱗燒灰，主魚骨鯁。

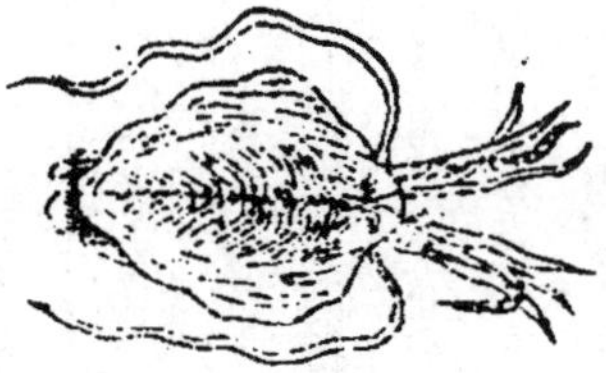

震亨曰：諸魚屬火，獨鯽魚屬土，有調胃實腸之功。若多食，亦能動火。

鼎曰：和蒜食，少熱。同砂糖食，生疳蟲。同芥食，成腫疾。同猪肝、雞雉、鹿、猴肉食，生癰疽。同麥門冬食，害人。

便民食療方：治酒積下血，酒煮鯽魚，常食最效。

鯽魚，別録上品。

脊黑，腹有米色。

烏賊魚，俗呼八帶魚。本經中品。

烏賊魚 生東海池澤，取無時。形若革囊，口在腹下，八足聚生口旁。只一骨，厚三四分，似小舟，輕虛而白。又有兩鬚如帶，可以自纜，故別名纜魚。弘景曰：是鶂烏所化。今其口腹具存，猶頗相似，故一名烏鰂。能吸波噀墨，令水溷黑自衛，以防人害。又，南越志云：其性嗜烏，每曝水上，有飛烏過，謂其已死，便啄其腹，則卷取而食之，因名烏賊。言爲烏之賊害也。

海螵蛸　烏賊魚骨也，名螵蛸，象形也。

肉，氣味酸、平，無毒。主治：益氣强志。○益人，通月經。

海螵蛸，氣味鹹、微温，無毒。主治：女子赤白漏下，經汁血閉，陰蝕腫痛，寒熱癥瘕，無子。○驚氣入腹，腹痛環臍，丈夫陰中腫痛，令人有子。又止瘡多膿汁，不燥。○療血崩，殺蟲。○炙研飲服，治婦人血瘕，大人、小兒下痢，殺小蟲。○治眼中熱淚，及一切浮翳。研末，和蜜點之。久服之，益精，亦治牛馬障翳。○主女子血枯病，傷肝，唾血、下血。治瘧消癭。研末，敷小兒疳瘡，痘瘡臭爛，丈夫陰瘡，湯火傷，跌傷出血。燒存性，酒服，治婦人水户嫁痛。同雞子黄，塗小兒重舌、鵝口。同蒲黄末，敷舌腫，血出如泉。同槐花末，吹鼻，止衄血。同銀朱吹鼻，治喉痺。同白礬末吹鼻，治蝎、螫疼痛。同麝香吹耳，治聤耳有膿水，及耳聾。

修治：海螵蛸，弘景曰：炙黄用。

之才曰：惡白及、白蘝、附子，能淡鹽，伏硇縮銀。○厥陰血分藥也。

蝦　時珍曰：江湖出者，大而色白；溪池出者，小而色青。皆磔鬚鉞鼻，背有斷節，尾有硬鱗，多足而好躍。其腸屬腦，其子在腹外。劉恂嶺表録云：海蝦，皮殼嫩紅色，前足有鉗者，色如朱。最大者長七八尺至一丈也。閩中有五色蝦，亦長尺餘，彼人兩兩乾之，謂之對蝦，以充上饌。蝦音霞，入湯則紅色如霞也，俗作蝦。蒸熟去殼者，俗呼蝦米。

蝦，別録下品。

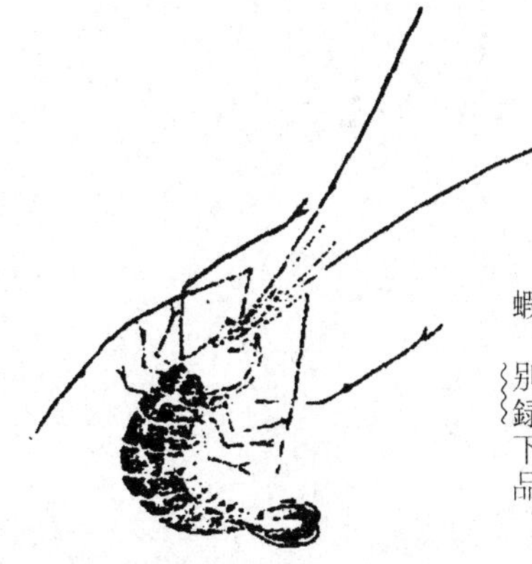

虾，氣味甘、温，有小毒。主治：五野雞病，小兒赤白遊腫，搗碎敷之。〇作羮，治鼈瘕，托痘瘡，下乳汁。法製，壯陽；煮汁，吐風痰；搗膏，敷蟲疽。

海虾，氣味甘、温，平，有小毒。鮓，主治：飛屍蚘蟲，口中甘䘌，齲齒頭瘡，去疥癬，風瘙身癢。治山蚊子入人肉。初食，瘡發則愈。

藏器曰：以熱飯盛密器中，作鮓食，毒人至死。

弘景曰：無鬚及腹下通黑，并煮之色白者，並不可食。小兒及雞、狗食之，脚屈弱。

鼎曰：動風，發瘡疥，冷積。

源曰：動風熱，有病人勿食。

海馬 藏器曰：出南海，虾類也。宗奭曰：其首如馬，其身如虾，其背傴僂，有竹節紋，長二三寸。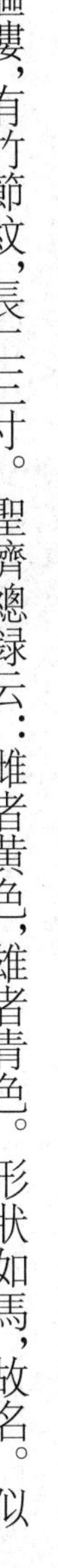聖濟總録云：雌者黄色，雄者青色。形狀如馬，故名。似海馬而小者，名海蛆，又名海蝎子，亦呼小海馬。

海馬，氣味甘、温，無毒。主治：婦人難産，帶之於身，甚驗。臨時，燒末飲服，並手握之，即易産。〇主産難及血氣痛，暖水臟，壯陽道，消癥塊。治疔瘡腫毒。

今房术多用。

海牛 生東海，海蠃之屬。頭有角如牛，故名海牛。

今房术中多用。

大海馬，拾遺。

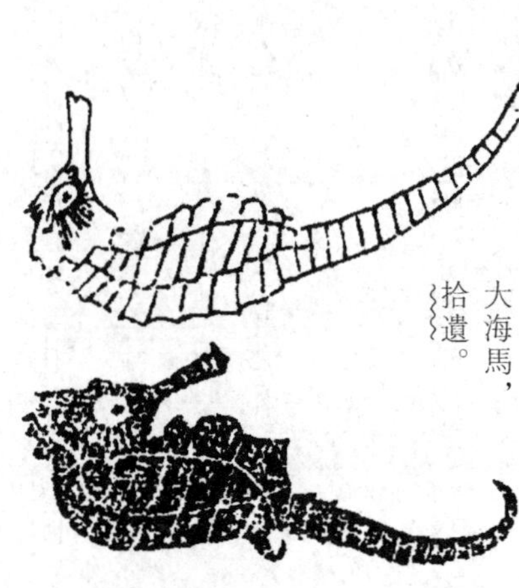

小海馬，新增。氣味、主治缺。今人作神藏腑，及作鎮物用。

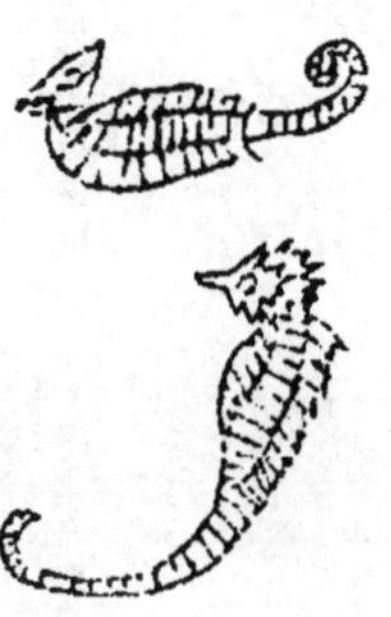

海牛，氣味鹹，温，無毒。主治：益腎，固精，興陽。

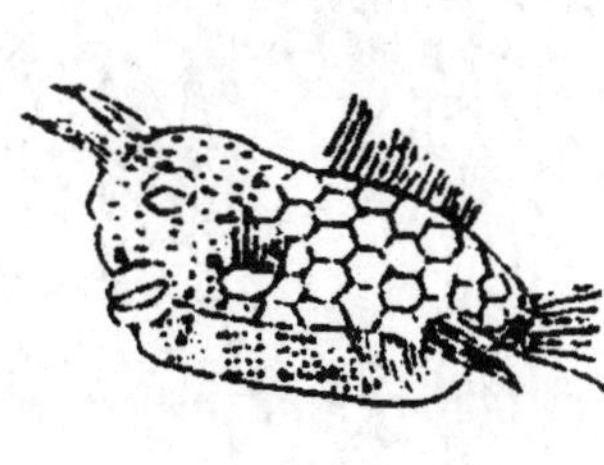

角硬尖鋭，有紋，身蒼色。有龜背紋，腹黄白色，有筋。頂花點，魚尾。

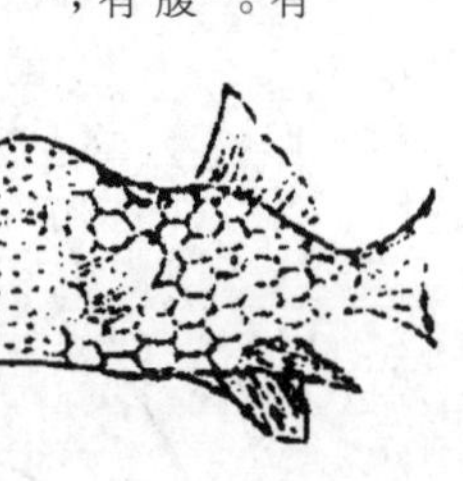

龜 生南海池澤及湖水中，今江湖間多有之。蛇頭龍頸，外骨內肉，腸屬于首，能運任脉。廣肩大腹，卵生思抱，其息以耳。雌雄尾交，亦與蛇匹。甲蟲三百六十，而神龜爲之長。許慎說文云：龜頭與蛇同，故字「上」、從「它」。其下象甲足尾之形。「它」，古蛇字也。

龜甲，氣味甘、平，有毒。主治：漏下赤白，破癥瘕痎瘧，五痔陰蝕，濕痹，四肢重弱，小兒顖不合。久服，輕身不飢。〇驚恚氣，心腹痛，不可久立，骨中寒熱，傷寒勞役。或肌體寒熱欲死，以作湯良。久服，益氣資智，使人能食。燒灰，治小兒頭瘡難燥，女子陰瘡。〇殼，主久嗽斷瘧。〇殼，炙末，酒服，主風脚弱。〇版，治血麻痺。〇燒灰治脫肛。〇下甲，補陰，主陰血不足，去瘀血，止血痢，續筋骨。治勞倦，四肢無力。〇治腰脚酸痛，補心腎，益大腸，止久痢久泄，主難產，消癰腫。燒灰，敷臁瘡。〇大有補陰之功。

修治：龜甲，鋸去四邊，石上磨净。灰火炮過，塗酥，炙黄用。亦有酒炙、醋炙、猪脂炙、燒灰用者。

龜溺，滴耳中，治聾。和銀朱寫字，入木極深。术士嘗用此書神仙于漆卓，或漆門上，惑人。溺最難得，採時，置雄龜于磁盤中，以鏡照之，龜見影，往往淫發而止溺，急以物收之。今人惟以猪鬃或松葉刺其鼻，即溺出，更簡捷也。其龜頭骨帶入水，身骨帶入山，並令不迷。

時珍曰：按，陶氏用生龜炙用。日華用灼多者，皆以其有生性、神靈也。曰敗者，謂鑽灼陳

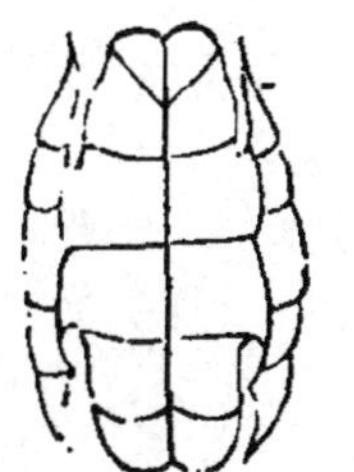
龜版形圖

水龜形圖

本經上品。

古人上下甲皆用之，今人惟用底版入藥。

久如敗也。吳氏不達此理，而反用自死枯敗之版，復謂灼者失性，謬矣。縱有風墜自死者，亦山龜耳。淺學立異誤世，鄙人據以爲談，故正之。

在水曰神龜，在山曰靈龜。入藥，宜用水中神龜。

鼈　甲蟲也，水居陸生，穹脊連脇，與龜同類。四緣有肉裙裹甲，無耳，以目爲聽。純雌無雄，以蛇及黿爲匹，卵生思抱。時珍曰：鼈行蹩躠，故謂之鼈。俗呼團魚。

鼈甲，氣味鹹、平，無毒。主治：心腹癥瘕堅積，寒熱，去痞疾息肉，陰蝕痔核，惡肉。○療温瘧，血瘕腰痛，小兒脇下堅。宿食，癥塊痃癖，冷瘕勞瘦，除骨熱，骨節間勞熱，結實壅塞，下氣。婦人漏下五色，下瘀血，去血氣，墮胎。消瘡腫，腸癰，並撲損瘀血。○補陰補氣。○除老瘧瘧母，陰毒腹痛，勞復食復，斑豆煩喘，小兒驚癇。婦人經脉不通，難產，產後陰脱。丈夫陰瘡石淋，斂潰癰。

鼈，《本經》中品。

九肋鼈甲圖

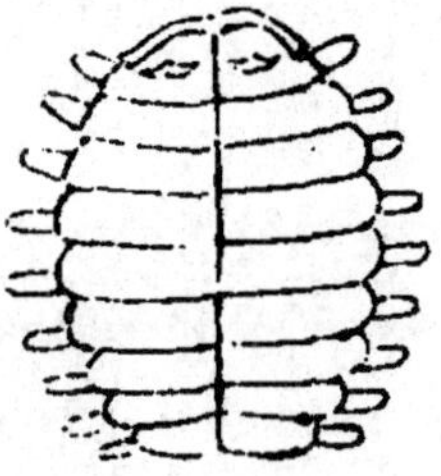

今人呼九齒。

鼈頭項類蛇。

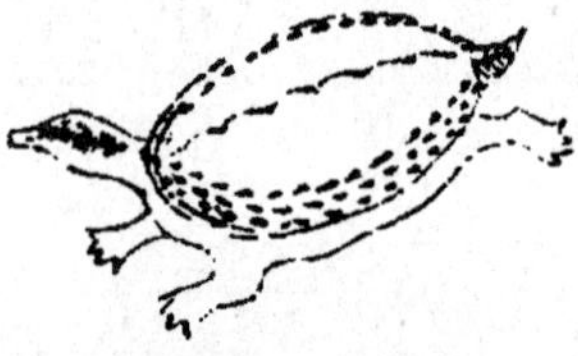

食肉忌莧菜。

修治：鼈甲，頌曰：處處有之，以岳州沅江所出，甲有九肋者爲勝。入藥，以醋炙黃用。

之才曰：鼈甲，惡礬石、理石。時珍曰：厥陰肝經血分之藥。

李樓怪症奇方：治發背癰疽，一切瘡不斂口，鼈甲燒存性，研末摻之，甚妙。

肉，氣味甘、平，無毒。主治：傷中益氣，補不足。○熱氣濕痹，腹中激熱。五味煮食，當微泄。○婦人漏下五色，羸瘦，宜常食之。○婦人帶下血瘕，腰痛。○去血熱，補虛。久食性冷。○補陰。○作臛食，治久痢，長髭鬚。作丸服，治虛勞、痃癖，脚氣。

弘景曰：不可合雞子食、莧菜食。昔有人剉鼈，以赤莧同包置濕地，經旬皆成鼈。又有裹鼈甲屑，經五月皆成鼈者。

脂，主治：除日拔白髮，取脂塗孔中，即不生。欲再生，白犬乳汁塗。

頭，主治：燒灰，療小兒諸疾，婦人產後陰脱下墜，屍疰，心腹痛。敷歷年脱肛不愈。○爪，主治：五月五日收，藏衣領中，令人不忘。

肘後方：治中風口喎，鼈血調烏頭末，塗之待正，則即揭去。

蟹 生伊洛池澤諸水中，今淮海、京東、河北陂澤中多有之。八、九月出食稻芒，八跪二螯，利鉗尖爪，外骨内肉，殼堅而脆，有十二星點。團臍者牝，尖者牡也。漁人捕取，霜後益佳。足節屈曲，行則旁横，故今里語謂之螃蟹。性走，明漆見之而解，名之爲蟹，似出乎此。宗奭曰：此物每至夏末秋初，則如蟬蜕解，當日名蟹之意，必取此義。

蟹，氣味鹹、寒，有小毒。主治：胸中邪氣熱結痛，喎僻面腫，能敗漆，燒之致鼠。○解結散血，愈漆瘡，養筋血氣。○散諸熱，治胃氣，理經脉，消食。以醋食之，利肢、肢節，去五臟中煩悶氣，益人。○產後肚疼、血不下者，以酒食之。筋骨折傷者，生搗、炒署之。○能續斷，絶筋骨。去殼，同黄搗爛，微炒，納入瘡中，筋即連也。○小兒解顱不合，以螯同白及末搗塗，以合爲度。○殺莨菪毒，解鱓毒、漆毒，治瘧及黄疸。搗膏，塗疥瘡、癬瘡。搗汁，滴耳聾。

蟹，本經中品。未被霜，獨螯獨目，六足四足，腹中有骨頭，有星點，足斑目赤有毒，害人，並勿食。

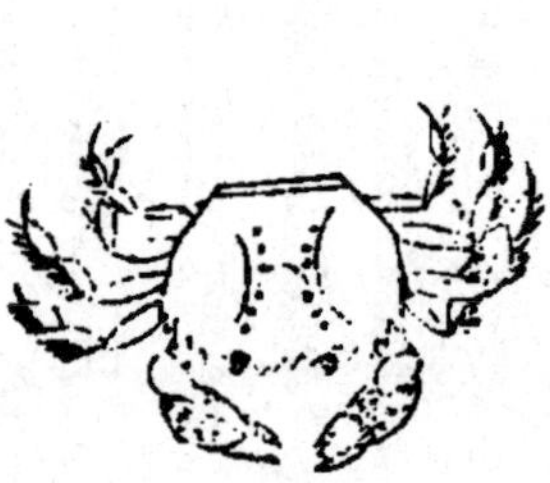

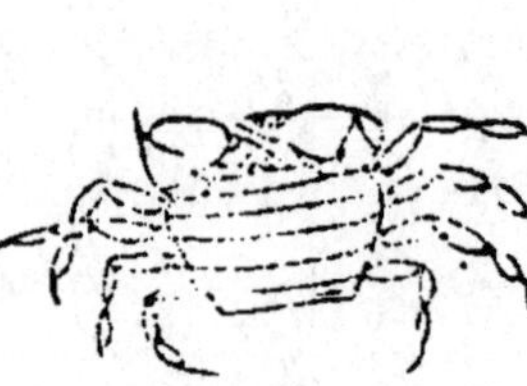

時珍曰：不可同柿及荆芥食，發霍亂，動風。木香汁可解。

修治：凡蟹生烹，鹽藏糟收，酒浸醬汁浸，皆爲佳品。但久留易沙，見燈亦沙，得椒易膩。得皂莢或蒜，及韶粉，可免沙膩。得白芷，則黄不散。得蔥及五味子同煮，則色不變。

殼，燒存性，蜜調，塗凍瘡。酒服，治婦人兒枕痛，及血崩腹痛，消積。

牡蠣 生東海池澤，今海旁皆有之，而南海、閩中及通、泰間尤多。以大者爲好。其生着石，皆以口在上舉，以腹向南視之，口斜向東，則是左顧。左顧者，牡也。入藥，用牡而大者，故名牡蠣。雄曰牡，粗大曰蠣。

牡蠣，氣味鹹、平，微寒，無毒。主治：傷寒寒熱，温瘧灑灑，驚恚怒氣。除拘緩鼠瘻，女子帶下赤白。久服，强骨節，殺邪鬼，延年。

○除留熱在關節，營衛虛熱，去來不定，煩滿心痛，氣結，止汗止渴，除老血，療泄精，濇大小腸，止大小便，治喉痺咳嗽，心脇下痞熱。

○粉身，止大人小兒盜汗。同麻黄根、蛇床子、乾薑爲粉，去陰汗。○治女子崩中，止痛，除風熱風瘧，鬼交精出。○男子虚勞，補腎安神，去煩熱，小兒驚癇。○去脇下堅滿，瘰癧，一切瘡。○化痰軟堅，清熱除濕，止心脾氣痛，痢下，赤白濁，消疝瘕積塊，癭疾結核。

修治：宗奭曰：凡用須泥固爲粉，亦用生者。

斆曰：凡真牡蠣二十個，以東流水，入鹽一兩，煮一伏時。再入火中煅赤，研粉用。

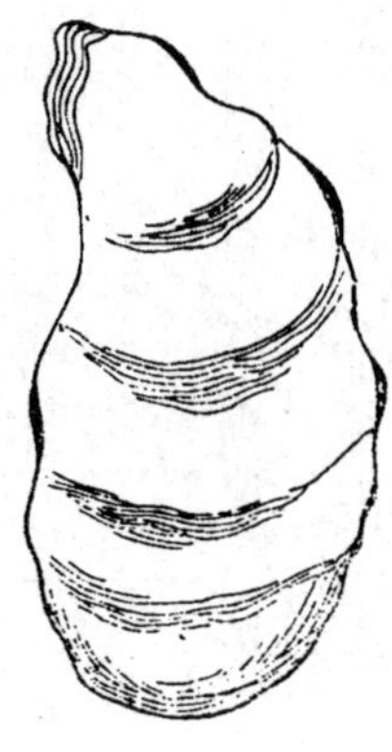

左顧牡蠣形。　本經上品。

之才曰：貝母爲之使，得甘草、牛膝、遠志、蛇床子良，惡麻黄、辛夷、吴茱萸，伏硇砂。

牡蠣，君。

真珠 出南海，今出廉州海島大池，謂之珠池。每歲，刺史親監珠户入池，採老蚌，剖取珠以充貢。圓大光瑩者優。欲穿孔眼，非金剛鑽不能也。入藥，須用新完未經鑽綴者爲佳。南方志名蚌珠，俗呼珍珠。

真珠，氣味鹹、甘，寒，無毒。主治：鎮心。點目，去膚翳障膜。塗面，令人潤澤好顏色。塗手足，去皮膚逆臚。綿裹塞耳，主聾。〇磨翳墜痰，除面皯，止泄。合知母，療煩熱消渴。合左纏根，治小兒麩痘瘡，入目。〇除小兒驚熱。〇安魂魄，止遺精白濁，解痘疔毒，主難産，下死胎、胞衣。

修治：真珠，以新完未經鑽綴者，研如粉，方堪服食。不細，則傷人臟腑。〇時珍曰：入藥，不用首飾及見屍氣者。以人乳汁浸三日，煮過，搗細重篩，更研萬遍用。一云：以絹袋盛，入豆腐腹中，煮一炷香，云不傷珠也。入厥陰肝經。

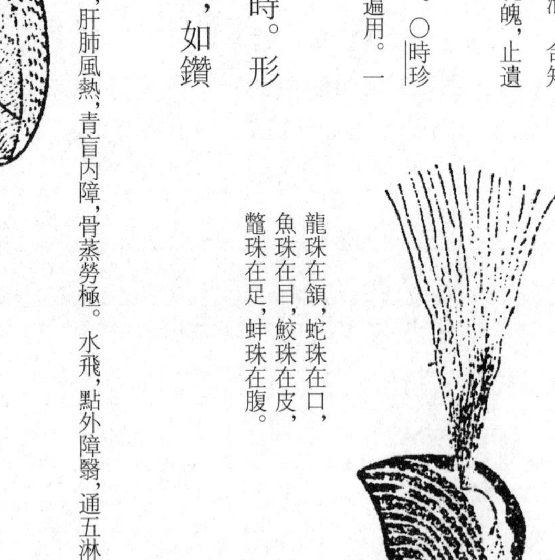

蚌珠形。　宋開寶。

龍珠在頷，蛇珠在口，魚珠在目，鮫珠在皮，鼈珠在足，蚌珠在腹。

石決明 今嶺南州郡，及萊州海邊皆有之。採無時。形長如小蚌而扁，外皮甚粗，内則光耀。背側一行有孔，如鑽成者。附石而生，功能明目，故稱石決明。

殼，氣味鹹，平，無毒。主治：目障翳痛，青盲。久服，益精輕身，明目磨障，肝肺風熱，青盲内障，骨蒸勞極。水飛，點外障翳，通五淋。

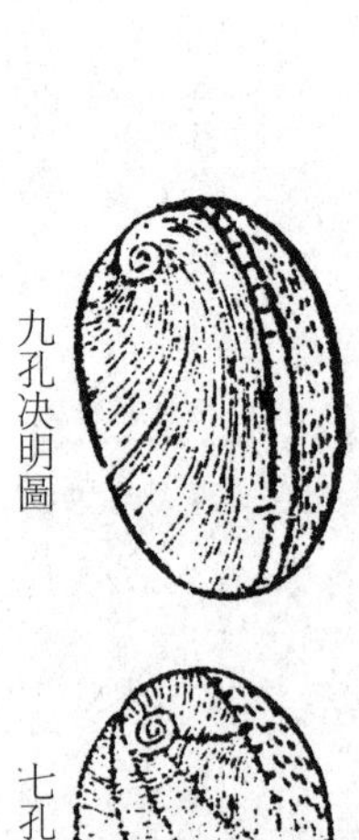

九孔決明圖　七孔決明圖

修治：珣曰：石决明，以麵裹煨熱，磨去粗皮，爛搗。再乳細如粉，方堪入藥。時珍曰：以鹽同東流水煮一伏時，研末，水飛用。

蛤蜊 生東海。似蚌而小，白腹紫唇，兩片相合而生，故曰蛤。食之有利于人，故曰蜊。

肉，氣味鹹、冷，無毒。主治：潤五臟，止消渴，開胃。治老癖爲寒熱。婦人血塊，宜煮食之。○煮食醒酒。

藏器曰：肉性雖冷，乃與丹石人相反，食之令腹結痛。

修治：蛤粉，以蛤蜊燒煅成粉。一方：蛤蜊殼，火煅成，以熟栝蔞連子同搗，和成團，風乾用，最妙。

蛤蜊，宋嘉祐。

蛤蜊粉，俗呼蛤粉。氣味鹹、寒，無毒。主治：熱痰濕痰，老痰頑痰，疝氣，白濁帶下。同香附末、薑汁調服，治心痛。○清熱利濕，化痰飲，定喘嗽，止嘔逆，消浮腫，利小便，止遺精白濁，心脾疼痛，化積塊，解結氣，消癭核，散腫毒。治婦人血病。油調，塗湯火傷。

瓦壟子 生東海，今出萊州。狀如小蛤而圓厚。别録名魁蛤。味甘，故一名蚶，俗呼蚶子。其殼有縱横文理，似瓦屋之壟，故名瓦壟子。嶺表録名瓦屋子。

肉，氣味甘、平，無毒。主治：痿痺，泄痢，便膿血。○潤五臟，止消渴，利關節。服丹石人宜食之，免生瘡腫熱毒。○心腹冷氣，腰脊冷風，利五臟，健胃，令人能食。○温中消食，起陽。○益血色。○炙食益人。

殼，氣味甘、鹹，平，無毒。主治：燒過醋淬，醋丸服，治一切血氣、冷氣，癥癖。○消血塊，化痰積。○連肉燒存性，研敷小兒走馬牙疳，有效。

瓦壟子形　別録上品。

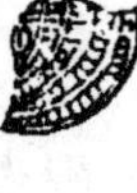
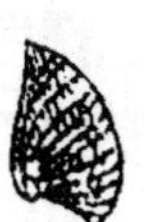
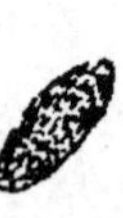
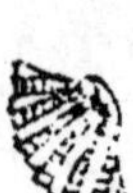

色白，有壟。

修治：瓦壟子，取陳久者，炭火煅紅，米醋淬三度，出火毒，研粉用。

貝子 生東海池澤，亦出南海，乃小白貝也。大如指頂，背隆如龜背，腹下兩開相向，有齒刻如魚齒，其中肉如蝌蚪，而有首尾。其貝，上古珍之，以爲寶貨，故賄賂貢賦。凡屬于貨者，字從貝，意有在矣。至今雲南猶作錢用，蓋亦不違古也。時珍曰：貝字，象形。其中二點，象其齒刻；其下二點，象其垂尾。俗作海肥。

本經下品。

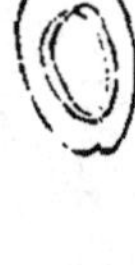
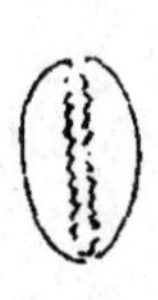

背上一圈黄色。

貝子，氣味鹹、平，有毒。主治：目翳，五癃，利水道，鬼疰蠱毒，腹痛下血。○温疰寒熱，解肌，散結熱。○燒研，點目去翳。○傷寒狂熱。○下水氣浮腫，小兒疳蝕，吐乳。○治鼻淵，出膿血，下痢，男子陰瘡，解漏脯、麵臛諸毒，射罔毒，藥箭毒。

修治：燒過用，或蜜、醋相對浸之，蒸過取出，以清酒淘，研。

簡便單方：治陰下疳瘡，用貝子三枚，火煅紅，研成細塵，搽之良。

海燕 出東海。形扁，大二三寸，色青腹白，似海螵蛸，有紋，五角，不知頭尾，口在腹下。陰雨則飛。生時體軟，死則乾脆。其形彷彿燕子，故名。

海燕，氣味鹹，温，無毒。治陰雨發損痛，煮汁服，取汗即解。入滋陽藥中用之。

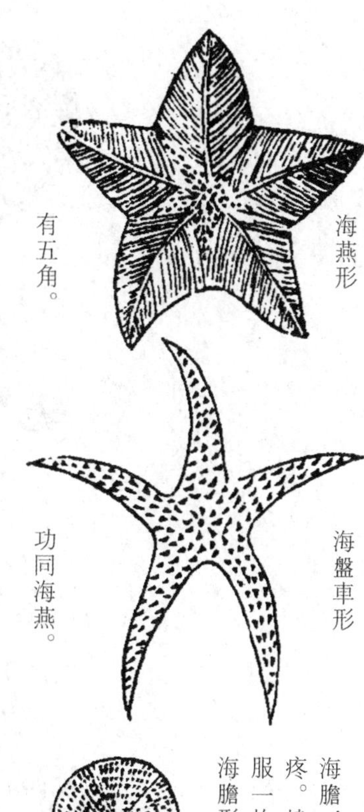

海燕、海盤車、海膽，俱生海中，鹹能軟堅，功亦不甚相遠。

文蛤 生東海。大者圓三寸，小者圓五六分。一頭大，一頭小。背上有花斑文者，文蛤也。

海蛤 小者如細麻，大者若碁子，海蛤也。時珍曰：海蛤，海中諸蛤爛殼之總稱。不專指一蛤也。

海石 蛤殼在海中，久被風濤打磨礲礪，廉稜消盡，無復形質光瑩，礧塊雜于泥沙，有似碎石者，海石也。

海粉 海石煅治爲麵者，海粉也。

文蛤，氣味鹹、平，無毒。主治：惡瘡，蝕五痔。〇咳逆胸痹，腰痛脇急，鼠瘻，大孔出血。女人崩中漏下。〇能止煩渴，利小便，化痰軟堅，治口鼻疳蝕。〇海蛤，氣味苦、鹹、平，無毒。主治：咳逆上氣，喘息煩滿，胸痛寒熱。〇療陰痿。〇主十二水滿急痛，利膀胱、大小腸，治項下瘤癭。清熱利濕，化痰消積，療五痔，止血痢。海石、海粉功同，海蛤，治頑痰更捷。

文蛤之形

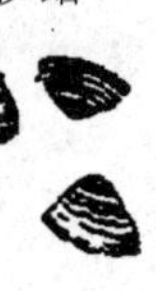

海蛤之形

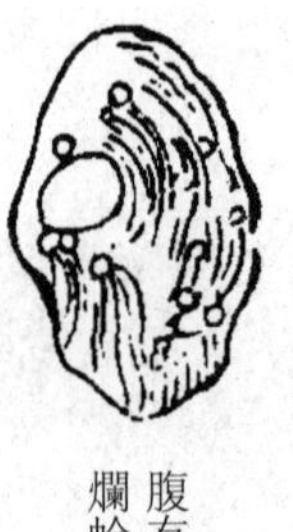

海石之形　腹有爛蛤。

本草原始卷之十二

人部

髮髲 李時珍曰：髮髲，乃剪髢下髮也。亂髮，乃梳櫛下髮也。按，許慎說文云：大人曰髡，小兒曰髦。顧野王玉篇云：髲，鬄也。鬄，髮髲也。二說甚明。古者刑人鬄髮，婦人以之被髻，故謂之髮髲。周禮云「王后大人之服，有以髮髢爲首飾」者，是矣。又詩云：鬒髮如雲，不屑髢也。甄權曰：髮髲，雷斆所謂二十男子頂心剪下髮者，得之矣。毛萇詩傳云：被之僮僮。被，首飾也。編髮爲之，即此髮也。釋名曰：髮，拔也，拔擢而出也。髮，被也，髮少者得以被助其髮也。

髮髲，氣味苦，温，無毒。主治：五癃，關格不通，利小便、水道，療小兒驚，大人痓。仍自還神化。○合雞子黄煎之，消爲水。療小兒驚熱百病。○止血悶、血暈，金瘡，傷風，血痢。入藥，燒存性，用煎膏，長肉，消瘀血。

亂髮，一名血餘，一名人退。氣味苦、微温，無毒。主治：咳嗽五淋，大小便不通，小兒驚癇，止血鼻衄。燒灰吹之，立已。○燒灰，療轉胞，小便不通，赤白痢，哽噎癰腫，狐尿刺，屍疰，疔腫骨疽，並雜瘡。○消瘀血，補陰，甚捷。

修治：斆曰：髮髲，是男子年二十已來，無疾患，顔貌紅白，于頂心剪下者。入丸藥膏中用。先以苦參水浸一宿，漉出，入瓶子，以火煅赤，放冷研用。今人以皂角水洗净，入罐煅存性，用亦良。

韓保昇曰：本經云：自還神化。李當之云：神化之事，未見別方。按，異苑云：人髮變爲鱓魚。神化之異，應此者也。又陳藏器曰：生人髮掛果樹上，烏鳥不敢來食其實。又人逃走，取其髮于緯車上却轉之，則迷亂不知所適。此皆神化。

李時珍曰：髮者，血之餘。埋之土中，千年不朽。煎之至枯，復有液出。誤食入腹，變爲癥蟲。煅治服餌，令髮不白。此正神化之驗也。

爪甲　時珍曰：爪甲者，筋之餘、膽之外候也。靈樞經云：膽應爪。爪厚色黄者膽厚，爪薄色紅者膽薄。爪堅色青者膽急，爪軟色赤者膽緩。爪直色白者膽直，爪惡色黑者膽結。又一名筋退。

爪甲，氣味甘、鹹，無毒。主治：鼻衄，細刮嗃之，立愈。衆人甲亦可。催生，下胞衣，利小便，治尿血，及陰陽易病，破傷中風，去目翳。懷孕婦人爪甲，取末點目，去翳障。

治破傷風，手、足十指甲香油炒研，熱酒調，呷服之。汗出便好。

牙齒　李時珍曰：兩旁曰牙，當中曰齒。腎主骨，齒者，骨之餘也。女子七月齒生，七歲齒齔，三七腎氣平而真牙生；七七腎氣衰，齒槁髮素。男子八月齒生，八歲齒齠，三八腎氣平而真牙生；五八腎氣衰，齒槁髮墮。錢乙云：小兒變蒸蜕齒，如花之易苗，不及三十六齒，由蒸之不及其數也。

牙齒，氣味甘、鹹、熱，有毒。主治：除勞治瘧，蠱毒氣。入藥，燒用。〇治乳癰未潰，痘瘡倒靨。

佛牙散：治五般聤耳，出膿血水。人牙燒存性，麝香少許，爲末吹之。

錢氏小兒方：治痘瘡倒靨，人牙燒存性，入麝香少許，温酒調服半錢。

乳汁 李時珍曰：乳者，化之信，故字從孚、化，省文也。方家隱其名，謂之仙人酒、生人血、白朱砂，種種名色。蓋乳乃陰血所化，生于脾胃，攝于衝、任。未受孕則下爲月水，既受孕則留而養胎，已産則赤變爲白，上爲乳汁。此造化玄微自然之妙也。凡入藥，並取首生男兒、無病婦人之乳，白而稠者佳。若色黄赤、清而腥穢如涎者，並不可用。有孕之乳，謂之忌奶，小兒飲之，吐瀉成疳魃之病，最爲有毒也。

乳汁，氣味甘、鹹、平，無毒。主治：補五臟，令人肥白，悦澤。療目赤痛多淚，解獨肝、牛肉毒。合濃豉汁服之，神效。〇和雀屎，去目中胬肉。〇益氣，治瘦悴，悦皮膚，潤毛髮，點眼止淚。

弘景曰：漢張蒼，年老無齒，妻妾百數，常服人乳，故年百餘歲，身肥如瓠。

服乳歌：仙家酒，仙家酒，兩個壺盧盛一斗。五行釀出真醍醐，不離人間處處有。丹田若是乾涸時，咽下重樓潤枯朽。清晨能飲一升餘，返老還童天地久。

摘玄方：治人臁脛生瘡，用人乳汁、桐油等分和匀，以鵝翎掃塗，神效。

戲术：白紙火炙見紅字。用奶汁寫字，放紙上，俟乾，火上炙之，自見紅字。

耳塞 修真指南曰：腎氣從脾右畔，上入于耳，化爲耳塞。耳者，腎之竅也。腎氣通則無塞，塞則氣不通，故謂之塞。又一名耳垢，一名腦膏，一名泥丸脂。

耳塞，氣味鹹、苦，温，有毒。主治：顛狂鬼神，及嗜酒。○蛇、蟲、蜈蚣螫者，塗之良。

壽域方：治蛇蟲、蜈蚣螫傷者，人耳垢、蚯蚓屎，和塗，出盡黄水，立愈。

口津唾　李時珍曰：人舌下有四竅，兩竅通心氣，兩竅通腎液，心氣流入舌下爲神水，腎液流入舌下爲靈液，道家謂之金漿玉醴。溢爲醴泉，聚爲華池，散爲津液，降爲甘露，所以灌溉臟腑，潤澤肢體。故修養家咽津納氣，謂之清水灌靈根。人能終日不唾，則精氣常留，顔色不槁；若久唾，則損精氣，成肺病，皮膚枯涸。故曰：遠唾不如近唾，近唾不如不唾。人有病，則心腎不交，腎水不上，故津液乾而真氣耗也。秦越人難經云：腎主五液，入肝爲淚，入肺爲涕，入脾爲涎，入心爲汗，自入爲唾也。俗呼吐沫。

津唾，氣味甘、鹹，平，無毒。主治：瘡腫疥癬，皻皰。五更未語者，頻塗擦之。又明目退翳，消腫解毒，辟邪粉、水銀。

范東陽方云：凡人魘死，不得叫呼，但痛咬脚跟，及拇指甲際，多唾其面，徐徐唤之，自省也。

頭垢　乃梳上宿垢，一名百齒霜。

頭垢，氣味鹹、苦，温，有毒。主治：淋閉不通。○療噎疾，酸漿煎膏用之，立愈。又治勞復。○中蠱毒、蕈毒，米飲或酒化下，並取吐爲度。

類要方：治天行勞復，用頭垢棗核大一枚，含之良。

小品方：治中野菜、諸脯肉、馬肝、馬肉毒，以頭垢棗核大，含之咽汁，能起死人。或白湯下，亦可。

人屎 一名人糞。時珍曰：屎、糞，乃糟粕所化，故字從米，會意也。

人屎，氣味苦、寒，無毒。主治：時行大熱狂走，解諸毒。擣末，沸湯沃服之。○傷寒熱毒，水漬飲之，彌善。新者封疔腫，一日根爛。○骨蒸勞復，癰腫發背，瘡漏，痘瘡不起。

人中黄，震亨曰：以竹筒入甘草末于內，竹木塞兩頭，冬月浸糞缸中，立春取出，懸風處陰乾，破竹取草，曬乾用。

人中黄，主治：天行熱狂疾，中毒蕈毒，惡瘡。○熱毒、濕毒，大解五臟實熱。飯和作丸，清痰，消食積，降陰火。

小兒胎屎，主治：惡瘡，食瘜肉，除面印字，一月即瘥。

人尿 時珍曰：尿，從尸、從水，會意也。方家謂之輪迴酒、還元湯，隱語也。素問名溲。俗呼小便。

人尿，氣味鹹、寒，無毒。主治：寒熱，頭痛，溫氣。童男者尤良。○主久嗽，上氣失聲，及癥積滿腹。○明目益聲，潤肌膚，利大腸，推陳致新。去咳嗽肺痿，鬼氣痓病。停久者，服之佳。恐冷，則和熱湯服。○止勞渴，潤心肺，療血悶熱狂，撲損，瘀血在內，運絕。止吐血鼻衄，皮膚皴裂。難產，胎衣不下。蛇、犬咬。○滋降降火，甚速。○殺蟲，解毒，療瘧中暍。

震亨曰：小便，降火甚速。常見一老婦，年逾八十，貌似四十。詢其故：常有惡病，人教服人尿，四十餘年矣。且老健無他病，而何謂之性寒，不宜多服耶？凡陰虛火動，熱蒸如燎，服藥無益者，非小便不能除。

按，褚澄遺書云：人喉有竅，則咳血殺人。喉不停物，毫髮必咳，血即滲入，愈滲愈咳，愈咳愈滲。惟飲溲溺，則百不一死；若服寒涼，則百不一生。又，吴球云：諸虛吐衄、咯血，須用童子小便，其效甚速。

人中白，時珍曰：滓淀爲堊，以風日久乾者爲良。此乃人溺澄下白垽也，故唐本草名溺白垽。

人中白，氣味鹹、平，無毒。主治：鼻衄，湯火灼瘡。○燒研，主惡瘡。○治傳屍，熱勞肺痿，心膈熱，羸瘦渴疾。○降火，消瘀血，治咽喉、口齒生瘡疳䘌。諸竅出血，肌膚汗血。

秋石，嘉謨曰：秋石，須秋月，取童子溺，每缸入石膏末七錢，桑條攪澄定，傾出清液。如此二三次，乃入秋露水一桶，攪澄，如此數次，滓穢滌净，鹹味减除。以重紙鋪地上，曬乾，完全取起。輕清在上者，爲秋石；重濁在下者，刮去。古人立名，實本此義。男用童女溺，女用童男溺，亦一陰一陽之道也。世醫不取秋時，雜收人溺，但以皂莢水澄，曬爲陰煉，煅爲陽煉，盡失于道，何合于名？媒利敗人，安能應病？况經火煉，性却變温耶？

秋石，氣味鹹、温，無毒。主治：虚勞冷疾，小便遺數，漏精白濁。○滋腎水，養丹田，返本還元，歸根復命，安五臟，潤三焦，消痰咳，退骨蒸，軟堅塊，明目清心，延年益壽。

治噎食反胃，秋石用一錢，白湯下，妙。

人精　時珍曰：營氣之粹，化而爲精，聚于命門。命門者，精血之府也。男子二八，而精滿一升六合；養而充之，可得三升，損而喪之，不及一升。謂精爲峻者，精非血不化也；謂精爲寶者，精非氣不養也。故血盛則精長，氣聚則精盈。邪术蠱惑愚人，取童女交垢，飲女精液，或以己精，和其天癸，吞嚥服食，呼爲鉛汞，以爲秘方。放恣貪淫，甘食穢滓，促其天年，愚之甚矣！按，鮑景翔云：神爲氣主，神動則氣隨；氣爲水母，氣聚則水生。故人之一身，貪心動，則津生；哀心動，則淚生；愧心動，則汗生；慾心動，則精生。

人精，氣味甘、温。主治：和鷹屎，滅瘢。○塗金瘡血出，湯火瘡。

湯火傷灼，用人精、鷹屎白，日日塗之。

髭鬚 時珍曰：嘴上曰髭，頤下曰鬚。

髭鬚，主治：燒研，敷惡瘡。

唐李勣病，醫云：得鬚灰服之，方止。太宗聞之，遂自剪髭，燒灰賜服。復令敷癰，立愈。故白樂天詩云：剪鬚燒藥賜功臣。

天靈蓋 藏器曰：此是天生，蓋押一身之骨。顖門未合，即未有也。志曰：此乃死人頂骨十字解者，方家婉其名耳。俗呼腦蓋骨。

天靈蓋，氣味鹹、平，無毒。主治：傳屍屍疰，鬼氣伏連，久瘴勞瘧，寒熱無時者，燒令黑，研細，白飲和服。亦合丸散用。○治肺痿，乏力羸瘦，骨蒸盜汗，酥炙用。○退心經藴寒之氣。

婦人月水 時珍曰：婦人，陰類也，以血爲主。其血上應太陰，下應海潮，月有盈虧，潮有朝夕。月事一月一行，與之相符，故謂之月水、月信、月經。經者，常也，有常軌也。素問名天癸，謂天一生水也。邪术家謂之紅鉛，謬名也。

婦人月水，氣味鹹、平，無毒。主治：解毒箭，並女勞復。

月經衣，主治：金瘡血湧出，炙熱熨之。又主虎狼傷，及箭鏃入腹。博物志方：令婦不妬，取婦人月水布，裹蝦蟇于厠前一尺，入地五寸，埋之。

集驗方：治剥馬刺傷，以婦人月水塗之，效。

女人之經，一月一行，其常也；或先或後，或通或塞，其病也。復有變常，而古人並未言及者，不可不知。有行期只吐血、衄血，或眼耳出血者，是謂逆行。有三月一行者，是謂居經，俗名按季。有一年一行，是謂避年。有一生不行而受胎者，是謂暗經。有受胎之後，月月行經，而産子者，是謂盛胎，俗名垢胎。有受胎數月，血忽大下，而胎不隕者，是謂漏胎。此雖以氣血有餘、不足而言，則亦異于常矣。女子二七天癸至，七七天癸絶，其常也。有女年十二、十三而産子，如褚記室所載，平江蘇達卿女，十二受孕者；有婦年五十、六十而産子，如遼史所載，亟普妻六十餘，生二男一女。此人異常之尤者也，學醫者於此類，亦宜留心焉。

人胞 包人如衣，故一名胞衣，一名胎衣，一名混沌衣，一名混元母，一名佛袈裟，一名仙人衣。俗呼紫河車。

人胞，氣味甘、鹹，温，無毒。主治：血氣羸瘦，婦人勞損，面䵟皮黑，腹内諸病漸瘦者。治净，以五味和之，如餢飳法與食之，勿令婦知。〇治男女一切虚損勞極，癲癇，失志恍惚，安心養血，益氣補精。

時珍曰：人胞，雖載于陳氏本草，昔人用者甚少。近因朱丹溪言其功，遂爲時用。而括蒼吴球始造大造丸一方，尤爲世行。其方藥味平補，雖無人胞，亦可服餌。按，隋書云：琉球國婦人産乳，必食子衣。張師正倦游録云：八桂獠人産男，以五味煎調胞衣，會親啖之。此則諸獸生子，自食其衣之意，非人類也。崔行功小兒方云：凡胎衣，宜藏于天德月德吉方，深埋緊築，令兒長壽。若爲猪狗食，令兒顛狂；蟲蟻食，令兒瘡癬；鳥鵲食，令兒惡死；棄于火中，令兒瘡爛。近于社廟、污水、井竈、街巷，皆有所禁。按，此亦銅山西崩、洛鍾東應，亦自然之理也。今復以之蒸煮炮炙，和藥擣餌，雖曰以人補人，取其同類，然以人食人，獨不犯崔氏之禁乎？其異于琉球、獠人者幾希！

陰毛

男子陰毛，主治：蛇咬，以口含二十條，咽汁，令毒不入腹。○横生逆産，用夫陰毛二七莖，燒研，猪膏和丸大豆大，吞之。

婦人陰毛，主五淋，及陰陽易病。○牛脹欲死，婦人陰毛，草裹與食之，即愈。

脉訣彙辨

李延昰

自叙

余浪遊者三十年，托刀圭以餬口，而無以辭負笈者，顧其中胡能不自愧也。所慨俗醫稱津筏者，則先難經、脉訣。難經出自秦越人，其純駁固未易論。尤怪脉者，所以定吉凶、決死生，至淵微也。苟阡陌之不存，又何有於源委？宋之高陽生，一妄庸人，假晋太醫令王叔和之名，著成脉訣。其鄙俚紕繆，取資捧腹，而陰操入室之戈，於是先聖之旨，一旦晦蝕。世之哀然傳業，承訛襲舛，不復有所取裁。譬渴者飲於濁涇之流，呶呶而號於衆曰：天下之水味在是。豈其然乎？余不敏，思有以拯之。乃彙古今之論脉者若干人，參以家學，片言隻字，有當先聖而結妄庸之舌，則拈之紙，星霜十易，積成徑寸。門人輩請釐剔成編，乃區爲十卷，名曰脉訣彙辨，命收之敝簏。客曰：固矣哉子也！凡書之有作，不藏諸名山，必傳之通邑大都，將以救斯世，詔來者。君之所結集，何難羽翼經傳，而馳海内，僅僅衣鉢於及門，似乎靳於問世者，何居？余起而謝曰：足下之沾沾於吾者，不虞人之睊睊耶？余嘗皈依古先生，竊聞其教矣。錯下一轉語，墮野狐身五百世。使余所綴集果醍醐也，往乞一玄晏，而懸之國門，誰曰不宜？或猶未也，淹博者笑其摭拾，通達者笑其割裂，抱匱守殘之徒，更笑其迂而無當。將見習高陽生之言者，不必樹旗鼓而實偪處此；即以一丸泥自封，余復奈之何哉！雖然，謹聞命矣，姑付之剞劂氏，以就正長者。徐俟大國之賦，左提右挈，廓清邪說，願以是編爲前驅之殳。

叙

天人之道一也，天有五運六氣，以成四時，人之府俞經絡，實因之。聖人者，人而天者也，以天道治一身，而性命各正；以天道治天下，而民物仁壽。古之聖人，不爲君，則爲相。五帝、三王、風牧、稷、卨臯、繇、伊尹、巫咸、太公、周、召、畢、散之徒，皆以治身者治世，燮和陰陽，祛除患害，以還天地之雍熙。故自古無不壽之聖人。聖人而不爲君與相者，自孔子始。聖人而不登上壽者，亦自孔子始。宓犧、神農、黄帝，不欲其道僅傳于一時，而發明之于靈、素諸書，以傳萬世。孔子既不得爲君且相焉，以治一世，又不忍若容成、偓佺、鼓、聃、莊、列之徒，僅以其道私之于一身，既悲閔憂勞，轍環敝敝以傷其生而勤勤焉。删述筆削詩書，以傳萬世，不徒欲壽萬世之人之身，而欲救萬世之人之心，使不徒生而虚死。則醫藥之道，直視爲小數，周公列之庶官之末，孔孟亦等之巫匠之流。聖人不貴也，非聖人之不貴，亦謂所欲有甚于生，所惡有甚于死，則治心又急于治身也。世雖不古，而生民之道，不可絶于是，和、扁之徒，發明黄帝之旨，俾無絶于世，而長沙、河間、東垣、丹溪四氏，得引申觸類而長之，著書立言，以傳述來兹，天下謂之「四聖」。四氏者，不居聖人之名，而能心聖人之心，以救民物者也。先賢謂：不爲良相，則爲良醫。四氏之徒，勞于撰述而不已者，以爲湯液劑鍛之功在一時，不若筆之于書，爲功萬世之大也。近世言軒岐之言者遍海内，能盡其道者，曠世而少一遇也。雲間李念莪先生，固近代之和、扁也。期叔李子，瓌才偉器，思有所爲，以立效于時。既不得志，益研窮其家學，精妙入神，出而應物，往往奇效。沉痼之疾，諸家罔措，期叔按指望色而知之，忽焉起死人而肉白骨，名滿南北。而期叔欿然不自足也，研幾極深，撰次成書，曰脉訣彙辨，益暢念莪未盡之旨。凡二十餘年，七易稿而始定，補前聖之未備，正往賢之或差。凡叔和、伯仁諸家之微乖偶類，無不刊而正之，條分縷晰，以明僞訣之誤，以歸靈、素之正。譬之于書，四氏則孔子之述六經也，期叔則孟子之辟邪説也。古人謂孟子之功，不在禹下，吾于期叔亦云。山海可童可泐，此書必不可廢。海内宗工，故能辨之矣。

康熙壬寅午日，淮南年家眷社弟彭孫貽拜題。

診家彙辨叙

雲間期叔李先生，無所不通，醫特其緒餘也。醫中之著述甚富，彙辨特其一斑也。憶數年前，彙辨將脱稿，先子即欲付梓，先生曰：請姑俟之。以後，先生客湘江，客天中，客濟上，如賓鴻絶影，慕者無從。凡習岐黄家言者，以僕父子與先生交契，索彙辨者踵相接，不得而去，則誤以爲有所秘惜。至庚戌春，先生始南還。僕聞之大喜，迎至敉廬，邀諸騷人酒徒，酣飲徹晝夜。見先生之貌益腴，氣益歛，退然如不能出言詞。僕外父仲謀彭先生語人曰：「吾見期叔者數矣，每一引滿，慷慨而談，信心衝口，一歸於行誼之正。雖老生宿儒，無不歛手而聽。他若十洲、洞冥、杜陽、諾皐之書，又於見聞之表，自辟天地乃今，何以遂懸絶也？是蓋必有所進矣。」暇日，先生偶出其詩文若干卷，外父字字稱賞。既爲序而藏之，最後得其彙辨稿十卷，而愈見仁人用心之勤也。蓋自高陽之僞訣興，中材之士，不知有叔和，更何知有靈、素，而脉始不可問矣。先生乃爲詮次古今辨駁之語，類成是編，折衷一理，瀰淪萬言，讀之不啻千門萬户，五花八陣。初見者，不無心怵目眩；至徐察焉，次第秩然，剪除謬種，俾天下後世復見先聖之旨，其功詎不大哉！嗟乎！輸般之巧，孫吴之奇，實非徑庭，要在習與不習耳。先生家有賜書，手不釋卷，兼之姿悟非常，其遊屐幾遍海内，需以歲月之久，得成專書，然後問世，其躭玩道真，承接聖緒，誠非淺人所能喻者。寧惟收撮漂零，隨世裒掇而已哉！是書也，先子每贊成之，至光夏，遂覩厥成。敢不慫恿流布，公諸同好，行見子雲藻翰，獨留千金，聊復識數言於簡端，一以慰向者索書諸君子之誠，亦以成先子未竟之志云耳。康熙丙午竹醉日，武原劉光夏頓首拜題於叢緑居。

凡例

一，茲編第欲剪除僞訣，故援引群書，專主辨駁，以洞筋擢髓之談，爲考同伐異之事。一出一入，良具苦心，不敢杜撰一字，獲罪古今也。

一，李瀕湖先生脉法，辨晰最精，家先生取而推廣之，所著正眼一書，自當並垂不朽。惜其原刻未及較訂，不惟魯魚亥豕已也。今刻中二十八脉，一遵正眼，而沐浴所聞，細加簡閲，並附先生晚年未盡之秘，故卷帙倍之。

一，家先生高材傾德，爲海内賢士大夫迫而成醫，雖生徒滿宇内，誓不傳之子弟，慮爲趙括之續也。余客海虞，盡得繆慕臺先生遺稿，并周梅屋先生之獨得編，朝夕研窮，乃於脉理頗窺涯略，更參以會稽張景岳先生之類經，遂洞若觀火。西江喻嘉言、武林張卿子、盧子繇，皆稱莫逆，教益弘多。潘鄧林之醫燈續焰，良備采擬。所謂聚腋成裘，博雅者自知之也。

一，叔和脉經，間有奥句，初學苦其難入，乃倣宋崔紫虛真人四言脉訣，以便記誦，不過藉此以爲綱領而已。後之引釋，條分縷晰，或有少裨焉。

一，脉中所列主病，寒熱虛實，止能標其大綱。餘者要須意及之，當爲通敏者所諒也。

一，所引證悉本《靈》、《素》，未免有以經釋傳之嫌。然此欲爲初學津梁，務從明白，知我罪我，其在斯乎？

一，余在癸巳歲，始留意診法。槎溪里中，晤諸同門。程子公來，顧子則思，戴子文庶，一見投契。余有不逮，盡力指示，皆謂余必能超乘而上。三十年來，家先生之著述，屢經兵燹，散佚者過半。至有邑中同姓鏟去姓氏，冒以己名行世者。余雖不肖，今得漸與補訂，皆已輯成全書，次第剞劂。則余之能傳其家學者，三子相成之功居多，不敢忘也。

一，引用諸書，皆標出所自，便於稽考。至近代群賢，筆之所至，未遑一一注明，淹博者自知之，余非敢掠美也。

甲辰秋日，期叔氏識於湘江之旅泊菴。

考證書目

黄帝素問
靈樞經
皇甫謐甲乙經
扁鵲脉經
華佗脉經
張仲景脉經
王叔和脉經
耆婆脉經
褚氏遺書
劉元賓診脉須知
楊仁齋醫脉真經
劉三點方脉舉要
風髓脉經機要
王貺指迷方
百會要訣脉經
蔡西山脉經
李希範脉經
李東垣此事難知
韓氏脉訣
張杲醫説
青溪子脉訣
徐氏指下訣

劉開脉訣
孫子脉訣論
魏伯祖脉説
華子顒相色經訣
唐强明訣脉要訣
王適齋脉訣
戴同父脉訣刊誤
黎民壽脉訣精要
崔紫虛脉訣
王宗正難經圖説
滑攖寧診家樞要
章季醫經脉要録
朱丹溪脉訣圖説
趙繼宗儒醫精要
杜清碧診論
王世相醫開
劉純醫經小學
王嘗闡微論
張景岳類經
馬玄臺内經發微
李瀕湖脉學
吴鶴臯脉語
楊文德太素脉訣
彭用光太素脉
王念西證治準繩
盧不遠芷園臆稿
喻嘉言醫門法律
張卿子心遠堂要旨
潘鄧林醫燈續焰
診家正眼家先生

易經

詩經

左傳

淮南子

蘇東坡文集

朱子文集

吳草廬集

脉訣彙辨卷一

多讀書論

史稱扁鵲飲上池水，故能洞見臟腑，其所治病，無不立起，毋待切脉而後知者也。然扁鵲常有，而上池水不常有。則凡號爲醫者，脉之名義，可不講之有素乎？夫經絡府俞，陰陽會通，玄冥幽微，變化極難。上古神農、黄帝、岐伯、鬼臾區等，神明天縱，何可幾及！降至權世，即有人焉，才高識妙，可以仰窺聖域，亦須精求典籍，上發金匱玉函之藏，下集專家授受之旨。學以博而漸通，心以疑而啓悟。如此，則借證有資，力省功倍。所謂將登泰岱，舍徑奚從；欲詣扶桑，非舟莫適。今者各承家技，不事讀書，附會臆見，展轉相迷。初學則但知難經、脉訣，泛濫則空談劉、李、張、朱，不知難經時與靈、素相左，脉訣明係人室操戈，仲景專法内經，餘者不無出入。知而不能讀，讀而不能解，解而不能遭，其中肯綮，固非淺識所能窺測。乃如王叔和，晉之名醫也，所撰脉經，欲以發靈蘭之秘，建後學之凖，斯亦勤矣。而移易穴道，誤決死期，開妄人之簧鼓，遭後來之指摘，況其下焉者乎？近者高陽生之僞訣盛行，比於鴆毒，而家絃户誦，略不可解。幸蔡西山、戴同父輩，大聲疾呼，明正其罪。乃世猶充耳，奉若典謨，蓋以師承既謬，先入爲主，封已自限，忠告難施。將使五臟六腑之盈虚，血脉營衛之通塞，觸塗成滯，胥天下而趍邪説者，豈非寡學之故，不自登于大道乎？嗟乎！使學者而志慮淵微，機穎明發，溯流窮源，旁收曲采，善讀古今之書，扶絶學於將墜，雖爲執鞭，亦所欣慕。曾何待上池之水，侈爲異聞也哉！

脉位法天地五行論

人配天地，而稱三才，人身儼然一小天地也。凡兩間之理，無所不應，他不具論，即如脉之合於五行者，粲若指掌，請得而陳之。北方爲坎，水之位也；南方爲離，火之位也；東方爲震，木之位也；西方爲兑，金之位也；中央爲坤，土之位也。試南面而立，以觀兩手之部位。心屬火居寸，亦在南也；腎屬水居尺，亦在北也；肝屬木居左，亦在東也；肺屬金居右，亦在西也；脾屬土居關，亦在中也。以五行相生之理言之，天一生水，故先從左尺腎水生左關肝木，肝木生左寸心火。心火爲君主，其位至高不可下，乃分權于相火。相火寓于右腎，腎本水也，而火寓焉。如龍伏海底，有火相隨。右尺相火生右關脾土，脾土生右寸肺金，金復生水，循環無端，此相生之理也。更以五行相尅之理言之。相火在右尺，將來尅金，賴對待之左尺，實腎水也，火得水制，則不乘金矣。脾土在右關，將來尅水，賴對待之左關，實肝木也，土得木制，則不侮水矣。肺金在右寸，將來尅水，賴對待之左寸，實心火也，金得火制，則不賊木矣。右手三部，皆得左手三部制矣，而左手三部竟無制者，獨何歟？右寸之肺金，有子腎水，可復母讎；右關之脾土，有子肺金，可復母讎；右尺之相火，有子脾土，可復母讎。是制於人者，仍可制人，相制而適以相成也。此相尅之理也。人誠能體天地之道，以保其身，脉何有不調者哉！

提綱論

經曰：調其脉之緩、急、大、小、滑、濇，而病變定矣。蓋謂六者，足以定諸脉之綱領也。又曰：小、大、滑、濇、浮、沉。難經則曰：浮、沉、長、短、滑、濇。仲景曰：弦、緊、浮、沉、滑、濇。此六者，名爲殘賊，能爲諸脉作病。滑伯仁曰：提綱之要，不出浮、沉、遲、數、滑、濇之六脉。夫所謂不出於六者，亦其足統表裏陰陽、虚實冷熱、風寒濕燥、臟腑血氣之病也。浮爲陽、爲表，診爲風、爲虚；沉爲陰、爲裏，診爲濕、爲實。遲爲在臟，爲寒、爲冷；數爲在腑，爲熱、爲燥。滑爲血、有餘，濇爲氣、獨滯。此諸説者，詞雖稍異，義實相通。若以愚意論之，不出表、裏、寒、熱、虚、實，六者之辨而已。如浮爲在表，則散大而芤可類也；沉爲在裏，則細小而伏可類也。遲者爲寒，則徐緩濇結之屬可類也；數者爲熱，則洪滑疾促之屬可類也。虚者爲不足，則短濡微弱之屬可類也；實者爲有餘，則弦緊動革之屬可類也。此皆大概，人所易知。然即六者之中，復有相懸之要，則人或不能識，似是而非，誤非淺矣。夫浮爲表矣，而凡陰虚者，脉必浮而無力，因真陰脱于下，而孤陽浮于上，是浮不可以概言表，而可升散乎？沉爲裏矣，而凡表邪初感之盛者，陰寒束於皮毛，陽氣不能外達，則脉必先沉緊，是沉不可以概言裏，而可攻下乎？遲爲寒矣，而傷寒初退，餘熱未清，脉多遲滑，是遲不可以概言寒，而可温中乎？數爲熱矣，而凡虚損之候，陰陽俱虧，氣血敗亂者，脉必急數，愈數者愈虚，愈虚者愈數，是數不可以概言熱，而可寒凉乎？微細類虚矣，而痛極壅閉者，脉多伏匿，是伏不可以概言虚，而可驟補乎？洪弦類實矣，而真陰大虧者，必關格倍常，是弦不可以概言實，而可消之乎？乃知診法於綱領之中，而復有大綱領者存焉。設不能以四診相參，而欲孟浪任意，未有不覆人於反掌間者。

因形氣以定診論

逐脉審察者，一成之矩也；隨人變通者，圓機之用也。比如浮、沉、遲、數，以定表、裏、寒、熱，此影之隨形，復何論哉？然而形體各有不同，則脉之來去因之亦異，又不可執一説，以概病情也。何則？肥盛之人，氣居于表，六脉常帶浮洪；瘦小之人，氣斂于中，六脉常帶沉數。性急之人，五至方爲平脉；性緩之人，四至便作熱醫。身長之人，下指宜疏；身短之人，下指宜密。北方之人，每見實强；南方之人，恒多軟弱。少壯之脉多大，老年之脉多虚。醉後之脉常數，飲後之脉常洪。室女尼姑多濡弱，嬰兒之脉常七至。故經曰：形氣相得者生，三五不調者死。其可不察於此乎？而更有説焉。肥盛之人，雖曰氣居於表，浮洪者是其常也；然使肌肉過於堅厚，則其脉之來也，勢將不能直達於皮膚之上，反欲重按乃見。若徒守浮洪易見之説，以輕手取之，則模糊細小，本脉竟不能測。瘦小之人，雖曰氣斂于中，沉數者是其常也；然使肌肉過於淺薄，則其脉之來也，勢將即呈於皮膚之間，反可浮取而知。性急之人，脉數是其常也，適當從容無事，亦近舒徐，性緩之人，脉遲是其常也，偶值倥偬多冗，亦隨急數。北人脉强，是其常也，或累世膏粱，或母係難産，亦未必無軟弱之形；南人脉弱，是其常也，或先天禀足，或習耐勞苦，亦間有實强之狀。少壯脉大，是其常也，夭促者多見虚細；老年脉虚，是其常也，期頤者更爲沉實。室女尼姑，濡弱者，是其常也，或境遇優游，襟懷恬淡，脉來亦定衝和；嬰兒氣禀純陽，急數者，是其常也，或質弱帶寒，脉來亦多遲慢。以此類推，則人身固有一定之形氣；形氣之中，又必隨地爲之轉移。方能盡言外之妙也。

運氣論

嘗讀内經，至天元紀論七篇，推申運氣，玄蘊難窺，未嘗不廢書三歎也。夫是天地之綱紀，變化之淵源，非通於大易、洪範，曆元、律法之説者，其敢横心以解，矢口而談哉！無惑乎當今之人，置而弗講久矣。先哲有言曰：不明五運六氣，簡遍方書，何濟？如經文所載，尺寸反，左右交，指下稍爾不明，生死何從臆斷！業已志醫，可不沉思力索乎？總其大綱，在五運之太過、不及，而勝復所以生也。太過者其氣勝，勝而無制，則傷害甚矣；不及者其氣衰，衰而無復，則敗亂極矣。此勝復循環之道，出乎自然者也。故其在天，則有五星運氣之應；在地，則有萬物盛衰之應；在人，則有臟腑疾病之應。如水强勝土，則歲星明而鎮星暗，土母受侮，子必復之，故金行伐木，以救困土，則太白增光，歲星反晦也。凡氣見於上，則災應于下，宿屬受傷，逆犯必甚，五運互爲勝復，其氣皆然。在病如木勝肝强，必傷脾土，肝勝不已，燥必復之，而肝亦病矣；燥勝不已，火必復之，而肺亦病矣。此五臟互爲盛衰，其氣亦皆然也。夫天運之有太過、不及，即人身之有虛實也。惟其有虛而後强者勝之，有勝而後承者復之。無衰則無勝矣，無勝則無復矣。無勝無復，其氣和平，焉得有病；恃强肆暴，元氣泄盡，焉得無虛？故曰：有勝則復，無勝則否。勝微則復微，勝甚則復甚。勝復之微甚，繇變化之盛衰。故經之所載天時、地化、人事，至詳至備。蓋以明其理之有合也。即如周易三百八十四爻，乃開明易道之微妙，而教人因易以求理，因象以知變。故孔子曰：書不盡言，言不盡意。此其大義，正與本經相同。夫天道玄微，本不易測。及其至也，聖人有所不知。故凡讀易者，當知易道有此變，不當曰「變止于此」也。讀運氣者，當知天道有是應，不當曰應盡于是也。今姑舉其大略。或疫氣遍行，而一方皆病風温；或清寒傷臟，則一時皆犯瀉利；或痘疹盛行，而多凶多吉，期各不同；或疔毒遍生，而是陰是陽，每從其類；或氣急咳嗽，一鄉並興，或筋骨疼痛，人皆道苦；或時下多有中風，或前此盛行痰火。諸如此者，以衆人而患同病，謂非運氣之使然歟？至其精微，則人多陰受，而識者爲誰。夫人殊禀賦，令易寒暄，利害不侔，氣交使然。故凡以太陽之人，而遇流衍之氣；以太陰之人，而逢赫曦之紀。强者有制，弱者遇扶，氣得其平，何病之有？或以强陽遇火，則炎烈生矣；陰寒遇水，則水霜至矣。天有天符，歲有歲會，人得無人和乎？能先覺預防者，上智也；能因機辨理者，明醫也；

既不能知而且云烏有者，下愚也。然運氣亦有不可泥者，如肝木素虚，脾氣太盛，而運值太角，肝氣稍實，脾氣方平，五臟類然。又内外兩因，隨時感觸，雖當太過之運，亦有不足之時；不及之運，亦多有餘之患。倘執而不通，能無損不足，而益有餘乎？况歲氣之在天地，亦有反常之時。故冬有非時之温，夏有非時之寒，春有非時之燥，秋有非時之暖，犯之者病。又如春氣西行，秋氣東行，夏氣北行，冬氣南行。卑下之地，春氣嘗存；高阜之境，冬氣嘗在。天不足西北而多風，地不滿東南而多濕。又况百里之内，晴雨不同；千里之外，寒暄各别。則方土不同，而病亦因之。此皆法外之道也。若不知嘗變之道，盛衰之理，主客承制之位，每每鑿經文以害經意，徒欲以有限之年辰，概無窮之天道。隱微幽顯，誠非易見；管測求全，誠亦陋矣。復有不明氣化，如馬宗素之流，假仲景之名，而爲傷寒鈐法等書，用氣運之更遷，擬主病之方治，拘滯不通，斯爲大謬。又有偏執己見，不信運氣，蓋亦未精思耳。是以通于運氣者，必當順天以察運，因變以求氣。如杜預之言曆曰：治曆者，當順天以求合，非爲合以驗天。知乎此，而後可以言曆。運氣之道，獨不然哉！若徒爾紛紜，執有執無，且疑且信，罕一成之見、圓機之用者，未足與議也。

太素脉論

嘗讀太素脉，而知其僞也。夫脉法創自軒岐，用以測病情、决死生而已，安得徵休徵咎，比於師巫，甚矣楊上善之好誕也？每求其故而不得。後見華佗擬病人於十年之後，以爲病去亦十年死，病存亦十年死，病不能爲人死生，因勸其人勿治。佗固漢之異人也，此以脉論耶？抑以脉中之數論耶？意此病所患既深，雖藥無效，又非急證，可以遷延，計其短期，至久乃驗。即如内經所云某病某日篤、某日死者是也。但佗决之於十年之前，故後人遂咤爲神，反至略病而重數。上善特有小慧，見佗之行事，託之太素，陰祖其意，而暢其説。學者喜其新奇，互相附和，妄謂塵埃識天子，塲屋决元魁。好事之流，更從而和之，欺世盗名，所從來久矣。就中亦有可録之句。如曰：脉形圓净，至數分明，謂之清；脉形散濇，至數模糊，謂之濁。質清脉清，富貴而多喜；質濁脉濁，貧賤而多憂。質清脉濁，此謂清中之濁，外富貴而内貧賤；質濁脉清，外貧賤而内富貴。若清不甚清，濁不甚濁，其得失相半，而無大得喪也。富貴而壽，脉清而長；貧賤而夭，脉濁而促。清而促者，富貴而夭；濁而長者，貧賤而壽。予嘗以此驗人，百不失一。然考其底蘊，總不出乎風鑑；使風鑑精，則太素無漏義矣。至其甚者，索隱行怪，無所不至，并且詆呵正業，以爲不能窮造化之巧，操先知之術。孔子曰：攻乎異端，斯害也已。其太素脉之謂夫。或曰：上善不足論，而佗亦有遺義耶？夫佗之技甚精，而其説又安能無弊乎？天下而盡守佗之説也，則將使病淺者日深，病深者日殆，視岐黄爲贅疣，而藥餌可盡廢。臨病不治，但委於命，弛慎疾之心，趨夭枉之路，豈不哀乎？故以病之不可治而勉求治，未必無稍延之歲月以病之；或可治而不求治，勢將有坐失之機宜。須善通佗之意，而一笑上善之术。斯得之矣。

審象論

夫證之不齊，莫可端倪，而盡欲以三指洞其機，則戛戛乎難之矣。語云：胸中了了，指下難明。此深心體認，不肯自欺之言。然脉雖變化無定，而陰陽、表裏、寒熱、虚實之應於指下，又自有確乎不易之理。思之，思之，鬼神將通之耳。一曰：比類以晰其似。所以明相類之脉，比其類而合之，辨其異而分之，鮮不决之疑矣。如遲之與緩，似乎同也。而遲則一息三至，脉小而衰；緩則一息四至，脉大而徐。沉之與伏，似乎同也。而沉則輕舉則無，重按乃得；伏則重按亦無，推筋乃見。數、緊、滑，似乎同也。而數則來往急迫，呼吸六至；緊則左右彈指，狀如切繩，滑則往來流利，如珠圓滑。浮、虚、芤似乎同也。浮則舉之有餘，按之不足；虚則舉之遲大，按之則無；芤則浮沉可見，中候則無。濡之與弱，似乎同也，而濡則細軟而浮，弱則細微而沉。微之與細，似乎同也，而微則不及於細，若有若無，狀類蛛絲；細則稍勝於微，應指極細，狀比一綫。弦長似乎同也，而弦則狀如弓弦，端直挺然而不搏指；長如長竿，過於本位而不搏指。短與動似乎同也，而短爲陰脉，無頭無尾，其來遲滯；動爲陽脉，無頭無尾，其來數滑。洪之與實，似乎同也，而洪則狀如洪水，盛大滿指，重按稍减；實乃充實，應指有力，舉按皆然。牢之與革，似乎同也，而牢則實大而弦，牢守其位；革則虚大浮弦，内虚外急。促結濇代，似乎同也，而促則急促，數時暫止；結爲凝結，遲則暫止。濇則遲短濇滯，至至帶止，三五不調；代則動而中止，不能自還，止數有常，非暫之比。一曰：對舉以明相反之脉。有可因此而悟彼，令陰陽不亂也。如浮沉者，脉之升降也。以察陰陽，以分表裏；浮法天爲輕清，沉法地爲重濁也。遲數者，脉之急慢也。脉以四爲平，如見五至，必形氣壯盛，或閏以太息。五至。皆爲無痾之象。不及爲遲，太過爲數。遲陰在臟，數陽在腑。數在上爲陽中之陰，在下爲陰中之陽；遲在上爲陽中之陰，在下爲陰中之陽。虚實者，脉之剛柔也。皆以内之有餘、不足，故咸以按而知。長短者，脉之盈縮也。長有見於尺寸，有通於三部；短只見於尺寸。蓋必質於中而後知，過於中爲長，不及於中爲短。滑濇者，脉之通滯也。千金曰：滑者血多氣少，血多故流利圓滑；濇者氣多血少，血少故艱濇而散。洪微者，脉之盛衰也。血熱而盛，氣隨以溢，滿指洪大，衝湧有餘，故洪爲盛；氣虚而寒，血隨以濇，應指而細，欲絶非絶，故微爲衰。緊緩者，脉之張弛也。緊爲寒傷營血，脉絡激搏，若風起水湧，又如切繩轉索。緩爲風傷衛氣，營血不流，不能疾速。數見關上，形如豆大，厥厥動摇，異於他部者，動也。藏於内不見其形，脉在筋下者，伏也。結促者，脉之陰陽也。陽甚則促，促疾而時止；陰甚則結，脉徐而時止。至於代、牢、弦、革、芤、濡、細、弱八脉，則又不可對舉也。三因盡爲偶名，不知既非一陰一陽，寧必過鑿乎？經曰：前大後小，前小後大。來疾去徐，來徐去疾。去不盛，來反盛。乍大乍小，乍長乍短，乍數乍疏。是二三脉偶見也，不可不知。一曰：辨兼至者，所以明相互之脉。大抵脉獨見爲證者鮮，合衆脉爲證者多，姑舉一二，以例其餘。如似沉、似伏，實、大、弦、長之合爲勞極；軟、浮、細之合爲濡之類是也。合衆脉之形爲一證者，如浮、緩爲不仁，浮、滑爲飲，浮、洪、大而長爲風眩顛疾之類是也。有二合脉有三四合脉者，然又有一脉獨見，而爲病亦多者，如浮爲風，又爲虚，又爲氣，此一脉之證合也。一曰：察平脉。所以明本部之脉，而治無病之候，未能精稔，將有無病妄藥之弊矣。如足厥陰肝弦細而長，足少陰腎脉沉實而滑，足太陰脾脉沉軟而緩，足太陽膽脉弦大而浮，足陽明胃脉浮長而而，足太陽膀胱脉洪滑而長。手少陰心脉洪大而散，手太陰肺脉浮濇而短，手厥陰心包絡脉浮大而散，手少陽三焦脉洪大而急，手陽明大腸脉浮短而滑，手太陽小腸脉洪大而緊。一曰：平脉以定其常。所以見各部之本脉也。足厥陰肝脉沉而弦長，足少陰腎脉沉石而滑，足太陰脾脉中和而緩，足少陽膽脉弦大而浮，足陽明胃脉浮長而濇，足太陽膀胱洪滑而長。手少陰心脉洪大而散，手太陰肺脉浮濇而短，手厥陰心包絡浮大而散，手少陽三焦脉洪大而急，手陽明大腸脉浮短而滑，手太陽小腸脉洪大而緊。一曰：準時令者，所以見四時之變，其狀各自不同，脉與之應也。十二月大寒至二月春分爲初之氣，厥陰風木主令。《經》曰：厥陰之至其脉弦。春分至小滿爲二之氣，少陰君火主令。《經》曰：少陰之至其脉鈎。小滿至六月大暑爲三之氣，少陽相火主令。《經》曰：少陽之至大而浮。大暑至八月秋分爲四之氣，太陰濕土主令。《經》曰：太陰之至其脉沉。秋分至十月小雪爲五之氣，陽明燥金主令。《經》曰：陽明之至短而濇。小雪至十二月大寒爲六之氣，太陽寒水主令。《經》曰：太陽之至大而長。一曰：察真臟脉者，所以明不治之脉與決短期。往而不返，如水之流；止而不揚，如杯之覆。使其在肺，則上而微茫，下而斷絶，無根蕭索。使其在腎，則解散而去，欲藏無入，去如解索，彈搏而來，所藏盡出，來如彈石。在命門右腎與左腎同。但内藏相火，故其絶也。忽爾静中一躍，如虾之遊，如魚之翔，火欲絶而忽焰之象也。使其在膀胱，則泛濫不收，至如湧泉，以其藏津液而爲州都之官，故絶形如此。凡斯六者，皆脉中至爲吃緊之處，况有象可求，學者精勤，則熟能生巧，三指多回春之德矣。若不揣者，乃妄圖形象，弄巧成拙，最爲可笑。夫脉理淵微，須心領神會，未可以言求，而可以圖示乎？如脉之浮沉、大小、長短、弦細，猶可圖也；如遲數、結促，亦何從描畫乎？欲學岐黄精藴，而爲紙上筌蹄，是又執形象而趨於愚妄者矣。

脉有亢制論

經曰：亢則害，承乃制。言太過之害也。此關於盛衰疑似之間，診者其可忽乎？夫亢者，過於上而不能下之謂也。承者，受也，亢極則反受制也。如火本尅金，尅之太過，則爲亢，而金之子爲水，可以制火，乘其火虚來復母讎，而火反受其制矣。比之吴王夫差，起傾國之兵以與晋争，自謂無敵；越王勾踐乘其空虚，已入國中矣。在脉則當何如？曰：陽盛者脉必洪大，至陽盛之極，而脉反伏匿，陽極似陰也。此乾之上九，亢龍有悔也。其證設在傷寒，或因失於汗下，使陽氣亢極，鬱伏於内，狀似陰證，唇焦舌燥，能飲水漿，大便閉硬，小便赤濇。然其脉雖沉，按之着骨，必滑數有力。審其矢氣，穢臭殊常，或時躁熱，不欲衣被，或揚手擲足，譫語不休，此陽證何疑？故經曰：其脉滑數，按之鼓擊於指下者，非寒也，此爲陽盛拒陰也。陰盛者，脉必細微，至陰盛之極，而脉反躁疾，陰極似陽也。此坤之上六，龍戰於野也。在傷寒則誤服凉藥，攻熱太速，其人素本腎虚受寒，遂變陰證，逼其浮遊之火，發見於外，狀似陽證，面赤煩躁，大便自利，小便淡黄，嘔逆氣促，鄭聲咽痛。然其脉按之，必沉細遲微，審其渴欲飲水，復不能飲，此陰證何疑?故經曰:身熱脉數。按之不鼓擊於指下者,非熱也,此謂陰盛拒陽也。乃知凡過極者,反兼勝己之化,在於學者之細心揣測,則諸證無不洞其真僞矣。

衝陽太谿二脉論

夫身之内,不過陰陽爲之根蒂。醫者惟明此二字,病之吉凶,莫不判然矣。故凡傷寒危迫,手脉難明,須察足脉,不知者競相譁笑。更有内室,寧死不願,以爲羞耻,是又大可哀矣。予請陳其説焉。經曰:治病必求於本。本之爲言根也、源也。世未有無源之流,無根之木,澄其源而流自清,灌其根而枝乃茂,自然之經也。故善爲醫者,必責根本,而本有先天、後天之辨。先天之本爲何?足少陰腎是也。腎應北方之水,水爲天一之源。後天之本爲何?足陽明胃是也。胃應中宫之土,土爲萬物之母。腎何以爲先天之本?蓋嬰兒未成,先結胞胎,其象中空,一莖透起,形如蓮蕊。一莖即臍帶,蓮蕊即兩腎也,而命寓焉。水生木而後肝成,木生火而後心成,火生土而後脾成,土生金而後肺成。五臟既生,六腑隨之,四肢乃具,百骸乃全。仙經曰:借問如何是玄牝?嬰兒初生先兩腎。故腎爲臟腑之本,十二脉之根,呼吸之本,三焦之源,而人資之以爲始者也。故曰:先天之本在腎。而太谿一穴,在足内踝後五分跟骨上動脉陷中,此足少陰所注爲腧地也。脾、胃何以爲後天之本？蓋嬰兒既生，一日不再食則饑，七日不食則腸胃涸絶而死。《經》曰：安穀則昌，絶穀則亡。猶兵家之有餉道也。餉道一絶，萬衆立散；胃氣一敗，百藥難施。一有此身，先資穀氣，穀入於胃，灑陳於六腑而氣至，和調於五臟而血生，而人資之以爲生者也。故曰：後天之根本在脾。而衝陽一穴，在足趺上五寸高骨間動脉去陷谷二寸，此足陽明所過爲原之地也。脾胃相爲夫婦，故列胃之動脉，而脾即在其中矣。古人見腎爲先天之本，故著之脉曰：人之有尺，猶樹之有根，枝葉雖枯槁，根本將自生。見脾胃爲後天之本，故著之脉曰：有胃氣則生，無胃氣則死。所以傷寒必診太谿，以察腎氣之盛衰；必診衝陽，以察胃氣之有無。兩脉既在，他脉可勿問也。如婦人，則又獨重太衝者。太衝應肝，在足指本節後二寸陷中。蓋肝者，東方木也，生物之始。又婦人主血，而肝爲血海，此脉不衰，則生生之機猶可望也。予見按手而不及足者多矣，將欲拯人於危殆，蓋亦少探本之學乎？

脉有不可言傳論

脉之理微，自古記之。昔在黄帝，生而神靈。猶曰：若窺深淵而迎浮雲。許叔微曰：脉之理幽而難明，吾意所解，口莫能宣也。凡可以筆墨載，可以口舌言者，皆跡象也。至於神理，非心領神會，焉能盡其玄微耶？如古人形容一胃氣脉也，而曰不浮不沉，此跡象也，可以中候求也；不疾不徐，此跡象也，可以至數求也。獨所謂意思欣欣，悠悠揚揚，難以名狀。此非古人秘而不言，雖欲名狀之而不可得。姑引而不發，躍然於言詞之表，以待能者之自從耳。東垣至此，亦窮於詞，而但言脉貴有神。惟其神也，故不可以跡象求，言語告也。又如形容滑脉，而曰「替替然如珠之圓轉」；形容濇脉，而曰「如雨沾沙」；形容緊脉，而曰「如切繩轉索」；形容散脉，而曰「如楊花散漫」；形容任脉，而曰「寸口丸丸」。此皆跡象之外，別有神理，就其言狀，正惟窮於言語，姑借形似以揣摹之耳。予昔寓泉州開元寺，月夜，與林澹菴論脉。凡脉各設一形似最確之物，以體象之。至於虛脉曰：虛合四形，浮大遲軟。極其慕擬，終不相類。林最後曰：得之矣，譬如發酵饅首。竟失「遲」字之義。有羽衣錢存三在旁曰：何不比之海蟄浮水？林大笑擊節。蓋海蟄質柔而大，隨波上下，若人以手按之，則驚而没矣。於浮、大、遲、軟，字字逼真，然爲學究訓詁之語，設不善領略者，不先於虛脉中發憤參求，但守一海蟄浮水於胸中，豈非戲論乎？故以有限之跡象，合無窮之疾病，則跡象乃有時而窮；以無盡之靈明，運有限之跡象，則疾病無往而不驗。所謂口莫能宣者，終成絶學也哉！

脉無根有兩説論

天下之醫籍多矣，或者各持一説，而讀者不能融會，漫無可否，則不見書之益，而徒見書之害矣，又何貴乎博學哉！即如脉之無根，便有兩説。一以尺中爲根，脉之有尺，猶樹之有根。叔和曰：寸關雖無，尺猶不絶，如此之流，何憂殞滅！蓋因其有根也。若腎脉獨敗，是無根矣，安望其發生乎？一以沉候爲根。經曰：諸浮脉無根者皆死。是謂有表無裏，孤陽不生。夫造化之所以亘萬古而不息者，一陰一陽，互爲其根也。使陰既絶矣，孤陽豈能獨存乎？二説似乎不同，久而虚心討論，實無二致也。蓋尺爲腎部，而沉候之六脉皆腎也。要知兩尺之無根，與沉取之無根，總爲腎水涸絶，而無資始之源，宜乎病之重困矣。又王宗正曰：診脉之法，當從心、肺俱浮，肝腎俱沉，脾在中州。則與叔和之守寸關尺奇位，以候五臟六腑之脉者，大相徑庭。不知宗正亦從經文「諸浮脉無根者皆死」之句悟入，遂謂本乎天者親上，本乎地者親下。心、肺居於至高之分，故應乎寸；腎、肝處乎至陰之位，故應乎尺；脾、胃在中，故應乎關。然能與叔和之法參而用之，正有相成之妙。淺工俗學，信此則疑彼者，皆不肯深思古人之推本立説，所以除一二師家授受之外，盡屬礙膺。許學士之不肯著書，以示後來，乃深鑒於此弊也夫。

調息已定然後診脉論

經曰：常以不病調病人。蓋以醫者無病，氣静息匀，用自己之呼吸，合病人之至數，則太過、不及之形見矣。斯時也，如對敵之將，操舟之工，心如走珠，形似木雞，不得多語調笑，安論工拙？珍玩滿前，切勿顧盼，絲竹凑耳，恍若無聞。凡此，豈欲矯衆以邀譽哉！夫君子之遊藝，與據德依仁，皆爲實學。診雖流爲賤技，非可苟且圖功者也。故經又曰：診無治數之道，從容之葆，坐持寸口，診不中五脉，百病所起，始以自怨，遺師其咎。其諄切垂訓，無非欲診者收攝心體，忙中習定，使彼我之神交，而心手之用應也。在吾黨學有淵源，路無歧惑，三指之下，自可十得其五。但求診者多，紛紜酬應，酷暑嚴寒，舟輿困頓，醫者之氣息先已不調，則與病者之至數，焉能準合？又况富貴之家，一人抱病，親戚填門，或粗曉方脉，而鼓舌摇唇；或偏執己見，而黨同伐異；或素有不合，而傲睨唐突，使高潔之士，即欲拂衣；或故爲關切，而叮嚀煩絮，令通脱之性，輒將掩耳；或陽與陰擠，旁敲暗擊；或執流忘源，稱寒道熱；或但求穩當，欲帶消而帶補；或反覆不常，乃忽是而忽非；或小利小害，一日而喜懼多端；或且疑且信，每事而逡巡不决；或醫者陳説病機，援引經典，務欲詳明，則指爲江湖之口訣；或處投藥餌，本屬尋常，彼實未知，則誚爲詭異之家風；或玄心静氣，不妄問答，則謂之簡傲；或坦衷直腸，無所逢迎，則笑其粗疏。嗟乎！昔人懼病而求醫，故尊之過於師保；今之醫呈身而售技，故賤之下於輿儓。所以一進病家，除拱揖寒温之外，即好惡是非之中，九候未明，方寸已亂，孰標孰本，斷不能行指下之巧矣。若夫大雅之彦，不期博濟一時，而肯苟悦取容，貽笑識者哉！庸衆人之情，固有所不暇盡，亦有所不能盡，而並有所不屑盡也。身當其際，一以先聖之道爲重，誰毁誰譽，不屈不昂，去留之心灑然，得失之念不起。意思從容，佈指安穩，呼吸定息，至數分明，則脉雖幽微，可以直窮二豎之情技矣。

問情論

經曰：閉户塞牖，繫之病者，數問其情，以從其意。蓋欲病人静而無擾，然後從容詢其情，委曲順其氣，使不厭煩，悉其本末之因，而治始無誤也。乃近世醫者，自附於知脉，而病家亦欲試其本領，遂絶口不言，惟伸手就診。醫者强爲揣摩，揣摩偶合，則信爲神奇；揣摩不合，則薄爲愚昧。致兩者相失，而訖無成功，良足歎也。故仲景曰：觀今之醫，省疾問病，務在口給。相對斯須，便處湯藥。按寸不及尺，握手不及足。人迎趺陽，三部不參。動數發息，不滿五十。短期未至决診，九候曾無髣髴。明堂闕庭，盡不見察。所謂管窺而已。望、聞、問、切，猶人有四肢也。一肢廢不成其爲人，一診缺不成其爲醫。然必先望，次聞，次問，而後切者，所重有甚于切也。

王海藏云：病人拱默，惟令切脉，試其知否。夫熱則脉數，寒則脉遲，實則有力，虚則無力，可以脉知也。若得病之由，及所傷之物，豈能以脉知乎？其如病家不知此理者衆，往往秘其所患，以俟醫之先言。豈知病固有證似脉同，而所患大相刺謬，若不先言明白，猝持氣口，其何能中？又如其人或先貴後賤，或先貧後富，暴樂暴苦，始樂始苦，及所思、所喜、所惡、所欲、所疑、所懼之云何，其始病所傷、所感、所起、所在之云何，以至病體日逐轉移之情形，病後所服藥餌之違合，必詳言之，則切脉自無疑惑。今人多偏執己見，逆之則拂其意，順之則加其病，莫如之何。然苟設誠致問，明告以如此則善，如彼則敗，誰甘死亡而不降心以從耶？夫受病情形，百端難盡。如初病口大渴，久病口中和，若不問，而概以常法治之，寧不傷人乎？如未病素脾約，纔病忽便利，若不問，而計日以施治，寧不傷人乎？如未病先有痼疾，已病重添新患，如不問，而概守成法治之，寧不傷人乎？如疑難證，着意根究，遽不得情，他事間言，反呈真面，若不細問，而倉卒妄投，寧不傷人乎？病形篇謂：問其病，知其處，命曰工。今之稱爲工者，問非所問，諛佞其間，病者欣然樂從；及病增更醫，亦復如是。彷徨醫藥，終於不救者多矣。故留心濟世者，須委曲開導，以全仁术，未可任意而飄然事外也。予每見縉紳之家，凡診内室，皆重帷密幄，以帛纏手，使醫者三指不能盡按，而醫亦潦草診視，此又不能行望、聞、問之神妙，並切而且失之。度其視醫，不啻如盜賊。然東坡、海藏之言，豈能家喻而户説哉？至有醫中小人，廣列盤餐，款待僮僕，或私置首飾，賄賂女婢。主人一病，須臾傳報，故其臨診，更不咨問，低首沉吟，佯爲思索，久之，恍若有得曰：此某病起某日，病狀若何，當服何藥。舉家贊嘆，以爲診法獨精。此真穿窬之流，又不足道者也。惟願病家以病爲重，不循故習，使醫者得盡其長；醫者以道自處，不蹈陋規，使病家誠告以故。庶病無遁形，而醫者之與病者，有相成之功矣。

脉訣彙辨卷二

小序

崔紫虛所著四言脉訣，由來尚矣。删補之者，爲李月池氏，更名四言舉要。予取兩刻而損益之，或繁或簡，期合於理而已，敢曰崔李之功臣哉！

○脉爲血脉，氣血之先。血之隧道，氣息應焉。

脉爲氣乎？而氣爲衛，衛行脉外，則知非氣矣。脉爲血乎？而血爲營，營行脉中，則知非血矣。脉爲經隧乎？而經隧實繁，則知非經隧矣。善乎，華元化云：脉者，氣血之先也。蓋人之身，惟是精與氣、與神三者。精氣，即血氣，氣血之先，非神而何？人非是神，無以主宰血氣，保合太和，流行三焦，灌溉百骸，故脉非他，即神之别名也。明乎此，則氣也、血也，渾淪條析。所謂氣如橐籥，血如波瀾，一升一降，以成其用，而脉道成矣。

○資始於腎，資生於胃。血脉氣息，上下循環。

人未有此身，先有此腎，氣血藉之以立基。而神依於氣，氣依於血，血資於穀，穀本於胃。是知胃氣充則血旺，血旺則氣强，氣强則神昌。故曰：先天之根本在腎，後天之根本在脾。脾胃相爲夫妻。神之昌與否，皆以脉爲徵兆。脉之行也，氣行而血隨，上下週匝，起伏交會，煦濡守使，各盡其職。

○十二經中，皆有動脈。惟手太陰，寸口取决。

難經一難曰：十二經皆有動脈，獨取寸口。何謂也？扁鵲曰：寸口者，脉之大會，手太陰之動脉也。以肺爲五臟六腑之華蓋，佈一身之陰陽，居於至高之位，凡諸臟腑皆處其下。肺係上連喉嚨吭嗌，以通呼吸。肺主一身之氣，氣非呼吸不行，脉非肺氣不佈故耳。然素問五臟别論曰：帝曰：氣口何以獨爲五臟主？岐伯曰：胃者，水穀之海，六腑之大源也。五味入口，藏於胃，以養五臟氣，氣口亦太陰也。是以五臟六腑之氣味，皆出於胃，變見於氣口。其義又所重在胃矣。細思之而理則一也。氣口本屬太陰，而曰「亦太陰」者，蓋氣口屬肺，手太陰也；佈行胃氣，則在於脾，足太陰也。按，靈樞營衛生會篇曰：穀入於胃，以傳於肺，五臟六腑皆以受氣。厥論曰：脾主爲胃行其津液者也。素問經脉别論曰：飲入於胃，遊溢精氣，上輸於脾。脾氣必歸於肺，而後行於臟腑營衛，所以氣口雖爲手太陰，而實即足太陰之所歸，故曰「氣口亦太陰」也。乃知五臟六腑之氣味，皆由胃入脾，由脾入肺，此地道卑而上行也；由肺而分佈於臟腑，此天道下濟而光明也。土居中而爲金之母，係諸脉之根；肺居高而有君之象，佈諸脉之令。故曰：肺朝百脉，而寸口爲之大會，猶水之朝宗於澥也。又考氣口，即寸口也。肺主諸氣，氣之盛衰見於此，故曰氣口。脉出太淵，共長一寸九分，故曰寸口。又肺朝百脉，脉之大會聚於此，故曰脉口。其實一也。吴草廬曰：醫者於寸、關、尺，輒名之曰此心脉、此肺脉、此肝脉、此脾脉、此腎脉者，非也。五臟六腑，凡十二經。兩手寸、關、尺者，手太陰肺金之一脉也。分其部位，以候他臟之氣耳。脉行始於肺，終於肝，而復會於肺，肺爲氣出之門户，故名曰氣口，而爲脉之大會，以占一身焉。李時珍曰：兩手六部，皆肺之經脉也。特取此以候五臟六腑之氣耳，非五臟六腑所居之處也。靈樞、素問、難經載十二經脉，有走於手而不從三部過者。如手陽明大腸經，起大指、次指之端，從大指、次指之間盡處，爲合谷一路，爲臂之上廉，入肘外，上肩面終迎香，以交於足陽明胃經也，與右寸無干。足陽明胃經之脈，起於鼻之交頞中，下行屬胃，絡大腸，至足，而終於厲兑。足大指端。以交於足太陰脾經也，與右關無干。足太陰脾經之脈，起於足之大指之端，行端於□中，以交於手少陰心經也，與右關無干。手少陰心經之脈，起於心中，下絡小腸，其支者循臑下，下肘內後廉小指一路，終於小指之端，即少衝穴。以交於手太陽小腸經也，與左寸無干。手太陽小腸之脈，起於小指之端，循臂外側，左右交於兩肩，下屬小腸，上行於頭，絡於顴，而終於耳中，即聽宫穴。以交於足太陽膀胱經也，與左寸無干。足太陽膀胱之脈，起於目內眥，下行絡腎，屬膀胱，終於足小指，至陰穴。以交於足少陰腎經也，與左尺無干。足少陰腎經之脈，起於足小指，上行循喉嚨，挾舌本，注於膻中，以交於手厥陰心包絡經也，與左尺無干。手厥陰心包絡經之脈，起於胸中，屬心下之包絡，入肘內之曲澤穴，行臂兩筋之間，入掌中，循中指，出其端而終，以交於手少陽三焦經也。脉行中指一路，與左尺無干。手少陽三焦之脈，起於小指、次指之端，即無名指。行臂外兩骨之間，下絡膀胱，其支者從膻中而止耳，終於絲竹空，而交於足少陽膽經也。小指一路，亦與右尺無干。足少陽膽經之脈，起於目鋭眥，下胸中，絡膽屬肝，入足小指、次指之間，其支者自足跗出大指端，以交於足厥陰肝經也。足厥陰肝經之脈，起於足大指叢毛之際，循陰器，屬膽絡肝，上貫膈，循喉嚨之後，上入頏顙，連目係出額，其支者從目係，下行至中脘，以交於手太陰肺也。則足之少陽、厥陰，皆不行於手。惟有肺脉起於中焦，循臂內，上魚際，終於大指之端。即少商穴。其支者，從腕後，臂骨盡處爲腕。出大指、次指之端，以交於大腸經也。乃知此經正屬寸口，肺之動脉所行之處也。至如諸經動脉，各從所行之處。手陽明大腸動脉合谷，在手大指、次指歧骨間。手少陰心脉動極泉，在臂内腋下筋間。手太陽小腸脉動天窗，在頸側大筋間曲頰下。手少陽三焦脉動木髎，在耳前。手厥陰心包絡脉動勞宫，在掌中，屈中指、無名指盡處是。足太陽膀胱脉動委中，在膝骨約紋裏。足少陰腎脉動太谿，在踝后跟骨上。足太陰脾脉動衝門，在期門下尺五寸。足陽明動脉動衝陽，足大指、次指陷中爲內庭，上內庭五寸是。足厥陰肝脉動太衝，足大指本節後二寸。足少陽膽脉動聽會。在耳前陷中。夫諸經脉之動，各自不同，況不盡行於三部，僞訣胡爲漫無分疏乎？難經二難雖言尺寸，其意以關爲界，從關至魚際爲一寸，爲陽，陽得寸內之九分，從關至尺澤爲一尺，爲陰。陰得尺中一寸，乃以陰陽而言，未常分經絡也。然則臟腑果何藉以診乎？經不云乎「呼出心與肺，吸入腎與肝」？呼吸之間，脾受穀味也。脉之盛衰本於胃，出入由於肺。胃氣如物之有輕重，肺氣如物之輕重者，權衡以平也。如僞訣即以某部爲某經，其鑿甚矣。

脉之行於十二經絡者，即手、足、三陰、三陽之經脉也。難經二十三難曰：經脉十二，絡脉十五，何始何窮也？然經脉者，行血氣，通陰陽，以榮衛於一身者也。其始中焦，注手太陰肺，手太陰肺注手陽明大腸，手陽明大腸注足陽明胃，足陽明胃注足太陰脾，足太陰脾注手少陰心，手少陰心注手太陽小腸，手太陽小腸注足太陽膀胱，足太陽膀胱注足少陰腎，足少陰腎注手厥陰心胞，手厥陰心胞注手少陽三焦，手少陽三焦注足少陽膽，足少陽膽注足厥陰肝，足厥陰肝還復注手太陰。是謂一週也。

身形之中，有營氣，有衛氣，有宗氣，有臟腑之氣，有經絡之氣，各爲區分。其所以統攝臟腑、經絡、營衛，而令充滿無間，環流不息於通體者，全恃胸中大氣爲之主持。大氣之説，常一言之。素問五行運大論曰：黄帝問：地之爲下否乎？岐伯曰：地爲人之下，太虛之中者也。曰：馮乎？曰：大氣舉之也。可見太虛寥廓，而能充週磅礴，包舉地之全體者，莫非氣也。故四虛無着，然後寒暑、燥濕、風火之氣，入地中而生化。設不由大氣苞地於無外，則地之崩墜震動，且不可言，胡以巍然中處，而永生其化耶？人身亦然。五臟六腑，大經小絡，晝夜循環不息，必賴胸中大氣斡旋其間，大氣一衰，出入廢而升降息矣。神機化滅，立見危殆。或謂大氣即膻中之氣，所以膻中爲心主，宣佈政令，臣使之官。然而參之天運，膻中臣使，但可盡寒暑、燥濕、風火六入之職，必如太虛沕穆，無可名象，苞舉地形，永奠厥中，始爲大氣。膻中既稱臣使，是有其職，未可言大氣也。或謂大氣即宗氣之別名。宗者，尊也，主也，十二經脉奉之爲尊主也。詎知宗氣與營氣、衛氣，分爲三隧？既有隧之可言，即同六入地中之氣，而非太虛之比矣。膻中之診，即心包絡。宗氣之診，在左乳下，原不與大氣混診也。然則大氣如何而診之？内經標示昭然，而讀者不察耳，其謂「上附上，右外以候肺，内以候胸中」者，正其診也。肺主一身之氣，而治節行焉。苞舉無外之氣於人身者，獨由胸中之肺，故分其診於右手主氣之天部，朝百脉而稱大會也。

○脉之大會，息之出入，一呼一吸，四至爲息。

醫者，調匀氣息，自一呼人之脉再至，自一吸人之脉亦再至，呼吸之間，而脉準來四至者爲平脉。間有五至者，亦未可斷病。蓋人之氣息，時長時短。凡鼓三息，必有一息之長，鼓五息，又有一息之長，名爲太息。如曆家三歲一閏，五歲再閏也。言脉必有四至爲平，五至便爲太過，惟正當太息之時，亦曰無痾。此息之長，非脉之急也；若非太息，正合四至也。

○呼吸既定，合爲一息，日夜一萬，三千五百。

呼出於陽，吸入於陰。一呼脉二至，一吸脉二至，合四至爲一息。一日一夜共計之，約一萬三千五百息。

○呼吸之間，脉行六寸。八百十丈，日夜爲準。

即此一呼一吸計之，一呼氣行三寸，一吸氣行三寸，呼吸既定，脉氣行去六寸。以一萬三千五百息算之，共得八百一十丈。以脉數之十六丈二尺折算，應週行身五十度，此晝夜脉行之度數準則也。

按，越人二十三難云：脉數總長十六丈二尺，任、督、二蹻在內。以一呼一吸行六寸算之，晝夜一萬三千五百息，共計八百一十丈。週于身者，得五十度。後又云：其始從中焦注手太陰，終于足厥陰、厥陰，復還注手大陰。所謂「如環無端」者，不知二蹻、任、督，從何接入，豈附行于足少陰、太陽耶？附則不能在循環注接之內，當俟知者。

○凡診病脉，平旦爲準。虛静凝神，調息細審。

平旦者，陰陽之交也。陽主晝，陰主夜；陽主表，陰主裏。靈樞營衛生會篇曰：平旦陰盡而陽生受氣矣。日中而陽隴，日西而陽衰，日入陽盡而陰受氣矣。靈樞口問篇曰：陽氣盡，陰氣盛，則目瞑；陰氣盡而陽氣盛，則寤矣。故診法當于平旦初寤之時，陰氣正平而未動，陽氣將盛而未散，飲食未進，穀氣未行，故經脉未盛，絡脉調勻，氣血未至擾亂，脉體未及變更，乃可以診有病之脉。又切脉之道，貴於精誠，嫌其擾亂，故必心虛而無妄想，身静而不言動，然後可以得脉之妙也。

○診人之脉，令仰其掌。掌後高骨，是名關上。審位既確，可以佈指。疏密得宜，長短不失。

凡診脉者，令人仰手，醫者覆手診之。掌後有高骨，對平處，謂之關上。看定部位，徐以中指先下于關部，次以食指下于寸部，次以無名指下于尺部。人長則下指宜疏，人短則下指宜密。指爪不可養長，長則指頭不能取齊，難于候脉。且沉取之時，爪長則按處必有深痕，在於閨閣，尤爲不便。

〇布指輕重，各自不同。曰舉按尋，消息從容。

看脉惟在指法之巧。大法輕手循之曰舉，重手取之曰按，不輕不重，委曲求之曰尋，極須體認。如舉必先按之，按則必先舉之，以舉物必自下而上，按物必自上而下也。則舉中有按，按中有舉，抑揚反覆，而尋之義盡見矣。

難經五難曰：脉有輕重，何謂也？然初持脉，如三菽之重，與皮毛相得者，肺部也。如六菽之重，與血脉相得者，心部也。如九菽之重，與肌骨相得者，脾部也。如十二菽之重，與筋平者，肝部也。按之至骨，舉指來疾者，腎部也。蓋言脉有六部，輕重不同。菽者，豆也。豆之多寡，因舉按有輕重也。凡持脉者，下手當明舉按之法，先輕手取浮，而後重手取沉。肺脉甚浮而先得，故經文下「初持脉」三字，以下心、脾、肝、腎脉，一臟重於一臟。肺主皮毛，心主血脉，脾主肌肉，肝主筋，腎主骨。相得者，得其所主之分，而即得其本部之脉也。腎部不言十五菽，而言至骨者，因至骨明於十五菽也。

〇關前爲陽，關後爲陰。陽寸陰尺，先後推尋。

從魚際至高骨却有一寸，因名曰寸；從尺澤至高骨有一尺，因名曰尺；界乎尺寸之間，因名曰關。關前寸爲陽，關後尺爲陰。關居中若爲陰陽界，而陰陽實互交於此。寸候上焦，關候中焦，尺候下焦。須先後細爲推尋，推其虚實，尋其體象也。

〇男子之脉，左大爲順。女人之脉，右大爲順。

朱丹溪曰：脉分屬左右手。心、小腸、肝、膽、腎、膀胱在左，主血；肺、大腸、脾、胃命門，在右，主氣。男以氣成胎，故氣爲之主；女以血爲胎，故血爲之主。若男子久病，氣口充於人迎者，有胃氣也，病雖重可治。反此者逆。或曰：人迎在左，氣口在右，男女所同，不易之位也。脉法讃曰：左大順男，右大順女。何子言之悖耶？曰：脉經一部，叔和諄諄於教醫者，此左右手以醫者之手爲主；而若主於病者之手，奚止千里之謬？

按，診家多曰：陰氣右行，陽氣左行。男子陽氣多而左脉大爲順，女子陰氣多而右脉大爲順。其説似是而實非也。蓋醫者切脉，與病者相對，醫者之左手對病者之右手，醫者之右手對病者之左手，其義易曉。學者臨證多，則理自見。至以診爲戲者，瑩凈男子，處於密室帷帳之中，託名診女，醫者不察而受欺，則傳爲笑談。吁！可欺以其方，難罔以非其道，何乃自甘於婦人之列哉！

〇男尺恒虛，女尺恒盛。

寸爲陽，尺爲陰。故男子尺虛，象離中虛也；女人尺盛，象坎中滿也。男女脉同，同於定位；惟尺則異，異於盛衰。

朱丹溪曰：昔日軒轅使伶倫截嶰谷之竹，作黄鍾律管，以候天地之節氣。使岐伯取氣口作脉法，以候人之動氣。故黄鍾之數九分，氣口之數亦九分，律管具而寸之數始形。故脉之動也，陽得九分，陰得一寸，吻合於黄鍾。天不足西北，陽南而陰北，故男子寸盛而尺弱，肖乎天也；地不滿東南，陽北而陰南，故女子尺盛而寸弱，肖乎地也。黄鍾者，氣之先兆，故能測天地之節候；氣口者，脉之要會，故能知人命之生死。

〇陽弱陰强，反此則病。

男尺脉弱，女尺脉盛，故男女之脉不同。若男尺脉盛，女尺脉弱，則爲相反而病矣。參黄子曰：男子以陽爲主，故兩寸脉常旺於尺，若兩寸反弱、尺反盛者，腎氣不足也。女子以陰爲主，故兩尺脉常旺于寸；若兩尺反弱、寸反盛者，上焦有餘也。不足固病，有餘亦病，所謂過猶不及也。

龍丘葉氏曰：脉者，天地之元性，故男女尺寸盛弱，肖乎天地。越人以爲男生於寅，女生於申，三陽從天生，三陰從地長，謬之甚也。獨丹溪推本律法，混合天人而辟之，使千載之誤，一旦昭然，豈不韙哉！僞訣云：女人反此背看之，尺脉第三同斷病。若解云：女人右心、小腸、肝、膽、腎，左肺、大腸、脾、胃、命。則惑亂經旨，曾不知男女一皆以尺脉爲根本。所謂反者，非男女脉位相易也。當如男子尺脉常弱，今反盛；女人尺脉常盛，今反弱。便斷其病，於義即通。

〇關前一分，人命之主。左偏緊盛，風邪在表。右偏緊盛，飲食傷裏。

關前一分者，寸、關、尺各有三分，共得九分。今日關前一分，仍在關上，但在前之一分耳。故左關之前一分，辨外因之風；右關之前一分，辨内因之食。或以前一分爲寸上，豈有左寸之心可以辨風，在寸之肺可以辨食乎？其説大謬。蓋寸、關、尺三部，各占三分，共成寸口，故知關前一分，正在關之前一分也。左關之前一分，屬少陽膽部，膽爲風木之司，故緊盛則傷于風也。何則？以風木主天地春升之令，萬物之始生也。素問靈蘭秘典論曰：肝者，將軍之官，謀慮出焉。與足少陽膽相爲表裏。膽者，中正之官，决斷出焉。人身之中，膽少陽之脉行肝脉之分外，肝厥陰之脉行膽脉之位内，兩陰至是而交盡，一陽至是而初生，十二經脉至是而終。且膽爲中正之官，剛毅果决，凡十一臟咸取决於膽。故左關之前一分，爲六腑之源頭，爲諸陽之主宰，察表者之不能外也。右關之前一分，屬陽明胃部，中央濕土，得天地中和之氣，萬物所歸之鄉也。又曰：脾胃者，倉廪之官，五味出焉。土爲君象，土不主時，寄王於四季之末，故名孤臟。夫胃爲五臟六腑之海，蓋清氣上交於肺，肺氣從太陰而行之，爲十二經脉之始。故右關之前一分，爲五臟之隘口，爲百脉之根荄，察裏者不能廢也。況乎肝膽主春令，春氣浮而上升，陽之象也；陽應乎外，故以候表焉。脾胃爲居中土，性凝而重濁，陰之象也；陰應乎内，故以候裏焉。若夫左寸之前違度，則生生之本虧；右寸之前先撥，則資生之元廢。古人以爲人命之主，顧不重哉！舊以左關之前一分爲人迎，右關之前一分爲氣口，然考之靈樞本輸、動腧、經脉、素問解精微論等篇，明指人迎爲結喉旁胃經動脉，故綱目之釋人迎，亦曰在兩喉旁。龐安常論脉曰：何謂人迎？喉旁取之。以此論之，則左關之前一分，不可名爲人迎矣。經脉篇曰：手太陰之脉，入寸口，上循魚際。又曰：經脉者，常不可見也。其虛實也，以氣口知之。靈樞經筋篇曰：手太陰之筋，結于魚際，後行寸口外側。經脉別論曰：欲知寸口太過與不及。靈樞小針解曰：氣口虛而當補，實而當瀉。以此論之，則氣口乃統兩手而言。右關之前一分，不可名氣口矣。靈樞四時氣篇曰：氣口候陰，人迎候陽。靈樞禁服篇曰：寸口主中，人迎主外。靈樞終始等篇曰：人迎一盛、二盛、三盛等義，皆言人迎爲陽之腑脉，故主乎表。脉口爲太陰之動脉，故主乎裏。如素問太陰陽明論曰：太陰爲之行氣于三陰，陽明爲之行氣于三陽。靈樞陰陽別論曰：三陽在頭，正言人迎行氣于三陽也。三陰在手，正言脉口行氣于三陰也。蓋因上古診法有三：一取三部九候，以診通身之脉；一取太陰陽明，以診陰陽之本；一取左右氣口，以診臟腑之氣。細繹前後經旨，則人迎自有定位，何得扯入左關？氣口概指兩手，何得偏指右關也耶？此名創自叔和，群然附和，莫可復正。予少從家先生遊，及同郡施笠澤、秦景明，皆當代名彦，相與議論。咸謂人迎、氣口之名，固不可妄爲移易，以亂經常。左右關前一分，亦可通融以徵表裏。故予但分左右關前一分，而不列人迎、氣口之名，如前所注者，不識其當否？至若臟氣有不齊，禀賦有厚薄，或左脉素大于右，或右脉素大于左，孰者爲常，孰者爲變？或于偏弱中，略見有力，已隱虛中之實；或于偏盛中，稍覺無神，便是實中之虛。活潑施治，不攻伐無過可也。

○神門屬腎，兩在關後。人無二脉，必死不救。

難經十四難曰：上部無脉，下部有脉，雖困無能爲害。夫脉之有尺，猶樹之有根，枝葉雖枯槁，根本將自生。蓋兩尺屬腎水，爲天一之元，人之元神在焉。即難經八難所謂「三焦之原，守邪之神」，故爲根本之脉，而稱神門也。若無此二脉，則根本敗絶，决無生理。而脉微指爲心脉者，誤矣。彼因心經有穴名曰神門，正在掌後兑骨之端，故錯認耳。殊不知心在上焦，豈有候于尺中之理乎？

○脉有七診，曰浮、中、沉。上、下、左、右，七法推尋。

浮者，輕下指于皮毛之間，探其臟脉也，表也；中者，略重指于肌肉之間，候其胃氣也，半表半裏也；沉者，重下指於筋骨之間，察其臟脉也，裏也。上者，即上竟上者，胸、喉中事也，即于寸内前一分取之；下者，即下竟下者，少腹、腰股、膝脛、足中事也，即于尺内後一分取之。左右者，即左右手也。凡此七法，共爲七診。又素問三部九候論曰：獨大者病，獨小者病，獨疾者病，獨遲者病，獨寒者病，獨熱者病，獨陷下者病。王冰注曰：診凡有七者，此之謂也。蓋指病者而言。故曰：七診雖見，九候皆從者，不死。若本文專授醫家診法，義各不同。勿聽子則以静其心，忘外慮，均呼吸，分浮、中、沉三法爲七診，皆贅辭也。

○又有九候，即浮、中、沉。三部各三，合而爲名。每候五十，方合於經。

每部有浮、中、沉三候，合寸、關、尺三部算之，共得九候之數也。夫每候必五十動者，出自難經，合大衍之數也。乃僞訣以四十五動爲準，乖於經旨。必每候五十，乃知五臟缺失。柳東陽曰：今人指到腕臂，即云見了。五十動，豈彈指間事。凡九候共得四百五十，兩手合計九百，方與經旨相合也。按，素問三部九候論曰：天之至數，始於一，終於九焉。一者天，二者地，三者人。因而三之，三三者九，以應九野。故人有三部，部有三候。則以天、地、人言上、中、下，謂之三才。以人身言上、中、下，謂之三部。於三部中，而各分其三，謂之三候。三而三之，是爲三部九候。蓋上古診法，於人身三部九候之脉，各有所取，以診五臟之氣，而針邪除疾，非獨以寸口爲言也。如仲景上取寸口，下取趺陽，是亦此意。自十八難專以寸口而分三部九候之診，以其簡捷，言脉者靡不宗之，然非古法。

○上下來去，至止六字。陰陽虛實，脉中奥旨。

上下、來去、至止六字者，足以別乎陰陽虛實，本岐黄之奥旨，而滑撄寧闡明之。上者爲陽，來者爲陽，至者爲陽；下者爲陰，去者爲陰，止者爲陰。上者，自尺部上於寸口，陽生於陰也；下者，自寸口下於尺部，陰主於陽也。脉有上下，是陰陽相生，病雖重不死。來者，自骨肉之分，出於皮膚之際，氣之升也；去者，自皮膚之際，還於骨肉之分，氣之降也。脉有來去，是表裏交泰，病雖重必起。此謂之人病脉和也。若脉無上下來去，死無日矣。故曰：脉不往來者死。若來疾去徐，上實下虛爲癲厥疾；來徐去疾，上虛下實爲惡風也。至者，脉之應；止者，脉之息也。止而暫息者愈之疾，止久有嘗者死也。

按，素問陰陽別論云：謹熟陰陽，無與衆謀。所謂陰陽者，去者爲陰，至者爲陽；靜者爲陰，動者爲陽；遲者爲陰，數者爲陽。陰陽之理，不可不熟，故曰謹。獨聞獨見，非衆所知，故曰無與謀。則果能明於上下、來去、至止六字，以通陰陽虛實之理者，任昔猶難之。初學於此道，其有懵然無知者，乃可肆口以談耶？

○胞絡與心，左寸之應。惟膽與肝，左關所認。膀胱及腎，左尺爲定。胸中及肺，右寸昭彰。胃與脾脉，屬在右關。大腸並腎，右尺斑斑。

胞絡與心脉，皆在左手寸上；膽脉與肝脉，皆在左手關上；膀胱及腎脉，皆在左手尺上；肺脉在右手寸上；胃與脾脉，皆在右手關上；大腸與腎脉，皆在右手尺上。僞訣以大小腸列於寸上，三焦配于左尺，命門列于右尺，膻中置而不言，男女易位，至數差訛，形脉不分，圖象妄設，良可笑也。若寸主上焦以候胸中，關主中焦以候膈中，尺主下焦以候腹中，此人身之定位也。大小腸皆在下焦腹中，僞訣越中焦而候之寸上，謬矣。滑伯仁以左尺主小腸、膀胱、前陰之病，右尺主大腸、後陰之病，可稱千古隻眼。僞訣之誤，特因心與小腸爲表裏，肺與大腸爲表裏耳。抑知經絡相爲表裏，診候自有定位。且如脾經自足而上行走腹，胃經自頭而下行走足，升降交通，以成陰陽之用。夫脾胃乃夫婦也，而其脉行之上下不同如此，豈必心與小腸、肺與大腸，上則皆上，下則皆下，强謂其盡屬一處耶？則經所謂尺外以候腎，尺裏以候腹，二經將安歸乎？蓋胸中屬陽，腹中屬陰，大腸、小腸、膀胱、三焦所傳渣滓波濁皆陰，惟腹中可以位置，非若胃爲水穀之海，清氣在上，膽爲决斷之官，静藏於肝，可得位之於中焦也。心主高拱，重重膈膜遮蔽，惟心肺居之。至若大腸、小腸，濁陰之最者，而可混之耶？金匱真言篇曰：肝、心、脾、肺、腎，五臟爲陰；膽、胃、大腸、小腸、三焦、膀胱，六腑爲陽。止十一經矣，則手厥陰之一經，竟何在乎？素問靈蘭秘典篇曰：心者，君主之官，神明出焉；肺者，相傅之官，治節出焉；肝者，將軍之官，謀慮出焉；膽者，中正之官，決斷出焉；膻中者，臣使之官，喜樂出焉；脾胃者，倉廪之官，五味出焉；大腸者，傳導之官，變化出焉；小腸者，受盛之官，化物出焉；腎者，作强之官，伎巧出焉；三焦者，决瀆之官，水道出焉；膀胱者，州都之官，津液藏焉，氣化則能出矣。此以膻中足十二臟之數，則是配手厥陰者，實膻中也。及靈樞叙經脉，又見胞絡而無膻中，然曰「動則喜笑不休」，正與「喜樂出焉」之句相合矣。夫喜笑者，心火所司，則知其與心應也。獨膻中稱臣使者，君主之親臣也。由是，則胞絡即爲膻中，斷無可疑。膻中以配心臟，自有確據。以心君無爲而治，肺爲相傳，如華蓋之覆於心上，以佈胸中之氣，而燮理其陰陽。膻中爲臣使，如包裹而絡於心下，以寄喉舌之司，而宣佈其政令。第心火寂然不動，動而傳之心胞，即合相火。設君火不動，不過爲相火之虚位而已。三焦之火，傳入心胞，即爲相火。設焦之火不上，亦不過爲相火之虚位而已。素問血氣形志篇謂：手少陽與心主爲表裏。靈樞脉經謂：手厥陰之脉，出屬心胞絡，下膈，歷絡三焦。手少陽之脉，散絡心胞，合心主。正見心胞相火與手少陽相火爲表裏，故歷絡於上下，而兩相輪應也。心君泰寧，則相火不動，而膻中喜樂出焉。心君擾亂，則相火翕然從之，而改其常度。心包所主二火之出入，關係甚重，是以亦得分手經之一，而可稱爲腑也。乃僞訣竟不之及，則手厥陰爲虚懸之位矣。靈樞營衛生會篇曰：上焦出於胃上口，併咽以上，貫膈，而佈胸中。中焦亦並胃中，出上焦之後，泌糟粕，蒸精液，化精微而爲血。下焦者，別迴腸，注於膀胱而滲入焉。水穀者，居於胃中，成糟粕，下大腸而成下焦。又曰：上焦如霧，中焦如漚，下焦如瀆。由是則明以上、中、下分三焦矣。僞訣列於右尺，不亦妄乎？又曰：密理厚皮者，三焦厚；粗理薄皮者，三焦薄。由是則明有形象矣。僞訣以爲無形，不亦妄乎？又按，靈樞本輸篇曰：三焦者，中瀆之腑也，水道出焉，屬膀胱，是孤之腑也。謂之中瀆者，以其如川如瀆，源流皆出其中，即水穀之入於口，出於便，自上而下，必歷三焦。故曰：中瀆之腑，水道出焉。膀胱受三焦之水，而當其疏泄之道，氣本相依，理同一致，故三焦下輸出于委陽，並太陽之正，入絡膀胱，約下焦也。然於十二臟之中，惟三焦獨大，諸臟無與匹者，故曰是孤之腑也。要知三焦雖爲水瀆之府，而實總護諸陽，亦稱祖火，是又水中之火腑。故在本輸篇曰：三焦屬膀胱。在素問血氣形志篇曰：少陽與心主爲表裏。蓋其在下者爲陰，屬膀胱而合腎水；在上者爲陽，合胞絡而通心火。此三焦之所以際上極下，象同六合，而無所不包也。觀本輸篇六府之別，極爲明顯，以其皆有盛貯，因名爲腑。而三焦者曰中瀆之府，是孤之腑，分明確有一腑。蓋即臟腑之外，軀體之内，包羅諸臟，一腔之大腑也。故有中瀆、是孤之名，而亦有大腑之形。難經已謂其有名無形，況高陽生之妄人哉！是蓋譬之探囊以計物，而忘其囊之爲物耳。遂致後世紛紛，無所憑據，有分爲前後三焦者，有言爲腎旁之脂者，即如東垣之明，亦以手三焦、足三焦分而爲二。夫以一三焦尚云其無形，而諸論不一，又何三焦之多也？至韓飛霞巧其説曰：切脉至右尺，必兩手並診消息之。取三焦應脉浮爲上焦，與心肺脉合；中爲中焦，與脾胃脉合；沉爲下焦，與肝腎脉合。故曰：尺脉第三同斷病。此又飛霞訛以傳訛，違道愈遠。素問脉要精微論曰：尺外以候腎，尺裏以候腹中。未嘗謂尺候三焦也。脉經曰：尺脉芤，下焦虚；尺脉遲，下焦有寒。又曰：尺脉浮者，客陽在下焦。觀此三言，則尺主下焦耳。何以韓之巧説附人哉！脉經一卷第七篇脉法讚云：右爲子户，名曰三焦。子户，命門也。右腎爲命門，男子以藏精，女子以繫胞，故爲子户。而名之爲三焦者，此猶兩額之旁，亦名爲太陽云耳，非謂即太陽經也。安得執詞而害義耶？若第二卷第二篇雖云：右腎合三焦。然上有「一説云」三字，則叔和亦附此語，以俟參考，不敢自居爲定論明矣。今論定上焦從兩寸，中焦從兩關，下焦從兩尺，斯則與脉要精微論「上竟上者，咽喉中事；下竟下者，少腹腰股膝脛中事」二句符合，更何必紛紛異議哉！一醫常謂余曰：吾四十餘年行醫，從不知分剖三焦，乃亦見推於當世矣。噫！淺近如此者，猶存而不論，又安能司八正邪，别五中部，按脉動静耶？心、肝、脾、肺，俱各一候，惟腎一臟，而分兩尺候者，謂腎有兩枚，形如豇豆，分列於腰脊之左右。僞訣以左爲腎，右爲命門。考諸明堂、銅人等經，命門一次，在督脉十四椎下陷中，兩腎之間。蓋一陽居二陰之中，所以成乎坎也。且脉之應于指下者，爲有經絡，循經朝于寸口。内經並無命門之經絡，何以應診而可列之右尺乎？夫男女之異，惟莖、户、精、血及胞門、子户耳。若夫脉象，自有定位。如左尺水生左關木，左關木生左尺火，君火付權于相火，故右尺火生右關土，右關土生右寸金，復生左尺水。五行循序相生之理也。僞訣乃云：女人反此背看之。豈理也哉！甚有以左尺候心，右尺候肺，本褚澄地道右行之説，而五行紊亂極矣。

内經候法，分配昭彰，如揭日月。從僞訣盛行，束靈、素於高閣，千古陰霾，莫之能掃。因附列素問脉法數則，示尊經也。世有不信，鳴鼓之攻者，試進而求之於經，則趨向定矣，予言豈誣哉！

○素問脉要精微論曰：尺内兩旁，則季脇也。

季脇，小肋也。在脇下兩旁，爲腎所近之處也。尺外以候腎，尺裏以候腹。

尺外者，尺脉前半部也；尺裏者，尺脉後半部也。前以候陽，後以候陰。人身以背爲陽，腎附於背，故外以候腎；腹爲陰，故裏以候腹。所謂腹者，凡大小腸、膀胱，皆在其中矣。已下諸部，俱言左右，而此獨不分者，以兩尺皆主乎腎也。

○中附上，左外以候肝，内以候膈。

中附上者，言附尺之上而居乎中，即關脉也。左外者，言左關前半部；内者，言左關後半部。餘倣此。肝爲陰中之陽臟，而亦附近於背，故外以候肝，内以候膈。舉一膈而中焦之膈膜、膽腑，皆在其中矣。

○右外以候胃，内以候脾。

右關之前，所以候胃；右關之後，所以候脾。脾胃皆中州之官也，而以表裏言之，則胃爲陽，脾爲陰，故外以候胃，内以候脾也。

按，寸口者，手太陰也。太陰行氣於三陰，故曰：三陰在手，而主五臟。所以本篇止言五臟，而不及六腑。然胃亦腑也，而此獨言之，何也？經所謂五臟皆禀氣於胃，胃者，五臟之本也。臟氣者，不能自致於手太陰也，故胃氣當於此察之。又五臟别論云：五味入口，藏於胃，以養五臟氣，氣口亦太陰也。是以五臟六腑之氣味，皆出於胃，變現於氣口。然則此篇雖止言胃，而六腑之氣，亦並見乎此矣。

○上附上，右外以候肺，内以候胸中。

上附上者，言上而又上，則寸脉也。五臟之位，惟肺最高，故右寸之前以候肺，右寸之後以候胸中。胸中者，膈膜之上皆是也。

○左外以候心，内以候膻中。

心肺皆居膈上，故左寸之前以候心，左寸之後以候膻中。膻中者，即心包絡之別名也。

按，五臟所居之位，皆五行一定之理。火旺於南，故心居左寸；木旺於東，故肝居左關；金旺於西，故肺居右寸；土旺於中，而寄位西南，故脾胃居右關。此即河圖五行之次序也。

○前以候前，後以候後。

此重申上下内外之義也。統而言之，寸爲前，尺爲後；分而言之，上半部爲前，下半部爲後。蓋言上以候上，下以候下也。

○上竟上者，胸喉中事也；下竟下者，少腹、腰、股、脛、膝、足中事也。

竟者，盡也。言上而盡於上，在脉則盡於魚際，在體則應乎胸喉也；下而盡於下，在脉則盡於尺部，在體則應乎少腹腰足也。

按，此篇首言尺，次言中附上而爲關，又次言上附上而爲寸，皆自内以及外者，蓋以太陰之脉，從胸走手，以尺爲根本，寸爲枝葉也。故曰：凡人之脉，寧可有根而無葉，不可有葉而無根。

又按，内、外二字，諸家之注皆云内側。若以側爲言，必脉形扁闊，或有兩條者乃可耳。不然，則於義不通矣。如前以候前，後以候後，上竟上、下竟下者，皆内外之義也。觀易卦六爻，自下而上，以上三爻爲外卦，以下三爻爲内卦，則上下内外之義昭然矣。

○推而外之，内而不外，有心腹積也。

推者，察也，求也。凡診脉，先推求於外，若但沉脉而無浮脉，是有内而無外矣，故知其病在心腹而有積也。

○推而内之，外而不内，身有熱也。

推求於内，浮而不沉，則病在外而非内矣。惟表有邪，故身熱也。

○推而上之，上而不下，腰足清也。

清者，冷也。推求於腰，上部則脉强盛，下部則脉虚弱，此上盛下虚，故足清冷也。上下有二義，以寸、關、尺言之，寸爲上，尺爲下也；以浮、中、沉言之，浮爲上，沉爲下也。

○推而下之，下而不上，頭項痛也。

推求于下部，下部有力，上部無力，此清陽不能上升，故頭項痛；或陽虚而陰凑之，亦頭項痛也。

○按之至骨，脉氣少者，腰脊痛而身有痺也。

按之至骨，腎、肝之分也。脉氣少者，言無力也。腎水虚，故腰脊痛；肝血虧，則身有痺也。

按，本篇上竟上者，言胸喉中事；下竟下者，言小腹、足、膝中事。分明上以候上，下以候下，而叔和乃謂「心部在左手關前寸口，與手太陽爲表裏，以小腸合爲府，合於上焦」云云，僞訣遂有左心、小腸之説。不知自秦漢而下，從未有以大、小腸取於兩寸者。扁鵲、仲景諸君心傳可考，僞訣何能以手障天也？

○五臟不同，各有本脉。左寸之心，浮大而散；右寸之肺，浮濇而短；肝在左關，沉而弦長；腎在左尺，沉石而濡；右關屬脾，脉象和緩；右尺相火，與心同斷。

心肺居上，脉應浮；腎、肝居下，脉應沉；脾、胃居心、肺、腎、肝之間，謂之中州，肺亦應在浮沉之間。心、肺同一浮也，但浮大而散者象夏火，故屬心；浮濇而短者象秋金，故屬肺；肝、腎同一沉也，但沉而弦長者象春木，故屬肝；沉實而濡者象冬水，故屬腎；脉和而緩，氣象衝融，土之性也，故屬脾。右腎雖爲水位，而相火所寓，故與左寸同斷也。

又按，呼出者，心與肺爲陽，故心肺之脉皆浮。心爲陽中之陽，故浮且大而散；肺爲陽中之陰，故浮而兼短濇。吸入者，腎與肝爲陰，故腎肝之脉皆沉。腎爲陰中之陰，故沉而且實；肝爲陰中之陽，故沉而兼長；脾爲中州，故不浮不沉而脉在中。若趙正宗本難經圖説，以土居金、木、水、火之中，兩關宜皆屬脾；肝既爲陰，不宜在半浮半沉之左關。不知越人推明素問之義，約而可守，不必轉滋議論也。

○春弦夏洪，秋毛冬石。四季之末，和緩不忒。太過實强，病生於外。不及虚微，病生於内。

申、酉，於時爲秋，萬物收成。其氣從散大之極自表初收，如浪静波恬，煙清焰息，在人則肺應之，而見毛脉。即玉機真臟論所謂「脉來厭厭聶聶，如落榆莢」者是也。氣轉而北屬水，位常亥、子，於時爲冬，萬物合藏。其氣收降而斂實，如理爐之火，滙潭之泉，在人則腎應之，而見石脉。即玉機真臟論所謂「其氣來沉以搏」，平人氣象論所謂「脉來喘喘累累如鈎，按之而堅」者是也。以上經論所云四時諸脉形狀，雖因時變易，其中總不可無和柔平緩景象。蓋和緩爲土，即是胃氣，有胃氣而合時，便是平脉。玉此言四季各有平脉也。天地之氣，東升屬木，位當寅、卯，於時爲春，萬物始生。其氣從伏藏中透出，如一縷之煙，一綫之泉，在人則肝應之，而見弦脉。即素問玉機真臟論所謂「其氣來軟弱，輕虚而滑，端直以長」。素問平人氣象論所謂「軟弱招招，如揭長竿末梢」者是也。氣轉而南屬火，位當巳、午，於時爲夏，萬物盛長。其氣從升後散大於外，如騰湧之波，燎原之火，在人則心應之，而見鈎脉。即玉機真臟論所謂「其氣來盛去衰」，平人氣象論所謂「脉來累累如連珠，如循琅玕」者是也。氣轉而西，屬金位，當機真臟論云「脾脉者，土也，孤臟以灌溉四旁」者也。今弦鈎毛石中，有此一種和緩，即是灌溉四旁，即是土矣，亦即是脾脉矣。以其寓於四脉中，故又曰：善者不可得見。平人氣象論亦云：長夏屬脾，其脉和柔相離，如雞踐地。察此脉象，亦不過形容其和緩耳。辰、戌、丑、未之月，各有土旺一十八日，即是「灌溉四旁」之義。故分而爲四，有土而不見土也。若論五行，則析而爲五，土居其中，是屬長夏。況長夏居金、火之間，爲相生之過脉，較他季月不同，故獨見主時之脉。二説雖殊，其義不悖，當參看之。所謂太過、不及者，言弦、鈎、毛、石之脉，與時相應，俱宜和緩而適中。欲其微似，不欲其太顯；欲其微見，不欲其不見。今即以一弦脉論之。若過於微弦而太弦，是謂太過，太過則氣實强，氣實强則氣鼓于外而病生於外。脉來洪大、緊數、弦長、滑實，爲太過，必外因風寒暑濕燥火之傷。不及於微弦而不弦，是謂不及，則氣虚微，氣虚微則氣餒於内而病生於内。脉來虚微、細弱、短濇、濡芤爲不及，必内因喜、怒、憂、思、悲、恐、驚七情之害。其鈎、毛、石之太過、不及，病亦猶是。

〇循序漸進，運合自然。應時即至，躁促爲愆。

上古脉要曰：春不沉，夏不弦，秋不數，冬不濇，是謂四塞。謂脉之從四時者，不循序漸進，則四塞而不通也。所以初當春、夏、秋、冬孟月之脉，則宜仍循冬、春、夏、秋季月之常，未改其度。俟二分、二至以後，始轉而從本令之王氣，乃爲平人順脉也。故天道春不分不温，夏不至不熱，自然之運，悠久無疆。使在人之脉，方春即以弦應，方夏即以數應。躁促所加，不三時而歲度終矣，其能長世乎？故曰：一歲之中，脉象不可再見。如春宜弦而脉得洪，脉見也，謂真臟之氣先泄耳。今人遇立春以前而得弦脉，反曰時已近春，不爲病脉。所謂四時之氣，成功者退，將來者進，言則似辨。而實悖於理矣。

〇四時百病，胃氣爲本。脉貴有神，不可不審。

土得天地衝和之氣，長養萬物，分王四時，而人胃應之。凡平人之常，受氣于穀。穀入於胃，五臟六腑皆以受氣，故胃爲臟腑之本。此胃氣者，實平人之常氣，不可一日無者，無則爲逆，逆則死矣。胃氣之見于脉者，如素問玉機真藏論曰：脉弱以滑，是有胃氣。終始篇曰：邪氣來也緊而疾，穀氣來也徐而和。是皆胃氣之謂。故四時有四時之脉，四時有四時之病，但土灌溉四旁，雖病態百出，必賴之以爲出死入生之機也。比如春令水旺，其脉當弦，但宜微弦而不至太過，是得春胃之衝和。若脉來過于弦者，是肝邪之勝，胃氣之衰，而肝病見矣。倘脉來但有弦急而絶，無衝和之氣者，乃春時胃氣已絶，而見肝家真臟之脉，病必危矣。鈎、毛、石俱凖此。以此察胃氣之多寡有無，而病之輕重存亡，了然在目矣。故蔡氏曰：不大不小，不長不短，不滑不濇，不疾不遲，應手中和，意思欣欣，悠悠揚揚，難以名狀者，胃氣脉也。東垣曰：有病之脉，當求其神。如六數、七極，熱也，脉中有力，即有神矣，爲泄其熱；三遲二敗，寒也，脉中有力，即有神矣，爲去其寒。若數極遲敗，脉中不復有力，爲無神也，而遽泄之、去之，神將何依耶？故經曰：脉者，氣血之先。氣血者，人之神也。按，王宗正診脉之法，當從心肺俱浮，肝腎供沉，脾在中州。即王氏之説，而知東垣所謂脉中有力之中，蓋指中央戊巳土，正在中候也。胃氣未散，雖數而至於極，遲而至於敗，尚可圖也。故東垣之所謂有神，即内經之所謂有胃氣也。

○三至爲遲，遲則爲冷。六至爲數，數即熱證。

一息而脉僅三至，即爲遲慢，而不及矣。遲主冷病。若一息而脉遂六至，即爲急，數而太過矣。數主熱病。若一息僅得二至，甚而一至，則轉遲而轉冷矣；若一息七至，甚而八至、九至，則轉數而轉熱矣。凡一二至與八九至，皆死脉也。

○遲數既明，浮沉須別。

遲則爲寒，數則爲熱，固一定之理。欲知寒熱之所屬，又當别乎浮沉耳。

○浮沉遲數，辨内外因。

因則有二，此内外之不可不辨也。

○外因於天，内因於人。

外感六淫，因之於天；内傷七情，因之於人。

○天有陰陽，風雨晦暝。人喜怒憂，思悲恐驚。

左傳醫和云：陰淫寒疾，陽淫熱疾，風淫末疾，雨淫腹疾，晦淫惑疾，明淫心疾也。淫者，淫佚偏勝，久而不復之謂。故陰淫則過於清冷，而陽氣不治，寒疾從起，如上下厥逆、中外寒慄之類。陽淫則過于炎燠，而陰氣不治，熱疾從起，如狂譫煩渴、血泄淫□之類。風淫則過于動摇，而疾生杪末，如肢廢毛落，漐習瘛瘲之類。雨淫則過于水濕，而疾生腸腹，如腹滿腫脹，腸鳴濡泄之類。晦淫則過于昏暗，陽光内鬱而成惑疾，如百合狐惑、熱中臟燥之類。明淫則過于彰露，陽光外散而成心疾，如恍惚動悸、錯妄失神之類。七情者，人之喜、怒、憂、思、悲、恐、驚也，即所謂七氣。喜則氣緩，怒則氣上，憂則氣亂，思則氣結，悲則氣消，恐則氣下，驚則氣亂。喜氣緩者，喜則氣和，營衛通利，故氣緩矣。怒氣上者，怒則氣逆，甚則嘔血及食，故氣上矣。憂氣亂者，憂氣亂矣。思氣結者，思則身心有所止，氣留不行，故氣結矣。悲氣消者，悲則心係急，肺布葉舉，使上焦不通，榮衛不散，故氣消矣。恐氣下者，恐則精却，精却則上焦閉，故氣還，還則下焦脹，故氣下矣。驚則心無所倚，神無所歸，慮無所定，故氣亂矣。

○老弱不同，風土各異。既明至理，還貴圓通。

老弱之盛衰，與時變遷；風土之剛柔，隨地移易。如老弱之人，脉宜緩弱，若過于旺者，病也。少壯之人，脉宜充實，若脉過弱者，病也。東極之地，四時皆春，其氣暄和，民脉多緩。南極之地，四時皆夏，其氣炎蒸，民脉多軟。西極之地，四時皆秋，其氣清肅，其脉多勁。北極之地，四時皆冬，其氣凛冽，民脉多石。然猶有説焉。老人脉旺而躁者，此天稟之厚，引年之叟也，名曰壽脉。躁疾有表無裏，則爲孤陽，其死近矣。壯者脉細而和緩，三部同等，此天稟之静，清逸之士也，名曰陰脉。若脉細小而勁直，前後不等，其可久乎？東南卑濕，其脉軟緩，居于高巔，亦西北也。西北高燥，其脉剛勁，居於污澤，亦東南也。南人北脉，取氣必剛；北人南脉，取氣必柔。東西不齊，可以類剖。又永年者，天稟必厚，故察證則將絶而脉猶不絶；夭促者，天稟必薄，故察證則未絶而脉已先絶。其可執一乎？左傳曰：土厚水深，居之不疾。淮南子曰：堅土人剛，弱土人肥，壚土人大，沙土人細，息土人美，耗土人醜。山氣多男，澤氣多女，水氣多瘖，風氣多聾，林氣多癃，木氣多傴，濕氣多腫，石氣多力，陰氣多癭，暑氣多夭，寒氣多壽，谷氣多痺，丘氣多狂，野氣多仁，陵氣多貪。輕土人利，重土人遲。清水音小，濁水音大。湍水人輕，遲水人重，中土多聖。凡此數端，乃一定之論也。然一地而或妍媸、壽夭之各異同者，蓋其生雖由于水土之氣，而偏全厚薄，又自不同也。

内經分配臟腑診候之圖

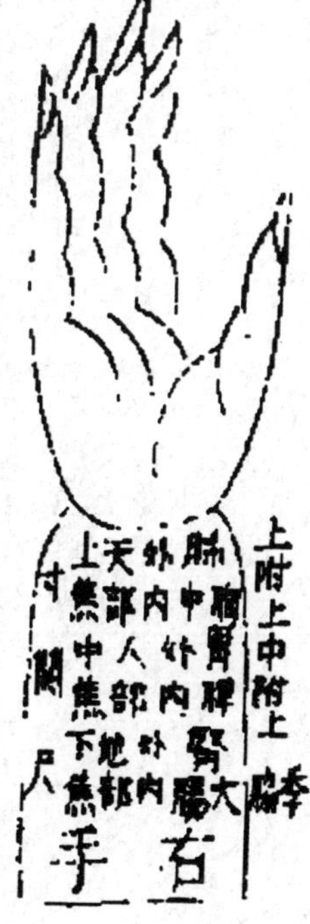
上附上
中附上
季脇
肺
胸中
胃
脾
腎
大腸
外
內
外
內
外
內
天部
人部
地部
上焦
中焦
下焦
寸
關
尺
右手
寸
關
尺
上焦
中焦
下焦
天部
人部
地部
外
內
外
內
外
內
心
膻中
肝
鬲
腎
小腸
膀胱
上附上
中附上
季脇
左手

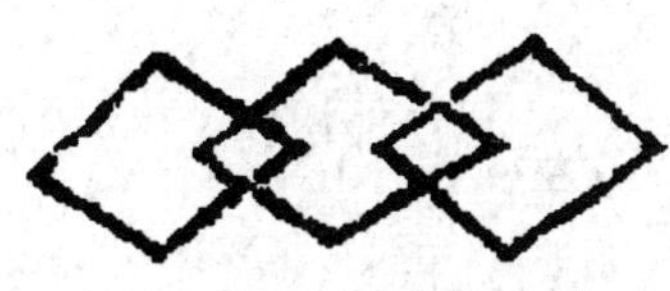

脉訣彙辨卷三

小序

叔和脉經似無遺用，乃長、短二脉，缺而不載；牢、革二脉，混而不分，未盡厥旨也。王常辟僞訣七表、八裏之陋是矣。而復增長數二脉爲九表，短細二脉爲十裏，又何説哉！脉之動静，固陰陽所生，其變化不皆爲名數所限也。是編二十八脉，悉皆即義辨形，衷極理要。至於主病略同者，則不加詮釋，引而申之，在於達者。

浮脉

體象

浮在皮毛，如水漂木。舉之有餘，按之不足。浮之爲義，如木之浮水面也。其脉應於皮毛，故輕手可得；如水中漂木，雖按之使沉，亦將隨手而起。

主病

浮脉爲陽，其病在表。左寸浮者，頭痛目眩。浮在左關，腹脹不寧。左尺得浮，膀胱風熱。右寸浮者，風邪喘嗽。浮在右關，中滿不食。右尺得浮，大便難出。

六腑屬陽，其應在表，故浮主表病也。高巔之上，惟風可到，雜亂其清陽之氣，痛眩之自來。肝爲風木之臟，風勝則木張而肋脹。膀胱受風，風勝熱淫，津液自燥，故令小便秘濇。肺受風邪，清肅之令不行，氣高而喘嗽。風水乘脾，中氣憊而食減。腎家通主二便，風客下焦，大腑燥而不快。

兼脉

無力表虚，有力表實。浮緊風寒，浮緩風濕。浮數風熱，浮遲風虚。浮虚暑憊，浮芤失血。浮洪虚熱，浮濡陰虚。浮濇血傷，浮短氣病。浮弦痰飲，浮滑痰熱。浮數不熱，瘡疽之兆。

脉非一端，必有兼見之象。或外而偏於六淫，或内而偏於七情，則脉將雜至，然後揆其輕重，以别病情。如浮脉當即見於皮毛，而取之無力，此氣不能應，表虚之象，如力來太過，表實何疑！緊則緊斂，寒之性也，風中有寒。緩則緩惰，濕之性也，風中有濕。數乃過於鼓動，爲風熱相搏；遲乃徐徐而至，爲風虚無力。暑傷乎氣，氣泄則脉虚，榮行脉中，血失則脉芤。一則浮取之而如無，氣外泄也；一則浮取之而則有，血中脱也。炎炎上蒸，火之象也，但浮則有表無裏，故曰虚熱；衰薄之甚，若無其下，故曰陰虚。脉浮而濇，乃肺脉之應於秋者，若加以身熱，則火盛金衰，血日以損；浮濇而短，乃肺家之本脉，其象過短，是真氣不能會於寸口，以成權衡，氣將竭矣。水飲應沉而言浮者，上焦陽不能運，隨着停留；若浮而滑者，則非弦斂不鼓之象，寒當化熱，飲當成痰。浮數理應發熱，其不發熱而反惡寒者，若有一定不移之痛處，瘡疽之兆矣。

按，浮脉法天，輕清在上之象，在卦爲乾，在時爲秋，在人爲肺。素問玉機真臟論曰：其氣來毛而中央堅，兩旁虚，此謂太過，病在外。其氣來毛而微，此謂不及，病在中。又曰：太過則氣逆而背痛，不及則喘，少氣而咳，上氣見血。素問平人氣象論曰：平肺脉來，厭厭聶聶，如落榆莢，曰肺平。病肺脉來，不上不下，如循雞羽，曰肺病。死肺脉來，如物之浮，如風吹毛，曰肺死。然肺掌秋金，天地之氣，至秋而降，況金性重而下沉，何以與浮脉相應耶？不知肺金雖沉，而所主者，實陽氣也。乃自清濁肇分，天以氣運於外而攝水，地以形居中而浮於水者也。是氣也，即天之謂也。人形象天，故肺主氣，外應皮毛。陽爲外衛，非皮毛乎？此天之象也。具包裹骨肉腑臟於中，此地之象也。血行於皮裏肉腠，晝夜週流無端，此水之象也。合三者而觀，非水浮地、天攝水、地懸於中乎？所以聖人作易，取金爲氣之象。蓋大氣至清、至剛、至健，屬乎金者也。非至剛，不能攝此水；非至健，不能運行無息。以舉地之重，故以氣屬金，厥有旨哉！王叔和云：舉之有餘，按之不足。最合浮脉象天之義。黎氏以爲如捻葱葉，則混於芤脉矣。崔氏云：有表無裏，有上無下。則脱然無根，又混於散脉矣。僞訣云：尋之如太過。是中候盛滿，與浮之名義，有何干涉乎？須知浮而盛大爲洪，浮而軟大爲虚，浮而柔細爲濡，浮弦芤爲革，浮而無根爲散，浮而中空爲芤。毫釐疑似，相去千里矣。

沉脉陰

體象

沉行筋骨，如水投石。按之有餘，舉之不足。

沉之爲義，如石之沉水底也。其脉近在筋骨，非重按不可得，有深深下沉之勢。

主病

沉脉爲陰，其病在裏。左寸沉者，心寒作痛。沉在左關，氣不得伸。左尺得沉，精寒血結。右寸沉者，痰停水蓄。沉在右關，胃寒中滿。右尺得沉，腰痛病水。

五臟屬陰，其應在裏，故沉主裏病也。心失煦燠之權，爲寒所制則痛；木失調達之性，爲寒所遏則結。腎主精血，若有陰而無陽，譬之水寒則凝。肺位高脉浮，佈一身之陰陽者也。倘使倒置，則真氣不運，而或痰、或水爲害。脾胃喜温，不浮不沉，是其候也。脉形偏於近下，則土位無母，何以運行三焦，熟腐五穀？中滿吞酸之證至矣。腰臍以下，皆腎主之。右腎真火所寓，而元陽痼冷，則精血衰敗，腰脚因之不利。病水者，腎居下焦，統攝陰液，右爲相火，火既衰熄，則陰寒之水，不得宣泄。

兼脉

無力裹虚，有力裹實。沉遲痼冷，沉數内熱。沉滑痰飲，沉濇血結。沉弱虚衰，沉牢堅積。沉緊冷疼，沉緩寒濕。

無力裏原非實，但氣不伸，有力有物在裏。沉爲在裏而復遲，虚寒可必；沉爲在裏而加數，伏熱何疑？滑則陰凝之象也，見於沉分，宜有痰飲，濇則血少之徵也，按而後得，應爲積血。沉爲陰，弱爲虚，沉弱必主陰虚；沉爲裏，牢爲積，沉牢定爲痼冷。沉而緊則寒爲斂實，故冷痛也；沉而緩則陽不健行，故濕成焉。

按，沉脈法地，重濁在下之象，在卦爲坎，在時爲冬，在人爲腎。素問玉機真臟論曰：黄帝曰：冬脈如營，何如而營？岐伯對曰：冬脈，腎也，北方之水也，萬物所以含藏，其氣來沉以軟，故曰營。其氣如彈石者，此爲太過，病在外，令人解㑊，脊脈痛而少氣，不欲言。其虚如數者，此謂不及，病在中，令人心懸如饑，䏚中清，脊中痛，小腹痛，小便黄赤。素問平人氣象論曰：平腎脈來，喘喘累累如鈎，按之而堅，曰腎平。冬以胃氣爲本。病腎脈來，如引葛，按之益堅，曰腎病。死腎脈來，發如奪索，辟辟如彈石，曰腎死。楊氏曰：如綿裹砂，内剛外柔，審度名義，頗不相戾。僞訣云：緩度三關，狀如爛綿。則是弱脈，而非沉脈矣。若緩度三關，尤不可曉。須知沉而細軟爲弱脈，沉而弦勁爲牢脈，沉而着骨爲伏脈。剛柔淺深之間，宜熟玩而深思也。

腎之爲臟，配坎應冬，萬物蟄藏，陽氣下陷，烈爲雪霜。故脈主沉陰而居裏。若誤與之汗，則如飛蛾出而見湯矣。此叔和入理之微言，後世之司南也。

遲脈 陰

體象

遲脈屬陰，象爲不及。往來遲慢，三至一息。

遲之爲義，遲滯而不能中和也。脈以一息四至爲和平，遲則一息三至，氣不振發，行不如度，故曰屬陰。

主病

遲脈主臟，其病爲寒。左寸遲者，心痛停凝。遲在左關，癥結攣筋。左尺得遲，腎虚便濁，女子不月。右寸遲者，肺寒痰積。遲在右關，胃傷冷物。右尺得遲，臟寒泄瀉，小腹冷痛。

五臟爲陰，遲亦爲陰，是以主藏。陰性多滯，故陰寒之證，脉必見遲也。正如太陽隸於南陸，則火度而行數；隸於北陸，則水度而行遲。即此，可以徵陰陽遲速之故矣。難經九難曰：遲者，臟也。又曰：遲則爲寒。傷寒論亦曰：遲爲在臟。以陽氣伏潛，不能健行，故至數遲耳。其所主病，與沉脉大約相同。但沉脉之病，爲陰逆而陽鬱；遲脉之病，爲陰盛而陽虧。沉則或須攻散，遲則未有不大行温補者也。

兼脉

有力冷痛，無力虚寒。浮遲表冷，沉遲裏寒。遲濇血少，遲緩濕寒。

遲而有力，有壅實不通利之意，痛可想見。遲云陽伏，而又無力，豈非虚寒！浮則表之候也，沉則裏之候也，兼遲而爲寒可必。血得熱則行，濕得熱則散，遲乃寒象，何以養榮而燥濕乎？

按，遲脉之象，上、中、下候，皆至數緩慢。僞訣云：重手乃得。是沉脉，而非遲脉矣。又云：狀且難。是濇脉，而非遲脉矣。一息三至，甚爲分明，而云「隱隱」，是微脉，而非遲脉矣。遲而不流利，則爲濇脉；遲而有歇止，則爲結脉；遲而浮大且緩，則爲虚脉；至於緩脉，絶不相類。夫緩以寬縱得名，遲以至數不及爲義。故緩脉四至，寬緩和平；遲脉三至，遲滯不前。然則二脉迥别，又安可混哉！以李瀕湖之通達，亦云小快於遲作緩。持以至數論緩脉，是千慮之一失也。叔和曰：一呼一至曰離經，二呼一至曰奪精，三呼一至曰死，四呼一至曰命絶。此損之脉也。一損損於皮，二損損於血脉，三損損於肌肉，四損損於筋，五損損於骨。是知脉之至數愈遲，此時正氣已無，陰寒益甚，不過燼燈之餘焰，有不轉眼銷亡者乎？

數脉 陽

體象

數脉屬陽，象爲太過。一息六至，往來越度。

數之爲義，躁急而不能中和也。一呼脉再動，氣行三寸。一吸脉再動，氣行三寸。呼吸定息，氣行六寸。一晝一夜，凡一萬三千五百息，當五十週於身，脉行八百一十丈。此經脉週流恒常之揆度。若一息六至，豈非越其常度耶？氣行速疾，故曰「屬陽」。

主病

數脉主府，其病爲熱。左寸數者，頭痛上熱，舌瘡煩渴。數在左關，目淚耳鳴，左顴發赤。左尺得數，消渴不止，小便黄赤。右寸數者，咳嗽吐血，喉腥嗌痛。數在右關，脾熱口臭，胃反嘔逆。右尺得數，大便秘濇，遺濁淋癃。

火性急速，故陽盛之證，脉來必數。六腑爲陽，數亦爲陽，是以主腑。難經九難曰：數者，腑也。又曰：數則爲熱。傷寒論亦曰：數爲在腑。此以遲數分陰陽，故即以配臟腑，亦不過言其大概耳。至若錯綜互見，在腑有遲，在臟有數，在表有遲，在裏有數，又安可以「臟腑」二字拘定耶？火亢上焦，清陽擾亂而頭痛。舌乃心之苗，熱則生瘡而煩渴。肝開竅於目，熱甚而淚迫於外。耳鳴者，火逞其炎上之虐耳。左顴，肝之應也。熱乃赤色見焉。天一之源，陰水用事，熱則陰不勝陽，華池之水，不能直達於舌底，故渴而善飲；溲如膏油，便赤又其小者矣。肺屬金，而爲嬌臟，火其仇讎，火來乘金，咳嗽之媒也。肺火獨熾，則咽喉時覺血腥，咽津則痛，乃失血之漸。脾胃性雖喜燥，若太過，則有燥烈之虞。胃爲水穀之海，熱甚而釀成穢氣，食入則吐，是有火也。腎主五液，饑飽勞役，及辛熱厚味，使火邪伏於血中，津液少而大便結矣。

兼脉

有力實火，無力虚火。浮數表熱，沉數裏熱。

數而有力，聚熱所致；數而無力，熱中兼虚。浮脉主表，沉脉主裏，兼數則熱可知。

按，數脉與遲脉爲一陰一陽，諸脉之綱領。僞訣立七表八裏，而獨遺數脉，止歌於心臟，其過非淺。數而弦急，則爲緊脉；數而流利，則爲滑脉；數而有止，則爲促脉；數而過極，則爲疾脉；數如豆粒，則爲動脉。非深思不能辨别也。叔和云：一呼再至曰平，三至曰離經，四至曰奪精，五至曰死，六至曰命盡。乃知脉形愈數，則受證愈熱。肺部見之，爲金家賊脉。秋月逢之，爲尅令凶徵。

脉之爲道，博而言之，其象多端；約而言之，似不外乎浮、沉、遲、數而已。浮爲病在表，沉爲病在裏。數則爲病熱，遲則爲病寒。而又參之以有力、無力，定其虚實，則可以盡脉之變矣。然有一脉而兼見數證，有一證而相兼數脉，又有陽證似陰，陰證似陽，與夫至虚有盛候，大實有羸狀。其毫釐疑似之間，淆之甚微；在發汗吐下之際，所繫甚大。苟偏執四見，則隘焉匆詳。必須二十八字，字字窮研，則心貫萬象，始而由粗及精，終乃從博反約，稱曰善診，其無愧乎！

滑脉 陽中之陰

體象

滑脉替替，往來流利。盤珠之形，荷露之義。

滑者，往來流利而不濇滯也。故如盤中之走珠，荷葉之承露，形容其旋轉輕脱之狀。

主病

左寸滑者，心經痰熱；滑在左關，頭目爲患。左尺得滑，莖痛尿赤；右寸滑者，痰飲嘔逆。滑在右關，宿食不化；右尺得滑，溺血經鬱。

滑脉勢不安定，鼓蕩流利，似近於陽，故曰陽中之陰。不腐不化之物，象亦如之，故主痰液有物之類爲多。心主高拱，百邪莫犯，如使痰入胞絡，未免震隣。東風生於春，病在肝，目者肝之竅，肝風内鼓則熱生，邪害空竅。腎氣通於前陰，膀胱火迫，故莖痛尿赤。肺有客邪，積爲痰飲，則氣不宣揚，而成嘔逆。食滯於胃，脉必緊盛；滑則相近於緊，故脾胃見之，知其宿食。右尺火部，滑爲太過，血受火迫而隨溺出。經鬱者，非停痰則氣滯血壅，相與爲病耳。

兼脉

浮滑風痰，沉滑痰食。滑數痰火，滑短氣塞。滑而浮大，尿則陰痛。滑而浮散，中風癱疾。滑而衝和，娠孕可决。

鼓動浮越，風之象也，故滑而浮者兼風。沉下結滯，食之徵也，故滑而沉者兼食。熱則生痰，故流利之間，而至數加以急疾。鬱則氣滯，故圓轉之際，還呈短縮。浮大者，膀胱火熾，尿乃作疼。浮散者，風淫氣虚，行坐不遂。滑伯仁曰：三部脉浮沉正等，無他病而不月者，爲有妊也，故滑而冲和，此血來養胎之兆。夫脉者，血之府也，血盛則脉滑，故妊脉宜之。

凡痰飲、嘔逆、傷食等證，皆上、中二焦之病，以滑爲水物兼有之象也。設所吐之物非痰與食，是爲嘔逆，脉必見濇也。溺血、經閉，或主淋痢者，咸内有所蓄，血積類液，瘀凝類痰，須以意求耳。

按，素問診要經終篇曰：滑者，陰氣有餘。陰氣有餘，故多汗身寒。僞訣云：胃家有寒，下焦蓄血，臍下如冰。與經旨未全違背，第不知變通，禪家所謂死於句下。仲景以翕、奄、沉三字，狀滑脉者，翕者，合也，奄者，忽也。當脉氣合聚而盛之時，奄忽之間，即以沉去，摩寫往來流利之狀，極爲曲至。又曰：沉爲純陰，翕爲正陽，陰陽和合，故令脉滑，關尺自平。此言無病之滑脉也。若云：陽明脉微沉者，當陽部見陰脉，則陰氣偏勝而陽不足也。少陰脉微滑者，當陰部見陽脉，則陽偏勝而陰不足也。三部九候，各自不同。僞訣云：按之即伏，不進不退。是不分浮滑、沉滑、尺寸之滑矣。仲景恐人誤認滑脉爲沉，下文又曰：滑者，緊之浮名也。則知沉爲翕奄之沉，非重取，乃得一定之沉也。而僞訣云：按之即伏。與翕奄之沉，何啻千里？云不進不退，與滑之象，尤爲不合。夫血盛則脉滑，故腎脉宜之；氣盛則脉滑，故肺脉宜之。此皆滑中之平脉。叔和言關滑胃熱，乃指與數相似，正内經所云「諸過者切之」之滑也。要之，兼浮者毗於陽，兼沉者毗於陰，是以或寒或熱，從無定稱。惟衡之以浮沉，辨之以尺寸，始無誤耳。故善於讀書，則如僞訣「胃家有寒」諸説，亦可通之於經。不善讀書，內經「陰氣有餘」一語，適足以成刻舟求劍之弊。脉豈易言也哉！

濇脉 陰

體象

濇脉蹇滯，如刀刮竹。遲細而短，三象俱足。

濇者，不流利之義。素問三部九候篇曰：參伍不調者病。謂其凝滯，而至數不和勻也。脉訣以輕刀刮竹爲喻者，刀刮竹，則阻滯而不滑也。通真子以如雨沾沙爲喻者，謂雨沾金石，則滑而流利；雨沾沙土，則濇而不流也。時珍以病蠶食葉爲喻者，謂其遲慢而艱難也。

主病

濇爲血少，亦主精傷。左寸濇者，心痛怔忡。濇在左關，血虚肋脹。左尺得濇，精傷胎漏。右寸濇者，痞氣自汗。濇在右關，不食而嘔。右尺得濇，大便艱秘，腹寒脛冷。

中焦取汁，變化而赤，是謂血；壅遏營氣，令無所避，是謂脉。兩者同質異名。况血爲陰液，多則滑利，少則枯濇，勢所然也。精也，血也，皆屬於陰，故共主之。籍以供神明之用者，血也。血少，則不能養心而痛作。積久而加以驚疑，則怔忡至矣。肝爲血海，血少則不能自榮，而所部作痛。腎傷則精無餘蓄，男子溲淋，婦人血敗胎漏，真陽喪矣。肺家真氣既虧，胸中不能運行，則爲痞塞；不能衛外而爲固，則汗時自出。出則液耗，謂之脱液。漏而不止，衛氣散失，四肢厥寒，謂之亡陽。陽亡液脱，故亦主濇。血少，則脾陰弱而食減嘔作，甚而朝食暮吐，暮食朝吐，或隨食隨吐。胃無餘液，血少則津液枯，無由下致，而大便艱。腹寒脛冷，皆緣血少，不獲隨真陽之氣以運行耳。

兼脉

濇而堅大，爲有實熱。濇而虚軟，虚火炎灼。

濇本血少，而再得堅大之形，乃邪火熾甚，陰不勝陽。若僅見虚軟，此屬無根之火熏灼耳。或因憂鬱，或因厚味，或因無汗，或因妄補，氣騰血沸，清化爲濁，老痰宿飲，膠固雜糅，脉道阻濇，不能自至，亦見濇狀。若重取至骨，似有力而帶數，以意參之，於證驗之，形氣但有熱證，當作痼熱可也。

按，一切世間之物，濡潤者則必滑，枯槁者則必濇。故滑爲痰飲，濇主陰衰，理有固然，無足辨者。肺之爲臟，氣多血少，故右寸見之，爲合度之診；腎之爲臟，專司精血，故右尺見之，爲虚殘之候。不問男婦，凡尺中沉濇者，必艱於嗣，正血少精傷之確證也。故女人懷子而得濇脉，則血不足養胎；如無孕而得濇脉，將有陰衰髓竭之憂。僞訣云：指下尋之似有，舉之全無。則是微脉，而非濇脉矣。叔和謂其一止復來，亦有疵病。蓋濇脉往來遲難，有類乎止，而實非止也。又曰：細而遲，往來難且散者。乃浮分多而沉分少，有類乎散，而實非散也。須知極細極軟，似有若無爲微脉，浮而且細且軟爲濡脉，沉而且細且軟爲弱脉。三者之脉，皆指下模糊，有似乎濇，而實有分别也。然一脉濇也，更有外邪相襲，使氣分不利，而成滯濇。衛氣散失，使陽衰不守，而成虚濇。腸胃燥渴，津液亦亡，使血分欲盡，而成枯濇。在診之者，是爲靈通耳。

虚脉 陰

體象

虚合四形，浮大遲軟。及乎尋按，幾不可見。

虚之爲義，中空不足之象，專以耎而無力得名者也。

主病

虚主血虚，又主傷暑。左寸虚者，心虧驚悸。虚在左關，血不營筋。左尺得虚，腰膝痿痺。右寸虚者，自汗喘促。虚在右關，脾寒食滯。右尺得虚，寒證蜂起。

《脉經》曰：血虚脉虚。而獨不言氣虚者，何也？氣爲陽，主浮分；血爲陰，主沉分。今浮分大而沉分空，故獨主血虚耳。若夫肺脉見之，又主氣怯者，肺與乾天合德，不浮而沉，氣分欲竭之兆也。血少，則不足以濟心王高拱之權，而動見章皇。肝爲血海而主筋，虚則筋失其養。腰者，腎之府也；膝者，骨之屈伸開闔處也。虚則不爲我用，陽氣虚，則不能衛外而自汗。真氣虚而喘促者，蓋由機緘不相接續。食滯者，脾胃虚寒，乾健坤順，兩失其職。真火衰而諸證畢集，非轉陽和之令，事何克濟乎？

虚脉又主傷暑者，蓋暑爲陽邪，其勢足以爍石流金，干於脾則吐利，干於心則煩心，併於上則頭重，併於下則便秘。其見於脉也，不洪數而反見虚者，因暑性炎熱，使人表氣易泄，故脉必虚耳。

按，脈經曰：遲大而軟，按之豁豁然空。此言最爲合義。雖不言「浮」字，而曰「按之豁然空」，則「浮」字之義已包含矣。崔紫虚以爲形大力薄，其虚可知，但欠「遲」字之義耳。僞訣云：尋之不足，舉之有餘。是浮脈而非虚脈矣。浮以有力得名，虚以無力取象，「有餘」二字，安可施之虚脈乎？楊仁齋曰：狀爲柳絮，散慢而遲。滑伯仁曰：散大而軟。二家之言，俱是散脈，而非虚脈矣。夫虚脈按之雖軟，猶可見也；散脈按之絶無，不可見也。虚之異於濡者，虚則遲大而無力，濡則細小而無力也；虚之異於芤者，虚則愈按而愈軟，芤則重按而仍見也。夫虚脈兼遲，遲爲寒象，大凡證之虚極者必挾寒，理勢然也。故虚脈行於指下，則益火之源，以消陰翳。更有浮取之而且大且數，重按之，而豁然如無，此名内真寒而外假熱。古人以附子理中湯，冰冷與服，治以内真熱而外假寒之劑也。

實脈 陽

體象

實脈有力，長大而堅。應指愊愊，三候皆然。

實爲邪盛有餘之象，既大而且兼長，既長大而且有力，既長大有力而且浮、中、沉三候皆然，則諸陽之象，莫不畢備。

主病

血實脈實，火熱壅結。左寸實者，舌强氣壅，口瘡咽痛。實在左關，肝火脇痛。左尺得實，便秘腹疼。右寸實者，嘔逆咽痛，喘嗽氣壅。實在右關，伏陽蒸内，中滿氣滯。右尺得實，臍痛便難，相火亢逆。

脉實必有大邪、大熱、大積、大聚。故脉經云：血實脉實。又曰：氣來實强，是謂太過。由是測之，皆主實熱。其所主病，大約與數脉相類，而實則過之，以其蘊蓄之深也。

按，素問大奇論曰：肝滿、腎滿、肺滿皆實，即爲腫。如肝雍兩胠滿，卧則驚，不得小便；腎雍胠下至少腹滿，脛有大小，髀胻大跛，易偏枯；肺之雍喘而兩胠滿之類；皆實脉也。實主邪氣有餘，易於體象，所以叔和有「尺實則小便難」之説。乃僞訣謬以尺實爲小便不禁，何適相反？又妄謂如繩應指來，則是緊脉之形，而非實脉之象矣。夫緊脉之與實脉，雖相類而實相懸。但緊脉弦急如切繩，而左右彈人手；實脉則且大且長，三候皆有力也。緊脉者，熱爲寒束，故其象綳急而不寬舒；實脉者，邪爲火迫，故其象堅滿而不和柔。以證合之，以理察之，便昭昭於心目之間。又按，張潔古惑於僞訣實主虚寒之説，而遂以薑、附施治，此甚不可爲訓。或實脉而兼緊者，庶乎相當。苟非緊象，而大温之劑施於大熱之人，其不立斃者幾希。以潔古之智，當必是兼緊之治法，無疑耳。夫陰陽對偶，不可稍偏。陽氣過旺，不戢有自焚之虞。今世宗丹溪者，以爲陽常有餘，喜用寒凉，乃致殺人如麻，恬不之怪。又有有激之論，爲劉、朱之言不息，則軒岐之澤不彰，三吴兩浙，翕然成風，以薑、附爲茶飯，其流毒更不可言。執一舍一，禍害相尋，可勝嘆哉！

長脉 陽

體象

長脉迢迢，首尾俱端。直上直下，如循長竿。

首尾相稱，往來端直也。

主病

長主有餘，氣逆火盛。左寸長者，君火爲病。長在左關，木實之殃。左尺見長，奔豚衝競。右寸長者，滿逆爲定。長在右關，土鬱脹悶。右尺見長，相火專冷。

長脉與數脉、實脉皆相類，而長脉應肝，肝屬木而生火，如上諸證，莫非東方熾甚，助南離之焰，爲中州之仇，須以平木爲急耳。

按，素問平人氣象論曰：肝脉來軟弱招招，揭長竿末梢，曰肝平。肝脉來盈實而滑，如循長竿，曰肝病。故知長而和緩，即合春生之氣，而爲健旺之徵；長而硬滿，即屬火亢之形，而爲疾病之應。長脉在時爲春，在卦爲震，在人爲肝。肝主春生之令，天地之氣，至此而發舒。素問脉要精微論曰：長則氣治。李月池曰：心脉長者，神强氣壯。腎脉長者，蒂固根深。皆言平脉也。如上文主病云云，皆言病脉也。舊説過於本位，名爲長脉，久久審度，而知其必不然也。寸而上過，則爲溢脉；寸而下過，即爲關脉。關而上過，即屬寸脉；關而下過，即屬尺脉。尺而上過，即屬關脉；尺而下過，即爲覆脉。由是察之，然則過於本位，理之所必無，而義之所不合也。惟其狀如長竿，則直上直下，首尾相應，非若他脉之上下參差，首尾不匀者也。凡實、牢、弦、緊四脉，皆兼長脉，故古人稱「長主有餘之疾」，非無本之説也。

短脉 陰

體象

短脉濇小，首尾俱俯。中間突起，不能滿部。

短之爲象，兩頭沉下，而中間獨浮也。

主病

短主不及，爲氣虚證。左寸短者，心神不定。短在左關，肝氣有傷。左尺得短，少腹必疼。右寸短者，肺虚頭痛。短在右關，膈間爲殃。右尺得短，真火不隆。

素問脉要精微論曰：短則氣病。蓋以氣屬陽，主乎充沛；若短脉獨見，氣衰之確兆也。然肺爲主氣之臟，偏與短脉相應，則又何以説也？素問玉機真臟論謂：肺之平脉，厭厭聶聶，如落榆莢。則短中自有和緩之象，氣仍治也。若短而沉且濇，而謂氣不病。可乎？

按，一息不運則機緘窮，一毫不續則穹壤判。僞訣以短脉爲中間有，兩頭無，爲不及本位。據其説，則斷絶不通矣。夫脉以貫通爲義，若使上不貫通，則爲陽絶；下不貫通，則爲陰絶：俱爲必死之脉。豈有一見短脉，遂致危亡之理乎？戴同父亦悟及於此，而云：短脉只當見於尺寸。若關中見短，是上不通寸，下不通尺，爲陰陽絶脉而必死。同父之説，極爲有見。然尺與寸可短，依然落於陰絶陽絶矣。殊不知短脉非兩頭斷絶也，特兩頭俯而沉下，中間突而浮起，仍自貫通者也。叔和云：應指而迴，不能滿部。亦非短脉之合論也。時珍曰：長脉屬肝，宜於春；短脉屬肺，宜於秋。但診肺肝，則長短自見。故知非其時、非其部，即爲病脉也。凡得短脉，必主氣血虚損，僞訣指爲氣壅者，何也？潔古至欲以巴豆神藥治之，良不可解。

洪脉 陽

體象

洪脉極大，狀如洪水。來盛去衰，滔滔滿指。

洪脉，即大脉也，如洪水之洪，喻其盛滿之象也。

主病

洪爲盛滿，氣壅火亢。左寸洪者，心煩舌破。洪在左關，肝脉太過。左尺得洪，水枯便難。右寸洪者，胸滿氣逆。洪在右關，脾土脹熱。右尺得洪，龍火燔灼。

按，洪脉，在卦爲離，在時爲夏，在人爲心。時當朱夏，天地之氣，酣滿暢遂，脉者得氣之先，故應之以洪。洪者，大也，以水喻也。又曰：鈎者，以木喻也。夏木繁滋，枝葉敷佈，重而下垂，故如鈎也。鈎即是洪，名異實同。素問玉機真臟論以洪脉爲來盛去衰，頗有微旨。大抵洪脉祇是根脚闊大，却非堅硬。若使大而堅硬，則爲實脉，而非洪脉矣。素問脉要精微論曰：大則病進。亦以其氣方張也。又曰：夏脉如鈎，何如而鈎？岐伯曰：夏脉心也，南方火也，萬物所以盛長也，其氣來盛去衰，故曰鈎。反此者病。黄帝曰：何如而反？岐伯曰：其氣來盛，去亦盛，此謂太過，病在外；其氣來不盛，去反盛，此謂不及，病在中。太過，則令人身熱而膚痛，爲浸淫；不及，則令人煩心，上見咳唾，下爲氣泄。叔和云：夏脉洪大而散，名曰平脉。反得沉濡而滑者，是腎之乘心，水之尅火，爲賊邪，死不治；反得大而緩者，是脾之乘心，子之扶母，爲實邪，雖病自愈。反得弦細而長者，是肝之乘心，母之歸子，爲虚邪，雖病易治；反得浮濇而短者，是肺之乘心，金之凌火，爲微邪，雖病即瘥。凡失血下利、久嗽久病之人，俱忌洪脉。素問三部九候論曰：形瘦、脉大、多氣者死。可見形證不與脉相合者，均非吉兆。

微脉 陰

體象

微脉極細，而又極軟。似有若無，欲絶非絶。

微之爲言，近於無也。仲景曰「瞥瞥如羹上肥」，狀其軟而無力也。「縈縈如蠶絲」，狀其細而難見也。古人「似有若無，欲絶非絶」八字，真爲微脉傳神。

主病

微脉模糊，氣血大衰。左寸微者，心虚憂惕。微在左關，寒攣氣乏。左尺得微，髓竭精枯。右寸微者，中寒少氣。微在右關，胃寒氣脹。右尺得微，陽衰寒極。

按，算數者以十微爲一忽，十忽爲一絲，十絲爲一毫，十毫爲一釐。由是推之，則一釐之少，分而爲萬，方始名微，則微之渺小難見可知。世俗未察微脉之義，每見脉之細者，輒以微、細二字並稱，是何其言之不審耶？輕取之而如無，故曰陽氣衰；重按之而欲絶，故曰陰氣竭。若細脉則稍稍較大，顯明而易見，非如微脉之模糊而難見也。雖其證所患略同，而其形亦不可不辨。時珍云：微主久虚血弱之病，陽微則惡寒，陰微則發熱。自非峻補，難可回春。而僞訣所云：漩之敗血小腸居。何以置之微脉乎？若不兼他象，雖微而來去未亂，猶可圖存于百一。卒病得之，猶或可生者，謂邪氣不至深重也。長病得之，多不可救者，正氣將次絶滅，草木之味，難藉以支持耳。

在傷寒證，惟少陰有微脉，他經則無。其太陽膀胱爲少陰之府，纔見脉微惡寒，仲景早從少陰施治，而用附子、乾薑矣。蓋脉微惡寒，正陽氣衰微所至。詩云：彼月而微，此日而微。今此下民，亦孔之哀。在天象之陽，且不可微，然則人身之陽，顧可微哉！腎中既已陰盛陽微，寒自内生，復加外寒，斬關直入，其人頃刻云亡。故仲景以爲卒病，而用辛熱，以回一綫真陽於重泉之下也。卒中寒者，陽微陰盛，最爲危急。素問調經論篇曰：陰盛生内寒。因厥氣上逆，寒氣積於胸中而不泄，則温氣去，寒獨留；留則血凝，血凝則脉不通，其脉盛大以濇，故中寒。夫既言「陰盛生内寒矣」，又言「故中寒」者，豈非内寒先生，外寒内中之耶？經既言血脉不通矣，又言其脉盛大以濇者，豈非以外寒中，故脉盛大，血脉閉，故脉濇耶？此中深有所疑，請申明之。一者，人身衛外之陽最固，太陽衛身之背，陽明衛身之前，少陽衛身之兩側，今不由三陽而直中少陰，豈真從天而下？蓋厥氣上逆，積於胸中，則胃寒；胃寒，則口食寒物，鼻吸寒氣，皆得入胃。腎者，胃之關也。外寒斬關直入少陰腎臟，故曰中寒也。此經隱而未言者也。一者，其脉盛大以濇，雖曰中寒，尚非卒病；卒病中寒，其脉必微。蓋經統言傷寒、中寒之脉，故曰「盛大以濇」。仲景以傷寒爲熱病，中寒爲寒病。分別言之，傷寒之脉，大都以大浮數動滑爲陽，沉濇弱弦微爲陰。陽病而見陰脉且主死，况陰病卒病，必無反見陽脉盛大之脉。若只盛大以濇，二陽一陰，亦何卒急之有哉！此亦經所隱而難窺者也。

脉訣彙辨卷四

緊脉陰中之陽

體象

緊脉有力，左右彈人。如絞轉索，如切緊繩。

緊者，綳急而兼絞轉之形也，多梟動夭矯之勢。素問曰：往來有力，左右彈人手。則剛勁之概可掬。

主病

緊主寒邪，亦主諸痛。左寸緊者，目痛項强。緊在左關，脇肋痛脹。左尺緊者，腰臍作痛。右寸緊者，鼻塞膈壅。緊在右關，吐逆傷食。右尺得緊，奔豚疝疾。

緊爲收斂之象，猶天地之有秋冬，故主寒邪。陽困陰凝，故主諸痛。

兼脉

浮緊傷寒，沉緊傷食。急而緊者，是謂遁屍。數而緊者，當主鬼擊。

浮緊有力，無汗、發熱、惡寒，頭項痛，腰脊强拘急，體痛、骨節疼，此爲傷寒，邪在表也。獨右關緊盛，爲飲食内傷；兩手脉俱緊盛，即是夾食傷寒。遁屍鬼擊者，皆屬陰邪之氣，卒中於人，邪正交争，安得不急數乎？中惡祟乘之，脉而得浮緊，謂邪方熾而脉無根也。咳嗽虚損之脉，而得浮緊，謂正已虚而邪方痼也。咸在不治。

按，天地肅殺之氣，陰凝收斂，其見於脉也爲緊。較之於弦，更加挺勁之異。仲景曰：如轉索無常。叔和曰：數如切繩。丹溪曰：如紉單綫，譬如以二股、三股糾合爲繩，必旋絞而轉，始得緊而成繩。可見緊之爲義，不獨縱有挺急，抑且横有轉側也。不然，左右彈手及轉索諸喻，將何所取義乎？古稱熱則筋縱，寒則筋急，此惟熱鬱於内，而寒束其外，崛强不平，故作是狀。緊之與遲，雖同主乎寒，遲則氣血有虧，乃脉行遲緩而難前；緊則寒邪凝襲，乃脉行夭矯而搏擊。須知數而流利，則爲滑脉；數而有力，則爲實脉；數而絞轉，則爲緊脉。形狀畫一，不可紊也。崔氏但言「如綫」，亦窺見梗概，第未言之透快耳。「緊」之一字，已經古人工於摹寫，而僞訣妄曰：寥寥入尺來。思之，幾同寐語。夫緊脉猶之行路，不惟足高氣揚，履聲接踵，抑且左右恣意，而竟比之一龍鍾衰老、舉步不前之態，其比擬失倫，肆口無忌，何至於此！庸工猶以爲金針也。吁，可怪矣！

緩脉 陰

體象

緩脉四至，來往和匀。微風輕颭，初春楊柳。

緩脉，以寬舒和緩爲義，與緊脉正相反也。故曰：緩而和匀，不浮不沉，不大不小，不疾不徐，意思欣欣，悠悠揚揚，難以名狀者。此真胃氣脉也。

兼脉主病

緩爲胃氣，不主於病。取其兼見，方可斷證。浮緩傷風，沉緩寒濕。緩大風虚，緩細濕痺。緩濇脾薄，緩弱氣虚。左寸濇緩，少陰血虚，左關浮緩，肝風内鼓。左尺緩濇，精宫不及。右寸浮緩，風邪所居。右關沉緩，土弱濕侵。右尺緩細，真陽衰極。

素問玉機真臟論：岐伯曰：脾者，土也，孤臟以灌四旁者也。善者不可見，惡者可見。是故緩脉不主疾病。惟考其兼見之脉，乃可斷其爲病。浮而且緩，風上乘也；沉而且緩，濕下侵也。緩而且大，風虚内盛；緩而且細，濕痺外乘。緩而且濇，脾不能統血也；緩而且弱，肺不能主氣也。

按，緩脉，在八卦爲坤，在五行爲土，在時爲四季之末，在人身爲足太陰脾。若陽寸陰尺上下同等，浮大而軟無偏勝者，和平之脉也。故張太素又比之：如絲在經，不卷其軸；應指和緩，往來甚匀。蓋土爲萬物之母，中氣調和，則百疾不生，緩之於脉大矣哉！

素問玉機真臟論曰：其來如水之流者，此爲太過，病在外；如鳥之喙，此謂不及，病在中。太過，則令人四肢沉重不舉；不及，則令人九竅壅塞不通。脉經云：脾王之時其脉大，阿阿而緩，名曰平脉。反得弦細而長者，是肝之乘脾，木之尅土，爲賊邪，死不治；反得浮濇而短，是肺之乘脾，子之扶母，爲實邪，雖病自愈；反得洪大而散者，是心之乘脾，水之淩土，爲微邪，雖病即瘥。僞訣以緩脉主脾熱口臭，反胃齒痛，夢鬼諸證，似乎緩脉主實熱有餘之證。杜撰如此。

芤脉 陽中陰

體象

芤乃草名，絶類慈葱。浮沉俱有，中候獨空。

芤，草狀，與葱無異。假令以指候葱，浮候之，着上面之葱皮；中候之，正當葱中空處；沉候之，又着下面之葱皮。

主病

芤狀中空，故主失血。左寸芤者，心主喪血。芤在左關，肝血不藏。左尺得芤，便紅爲咎。右寸芤者，相傅陰亡。芤在左關，脾血不攝。右尺得芤，精漏欲竭。

衛行脉外，榮行脉中。凡失血之病，脉中必空，故主證如上。

按，芤之爲義，兩邊俱有，中央獨空之象。劉三點云：芤脉何似？絶類慈葱，指下成窟，有邊無中。叔和云：芤脉浮大而軟，按之中央空，兩邊實。二家之言，已無遺藴。戴同父云：營行脉中，脉以血爲形。芤脉中空，脱血之象。僞訣云：兩頭有，中間無。以「頭」字易叔和之「邊」字，則是上下之脉，劃然中斷，而成陰絶、陽絶之診矣。又云：寸芤積血在胸中，關内逢芤腸裏癰。是以芤爲蓄血積聚之實脉，非失血虚家之空脉矣。時珍亦祖述其言，豈曾未精思耶？僞訣又云：芤主淋瀝，氣入小腸。與失血之候，有何干涉？即叔和云：三部脉芤，長病得之生，卒病得之死。然暴失血者脉多芤，而謂卒病得之死，可乎？其言亦不能無疵也。至劉肖齋所引諸家論芤脉者，多出附會，不可盡信。若周菊潭謂：生平診脉，未有芤象者。抑何其言之不審耶？虞德恒治一人潮熱，微似瘧，小腹右邊一塊，大如雞卵作痛，右脚不能伸縮。虞診其脉，左寸芤而帶濇，右寸芤而洪實，兩尺、兩關俱洪數。曰：此大小腸之間欲作癰耳。虞説仍沿僞訣，以寸尺相爲表裏耳。然芤者，中空之象，帶濇猶可；並曰：帶洪實，實則不芤，而芤則不實。豈虞之辨證乃别有據，姑託於脉以明其术耶？否則於理亦不可解矣。

弦脉 陽中之陰

體象

弦如琴弦，輕虚而滑。端直以長，指下挺然。

弦之爲義，如琴弦之挺直而略帶長也。弦脉與長脉，皆主春令。但弦爲初春之象，陽中之陰，天氣猶寒，故如琴弦之端直而挺然，梢帶一分之緊急也；長爲暮春之象，純屬於陽，絶無寒意，故如木幹之迢直以長，純是發生氣象也。

主病

弦爲肝風，主痛主瘧，主痰主飲。左寸弦者，頭痛心勞。弦在左關，痰瘧癥瘕。左尺得弦，飲在下焦。右寸弦者，胸及頭疼。弦在右關，胃寒膈痛。右尺得弦，足攣疝痛。

膽爲甲木，肝爲乙木。自北而東，在肝爲厥陰而陰盡，在膽爲少陽而陽微。初春之象，逗氣尚少，升如一縷，有弦義焉。風屬木而應春，弦是其本脉，生於風則象風，故脉自弦。弦寒歛束，氣不舒暢，故又主痛瘧之作也。邪正交争，或寒而熱，熱而寒，寒熱往來，正邪出入，樞主於中。素問陰陽離合論曰：少陽爲樞。故脉亦當弦。飲者，痰之類也。弦直而歛，無鼓蕩之力，故飲留焉。頭乃六陽所聚，陽虚不能張大，或致外邪所乘，安得不痛？瘧疾寒熱往來，常在少陽經。故曰：瘧脉自弦。又曰：無痰不成瘧。癥瘕處於其地，則邪正不敵，小腹沉陰之位，受寒乃痛。肺家陽氣衰微，更受陰寒，或右邊頭痛，或胸次作疼。水來乘土，胃寒不化，真火不足，無以温暖肝木，攣痛之自來也。

兼脉

浮弦支飲，沉弦懸飲。弦數多熱，弦遲多寒。陽弦頭疼，陰弦腹痛。單弦飲癖，雙弦寒痼。

飲停在上不在胃，而支留於心胸；飲停在下不在胃，而懸留於腹脇。故一弦而浮，一弦而沉也。數則爲熱，弦而兼數者，病亦兼熱。遲則爲寒，弦而兼遲者，病亦兼寒。陽弦者，寸弦也。邪在三陽，三陽走頭，故頭痛；陰弦者，尺弦也，邪在三陰，三陰走腹，故腹痛。單弦則止爲陰癖。若脉見雙弦，已具純陰之象，若不能食，爲木來尅土，必不可治。

按，弦脉，在八卦爲震，在五行爲木，在四時爲春，在五臟爲肝。素問玉機真臟論曰：春脉，肝也，東方木也，萬物之所以始生也。故其氣來軟弱，輕虚而滑，端直以長，故曰弦。反此者病。其氣來而實强，此爲太過，病在外；其氣來不實而微，此爲不及，病在中。太過，則令人善怒，忽忽眩冒而巔疾；不及，則令人胸脇痛引背，兩脇胠滿。素問平人氣象論曰：平肝脉來，軟弱招招，如揭長竿末梢，曰肝平。春以胃氣爲本。肝脉來盈實而滑，如循長竿，曰肝病；死肝脉來，急益勁，如新張弓弦，曰肝死。戴同父云：弦而軟，其病輕；弦而硬，其病重。深契内經之旨。素問玉機真臟論篇云：端直以長。叔和云：如張弓弦。巢氏云：按之不移，察察如按琴瑟弦。戴同父云：從中直過，挺然指下。諸家之論弦脉，可謂深切著明。而僞訣乃言「時時帶數」，又言「脉緊狀繩牽」，則是緊脉之象，安在其弦脉之義哉！弦亦謂其主痰，然以飲較痰，尚未結聚，所以弦不似滑之纍纍替替之有物形也。

革脉 陽中之陰

體象

革大弦急，浮取即得。按之乃空，渾如鼓革。

恰如鼓皮，外則綳急，内則空虚也。故浮取於鼓面，而已即得；若按之，則虚而無物矣。

主病

革主表寒，亦屬中虚。左寸革者，心血虚痛。革在左關，疝瘕爲祟。左尺得革，精空可必。右寸革者，金衰氣壅。革在右關，土虚而疼。右尺得革，殞命爲憂。女人得之，半産漏下。

脉如皮革，表邪有餘，而内則不足。惟表有寒邪，故弦急之象先焉；惟中虧氣血，故空虚之象顯焉。男人諸病，多由精血不足之故；女人半産漏下者，亦以血驟去，故脉則空也。

按，革者，皮革之象也。浮舉之而弦急，非綳急之象乎？沉按之而豁然，非中空之象乎？仲景曰：脉弦而大，弦則爲減。大則爲芤；減則爲寒，芤則爲虚。虚寒相搏，此名爲革。此節，正革脉之注脚也。革如皮革，急滿指下。今云：脉弦而大。只此四字，可以盡革脉之形狀矣。「弦則爲減」以下，又發明所以爲革之義也。叔和云：三部脉革，長病得之死，新病得之生。時珍云：此芤、弦二脉相合，故爲亡精失血之候。諸家脉書皆以爲即牢脉也。故或有革無牢，或有牢無革，混淆莫辨。不知革浮牢沉，革虚牢實，形與證皆異也。甲乙經曰：渾渾革革，至如涌泉，病進而色弊弊；綿綿其去如弦絶者死。謂脉來渾濁革變，急如泉湧，出而不返也。觀其曰「湧泉」，則浮取之不止於弦大，而且數、且搏、且滑矣。曰「弦絶」，則重按之不止於豁然，而且絶無根蒂矣，故曰死也。王既以爲溢脉者，因甲乙經有「湧泉」之語，而附會其説也。不知溢脉者，自寸而上貫於魚際，直衝而上，如水之沸而盈溢也，與革脉奚涉乎？丹溪曰：如按鼓皮。其於中空外急之義，最爲切喻。伯仁以革爲變革之義，誤矣。若曰變革，是怪脉也，而革果怪脉乎？則變革之義何居耶？

牢脉 陰中之陽

體象

牢在沉分，大而弦實。浮中二候，了不可得。

深居在内之象也。故樹本以根深爲牢，蓋深入於下者也；監獄以禁囚爲牢，深藏於内者也。仲景曰：寒則牢固。又有堅固之義也。

主病

牢主堅積，病在乎内。左寸牢者，伏梁爲病。牢在左關，肝家血積。左尺得牢，奔豚爲患。

右寸牢者，息賁可定。牢在右關，陰寒痞癖。右尺得牢，疝瘕痛甚。

牢脉所主之證，以其在沉分也，故悉屬陰寒；以其形弦實也，故咸爲堅積積之成也。正氣不足，而邪氣深入牢固。心之積，名曰伏梁；肝之積，名曰肥氣；腎之積，名曰奔豚；肺之積，名曰息賁；脾之積，名曰痞氣。及一切按之應手者曰癥，假物成形者曰瘕。見於肌肉間者曰痃，結於隱癖者曰癖。《經》曰：積之始生，得寒乃生，厥乃咸積，故牢脉咸主之。若夫失血亡精之人，則內虚而當得革脉，乃爲正象；若反得牢脉，是脉與證反，可以卜短期矣。

按，沈氏曰：似沉似伏，牢之位也；實大弦長，牢之體也。牢脉不可混於沉脉、伏脉，須細辨耳。沉脉如綿裹砂，內剛外柔，然不必兼大弦也。伏脉非推筋至骨，不見其形。在於牢脉，既實大纔重，按之便滿指有力，以此爲别耳。叔和云：似沉似伏，猶不能作畫一之論也。吳草廬曰：牢爲寒實，革爲虚寒。安可混乎？《僞訣》云：尋之則無，按之則有。但依稀彷彿，却不言實大弦長之形象，是沉脉，而非牢脉矣。又曰：脉入皮膚辨息難。更以牢爲死亡之脉，其謬可勝數哉！

濡脉 陰中之陰

體象

濡脉細軟，見於浮分。舉之乃見，按之即空。

濡者，即軟之象也。必在浮候，見其細軟；若中候沉候，不可得而見也。叔和比之帛浮水面，時珍比之水上浮漚，皆狀其隨手而没之象也。

主病

濡主陰虚，髓竭精傷。左寸濡者，健忘驚悸。濡在左關，血不榮筋。左尺得濡，精血枯損。右寸濡者，腠虚自汗。濡在右關，脾虚濕侵。右尺得濡，火敗命乖。

按，浮主氣分，浮取之而可得，氣猶未敗；沉主血分，沉按之而如無，此精血衰敗。在久病老年之人，尚未至於必絶，爲其脉與證合也。若平人及少壯及暴病見之，名爲無根之脉，去死不遠。叔和言：輕手相得，按之無有。僞訣反言：按之似有，舉之無。悖戾一至此耶？且按之則似有，舉之則還無，是弱脉，而非濡脉矣。濡脉之浮軟，與虚脉相類，但虚脉形大，而濡脉形小也。濡脉之細小，與弱脉相類，但弱在沉分，而濡在浮分也。濡脉之無根，與散脉相類，但散脉從浮大而漸至於沉，濡脉從浮小而漸至於不見也。從大而至沉者全凶；從小而之無者，爲吉凶相半也。又主四體骨蒸，蓋因腎氣衰絶，水不勝火耳。

弱脉 陰

體象

弱脉細小，見於沉分。舉之則無，按之乃得。

沉而且細且小，體不充、勢不鼓也。

主病

弱爲陽陷，真氣衰弱。左寸弱者，驚悸健忘。弱在左關，木枯攣急。左尺得弱，涸流可徵。右寸弱者，自汗短氣。弱在右關，水穀之疴。右尺得弱，陽陷可驗。

夫浮以候陽，陽主氣分，浮取之而如無，則陽氣衰微，確然可據。夫陽氣者，所以衛外而爲固者也；亦以運行三焦，熟腐五穀者也。柳氏曰：氣虚則脉弱。寸弱陽虚，尺弱陰虚，關弱胃虚。弱脉呈形而陰霾已極，自非見晛，而陽何以復耶？素問玉機真臟論曰：脉弱以滑，是有胃氣。脉弱以濇，是爲久病。愚謂：弱堪重按，陰猶未絶；若兼濇象，則氣血交敗，生理滅絶矣。仲景云：陽陷入陰，當惡寒發熱，久病及衰年見之，猶可維援；新病及少壯得之，不死安待？

按，脉經曰：弱脉極軟而沉細，按之乃得，舉手無有。何其彰明詳盡也！僞訣爲輕手而得，明與叔和相戾，且是濡脉之形，而非弱脉之象，因知僞訣誤以濡脉爲弱，弱脉爲濡，其鹵莽特甚。即黎氏浮漚之譬，亦踵高陽之弊，不可不詳加考據也。

散脉 陰

體象

散脉浮亂，有表無裏。中候漸空，按則絶矣。

自有漸無之象，亦散亂不整之象也。當浮候之，儼然大而成其爲脉也；及中候之，頓覺無力而減其十之七八矣；至沉候之，杳然不可得而見矣。

主病

散爲本傷，見則危殆。左寸散者怔忡不卧。散在左關，當有溢飲。左尺得散，北方水竭。右寸散者，自汗淋灕，散在右關，脹滿蠱壞。右尺得散，陽消命絶。

按，「漸重漸無，漸輕漸有」，明乎此八字，而散字之象恍然矣。故叔和云：散脉大而散，有表無裏。字字斟酌。崔氏云：渙漫不收。蓋渙漫即浮大之義，而不收即無根之義。雖得其大意，而未能言之鑿鑿也。柳氏云：無統紀，無拘束，至數不齊，或來多去少，或去多來少，渙散不收，如楊花散漫之象。夫楊花散漫，即輕飄而無根之説也。其言至數不齊，多少不一，則散亂而不能整齊嚴肅之象也。此又補叔和未備之旨，深得散脉之神者也。戴同父云：心脉浮大而散，肺脉短濇而散，皆平脉也；心脉軟散爲怔忡，肺脉軟散爲汗出，肝脉軟散爲溢飲，脾脉軟散爲胻腫，皆病脉也。腎脉軟散，諸病脉代散，皆死脉也。古人以代、散爲必死者，蓋散爲腎敗之徵，代爲脾絶之徵也。腎脉本沉，而散脉按之，不可得見，是先天資始之根本絶也；脾脉主信，而代脉歇至不愆其期，是後天資生之根本絶也。故二脉獨見，均爲危殆之候；而二脉交見，尤爲必死之符。

細脉 陰

體象

細直而軟，纍纍縈縈。狀如絲綫，較顯於微。

小也，細也，狀如絲也。比之於微，指下猶尚易見，未至於舉按模糊也。

主病

細主氣衰，諸虚勞損。左寸細者，怔忡不寐。細在左關，肝血枯竭。左尺得細，泄痢遺精。右寸細者，嘔吐氣怯。細在右關，胃虚脹滿。右尺得細，下元冷憊。

細脉、微脉，俱爲陽氣衰殘之候。矢氣主煦之，非行温補，何以復其散失之元乎？常見虚損之人，脉已細而身常熱，醫者不究其元，而以凉劑投之，何異於惡醉而强酒？遂使真陽散敗，飲食不進，上嘔下泄，是速之使斃耳。素問陰陽别論云：壯火食氣，少火生氣。人非少火，無以運行三焦，熟腐五穀。未徹乎此者，安足以操司命之權哉！然虚勞之脉，細數不可並見，並見者必死。細則氣衰，數則血敗，氣血交窮，短期將至。叔和云：細爲血少，亦主氣衰。有此證則順，無此證則逆。故吐利失血，得沉細者生。憂勞過度之人，脉亦多細，爲自戕其氣血也。春夏之令，少壯之人，俱忌細脉，謂其不與時合，不與形合也。秋冬之際，老弱之人，不在禁忌之例。

按，絲之質最柔，絲之形最細，故以形容細脉。王啓玄曰：狀如莠蓬。正於柔細之態，善摩巧擬，恍在目前。僞訣失其柔軟之意，而但云極細，則可移于微脉，而豈能獨標細脉之體象乎？微、細二脉，或有單指陽衰，或有單指陰竭，或有兼陰陽而主病，則非畫一之論矣。大都浮而細者，屬之陽分，則見自汗、氣急等證；沉而細者，屬之陰分，則見下血、血痢等證。

伏脉 陰

體象

伏爲隱伏，更下於沉。推筋着骨，始得其形。

伏之爲義，隱伏而不見之謂也。浮、中二候，絶無影響；雖至沉候，亦不可見；必推筋至骨，方始得見耳。

主病

伏脉爲陰，受病入深。左寸伏者，血鬱之愆。伏在左關，肝血在腹。左尺得伏，疝瘕可驗。右寸伏者，氣鬱之殃。伏在右關，寒凝水穀。右寸得伏，少火消亡。

其主病多在沉、陰之分，隱深之地，非輕淺之劑，所能破其籓垣也。諸證莫非氣血結滯，惟右關、右尺，責其無火。蓋火性炎上，推筋至骨，而形始見，積衰可知。更須以有力、無力，細爲分辨，則伏中之虚實燎然矣。

按，傷寒論中，以一手脉伏爲單伏，兩手脉伏曰雙伏，不可以陽證見陰脉爲例也。火邪内鬱，不得發越，乃陽極似陰。故脉伏者，必有大汗而解，正如久旱將雨，必先六合陰晦，一回雨後，庶物咸甦也。又有陰證傷寒，先有伏陰在内，而外復感冒寒邪，陰氣壯盛，陽氣衰微，四肢厥逆，六脉沉伏，須投薑、附，及灸關元，陽乃復回，脉乃復出也。若太谿、衝陽皆無脉者，則必死無疑。劉玄賓云：伏脉不可發汗。爲其非表脉也，亦爲其將自有汗也。乃僞訣云：徐徐發汗。而潔古欲以附子細辛麻黄湯發之，皆非伏脉所宜也。僞訣論形象，則妄曰「尋之似有，定息全無」，是於中候見形矣，於伏之名義何居乎？

動脉 陽

體象

動無頭尾，其形如豆。厥厥動摇，必兼滑數。

動脉厥厥動摇，急數有力，兩頭俯下，中間突起，極與短脉相類。但短脉爲陰，不數、不硬、不滑也；動脉爲陽，且數、且硬、且滑也。

主病

動脉主痛，亦主于驚。左寸動者，驚悸可斷。動在左關，驚及拘攣。左尺得動，亡精失血。右寸動者，自汗無疑。動在右關，心脾疼痛。右尺得動，龍火奮迅。

陰陽不和，氣搏擊則痛，氣攛迸則驚。動居左寸，心主受侮，驚悸至矣。肝、膽同居，肝主筋而膽主震定，動則皆病。人之根蒂在尺，動則陽不能衛，陰不能守，亡精失血，可立而待。肺家主氣，動則外衛不密，汗因之泄，陰陽相搏，心脾不安，動乃痛作。右尺真陽潛伏之所，而亦見動象，則陽氣不得蟄藏，必有非時奮迅之患。

按，關前爲陽，關後爲陰。故仲景云：陽動則汗出。分明指左寸之心，汗爲心之液；右寸之肺，肺主皮毛，而司腠理，故汗出也。又曰：陰動則發熱。分明指左尺見動，爲腎水不足；右尺見動，謂相火虚炎，故發熱也。因是而知舊説言動脉只見於關上者，非也。且素問曰：婦人手少陰心脉動甚者，爲妊子也。然則手少陰明隸於左寸矣，而謂獨見於關，可乎？成無巳曰：陰陽相搏而虚者動。故陽虚則陽動，陰虚則陰動。以關前爲陽，主汗出；關後爲陰，主發熱。豈不精妥？而龐安常强爲之説云：關前三分爲陽，關後二分爲陰。正當關位，半陰半陽，故動隨虚見。是亦泥動脉祇見於關之説也。僞訣云：尋之似有，舉之還無。是弱脉而非動脉矣。又曰：不離其處，不往不來，三關沉沉。含糊謬妄，無一字與動脉合義矣。詹氏曰：如鈎如毛。則混於浮大之脉，尤堪捧腹。王宇泰曰：陽生陰降，二者交通，上下往來於尺寸之內，方且衝和安靜。焉覩所謂動者哉！惟夫陽欲降而陰逆之，陰欲升而陽逆之，兩者相搏，不得上下，擊鼓之勢，隴然高起，而動脉之形著矣。此言不啻與動脉寫炤。

促脉 陽

體象

促爲急促，數時一止。如趨而蹶，進則必死。

促之爲義，於急促之中，時見一歇止，爲陽盛之象也。黎氏曰：如蹶之趣，徐疾不常。深得其義。叔和云：促脉來去數，時一止復來，亦頗明快。

主病

促因火亢，亦因物停。左寸促者，心火炎炎。促在左關，血滯爲殃。左尺得促，遺滑堪憂。右寸促者，肺鳴咯咯。促在右關，脾宫食滯。右尺得促，灼熱爲定。

按，人身之氣血，貫注於經脉之間者，刻刻流行，綿綿不息。凡一晝夜當五十營，不應數者，名曰狂生。其應於脉之至數者，如鼓應桴，罔或有忒也。臟氣乖違，則稽留凝泣，阻其運行之機，因而歇止者，其止爲輕；若真元衰憊，則陽弛陰涸，失其揆度之常，因而歇止者，其止爲重。然促脉之故，得于臟氣乖違者十之六七，得于真元衰憊者十之二三。或因氣滯，或因血凝，或因痰停，或因食壅，或外因六氣，或内因七情，皆能阻遏其運行之機，故雖當往來急數之時，忽見一止耳。如止數漸稀，則爲病瘥；止數漸增，則爲病劇。所見諸症，不出血凝氣滯，更當與他脉相參耳。促脉隨病呈形，僞訣但言「併居寸口」，已非促脉之義；且不言時止，猶爲憒憒矣。

結脉 陰

體象

結爲凝結，緩時一止。徐行而怠，頗得其旨。

結而不散，遲滯中時見一止也。古人譬諸徐行而怠，偶羈一步，可爲結脉傳神。

主病

結屬陰寒，亦由凝積。左寸結者，心寒疼痛。結在左關，疝瘕必現。左尺得結，痿躄之疴。

右寸結者，肺虚氣寒。結在右關，痰滯食停。右尺得結，陰寒爲楚。

熱則流行，寒則停凝，理勢然也。夫陰寒之中，且挾凝結，喻如隆冬，天氣嚴肅，流水冰堅也。少火衰弱，中氣虚寒，失其乾健之運，則血氣痰食，互相糾纏。浮結者外有痛積，伏結者内有積聚。故知結而有力者，方爲積聚；而無力者，是真氣衰弱。違其運化之常，惟一味温補爲正治。越人云：結甚則積甚，結微則氣微。是知又當以止歇之多寡，而斷病之重輕也。

按，運行之機緘不利，則脉應之而成結。仲景云：纍纍如循長竿，曰陰結；藹藹如車蓋，曰陽結。叔和云：如麻子動摇，旋引旋收，聚散不常爲結。則結之體狀，有非淺人所領會也。夫是三者，雖同名爲結，而義實有别。浮分得之爲陽結，沉分得之爲陰結。止數頻多，參伍不調，爲不治之症。由斯測之，結之主症，未可以一端盡也。僞訣云：或來或去，聚而却還。律以緩時一止之義，全無相涉。豈欲彷彿叔和旋引旋收之狀，而詞不達意乎？此著述之所以不可易易也。

代脉 陰

體象

代爲禪代，止有常數。不能自還，良久復動。

代亦歇止之脉。但促結之止，内有所礙，雖止而不全斷，中有還意。代則止而不還，良久復止，如四時之禪代，不愆其期也。又結促之止，止無常數；代脉之止，止有定期。

主病

代主臟衰，危惡之候。脾土敗壞，吐利爲咎。中寒不食，腹疼難救。

止有定期者，蓋脾主信也。故内經以代脉一見，爲臟氣衰微，脾氣脱絶之診。

按，代脉之義，自各不同。如素問宣明五氣篇曰：脾脉代。邪氣臟府病形篇曰：黄者其脉代。皆言臟氣之常候，非謂代爲止也。素問平人氣象論曰「長夏胃微軟弱曰平，但代無胃曰死」者，蓋言無胃氣而死，亦非以代爲止也。若脾王四季，而隨時更代者，乃氣候之代，即宣明五氣等篇所云者是也；若脉平匀，而忽强忽弱者，乃形體之代，即宣明五氣等篇所云者是也。脉無定候，更變不常，則均爲之代，須因變察情。如云五十動而不一代者，是乃至數之代。大抵脉來一息五至，則肺、心、脾、肝、腎五臟之氣皆足。故五十動而不一止，合大衍之數，謂之平脉；反此，則止乃見焉。腎氣不能至，則四十動一止；肝氣不能至，則三十動一止；至脾氣不能至，則二十動一止；至心氣不能至，則十動一止；至肺氣不能至，則四五動一止。至當自遠而近，以次而短，則由腎及肝，由肝及脾，由脾及心，由心及肺。故凡病將死者，必氣促以喘，僅呼于胸中數寸之間。此時真陰絶于下，孤陽浮於上，氣短已極，醫者猶欲平之、散之，未有不隨撲而滅者。戴同父云：三部九候，候必滿五十動。出自難經，而僞訣五臟歌中，皆以四十五動準，乖於經旨。又云：四十一止一臟絶，却後四年多命没。荒疵尤甚。夫人豈有一臟既絶，尚活四年？叔和亦曰：脉來四十動而一止者，一臟無氣，却後四歲春草生而死。未知靈樞根結篇但言動止之數，以診五臟無氣之候，何常鑿言死期耶？滑伯仁曰：無病而羸瘦，脉代者，危候也。有病而氣血乍損，衹爲病脉。此伯仁爲暴病者言也。若久病而得代脉，冀其回春，萬不得一矣。

傷寒心悸，有中氣虚者，停飲者，汗下後者。中氣虚則陽陷，陽受氣于胸中；陽氣陷，則不能上充於胸中，故悸。停飲者，飲水多而停於心下也。水停心下，水氣上淩，心不自安，故悸。汗後則裏虚矣。况汗乃心液，心液耗則心虚，心虚故悸。諸悸者，未必皆脉代；若脉代者，正指汗後之悸，以汗爲心液，脉爲心之合耳。女胎十月而産，腑臟各輸真氣，資次培養。若至期當養之經，虚實不調，則胎孕爲之不安，甚則下血而墮矣。當三月之時，心包絡養胎。靈樞經脉篇云：心包主脉。若分氣及胎，脉必虚代。在靈樞五臟生成篇曰：心合脉。蓋心與心胞，雖分二經，原屬一藏故耳。代脉主病，但標脾臟虚衰，而不及他症，故附列焉。

疾脉 陽

體象

疾爲疾急，數之至極。七至八至，脉流薄疾。

六至以上，脉有兩稱，或名曰疾，或名曰極。總是急速之形，數之甚者也。

主病

疾爲陽極，陰氣欲竭。脉號離經，虚魂將絶。漸進漸疾，旦夕殞滅。毋論寸尺，短期已决。

陰陽相等，脉至停均。若脉來過數，而至於疾，有陽無陰，其何以生？是惟傷寒熱極，方見此脉，非他疾所恒有也。若癆瘵虚憊之人，亦或見之，則陰髓下竭，陽光上亢，可與之决短期矣。陰陽易病者，脉常七八至，號爲離經，是已登鬼録者也。至夫孕婦將産，亦得離經之脉，此又非以七八至得名。如昨浮今沉，昨大今小，昨遲今數，昨滑今濇，但離於平素經常之脉，即名爲離經矣。心肺諸證，總之真陰消竭之兆，譬如繁弦急管，樂作將終，烈焰騰空，薪傳欲盡。夫一息四至，則一晝一夜，約一萬三千五百息。通計之，當五十週於身，而脉行八百一十丈，此人身經脉流行之常度也。若一息八至，則一日一夜，週於一身者，當一百營，而脉遂行一千六百餘丈矣。必至喘促聲嘶，僅呼吸於胸中數寸之間，而不能達於根蒂，真陰極於下，孤陽亢於上，而氣之短已極矣。夫人之生死由於氣，氣之聚散由乎血，凡殘喘之尚延者，祇憑此一綫之氣未絶耳。一息八至之候，則氣已欲脱，而猶冀以草木生之，何怪其不相及也？

脉訣彙辨卷五

小序

病有不盡憑於脉者，然憑脉以斷者，十居其九。乃取其宜忌者而標示焉，使不啻影之隨形，以戒世之僥倖於萬一，遺師其咎者也。

脉之主病，有宜不宜。陰陽順逆，吉凶可知。

有是病，則有是脉。與病相宜則順，不相宜則逆。逆之與順，何從區别？是又在陰陽耳。如表病見表脉，裏病見裏脉，實病見實脉，虚病見虚脉，陽病見陽脉，陰病見陰脉之類，皆順而相宜者也。反此則逆。逆順一分，而病之吉凶，從可推矣。

中風之脉，却喜浮遲。數大急疾，兼見難支。

中風之脉，各有所兼。蓋新風挾舊邪，或外感，或内傷，其脉隨之忽變。兼寒則脉浮緊，兼風則脉浮緩，兼熱則脉浮數，兼痰則脉浮滑，兼氣則脉沉濇，兼火則脉盛大。兼陽虚則脉微，亦大而空；兼陰虚則脉數，亦如細絲。陰陽則微數，或微細。虚滑爲頭中痛，緩遲爲營衛衰。大抵陽浮而數，陰濡而弱，浮滑沉滑，微虚散數，皆爲中風。風性空虚，中之於表，虚浮遲緩，雖爲正氣不足，猶可補救。急大數疾，邪不受制，必死無疑。可見大數，而猶未至急疾者，尚不可謂其必死也。

傷寒熱病，脉喜浮洪。沉微濇小，證反必凶。汗後脉静，身凉則安。汗後脉躁，熱甚必難。陽證見陰，命必危殆。陰證見陽，雖困無害。

素問熱論曰：今夫熱病者，皆傷寒之類也。又曰：人之傷於寒也，則爲病熱，熱雖甚，不死。觀此，則知傷寒雖是陰寒之邪襲人，正氣與之抗拒，鬱蒸成熱，亦理勢之必然者。抗拒在表，故脉浮；鬱蒸成熱，故脉洪。熱病得此陽脉，知正氣不陷縮而能鼓發，勝邪必矣，故喜焉。若沉微濇小，是皆陰類，證陽脉陰，表病見裏，證與脉反，邪盛正衰，凶之兆也。至若汗後，邪解正復，此時脉躁盛者，亦應寧静，身體自然凉和。設脉仍躁而熱加甚，是正氣已衰，邪氣更進，必難乎其爲生矣。即素問評熱論所謂「有病温者，汗出輒復熱，而脉躁疾，不爲汗衰，狂言，不能食，病名陰陽交」者。陽病見陰者，見陰脉也。即上文所云「熱病而得沉微濇小」之類，言證與脉反，故亦危殆。陰病多陽者，見陽脉也，亦似與證相反，惟傷寒則不然。傷寒自表入裏，從陽之陰，刻刻侵搏，層層漸入。今陰病得陽脉，是轉寒凛而變温和，起深沉而出浮淺，死陰忽作生陽，病雖困篤，自當無害。故仲景云：陰病見陽脉者生，陽病見陰脉者死。

傷暑脉虚，弦細芤遲。若兼滑實，别證當知。

經曰：脉虚身熱，得之傷暑。甲乙經曰「熱傷氣而不傷形，所以脉虚」者是也。若難經四十九難曰：其脉浮大而散。殊有未然。夫脉大而散，乃心之本脉，非病脉也。故仲景不言，但補其偏：曰弦細芤遲。芤即虚豁也。弦、細、遲，即熱傷氣之應也。統而言之曰虚，分而言之曰弦、細、芤、遲。其不以浮大之脉，混入虚脉之中，稱爲病暑之脉，慮何週耶？若面垢身熱，傷暑之證已見，而脉反滑實，將兼痰與食矣。

勞倦内傷，脾脉虚弱。汗出脉躁，死證可察。

動而生陽，身固不宜太逸。東垣論「升陽益胃湯方」後云：小役形體，使胃氣與藥得以轉運升發。此即動而生陽之義也。若煩擾而過於勞，則肢體轉旋，四肢舉動，陽氣張亂，無往非脾氣之傷，故脾脉虚弱爲順也。如汗出而脉反躁疾，則爲逆矣，安得不死？

瘧脉自弦，弦數者熱。弦遲者寒，代散者絶。

素問瘧論曰：夫痎瘧皆生於風。故瘧因風暑之邪，客於風木之府，木來乘土，脾失轉輸，不能運水穀之精微，遂多停痰留飲。弦應風木，又主痰飲，無痰不成瘧，故曰瘧脉自弦。數熱遲寒，自然之理。獨見代散之脉，則正氣虚脱，不續不斂之象，邪盛正衰，定主凶折。

泄瀉下痢，沉小滑弱。實大浮數，發熱則惡。

泄痢見於下部，無論因之内外，總屬傷陰耗裏之虚證，沉小滑弱，乃爲相宜。若實大浮洪，則惡矣。實大與虚反，浮洪與裏反，邪盛正衰，不言可喻。再加發熱，則陰氣彌傷，而裏氣彌耗，不至躁亡不已。

嘔吐反胃，浮滑者昌。弦數緊濇，結腸者亡。

嘔吐反胃，上焦之病也。浮爲虚，滑爲痰，是其正象，可以受補，故曰「昌」也。脉弦者，虚也。木來乘土，胃氣無餘，土將奪矣。數則爲熱，熱當消穀，而反吐穀，乃知數爲虚數，虚則不暈，數則氣促，嘔吐不止，胃將漸敗。金匱要略云：陽氣微，膈氣虚，脉乃數。緊則爲寒，無陽以運，故上出而嘔吐。濇脉枯濇，吐亡津液之所致。水穀之海枯，遂致糞如羊屎，必死不治。

霍亂之候，脉代勿訝。厥逆遲微，是則可嗟。

霍亂之證，揮霍撩亂，不能自持。因一時清濁混亂，卒吐暴下，暫時不能接續，非死脉也。微細而舌卷囊縮，脉至遲微，陽衰陰盛，真元漸絶之象。暴脱者能漸生，而漸絶者又何能暴起哉！

嗽脉多浮，浮濡易治。沉伏而緊，死期將至。

嗽乃肺疾，脉浮爲宜。兼見濡者，病將退也。沉則邪已入裏，緊則寒邪不散，均主病危。

喘息擡肩，浮滑是順。沉濇肢寒，皆爲逆證。

喘證無非風與痰耳。浮爲陽，爲表、爲風；滑爲陽中之陰，而爲痰、爲食。若能散其邪，則機關可利；推其物，則否塞可通。故曰順。脉沉爲陰、爲裏，爲下部；濇爲陰、爲虚。乃元氣不能接續，豈能充四肢乎？是以喘息擡肩，而四肢又寒也。若更見散脉，則元真將隨喘而散，死亡必矣。故曰逆。

火熱之證，洪數爲宜。微弱無神，根本脱離。

病熱而有火證，火則脉應洪數。若得沉微之陰脉，是無火矣。無火而仍病熱，則知爲無根之陽，虚見熱象也，故主危殆。

骨蒸發熱，脉數爲虚。熱而濇小，必殞其軀。

骨蒸者，腎水不足，壯火僭上，虚、數二脉，是其本然。蒸熱而見濇小之脉，濇則精血少，小則元氣衰，真陰日損，邪火日增。所謂發熱脉静，不可救藥耳。

勞極諸虚，浮軟微弱。土敗雙弦，火炎則數。

勞極損傷，氣血日耗，形體漸衰，所見之脉，隨病呈象，如空虚之浮，不鼓之軟，欲絶之微，無力之弱。雖云病脉，然與病猶相宜也。至若雙弦，乃知土敗，急數定爲火炎。蓋弦爲肝木，雙弦則木太盛，久病之土，何堪其侮？故知其必敗也。數已爲熱，急數則躁疾直强，略無半點和柔。邪火炎炎，真陰自絶，六至以上，便不可治。

失血諸證，脉必現芤。緩小可喜，數大堪憂。

芤有中空之象，失血者宜爾也。緩小脉順爲可喜。脉數而大，邪盛正衰，爲火爍真陰，誠爲可憂。

蓄血在中，牢大却宜。沉濇而微，速愈者希。

血蓄於内，瘀凝不行，瘀凝則脉大，不行則脉牢，亦因病呈象也。逐之使去，巢穴一空，而致新不難矣。設脉沉小濇微，是病有餘，而脉反不足；病有物，而脉若無物。既不能自行其血，又難施峻猛之劑，安望其速愈耶？

三消之脉，浮大者生。細微短濇，形脱堪驚。

三消，皆燥熱太過，惟見浮大之脉爲吉耳。若脉細小浮濇，則氣血之虚衰枯槁，不言可知。再加身體瘦悴，是謂形脱。即戴人所云燔木則爲炭，燔金則爲液，燔石則爲灰，煎海水則爲鹽。鼎水形氣兩敗，豈直可驚已哉？

小便淋閉，鼻色必黄。數大可療，濇小知亡。

熱乘津液，則水道不利，水道不利而有熱，必鬱蒸而外發黄色，見於鼻者，以鼻爲肺竅耳。數大爲火象，火證見之，又何妨乎？若逢濇小，爲精血敗壞，死亡將亟矣。

癲乃重陰，狂乃重陽。浮洪吉象，沉急凶殃。

癲狂既分陰陽，而脉皆取浮洪者，蓋浮洪者屬陽，在陽狂者得之，固與證相宜；即陰癲者得之，亦將從陰轉陽，自裏達表之象，故均爲吉兆。若沉而急，沉則入陰迫裏，急則强急不柔，是無胃氣之脉也。不論狂癲，凶殃立至。

癇宜虚緩，況小急實。或但弦急，必死不失。

癇本虚痰，脉來虚緩，自應然也。若況小急實，或虚而弦急者，肝之真臟脉見矣，安望其生耶？

疝屬肝病，脉必弦急。牢急者生，弱急者死。

疝爲肝病。弦急，肝脉之常也。況弦斂急直，氣不鼓暢者，咸主痛脹，疝則未有不痛不脹者，故弦急而牢，見積聚之有根，亦見原本之壯實。疝係陰寒之咎，牢主裏寒之脉，最爲相合；若急則邪盛，弱則正衰，必有性命之憂矣。

脹滿之脉，浮大洪實。細而沉微，岐黄無术。

脹滿屬有餘之證，宜見有餘之脉，浮大洪實是也。沉細而微，知元氣已衰，證實脉虚，無復他望矣。

心腹之痛，其類有九。細遲速愈，浮大延久。

心腹痛而脉見細遲，是氣減舒徐，厥邪欲退，理應從吉。設或浮大，重則邪氣方張，裏證而得表脉，大非所宜；輕亦爲中虚之證，不能收捷得之效也。

頭痛多弦，浮緊易治。如呈短濇，雖救何及。

弦爲陰脉，乃陽虚不能張大，或致外邪所乘。況頭乃諸陽之府，而爲邪束於外，使陽氣遏欝，故脉多近弦。或浮或緊，不出風寒。初起者散之，則愈。若短，則陽脱于上，濇則陰衰於下。至於手足厥寒至節者，與真心痛無異，必死不治。

腰痛沉弦，浮緊滑實。何者難療，兼大者失。

足三陰從足入腹，脉來沉弦者，沉爲在裏，弦爲主痛。然何以又兼浮象乎？乃沉弦者，中有泛泛欲上之勢，因風厥陰，所謂腰中如張方弦者是也。故狀其風邪虚浮之性，非言在表之浮也。緊則兼寒，滑爲痰聚，實因閃挫，本乎外因，雖困無害。如房室過度，煩勞不節，以致精力耗竭，腰膂空虚。夫腰者，腎之府。力出于膂，而腰者膂所繫，其爲痛也，轉側呻吟，屈伸不得，膝酸脛冷，腰寒面黑，行則傴僂，不能久立。此腎臟虚衰之極，無可收斂，反見空鬆。故按之豁然而大，自不作靖，咎將誰執？壯盛者猶可挽迴，中年已後，最爲難治。

脚氣有四，遲數浮濡。脉空痛甚，何可久持！

脚氣發于三陽者輕，發于三陰者重。以三陰屬臟，經絡居裏。若非臟氣大虚，邪不易及。陳無擇謂風、寒、暑、濕四邪，皆能成病；則遲、數、浮、濡，猶與證合。痛則日盛，而脉乃空虚，邪盛正衰，比之傷寒身凉脉躁，勢則相反，而咸非吉兆，總以病脉背馳耳。

五臟爲積，六腑爲聚。實强可生，沉細難愈。

積也，聚也，皆實證也。實脉强盛，邪正相搏，一以徵元本之壯實，從府從陽，故曰「可生」。其脉沉細者，陰脉也。一以徵邪氣之深入，故曰難愈。

中惡腹脹，緊細乃生。浮大爲何？邪氣已深。

人之正氣，自内達表，自胸腹而達四肢者，其常也。卒中外邪，則正氣不能達外，而反退縮于中，則氣機斂實，而緊細之脉象見矣，腹安得不脹？藥力一助，正氣必張，邪氣必散，緊者仍舒，細者仍充，而本來之面目可還也，故知其生。若脉浮大，則正先散越；散越於外，則裏更虚；裏更虚，則邪必深入，而欲爲之治，不亦難乎？

鬼祟之脉，左右不齊。乍大乍小，乍數乍遲。

鬼祟犯人，左、右二手脉象不一，忽大忽小，忽數忽遲，無一定之形也。

五疸實熱，脉必洪數，過極而亢，渴者爲惡。

五疸實熱，濕與熱鬱，外不得通，内不得泄，脅蒸成黄，故曰實熱。脉來固應洪數，然洪數太過，則必發渴。黄爲表蒸，渴爲裏熱，表裏亢熱，陰何以堪？况疸爲濕鬱，而汗溺不通，渴則更加之飲，愈增其病矣。

水病之狀，理必兼沉。浮大出厄，虚小可驚。

水病有陰、有陽，諸種不一。而沉則在在皆兼，即氣水、風水之在表，而脉應浮者，亦必有沉沉欲下之勢。蓋沉下者，水之性也。此則專以狀言。如指浮者，則以位言耳。水脉浮大，知水氣漸散，災厄將出之象。若脉虚小，則正衰邪存，誠可驚也。

癰疽之脉，浮數爲陽，遲則屬陰，藥宜酌量。癰疽未潰，洪大爲祥。若其已潰，仍舊則殃。

其脉浮數者，以血泣而氣復從之，邪與正鬱，鬱則化熱，故數也。在表、在陽，故浮也。正爲邪搏，則宣暢外衛之力薄，故復惡寒。據脉證，似與傷寒表證無異；但傷寒雖有痛，或在頭，或在身體，或在骨節，未有痛止於一處者。今痛止一處而脉數，此處必化熱爲膿，正癰疽所發之處也。即傷寒論辯脉法所謂「諸脉浮數，當發熱而灑漸惡寒。若有痛處，飲食如常者，蓄積有膿」是也。如此者，乃爲陽毒。若脉不數，身不熱，所患之處不疼，是邪客陰分，不能鼓發，多致内陷。然必兼有煩懊嘔逆、胸膈不安等證，否則不熱不疼，脉又不數，是一不病人也，何得謂之陰瘡，而反重於陽證耶？方癰疽之未潰也，無論成膿與否，熱邪鬱蓄，外不疏通，脉之鼓湧洪大，是其宜也。至于已潰，則熱泄邪解，而洪大之脉宜衰矣。潰而不衰，一派熱邪，正從何復？誠爲大可懼者。與素問評熱病論所謂病温者，汗出輒復熱，而脉躁疾，不爲汗衰，病名陰陽交。

盡而陽飛越，雖治無益。

肺廱已成，寸數而實。肺痿之形，數而無力。肺癰色白，脉宜短濇。浮大相逢，氣損血失。

腸廱實熱，滑數可必。沉細無根，其死可測。

肺廱而寸口數實，知膿已成矣。肺葉焦痿，火乘金也，是以數而無力。肺廱幾作，則肺氣虚損。白者，西方本色，所謂一臟虚則一臟之本色見也。短濇者，秋金之素體；若逢浮大，是謂火來乘金，剋我者爲賊邪，血氣敗壞之證也。腸癰，實也。沉細，虚也。證實脉虚，死期將至矣。

喉痺之脉，遲數爲常。纏喉走馬，微伏則難。

十二經脉與經别多過於此，即不然，亦在其前後左右。其脉多數，數則爲熱故耳。間遲脉者，乃是外邪襲經，經氣不利，欝滯於所過之處，故亦爲痺。脉來或遲，亦與病合。若腫痛麻癢之纏喉風，須臾閉絶之走馬疳，二者俱火中挾風，凶暴急烈，脉應浮大洪數，而反見微伏，是正衰邪盛，補瀉罔從，不亦難乎？

中毒之候，尺寸數緊。細微必危，旦夕將殞。

數緊者，因毒氣盤欝而搏擊也。一見細微，知其正氣已虚，毒邪深入，其能久乎？

金瘡出血，脉多虚細。急實大數，垂亡休治。

受創血去已多，脉空自宜沉細，而反見急數，陰欲盡矣，治之何用？

婦人之脉，以血爲本。血旺易胎，氣旺難孕。少陰動甚，謂之有子。尺脉滑利，妊娠可喜。

滑疾不散，胎必三月。但疾不散，五月可别。左疾爲男，右疾爲女。女腹如箕，男腹如釜。

此言女人胎前之脉也。女爲陰，陰主血，故女人以血爲本，本足而成胎亦易。氣旺則血反衰，是爲本不足，未有理失常而能孕者也。少陰動甚者，心手少陰之脉動甚也。心主血，動甚則血旺，血旺易胎，故云有子。即素問平人氣象論所謂：婦人手少陰脉動甚者，妊子也。心臟主血，故胎結而動甚，乃往來流利之義，非厥厥如豆之動也。尺脉者，左右腎脉也。腎爲天一之水，主子宫以繫胞，孕胎之根蒂也。滑利則不枯濇，而且有替替含物之象，故喜其妊娠，即素問陰陽别論所謂「陰搏陽别，謂之有子」。蓋寸爲陽，尺爲陰，言尺陰之脉搏指而動，與寸陽之脉，迥然分别也。即此滑利之脉，應指滑而不散，滑爲血液，疾而不散，乃血液斂結之象，是爲有胎三月矣。若但疾而不散，是從虚漸實，從柔漸剛，血液堅凝，轉爲形體，故不滑耳，此妊娠五月之脉。其疾左勝于右，是爲男孕，以男屬陽居左，胎氣鍾于陽，故左勝；右勝于左，是爲女孕，以女屬陰居右，胎氣鍾于陰，故右勝。勝者，甚不甚之謂，非左疾右不疾也。更視其腹，如箕者，爲女胎；如釜者，爲男胎。蓋男女之孕于胞中，女則面母腹，男則面母背，雖各肖父母之形，亦陰陽相抱之理。女面腹則足膝抵腹，下大上小，故如箕；男面背則背脊抵腹，其形正圓，故如釜。

按，男女之别，叔和脉經曰：左疾爲男，右疾爲女。又曰：左手沉實爲男，右手浮大爲女。又曰：尺脉左偏大爲男，右偏大爲女。又曰：得太陰脉爲男，得太陽脉爲女。太陰脉沉，太陽脉浮。自後凡言妊脉者，總不出此。及滑伯仁則曰：左手尺脉洪大爲男，右手沉實爲女。近代徐東皐則曰：男女之别，須審陰陽。右脉盛，陰狀多，俱主弄瓦；左尺盛，陽狀多，俱主弄璋。備察諸義，固已詳盡。然多彼此矛盾，難爲憑據。若其不易之理，則在陰陽二字。以左右分陰陽，則左爲陽，右爲陰；以脉體分陰陽，則鼓搏沉實爲陽，虚浮沉濇爲女。諸陽實者爲男，諸陰虚者爲女。乃爲一定之論。更當察孕婦之强弱老少，及平日之偏左偏右，尺寸之素强素弱，斯足以盡其法耳。

叔和云：遣妊娠南面行，還復呼之，左迴首者是男，右迴首者是女。又云：看上圊時，夫從後急呼之，左迴首者是男，右迴首者是女。婁全善云：蓋男受胎在左，則左重，故迴首時，慎護重處而就左也；女胎在右，則右重，故迴首時，慎護重處而就右也。推之於脉，其義亦然。亦猶經云：陰搏陽别，謂之有子。言受胎處臍腹之下，則血氣護胎而盛於下，故陰之尺脉鼓搏有力，而於陽之寸脉殊别也。丹溪以左大順男，右大順女，爲醫人之左右手，以此診男女之病，原不診産婦，須知之。

欲産之脉，散而離經。新産之脉，小緩爲應。實大弦牢，其凶可明。

此言産中之脉也，其脉與十月懷妊平常見者忽異。假如平日之脉原浮，臨産則脉忽沉；平日之脉遲，臨産則脉忽數。至如大小、滑濇，臨産皆忽然而異。蓋十月胎氣安定，一旦欲落，氣血動蕩，胞胎迸裂，自與經常離異，而脉亦非平昔之狀貌矣。及其已産也，氣血兩虚，其脉宜緩滑。緩則舒徐，不因氣奪而急促；滑則流利，不因血去而濇估：均吉兆也。若脉實大弦牢，非産後氣血俱虚者所宜。實爲邪實，大爲邪進，弦爲陰歛而宣佈不能，牢爲堅着而瘀凝不解。是皆相逆之脉，設外有證，又豈能順乎？

小兒之脉，全憑虎口。風氣命關，三者細剖。

虎口者，食指内側，連大指作虎口形，故曰虎口。此處肌皮嫩薄，文色顯明，即肺手太陰經脉之盡，處諸脉大位之地也。雖無五部之分，而有三關之别。指初節曰風關，二節曰氣關，三節曰命關，男左女右側看之。文色見風關者輕，再進則上氣關爲重，再進則直透命關爲最重，甚則主死。由風邪而干正氣，正氣不能勝而迫及于命，漸進漸深之象也。

其色爲何？色赤爲熱，在脉則數。色白爲寒，在脉則遲。色黄爲積，在脉則緩。色青黑痛，在脉沉弦。

三歲以下小兒，純陽之體，形質小，脉之週行快而應指疾。故若大法，則以七至爲平。其太過，爲數爲熱；不及，爲遲爲寒。此其大較矣。然而脉至七八，來往速而數息難，恐醫者一時不能得病之情狀。在五藏之列於面，各有定部，如左腮屬肝，右腮屬肺，額上屬心，鼻屬脾，頦屬腎是已。諸邪之見于三關，亦各有定色，如上所列。識本知源，錯綜體認，存乎其人耳。

紫熱傷寒，青則驚風，白爲疳病，黄乃脾困，黑多赤痢。有紫相兼，口必加渴。虎口紋亂，氣不調和。紅黄隱隱，乃爲常候。無病之色，最爲可喜。至夫變態，由乎病甚。因而加變，黄盛作紅，紅盛作紫，紫盛作青，青盛作黑，黑而不雜，藥又何及！

此以色合病也。

三歲以上，便可憑脉。獨以一指，按其三部，六至七至，乃爲常則。增則爲熱，減則爲寒。脉來浮數，乳癇風熱。虚濡驚風，緊實風癇。弦緊腹痛，弦急氣逆。牢實便秘，沉細爲冷。乍大乍小，知爲祟脉，或沉或滑，皆由宿食。脉亂身熱，汗出不食，食已即吐，必爲變蒸。浮則爲風，伏結物聚，單細疳勞。氣促脉代，散亂無倫。此所最忌，百難必一。

三歲已上，便可切脉斷證。但小兒正屬純陽，陽盛必數，故以六七至爲常也。小兒三部狹小，故以一指診之。

所有死證，雖治無成。眼上赤脉，下貫瞳神。

赤脉屬心，瞳神屬腎，乃心火勝腎水，水乾則不生木，致腎、肝皆絶也。

顖門腫起，兼及作坑。

顱顖者，精神之門户，關竅之槖籥。氣實則合，氣虚則開。諸陽會于首，外生風邪而乘諸陽，所以腫起。風氣乘於陽，陽極則散，散則絶，所以陷者死。

鼻乾黑燥。

鼻者，肺之竅。肺金燥則不能生腎水，故鼻乾黑燥，則死。

肚大青筋。

土被水尅，以致脾虚而欲絶，故腹脹現青筋者死。

目多直視，覩不轉睛。

戴眼者，精不轉而返視，此是太陽已絶。

指甲青黑。

肝之合筋也，其榮爪也。爪甲乃肝之華，肝絶而不能榮，故色黑。

忽作鵶聲。

人之言語出于肺，肺屬金，扣之則響。肺金既絶，故欲語而不成聲，但如鵶鳥之啞啞而已。

虚舌出口。

舌者，心之苗。心氣已絶，故舌縱而不收。

嚙齒咬人。

齒者，骨之餘也。腎藏精而主骨。腎氣已絶，齒多咬嚙。心爲陽，腎爲陰。陰陽相離，安得不死？

魚口氣急，啼不作聲。

魚口，張而不合也，是謂脾絶。氣急作喘，哭而無聲，是謂肺絶。

蛔蟲既出，必是死形。

蛔蟲生於胃，藉穀食以養。胃絶而穀食不食，蟲乃出也。

按，素問通評虛實論：帝曰：乳子而病熱，脉懸小者，何如？岐伯曰：手足温則生，寒則死。此統言小兒之内外證也。病熱脉懸小者，陽證陰脉，本爲大禁。但小而緩者，陽之微也，其愈則易；小而急者，邪之甚也，爲可慮耳。脉雖小而手足温者，以四肢爲諸陽之本，陽猶在也，故生；若四肢寒冷，則邪勝其正，元陽去矣，故死。

帝曰：乳子中風熱，喘鳴肩息者，脉何如？岐伯曰：喘鳴肩息者，脉實大也。緩則生，急則死。此言小兒之外感也。風熱中於陽分，爲喘鳴肩息者，脉當實大。但大而緩，則胃氣存，邪漸退，故生；實而急，則真臟見，病日進，故死。

經文二節之義，可見古人之診小兒者，未嘗不重在脉；即雖初脱胞胎，亦自有脉可辨。何後世幼科如水鏡訣及全幼心鑑等書，别有察三關之説。及徧考内經，並無其名，惟靈樞經脉篇有察手魚之色者，若乎近之。乃概言診法，非獨爲小兒也。然則三關之説，特後世之别名耳。夫三關，又爲手陽明之浮絡，原不足以候臟腑之氣。且凡在小兒，無論病與不病，此脉皆紫白，而兼乎青紅，雖時有濃淡之異，而四色常不相離，何以辨其紫爲風，紅爲寒，青爲驚，白爲疳？又何以辨其爲雷驚、人驚、水驚、獸驚之的確乎？此説自正。但余見富貴之家，兒女嬌弱，一見醫者，動輒喊哭。若將握手診視，勢必推阻百端，宛轉悲啼，汗流浹背。父母姑息，惟恐因哭受傷，不覺從旁蹙額。況因近來止看虎口一法，相沿成俗，則病家反以診脉爲迂。總之，幼科大者曰痘，曰疹，雜證曰吐瀉、驚疳之類。其發也，莫不先有昭然之形證可據，不須佈指切脉，而用藥未致懸殊，則虎口一説，原可借用，正不以古今爲限也。因備録虎口之説，以通診法旁門云耳。

脉之指趣，吉凶先定。更有圓機，活潑自審。從證舍脉，從脉舍證。兩者盡然，藥無不應。

脉之合證，是其常也。又有不當熱者，更不可不知，於傷寒尤爲吃緊。如脉浮爲表，治宜汗之，是其常也；而亦有宜下者焉。仲景云「若脉浮大，心下硬，有熱，屬臟者，攻之不令發汗」是也。脉沉爲裏，治宜下之，是其常也；而亦有宜汗者焉。少陰病始得之，反發熱而脉沉者，麻黄附子細辛湯微汗之，是也。脉促爲陽，當用葛根芩連清之矣；若脉促厥冷，爲虚脱，非灸、非温不可，此又非促爲陽盛之脉也。脉遲爲寒，當用乾薑附子温之矣；若陽明脉遲，不惡寒，身體濈濈汗出，則用大承氣，此又非遲爲陰寒之脉矣。四者皆從證，不從脉也。世有切脉而不問證，其失可勝言哉！表證汗之，此其常也。仲景曰：病發熱頭痛，脉反沉，身體疼痛，當救其裏，用四逆湯。此從脉之沉也。裏證下之，此其常也。日晡發熱者，屬陽明，脉浮虚者，發汗用桂枝湯。此從脉之浮也。結胸證具，當以大、小陷胸下之矣。脉浮大者不可下，下之則死。是宜從脉而治其表也。身疼痛者，當以桂枝、麻黄解之矣。然尺中遲者不可汗，以營血不足故也。是宜從脉而調其營矣。此皆從脉不從證也。世有問證而忽脉者，得非仲景之罪人乎？

脉訣彙辨卷六

小序

奇經爲十二經之總持，故云：醫不知此，罔探病機，誠重之也，誠難之也。兹編洞若觀火，學者能精求之，進乎技矣。倘曰：吾問病而發藥，稱良工焉，毋暇論脉，又何有於奇經？則非予所知者，予知有其道而已。

別有奇經，常脉之外，無與配偶，所當細察。

奇經者，在十二經脉之外，無臟腑與之配偶，故曰「奇」。夫臟腑之脉，寸、關、尺有定位，浮、中、沉有定體，弦、鈎、毛、石有定形。此則另爲一脉，形狀固異，而隧道亦殊，病證不同，而診治自別。

奇經之數，共得其八。陰維、陽維，陰蹺、陽蹺，衝、任、督、帶，諸脉所決。

時珍云：人身二十七氣，相隨上下，如泉之流，不得休息，終而復始。其流溢之氣，入於奇經，轉相灌溉。而奇經八脉，陰維也，陽維也，陰蹺也，陽蹺也，衝也，任也，督也，帶也，不拘制於十二經正經之脉隆盛，則溢於奇經，故秦越人比之天雨降下，溝渠溢滿，雱沛妄行，流於河澤。醫而知乎八脉，則十二經、十五絡之大旨得矣；仙而知乎八脉，則虎龍升降、玄牝幽微之竅妙得矣。陰維起於諸陰之交，由内踝而上行於營分；陽維起於諸陽之會，由外踝而上行於衛分。所以爲一身之綱維也。陰蹻起於跟中，循内踝上行於身之左右；陽蹻起於跟中，循外踝上行於身之左右。所以使機關之蹻捷也。衝脉起於會陰，夾臍而行，直衝於上，爲諸脉之衝要，故曰十二經脉之海；任脉起於會陰，循腹而行於身之前，爲陰脉之承任，故曰陰脉之海。督脉起於會陰，循背而行於身之後，爲陽脉之總督；帶脉則横圍於腰，狀如束帶，所以總約諸脉。是故陽維主一身之表，陰維主一身之裏，以乾坤言也；陽蹻主一身左右之陽，陰蹻主一身左右之陰，以東西言也；督主身後之陽，任、衝主身前之陰，以南北言也；帶脉横束諸脉，以六合言也。

尺外斜上，至寸陰維。尺内斜上，至寸陽維。胸脇刺痛，寒熱眩仆。

從右手手少陽三焦，斜至寸上手厥陰心胞絡之位，是陰維脉也；從左手足少陰腎經，斜至寸上手太陽小腸之位，是陽維脉也。斜上者，不由正位而上，斜向大指，名爲尺外；斜向小指，名爲尺内。陰維爲病，心痛、胸腹刺築者，以陰維維絡一身之陰，陰主榮、主裏；不能維陰，則陰無約束，而榮氣因之不和，故在裏則心痛。又榮主血，血合心，故心痛也。其脉氣所發，陰維之郄，名曰築賓。足少陰，内踝上。與足太陰會於腹哀，足太陰，乳下。又與足太陰會於府舍、足太陰，少腹下。期門，足厥陰，乳下。與任脉會於天突、任脉，喉下。廉泉。觀此，則知本脉之維於胸腹諸陰，無一不到。其脉不榮，則不能維。在胸脇失所維，則動築而刺痛矣。陽維絡一身之陽，陽主衛、主氣、主表。病則不能維陽，是陽無護持，而衛氣亦因之不固，故在表則生寒熱。其脉氣所發，别於金門，在足太陽外踝下。以陽交爲郄，足少陽，外踝上。與手足太陽及蹻脉會於臑俞，手太陽，肩後。與手足少陽會於陽白，足少陽，眉上。上於本神及臨泣，俱在足少陽，眉上。上至正營，足少陽，目窗上。及腦空。足少陽，枕骨下。下至風池，足少陽，顳顬後。與督脉會於風府、督脉，風後髮際。啞門。督脉，風府後。觀此，則知本脉之維於頭目、手足、頸項、肩背諸陽，無一不到。其脉不榮，則不能維。在頭目無維則眩，在頸項肩背無維則僵，在手足無維則仆矣。

尺左右彈，陰蹻可別，陽緩陰急。寸左右彈，陽蹻可決，陰緩陽急。二蹻同源，病亦互見。癲癇瘈瘲，寒熱恍惚。

難經二十八難曰：陽蹻脉起於跟中，陰蹻亦起於跟中，而又同終於目。靈樞脉度篇曰：蹻脉者，少陰之别，起於然骨之下，上内踝之上，直上循陰股，入陰，上循胸裏，入缺盆，上出人迎之前，入頄，屬目内眥，合於太陽、陽蹻而上行。氣並相還，則爲濡目。濡潤榮養于目。又曰：男子數其陽，女子數其陰。當數者爲經，不當數者爲絡。觀此，則知二蹻之脉，雖以男女分陰陽，而實則迭爲經絡，是一本也。故其爲病，亦不似他經逐經分屬。本文以癲癇、瘈瘲、寒熱、恍惚，總係二經之下，以二經均可病此。證雖云四，而病機可分爲八，陰陽、緩急之義，自是顯然。夫人之身，背爲陽，腹爲陰；開爲陽，闔爲陰；外爲陽，内爲陰；熱爲陽，寒爲陰。癲則目閉俯首，陽緩而陰急也；癇則目直僵仆，陰緩而陽急也。筋脉孯向裏拘，陽緩而陰急也；筋脉縱從外弛，陰緩而陽急也。寒則氣收斂，從裏從陰，陽緩而陰急也；熱則氣散漫，從表從陽，陰緩而陽急也。靈樞謬刺論曰：邪客於足陽蹻之脉，令人目痛從内眥始。且合太陽上行，而並濡於目，病屬目而從外，陽蹻之病，陰緩而陽急也。惚者，胸中悾惚，若有所失。靈樞脉度篇曰：蹻脉者，少陰之别，起於然骨之後，循陰股，入陰，上循胸裏，入缺盆。二十八難曰：陰蹻脉者，亦起於跟中，循内踝，上行至咽喉，交貫衝脉。病屬胸腹而從内，陰蹻之病，陽緩而陰急也。二脉一爲經，一爲絡，病在經則經急絡緩，病在絡則經緩絡急。總之，皆可言經，皆可言絡，但以男女分陰陽之所屬緩急，證病邪之所在，則得其義矣。

直上直下，尺寸俱牢。中央堅實，衝脉昭昭。胸中有寒，逆氣裏急。疝氣攻心，支滿溺失。

衝脉起於胞中，後行於背，前行於腹，上行於頭，下行於足，以至谿谷肌肉，無處不到。誠十二經内外上下之要衝也。爲經絡之海，亦名血海。其浮而外者，亦循腹上行，會於咽喉，别而絡唇口，强半與任脉同。素問骨空論曰：衝脉者，起於氣衝，並足少陰之經，挾臍上行，至胸中而散。難經二十八難則曰：起於氣衝，並足陽明之經，挾臍上行，至胸中而散。痿論亦曰：衝脉者，經脉之海，主滲灌谿谷，與陽明合於宗筋。二論所並，雖有少陰、陽明之不同，要知自臍至胸，與陽明則並於前，與少陰則並於後也。故與陽明皆得稱五臓六腑之海。脉來直上直下，弦長相似，尺寸俱牢，亦兼弦長。氣不順，血不和，則胸腹之氣，循經壅逆而裏急矣。疝氣攻心，正逆急也。支滿者，脹也。溺失者，衝脉之邪干腎也。

按，督、任、衝三脉，直行上下，發源最中，故見於脉，亦皆直上直下也。直上直下者，即三部俱長透之義。若直上下而浮，則氣張揚，陽象也，故屬督；若直上下而緊，則勢斂束，陰象也，故屬任；若直上下而牢，則體堅實，有餘之象也，故屬衝。

寸口丸丸，緊細實長。男疝女瘕，任脉可詳。

任脉，總諸陰之位。其脉起於胞中，循腹裏，爲經絡之海；其浮而外者，循腹裏上行於咽喉，别而絡唇口。難經亦云：起於中極之下，以上毛際，循腹裏，上關元，至咽喉。蓋七疝之發，多起於前陰、少腹之間，任脉所經之地。即或屬他經，未有不以任脉爲原者。瘕乃女子之病，發亦在任脉界分。此云寸口者，統寸、關、尺三部言也。丸丸，動貌。緊細實長，寒邪盛而實也。男疝女瘕，則苦少腹遶臍下，引陰中切痛等證。

直上直下，尺寸俱浮。中央浮起，督脉可求。腰背僵痛，風癎爲憂。

潔古云：督者，都也，爲陽脉之都綱。其脉起於少腹以下骨中央，女子入繫庭孔之端，絡陰器，繞篡繞臀，至少陰。其男子循莖下，至篡，與女子等。其少腹直上者，貫臍中央，上貫心，入喉，上頤環唇，上繫兩目之下中央。其脉之别，名曰長强，挾脊上項，散上頭，下當肩脊，抵腰中，入循膂，絡腎。自目内眥上額，下循膂，絡腎，皆合太陽而並行者也。與太陽、少陰合入股内，貫脊，屬腎。與太陽起目内眥，上額交巔，上入絡腦，還出别下項，循肩髆内，夾脾左右，别走太陽，入貫臀。二十八難亦曰：督脉者，起於下極之俞，並于脊裏，之上至風府，入屬于腦。由是觀之，則督亦與太陽合行者十九，故邪客則脊强，以其貫脊也。督與太陽皆主表，而督爲諸陽之總，太陽爲諸陽之長，又曰巨陽。風邪從類傷陽，表必先受，故留則爲癲癇疾也。癲癇時發時止，或筋脉牽引，或項背反張，雖云風傷督脉，亦太陽主筋故耳。脉來直上直下，則弦長矣。尺寸俱浮，中央亦浮，則六部皆浮，又兼弦長，故其見證皆屬風家。大抵衝脉主裏，督脉主表也。

帶脉週迴，關左右彈。帶下臍痛，精失不安。

帶脉起於季脇，迴身如帶，在人腰間，故應于關。臟腑十二經絡，皆過於此。或濕熱下流，或風入胞宫，帶脉不任，與邪俱陷，則赤白之證見。素問痿論曰：帶脉起于季脇章門，前則當臍上，故或爲臍痛。靈樞經脉篇曰：腎足少陰當十四椎，出屬帶脉。蓋腎主藏精，帶固腰膂，虚則一不能藏，一不能固，而精有自失者矣。

喻嘉言曰：人身有經脉、絡脉，直行曰經，旁支曰絡。絡者，兜絡之義，即十二經之外城也。經凡十二，手之三陰三陽、足之三陰三陽，是也。絡乃有十五者，因十二經各有一别絡，難經以陽蹻、陰蹻及脾之大絡足成之。後世遂爲定名，反遺内經「胃之大絡，名曰虚里，貫膈絡肺」，吃緊一段。人知之而不敢翻越人之案，遂曰：宜增爲十六絡。是十二經有四大絡矣。常謂難經以二蹻爲絡之名原誤，當是胃之一大絡，脾之一大絡，共指奇經八者爲一大絡，配爲十五絡，始爲確耳。如十二經既各有一絡，共十二絡矣。此外有胃之一大絡，由胃下直貫膈肓，統絡諸絡脉於上。復有脾之一大絡，由脾外横貫脇腹，統絡諸絡脉於中。復有奇經之一大絡，由奇經環貫諸經之絡於週身上下。總之，十二絡以絡其經，三大絡以絡其絡也。何以知陽蹻、陰蹻之不當言絡也？蓋常推奇經之義，督脉督諸陽而行於背，任脉任諸陰而行於前，不相絡也；衝脉直衝於胸中，帶脉横束於腰際，不相絡也。陽維、陰維，一起於諸陽之會，一起於諸陰之交，名雖曰「維」，乃是陽自維其陽，陰自維其陰，非交相維絡也。至於陽蹻、陰蹻，同起於足跟，一循外踝，一循内踝，並行而鬬其捷，全無相絡之意。設陽蹻、陰蹻，可言二絡，則陽維、陰維，何不可言二絡乎？推廣之，而督、任、衝、帶，何不可言八絡乎？况難經有云：奇經之脉，如溝渠滿溢，流於深湖，故聖人不能圖。細推其意，乃則以奇經明等之一大絡。不然，夫豈有大經如江如湖之水，而反擬之溝渠者哉？又云：人脉隆盛，入於八脉而不環週，故十二經亦不能拘。此全是經盛入絡，而其溢蓄者止在於絡，不能環溉諸經也。合兩説而通會其意，奇經乃自共爲一大絡，更復何疑！若時珍以任、督二絡爲據者，恐亦未當。

張紫陽云：衝脉在風府穴下，督脉在臍後，任脉在臍前，帶脉在腰，陰蹻脉在尾閭前陰囊下，陽蹻脉在尾閭後二節，陰維脉在頂前一寸三分，陽維脉在頂後一寸三分。凡人有此八脉，俱屬陰神，閉而不開，惟神仙以陽氣衝開，故能得道。八脉者，先天大道之根，一氣之祖，採之惟在陰蹻爲先，此脉纔動，諸脉皆通。陰蹻一脉，散在丹經，其名頗多，曰天根、曰死户、曰復命關、曰生死根。有神主之，名曰桃康。上通泥丸，下徹湧泉。倘能知此，使真氣聚散，皆從此關竅，則天門常闔，地户永閉，尻脉週流于一身。和氣自然上朝，陽長陰消，水中火發，雪裏花開，身體輕健，容衰返壯，昏昏嘿嘿，如醉如癡。要知西南之鄉，在坤地尾閭之前，膀胱之後，小腸之下，靈龜之上，乃天地逐日所生，氣根産鉛之地也。醫家不知有此。

按，丹書論陽精、河車，皆以任、衝、督脉、命門、三焦爲説，未有專指陰蹻者。而紫陽八脉經所載經脉，稍與醫家不同，然内景惟返觀者能知，或不謬也。

脉有反關，動在臂後。别由列缺，移于外絡，兄乘弟位。

反關者，非無脉也。謂寸口脉不應指，而反從尺旁過肺之列缺、大腸之陽谿，刺斜出于外絡。其三部定位，九候淺深，俱與平常應見于寸口者無異。若兄固有之位，弟竊而乘之，以其不行于關上，故曰反關。在千萬中僅見一二人。令人覆手診之，方可見耳。一説男左女右，得之者貴，試之勿驗也。

病脉既明，吉凶當別。常脉之外，又有真脉。真象若見，短期可决。

已上正文之論脉，首先源派，次及流行，次則左右、男女定位，次則五臟陰陽合時。寒熱則屬之遲數，内外則別之浮沉。以至虛實異形，正邪各狀，因脉知病，因病識脉。病則該于瘡、瘍、女、幼，脉則窮于奇、經、反、關，可謂明且詳矣。然而諸脉之外，更有所謂真脉者，大關生死，故又審別于卷末焉。夫人稟五行而生，則五行原吾身之固有，外與天地通，内與穀神合，得以默運潛行，而不顯然彰露。設五臟之元真敗絶，穀神不將，則五行之死形，各隨臟而見矣。死亡之期，可計日而斷。

心絶之脉，如操帶鈎。轉豆躁疾，一日可憂。

素問平人氣象論曰：死心脉來，前曲後居，如操帶鈎，曰心死。前曲者，謂輕取則堅强而不柔，謂重取則牢實而不動。如持革帶之鈎，全失衝和之氣。但鈎無胃，故曰心死。轉豆者，即素問玉機真臟論所謂「如循薏苡子累累然」，狀其短實堅强，真臟脉也。又曰：心絶一日死。又曰：壬日篤，癸日死。死于亥、子時，水能尅火也。

肝絶之脉，循刀責責。新張弓弦，死在八日。

素問玉機真臟論曰：真肝脉至，中外急如循刀刃。素問平人氣象論曰：脉來急益勁，如新張弓弦，曰肝死。又曰：肝絶八日，死。又曰：庚日篤，辛日死。死于申、酉時，金能尅木也。

脾絶雀啄，又同屋漏。一似水流，又同杯覆。

素問玉機真臟論曰：死脾脉來，鋭堅如烏之喙，如屋之漏，如水之流。謂歇歇而再至，如烏喙之啄，狀其硬也。或良久一至，有如屋漏，狀其不能相接。至如水流杯覆，則精氣已脱，往而不返，傾而不扶，其可生乎？又曰：脾絶四日死。又曰：甲日篤，乙日死。死于寅、卯時，木能尅土也。

肺絶爲何？如風吹毛，毛羽中膚，三日而號。

素問平人氣象論曰：死肺脉來，如風吹毛，曰肺死。素問玉機真臟論曰：真肺脉至，如以毛羽中人膚。皆狀其散亂無緒，但毛而無胃氣也。又曰：肺絶三日死。又曰：丙日篤，丁日死。死于午、未時，火能尅金也。

腎絶伊何？發如奪索，辟辟彈石，四日而作。

素問平人氣象論曰：死腎脉來，發如奪索，辟辟如彈石，曰腎死。索如相奪，其勁必甚；辟辟彈石，其堅必甚。又曰：腎絶四日死。又曰：戊日篤，巳日死。死于辰、戌、丑、未時，土能尅水也。

命脉將絶，魚翔虾遊，至如湧泉，莫可挽留。

浮時忽一沉，譬魚翔之似有似無；沉時忽一浮，譬虾遊之静中一躍。狀類如泉之湧，浮數于肌肉之上，而乖違其就下之常。神已欲脱，何恃而能生乎？統而論之，使其在心，則前曲後居，柔滑全無，如轉豆躁疾，則所謂累累如連珠、如循琅玕者，無有也。使其在肝，則强勁弦急，按之切手，如循刀責責，則所謂軟弱輕虚而滑、端直以長者，無有也。使其在脾，則堅鋭連屬，如雀啄粒，許久一滴，二脉乍數乍疏，如屋之漏；去而不返，如水之流；止而不揚，如杯之覆。所謂和柔相離，如雞踐地者，無有也。使其在肺，上則微茫，下則斷絶，無根蕭索。所謂厭厭聶聶、如落榆筴者，無有也。使其在腎，解散而去，欲藏無入，去如解索，彈摶而來，所藏盡出，來如彈石。則所謂喘喘累累如鉤、按之而堅者，無有也。在命門右腎與左腎同，但内涵相火，故其絶也，忽爾静中一躍，如虾之遊，如魚之翔，火欲絶而忽焰之象也。在膀胱泛濫不收，至如湧泉，以其藏津液，而爲州都之官，故絶形如此。蓋脉之和柔得體者，胃氣與之俱耳。胃氣若少，即已成病，何况于無？則生生之根本先絶，而五臟其能持久哉！再察色證以决之，理當不爽也。見真臟之脉，可决短期者，是矣。而素問玉機真臟論篇曰：急虚身半卒至，五臟絶閉，脉道不通，氣不往來，譬於墮溺，不可爲期。其脉絶不來，若人一息五六至，其形肉不脱，真臟雖不見，猶死也。乃知有急病，不必真臟脉見而望其死者，可拘於時日哉！

按，難經十五難所載平脉、死脉，與本經互有異同。如以厭厭聶聶，如循榆葉爲春平，如雞舉足爲夏病。藹藹如車蓋，按之而益大曰秋平，按之蕭索，如風吹毛曰秋死。上大下兑，濡滑如雀之啄，曰冬平；啄啄連屬，其中微曲曰冬病；來如解索，去如彈石，曰冬死。此皆與本經之不同者也。至于如引葛，如奪索，如鳥之喙，如鳥之距。軟弱招招，如揭長竿末梢；喘喘累累，如鈎而堅之類。又皆不載。難經之義，原出本論，而異同若此，意者必有誤與？

醫之診脉，將决死生。展轉思維，務欲其精。窮搜博採，静氣凝神。得心應手，澤及後昆。勉哉同志，相與有成。熟讀深思，如見古人。

此言醫者之得失報應而總結也。夫人命至重，故醫者非仁愛，不可托也；非聰明，不可任也，非淳良，不可信也。古之爲醫，必上通天道，使五運六氣、變化鬱復之理，無一不精；中察人身，使十四經絡，内而五臟六腑之淵涵，外而四肢百骸之貫串，無一不徹；下明物理，使昆蟲草木之性情氣味，無一不暢。及乎診視之際，滌除嗜慾，虚明活潑，貫微達幽，不失細小，其智能宣暢曲解既如此，其德能仁恕博愛又如彼，而猶不敢以爲是，諦察深思，務期協中，造次之際，罔敢或肆者也。學者肯虚衷求益，則承蜩運斤，許入岐黄之室。而陰食其報，蓋亦不爽。當共勉其志，以克底於大成也。

脉訣彙辨卷七

小序

望、聞、問、切，古所謂四診也。知切矣，而略於三者，猶欲入户而闔門，其可得哉！扁鵲稱聖醫，見齊桓而卻步，先得於望也。予本於經而條晰之，附以仲景之說，四診之法始全，學者尤當熟玩而深味焉。

善診察色，變化相移。得失在望，斷之不疑。

素問陰陽應象大論曰：善診者，察色按脉。素問移精變氣論曰：理色脉而通神明，變化相移，以觀其妙。素問玉機真臟論曰：凡治病，察其形氣色澤。形氣相得，謂之可治。色澤已浮，謂之易已。形氣相失，謂之難治。色夭不澤，謂之難已。大都氣盛形盛，氣虚形虚，是相得也，故可治。氣色明潤，血氣相營，故易已。若形與氣，兩不相得，色夭枯而不明潤，何以圖存乎？視色之道，積神屬意。往今新故，可以自必。靈樞五色篇曰：積神于心，以知往今，故相氣不微，不知是非，屬意勿去，乃知新故。凡已往來今，新病故疾，先本乎視色，不過凝静精一，扁鵲豈有他技乎？

合色脉之法，聖神所最重，治病之權輿也。色者目之所見，脉者手之所持，而兩合之，下合五行休旺，上副四時往來，要未可與中人以下者道也。合之爲何？五臟之色在王時見者，春蒼，夏赤，長夏黄，秋白，冬黑。五臟所主外榮之常，白當肺、當皮，赤當心、當脉，黄當脾、當肉，青當肝、當筋，黑當腎、當骨。五臟之脉，春弦，夏鈎，秋毛，冬石。强則爲太過，弱則爲不及。四時有胃曰平，胃少曰病，無胃曰死。有胃而反見所勝之脉，甚者今病，微者至其所勝之時而病，此非顯明易推者乎？

五臟六腑，各有部分。額至闕庭，上屬咽喉。闕循鼻端，五臟之應。内眥挾鼻，下至承漿。屬於六腑，表裏各别。自顴下頬，肩背所主，手之部分。牙車下頤，屬股膝脛，部分在足。

靈樞五色篇曰：自額而下闕庭上，屬咽喉之部分也。自闕中循鼻而下鼻端，屬五臟之部分也。自内眥挾鼻而下至承漿，屬六腑之部分也。自顴而下頬，屬肩背手之部分也。自牙車以下頤，屬股膝足之部分也。

臟腑色見，一一可徵。庭者首面，闕上咽喉，闕中者肺，下極爲心，直下者肝。肝左爲膽，肝下屬脾。方上者胃，中央大腸。挾大腸者，北方之腎。當腎者臍。面王以上，則爲小腸；面王以下，膀胱子處。

靈樞五色篇曰：庭者，首面也。闕上者，咽喉也。闕中者，肺也。下極者，心也。直下者，肝也。肝左者，膽也。下者，脾也。方上者，胃也。中央者，大腸也。挾大腸者，腎也。當腎者，臍也。面王以上者，小腸也。面王以下者，膀胱、子處也。

庭者，顔也，額也，天庭也。位最高危，見於此者，上應首面之疾。闕在眉心，眉心之上，其位亦高，故應咽喉。眉心，中部之最高者，故應肺。下極者，在兩目之間，心居肺之下，故下極應心。下極之下爲鼻柱，肝在心之下，故直下應肝。膽附于肝之短葉，故肝左應膽，在鼻柱左右。鼻柱之下，即準頭也，是爲面王，亦曰明堂。準頭屬土，居面之中央，故以應脾。準頭兩旁，迎香之上，鼻隧是也。脾與胃爲表裏，脾居中而胃居外，故方上應胃。面肉之中央，迎香之外，顴骨之下，大腸之應也。挾大腸，頰之上也。四臟皆一。惟腎有兩；四臟居腹，惟腎附脊。故四臟次于中央，而腎獨應于兩頰。腎與臍對，故當腎之下，應臍而主鼻準也。小腸爲腑，應挾兩顴。故面王之上，兩顴之内，小腸之應也。面王以下者，人中也，是爲膀胱、子處之應。

更有肢節，還須詳察。顴應乎肩，顴後爲臂，臂下者手。目内眥上，屬于膺乳。挾繩而上，爲應乎背。循牙車下，爲股之應。中央者膝，膝下爲脛。當脛下者，應在於足。巨分者股，巨屈膝臏。

靈樞五色篇曰：顴者，肩也。顴後者，臂也。臂下者，手也。目内眥上，膺乳也。挾繩而上者，背也。循牙車以下者，股也。中央者，膝也。膝以下者，脛也。當脛以下者，足也。巨分者，股裏也。巨屈者，膝臏也。此五臟六腑肢節之部也。

部分已精，須合色脉。五色外見，爲氣之華。如帛裹朱，赤色所尚。若使如赭，其凶難治。白如鵝羽，不欲如鹽。青如蒼璧，藍色可憎。羅裹雄黄，中央正色。設如黄土，敗絶之應。黑如重漆，所慮地蒼。五色吉凶，求之勿失。

夫氣由臟發，色隨氣華。如青、黄、赤、白、黑者，色也。如帛裹朱，如鵝羽，如蒼璧，如羅裹雄黄，如重漆，或有鮮明外露，或有光潤内含者：皆氣也。氣至而色彰，故曰欲，曰生。若赤如赭，白如鹽，青如藍，黄如土，黑如地蒼，甚則青如草兹，黄如枳實，黑如炲赤，如衃血，白如枯骨。或晦黯不澤，或悴槁不榮，敗色雖呈，氣于何有？故曰不欲，且曰死。由此觀之，則色與氣，固不可須臾離也。然而外露者不如內含，內含則氣藏，外露則氣泄。亦猶脉之弦、鉤、毛、石，欲其微，不欲其甚。故如上文所云：正取五色之微見，方是五臟之外榮；否則，過于彰露，與弦、鉤、毛、石之獨見而無胃氣，名曰真臟者，何以異乎？

白當肺辛，赤當心苦，青當肝酸，黄當脾甘，黑當腎鹹。白則當皮，赤則當脉，青則當筋，黄則當肉，黑則當骨。

此五臟生成篇所載，以五色分配五臟及皮、脉、筋、肉、骨也。白則當皮者，以肺色屬白，肺主皮毛。餘倣此。

五臟之色，皆須端滿。如有別鄉，非時之過。

靈樞五色篇曰：青、黑、赤、黄、白，皆端滿有別鄉。別鄉赤者，其色亦大如榆莢，在面王爲不日。此言五色之正端滿合時日者，是謂無邪。有別鄉者，猶言正色之外，別部又見一色也。如赤見于面王，則非其部；不當見而見，又非其時矣。

其色上鋭，首空上向，下鋭下向，左右如法。

靈樞論從色觀向，凡邪隨色見，各有所向，而尖鋭之處，即其乘虚所進之方。故上鋭者，以首面正氣之空虚，而邪則乘之上向也。下鋭亦然。其在左在右，皆同此法。

五臟五色，皆見于面，相應于脉，寸尺是踐。

難經十三難曰：色之與脉，當參相應，爲之奈何？然五臟有五色，皆見于面，亦當與寸、口、尺内相應。

假令色青，脉當弦急。如色見赤，浮大而散。色黄緩大。色白之徵，浮濇而短。其色黑者，沉濡而滑。

十三難曰：假令色青，其脉當弦而急；色赤，其脉浮大而散；色黄，其脉中緩而大；色白，其脉浮濇而短；色黑，其脉沉濇而滑。此言見其色而知其脉也。臟位于内，色見于面，脉見于寸、口、尺内。夫醫者之言診視者，視者視其色，診者診其脉，二者當參相應。

色青浮濇，或大而緩，名爲相勝。浮大而散，若小而滑，名爲相生。

青者，肝色也。浮濇而短者，肺之脉也。大而緩者，脾之脉也。浮大而散者，心之脉也。小而滑者，腎之脉也。假令肝之色而得肺之脉，脉勝色矣；得脾之脉，色勝脉矣；得心之脉，色生脉矣；得腎之脉，脉生色矣。一臟之色，其相勝相生，有如是夫。餘倣此。

沉濁爲内，浮澤爲外。

内爲臟，外爲腑，以沉浮别之。然在色上看，非心領不能得。

察其浮沉，以知淺深；察其澤夭，以觀成敗；察其散摶，以知遠近；視色上下，以知病處。

浮則病淺，沉則病深。澤則成全，夭則敗亡。散解者新近，摶聚者久遠。上則在上，下則在下。皆以色形知病也。

色明不顯，沉夭爲甚。若無沉夭，其病不甚。

明澤不粗顯，而但見沉夭，病必甚也；若無沉夭，雖不明澤，病亦不甚。

黄赤爲風，青黑爲痛，白則爲寒，黄則爲膏，潤則爲膿，赤甚爲血。

此以五色合病也。然靈樞五色篇曰：其色散駒駒然未有聚，其病散而氣痛，聚未成也。蓋言駒爲小馬，奔逸不定，其色散無定所，氣雖聚而痛未成形。故凡診視者，病之淺深或殊，則色之聚散靡定。萬不可輕視妄言也。

面部

面上白點，腹中蟲積。如蟹爪路，一黄一白，食積何疑？兩顴時赤，虚火上炎。面無血色，又無寒熱，脉見沉弦，將必衄血。病人黄色，時現光澤。爲有胃氣，自必不死。乾黄少潤，凶災立應。赤現兩顴，大如拇指，病雖小愈，必將卒死。黑色出庭，拇指相似，不病卒亡。冬月面慘，傷寒已至。紫濁時病。色白而肥，氣虚多痰。黑而且瘦，陰虚火旺。

目部

目赤色者，其病在心。白病在肺，青病在肝，黄病在脾，黑病在腎。黄而難名，病在胸中。白睛黄淡，脾傷泄痢。黄而且濁，或似煙薰，濕盛黄疸。黄如橘明，則爲熱多。黄兼青紫，脉來必芤，血瘀胸中。眼黑頬赤，乃係熱痰。眼胞上下，有如煙煤，亦爲痰病。眼黑步艱，呻吟不已。痰已入骨，遍體酸痛。眼黑面黄，四肢痿痺。聚沫風痰，隨在皆有。目黄大煩，脉大病進。目黄心煩，脉和病愈。目精暈黄，衄則未止。目睛黄者，酒疸已成。黄白及面，眼胞上下，皆覺腫者，指爲穀疸，心下必脹。明堂眼下，青色多慾。精神勞傷，不爾未睡。面黄目青，必爲傷酒。面無精光，齒黑者危。瘰癧赤脉，貫瞳者凶。一脉一歲，死期已終。目間青脉，膽滯掣痛。瞳子高大，太陽不足。病人面目，俱等無疴。面黃目青，面黃目赤，面黃目白，面黃目黑，此有胃氣，理皆不死。面赤目白，面青目黑，面黑目白，面赤目青，此無胃氣，皆死何辭？眼下青色，傷寒挾陰。目正圓者，太陽經絶，痓病不治。色青爲痛，色黑爲勞，色赤爲風，色黃溺難，鮮明留飲。鮮明者，俗言水汪汪也，俱指白珠。目睛皆鈍，不能了了。鼻呼不出，吸而不入。氣促而冷，則爲陰病。目睛了了，呼吸出入。能往能來，息長而熱，則爲陽病。

鼻部

鼻頭微黑，爲有水氣。色見黃者，胸上有寒。色白亡血，微赤非時，見之者死。

察色精微，莫先于目下之精明，鼻間之明堂。經謂：精明五色者，氣之華也。是五臟之精華，上見爲五色，變化于精明之間，某色爲善，某色爲惡，可先知也。仲景更出精微，尤要在中央鼻準，毋亦以鼻準在天爲鎮星，在地爲中嶽，木、金、水、火四臟，氣必歸併于中土耶！其謂「鼻頭色青，腹中苦冷者死」，此一語獨刺千古。後人每恨卒病論亡，莫由仰遡淵源，不知此語正其大者。蓋厥陰肝木之青色，挾腎水之寒威，上徵于鼻，下徵于腹，是爲暴病，頃之亡陽而卒死耳。其謂「鼻頭色微黑者，有水氣」，又互上句之意，見黑雖爲腎陰之色，微黑且無腹病，但主水氣，而非暴病也。謂「色黃者胸中有寒」，「寒」字傷寒論中多指爲痰，言胸有積痰也。謂色白者亡血，白者肺之色，肺主上焦，以行營衛。營不充則鼻色白，故知亡血也。謂「設微赤非時者死，火之色歸于土」，何遽主死？然非其時而有其氣，則火非生土之火，乃尅金之火，又主臟燥而死矣。

鼻頭色黄，小便必難。鼻頭黄色，又主胸中有寒，寒則水穀不運，故小便難。餘處無恙，鼻尖青黄，其人必淋。鼻青腹痛，舌冷者死。鼻孔忽仰，可决短期。鼻色枯槁，死亡將及。鼻冷連頤，十無一生。鼻者屬土，而爲肺氣之所出入。肺胃之神機已絶，故枯槁而冷，顧其能活乎？

血脉

診血脉者，多赤多熱，多青多痛，多黑久痺。赤、黑、青色，皆見寒熱。血脉即絡脉，肌皮嫩薄者，視之可見。臂多青脉，則曰脱血。絡中血脱，故不紅而多青。

毛髮

髮枯生穗，血少火盛。毛髮墮落，衛疏有風。若還眉墮，風證難愈。頭毛上逆，久病必凶。血枯不榮，如枯草不柔順而勁直，小兒疳病多此，亦主有蟲。

形體

大體爲形，形充者氣。形勝氣者，必主夭亡。肥白而氣不充。氣勝形者，壽考之徵。修長黑色有神。氣實形實，氣虚形虚。形盛脉細，氣難佈息，已瀕於危。形瘦脉大，胸中多氣，可斷其死。肥人中風，形厚氣虚，痰壅氣塞，火衝暴厥。瘦人陰虚，血液衰少，相火易亢，故多勞嗽。病人形脱，氣盛者死。正虚則形脱，邪實則氣盛。形體充大，皮膚寬緩，定遵耄耋。形體充大，皮膚緊急，當爲夭折。形盛氣虚，氣盛形虚，形濇脉滑。形大脉小，形小脉大。形長脉短，形短脉長。形滑脉濇，肥人脉細，羸人脉躁。俱爲凶候。言反常也。血實氣虚，則體易肥。氣實血虚，則體易瘦。肥者能寒。能讀耐。瘦者能熱，美髯及胸，陽明有餘。髯少而短，陽明不足。坐垂一脚，因有腰痛。行遲者痺，或表素强，或腰脚痛，或有麻木，漸成風疾。裏實護腹，如懷卵物，心痛之證。持脉而欠，知其無病。《經》云：陽引而上，陰引而下，則欠。陰陽相引，故云無病，病亦即愈。息摇肩者，心中堅急。息引胸中，上氣者咳。息而張口，必乃短氣，肺痿吐沫。掌寒腹寒，掌熱陰虚。診時病人，又手捫心，閉目不言，心虚怔忡。倉廩不藏，門户不要。水泉不止，膀胱不藏。頭傾視深，精神將奪。背曲肩隨，府將壞矣。腰難轉摇，腎將憊矣。膝爲筋府，屈伸不能，行則僂附，筋將憊矣。骨爲髓府，不能久立，行則振掉，骨將憊矣。眼胞十指，腫必久咳。

死證

屍臭舌卷，囊縮肝絶。口閉脾絶。肌肉不滑，唇反胃絶。髮直齒枯，遺尿腎絶。毛焦面黑，直視目瞑，陰氣已絶。眶陷繫傾，汗出如珠，陽氣已絶。病後喘瀉，脾脉將絶。目若正圓，手撒戴眼，太陽已絶。聲如鼾睡，吐沫面赤，面黑唇青，人中腫滿，唇反出外，髮眉衝起，爪甲肉黑，手掌無紋，臍凸跗腫，面青欲眠，目視不見，汗出如油，肝絶之期。在於八日。眉傾膽死，手足甲青，或漸脱落，呼罵不休，筋絶之期，亦如於肝。肩息直視，心絶立死。髮直如麻，不得屈伸，自汗不止，小腸絶也，六日而死。口冷足腫，腹熱臚脹，泄利無時，乃爲脾絶，五日而死。脊痛身重，不可反覆，乃爲胃絶，五日而死。耳乾背腫，溺血屎赤，乃爲肉絶，九日而死。口張氣出，不能復返，乃爲肺絶。三日而死。泄利無度，爲大腸絶。齒枯面黑，目黄腰折，自汗不休，乃爲腎絶，四日而死。齒黄枯落，乃爲骨絶。

五臟絶證

五臟已奪，神明不守，故作聲嘶。循衣摸床，譫語不休，陽明已絶。妄語錯亂，不語失音，則爲熱病，猶或可生。脉浮而洪，身汗如油，喘而不休，乃爲肺絶。汗藏不流，脉洪而喘。不休，真氣外散。陽反獨留，形如煙薰。直視摇頭，乃爲心絶。心爲火臟，故陽熱獨存。煙薰火極，焦灼之象。脣吻反青，漐漐汗出，乃爲肝絶。脣吻屬脾，而青色屬木，本乘土故曰反。環口黎黑，柔汗發黄，乃爲脾絶。水色淩土，冷汗身黄，脾真散越。溲便遺矢，狂言直視，乃爲腎絶。溲、便，二陰，腎臟所司，遺矢則門户不閉，水精敗絶，目背瞳人。陰氣先絶，陽氣後竭。臨死之時，身面必赤，腋温心熱。陰先脱，陽絶于後，故赤色見。餘陽未即盡，故腋温心熱。水漿不下，形體不仁，乍静乍亂，乃爲胃絶。胃納水穀，合肌肉故。六腑氣絶，足冷脚縮。五臟氣絶，便利不禁。手足不仁，手太陰絶，則皮毛焦。

太陰者，肺也，行氣温于皮毛者也。故氣不榮，則皮毛焦而津液去，津液去則皮節傷，皮節傷則皮枯毛折，毛折者則毛先死。丙日篤，丁日死。手少陰氣絶則脉不通，脉不通則血不流，血不流則色澤去，故面色黑如黧。此血先死。壬日篤，癸日死。

足太陰絶，口唇不榮。

口唇者，肌肉之本也。脉不榮，則肌肉不滑澤，肌肉不滑澤則肉滿，肉滿則唇反，唇反則肉先死。甲日篤，乙日死。

足少陰絶，則骨髓枯。

少陰者，冬脉也，伏行而温于骨髓。故骨髓不温，則肉不着骨，骨肉不相親，則肉濡而却；肉濡而却，故齒長而垢，髮無潤澤，無潤澤者則骨先死。戊日篤，巳日死。

足厥陰絶，筋縮引卵，漸及于舌。

厥陰者，肝也。肝者，筋之合也。筋者，聚于陰器而絡于舌本，故脉不榮則筋縮急，筋縮急則引卵與舌，故舌卷囊縮。此筋先死。庚日篤，辛日死。

三陰俱絶，眩轉矇目。

矇者爲失志，失志則志先死，死則目矇也。

六陽俱絶，陰陽相離。腠理泄絶，汗出如珠。旦占夕死，夕占旦死。

診病新久

徵其脉小，色不奪者，乃爲新病。其脉不奪，其色奪者，乃爲久病。脉色俱奪，乃爲久病。俱不奪者，乃爲新病。

詐病

向壁而卧，聞醫驚起，而目盻視。三言三止，脉之咽唾，此爲詐病。若脉和平，當言此病須鍼灸數處，服吐下藥，然後所愈。欲以驗其詐，使彼畏懼，不敢言病耳。

聲診

肝呼應角，心言應徵，脾歌應宫，肺哭應商，腎呻應羽。五臟五聲，以合五音。

素問陰陽應象大論曰：視喘息，聽音聲，而知所苦。蓋病苦于中，聲發于外，有不可誣者也。故難經六十一難曰：聞其五音，以别其病。此之謂也。

大笑不止，乃爲心病。喘氣太息，乃爲肺病。怒而罵詈，乃爲肝病。氣不足息，乃爲脾病。欲言不言，語輕多畏，乃爲腎病。前輕後重，壯厲有力，乃爲外感。倦不欲言，聲怯而低，内傷不足。攢眉呻吟，必苦頭痛。叫喊呻吟，以手捫心，爲中脘痛。呻吟身重，轉即作楚，乃爲腰痛。呻吟摇頭，攢眉捫腮，乃爲齒痛，呻吟不起，爲腰脚痛。診時吁氣，爲屬鬱結。凡人吁，則氣鬱得以少呻也。摇頭而言，乃爲裏痛。喉中有聲，謂之肺鳴。火來乘金，不得其平。形羸聲啞，咽中有瘡，肺被火囚。肺主聲，故耳。聲音暴啞，風痰伏火。會係喊傷，不可斷病。聲嘶色敗，久病不治。氣促喉聲，痰火哮喘。中年聲濁，痰火之殃。獨言獨語，言談無緒。思神他寄，思慮傷神。傷寒壞證，啞爲狐惑。上唇有瘡，蟲食其臟。下唇有瘡，蟲食其肛。

風滯於氣，機關不利。出言蹇澀，乃爲風病。氣短不續，言止復言，乃爲奪氣。衣被不斂，罵詈親疏，神明之亂，風狂之類。若在熱病，又不必論。欲言復寂，忽又驚呼，病深入骨。

語聲寂寂然者，不欲語而欲默也。則病本緘默，而何以忽又驚呼？知其專係厥陰所主，何也？静默統屬之陰，而厥陰在志爲驚，在聲爲呼。况骨節中屬大筋，筋爲肝合，非深入骨節之病，不如此也。

聲音低渺，聽不明徹。必心膈間，有所阻礙。

空能傳聲，氣無阻礙。礙則聲出不揚，必其胸中大氣不轉，出入升降之機艱而且遲，可知病在胸膈間矣。細心静聽，其情乃得。

啾然細長，頭中之病。

啾啾然細而長者，謂其聲自下焦陰分而上。緣足太陽主氣，與足少陰爲表裏，所以腎邪不劑頸而還，得從太陽部分，達於巔頂。腎之本病爲呻吟，腎氣從太陽經脉，直攻於上，則腎之呻，並從太陽變動而啾唧細長，爲頭中病也。大都濕氣混其清陽之氣所致耳。仲景只此三段，而上、中、下三焦受病之處，妙義可徹。蓋聲者，氣之從喉舌而宣於口者也。新病之人聲不變，小病之人聲不變，惟久病、苛病，其聲乃變。古人聞隔垣之呻吟而知其病，豈無法乎？

息

桑榆子曰：精化爲氣，氣化而神集焉。故曰：神能禦氣，則鼻不失息。譚紫霄曰：神猶母也，氣猶子也。以神召氣，如以母召子。凡呼吸有聲者，風也，非息也。守風則散，雖無聲而鼻中濇滯者，喘也，非息也。守喘則結。不聲不滯，而往來有迹者，氣也，非息也。守氣則勞。所謂息者，不出不入之義。綿綿密密，若存若亡，心不着境，無我無人，更有何息可調？至此則神自返，息自定，心息相依，水火相媾，息息歸根，金丹之母。丘長春云：息有一毫之未定，命非己有。以此言之，息之所關於人大矣哉！故較之於聲，尤所當辨也。

氣來短促，不足以息。呼吸難應，乃爲虛甚。素無寒熱，短氣難續，知其爲實。

無寒熱則陰陽和平，而亦短氣，不能佈息，此中焦有礙。或痰火爲害。

吸而微數，病在中焦。

中實吸不得入，還出復入，故脉來微數，亦係實證，非痰即食，可以攻下。

實則可生，虛者不治。

實則可下，中虛吸不盡入而微數者，肝、腎欲絶，焉能救乎？

上焦吸促，下焦吸遠。上下睽違，何以施療！

病在上焦，氣宜通下；病在下焦，氣宜達上。上下交通，病斯愈矣。今上焦者，吸促而不能通下；下焦者，吸遠而不能達上。上下不交通，病豈易治乎？至於吸呼動摇，振振而氣不載形者，必死之證矣。

天積氣耳，地積形耳，人氣以成形耳。惟氣以成形，氣聚則形存，氣散則形亡，氣之關于形也，豈不鉅哉！然而身形之中，有營氣，有衛氣，有宗氣，有臟腑之氣，有經絡之氣，各爲區分。其所以統攝營衛、臟腑、經絡，而令充週無間，環流不息，通體皆靈者，全賴胸中大氣主持。五臟腑大經小絡，晝夜循環不息，必賴胸中大氣，斡旋其間。大氣一衰，則出入廢，升降息，神機化滅，氣立孤危矣。若夫息出於鼻，其氣佈於膻中。膻中宗氣主上焦息道，恒與肺胃關通，或清而徐，或短而促，足以占宗氣之盛衰。所以素問平人氣象論篇曰：乳之下其動應衣，宗氣泄也。人顧可奔迫無度，令宗氣盛喘數急，有餘反成不足耶？此指呼出爲息之一端也。其謂起居如故，而息有音，此肺之絡脉逆也。不得卧而息有音者，是陽明之逆也。蓋見佈息之氣，關通肺、胃，又指呼出爲息之一端也。呼出心、肺主之，吸入腎、肝主之。呼吸之中，脾胃主之。故惟脾胃所主中焦，爲呼吸之總持。設氣積賁門不散，兩阻其出入，則危急存亡非常之候。善養生者，使賁門之氣，傳入幽門；幽門之氣，傳二陰之竅而出，乃不爲害。其上焦、下焦，各分呼出吸入，未可以「息」之一字統言其病矣。此義惟仲景知之。謂息摇肩者，心中堅。息引胸中上氣者咳。息張口短氣者，肺痿唾沫。分其息，專主乎呼，而不與吸並言，似乎創説。不知仲景以述爲作，無不本之内經。即前所擬呼入爲息，二端不足盡之。蓋心火乘肺，呼氣奔促，勢有必至。呼出爲心肺之陽，自不得以肝、腎之陰混之耳。息摇肩者，肩隨息動，惟火故動也。息引胸中上氣咳者，肺金收降之令不行，上逆而咳，惟火故咳也。張口短氣，肺痿唾沫，又金受火刑不治之證：均以出氣之粗，名爲息耳。然則曷不徑以呼名之耶？曰：呼中有吸，吸中有呼，剖而中分，聖神所不出也。但以息之出者，主呼之病；而息之入者，主吸之病。不待言矣。素問通評虛實論謂：乳子中風熱，喘鳴肩息。以及息有音者，不一而足。惟其不與吸並言，而吸之病轉易辨識。然尚恐後人未悉，復補其義云：吸而微數，其病在中焦。實也，當下之即愈；虛者，不治。在上焦者其吸促，在下焦者其吸遲，此皆難治。呼吸動摇振振者，不治。見吸微且數，吸氣之往返于中焦者速，此必實者下之，通其中焦之壅而即愈。若虛，則肝腎之本不固，其氣輕浮，脱之於陽，不可治矣。前所指賁門、幽門不下通，爲危急存亡、非常之候者，此也。在上焦者其吸促，以心肺之道近，其真陰之虛者。則從陽火而升，不入於下，故吸促。是上焦未嘗不可候其吸也。下焦者其吸遲，肝腎之道遠，其元陽之衰者，則困于陰邪所伏，卒難升上，故吸遲。此真陰元陽受病，故皆難治。若呼吸往來，振振動摇，則營衛往返之氣已索，所存呼吸一綫耳，尚可爲哉！學者先分息之出入，以求病情。既得其情，合之不爽。若但統論呼吸，其何以分上、中、下三焦所主乎？意微矣。

問診

入國問俗，何况治病？本末之因，了然胸臆。然後投劑，百無一失。

靈樞師傳篇曰：入國問俗，入家問諱，上堂問禮，臨病人問所便。使其受病本末，胸中洞然，而後或攻或補，何愁不中乎？

醫，仁术也。仁人篤于情，則視人猶己，問其所苦，自無不到之處。

人品起居

凡診病者，先問何人，或男或女。

男女有陰陽之殊，脉色有逆順之别，故必辨男女，而察其所合也。

或老或幼。

年長則求之於腑，年少則求之於經，年壯則求之於臟。

或爲僕妾。

在人下者，動静不能自由。

寡婦師尼。

遭逢不偶，情多欝滯。

形之肥瘦。

肥人多濕，瘦人多火之類，此宜在「望」條。然富貴之家，多處重幃，故須詳問。若不以衣帛覆手，則醫者見其手，亦可得其形之大略矣。

次問得病，起於何日。

病之新者可攻，病之久者可補。

飲食胃氣。

肝病好酸，心病好苦，脾病好甘，肺病好辛，腎病好鹹。内熱好冷，内寒好温。安穀則昌，絶穀則亡。

夢寐有無。

陰盛則夢大水恐懼，陽盛則夢大火燔灼，陰陽俱盛，則夢相殺毁傷。上盛則夢飛，下盛則夢墮。甚飽則夢予，甚飢則夢取。肝氣盛則夢怒，肺氣盛則夢哭。短蟲多則夢聚衆，長蟲多則夢自擊毁傷。

嗜慾苦樂

問其嗜慾，以知其病。

物性不齊，各有嗜慾。聲色臭味，各有相宜。

好食某味，病在某臟。當分順逆，以辨吉凶。

清陽化氣出乎天，故天以五氣食入者，臊氣入肝，焦氣入心，香氣入脾，腥氣入肺，腐氣入腎也。濁陰成味出乎地，故地以五味食入者，酸先入肝，苦先入心，甘先入脾，辛先入肺，鹹先入腎也。凡臟虚必求助於味，如肝虚者欲食酸，是也。此謂之順應者，易治。若心病而受鹹，肺病而欲苦，脾弱而喜酸，肝病而好辣，腎病而嗜甘，此謂之逆候。病輕必危，重者必死。

心喜熱者，知其爲寒；心喜冷者，知其爲熱。好静惡動，知其爲虚；煩躁不寧，知其爲實。

傷食惡食，傷風惡風，傷寒惡寒。

此顯然可證者，尤須詳問。惟煩躁不寧者，亦有屬虚。然必脉來無神，再以他證參之。

或常縱酒。

縱酒者，不惟内有濕熱，而且防其乘醉入房。

或久齋素。

清虚固保壽之道，然亦有太枯槁而致病者。或齋素而偏嗜一物，如麵筋、熟栗之類，最爲難化，故須詳察。

始終境遇，須辨三常。

素問疏五過論篇曰：論有之常。謂常貴賤，常貧富，常苦樂也。

封君敗傷，及欲侯王。

封君敗傷者，追悔已往；及欲侯王者，妄想將來：皆致病之因也。

常貴後賤，雖不中邪，病從内生，名曰脱營。

常貴後賤者，其心屈辱，神氣不伸，雖不中邪，而病生於内。營者，陰氣也。營行脉中，心之所主。心志不舒，則血無以生；脉日以竭，故爲脱營。

常富後貧，名曰失精。五氣流連，病有所併。

常富後貧者，憂煎日切，奉養日廉，故其五臟之精，日加消敗，是謂失精。精失則氣衰，氣衰則不運，故爲留聚而病有所併矣。

常富大傷，斬筋絶脉。身體復行，令澤不息。

大傷，謂甚勞、甚苦也。故其筋如斬，脉如絶，以耗傷之故也。雖身體猶能復舊而行，然令澤不息矣。澤，精液也。息，生長也。

故傷敗結，留薄歸陽，膿積寒炅。

故，舊也。言舊之所傷，有所敗結，血氣留薄不散，則鬱而成熱，歸於陽分，故膿血蓄積，令人寒熱交作也。

暴樂暴苦，始樂後苦，皆傷精氣。精氣竭絶，形亦尋敗。

樂則喜，喜則氣緩；苦則悲，悲則氣滑。故苦樂失常，皆失精氣，甚至竭絶而形體毁阻矣。

暴怒傷陰，暴喜傷陽。

怒傷肝，肝藏血，故傷陰；喜傷心，心藏神，故傷陽。

厥氣上行，滿脉去形。

厥氣，逆氣也。凡喜怒過度，而傷其精氣者，皆能令人氣厥逆而上行。氣逆于脉故滿脉，精脱於中故去形。

形樂志苦，病生於脉，治以灸刺。

形樂者身無勞，志苦者心多慮。心主脉，深思過慮，則脉病矣。脉病者，當治結絡，故當隨其宜而灸刺之。

形樂志樂，病生於肉，治以針石。

形樂者逸，志樂者閑。飽食終日，無所運動，多傷于脾。脾主肌肉，故病生焉。肉病者，或爲衛氣留，或爲膿血聚，故當用針石取之。

形樂志苦，病生於脉，治以灸刺。

身形憶樂而心志則苦，故病生於脉者，以心主脉也，當灸刺，隨宜以治之。

形苦志樂，病生於筋，治以熨引。

形苦者身多勞，志樂者心無慮。勞則傷筋，故病生於筋。熨以藥熨，引謂導引。

形苦志苦，病生咽嗌，調以甘藥。

形苦志苦，必多憂思。憂則傷肺，思則傷脾。脾肺氣傷，則虚而不行，氣必滯矣。脾肺之脉，上循咽嗌，故病生焉。如人之悲憂過度，則喉嚨咽鯁，咽食飲難進；思慮過度，則上焦否隔，咽中核塞，即其徵也。靈樞邪氣臟腑病形篇有調以甘藥。終始篇曰：將以甘藥，不可飲以至劑。若素問血氣形志篇則曰「治之以甘藥」者，誤也。

形數驚恐，經絡不通，病生不仁，按摩醪藥。

形體勞苦，數受驚恐，則亦不樂，其經絡不通，而不生之病生，如瘴重不知寒熱痛癢也。當治以按摩，及飲之酒藥，使血氣宣暢。

起居何似。

起居凡一切房室之燥濕，坐卧之動静，所包者廣。如肺病好曲，脾病好歌，腎病好吟，肝病好叫，心病好妄言之類，當一一審之。

曾問損傷。

或飲食不當，或勞欲不時，或爲庸醫攻補失宜。

便利何如。

熱則小便黄赤，大便硬塞；寒則小便澄白，下利清穀之類。

曾服何藥。

如服寒不驗，服熱不靈，察證與脉，思當變計。

有無脹悶。

胸腹脹悶，或氣，或血，或食，或寒，或虛，皆當以脉合之。

性情常變，一一詳明。

病者大都喜怒改常。

病證

問病不答，必係耳聾。即當詢之，是素聾否。不則病久，或經汗下，過傷元氣。問而懶答，唯點頭者，是中氣虛。昏憒不知，問是暴厥，抑是久病。婦女僵厥，多是中氣，須問怒否。婦人凡病，當問月水，或前或後。師尼寡婦，氣血凝滯，兩尺多滑，不可言胎，室女亦同。心腹脹痛，須問舊新。産後須問，坐草難易，惡漏多少，飲食遲早，生子存亡，飲食失節。若問病處，按之而痛，止者爲虛。按之而痛，甚者爲實。痛而不易，知爲死血。痛無定者，知其爲氣。凡問百病，晝則增劇，夜則安静，氣病血否。夜則增劇，晝則安静，血病氣否。晝熱夜静，陽氣獨旺，入于陽分。晝静夜熱，陽氣下陷，入于陰中。晝夜俱熱，重陽無陰，亟瀉其陽，而補其陰。晝夜俱寒，重陰無陽，亟瀉其陰，而補其陽。四肢作痛，天陰轉甚，必問以前，患黴瘡否。

附辯舌

張三錫曰：金鏡録載三十六舌，辯傷寒之深淺吉凶，可稱詳備。然細討究，不過陰陽、表裏、寒熱、虚實而已。陶節菴曰：傷寒邪在表，則舌無苔。熱邪在表，則苔漸生，自白而黄，黄而黑，甚則黑裂矣。黑苔多凶。若根黑，或中黑，或尖黑，或屬裏熱，全黑則熱極而難治。常見白苔燥渴，虚而微熱，或不得汗，或胃中少有飲而不行，宜温解。

白滑苔　虚寒胃寒，陽氣不振，宜温。

白胎起芒刺　津液不足，胃中有物，宜運動。

黄苔　微熱，熱漸入裏，或燥渴之象，宜清解。

灰色苔　胃中有物，中氣虚熱，渴而不能消飲者，宜温解。

黑色苔　熱入裏實，燥厚者宜下，滑潤者，水困火，宜濕。雖黑而潤，所謂水極似火也，不燥爲異。

凡傷寒辨舌者，以舌屬心而主火，寒爲水也。水寒凌，外感挾内傷，宿食重而結于心下者，五六日舌漸黄，或中乾而邊潤，名中焙舌。此則裏熱尚淺。若全乾，無論黄黑，皆屬裏證，分輕重下之。若曾經下，或屢下不減，乃宿滯結于中宫也。詢其脉之虚實，及中氣何如，實者潤而下之。虚人神氣不足，當生津固中氣，有用生脉散對解毒湯而愈者，有用附子理中湯冷服而愈者。一則陰極似陽，一則陽極似陰。不可不辯。

白苔屬寒，外證煩躁，欲坐卧于泥水中，乃陰寒逼其無根失守之火而然。脉大不鼓，當從陰證治。若不大躁，嘔吐者，從食陰治之。

火舌受其困。

産後辨舌者，以心主血也。經云：少陰氣絶，則血不行。故舌紫黑者，爲血，先死。

凡見黑舌，要問曾食酸甜鹹物否，能染成黑色。凡視舌色，雖有成見，亦必細審兼證，及脉之虚實。不爾，恐有毫釐千里之謬。

脉訣彙辨卷八

小序

運氣之説微矣，得其指歸者，不數見焉。是編撮其大綱，爲初學者階梯云耳。第曰某年爲某政，執其藥以治之，是守株而待兔也。嗚呼！麒麟鳳凰不常有，世治則見；日月薄蝕有常度，德盛則免。通於其説者，可以論運氣矣。

運氣之教，先立其年。干分五運，支立司天。

五運者，金、木、水、火、土也。六氣者，風、寒、暑、濕、燥、火也。南北二政，運有不同；上下陰陽，脉有不應。先立其年者，如甲子、乙丑之類，左右應見，乃可以言死生之逆順也。其法合十干爲五運，對十二支爲六氣。六氣者，有主有客。天以六氣動而不息，上應乎客；地以五行静而守位，下應乎主。《經》曰：先立其年，以明其氣。是知司天在泉，上見下臨，爲之始也。

天干之圖　地支之圖

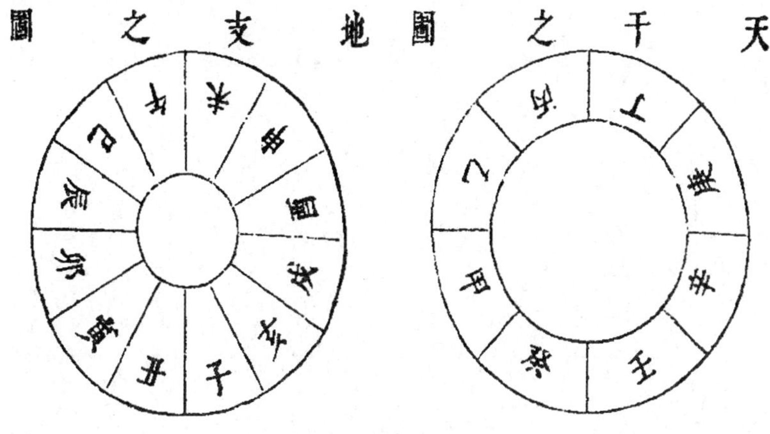

司天在泉圖

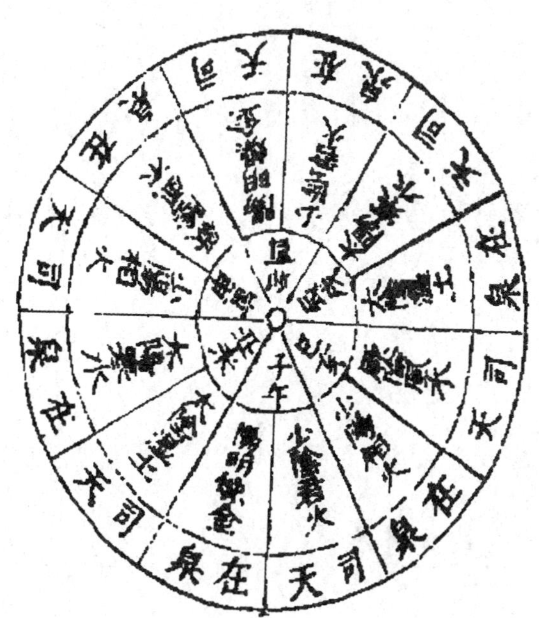

土運甲巳，金運乙庚，水運丙辛，木運丁壬，火運戊癸，土君餘臣。

太古占天之始，察五氣，紀五天，而所以立五運也。謂望氣之時，見黅天之土氣，經于心、尾、角、軫四宿之上，下臨甲、巳之方，此甲、巳之所以合爲土運也。素天之金氣，經於亢、氐、昴、畢四宿之上，下臨乙、庚之方，此乙、庚之所以合爲金運也。見玄天之水氣，經於張、翼、婁、胃四宿之上，下臨丙、辛之方，此丙、辛之所以合爲水運也。見丹天之火氣，經於牛、女、壁、奎四宿之上，下臨戊、癸之方。此戊、癸之所以合爲火運也。惟土運爲南政，蓋土位居中，面南行令故也。金、木、水、火四運，皆以臣事之，北面受令，故爲北政。土之與金、木、水、火，猶之有君臣之分耳。

風、寒、暑、濕、燥、火者，天之陰陽，三陰三陽上奉之；木、火、土、金、水者，地之陰陽，生長化收藏下應之。戊、巳，土也。然化氣必以五，故甲、巳化土而居其首。土生金，故乙、庚次之。金生水，故丙、辛次之。水生木，故丁、壬次之。木生火，故戊、癸次之。此化氣之序也。

素問天元紀大論曰：甲巳之歲，土運統之。乙庚之歲，金運統之。丙辛之歲，水運統之。丁壬之歲，木運統之。戊癸之歲，火運統之。素問五運行大論義亦同。

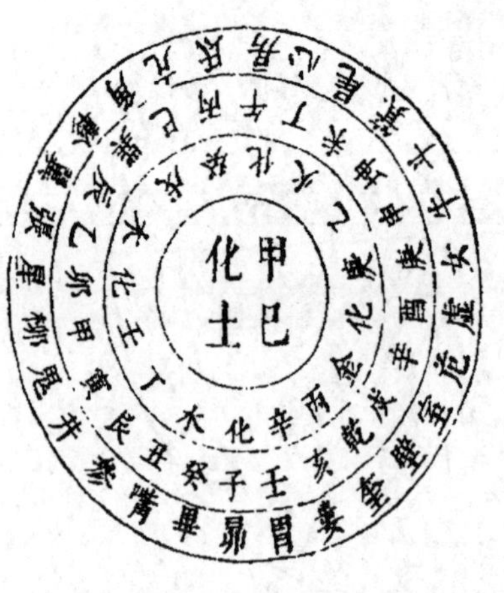

天之五運化圖

五天五運圖

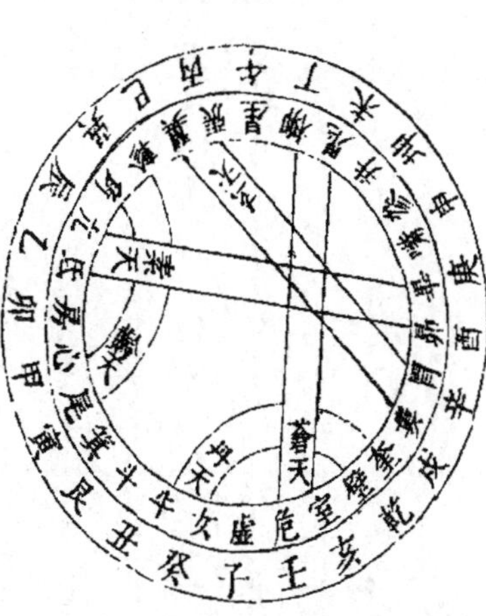

五天歌

木蒼危室柳，
鬼宿火丹牛，
女壁奎婁。土
黅心尾軫角
度。金素亢氐
昴畢前。水玄
張翼婁胃是，
下爲運氣上
經天。

司天分例，六化圖推。少陽之右，陽明治之；陽明之右，太陽治之；太陽之右，厥陰治之；厥陰之右，少陰治之；少陰之右，太陰治之；太陰之右，少陽治之。

此言客氣陰陽之次序也。如上乃少陽司天，則下乃厥陰在泉；自南面而觀之，則太陰在左，而陽明在右。餘倣此。司天在泉，迭爲遷轉，故上下異而左右殊也。

素問天元紀大論曰：夫五運陰陽者，天地之道也。又曰：在天爲氣，在地成形，形氣相感，而化生萬物矣。又曰：神在天爲風，在地爲木。在天爲熱，在地爲火。在天爲濕，在地爲土。在天爲燥，在地爲金。在天爲寒，在地爲水。夫六氣之合于三陰、三陽者。分而言之，則天地之化，有氣有形；合而言之，則陰陽之理，標由乎本。所謂標本者，六氣爲本，三陰、三陽爲標。有本標中氣圖解，見後第四頁。如主氣之交司于四時者，春屬木爲風化，夏初君火爲熱化，盛夏相火爲暑化，長夏屬土爲濕化，秋屬金爲燥化，冬屬水爲寒化。此六化之常，不失其常，即所謂「當其位則正」也。如客氣之有盛衰逆順者，則司天主上，在泉主下，左右四間，各相專主，不時相加，以爲交合。此六化之變，變有不測，即所謂非其位則邪也。故正則爲德化政令，邪則爲災變眚傷。大者之至徐而常，少者之至暴而亡。而凡爲淫勝邪勝、相勝相復等變，亦何莫非天地六化之氣所致歟？

子、午之上，少陰君火。丑、未之上，太陰濕土。寅、申之上，少陽相火。卯、酉之上，陽明燥金。辰、戌之上，太陽寒水。巳、亥之上，厥陰風水。

如子與午對，俱爲君火。丑與未對，俱爲濕土。寅與申對，俱爲相火。卯與酉對，俱爲燥金。辰與戌對，俱爲寒水。巳與亥對，俱爲風木，是也。運則五年一週，氣則六期環會。

六氣分上下左右而行天令，十二支分節令時日而司地化。然以六氣而加于十二支，則有正化、對化之不同。如厥陰之所以司于巳、亥者，以厥陰屬木，木生于亥，故正化于亥，對化于巳也。少陰所以司于子、午者，陰爲君火，當正南離位，故正化于午，對化于子也。所以司于丑、未者，以太陰屬土居中，王于西南，未化于未，對化于丑也。少陽所以司于寅、申者，以少陽屬相火，位卑于君火，生于寅，故正化于寅，對化于申也。陽明所以司于卯、酉者，以陽明屬金，酉爲西方金位，故正化于酉，對化于卯也。太陽所以司于辰、戌者，太陽爲水，辰、戌屬土，然水行土中，而戌居西北，爲水漸王鄉，是以洪範五行以戌屬水，故正化于戌，對化于辰也。一曰：正司化。

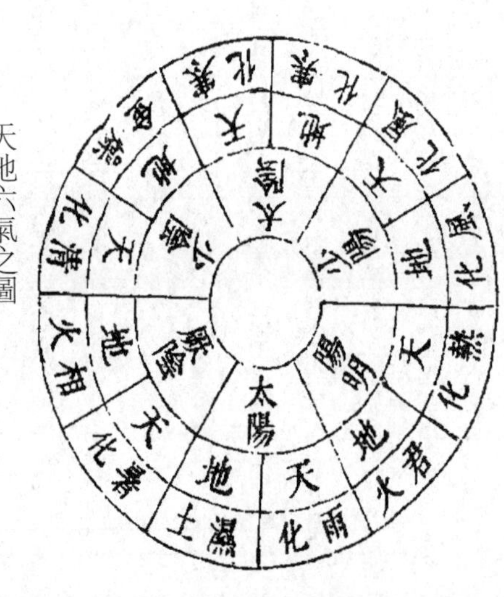

天地六氣之圖

六氣正化對化之圖

少陰正化午，對化子。太陰正化未，對化丑。少陽正化寅，對化申。陽明正化酉，對化卯。太陽正化戌，對化辰、厥陰正化亥，對化巳。

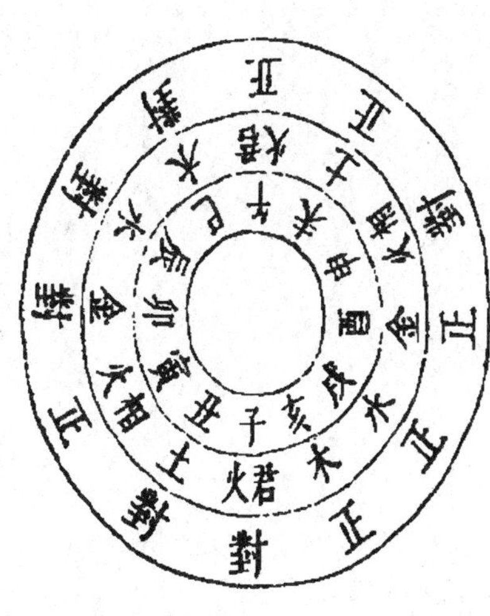

標者，猶所謂上首也。素問天元紀大論云：子、午之歲，上見少陰。丑、未之歲，上見太陰。寅、申之歲，上見少陽。卯、酉之歲，上見陽明。辰、戌之歲，上見太陽。巳、亥之歲，上見厥陰。少陰所謂標也，厥陰所謂終也。

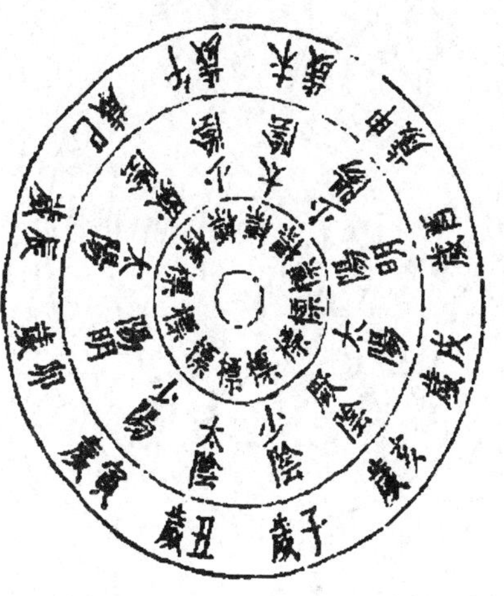

素問天元正紀大論曰：厥陰之上，風氣主之。少陰之上，熱氣主之。太陰之上，濕氣主之。少陽之上，相火主之。陽明之上，燥氣主之。太陽之上，寒氣主之。所謂本也，是謂六元。

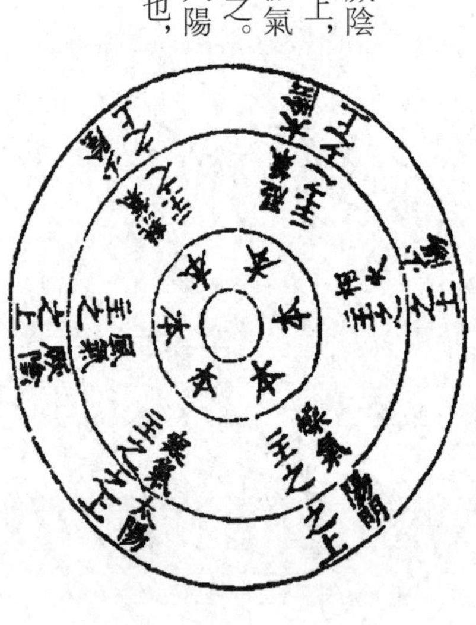

南北二政，其面不同。司天在泉，移位相從。甲巳之歲，是爲南政。三陰司天，則寸不應。三陰在泉，則尺不應。乙、庚、丙、辛、丁、壬、戊癸，斯八歲者，皆曰北政。三陰司天，則尺不應。三陰在泉，則寸不應。

南北政者，即甲巳爲南政，餘爲北政是也。素問至真要大論曰：陰之所在，寸口何如？岐伯曰：視歲南北可知之矣。謂南政之年，南面行令，其氣在南，所以南爲上而北爲下。司天在上，在泉在下，人氣應之，故寸爲上而尺爲下。左右俱同，北面受令，其氣在北，所以北爲上而南爲下。在泉應上，司天應下，人氣亦應之，故尺應上而寸應下。司天應兩尺，在泉應兩寸。地之左間爲右寸，右間爲左寸。天之左間爲左尺，右間爲右尺。正與男子面南受氣，女子面北受氣之理同也。

南政之歲，厥陰司天，則右不應。太陰司天，則左不應。

脉有不應者，謂陰之所在，脉乃沉細，不應本脉也。天地之間，五行金、木、水、火、土而已。經所謂二火者，君、相二火也。君火以名，相火以位。君火不用事，相火代君行令者也。故南政厥陰司天，則君火在右，故右寸不應；太陰司天，則君火在左，故左寸不應。

南北政圖

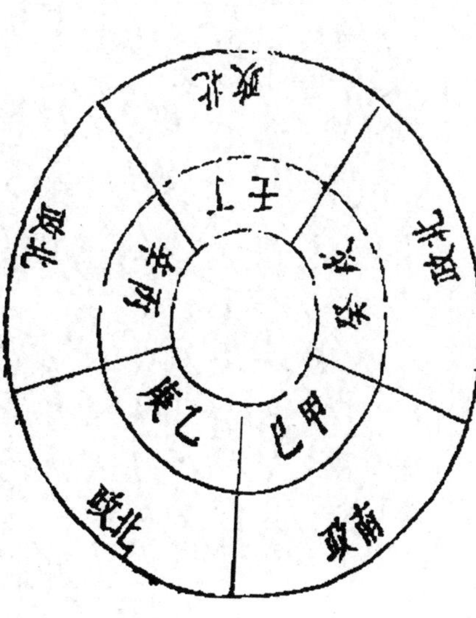

南政年脉不應圖

甲巳年
爲南政

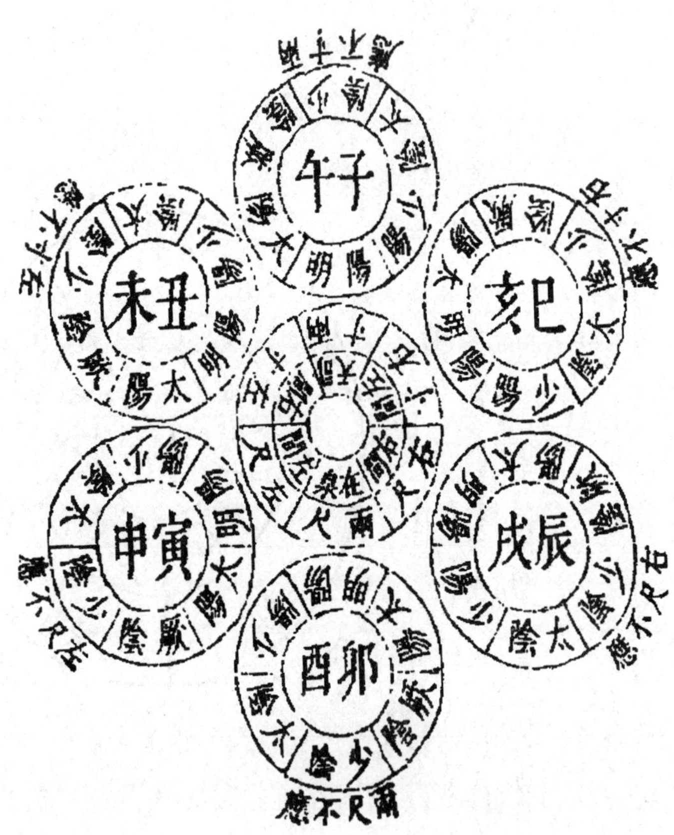

北政之歲，厥陰在泉，則右不應。太陰在泉，則左不應。

厥陰在泉，則君火在右，故右寸不應；太陰在泉，則君火在左，故左尺不應。

北政年脉不應圖

乙丁辛癸丙戊庚壬年爲北政。

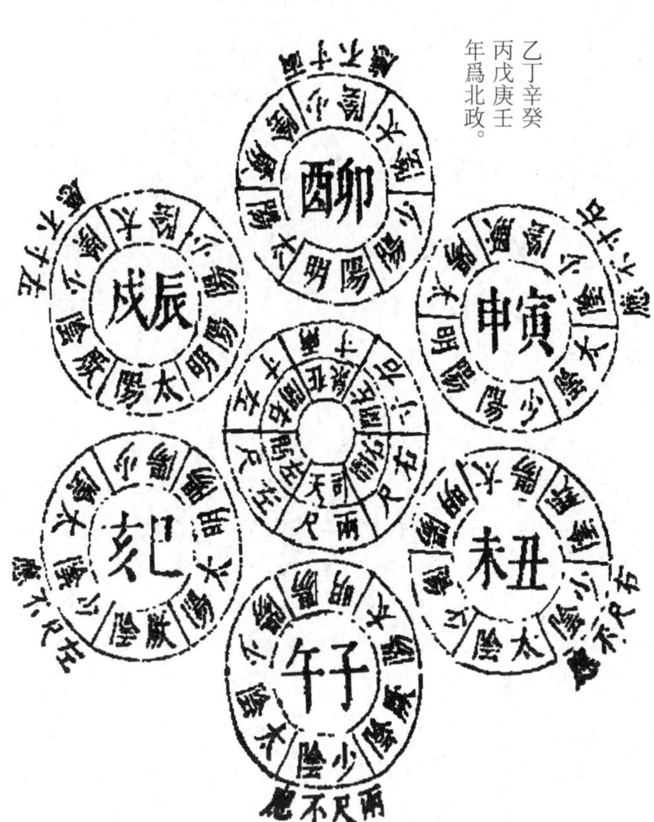

其法以南政子年起中指端，北政子年起中指根，俱逆行輪之。凡年辰所值之處，即其不應之位。如南政子起中指端，即兩寸不應。丑年左寸，寅年左尺，右數到底，皆南政不應之位。北政子年起中指根，如前右數到底，皆北政不應之位。

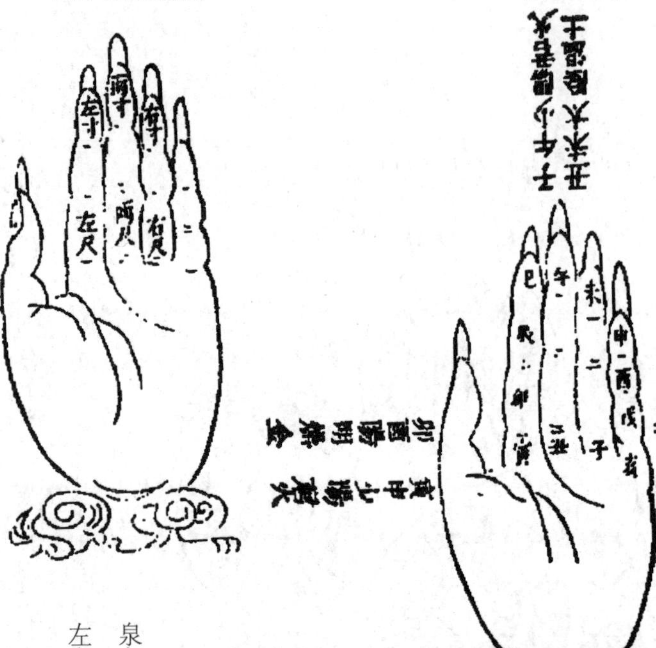

排山掌法

南北政指掌圖

司天爲上，其位在南，則面必北。其分左右，左西右東。

司天在上，故位南面北，而命其左右之見。左，西也。右，東也。

在泉爲下，其位在北，則面必南。其分左右，左東右西。

下者，即言在泉，故位北面南，而命其左右之見，是爲在泉之左右間也。左，東也。右，西也。司天在泉，上下異而左右殊也。

按，右二節，陰陽六氣，迭爲遷轉，如巳亥年厥陰司天，明年子午，則在間少陰來司天矣。又如初氣厥陰用事，則二氣少陰來相待矣。六氣循環無已，此所以上下左右陰陽逆順有異，而見氣候之變遷也。

司天在泉左右間氣圖

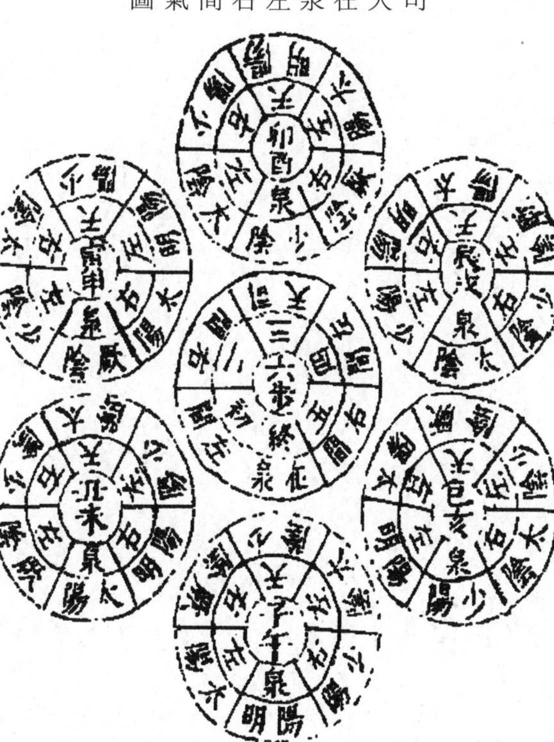

司天歌

子午少陰爲君火，
丑未太陰臨濕土。
寅申少陽相火王，
卯酉陽明燥金所。
辰戌太陽寒水邊，
巳亥厥陰風水主。
初氣起地之左間，
司天在泉對面數。

不應之位，皆少陰也。諸部不應，反診較之。

脉來不應者，沉細而幾於不可見也。不應之脉，皆在兩寸、兩尺，一爲手少陰心經，一爲足少陰腎經也，凡南政之應在寸者，則北政應在尺，北政之應在寸者，則南政應在尺。反其診者，謂南北相反而診之，則或尺、或寸之不應者，皆可見矣。或爲覆病者之手，而診之則脉見，未盡其解也。值此不應之脉，乃歲運合宜，命曰天和之脉，不必求治。若誤治之，反伐天和矣。

陰之所在，其脉不應。諸家之注按，謂六氣以少陰爲君，君象無爲，故少陰所至，其脉不應。此説殊謬。夫少陰既爲六氣之一，又安有不主氣乎？蓋因素問至真要大論言少陰不司氣化。殊不知所言「不司氣化」者，言君火不主五運之化，非言六氣也。如子午之歲，上見少陰，則六氣分主，天地各有所司，何謂不立歲氣乎？且君爲大主，豈寄空名於上者乎？夫三陰、三陽者，天地之氣也。如素問太陰陽明論曰：陽者，天氣也，主外；陰者，地氣也，主內。故陽道實，陰道虛，自然之道也。第以日月證之，則日爲陽，其氣常盈；月爲陰，其光常缺。是以潮汐之盛衰，隨日消長，此陰道當然之義，爲可知矣。人之經脉，即天地之潮汐也。故三陽所在者，脉無不應，氣之盈也。三陰所在，脉有不應者，以陽氣有不及，氣之虛也。而三陰之中，又惟獨居乎中，又陰中之陰也。所以少陰所在爲不應，蓋亦應天地之虛耳。

南政少陰司天　甲子甲午二年　兩寸脉不應　少陰在泉　巳卯巳酉二年　兩寸脉不應　太陰司天　巳丑巳未二年　右寸脉不應　太陰在泉　甲辰甲戌二年　左尺脉不應　厥陰司天　巳巳巳亥二年　右寸脉不應　厥陰在泉　甲寅甲申二年　右尺脉不應　北政太陰司天　乙丁辛癸丑未八年　左尺脉不應　太陰在泉　丙戊庚壬辰戌八年　左寸脉不應　厥陰司天　乙丁辛癸巳亥八年　右尺脉不應　厥陰在泉　丙戊庚壬寅申八年　右寸脉不應　少陰司天　丙戊庚壬子午八年

兩尺脉不應　少陰在泉　乙丁辛癸卯酉八年　兩寸脉不應

靈樞禁服篇曰：寸口主中，人迎主外，兩者相應，俱往俱來。若引繩大小齊等，春夏人迎微大，秋冬寸口微大，如是者，名曰平人。夫曰微大，則脉之和可知矣。素問至真要大論篇曰：帝曰：陰之所在，寸口何如？夫使陰脉來現，沉而不應，則與大小齊等之義拂矣。五運以甲巳土運爲尊，六氣以少陰君火爲尊。凡脉之司天在泉不應者，皆以少陰而論之。故北政之歲，人氣面北，而寸北尺南，地左間之氣在右寸，右間之氣在左寸；天左間之氣在右尺，右間之氣在左尺。故乙卯、乙酉、丁卯、丁酉、辛卯、辛酉、癸卯、癸酉，乃少陰在泉也，則兩寸之脉俱不應。而北政少陰在泉，亦兩寸不應者，乃從君，不從臣也。故不以尺爲主，而以寸爲主耳。運氣全書所謂依南政而診尺寸者，是也。北政之歲，丙寅、丙申、戊寅、戊申、庚寅、庚申、壬寅、壬申，乃厥陰在泉，其左間則少陰，右間則太陽也，宜右寸之脉不應。北政厥陰在泉，亦右寸之脉不應者，亦從君而不從臣也。故不以尺爲主，而以寸爲主耳。北政之歲，丙辰、丙戌、戊辰、戊戌、庚辰、庚戌、壬辰、壬戌，太陰在泉，其左間則少陽，右間則少陰也，宜左寸之脉不應。南政太陰司天，則左寸不應，北政太陰在泉，而亦左寸不應者，從君而不從臣也。若使北政三陰司天而不在泉，則其不應者，不在寸而在尺矣。故曰：北政之歲，三陰在下，則寸不應；若三陰在上，則尺不應者，此也。南政之歲，如甲子、甲午，乃少陰司天，則兩寸之脉俱不應，如前所云者是也。南政之歲，如巳巳、巳亥，乃厥陰司天，其左間則少陰，右間則太陽，宜右寸之脉不應，如前所云者是也。南政之歲，如巳丑、巳未，乃太陰司天，其左間則少陽，右間則少陰，宜左寸之脉不應，如前所云者是也。若使南政三陰在泉而不司天，則其不應者不在寸，而在尺矣。故曰：南政之歲，三陰在天則寸不應；若三陰在泉，則尺不應者，此也。所謂諸不應者，即南北二政而相反以診之，則南政主在寸者，北政主在尺；而南政主在尺者，北政主在寸，則其脉自明矣。

南政少陰司天脉圖

當兩寸俱不應，北政少陰在泉同。

左間太陰。
上見少陰。
上間厥陰。

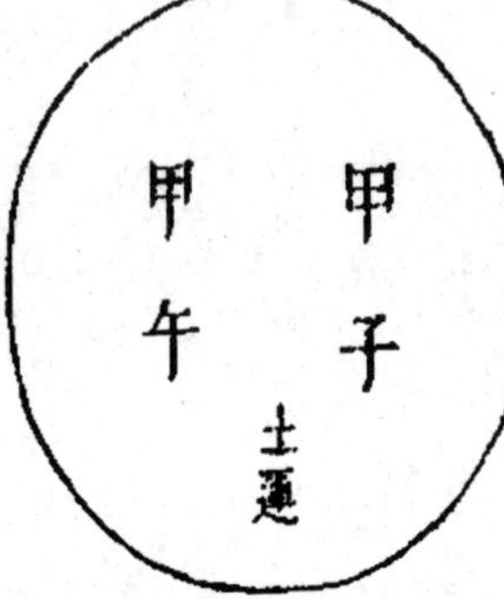

南政太陰司天脉圖

當左寸不應，北政太陰在泉同。

左少陽。
上見太陰。
右少陰。

己丑
己未
土運

南政厥陰司天脉圖

當右寸不應，北政厥陰在泉同。

左間少陰。
上見厥陰。
右間太陰。

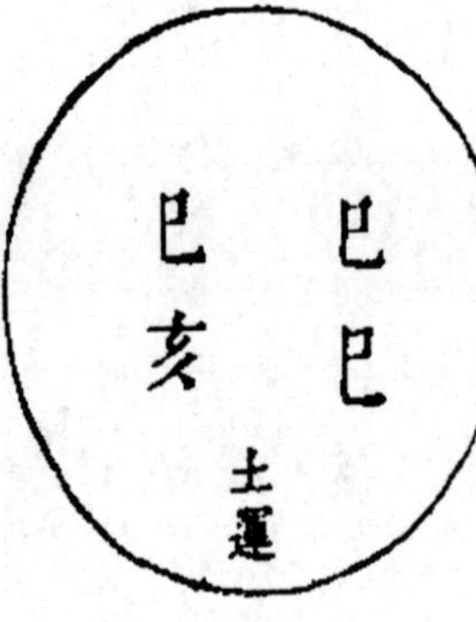

南政少陰左泉脉圖

當兩尺俱不應，北政少陰司天同。

右間厥陰。
少陰在下。
左間太陰。

己卯
己酉
土運

南政厥陰在泉脉圖

右太陽。
厥陰在下。
左少陰。

甲 甲
寅 申
土運

當右尺不應，北政陰司天同。

北政少陰司天脉圖

左太陰。
上見少陰。
右厥陰。

丙 庚
戊 壬
子午
金運

當兩手尺俱不應，南政少陰在泉同。

南政太陰在泉圖

右少陰。
太陰在下。
左少陽。

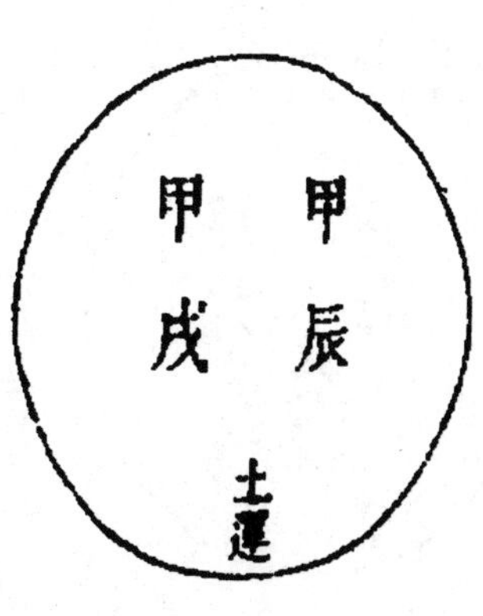

當右尺不應，北政太陰司天同。

南政厥陰司天脉圖

左少陰。
上見厥陰。
右太陽。

乙 辛
丁 癸
巳亥
火運

當左尺不應。

當右尺不應，南政太陰在泉同。

北政太陰司天脉圖

左少陽。
少陰在下。
右少陰。

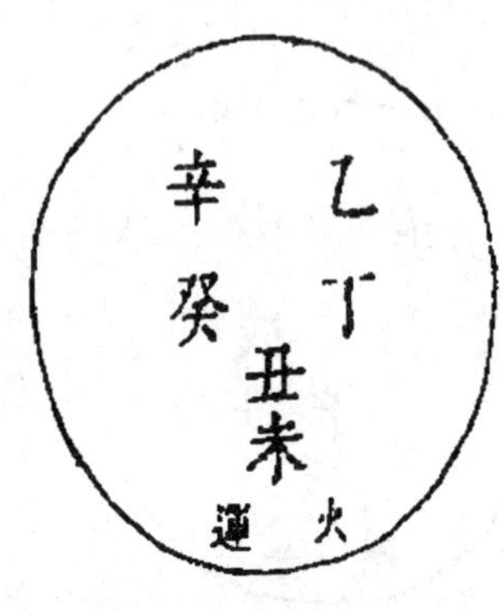

當右寸脉不應，南政厥陰司天同。

北政厥陰在泉脉圖

左少陰。
厥陰在下。
右太陽。

丙戊
庚壬
寅申
水運

當兩寸俱不應，南政少陰司天同。

北政少陰在泉脉圖

右厥陰。
少陰在下。
左太陰。

乙丁
辛癸
卯酉
火運

當左寸不應，南政太陰司天同。

北政太陰在泉脉圖

右少陰。
太陰在下。
左少陽。

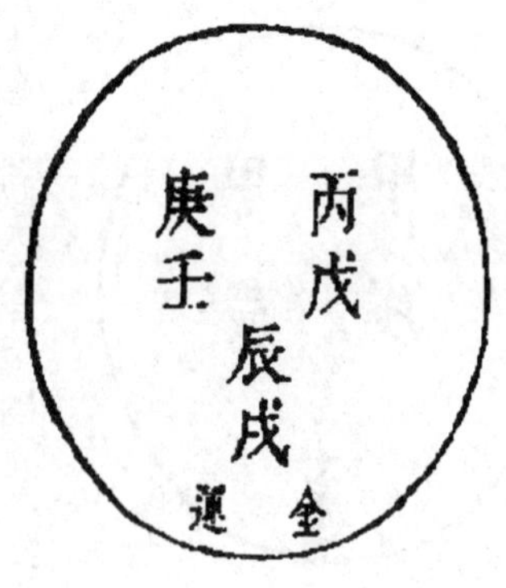

素問五運行大論曰：不當其位者病，迭移其位者病止。南政少陰司天在泉，北政少陰司天在泉。曰：失守其位者危。論南、北二政内行運法，甲巳爲南政，餘四運爲北政。南政司天在泉，皆行土運。其餘北政，皆以在泉行運。如北政巳亥厥陰司天，則行在泉少陽火運。又如寅申少陽司天，則行在泉厥陰北運。餘倣此。惟有北政辰戌年太陽司天，當行在泉土運，緣北政以臣不敢行君之令，故行金運，是土之子，以足木、火、金、水之四運焉。

尺寸反死，陰陽交危。謂之反者，不應而應。應而不應，尺寸反也。謂之交者，隅位相交。陰當在左，交之於右。陽當在右，交之左也。

如尺當不應而反浮大，寸當浮大而反沉細。寸當不應而反浮大，尺當浮大而反沉細，是謂尺寸反。素問五運行大論篇曰：尺寸反者死。如右當不應而反浮大，左當浮大而反沉細。左當不應而反浮大，右當浮大而反沉細。經曰：左右交者死。如其年少陰在左，當左脉不應，而反見于右；陽脉本在右，而反互移于左，是少陰所易之位，非少陽則太陽脉也。故曰：陰陽交，交者死。惟辰、戌、丑、未、寅、申、巳、亥八年有之。如其年少陰在尺，當尺不應，而反見于寸；陽本在寸，而反移于尺。故曰：尺寸反，反者死。惟子、午、卯、酉年有之。然必也尺寸俱反，陰陽俱交，始爲危殆。若但本位當應而不應者，乃陰氣之不應也，止疾而已，不在陰陽交、尺寸反之例，不可膠柱鼓瑟也。

當兩寸不應，今兩寸反應，兩尺反不應，主死。

南政少陰司天尺寸反者圖

左間太陰。
少陰司天。
右間厥陰。

甲子　甲午

當兩尺不應，今尺脉反應，兩寸反不應，主死。

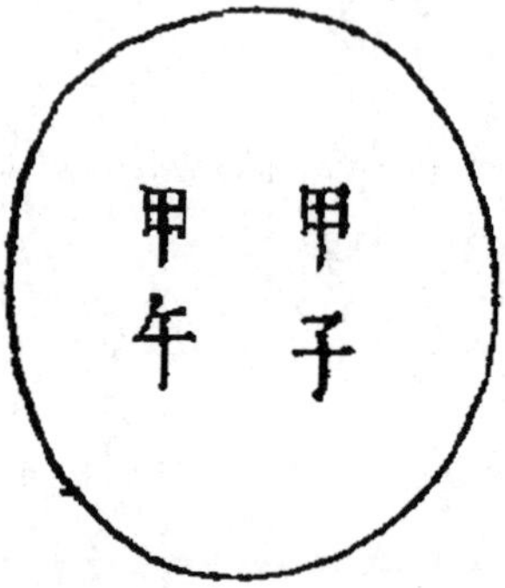

北政少陰司天尺寸反者圖

左間太陰。
少陰司天。
右間厥陰。

壬戌　子午　庚壬

當兩手尺不應，今兩尺反應，兩寸反不應，主死。

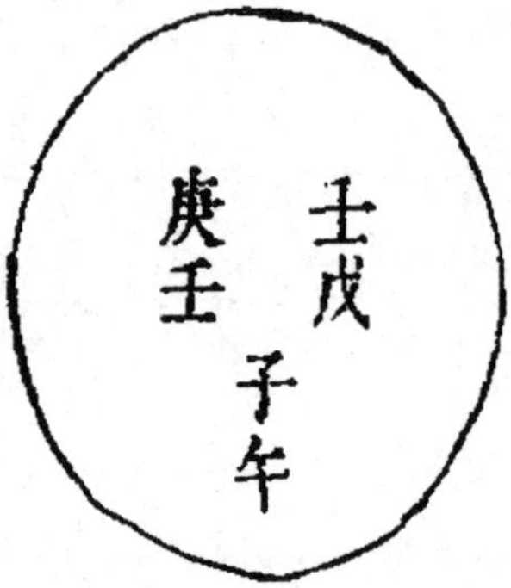

南政少陰司天在泉尺寸反者圖

右間厥陰。
少陰在泉。
左陰太陰。

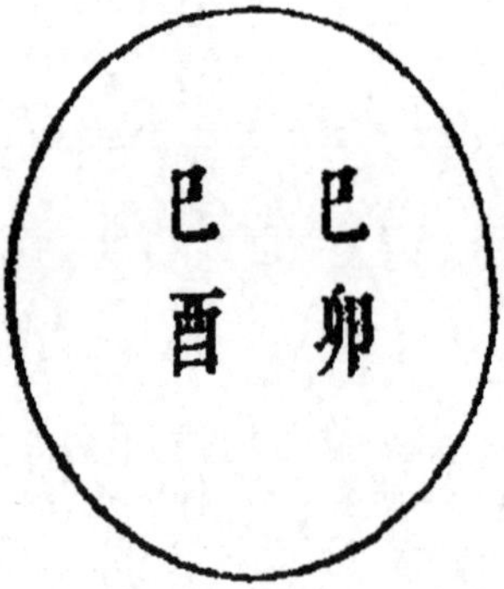

巳卯　巳酉

當兩寸不應，今兩寸反應，兩尺反不應。

北政少陰在泉尺寸反者圖

右間厥陰。
少陰在泉。
左間太陰。

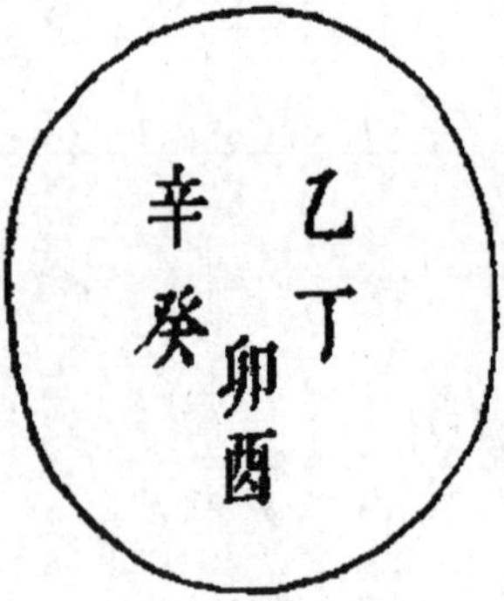

乙丁　卯酉　辛癸

素問天元紀大論曰：尺寸反者死，止以南北二政少陰司天在泉論。

當右寸脈不應，今右寸反應，左寸反不應，是少陰太陽互交也，主死。

南政厥陰司天陰陽交者圖

左間少陰。厥陰司天。右間太陽。

巳巳　巳亥

當左寸脈不應，今右寸反不應，左寸反應，是少陽少陰互交也，主死。

南政太陰司天陰陽交者圖

左間少陽。太陰司天。右間少陰。

巳丑　巳未

當左尺不應，今右尺不應，左天反應，是少陰太陽互交也，主死。

南政厥陰在泉陰陽交者圖

甲寅　甲申

當右尺脈不應，今右尺反應，左尺反不應，是少陽少陰互交也，主死。

南政太陰在泉陰陽交者圖

右間少陰。太陰在泉。左間少陽。

甲辰　甲戌

當左尺不應，今左尺應，右尺反不應，是少陰太陽互交也，主死。

北政厥陰司天陰陽交者圖

左間少陰。
厥陰司天。
右間太陽。

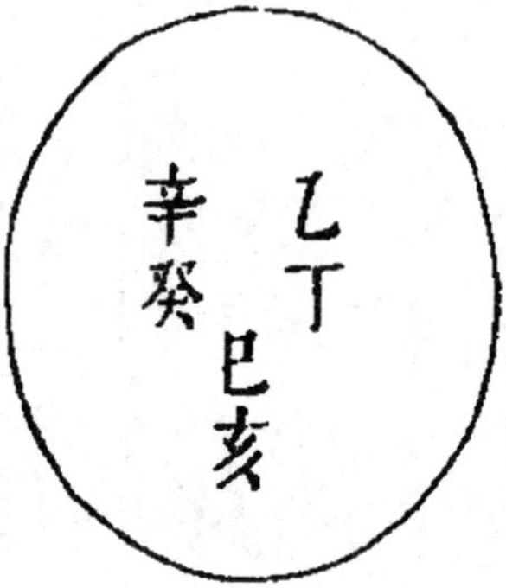

乙丁
辛癸
巳亥

當左寸脉不應，今左寸反應，右寸反不應，是少陽少陰互交也，主死。

北政太陰司天陰陽交者圖

左間少陽。
太陽司天。
右間少陰。

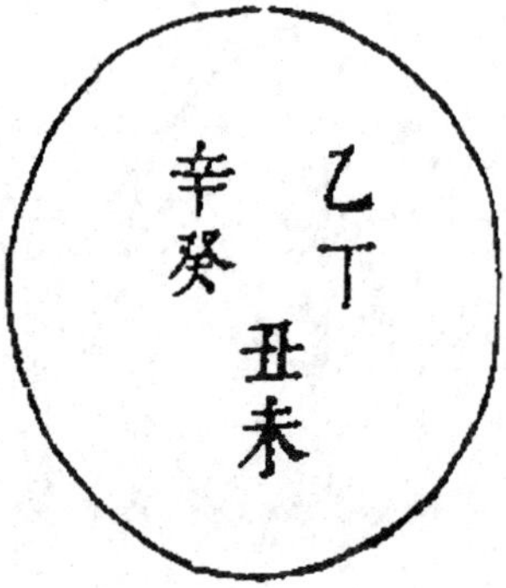

乙丁
辛癸
丑未

當右寸不應，今右寸反應，左寸反不應，是少陰太陽互交也，主死。

北政厥陰在泉陰陽交者圖

右間太陽。
厥陰在泉。
左間少陰。

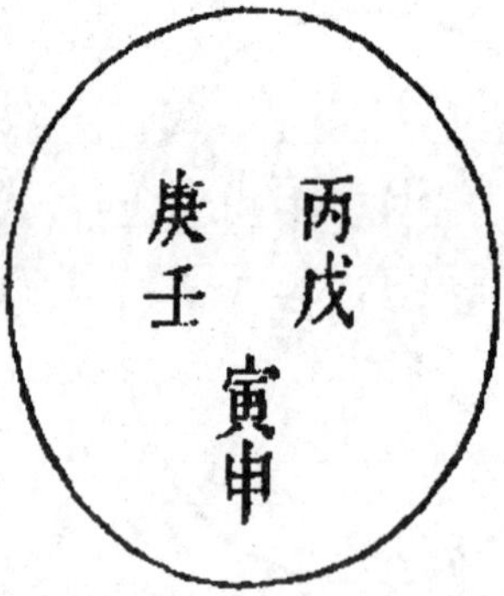

丙戊
庚壬
寅申

當左寸脉不應，今左寸反應，右寸反不應，是少陽少陰互交也，主死。

丙戊
庚壬
辰戌

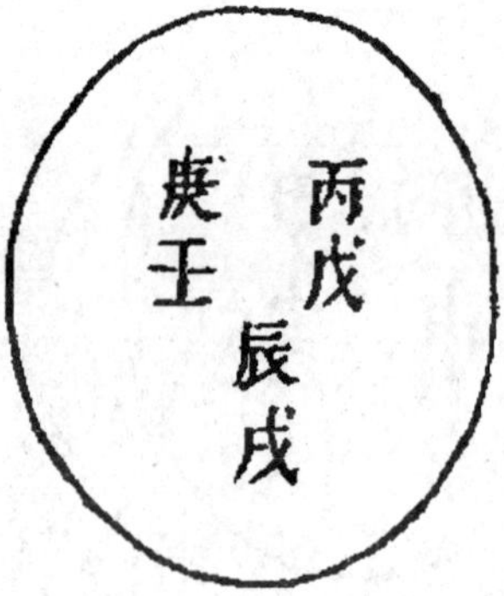

素問五運行大論曰：陰陽交者死。除少陰司天在泉，止以厥陰、太陰司天在泉論。詳按後世諸圖，悉宗仲景，然多不合經旨，未知果出仲景否也。若他書有圖無説，其義益晦，余一以經旨爲主而補之。

太過有餘之歲

土運甲歲。水運丙歲。火運戊歲。金運庚歲。木運壬歲。

不及不足之紀

水運辛歲。火運癸歲。土運巳歲。金運乙歲。

天符説

天符者，假如丙戌歲，丙辛水運，歲之本位辰戌，太陽寒水司天，司天是水，又合水運，故曰「天符」。

歲會説

歲會者，謂運與歲相會。假如甲巳化土運，而遇辰戌丑未歲是也。餘倣此推之。

同天符

太過之運，加地氣，曰同天府。假如庚子、庚午年，運同□地燥金。

同歲會

不及之運，加地氣，曰同歲會。假如辛丑、辛未年，運同太陽寒水。

順化訣

天氣生運曰順化。假如甲子年，甲巳化土，子午少陰君火，火下生土運。餘倣此推之。

天刑訣

天氣尅運曰天刑。假如庚子年，乙庚化金，子午少陰君火，火下尅金運。餘倣此推之。

小逆訣

運生天氣曰小逆。假如壬子、壬午年，丁壬化木，子午少陰君火，木上生下火。餘倣此推之。

不和訣

運尅天氣曰不和。假如丙子、丙午、丙丁，俱是三江水，子午君火，水上尅下火。餘倣此推之。

太乙天符

天符歲會相合，曰太乙天符。戊午、乙酉、巳未、巳丑，六十年有此四年太乙天符。

支德符

運與四孟月同，曰支德符。假如寅屬木，春孟月也，壬寅歲水運臨之。巳屬火，夏孟月也，癸巳年火運臨之。六十年有此四年。餘倣此。

干德符

運與交司日相合，曰干德符。甲與巳，乙與庚之類。一年遇此二干，天地德合，亦爲平氣之歲也。

六十年氣運相臨之圖

六十年中紀運歌，運尅氣者爲不和。氣如生運名順化，運被氣尅天刑多。小逆見之運生氣，氣運合則天符過。

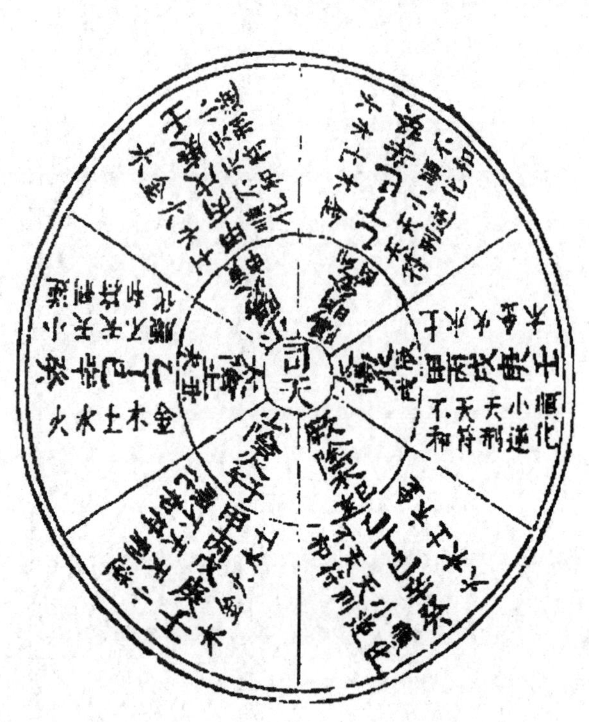

天符之圖

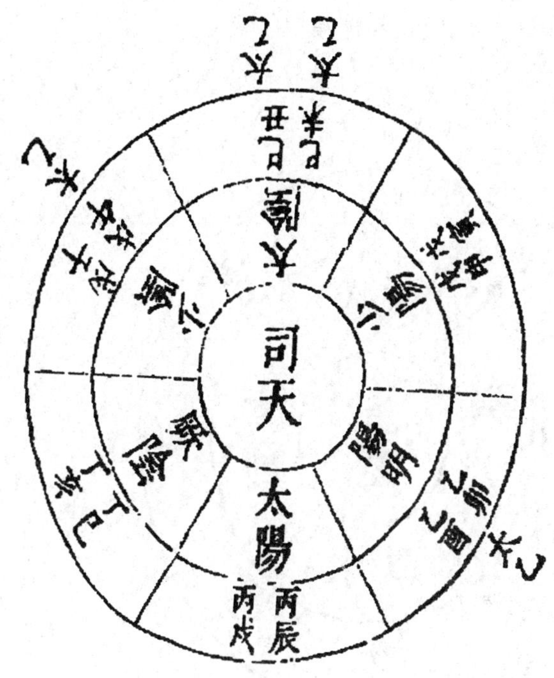

天符者，中運與司天相符也。如丁年木運，上見厥陰風木司天，即丁巳之類，共十二年。

太乙天符者，如戊午年以火運火支，又見少陰君火司天，三合爲治也。共四年。

按，八年之外，有四年壬寅會木，庚申皆金，是二陽年；發巳皆火，辛亥皆水，是二陰年。亦是運與年辰相會，而不爲歲會者，謂不當四年正中之會故也。除二陽年，則癸巳、辛亥二陰年，雖不名歲會，亦上下五行相佐，皆爲平氣之歲，物在脉應，皆必合期，無先後也。

歲會之圖

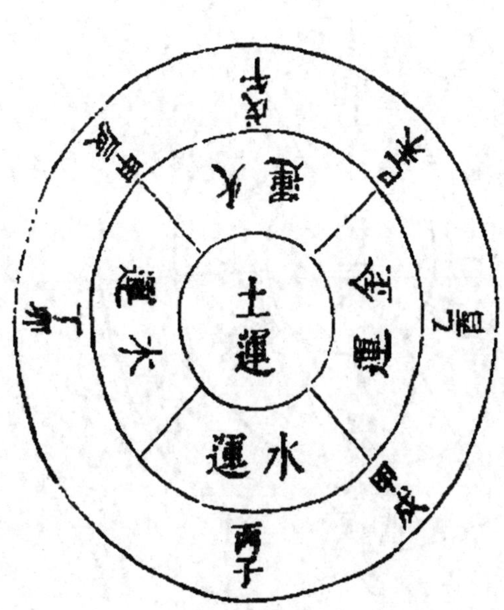

歲會者，中運與年支同其氣化也。如木運臨卯木，火運臨午火之類。共八年。

同天符同歲會圖

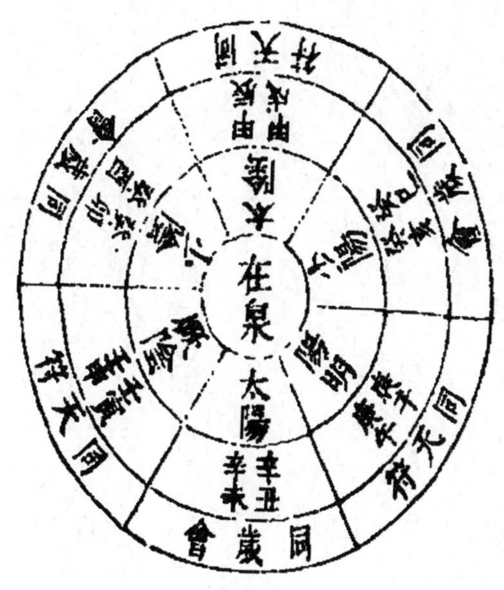

同天符同歲會者，中運與在泉合其氣化也。陽年曰同天符，陰年曰同歲會。如甲辰年陽土運，而太陰在泉，則爲同天符；癸卯年陰火運，而少陰在在泉，則爲同歲會。共十二年。

六氣加臨上下

五運六氣，相摩相盪，上加下臨，六十年之紀不能齊。太過之紀有五：木曰發生，火曰赫曦，土曰敦阜，金曰堅成，水曰流衍。不及之紀有五：木曰委和，火曰伏明，土曰卑監，金曰從革，水曰涸流。平氣之紀有五：木曰敷和，火曰升明，土曰備化，金曰審平，水曰静順。太過，則乘巳所勝而侮所不勝，反受邪，寡于畏也；不及，則勝巳者來欺之，子必爲母復仇也。

太過之紀

木曰發生之紀生氣宣發

謂壬子、壬午、壬寅、壬申、壬辰、壬戌六年也。歲木太過，風氣流行，脾土受邪，偃木飛砂，草木早生，歲星明見。民病腹痛，濡泄飲食，上走兩脇，膈噎不通，胃脘當心而痛，甚則忽忽眩冒巔疾。

火曰赫曦之紀陽光盛明

謂戊子、戊午、戊寅、戊申四年也。歲火太過，熱氣流行，肺氣受邪，陽焰沸騰，山川赤地，熒惑星明見。民病咳逆喘嗽，肺痿寒熱，血溢血泄，甚則身熱膚痛。

土曰敦阜之紀土餘高厚

謂甲子、甲午、甲寅、甲申、甲辰、甲戌六年也。歲土太過，濕氣流行，腎水受邪，淫雨水潦，田蚊土駒，鎮星明見。民病七疝鶩溏，甚則腹大腫滿。

金曰堅成之紀氣爽成物

謂庚辰、庚戌二年也。歲金太過，燥氣流行，肝木受邪，草木晚生，不時霜降，太白星明見。民病脇痛善恐，如人將捕之狀，甚則皮膚皴揭。

水曰流衍之紀流行洋溢

謂丙子、丙午、丙寅、丙申、丙辰、丙戌六年也。歲水太過，寒邪流行，心火受邪，雪霜凛冽，水澤水堅，辰星明見。民病心懸如病肌，堅痞甚痛，甚則厥逆禁固。

不及之紀

木曰委和之委屈少用

謂丁丑、丁未、丁卯、丁酉四年也。歲木不及，燥氣妄行，肝反受邪，草木晚生，黄落間隕，太白光芒。民病脇痛支滿；復則火令大舉，肺氣受制，民病咳逆唾血。

火曰伏明之陽氣潛藏

謂癸丑、癸未、癸卯、癸酉四年也。歲火不及，寒氣妄行，心反受邪，雪霜時降，寒氣凛冽，辰星光芒。民病吐痢腥穢，食已不飢；復則温令大舉，腎水受制，民病膝痛脛腫。

土曰卑監之紀監化權弱

謂巳卯、巳酉、巳巳、巳亥四年也。歲土不及，風氣妄行，脾反受邪，雨水愆期，大風數舉，肝木受制。民病脇痛。

金曰從革之紀從順革易

謂乙巳、乙亥二年也。歲金不及，熱氣妄行，肺反受邪，草木焦黄，天暑地熱，熒惑光芒。民病肺痿、寒熱、咳血；復則寒令大舉，心火受制，民病厥心痛。

水曰涸流之紀流注乾涸

謂辛丑、辛未、辛巳、辛亥四年也。歲水不及，濕氣妄行，腎反受邪，陰雨淋漬，雪霜晚降，鎮星光芒。民病膝痛脛腫；腹則風令大舉，脾土受制，腹痛濡泄。

平氣之紀

木曰敷和之紀布和榮物

謂丁巳，丁亥二年也。木本不及，上逢天符助之，得其平也。氣化均，民病少。

火曰升明之紀火氣高明

謂戊辰、戊戌二年也。火本太過，上逢天刑尅之，而得其平也。癸巳、癸亥二年，穴本不及，上逢順化，天氣生之，助而得其平也。氣化均，民病少。

土曰備化之紀廣被化氣

謂巳丑、巳未二年也。上逢太乙天符助之，得其平也，氣化均，民病少。

金曰審平之紀氣清平定

謂庚子、庚午二年也，上逢君火。庚寅、庚申二年，上逢相火，天刑尅之，減而得其平也。乙丑、乙未二年，上逢順化生之。乙卯年，逢天符。乙酉年，逢太乙天符助之，得其平也。氣化均，民病少。

水曰静順之紀體清順物

謂辛卯、辛酉二年也。上逢順化生之，得其平也。氣化均，民病少。

太過不及平運之圖

發生委和敷和角，赫曦伏明升明徵，敦敷卑監備化宮，流衍涸流順靜明，堅成從革審平商，太過不及平氣紀。

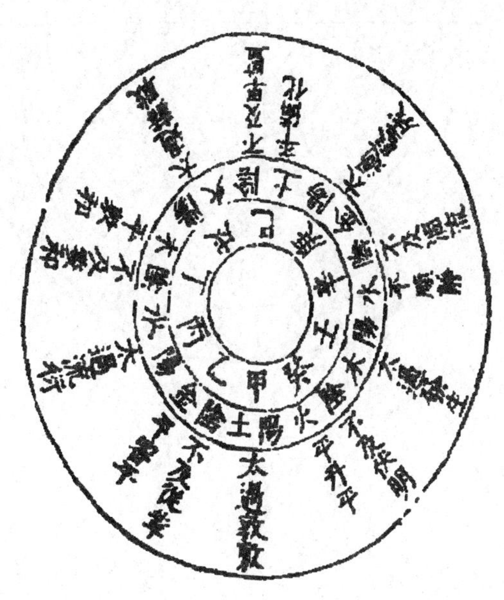

地理之應六節圖

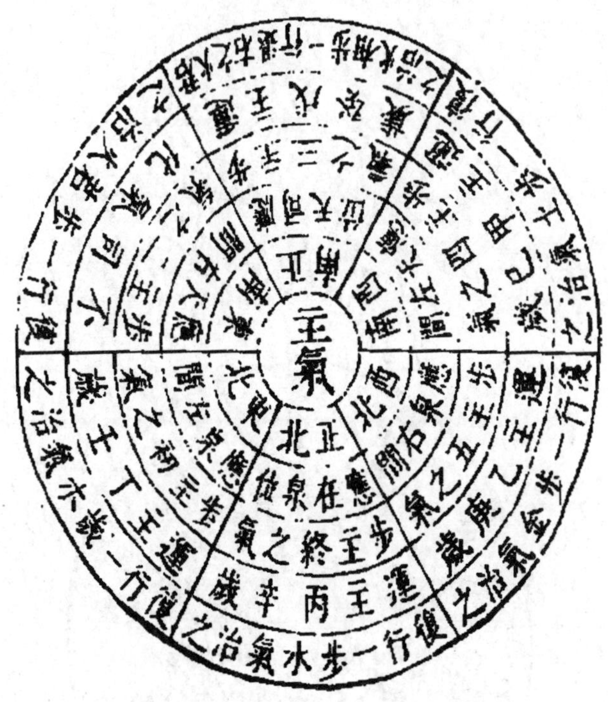

此圖上者右行，下者左行。自初至終，乃爲地之主氣，靜而守位者也。

逐年主氣圖

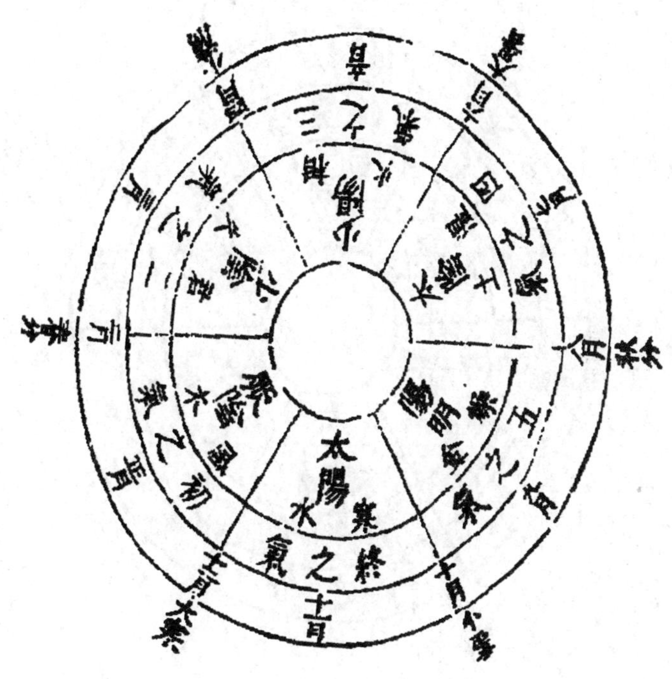

此逐年主氣之位次也，六氣分主四時，歲歲如常，故曰「主氣」。

逐年客氣圖

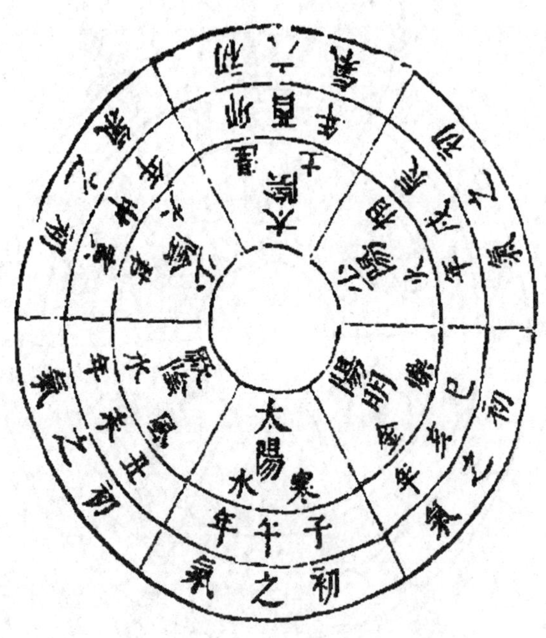

此逐年客氣也。如子午年則太陽爲初氣，厥陰爲二氣，少陰爲司天爲三氣，太陰爲四氣，少陽爲五氣，陽明爲在泉爲六氣。丑未則厥陰爲初氣，以次而轉。餘可倣此類推也。

子午二年客氣定局熱化之圖

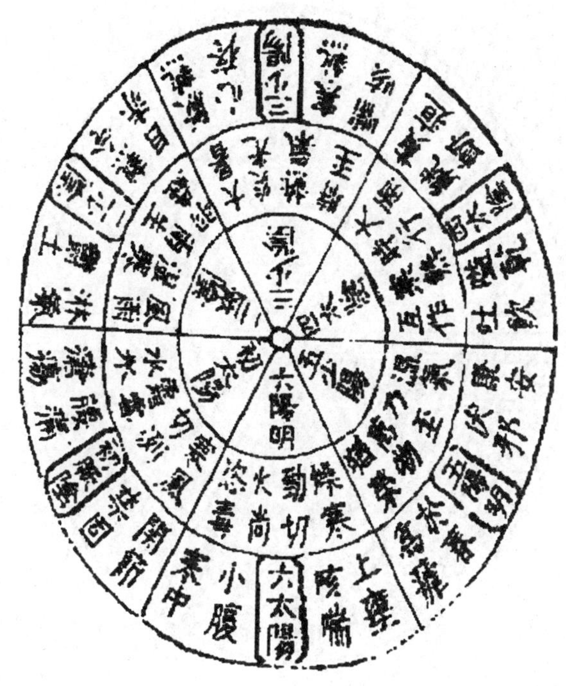

丑未二年客氣定局濕化之圖

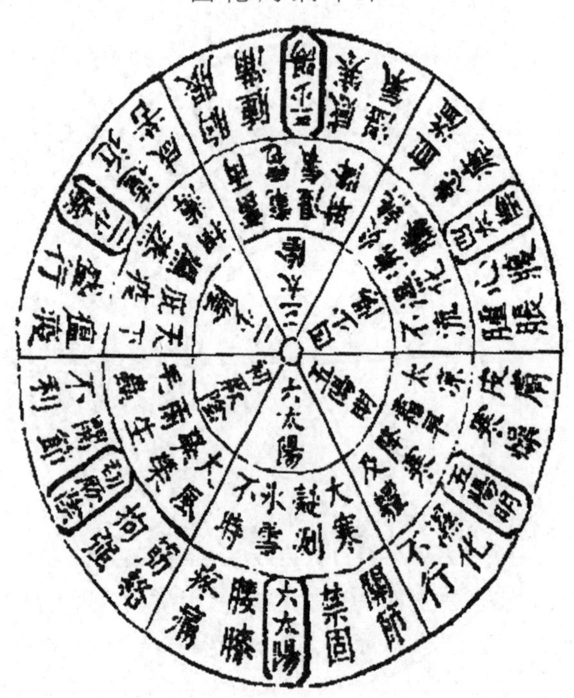

寅申二年客氣定局火化之圖

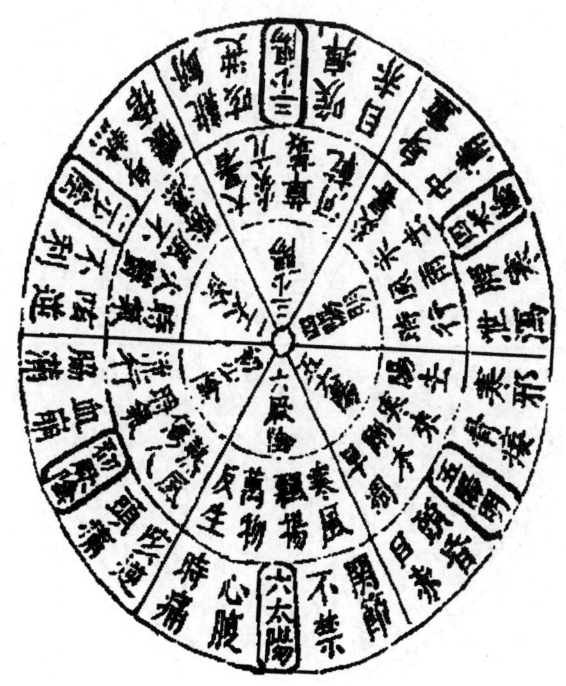

卯酉二年客氣定局燥化之圖

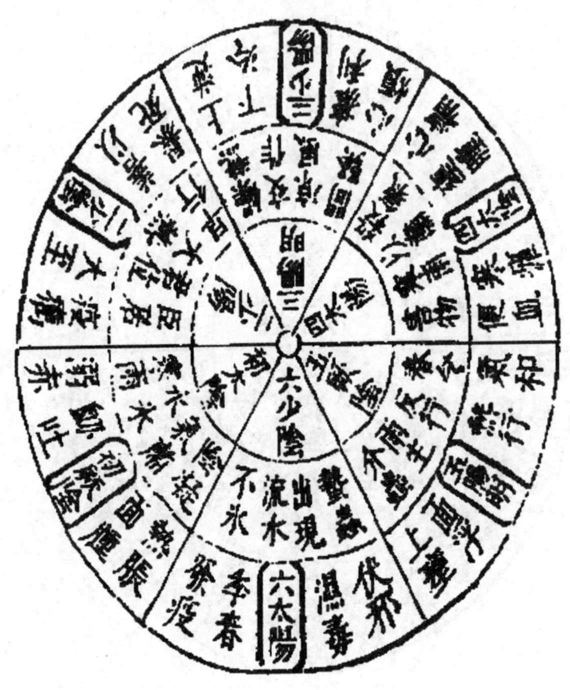

辰戌二年客氣定局寒化之圖

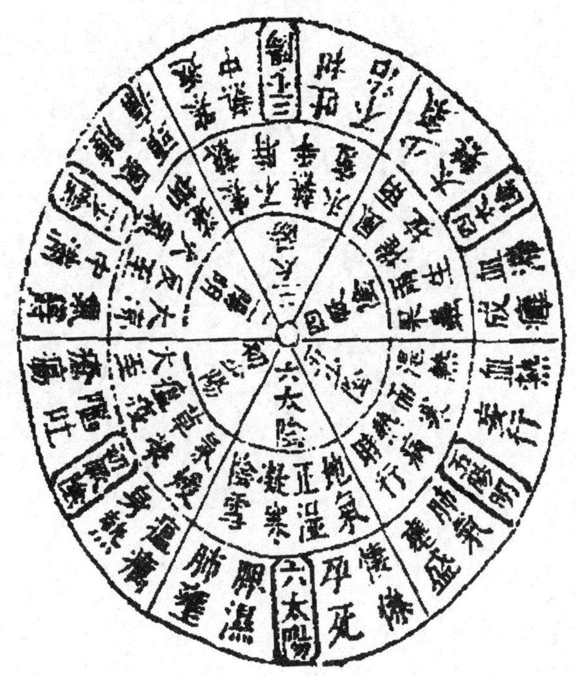

巳亥二年客氣定局風化之圖

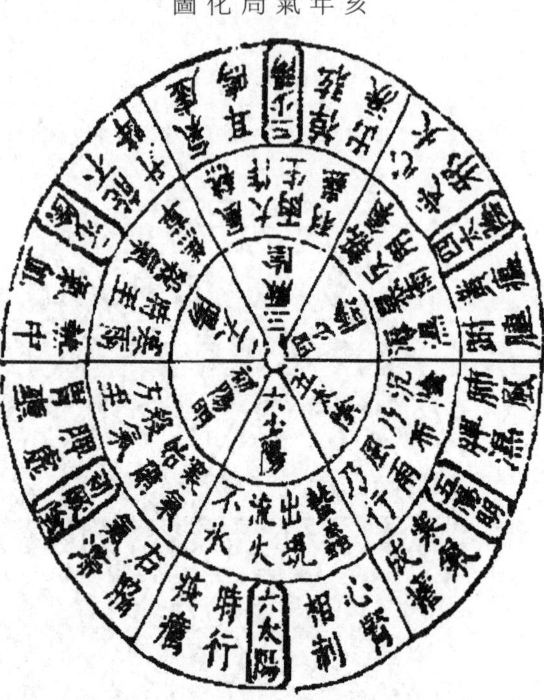

此六氣分合，六部時日診候之圖，家先生所自定者也。實具六氣至理，乃古今未發之秘，須精思而熟玩之。

以平治之紀爲例，若太過之紀，其氣未至而至，從節前十三日爲度。不及之紀，其氣至而未至，從節後十三日爲度。太過之歲，從左尺浮分起立春；不及之歲，從左關中分起立春。依次而推之，清心調息，逐部細究，則時令之病，可以前知。診得六部俱平則已。若有獨大、獨小、獨浮、獨沉、獨長、獨短，與各部不同，依圖斷之，無不驗者。假如左關中候脉獨弦大，已知雨水後、驚蟄邊有風熱之病，蓋弦主風，而大主熱也，且左關又爲風木之令故也。如右尺沉分脉獨緩滯而實大，已知芒種後、夏至邊有濕熱之病，蓋緩滯主濕，而實大主熱。若緩滯而虛大，乃濕熱相火爲患，蓋緩滯爲濕，而虛大爲相火也。且在沉分，沉亦主濕，又在相火之位故也。久病之人，六脉俱見濁滯，惟右寸中，候脉來從容和緩，清净無滯，已知霜降後冬至邊必愈，蓋中候而從容和緩，爲胃氣之佳脉。且右寸爲肺金之位，土來生金故也。餘倣此而精推之，百不失一矣。

六氣分合六部

右寸			右關			右尺		
浮	中	沉	浮	中	沉	浮	中	沉
小雪十五日 立冬五日	立冬十日 霜降十日	霜降五日 寒露十五日	秋分十五日 白露五日	白露十日 處暑十日	處暑五日 立秋十五日	大暑十五日 小暑五日	小暑十日 夏至十日	夏至五日 芒種十五日
金燥陽明氣之五			土濕陰太氣之四			火相陽少氣之三		

時日診候之圖

左尺	沉	大雪十五日　冬至五日
左尺	中	冬至十日　小寒十日
左尺	浮	小寒五日　大寒十五日
終之氣太陽寒水		
左關	沉	立春十五日　雨水五日
左關	中	雨水十日　驚蟄十日
左關	浮	驚蟄五日　春分十五日
初之氣厥陰風木		
左寸	沉	清明十五日　穀雨五日
左寸	中	穀雨十日　立夏十日
左寸	浮	立夏五日　小滿十日
二之氣少陰君火		

脉訣彙辨卷九

小序

醫之有案，如弈者之譜，可按而覆也。然使失之晦與冗，則胡取乎？家先生之醫案等身矣，語簡而意明，洵足以盡脉之變，謹取數十則殿之，由此以窺軒岐之診法焉，千百世猶旦暮也。

新安吴文邃，眩暈者三載，戰慄惡寒，居幃帳之内，數妾擁之，當五月而向火。薑、桂屢投，病勢日劇。千里延余爲診。其脉浮之細小，沉之搏堅，是鬱火内伏，不得宣越也。以山梔三錢、黄連二錢、黄柏一錢五分、柴胡一錢、甘草五分、生薑五片，乘熱亟飲之。移時而惡寒稍減，再劑而輟去火爐，踰月而起。更以六味丸加知、柏，人參湯送，兩月全安。所以知文邃病者，雖惡寒而喜飲熱湯，雖脉細而按之搏指，灼然爲内真熱而外假寒，熱極反兼勝己之化。以凉藥熱飲者，内真寒而外假熱之劑也。

制台張石林，脛膝腫痛，赤如塗丹。用檳榔、木通、牛膝、苡仁等藥，繼用蒼术、黄柏，毫末無功。余診之曰：尺大而軟，責在少陰。遂用人參、地黄各三錢，麥冬二錢，丹皮、牛膝、枸杞各三錢，沉香一錢。連服四劑差減，二月而康復。

蘇松道尊高玄圃，神氣不充，兩足痠軟。或與安神壯骨，或與補腎養陰，或與清熱去濕，卒不效也。召余診之。六脉衝和，獨有中州濇而無力，是土虚不能制水，濕氣注於下焦。以補中益氣湯加蒼术，旬日即愈。夫脉虚下陷之證，誤服牛膝、苡仁、黄柏等下行之劑，則愈蹈，此前藥所以無功也。

車駕郎趙譚昌期，兩臂痛甚，兩手灼熱。諸醫皆謂脾主四肢，與之清胃健脾，至三日而溺色如泔。余曰：六脉俱濇，喉有喘呼。内經云：肺所生病者，上氣喘滿，臂痛，掌中熱，溺色變。今諸證咸顯，若合符節。遂與枳殼、桔梗各三錢，茯苓、知母各二錢，甘草一錢。一劑而痛減，再劑而溺清，三劑且霍然矣。

太常卿胡慕東，形神俱勞，十晝夜目不得瞑。自服歸脾湯數劑，中夜見鬼。更服蘇合丸，無功。余曰：脉大而滑，痰氣膠固也。二陳湯加枳實、蘇子，兩日進四劑，未獲痊可。更以人參湯送滚痰丸，下痰積甚多，因而瞑眩。大劑六君子湯服，一月乃安。

内臣趙榮菴，忽然昏仆，胸腹硬滿，氣口獨强，此食厥也。以枳實、橘紅二兩，煎湯四碗，加食鹽少許，探吐頗多。更用香砂平胃散，數劑始安。

沔陽州學憲錢長玉夫人，腹痛腸鳴，或以怒傷肝氣治，或以蟲積血積治。余往視之，身傴僂而氣喘呼，脉弦而細，此女子之疝也。青木香、廣木香各一錢五分，川楝子、木通、肉桂、茴香各一錢，當歸、甘草各八分。一劑知，四劑已。

新安吴聲宏，荒於酒色，起立輒眩仆。余診之，兩尺如爛綿，左關弦且急。病得之立而使内，筋與骨並傷也。聲宏鼓掌曰：「先生胸中有鏡，指下有神，古之扁、倉勿是過也。幸善以救吾！」與萆薢蠲痺湯，加龜板、虎骨、鹿茸。服兩旬，而痛若失。

維揚孝廉王偉然，喜讀書，不以寒暑廢。忽嘔血碗許，不藥而愈。偶坐談次，乞余診視。診曰：「尊恙雖愈，元本日虧，須兢兢保任，過長夏乃安耳。」偉然不以余言爲意。余謂其弟張甫曰：「今長公神門欲脱，水不勝火，炎赫之令，將不禄矣。」張甫曰：「尚可圖否？」余曰：「陽躁而不鼓，陰衰而欲絶。雖有智者，靡所適從。」果至六月十九日，嘔血而絶。

丹陽邑尊王維凝，染患傷寒，汗下後邪已解矣，時時灼熱。或曰：汗後不爲汗衰，邪氣深重。禁其飲食，且與清劑。困倦已極，求治于余。診其脉小，按其腹濡。此邪氣已盡，正氣未復，穀氣不加，陽明失養，非病也，饑也。病者不能言，但首肯不已。以糜粥徐徐進之，日進五六次。居五日，弗藥而愈。

吴門僉憲郭履臺，春秋已高，少妾入房，昏倦不食。醫者咸知其虚，投補中湯加薑、桂，不效。遣使迎余，兼夜而往視之。目不能瞬，口不能言，肌體如烙。或謂此人參、薑、桂之毒也。余捧腹曰：「脉大而鼓，按之如無，真氣欲絶，正嫌病重而藥輕耳。」遂以人參三兩、熟附三錢，煎液，半日飲盡。目乃大開，再作劑如前。至旦日飲盡，口能言矣。數日而神氣漸服。更以大劑補中，兼服八味丸，計五十日而起。

相國方禹修，足瘡浸淫，綿延三載。若解毒，若燥濕，若清熱祛風，靡不遍嘗，而勢不少衰。余曰：脉大無力，氣虚之候也。氣虚則下陷，日與疏利，有愈趨而愈下矣。以補中益氣，加萆薢、蒼术服，外以當歸白术膏和二妙散塗之，膿水漸乾。更以六味丸加蒼术、黄柏間服，一載而愈。

新安吴修予令侄，煩燥發熱，肌體骨立，沉困着床，目不得瞑者已三年矣。大江以南，迎醫幾遍，求一刻安卧，竟不可得也。余診其肝脉沉而堅，此怒火久伏，木欝宜達也。以柴胡五錢，白芍藥、丹皮、梔子各三錢，甘草、桂枝各五分。日晡方進劑，未抵暮而熟寐，至旦日午後未寤。伊兄衷伯大爲憂懼，余曰：「卧則魂歸於肝。三歲不歸，疲勞已極，譬如久熱得凉，樂而忘返，無庸慮也。」至夜分方醒，喜不自禁。遺書致謝曰：「積患沉深，揣無生理。三年之疾，一劑而起之。人非木石，刻骨感悰，當與江河俱永耳。」

相國方禹修夫人，觸於驚恐，身靄靄如在車船，開目則眩，起立欲仆。衆議補虚化痰，屢投弗效。余爲察脉，左獨沉牢。是驚氣入心，蓄血爲祟。用大黄、穿山甲、歸尾、桃仁、降真、蘇木、鬱金，一劑而血下，再劑而復下數升，尋愈。

邵武邑宰何金陽令郎，久耽書癖，昕夕窮神，而不自節。氣暴陰傷，形瘁於勞，精搖於夢，汗出乎寐，而柴栅其中，餌藥歷歲，毫末無功。不遠數千里，以乞刀圭。余比至，而病益進矣。診其脉大而數，按之極軟，此中氣積虚，反爲凉劑所苦。乃以歸脾湯，入桂一錢，人參五錢，當晚得熟寐。居二十日，而汗斂精藏。更以還少丹與補中益氣間服，數月而康。

南都許輪所孫女，十八歲，患痰喘羸弱。四月初診之，手太陰脉搏指，足少陰脉如爛綿，水衰而火乘金也。余曰：「金以火爲雠，今不浮濇而反洪大，賊脉見矣。腎水不能救，秋令可憂。」至八月初五日診之，脉之洪者變而爲細，腎之軟者變而爲大。歲在戊午，君火司天，法當兩尺不應。今尺當不應而反大，寸當浮大而反細。《經》曰：尺寸反者死。况肺脉如絲，懸懸欲絶。《經》云：脉至懸絶，十二日死。予之短期，當在十六日。然安穀者踰期，不安穀者不及期。以食不斷，故當踰期。况十六、十七二日皆金，助其一綫之氣，安得遽絶？十八日交寒露節，又值火日。《經》曰：手太陰氣絶，丙日篤，丁日死。寅時乃氣血注肺之時，不能注則絶，必死于十八日寅時矣。輪所聞之，潸然淚下。以爲能食，猶不肯信，果至十八日未曉而終。

閩中周東志，形羸善飯，忽脹滿，衆皆泥其食太多，不能運化，治以檳、枳、楂、芽、神麯、厚朴，脹勢轉增。余以其右手洪滑，知爲胃火，用石膏、黄連、山梔、木香、陳皮、酒蒸大黄。一劑而脹止。

閩中太學張仲輝，縱飲無度，兼嗜瓜果，忽患泄瀉，自中夜至黎明，洞下二十餘次。先與分利，不應。繼與燥劑，轉見沉劇。余以其六脉俱浮，因思經云：春傷於風，夏生飧泄。非大汗之，不能解也。麻黄、升麻、乾葛、甘草、生薑煎服。原醫者笑云：「書生好奇，妄行險峻。麻黄爲重劑，雖在傷寒且勿輕用，斯何證也，而以殺之耶？」仲輝惑之，已而困甚。嘆曰：「吾命將盡，姑服此劑，以冀萬一。」遂服而取汗，泄瀉頓止。

白下姚越甫，乙卯秋，二子俱以癆瘵斃，悲痛不已。蒸熱咳嗽，兩目不明，腰肢無力，口吐清涎，唇有白點。或與滋陰，或與開鬱，或與補中，或與清火，藥無遺用，病日益深。夜夢亡父語之曰：「汝病已深，時醫束手，非士材先生不能療也。」醒時，漏下四鼓，張燈扣門乞治。余診視之，左脉數大無倫，右脉沉緩無力。此爲傳屍，有惡蟲蝕臟，若不取去，决無生理。爲治加味芎歸血餘散，加甘遂、天靈蓋，其爲末，以東引桃枝煎湯。于八月初二天未明時，空心調服。至辰、巳時，下蟲如小鼠者三枚，兩頭尖者數枚。以病者困頓，亟與人參一兩煎服，薄暮又服參一兩。明日四鼓，更以末藥减半服，又下兩頭尖蟲數枚。所下之蟲，烈火煅過，雄黄末研匀，入瓶封固，埋於僻地絶人行處。另用峻補，半載漸瘥。

江右給諫晏懷泉如夫人，盛暑腹痛，自汗淋灕。治之以清火行氣，俱無當也。余診其左脉濇，右脉濡。此氣弱不能運行，血因以阻耳。與參、芪、薑、桂、桃仁、歸尾、蘇木、玄胡索、鬱金，二劑而痊。當盛暑而行薑、桂，捨時從證也。

吏部少宰蔣恬菴，目中歧視，手足麻痺，或滋陰，或補土，或化痰，湯液屢更，迄無功驗。余診其寸口獨大，兩尺獨清，是心腎不交也。以六味地黄丸料配補心丹，作煎液。計進六劑而歧視收，一月而麻痺釋然。更以十全大補丸服數斤，遂不復發。

給諫章魯齋，肌體癢且麻，踰三日，乃發黑塊如博棋子，大便痛楚，嘔惡。一歲之中，必四五發。醫者以熱毒治之，絶不取效。余診其脉，舉之則大，按之則緩，濕與風俱也。荆芥、防風、羌活、獨活、蒼术、白术、茯苓、木通、川芎、當歸、黄芪、桔梗、甘草，十劑旋效。更以酒糊爲丸，人參湯送，以杜其根蒂。

襄陽郡侯于鑑如，酒後腹痛，久而痛處漸堅。余曰：脉大而長，且搏指矣，必有堅積。然兩尺濡軟，不敢峻攻。先以四君子湯補完胃氣，然後與攻積丸，下十數行，皆黑而韌者，腹中之痛猶未盡也。經曰：大積大聚，其可犯也，衰其半而止。但以補中益氣，加蓬术爲丸服，兩月而霍然。

休邑吴文哉，傷寒發躁，面赤足冷，時時索水，却不能飲，伊弟日休問余决短期。手揚足擲，難以候脉。五六人制之，方得就診。脉大而無倫，按之如無。余曰：「浮大沉小，陰證似陽，謂之陰躁。與附子理中湯，當有生理。」日休駭曰：「醫者十輩至，不曰柴胡、承氣，則曰三黄、石膏，今反用熱劑，烏乎敢哉？」余曰：「内真寒而外假熱，服温補，猶救十中之七；若用寒凉，立見敗壞矣。」日休卜之吉。遂用人參四錢，熱附一錢，白术三錢，乾薑一錢，甘草八分，煎成，冰冷與飲。甫一時許，而狂躁少定，數劑而神清氣爽。

京卿須日華，暴怒傷陰，吐血甚多。余思内經云：大怒則血菀於上，令人薄厥。今血厥而嘔數升，金氣大虚，而木寡於畏也。以人參一兩，倍養金宫。且木欲實，金當平之。又況血脱益氣，治其母也。以沉香三錢，制肝木。更以炮薑少許，爲向導之兵。再進而血始定。然脉法則已違度矣。經云：至如頽土，按之不得，是肌氣予不足，白虆發而死。言木尅土也，及期果驗。

江右袁啓莘，居恒勞心，遇事沉滯。時當仲夏，溲便不通。五苓、六一，累進無功。診其兩寸洪大，知爲心火刑金，故氣化不及州都也。黄連、知、柏、麥冬、牛膝、茯苓、人參，兩劑而小便如泉。

金陵朱修之，八年痿廢，更醫殆遍，卒無中病者。千里招余。診其六脉有力，按之搏指，猶是强飯。此心陽獨亢，壯火炎蒸，古稱脉痿者是也。以承氣下數行，右足展舒。再下之，手中可以持物。更以芩、連、山梔、酒蒸大黄，蜜丸，以參湯送，一月之内，積滯盡去，四肢皆能屈伸。余曰：今積滯既袪，真元虚憊，與三才膏十斤，盡劑而康復。如是元氣之實，如是治法之峻，如是相信之專，皆得未曾有，不可以爲訓也。

文學顧六吉，胸中有奇痛，不吐則不安者，已歷兩載。偶爲怒觸，四十日不進漿粥，三十日不下溲便，面赤如緋，神昏如醉。終事畢備，以爲旦夕死矣。余視其脉，舉之則濡，按之則滑，是胃中有火，膈上有痰，浸淫不已，侵犯膻中，壅遏心竅，故迷昧乃爾。以沉香、海石、膽星、瓦楞子、牛黄、雄黄、天竺黄、朱砂、冰、麝，爲細末，薑汁、竹瀝和沸湯調送。初進，猶吐其半。繼進，乃全納矣。隨服六君子加星、香、薑、瀝，兩日而溲便通，三日而糜飲進。調攝百餘日，遂復其常。

徵君陳眉公，患三日瘧，浹氣未瘥。素畏藥餌，尤不喜人參。余診其脉，浮之則濡，沉之則弱，營衛俱窮，故綿延不已。因固請曰：「素不服參者，天畀之豐也；今不可缺者，病魔之久也。正氣虛憊，脉如懸絲，而可拘以常乎？變通趨時，不得失也。」先服錢許，口有津生，腹無煩滿，乃色喜云：「素所膠而不化者，今日發吾覆矣。敢以性命委重，惟兄所命耳。」遂以人參一兩，何首烏一兩，煎成，入生薑汁一鍾。甫一劑而勢減七八，再進而瘧遂截。

給諫許霞城，悲鬱之餘，陡發寒熱，腹中滿悶。醫者謂爲外感風而内挾食也，余獨以爲不然。舉之無浮盛之象，按之無堅搏之形，安在其内傷外感乎？不過鬱傷中氣耳。以補中益氣，加木香、白蔻。十劑而復其居處之常。

别駕施笠澤，兩足腫重，痛若虎嚙，叫號徹於户外。自用四物湯加檳榔、木通、牛膝、苡仁，數飲之，病不少殺。余曰：陰脉細矣，按之至骨則堅，未可竟以虚責也。况兩膝如緋，拊之烙手，當以黄柏五錢爲君，木通四錢爲佐，檳榔一錢爲使。日進兩劑，可使遄已。笠澤頷余言，遂遵服之。十餘劑後，竟安適如常矣。

文學朱文哉，遍體如蟲螫，口舌糜爛，寅、卯時，必見二鬼執盤食以獻。向余慟哭曰：「余年未滿三十，高堂有垂白之親，膝下無承歡之子，一旦抱疴，二鬼來侵，决無生理。倘邀如天之賜，得以不死，即今日之秦越人矣。」遂叩頭流血。診其寸脉，乍大乍小，亦意其爲祟矣。細察兩關弦滑且大，遂斷定爲痰飲之疴。投滚痰丸，一服，微有所下，而病患如故。更以小胃丹下痰及積，身痛减半。至明日，而鬼亦不見矣。更以參术煎湯，送小胃丹，復下數行，病若失矣。

内侄陸文蔚之内，自上脘抵少腹，奇痛欲絶。有以山梔、枳、朴爲治者，痛反彌甚。余曰：脉誠數矣，獨不察其沉則軟乎？不第土憊，抑且火衰。六君子加薑、桂，大劑飲之，痛且應手减矣。而原醫者猶曰：「是火證也，復以火助之，痛得劫而暫伏，未幾將不可知已。」文蔚鄙其言，竟信余勿疑，調治一月而康復如常。

廉憲張九澤子舍，心腹痛而動，或注於兩足，或升於高巔，或在手腕，或在肩髃。余曰：朝診之而大如鼎沸，暮診之而小如蛛絲，此祟憑也。磨蘇合丸，入獺肝。甫進一口，病者大呼曰：「此穢物也，而污吾口耶？」嚼齒堅拒，藥不得入。忽從床躍起，足離地者尺許，憑虛而走數步，呼余名而詈曰：「吾於成廟時構冤，今得請于上帝，將以酬夙怨，爾何得以糞灌我耶？」余語七澤云：「夙因如是，恐非藥餌可袪。」遂辭不治。七澤曰：「然則旦夕間事矣。」余曰：「病甚者，不可以節期，在秋分乎？」然倉公傳云：安穀者踰期，不安穀者不及期。今糜飲未絶，踰期可知也。果於秋分後三日而絶。

門人薛雲孚之内，十五歲，腹痛異甚，面黄體瘦。幼科與之清熱，女科與之通經疏氣，大方與之補血養氣，越一月而腹痛轉劇。余察其皮膚甲錯，左尺獨數，是小腸有癰；今脉數，知膿已成，當以藥潰之。與葵根一兩，皂角刺二錢，陳皮三錢。兩劑而膿血大下。更以太乙膏爲丸，參芪湯送，一月而愈。

光禄卿吴玄水夫人，腹滿而痛，喘急不能食。或以中滿治之，無效。余診其脉，右尺偏大，皮膚甲錯。余曰：此大腸癰也。先與黄芪、白术、陳皮、當歸、白芷托裏，三日而脉始數，數則膿已熟矣。用黄芪、皂刺、白芷、穿山甲、加葵根五錢，連投兩劑，而膿潰如注，昏暈不能支。即飲獨參一兩，更以八珍湯補養，一月始康。

邑宰夏彝仲太夫人，年届八秩。因彝仲遠任閩中，憂思成疾，忽發熱頭疼，諸醫誤作傷寒，奪其飲食，恣行發散。纔一劑，而汗出如洗，氣促而喘，神昏而倦，業已治凶具矣。始問治於余。

診其脉，大而無力。余曰：即令進食而投參、芪，猶懼或失之，反奪其食而攻之，未遽絶者，幸耳。用人參、黄芪各五錢，白术三錢，橘半各一錢五分，甘草六分，煨薑三錢。諸醫皆曰：「喘爲氣壅，參、芪入口，即不可救。」余百口陳辨，賴許霞城至，力贊决之。甫一劑而喘汗差減，倍用參、术至一兩，證愈七八，惟食未强耳。此火衰不能生土，加熟附二錢、乾薑一錢，服二月乃痊。

儒者吴君明，傷寒六日，譫狂笑語，頭痛有汗，大便不通，小便自利。衆議承氣下之。余診其脉浮而大，察其腹不硬不痛。因思仲景云：傷寒不大便六七日，頭疼有熱，小便清，知不在裏，仍在表也。方今仲冬嚴寒，宜與桂枝湯。衆皆咋舌云：「譫狂爲陽盛，桂枝入口，必死。」余笑曰：「汗多神昏，故有妄語。雖不大便，腹無所苦，和其營衛，必自愈耳。」遂違衆用之。及夜而笑語皆止，明日大便自通。故夫病變多端，不可膠執。既有譫語，而能察爲表證者，百不得一也。向使病家狐疑，誤行下劑，其不立斃者幾希。

醫者王月懷，傷寒五六日以來，下利日數十行，懊憹目脹。一時名醫共議，以山藥、苡仁補之，且曰：不服是藥，瀉將脱矣。余獨曰：脉沉且數，按其腹，便攢眉作楚。此協熱自利，謂之旁流，非正糞也，當有燥屎。飲以承氣湯，果得結糞數枚，利乃止，懊憹乃定。

明經俞元濟，背心一點痛，久而漸大。每用行氣和血，絶不取效。余問之曰：「遇天陰，覺痛增否？」元濟曰：「天陰，痛即甚。」余曰：「脉既滑而遇陰輒甚，其爲濕痰無疑。」以胃苓湯，加半夏三錢，數劑而不知痛所在矣。

刑部主政徐凌如，勞與怒併，遂汗出昏倦，語言錯亂，危篤殆甚。迎余視之，脉滑而軟，爲氣大虚而痰上湧。以補中益氣湯，加半夏、附子，四日而稍甦。更以六君子加薑汁、熟附，幾兩月而病乃却。

文學張方之，久憂暴驚，遂發癲妄。或補心神，或逐痰涎，均無裨也。求治於余。余曰：六脉結而有力，非大下其痰，無由痊也。先服寧志膏三日，遂以小胃丹下之。三月之内，服小胃丹數次，去痰積始盡。更以歸脾、妙香，加牛黄、龍骨爲丸，劑畢而康。向使不與下之，或雖下之，未必屢屢下之，以盡其痰，遂成痼疾矣。

邑侯張孟端夫人，憂憤交乘，食下輒噎，胸中隱隱痛。余診曰：陽脉滑而陰脉搏，痰血互凝之象也。以二陳湯加歸尾、桃仁、鬱金、五靈脂，連進四劑，證猶未衰。因思人參與五靈脂同劑，善於濬血。即以前劑入人參二錢，倍用五靈脂。再劑，而血從大便出。十劑而噎止，彌月而竟安矣。

金元之之内，患噎，胸腹有奇痛。以經阻故，諸醫咸以瘀血處療。余察其脉細爲氣衰，沉爲寒痼，反與攻血。豈非加霜於雪乎？况自上及下，處處皆痛，明徵非血矣。參、芪、术各二錢，木香、薑、桂各一錢，煎成，和醇酒進之。甫入口便快，半月而痛去如掃矣。自是歲服理中湯，數年弗輟。

顧淡之，勞神之後，躁熱異甚，頭角掣痛，時作時止。醫者奪其食，而與之解表。越四日，而熱不衰，議將攻裏。余細視之，脉不浮緊，安得表耶？又不沉實，安得裏耶？祗有少陰大而無力，爲勞神太過，乃虚煩類傷寒也。若禁其食，即益其疾耳。便以糜粥與之，且與大劑歸脾湯。不十日安矣。

錢臺石年近六秩，肢體不能轉側，昏倦不能語言，鼻竅不利，二便俱秘。是心肺俱虚，爲類中風也。日伐其氣，並攻其痰，已瀕於危矣。比余診之，六脉洪盛，按之搏指，此至虚有盛候，以形色驗之灼然也。法當從證，不從脉，補中爲主，方可回生。舉家惑於他言，兩日不決。余曰：「今日不進藥，將爲性命憂矣。若補之而病進，余獨任其咎。」乃以補中益氣加秦艽、天麻、竹瀝、薑汁，再劑而神清，十日而轉側利便。珍攝半載，始獲全愈。

大宗伯董玄宰少妾，吐血喘嗽，蒸熱煩心。先與清火，繼進補中，藥餌雜投，竟無少效，而後乞治于余。余曰：兩尺沉且堅，小腹按之即痛，此有下焦瘀血，法當以峻劑行之。若與平和之劑行血，則堅血不得行也。以四物湯加欝金、穿山甲、䗪蟲、大黄，武火煎服。一劑而黑血下二碗，而痛猶未去；更與一服，又下三四碗，而痛方止。遂以十全大補丸四斤，而康復如常。

文學顧明華，十年哮喘，遍治無功。始向余叩首乞哀，淚潸然下。余診其兩寸俱濇，餘部俱實。濇者，疾凝之象；實者，氣壅之徵。非吐利交行，則根深蒂固之痰，何能去耶？幸其恪遵余言，半載之間，吐者五次，下者七次。更以補中之劑，加雞子、秋石，期年而永絶其根。

王邃初，老於經商，患哮喘者二十年矣。偶值舟次談及，問余尚可治否，余曰：年望六旬，困頓日久，恐不可治。姑與診之，喜其脉尚有神，右寸浮滑，是風痰膠固於太陰之經。以杏仁、防風、甘桔、白芥子、麻黄，連進三劑，而病狀大減。因以丹溪治哮丸與之，仍日進六君子湯，喜其不畏藥餌，連服無間，經歲而痊。

張遠公久嗽，得藥如水，委命待盡。一日，以他事晤談，自謂必不可治，姑乞診之。余曰：「飢時，胸中痛否？」遠公曰：「大痛。」視其上唇有白點，痛發則口角流涎，此蟲嚙其肺，故咳嗽耳。用百部、烏梅，煎膏與服。居十日，而痛如失，嗽竟止矣。令其家人從净桶中索之，得寸白蟲數十條，自是永不復發。

上舍宋敬夫，心腹大痛，傴僂不可以仰。日與行氣和血，無益也。余診其左寸滑而急，視其氣不能以息，偶得一咳，攢眉欲絶，此爲心疝無疑。亟令其以醬薑進粥，乃取小茴香、川楝子、青木香、廣木香、茱萸、木通、玄胡索、歸身、青皮，一服而痛減，五日而安。

先兄念山，謫官浙江按察。欝怒之餘，又當炎暑，小便不通，氣高而喘。以自知醫，頻服胃苓湯，不效。余曰：六脉且大且結，乃氣滯也。但以鹽砂枳殼八錢、木通三錢、生薑五大片，急火煎服。一劑遂通，四劑霍然矣。

邑宰章生公，南都應試。時八月初五日，心脾痛甚，食飲皆廢。診其兩寸，濇而無力。與大劑歸脾湯，加人參三錢、官桂二錢。生公曰：「嘗聞痛無補法，驟補實所不敢，得無礙場期乎？」余曰：「第能信而服之，敢力保其無礙；若誤投破氣與寒涼，其礙也必矣。」遂煎服之，不踰時而痛減。續進一劑，痛竟止，而場事獲峻。

陳邃玄令郎，年十六歲，髮盡脱落，無一莖存者。其脉數而大。余曰：腎之合骨也，其榮髮也。多食甘則骨痛而髮落，此内經之言也。揣其股髀間骨，果覺大痛。遂以還少丹，加生地、當歸作丸，日服一兩。兼進清胃湯。半載之間，髮盡出矣。

孝廉俞彦直，肌膚灼熱，神氣昏悶，聞食即嘔，强進即吐，困憊不能支。醫者欲與溫補，而衆論撓之。彼告彦直云：「必延李士材商之。」比余至，按之熱處在骨間，脉亦沉而搏，此伏火也。不敢拘情面而違至理，乃以黄連一錢五分，山梔、黄柏各一錢，枳殼、陳皮各二錢，甘草五分，煎成，入薑汁三匙，服之四劑而痊。更以六味丸，加生脉散，調攝浹歲。

章仲輿令愛，未出閣時，困於邪祟，終日譫妄。日與安神化痰、祛邪辛香之劑，已無遺用，病不少間也。余曰：六脉忽大忽小，忽浮忽沉，確爲祟象。内服八毒赤丸，外以帛緊拴兩臂，復以二拇指相並紮定，以小艾炷於兩介甲側肉處灼之。甫十壯，而乞哀願去。更與四壯，旦日復報七壯，而祟遂絶矣。

鞠上舍，有所抑鬱，蒸熱如焚，引飲不休，奄奄床褥，喃喃囈語。每言户外事，歷歷如見。始則指爲傷寒，繼則疑爲鬼祟。藥餌日投，病且日進。方來乞治於余。診得肝脉浮濡，肺脉沉數。余曰：木性雖浮，肝則藏血藏魂，而隸於下焦，脉當沉長而弦。金性雖沉，肺則主氣藏魄，而居乎至高，脉當浮短而濇。肺燥而失其相傅之權，則肝爲將軍之官，無所畏制，遂飛揚而上越，不能自藏其魂耳。嘗聞魄强者魂安，今魄弱而魂不肯退藏，乃逐虚陽而放蕩，此名離魂。魂既離矣，則出入無時，故户外事皆能聞且見也。當急救肺金之燥，使金氣足而肝木有制，則歸魂不難耳。因以清燥湯加減，人參、黄芪、天冬、麥冬、五味子、當歸，以潤肺養氣，芍藥、棗仁、梔子、甘草，以攝肝歸魂。橘紅、沉香，使九天之陽下降；升麻、柴胡，使九地之陰上升。兩劑而囈語頓止，十劑而煩渴皆除，攝治一月而病魔永遁。

燕都王湛六兄，以脾泄求治，神疲色瘁。診得促脉，或十四五至得一止，或十七八至得一止。余謂其原醫者曰：「法在不治。」而醫者争之曰：「此非代脉，不過促耳，何先生之輕命耶？」余曰：「是真元敗壞，陰陽交窮，而促脉呈形。與稽留凝泣而見促者，不相侔也。」醫者唯唯。居一月而果殁。

善化令黄桂巖，心疼奪食，脉三動一止，良久不能自還。原醫云：五臟之氣不至，法當旦夕死。余曰：「古人謂：痛甚者，脉多代。」周梅屋云：「少得代脉者死，老得代脉者生。今桂巖春秋高矣，而胸腹負痛，雖有代脉，安足慮乎？」果越兩旬，而桂巖起矣。故欲窮脉之變者，非博學者不能也。

脉訣彙辨卷十

小序

經絡臟象，稍關診法者，靡不疏解於前矣。又恐初學記誦爲難，乃悉摹其形於右，使一覽無遺，亦古人左圖右史之意也。若臟腑之輕重，悉准之經文。至人之大小不齊，未可執一而論，要不過示其大略耳。折衷前賢之説以釋焉，間附臆見，惟識者鑒之。

經絡

十二經臟腑圖

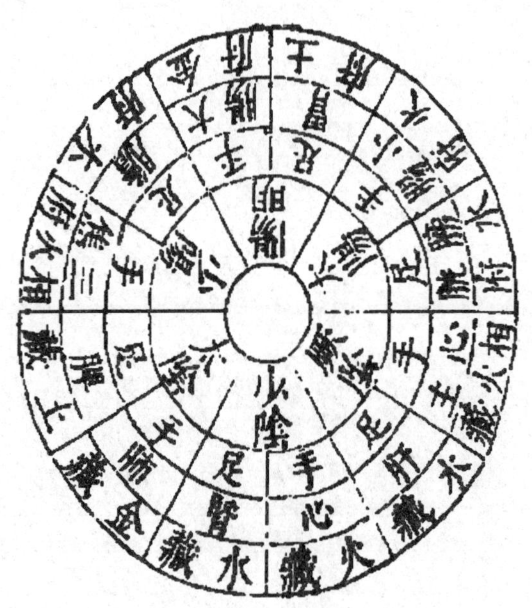

十二經歌

太陽小腸足膀胱，陽明大腸足胃當。少陽三焦足膽配，太陰手肺足脾鄉。少陰心經足爲腎，厥陰包絡足肝方。此歌上者爲手。

十二經藏腑表裏圖

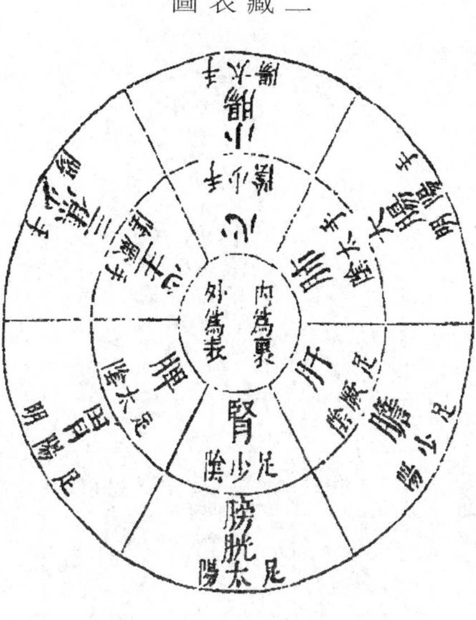

十二經納甲歌此歌諸府配陽，諸臟配陰

甲膽乙肝丙小腸，丁心戊胃己脾鄉。庚屬大腸辛屬肺，壬屬膀胱癸腎臟。三焦陽府須歸丙，包絡從陰丁火旁。舊云：三焦亦向壬中寄，包絡同歸入癸方。雖三焦爲決瀆，猶可言壬，而包絡附心主，安得云癸？且二臟表裏，皆相火也，今改正之。

十二經氣血多少歌

多氣多血惟陽明，少氣太陽同厥陰。二少太陰常少血，六經氣血須分明。

仰人骨度部位圖

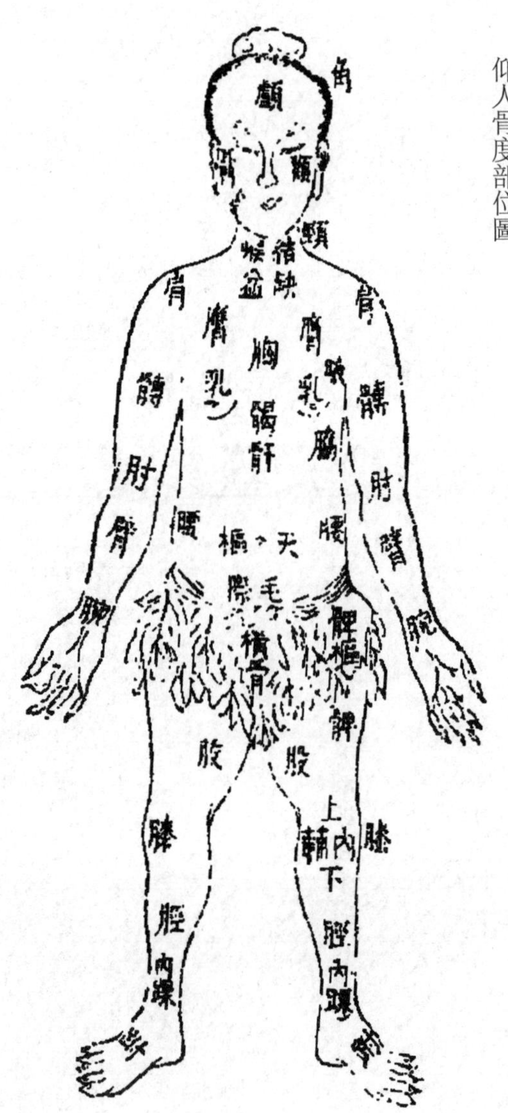

伏人骨度部位圖

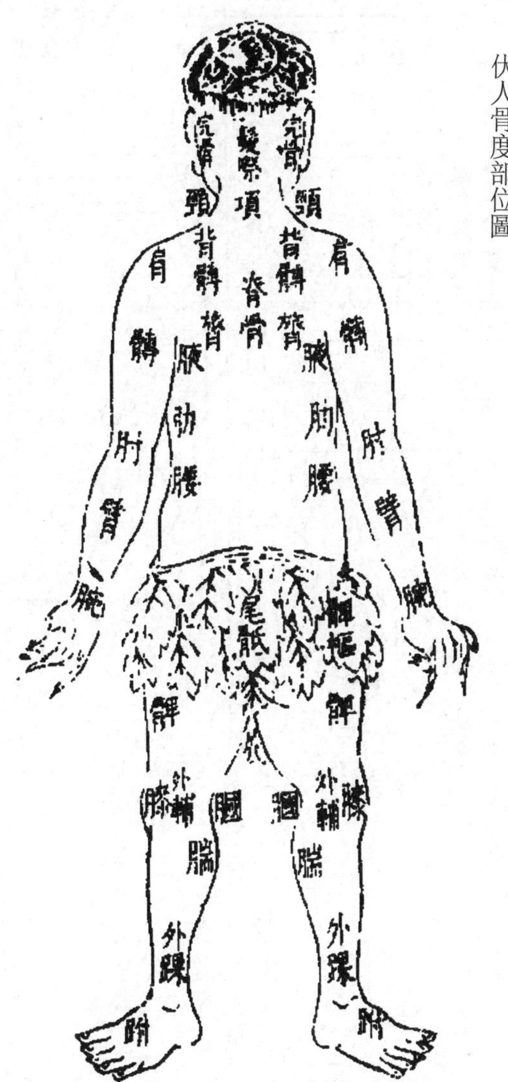
完骨
髮際
完骨
頸
項
頸
肩
背髆
背髆
肩
脊骨
髆
膂
膂
髆
胠
胠
肋
肋
肘
肘
腰
腰
臂
臂
腕
腕
尾骶
髀樞
髀
髀
外輔
膝
膕
膕
外輔
膝
腨
腨
外踝
外踝
跗
跗

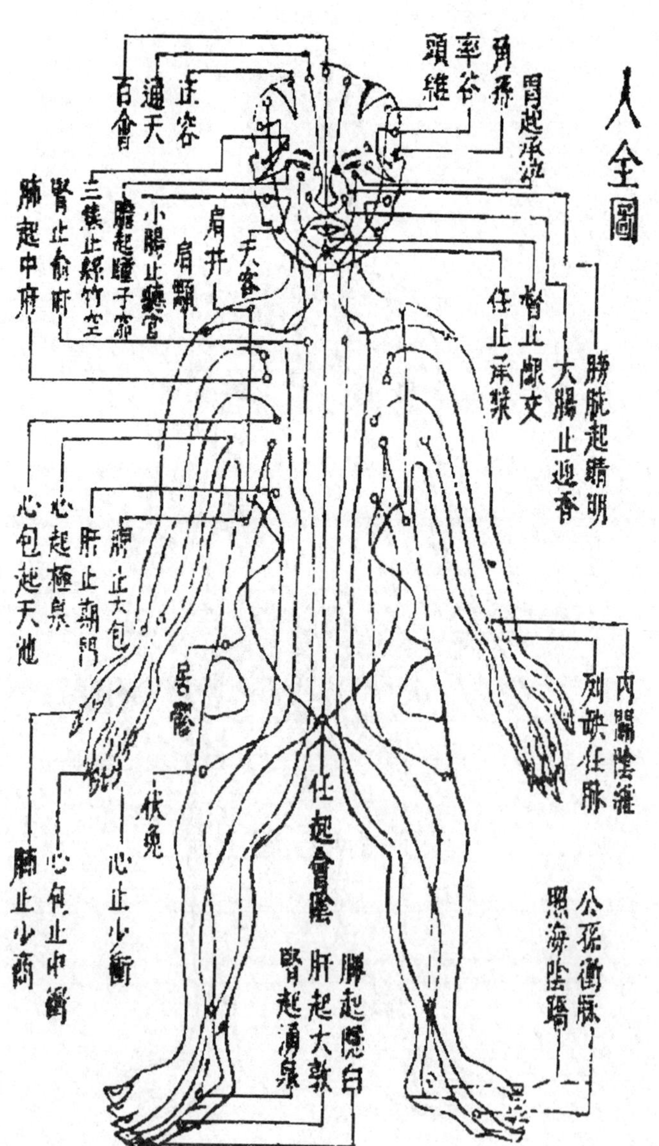
人全圖
胃起承泣
角孫
率谷
頭維
正容
通天
百會
膀胱起睛明
大腸止迎香
督止齦交
任止承漿
天容
肩井
肩顒
小腸止聽宮
膽起瞳子窌
三焦止絲竹空
腎止俞府
肺起中府
內關陰維
列缺任脈
脾止大包
肝止期門
心起極泉
心包起天池
居髎
伏兔
任起會陰
公孫衝脈
照海陰蹻
脾起隱白
肝起大敦
腎起湧泉
心止少衝
心包止中衝
肺止少商

伏人全圖

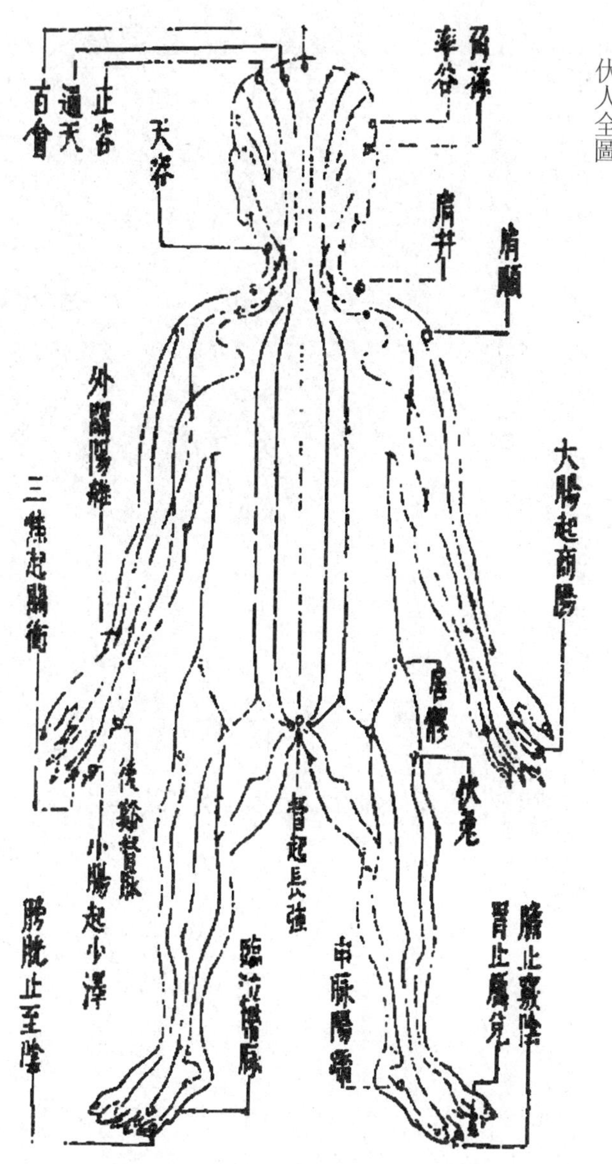
角孫
率谷
百會
通天
正容
天容
肩井
肩顒
外關陽維
三焦起關衝
大腸起商陽
居髎
伏兔
後谿督脈
督起長強
小腸起少澤
膀胱止至陰
臨泣帶脈
申脈陽蹻
膽止竅陰
胃止厲兌

經絡週流解

人身正脉，十有二經。每於平旦寅時，營氣始於中焦，上注手太陰肺經，自胸中而出於中府，至於少商。以次行於手陽明大腸等十二經，終於足厥陰肝經，而復始於太陰之肺也。凡手之三陰，從臟走手；手之三陽，從手走頭；足之三陽，從頭走足；足之三陰，從足走腹。週流不息，如環無端。前三圖者，誦後十二經營行次序逆順歌，則其首尾一貫，按圖可悉矣。

十二經脉起止圖

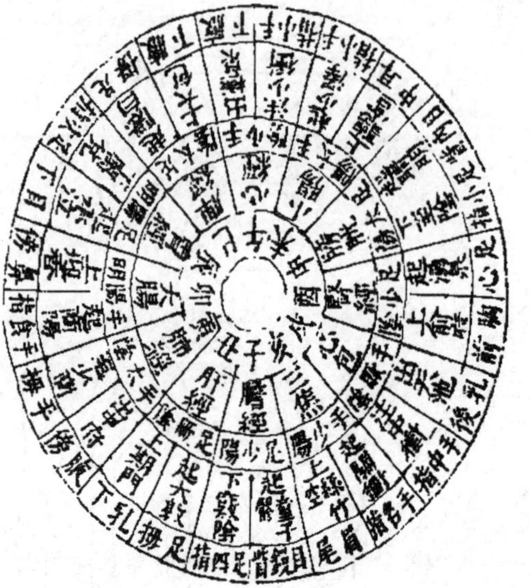

十二經營行次序逆順歌

肺大胃脾心小腸，膀腎包焦膽肝續。手陰臟手陽手頭，足陰足腹陽頭足。此臟腑相傳之序，及上下所行之次也。

經絡次序出十四經發揮。

十二經絡，始於手太陰。其支者，從腕後出次指端，而交於手陽明。手陽明之支者，從缺盆上挾口鼻，而交於足陽明。足陽明之支者，從跗上出大指端，而交於足太陰。足太陰之支者，從胃别上膈，注心中，而交於手少陰。手少陰無支者，直自本經少衝穴，而交於手太陽。手太陽之支者，别頰上至目内眥，而交於足太陽。足太陽之支者，從髆内左右，别下合膕中，下至小指外側端，而交於足少陰。足少陰之支者，從肺出注胸中，而交於手厥陰。手厥陰之支者，從掌中循小指、次指出其端，而交於手少陽。手少陽之支者，從耳後出至目鋭眥，而交於足少陽。足少陽之支者，從跗上入大指爪甲，出三毛，而交於足厥陰。足厥陰之支者，從肝别貫膈，上注肺，入喉嚨之後，上額循巔，行督脉，絡陰器，過毛中，行任脉，入缺盆，下注肺中，而復交於手太陰也。

十二經脉起止歌

經始太陰，而厥陰最後。穴先中府，而終則期門。原夫肺脉，胸中始生，出腋下而行於少商，絡食指而接乎陽明。大腸起自商陽，終迎香於鼻外。胃歷承泣而降，尋厲兑於足經。脾自足之隱白，趨大包於腋下。心由極泉而出，注小指之少衝。小腸兮起端於少澤，維肩後上絡乎聽宫。膀胱穴自睛明，出至陰於足外。腎以湧泉發脉，通俞府於前胸。心包起乳後之天池，絡中衝於手中指。三焦始名指之外側，從關衝而絲竹空。膽從瞳子髎穴，連竅陰於足之四指。肝因大敦而上，至期門，而復於太陰肺經。

週身經絡部位歌

脉絡週身十四經，六經表裏督和任。陰陽手足經皆六，督總諸陽任總陰。諸陽行外陰行裏，四肢腹背皆如此。督由脊骨過齗交，臍腹中行任脉是。足太陽經小指藏，從跟入膕會尻旁。上行夾脊行分四，前繫睛明脉最長。少陽四指端前起，外踝陽關環跳裏。從脇貫肩行曲鬢，耳前耳後連眥尾。大指、次指足陽明，三里、天樞貫乳行。腹第三行通上齒，環唇挾鼻目顴迎。足有三陰行内廉，厥中少後太交前。腎出足心從内踝，挾任胸腹上廉泉。太、厥兩陰皆足拇，内側外側非相聯。太陰内側衝門去，腹四行兮挨次編。厥陰毛際循陰器，斜絡期門乳肋間。手外三陽誰在上，陽明食指肩髃向。頰中鑽入下牙床，相逢鼻外迎香旁。三焦名指陽明後，貼耳週回眉竹湊。太陽小指下行低，肩後盤旋耳顴遘。還有三陰行臂内，太陰大指肩前配。厥從中指腋連胸，極泉小内心經位。手、足三陽俱上頭，三陰穴止乳胸遊。唯有厥陰由顙後，上巔會督下任流。經脉從來皆直行，絡從本部絡他經。經凡十四絡十六，請君切記須分明。

十六絡者，自十五絡之外，復有胃之大絡，名曰虛里也。

十二經流注時序歌

肺寅大卯胃辰宮，脾巳心午小未中。膀申腎酉心包戌，亥三子膽丑肝通。

此歌出子午流注等書及張世賢等注釋。其以十二時分配十二經，似乎近理。然而經之長短，穴之多寡，大相懸絶，又安能按時分配？且失五十週於身之義。今亦録之，以俟辨正。

手太陰肺經 左右共二十二穴

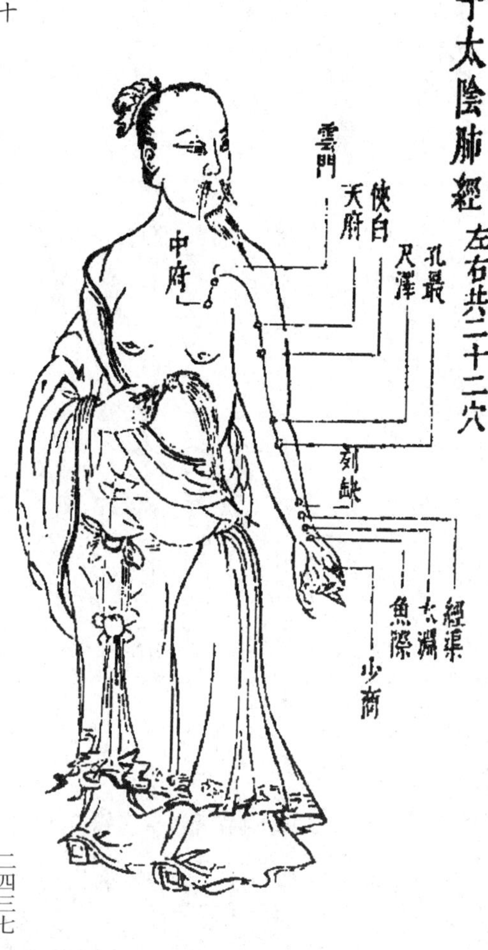

肺者，市也，百脉朝會之處所也。凡飲食入胃，不敢自專，地道卑而上行，上朝於肺。肺乃天道，下濟而光明。

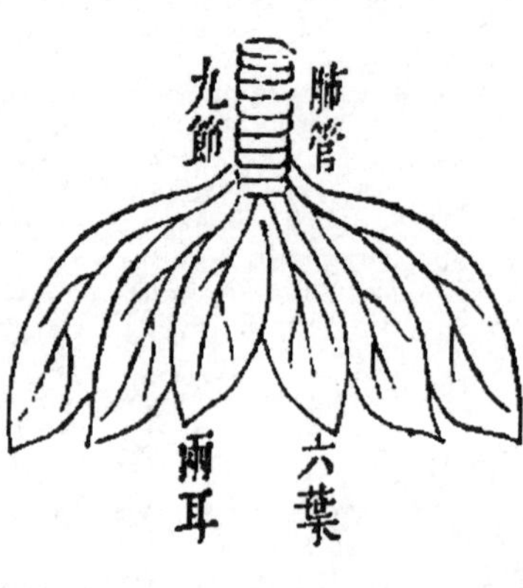

水精四佈，五經並行。下輸膀胱，小便自利。豈以肺如都市，聚他處之物，而仍散之他處，故字從肉、從市。

以下十四經，共六百六十穴。

肺者，相傳之官，治節出焉。其形四垂，附着於脊之第三椎中，有二十四空，行列分佈，以行諸臟之氣，爲臟之長，爲心之蓋。〇是經常多氣少血。其合皮也，其榮毛也。開竅於鼻。〇難經曰：肺重三斤三兩，六葉兩耳，凡人葉。主藏魄。〇華元化曰：肺者，生氣之原，乃五臟之華蓋。〇肺葉白瑩，謂爲華蓋，以覆諸臟。虛如蜂窠，下無透竅，吸之則滿，呼之則虛。一呼一吸，消息自然。司清濁之運化，爲人身之橐籥。

手陽明大腸經左右共四十六

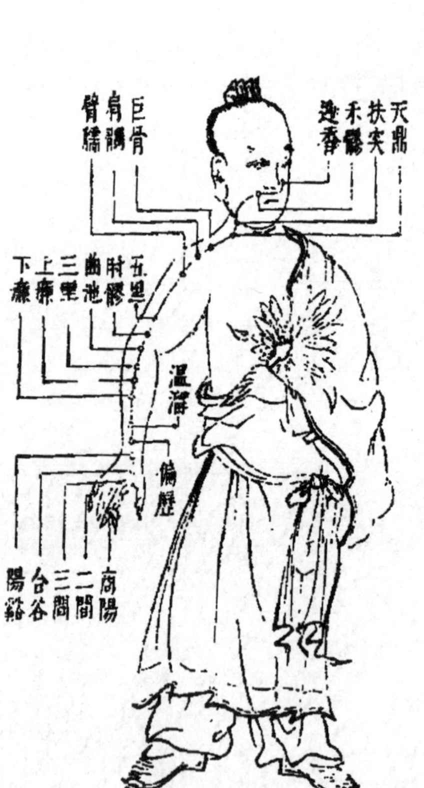

大腸爲傳導之官，有變易之義。上受胃家之糟粕，下輸於廣腸，舊穀出而新穀可進。故字從肉、從易。又暢也，通暢水穀之道也。

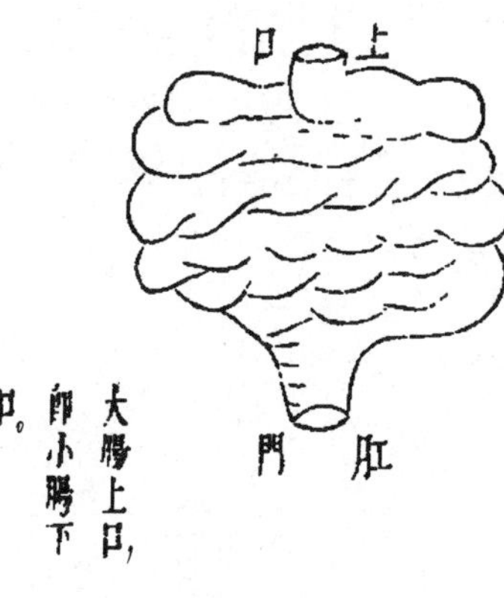

大腸者，傳導之官，變化出焉。○迴腸當臍左迴十六曲，大四寸，徑一寸寸之少半，長二寸一尺。受穀一斗，水七升半。○廣腸傳脊，以受迴腸，乃出滓穢之路。大八寸，徑二寸寸之大半，長二尺八寸。受穀九升三合八分合之一。○是經多氣多血。○難經曰：大腸，重二斤十二兩，肛門重十二兩。○按，迴腸者，以其迴疊也。廣腸者，即迴腸之更大者。直腸者，又廣腸之末節也。下連肛門，是爲穀道後陰，一名魄門。總皆大腸也。

足陽明胃經左右共九十六穴

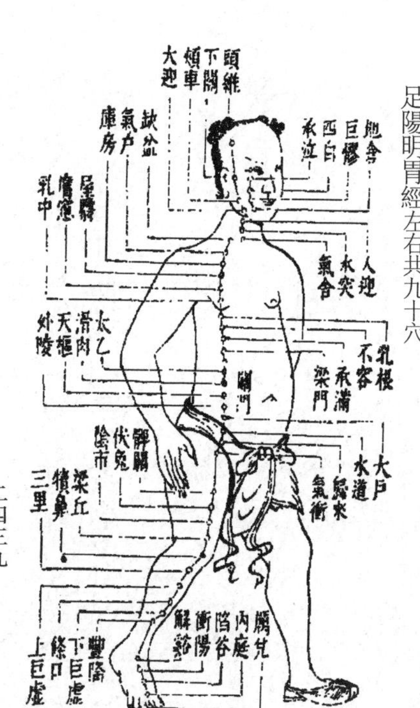

脾胃者，倉廩之官，五味出焉。○胃者，水穀氣血之海也。○胃大一尺五寸，徑五寸，長二尺六寸，横屈。受水穀三斗五升。其中之穀常留二斗，水一斗五升而滿。○是經多氣多血。○難經曰：胃重二斤一兩。

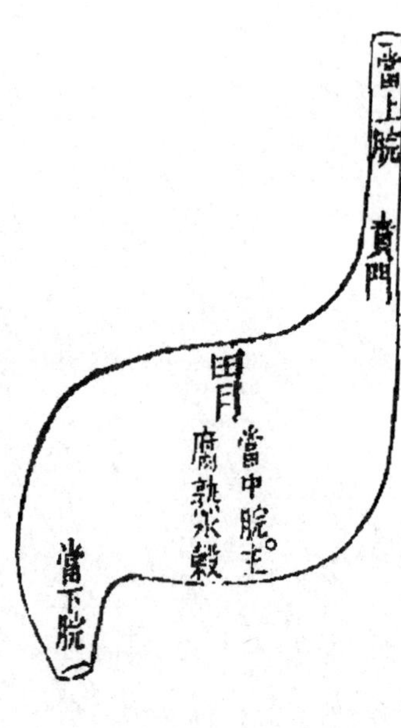

胃之上口名曰賁門，飲食之精氣，從此上輸於脾、肺，宣播於諸脉。胃者，彙也。飲食彙聚於此，而爲穀之府也。

胃之下口，即小腸上口，名幽門。

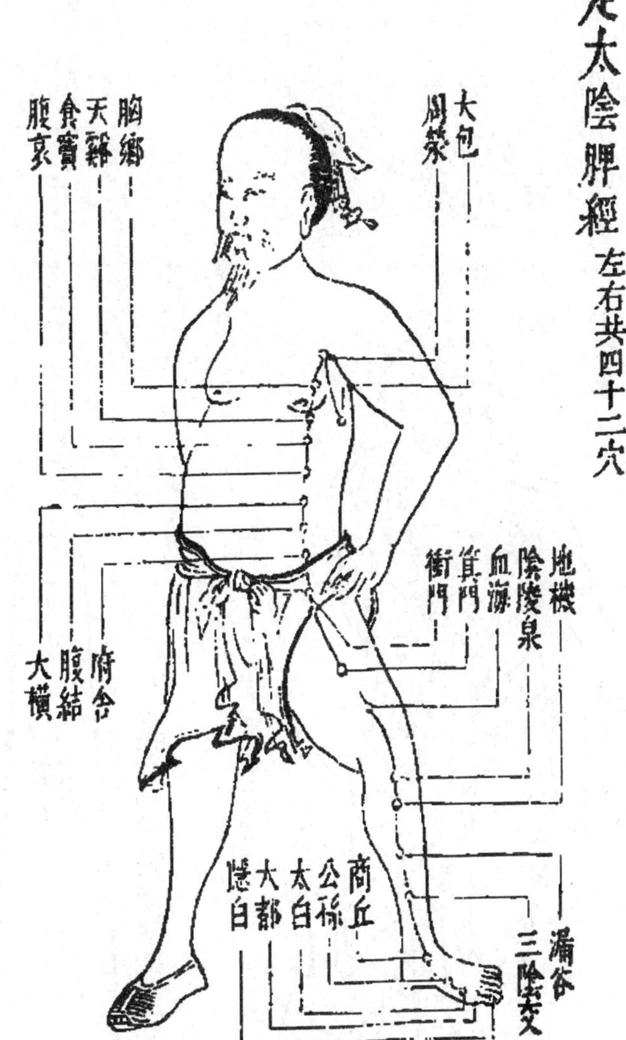
足太陰脾經
左右共四十二穴
大包
周榮
胸鄉
天谿
食竇
腹哀
地機
陰陵泉
血海
箕門
衝門
府舍
腹結
大橫
漏谷
三陰交
商丘
公孫
太白
大都
隱白

脾者，倉廩之官，五味出焉。○形如刀鐮，與胃同膜，而附其上之左俞，當十一椎下。聞聲則動，動則磨胃而主運化。其合肉也，其榮唇也，開竅於口。是經常多氣少血。○難經曰：脾重二斤三兩，廣扁三寸，長五寸，有散膏半斤。主裹血，温五臟，主藏意與智。○滑氏曰：掩乎太倉。○華元化曰：脾主消磨五穀，養於四旁。脾者，卑也。在胃之下，裨助胃氣，以化穀也。

心者，君主之官，神明出焉。○心居肺管之下，膈膜之上，附着脊之第五椎。是經常少血多氣，其合脉也，其榮色也。開竅於耳。又曰舌。○

脾者，卑也。在胃之下，裨助胃氣以化穀也。

脾

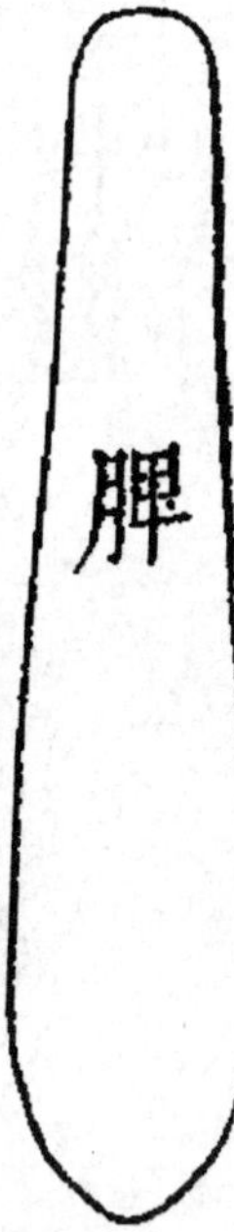

遺篇刺法論曰：脾爲諫議之官，知周出焉。

手少陰心經左右共十八穴

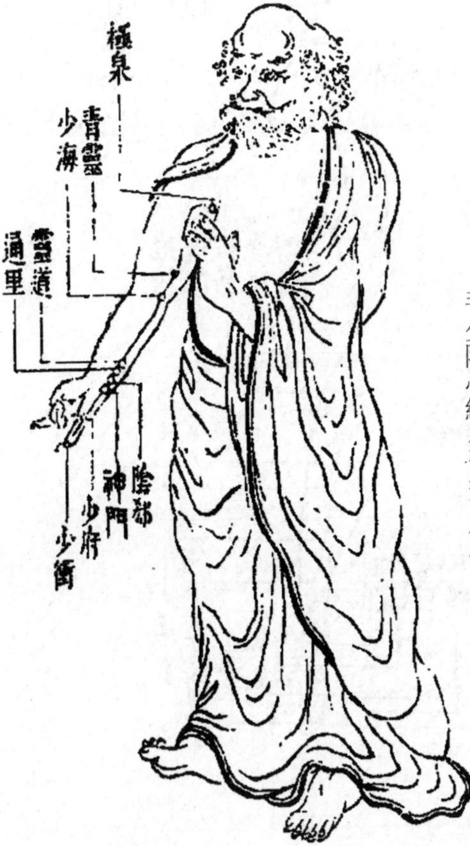

極泉
青靈
少海
靈道
通里
陰郄
神門
少府
少衝

心字，移右之一點於下之左，即火字也。心主火。

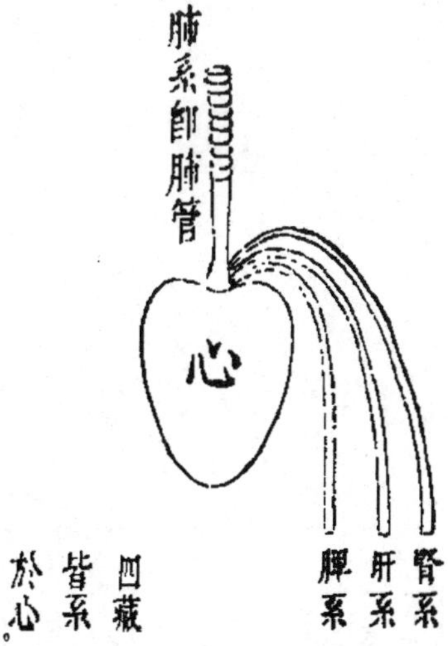

肺系即肺管

心

腎系

肝系

脾系

四藏皆系於心。

心者，惺也。言心氣旺，則能惺惺而運其神明也。

難經曰：心重十二兩，中有七孔三毛，盛精汁三合。主藏神。○心象尖圓，形如蓮蕊，其中有竅，多寡不同，以導引天真之氣。下無秀竅，上通乎舌。其有四係，以通四臟。心外有赤黃裹脂，是爲心包絡。心下有膈膜，與脊脇周迴相着，遮蔽濁氣，使不得上薰心肺，所謂膻中也。

手太陽小腸經左右共三十八穴

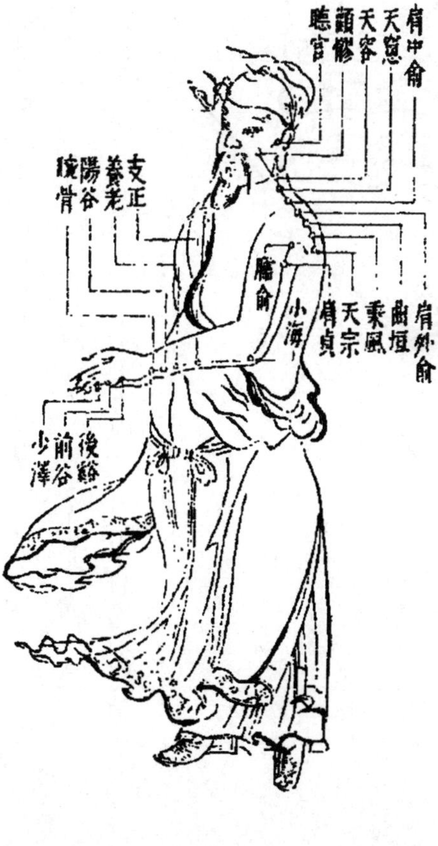

肩中俞

天窗

天容

顴髎

聽宮

肩外俞

曲垣

秉風

天宗

肩貞

小海

臑俞

支正

養老

陽谷

腕骨

後谿

前谷

少澤

小腸者，受盛之官，化物出焉。○小腸後附於脊，前附於臍，上左廻疊積十六曲，大二寸半，徑八分分之少半，長二丈二尺。受穀二斗四升，水六升三合合之大半。○小腸上口在臍上二寸，近脊，水穀由此而入。復下一寸，外附於臍，爲水分穴，當小腸下口。至是，而泌別清濁，水液滲入膀胱，滓穢流入大腸。○是經多血少氣。○難經曰：小腸重二斤十四兩。

小腸上口，即胃之下口。

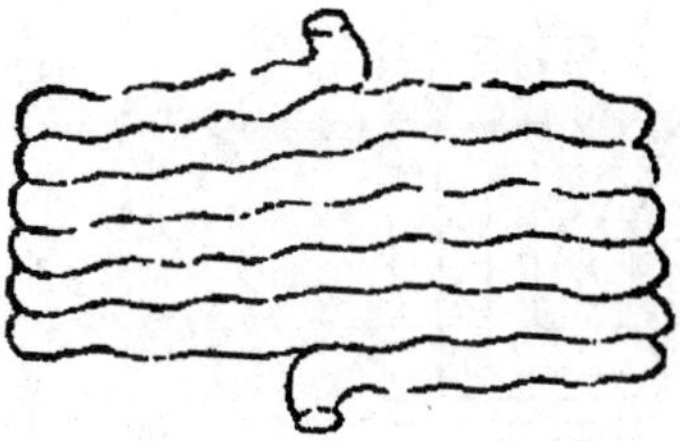

小腸下口，即大腸上口，名闌門。

足太陽膀胱經

左右共一百二十六穴

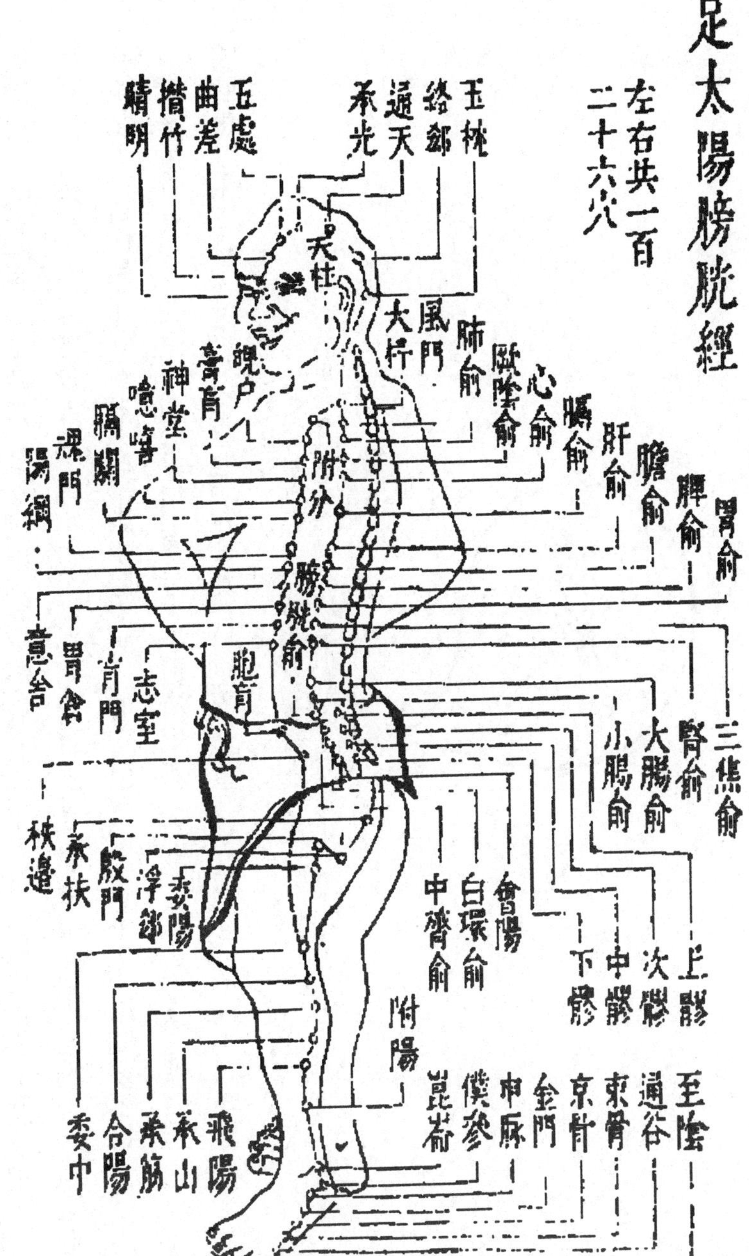

膀胱者，州都之官，津液藏焉，氣化則能出矣。○膀胱當十九椎，居腎之下，大腸之前，有下口，無上口。當臍上一寸水分穴處，爲小腸下口，乃膀胱上際，水液出此，别迴腸，隨氣泌滲而入。其出其入，皆由氣化。入氣不化，則水歸大腸，而爲泄瀉；出氣不化，則閉塞不竅，而爲癃腫。後世諸書有言，其有上口、無下口，有言上下俱有口者，皆非。○是經多血少氣。○難經曰：膀胱重九兩二銖，縱廣九寸。盛溺九升九合，口廣二寸半。

膀者，言其横於前陰之旁，以通水也。胱者，言其質之薄而明也。合而言之，以其由虚而實，旁通水道也。

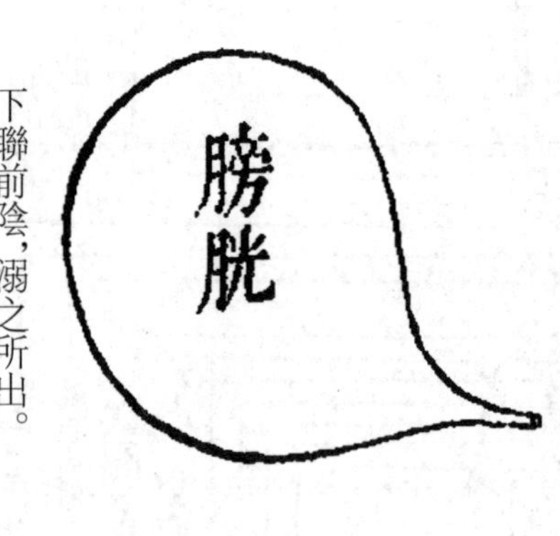

下聯前陰，溺之所出。

足少陰腎經左右共五十四穴

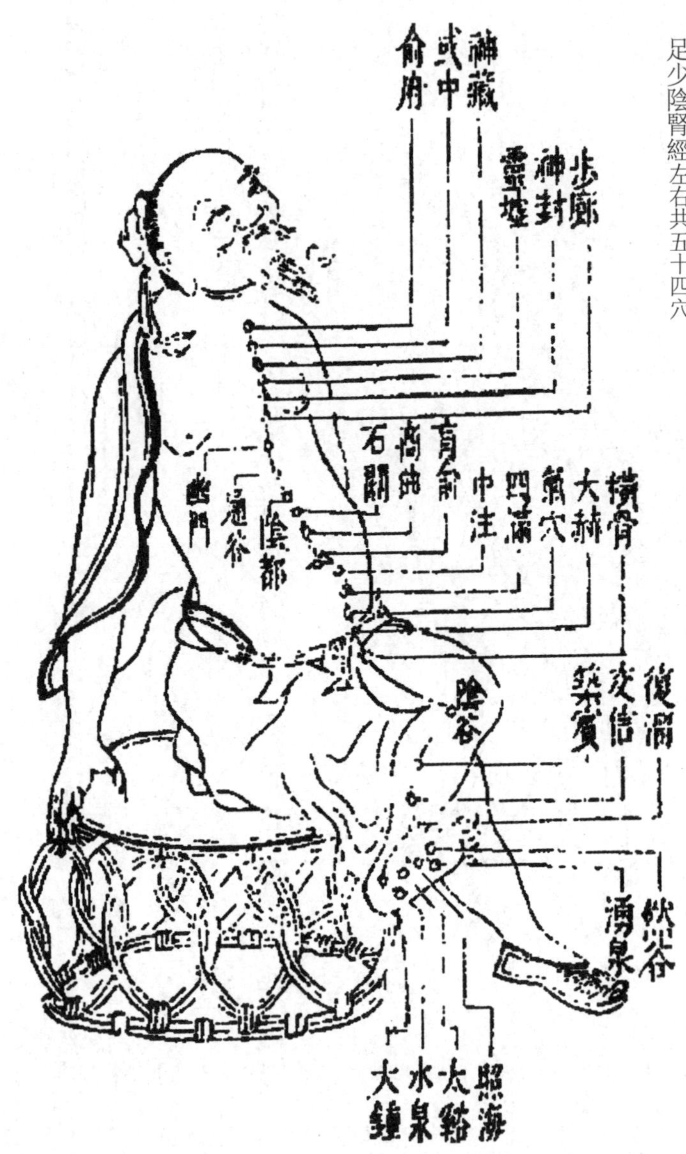

腎，任也。主骨而任週身之事，故强弱繫之。

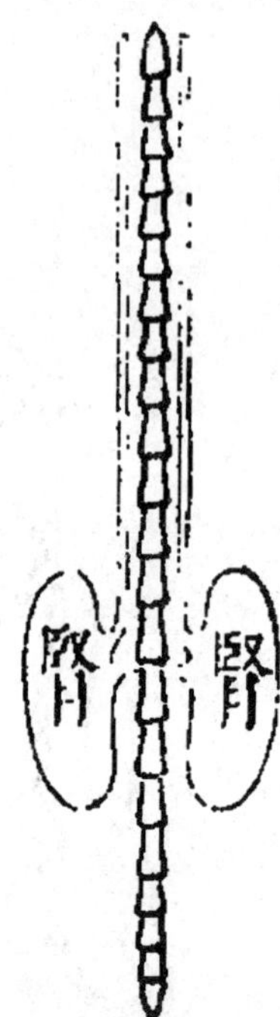

腎者，作强之官，伎巧出焉。○腎附於脊之十四椎下，是經常少血多氣。其合骨也，其榮髮也。開竅於二陰。○難經曰：腎有兩枚，重一斤二兩。主藏精與志。○華元化曰：腎者，精神之舍，性命之根。○腎有兩枚，形如豇豆，相並而曲，附於脊之兩旁，相去合一寸五分。外有黄脂包裹，各有帶二條，上條繫於心，下條趨脊下大骨，在脊骨之端，如半手許。中有兩穴，是腎帶經過處，上行脊髓，至腦中，連於髓海。

手厥陰心包絡經左右共一十八穴

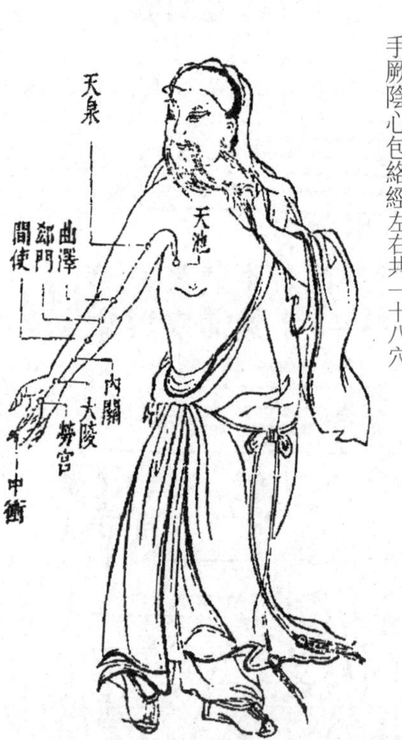

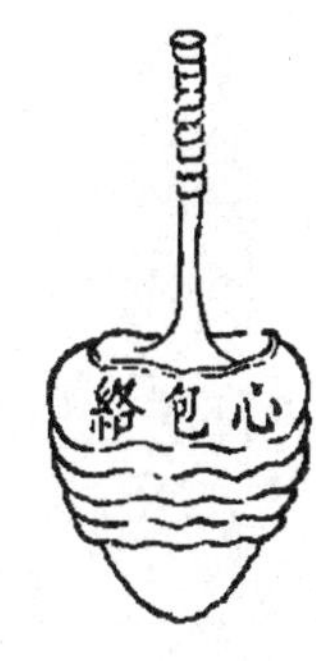

包絡者，護衛心王，不使濁氣干之，正由君主云有宮城也。

心包一臟，難經言其無形。滑伯仁曰：心包，一名手心主，以臟象校之，在心下橫膜之上，豎膜之下，其與橫膜相粘而黄脂裹者，心也。脂漫之外，有細筋膜如絲，與心肺相連者，心包也。此説爲是，凡言無形者非。○又按，靈蘭秘典論有十二官，獨少心包一官，而多「膻中者，臣使之官，喜樂出焉」一節。今考心包臟居膈上，經始胸中，正值膻中之所。位居相火，代君行事，實臣使也。此一官者，其即此經之謂數。

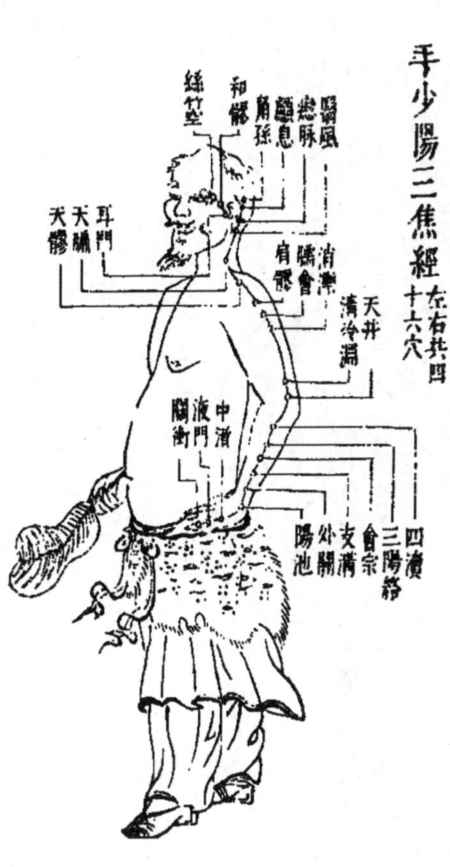

三焦者，决瀆之官，水道出焉。○是經少血多氣。

三焦者，統上、中、下而言，故曰三。切近於臟腑，故曰焦。

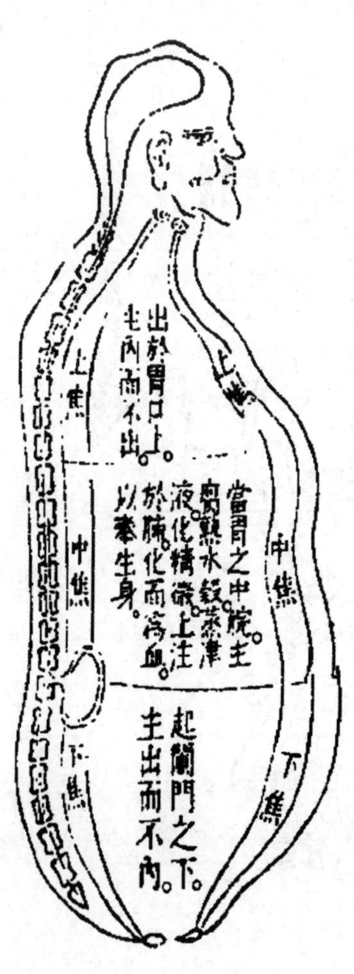

中藏經曰：三焦者，人之三元之氣也，總領五臟六腑、榮衛經絡。內外左右上下之氣。三焦通，則內外左右上下皆通。其於周身灌體，和內調外，榮左養右，導上宣下，莫大於此。

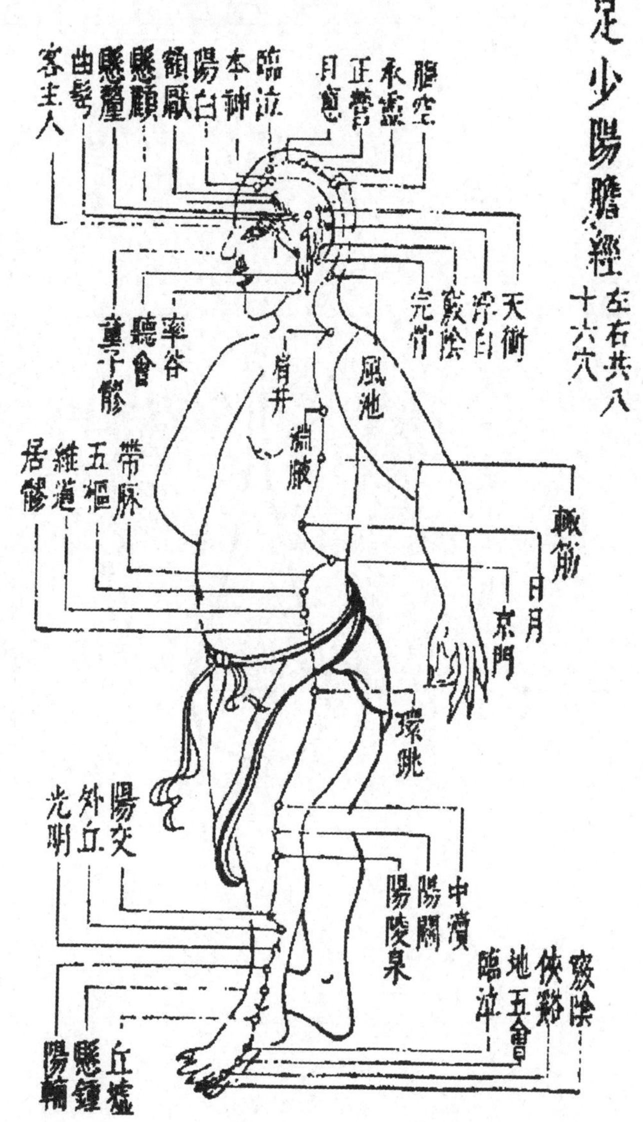
足少陽膽經
左右共八十六穴
瞳子髎
聽會
客主人
曲鬢
懸釐
懸顱
頷厭
陽白
本神
臨泣
目窗
正營
承靈
腦空
天衝
浮白
竅陰
完骨
率谷
風池
肩井
淵腋
輒筋
日月
京門
帶脉
五樞
維道
居髎
環跳
中瀆
陽關
陽陵泉
陽交
外丘
光明
丘墟
懸鐘
陽輔
竅陰
俠谿
地五會
臨泣

膽者，中正之官，決斷出焉。○難經曰：膽在肝之短葉間。重三兩三銖，長三寸。盛精汁三合。○是經多血少氣。○華元化曰：膽者，中清之腑，號曰將軍。○主藏而不瀉。

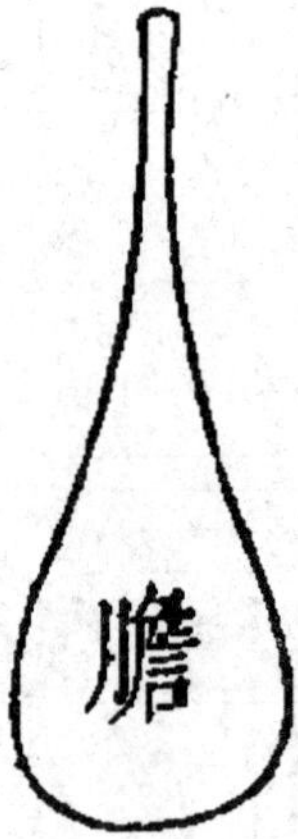

膽者，擔也。言其有力量，善擔當者也。

膽

六節臟象論曰：凡十一臟，皆取決於膽也。

足厥陰肝經左右共二十八穴

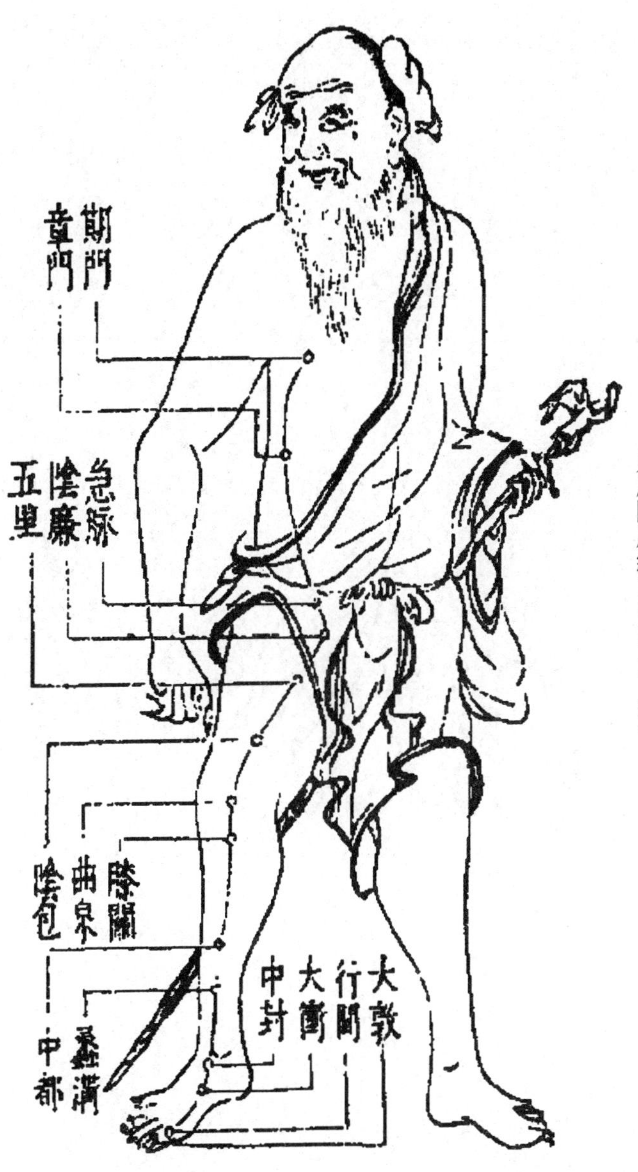

肝者，將軍之官，謀慮出焉。○肝居膈下，上着脊之九椎下。是經常多血少氣。其合筋也，其榮爪也。主藏魂。開竅於目，其係上絡心肺，下亦無竅。○難經曰：肝重二斤四兩，左三葉，右四葉，凡七葉。○刺禁論曰：肝生子左。○滑氏曰：肝之爲臟，其治在左。其藏在右脇、右腎之前，並胃，着脊之第九椎。

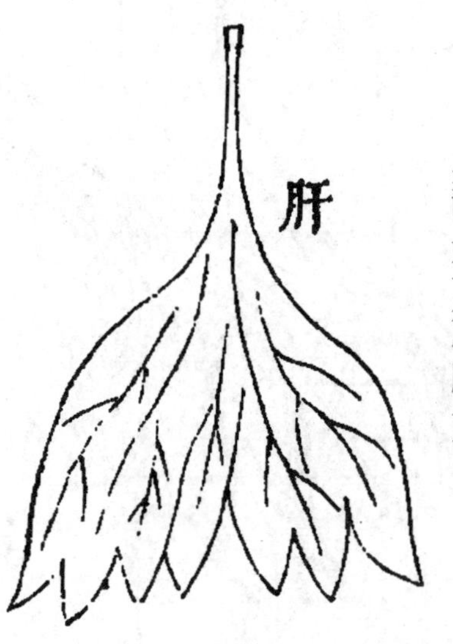

肝者，子也。其性多動而少静，好干犯他臟者也。

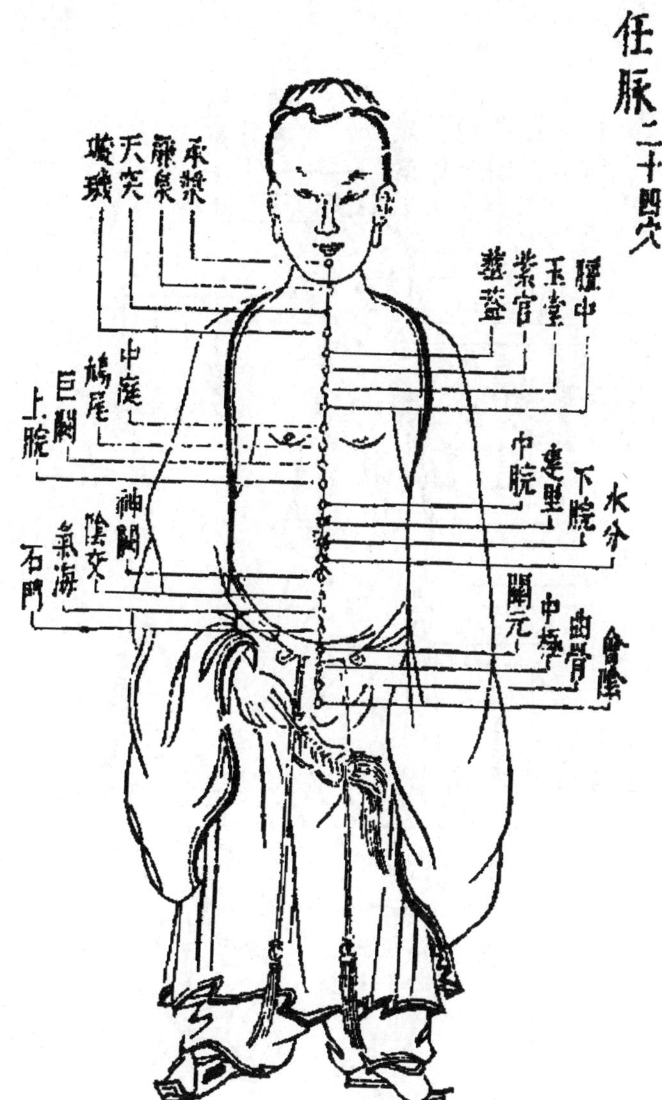
任脉二十四穴
承漿
廉泉
天突
璇璣
膻中
玉堂
紫宫
華蓋
中庭
鳩尾
巨闕
上脘
中脘
建里
下脘
水分
神闕
陰交
氣海
石門
關元
中極
曲骨
會陰

督脉二十八穴

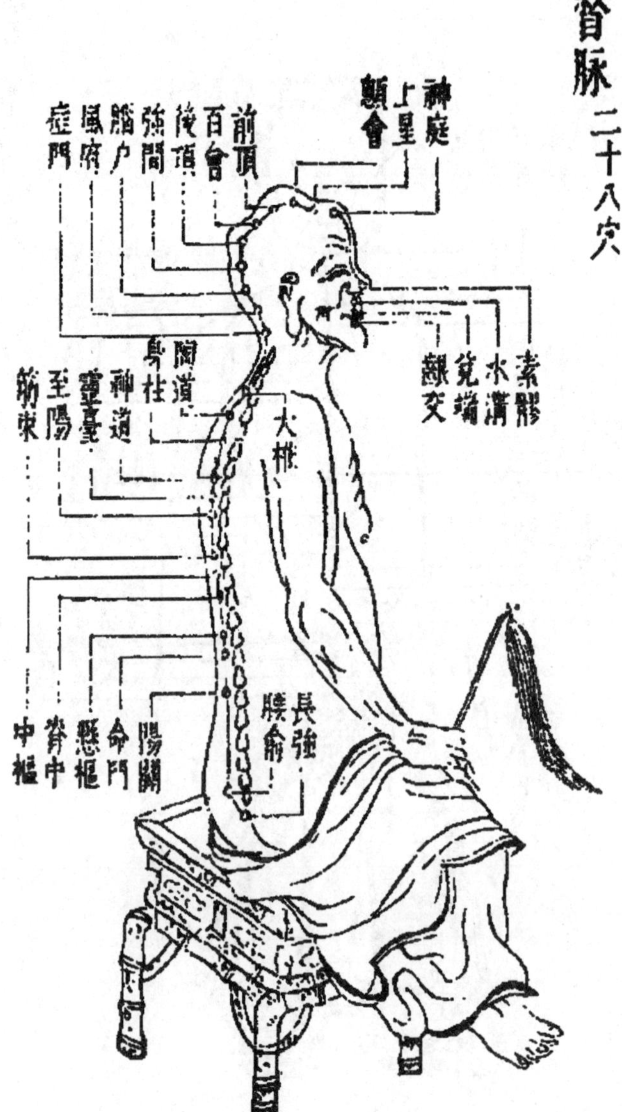
神庭
上星
顖會
前頂
百會
後頂
强間
腦户
風府
瘂門
素髎
水溝
兑端
齦交
陶道
身柱
大椎
神道
靈臺
至陽
筋束
長强
腰俞
陽關
命門
懸樞
脊中
中樞

任督解

任、督二脉，爲人身陰陽之綱領。任行於腹，總諸陰之會，故爲陰脉之海；督行於背，統諸陽之綱，故爲陽脉之海。二脉皆起於會陰。啓玄子曰：甲乙經、圖經以任脉循背者，謂之督脉；自少腹上者，謂之任脉。亦謂之督脉，則是以背腹陰陽，别爲名目耳。然衝脉亦起於胞中，並足少陰而上行，是任脉、督脉、衝脉，乃一源而三歧者。故人身之有腹背，猶天地之有子午；任、督之有前後，猶二陸之分陰陽也。

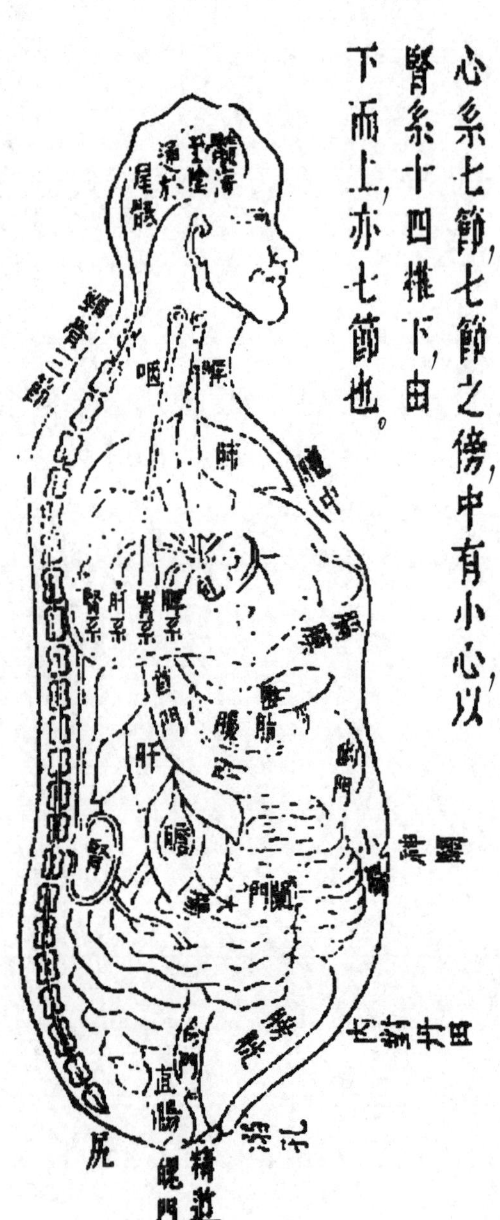

舊圖有精道，循脊背、過肛門者，甚屬非理，而且無子宮、命門之象，皆大失也。

十六絡穴圖

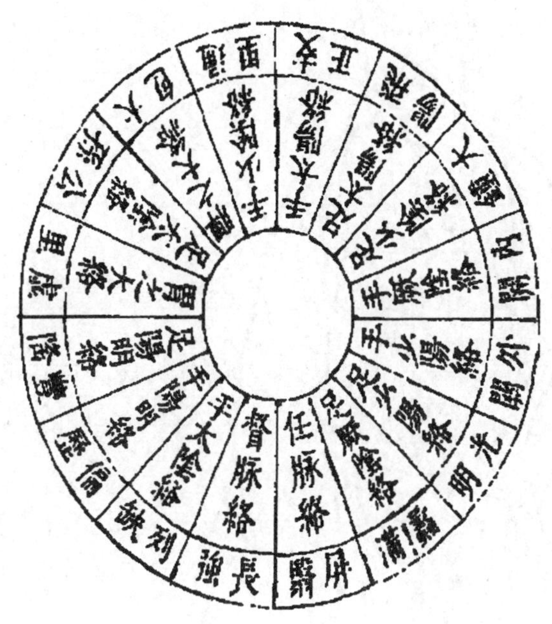

經脉篇止十五絡。平人氣象論曰：胃之大絡，名曰虛里。是共十六絡也。然足太陰絡曰公孫，而復有脾之大絡曰大包；足陽明絡曰豐隆，而復有胃之大絡曰虛里。故諸經之絡皆一，而惟脾胃之絡皆二。

宗營衛三氣解

宗氣積於胸中，出於喉嚨，以貫心脉而行呼吸。決氣篇曰：上焦開發，宣五穀味，薰膚充身澤毛，若霧露之溉者，是謂宗氣。宗之爲言大也。

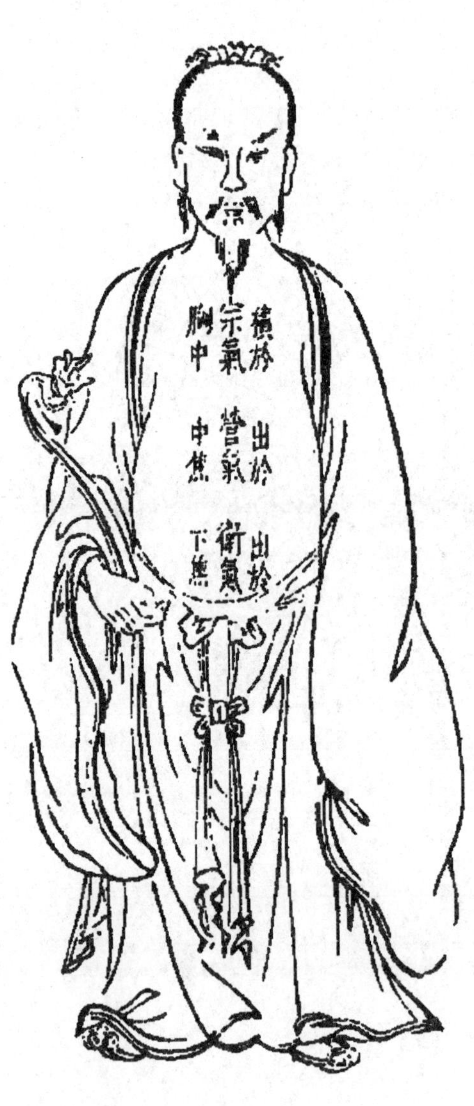

宗榮衛三氣圖

營氣者，陰氣也，水穀之精氣也。其精氣之行於經者，爲營氣。營氣出於中焦，並胃中，出上焦之後，上注於肺，受氣取汁，化而爲血，以奉生身，莫貴於此。其行始於太陰肺經，漸降而下，而終於厥陰肝經，隨宗氣而行於十二經隧之中。故曰：清者爲營，營行脉中。

衛氣者，陽氣也，水穀之悍氣也。其浮氣之慓疾滑利，而不循於經者，爲衛氣。衛氣出於下焦，漸升而上，每日平旦陰盡，陽氣出於目之睛穴，上行於頭。晝自足太陽始，行於六陽經，以下陰分。夜自足少陰始，行於六陰經，復注於腎。晝夜各二十五週，不隨宗氣，而自行於各經皮膚分肉之間，故曰：濁者爲衛，衛行脉外。

詳「脉色類」三十二

面部圖

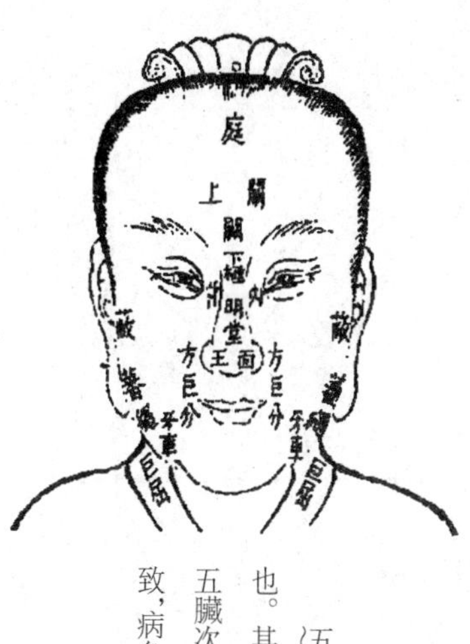

五色篇曰：明堂者，鼻也。闕者，眉間也。庭者，顔也。蕃者，頰側也。蔽者，耳門也。其間欲方大，去之十步，皆見於外。如是者壽，必中百歲。明堂骨高以起，平以直，五臟次於中央，六腑挾其兩側。首面上於闕庭，王宫在於下極，五臟安於胸中。真色以致，病色不見。明堂潤澤以清，五官惡得無辨乎？

臟腑色見面部圖

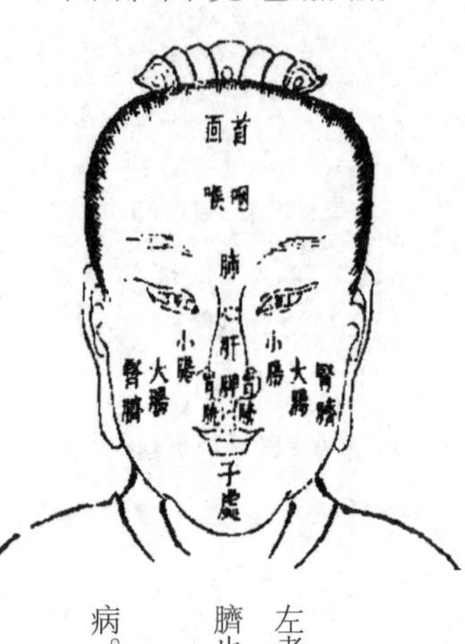

庭者，首面也。闕上者，咽喉也。闕中者，肺也。下極者，心也。直下者，肝也。肝左者，膽也。下者，脾也。方上者，胃也。中央者，大腸也。挾大腸者，腎也。當腎者，臍也。面王以上者，小腸也。面王以下者，膀胱子處也。

男子色在於面王，爲小腹痛，下爲卵痛，其圜直爲莖痛。在女子，爲膀胱、子處之病。散爲痛，摶爲聚。

肢節色見面部圖

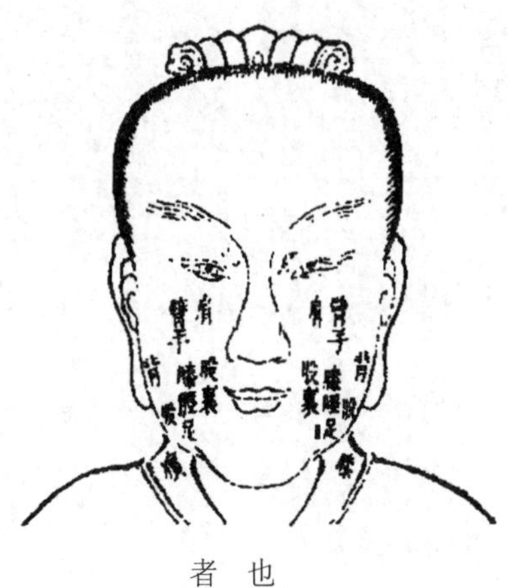

顴者，肩也。顴後者，臂也。臂下者，手也。目内眥上者，膺乳也。挾繩而上者，背也。循牙車以下者，股也。中央者，膝也。膝以下者，脛也。當脛以下者，足也。巨分者，股裏也。巨屈者，膝臏也。此五臟六腑肢節之部也。

脉案圖式

脉案者，竊公案之義。凡醫者治病察脉，譬諸老吏斷獄，一字莫移，使病家洞然信從，始可以接從上之道，塞紛紜之口。吴鶴皋向有此式，余爲訂定，以質之同志焉。

〇〇年〇〇月書年之干支、月之春秋者，占運氣也。

〇地書某地者，占方宜也。

〇〇歲〇形〇聲〇色書年、形、聲、色者，用之以合脉也。

〇苦〇樂書苦樂者，占七情也。

〇〇〇日書始驗何人者，占久近也。

〇〇〇藥〇驗〇問其病證、藥物，内書其驗否者，之斟酌已見也。

晝〇夜書晝夜寒者，辨氣血也。

喜惡〇物書喜惡何物者，察陰陽臟腑也。

脉〇〇書脉狀者，以之合年形、聲色、病證也。

經曰〇〇〇〇〇〇〇〇〇〇〇〇〇〇〇〇〇〇〇〇〇〇〇〇書經旨者，如法家引律，使不可逃也。

病名〇〇〇〇〇書病名者，用藥如用兵，師出貴有名也。

○○○○○○○○○○○書標本者，識輕重也。

○○○○○○○○○○○○○○○○○○○

○○○○○○○○○○○○○○○○○○○

○○○○○○○○○○○○○○○○○○○

○○○○○○○○○○○○○○○○○○○

○○○○○○○○○○○書方藥君臣之理者，欲病人達而嘗也。

○地人　未書某地某人識，欲病家誌之，以驗己之工拙也。

附録

校勘表

卷數	頁數	行數	誤	正
凡例	一	五	李瀕（河）	李瀕湖
	二六	七	質濁脉清[5]	質濁脉清此謂濁中清
	三四	七	「察平脉」以下至	中衍一四四字
			「平脉」	
	四五	五	足（趺）上	足趺上
	七〇	四	出[1]之門户	出入之門户
	七一	四	行端於[1]中	上行股膝人腹中
	七三	一	絲竹（宫）	絲竹空
		六	連目（絲）	連目系

卷數	頁數	行數	誤	正
	七四	八	脉動沖[1]	脉動衝陽
	七七	三	素問五（行運）大論	素問五運行大論
	一〇七	六	設[1]焦之火不上	設三焦之火不上
	〇八	七	（泌）糟粕蒸（精）液	泌糟粕。蒸津液
		一〇	中焦如（瀝）	中焦如漚
	一三四	九	血泄（淫）[1]	血泄吐衄
	一三五	一	（漐習）	昏骨
		九	憂[5]氣亂矣	憂則氣鬱不解氣亂矣
	一三六	一	心（絲）急	心係急
三	一四六	一〇	週流無端（此）	週流無端
	一五八	一	李瀕（河）	李瀕湖
四	二〇九	九	心之乘脾[23]水之陵上	心之乘脾母之歸。 子爲虛邪。雖病 易治。反得沉濡 而滑者。是腎之 乘脾水之陵土。

卷數	頁數	行數	誤	正
	二一九	三	肝[1]脉來	肝病脉來
	二三三	三	色弊（弊）	色弊
	二四五	七	右（寸）得伏	右尺得伏
五	二七二	九	陰陽[2]則微數	陰陽俱虛得微數
	二七九	一	羊（尿）	羊屎
	二九九	四	虛浮沉瀝爲（女）	虛浮沉瀝爲陰
六	三一六	三	（隊）道	隧道
	三一八	二	夾（脾）左右	夾髀左右
	三三一	一	膈（育）	膈肓
	三三七	一	不柔[3]	不柔后屈者
	三四二	二	急虛身（半）卒至	急虛身中卒至
		五	（望）其死	卜其死
	三四三	四	如（鈞）	如鈎
七	三五〇	二	（痰）	疾
	三八〇	七	（五）臟腑	夫臟腑
	三八二	六	呼（入）爲息	呼出爲息

卷數	頁數	行數	誤	正
	三九〇	九	(論)有(之)常	診有三常
	三九六	二	不(生)之病	不仁之病
	四〇〇	九	水困火宜(濕)	水困火宜溫
八	四三五	一	(日)消長	月消長
	四三七	二	兩(寸)	兩尺
		三	(右)寸	左寸
		四	(左)尺	右尺
		六	(右)尺	左尺
		七	(左)尺	右尺
		九	(右)尺	左尺
	四四四	上二	政[1]陰司天同	政厥陰司天同
	四四六	一	當(右)尺不應	當左尺不應
	四四八	七	(北)運	木運
	四五二	下三	反不應[2]	反不應主死
	四五七	上一	當左(寸)不應	當左尺不應
		上二	今左(寸)反應	今左尺反應

卷數	頁數	行數	誤	正
	二九下	四	[1]（地）燥金	陽明燥金
		七	[2]寒水	太陽寒水
	四六五	二	不當四年正中之會	不當四年正中之
			（攸）也	會故也
	四六七	九	[1]反受邪	侮反受邪
	四七〇	二	心懸如病（肌）	心懸如病飢
	四七五	五	順静（明）	順静羽
九	五〇六	六	（倍）養金宫	培養金宫
一〇	五五〇	上三	二（寸）一（尺）	二尺一寸
	五五六	上一〇	（秀）竅	透竅
	五六〇	下一	前陰之（夏）	前陰之旁
		八	閉塞（不）竅	閉塞下竅
	五七八	三	睛[1]穴	睛明穴
	五八三	一左	（之）	以

藥品化義

李延昰

藥品化義序

古謂用藥救生，用兵救亂，其事急，其義一也。故處方猶之五花八陣，而藥者特其甲仗之屬，藉以克敵。若甲仗朽鈍，是以卒予敵也，更或長短異宜，先後倒置，直可以不戰而敗，救亂云乎哉！則將以救生者，亦可以肅然懼、惕然悟矣。著本草者，自神農以來，不下數十家，多繁簡失中，讀者嘗苦其不適於用。余甲申遊禾中，偶得賈君九如所著藥品化義，其爲區别發明，誠一世之指南。問其里人，有不聞其姓氏者。嗟乎！豈九如精技入神，世人不見其德，故名没於州黨。抑所號聖醫者，學不必如九如而已，足擅名皆不得而知也。是書藏之笥中甚久。戊午，客浙西，伏暑中曝書，復見九如本，如逢故人，乃命兒子漢徵校正，重梓問世。凡善讀此書者，當處方之際，直令壁壘一新，豈獨爲九如重開生面也乎？時在庚申立秋日，趙郡漫庵李延昰題於當湖之借竹樓。

藥品化義目

氣藥

藿香　香附　烏藥　厚朴　大腹皮　木香　檳榔　桔梗　陳皮

蘇梗　枳殼　枳實　青皮　白豆蔻　砂仁　萊菔子　沉香

血藥

赤芍藥　地榆　五靈脂　玄胡索　紅花　桃仁　三稜　蓬术

槐花　蒲黄　側柏葉　蘇木

肝藥

牡丹皮　續斷　生地　熟地　天麻　當歸　川芎　白芍藥

何首烏　山茱萸　木瓜　益母草　大黑棗

心藥

丹參　茯神　酸棗仁　柏子仁　石菖蒲　遠志　竹葉　燈草

脾藥

人參　黄芪　茯苓　白术　甘草　芡實　白扁荳　薏米

神麯　大麥芽　山楂　車前子　木通　澤瀉　猪苓　蓮肉

附荷葉　圓果

肺藥

沙參　石斛　甘菊　山藥　百合　桑白皮　紫苑　款冬花

馬兜鈴　麥門冬　天門冬　杏仁　五味子　訶子　烏梅　阿膠

腎藥

玄參　龜甲　枸杞子　菟絲子　牛膝　杜仲　鹿角膠　附虎骨

補骨脂　肉蓯蓉

痰藥

橘紅　貝母　半夏　天花粉　南星　膽星　瓜蔞仁　白芥子

蘇子　常山　竹茹　竹瀝附梨汁　薑汁　海石附礞石

皂莢　附瓜蒂

火藥

龍膽草　牛蒡子　黄連　連翹　犀角　石膏　黄芩　山梔

知母　黄柏　地骨皮　滑石　芒硝　大黄　石蓮肉　胡黄連

燥藥

秦艽　麻仁附童便　蜂蜜

風藥

麻黄　羌活　紫蘇　薄荷　柴胡　葛根　升麻　白芷

防風　荊芥　前胡　獨活　蔓荊子　威靈仙　細辛 附藁本

香薷　生薑　葱頭　薑皮

濕藥

蒼术　萆薢　漢防己 附茵陳

寒藥

附子　桂　乾薑　炮薑　小茴香 附吴茱萸

本草論

用藥救生，道在應危微之介，非神聖不能抉其隱微，後之君子，將以仁壽爲己任，舍博綜無由矣。昔在神農，辟本草四卷，藥分三品，計三百六十五種，以應週天之數。察寒、熱、温、平，分君、臣、佐、使，救生民之夭枉，醫藥之鼻祖也。嘗讀淮南子云：「神農嘗百草，一日七十毒。」未始不歎，所謂盡信書則不如無書之説也。夫神農立極之大聖，以生知之聖，固不待物物而嘗，使其果有待乎必嘗，則須患是病而後服其藥，神農豈極人世之苦，歷試某藥之治某病乎？設其七十毒，偶見于一日而記之，則毒之小也，猶不死，而可解毒之大也，將必死矣，又孰有神農者而解之乎？甚矣，淮南子之好寓言也。六朝陶弘景增漢魏以來名醫所用藥三百六十五種，並爲七卷，謂之名醫別録。分別科條，區畛物類，可謂勤矣。惜其防葵、狼毒，妄曰同根，鈎吻、黄精、連爲同類，豈聞見缺於殊方，而詮釋泥于獨學乎？北齊徐之才增飾雷公藥對，凡二卷，使古籍流傳，亦其力也。劉宋時，雷斅著炮炙論。胡洽居士重加定述，藥凡三百種，爲上、中、下三卷。其性味炮炙，熬煮修事之法多古奥，別成一家者歟？唐高宗命司空英國公李勣兼修陶隱居所著神農本草經，增爲七卷，世謂之英公唐本草，頗有增益。顯慶中，右監門長史蘇恭重加訂注。帝復命太尉趙國公長孫無忌等二十二人，與恭詳定，增藥一百一十四種，分爲玉、石、草、木、人、獸、禽、蟲、魚、果、米、穀、菜、有名未用十一部，凡二十卷。目録一卷，别爲藥圖二十五卷，圖經七卷，共五十三卷，世謂之唐新本草。自謂本經雖缺，有驗必書，别録雖存，無稽必正，良有以也。開元中，三原縣尉陳藏器以神農本經雖有陶、蘇補集之説，然遺沉尚多，故别爲序例一卷，拾遺六卷，解分三卷，總曰本草拾遺。而世或譏其怪僻，不知古今隱顯亦異。如辟虺雷、海馬、胡豆之類，皆隱于昔而用于今。仰天皮、燈花、敗扇之類，皆所嘗用者，非此書收載，何從稽考乎？肅、代時人李珣著海藥本草，獨詳于偏方，亦不可缺也。李含光、甄立言、殷子嚴皆有本草音義，初學之所藉乎。蜀主孟昶命翰林學士韓保昇等取唐本草，參較增補注釋，别爲圖經，凡二十卷，世謂之蜀本草。其圖説藥物形狀，詳于陶、蘇矣。宋開寶六年，命尚藥奉御劉翰、道士馬志等九人，取唐、蜀本草詳校，仍取陳藏器拾遺諸書相參，刊正别名，增藥一百三十三種，馬志爲之注解，翰林學士盧多遜等刊正。七年，復詔志等重定，學士李昉等看詳，凡「神農」者白字、名醫所傳者墨字别之，並目録共二十一卷。如敗鼓皮移附于獸皮，胡桐淚改從于木類，或討源于别本，或傳效于醫家，下採衆議，幾欲聚腋成裘矣。仁宗嘉祐二年，詔光禄卿直秘閣掌禹錫、尚書祠部郎中秘閣校理林億等，同諸醫官同修本草，新補八十二種，新定一十七種，通計一千八十二條，謂之嘉祐補注本草，共二十卷。校修之功勤矣。仁宗又詔天下郡縣圖上所産藥物，用唐永徽故事，專命太常博士蘇頌譔述，凡二十一卷，謂之圖經本草。考證詳明，但圖與説不無矛盾，或有圖無説，或有説無圖，或説是圖非，此其疏漏耳。徽宗大觀二年，蜀醫唐慎微取嘉祐補注本草及圖經本草、陳藏器本草、孟詵食療本草，舊本所遺者五百餘種，附入各部，並增五種，仍採雷公炮炙及唐本草、食療、陳藏器諸説，收未盡者，附于各條之後。又採古今單方，並經史百家之書有關藥物者，亦附之。共三十一卷，名證類本草，上之朝廷，改名大觀本草。政和中，復命醫官曹孝忠較正刊行，故又謂之政和本草。慎微貌寢陋而學該博，使諸家本草及各藥單方不致淪没者，咸其功也。開寶中，日華子、大明序集諸家本草所用藥，各以寒、温、性、味，華、實、蟲、獸爲類，其言功用甚悉。政和中，醫官通直郎寇宗奭以補注圖經及圖經二書，參考事實，核其情理，援引辨正，名本草衍義，宜東垣、丹溪所尊信也，但以蘭花爲蘭草，卷丹爲百合，抑千慮之一失乎？金易州張元素言古方新病，各不相能，乃自成家法，辨藥性之氣味、陰陽、厚薄、升降、浮沉、補瀉、六氣、十二經，及隨證用藥之法，立爲主治秘訣、心法要旨，謂之珍珠囊，誠靈、素之羽翼也。後人翻爲韵語，謂之東垣著者，謬矣。惜乎止論百品，未及徧評，或者貴精不貴多乎？元真定李杲祖潔古珍珠囊，增以用藥凡例，諸經嚮導，綱要活法，而著用藥法象，有青出于藍之意。補醫學教授王好古著湯液本草二卷，取本草及張仲景、成無己、張潔古、李東垣之書，間附己意，亦本草之附庸歟？朱震亨因寇氏衍義之義，而推衍之近二百種，多所發明，胡粉之爲錫粉，胡亦泥于舊説乎？昭代嘉靖末，祁門醫士陳嘉謨依王氏集要部次集成，每品具氣味、産採、治療、方法，創成對語，便于誦習，名曰蒙筌，誠稱具實。楚府奉祠蘄州李時珍著本草綱目五十二卷，列爲一十六部，部各分類，類凡六十，標名爲綱，列事爲目，增藥三百七十四種。其蒐羅百代，訪採四方，尊爲本草之大成，當無愧也。天啟時，海虞繆希雍取本草綱目，節其緊要者，著本草經疏一卷，詮次有功，亦晚近之師匠也。如黄帝時臣桐君采藥録二卷，魏吴晋著吴氏本草一卷，唐鄭虔著胡本草七卷，竟已失傳。李當之著李氏藥録三卷，僅散見吴氏、陶氏本草，皆足惜也。又如唐孫思邈千金食治，同州刺史孟詵著食療本草，張鼎又補其不足者八十九種，並舊爲二百二十七條，凡三卷。南唐陪戎副尉、劍州醫學助教陳士良著食性本草十卷，元海寧醫士吴瑞著日用本草八卷。明正德時，九江知府江陵汪穎著食物本草二卷，蓋釐東陽盧和之舊本而成也。嘉靖時，京口甯原著食鑑本草，皆切于飲食，本周禮食醫之義而誤述。古惟有淮南王食醫一百二十卷，崔浩食經九卷，竺暄食經十卷，膳饈養療二十卷，昝殷食醫心鑑三卷，婁居中食治通説一卷，陳直奉親養老書二卷，並有食治諸方，此其流亞，不可廢也。他如洪武初，周憲王著救荒本草四卷，乃念旱澇民饑而設。宣德中，寧憲王著庚辛玉册二卷，以備丹爐學者留供淹博，胡可少乎？至如唐蘭陵處士蕭炳取本草藥名上一字，以平、上、去、入四聲相從，以便討閲，著四聲本草四卷。潤州醫博士兼節度隨軍楊損之删去本草不急及有名未用之類，著删繁本草五卷。宋哲宗元祐中，閬中醫士陳承，合本草、圖經二書爲一，間綴數語，著本草別説。明洪武時，山陰徐彦純取張潔古、李東垣、王海藏、朱丹溪、成無已數家之説，著本草發揮三卷。弘治中，禮部郎中慈溪王綸取本草嘗用藥品，及潔古、東垣、丹溪所論序例略節，著本草集要八卷。嘉靖中，祁門醫士汪機徽王氏集要不收草木形狀，乃削玄本草上、中、下三品，以類相從，菜穀通爲草部，果品通爲木部，並諸家序例，編二十卷，皆不能有所發明，零星臆度，存而不論可也。嗟夫！昆蟲草木至繁，雖歷代群賢，窮收博採，亦未能盡，學者洵能熟讀深思，由博反約，則于用藥救生之道，庶幾不負先賢於醫之道，思過半矣！

君臣佐使論

藥之爲用，固取於精專，以見直入之功；亦貴乎羣力，更見相須之妙。此君臣佐使之所自立也。如神農本經名例，上藥一百二十種爲君，主養命以應天；中藥一百二十種爲臣，主養性以應人；下藥一百二十五種爲佐使，主治病以應地。陶弘景曰：上品藥性，勢力和厚，不爲速效，歲月嘗服，必獲大益。病既愈矣，命亦兼申，天道養育，故曰「應天」。一百二十種者，當謂寅、卯、辰、巳之月，法萬物生榮時也。中品藥性，祛患爲速，人懷性情，故曰「應人」。一百二十種，當謂午、未、申、酉之月，法萬物成熟時也。下品藥性，專主攻擊，傾損中和，疾愈即止。地體收殺，故曰「應地」。一百二十五種，當謂戌、亥、子、丑之月，法萬物枯藏時也。故從神農本經及陶氏别録，歷代諸大家所增補，擇其精要，熟讀而深思之，然後每治一病，必求君、臣、佐、使，以相宣攝，合和宜論其大法，則一君、二臣、三佐、五使，又可一君、三臣、九佐使也。陶又曰：用藥猶如立人之制，君多君少，臣多臣少佐，則氣力不週，然四仙經、世俗諸方，亦不必皆爾。大抵欲求益氣輕身，延年不老，養命之藥則多君，取其氣味衝和而無偏勝，欲求以寒勝熱，以熱勝寒，漸能除病，養性之藥則多臣，取其氣味稍偏而易入，欲求功成傾刻，反掌成事，療病之藥則多佐使，取其專主攻擊而足恃也，猶依本性所主而復斟酌之。上品君中復有貴賤，臣佐之中亦復如之。所以門冬、遠志，别有君臣，甘草國老，大黄將軍，明其優劣。皆不同秩。陶爲此説，以上、中、下三品，分君、臣、佐、使也。而岐伯則曰：方制君臣者，主病之謂君，佐君之謂臣，應臣之謂使。所以明善惡之殊貫。故李東垣曰：凡藥之所用，皆以氣味爲主，補瀉在味，隨時换氣，主病爲君。假令治風，防風爲君；治寒，附子爲君；治濕，防己爲君；治上焦熱，黄芩爲君；中焦熱，黄連爲君。兼見何證，以佐使藥分治之，此制方之要。本草上品爲君之説，各從其宜耳。在張元素又曰：爲君者最多，爲臣者次之，佐者又次之。藥之于證，所主同者則各等分，此又以藥之多寡爲君臣，亦非合論，乃知宗李説爲是。藥猶兵也，武王之八百國，不覺其多；昆陽、淝水之數千，亦不爲少。發蹤指示，存乎其人，奈何區區于名數，而議方之工拙也哉！

藥有真僞論

草木昆蟲，產各有地，失其地則性味異，而優劣判矣。或一本而根梢有異，或一味而咀㕮不同，豈可指鹿爲馬，徒取充籠，認曾爲魚？漫誇具眼，致令奇方聖劑，介于效與不效之間。可不惜乎？如人參，古推上黨，今則更推清河。川西之當歸，彰明之附子，雅州之黃連，濟州之半夏，華州之細辛，杭州之麥冬，懷慶之地黃，蘇州之薄荷，甘州之枸杞，于潛之白术，松江之天花粉、地骨皮，嘉定之荆芥，江右之撫芎，蘄州之白花蛇，阿井之阿膠。又如東壁土，冬月灰，半天河水、熱湯、漿水之類，皆有一定而不易之理。今之醫者，粗曉方書，不識藥物，惟求諸市肆，市人又不辨究，皆買之商販；採取之家，傳習造作，真僞好惡，並皆莫測。螵蛸膠于桑枝，蜈蚣朱足令赤，以蛇床當蘼芜，以薺苨亂人參，松黃和蒲黃，樟腦雜龍腦，古壙灰云死龍骨，苜蓿根爲土黄芪，麝香搗荔核攙，藿香采茄葉雜，煮半夏爲玄胡索，鹽松梢爲肉蓯蓉，草仁充草豆蔻，西呆代南木香，熬廣膠入蕎麵作阿膠，煮雞子反魚枕爲琥珀，枇杷蕊代款冬，驢脚脛作虎骨，松脂混麒麟竭，番硝和龍腦香。巧詐百般，甘受其侮。商賈貪什一之利，援有實無；醫者昧玄黃之辨，以甲代乙；病家不察，貿貿從事，服之不惟無益，而且害之。諺云：賣藥者兩眼，用藥者一眼，服藥者無眼。信哉！余每見通都大邑藥肆之中，莫不百貨駢集，名動一時。病者或百計凑補，奔走購藥，以求愈病，而肆中與藥不真，輕者重，而重者至死，醫者與病者反各凝于服藥之未多。嗟乎！幽寘沉冤，誰之咎乎？醫者宜日夜講求真僞之理，則不爲市人所欺，不負病人之望矣。

藥論

醫道降爲賤工，其間顛倒錯亂，誠不足怪；至於藥科之真僞精粗，藥性之補瀉轉變，亦當少爲留意。譬之將兵者，然曰：精騎三千，足敵君羸卒十萬。三千非十萬之敵，而强弱調度之不同，則勝敗立見，其故何哉！曰：審與不審已耳。其粗疏莫辨，可供拊掌，略舉數端，而後知其非不欲審，蓋不知審也。藥而至乎不知審，則將何以用藥哉？夫豨薟去風，大有殊功，而近時依方修製，九蒸九曬，服之經年罕效。致疑之者曰：豈製法未盡善歟？抑道地不得其宜歟？不知蜀地土深水厚，豨薟莖方花白，方者金之形，白者金之色，故味厚力雄；九蒸九曬者，正以殺其勢也。肝爲風木之臟，木旺風淫，藉豨薟稟金精之氣，以制肝木，猶畏過猛，蒸曬者如使貪使詐，必用駕馭之法耳。若産江浙者，莖漸圓而色純黄，黄者土之色，土性遲緩，乃仍用古法，至精華盡去，惟存糟粕，是驅弱卒而使鬬，又先饑疲之，而且縛其手足，是以卒予敵也，望其克敵，可乎？如此類者，味於變通之法也。人參，本經謂其微寒，别録謂其微温，使人莫所適從。調停者曰：寒不甚寒，故曰微寒；温不甚温，故曰微温。此但爲「微」字訓詁，而寒與温之二義，了無着落。

不知人參生用則寒，焙用則温，猶之生地、熟地也。生地但能凉血，熟地稍温，更能補腎也。故吐血劑中，不妨生用，存其陽中之陰，與麥冬、五味以滋化源；脾胃虚寒劑中，必經焙熟，以發陽中之陽，與芪、朮、升、柴，以建立中氣。人參本質，何有寒熱之分哉！如此類者，味於分别之法也。阿膠用阿井水熬成，阿井乃濟水伏流，其性趨下，寒重而沉。凡有濁水，取阿井水攙和攪之，則濁者可清，故治瘀濁，及逆上之痰也。治吐衄者，血得火則輕而上浮，故治以重而下沉之品。先儒皆謂濟水性下勁疾，故能入河穴地，流注顯伏，東阿亦濟所經，取其井水煮膠，謂之阿膠。人服之，下膈疏痰，因濟水伏流絶河，乃物理之嘗也。本經惟用牛皮同煎，後人用烏驢皮，取烏色屬水，以制熱則生風之義。而地之人神其説，謂驢偶食仙草，變而爲黑，皆不足聽也。初時，内府但入藥局，至宣德間，宫婢數千，嘗苦風沙繞鬟，有謂用阿膠清水浸化，女人掠髮，光潤可鑑，至暮自解。故晝夜監造，以供内用，而民間不可嘗得矣。以至肆中真者絶跡，而醫人之與濟水遠者，亦莫辨也。近之贋物百出，大概曰以酥脆明朗者爲上。其脆非若燥脆之脆，乃膠之浮於上者，其質最清而細，故一拍可斷。其實脆中仍帶滋潤，苟以指爪掐之，誠有相入之勢；非若他水煎者之燥而脆，以指爪掐之，則堅拒而不入也。有喜緑色者，則投以茶子；有喜其紫色者，則投以紫草；有喜其明亮者，則和以麻油；有喜其黑者，則加以煤黑；有嫌其過燥者，則雜以猪皮。凡求真者，終不勝作僞者之之巧，致目力有時而窮，於是阿膠之功詘矣。今時宫婢不用阿膠，熬煎甚易，大約井水十擔，驢皮一張，驢皮至路口貨重地滑，有買前失後失者，立時開剥，則氣血可藉之爲功。病倒者，自救不暇，何能及人？桑柴火三晝夜，可得膠五六斤，則所費無多。古方四物湯等藥亦不必投，蓋所資者妙在阿井之水，因病配藥，尤爲活法。奈何醫者對之茫然？遇病家相質，輒支吾妄語。如此類者，昧於考究之道也。麻黄中空體輕，以其入肺，爲發汗之要藥，然連根節用之，又能止汗。丹溪以人參與之同用，謂之一散一補，其中妙用，有如走珠。凡寒邪入肺，失於表散者，經年咳嗽，百藥無功，自非麻黄終難搜逐。即虚癆咳嗽，火浮於肺，帶節麻黄，同麥冬、貝母收功，何以畏之如鴆？徒用桑皮、枳殼，肺經愈瀉愈虚，邪反乘之盤踞，致嗽而失音，死者比比。方中一見麻黄，必變色而起，何不取丹溪之意？一再思之，蓋麻黄非桂枝、羌、防、葱、薑佐之，斷不發汗。即真傷寒者，頭疼、發熱、惡寒而無汗，以麻黄爲君，桂枝爲臣，謂之麻黄桂枝湯，則能發汗，此無汗欲其有汗也。真傷風者，頭疼、發熱、惡寒而有汗者，以桂枝爲君，麻黄爲臣，謂之桂枝麻黄湯，則能止汗，此有汗欲其無汗也。麻黄之可散可補，協力呈能，固燎然明白，何所致驚？如此類者，昧於通融之理也。銀州柴胡，别爲一種，五疳癆熱，非此不除。即男女一應癆熱，亦所必用，不獨肥兒丸奉爲神丹也。凡退熱之藥，味必苦寒，重則梔、連、知、柏，輕則花粉、黄芩，未有不傷胃減食。惟銀柴胡，味甘性凉，甘先入脾，凉能退熱，多用無損中州。時珍曰：銀州，即今延安府神木縣，五原城是其廢蹟。所産柴胡，長尺餘，而微白且軟。北地所産，亦如前胡而軟，今人謂之北柴胡是也。若治五疳癆熱者，産銀州之西畔，此藥氣香直上雲間，多引白鶴、緑鶴飛動其上。過往聞者，皆爲氣爽。根如桔梗、沙參，粗與筆管相似，其色黄中帶緑，屈之柔軟，質嫩味甘，方爲佳品。因其退熱除蒸，有類柴胡，故亦以「柴胡」名之，而土人特加一「銀」字以别之。誤認北柴胡即銀柴胡者，乃加一「軟」字。不知軟者，對南柴胡之强硬者而言，不可混指爲銀柴故也。南柴胡價賤，北柴胡來亦無刊，乃致肆中絶跡，惟粗軟之銀柴胡，其價數倍，販者嘗集。時珍云：南土所産不似前胡，正如蒿根强硬，不堪使用。將亦未明南北之用歟？南柴胡氣味俱輕，陽也，升也，苦而微温，故傷寒少陽證中，用之發散表熱；銀柴胡，氣味俱重，陰也，降也，甘而微寒，故疳癆證中，用之清解裏熱。經疏謂本經並無二種之説，功用亦無分别，但云銀州爲勝，則知其優於升散，而非除虚熱之藥。總之，不明銀州柴胡，實有二種：細而軟者爲升散，粗而軟者爲滋潤，故衍義謂本經並無一字治癆者，指南柴胡而言；日華子謂補五癆七傷者，正指銀州柴胡言也。如此類者，味於體認之功也。藥有宜忌，如地黄、何首烏之類，皆忌鐵器，人所共知。而人參價重力弘，富貴者旦暮資食，然曰生用宜㕮咀，熟用宜隔紙焙之，並忌鐵器，乃醫者反無一言及之。今從遼陽歸者，始知以鐵器掘參，則餘根腐爛，故有詩曰「峒邊削木劚參苗」，其忌鐵固昭然可證矣。如此類者，味於輕重之道也。地黄得地之堅凝，合土之正色，爲純陰之品，故非太陽與烈火，九蒸九曬，則無以轉陰爲陽，故即當用熟地矣，猶須用薑酒炒之，正畏其泥膈也。今人用熟地，畏其性滯，用竹瀝制之，曰取竹瀝之快利，熟地無泥膈之虞，可爲捧腹。薑酒性熱而行，故以制地黄之滯。若竹瀝則性大寒，用之中風劑中，猶飲薑汁爲佐，則能通行經絡，如同熟地，則助其寒矣，又焉得使熟地之不泥膈乎？如此類者，味於佐使之用也。桂、附能引龍雷之火下行，謂之從治之法，誠有捷效。若腎水已竭，脉極細數，口中黑苔，食即咽痛，小便如血，故龍雷之火無所依附，勢乃燎原，立見自焚，即與滋陰，實已無及，況可更投桂、附，厝火於積薪之下乎？僥倖萬一，速人死亡，心粗膽大，强辨飾非，幽有鬼神，詎無報應？如此類者，昧於審察之機也。鬱金出大秦國，色鮮黄而味極芳香，故古詩曰鬱金香也。如播州蠻洞所産，形扁而色黄，氣雖不香，猶可暫用。近名廣鬱金者，形圓而辣，了無香氣，庸流以其價賤，樂於自欺，曰：吾嘗買鬱金療病矣，未嘗責其效也。屢用不休，豈知真氣日耗，必增咽乾舌苦，氣未開而病愈危。如此類者，昧於真僞之辨也。白术産于潛縣者，由山罅土少，故术體瘦小，其大如錢，故謂之金錢术。土人採之，嘗頭剖開七八分，以便曬乾，而下連一蒂，長一二寸者爲真。因山中受雲霧之氣居多，故味甘氣香，大益脾胃。乃嗜利者，分種置之平田，壅以菜餅諸糞，則大至數兩，味劣氣濁，服之脹悶。更有割大术旁生之節，形如錢許，以充金錢术，不知金錢术上雖兩分，而下實連蒂，不如割者之止見其半面也。如此類者，昧於地力之肥瘠也。肉桂生廣西潯州者良，味甘氣香而質不甚厚，産交阯者厚至寸許，嘗之則辣而不甘，亦鮮香氣，其功遠遜。不知者徒喜質厚，見潯産反疑其薄。夫藥曰氣也，曰味也，舍之而不論，此何意哉？桂嶺必無雜樹叢生，以木得桂而枯也。一老醫謬曰：木得桂而和，枯之義無出。不知和者，指其能宣導百藥，通血脉，止煩出汗，調其血而汗自出，謂之和也固可，而枯之義實不可廢。南唐後主嫌階砌生草，有請以桂屑置砌間，草遂不生，豈非枯之可證乎？桂心、肉桂，功用相同，蓋肉桂乃近根之最厚者，桂心乃刮去外之粗皮，並去内之浮膜，故曰心也。今人僅去其外而存其内，便失「心」字之義。如此類者，昧於連脱之故也。以上數端，乃日用常行之事，而比比竟不之察，故復贅之於左，固不滿智者之一笑也。

藥品化義卷一

藥母訂例

書有字母，詩有等韻，樂有音律，聖人之慮其終，必先嚴其始。至于藥理淵微，司命攸繫，若無根據，何以詳悉其義而時措皆宜？但上古論藥，或云本草，或云藥性，捆載八十餘種，大法雖具，猶未精悉。賴有漢唐宋元歷代醫宗，漸次建法，然又散載諸書，未獲總集，訂爲規範，坐令議藥者悉皆懸斷遥擬，無怪乎其多舛錯也。今輯諸賢確論，考成藥母，爲辨藥指南，藥品化生之義，發源於此。

藥之命名，俱有意義。或以體，或以色，或以氣，或以味，或以形，或以性，或以能，或以力，或以地，或以時。惟格物者先能辨此，則藥之義理思過半矣。

每藥一品，須分八款，更有次序：曰體，曰色，曰氣，曰味，此四者，乃天地產物生成之法象，必先辨明，以備參訂。曰形，曰性，曰能，曰力，此四者，藉醫人格物推測之義理，而後區别以印生成。按，此八法交相詳辨，庶不爲古今諸書所誤，以淆惑藥理，列法如左。

辨藥八法

體	燥□	潤□	輕□	重□	滑□	膩□	乾□
氣	羶□	臊□	香□	腥□	臭□	雄□	和□
形	陰□	陽□	水□	火□	土□	金□	木□
能	升□	降□	浮□	沉□	定□	走□	破□
色	青□	紅□	黃□	白□	黑□	紫□	蒼□
味	酸□	苦□	甘□	辛□	鹹□	淡□	澀□
性	寒□	熱□	溫□	涼□	清□	濁□	平□
力	宣□	通□	補□	瀉□	滲□	斂□	散□

右八款，當驗其體，觀其色，臭其氣，嚼其味，是定法也。然有不能臭其氣、嚼其味者，須煎汁嘗之。惟辨此四者爲先。而後推其形，察其性，原其能，定其力，則凡厚、薄、清、濁、緩、急、躁、静、平、和、酷、鋭之性，及走經主治之義，無餘藴矣。

五色所主

青色主肝，紅色主心，黃色主脾，白色主肺，黑色主腎。

五色所主，中有玄理，當知臟腑禀受乾父坤母。腑屬陽，象天。臟屬陰，象地。天垂五氣，地佈五行，故有氣色、行色之别。五腑受父氣色，五臟禀母行色，但父氣色相同，惟母行色稍異，

體質所主

根主升與苗同　稍主降與尾同　頭主補中守與身同　莖主通

葉屬陽發生主散性銳　花屬陰成實主補　子主降兼補能生長　仁主補能生潤利

蔕主宣　皮能降火主散表　肉主補　汁主潤利

大性寬緩　中性[illegible]　小性銳　細性銳

尖性銳　通能行氣　浮輕能升　厚重能降

乾燥能去濕　濕潤能去燥主補　滑膩能利竅　油能潤燥

須驗藥體之色，配合臟腑，則攻邪補益之法，方得其宜。

膽腑屬㊐風色青。肝臟屬木色青。木禀母水黑色，由黑化乎紫，故木色多紫。

小腸腑屬熱色紅。心臟爲火色紅。火禀母木青色，故火色中青。

胃腑屬濕色黄。脾臟屬土色黄。土禀母火赤色，故土色多赤。

大腸腑屬燥色白。肺臟屬金色白。金禀母土黄色，故金色多黄。

膀胱腑屬寒色黑。腎臟屬水色黑。水禀母金白色，故水色多白。

須先明臟腑之色，以爲用藥配合，閱諸名方，古人良有深意。如犀角地黄湯，用地黄、黄連、黄芩清胃，配黄色也。丹皮、赤芍清脾，配赤色也。如沙參黄芪湯，用沙參、桑皮清大腸，配白色也；黄芪、甘菊清肺，配黄色也。用青龍湯，主治少陽膽腑，配青色也。用白虎湯，主治陽明大腸經，配白色也。體會古人之義，類推藥色，入臟走腑，補母瀉子，無不合法。

五氣所入。

羶氣入肝，臊氣入心，香氣入脾，腥氣入肺，臭氣入腎。

五氣所能

香能通氣，能主散，能醒脾陰，能透心氣，能和合五臟。

右列羶、臊、香、腥、臭，此爲體氣。更有性氣，爲厚、薄、緩、急、躁、静、猛、烈、酷、鋭是也。

如人身有先天虚無之氣，有後天米穀之氣，所以藥品亦有性氣、體氣之分。

五味所入

酸入肝，苦入心，甘入脾，辛入肺，鹹入腎，淡入胃。

五味所走

酸走筋，苦走血，甘走肉，辛走氣，鹹走骨。

五味所養

酸養筋膜，苦養血脉，甘養肌肉，辛養皮毛，鹹養骨髓。

五味所主

辛主散，甘主緩，淡主滲，酸主收，苦主泄，鹹主軟，滑主利，濇主斂。

五味所能

凡藥品之功，專在於味。一味之中，又有數能，如升降、浮沉、定守、走破之類。良工用藥製方，錯綜變化之妙，全藉乎此，尤宜詳悉。

㊒辛能散結，能驅風，能橫行，能利竅，能潤燥。

㊒甘能緩急，能上行，能發生，能潤腸，能補氣，能補陽。

(淡)能滲泄，能利竅，能下行。

(酸)能收緩，能收濕，能斂散，能斂熱，能束表，能活血。

(苦)能堅脆，能燥濕，能直行，能降下，能湧泄，能去垢，能解毒，能開導，能養血，能補陰。

(鹹)能軟堅，能凝結，能沉下。

(滑)能利竅，能養竅。

(澁)能收脱。

五味所宜

肝宜食甘，心宜食酸，脾宜食鹹，肺宜食苦，腎宜食辛。

五味所禁

肝病禁辛，心病禁鹹，脾病禁酸，肺病禁苦，腎病禁甘。

肝病無多食酸，筋病無多食酸，酸多則肉病，心病無多食苦，血病無多食苦，苦多則皮病，脾病無多食甘，肉病無多食甘，甘多則骨病，肺病無多食辛，氣病無多食辛，辛多則筋病，腎病無多食鹹，骨病無多食鹹，鹹多則脉病。

藥之陰陽，屬形款內

氣屬㊐陽　氣厚爲純陽，氣薄爲陽中之陰。

味屬㊐陰　味厚爲純陰，味薄爲陰中之陽。

辛甘淡屬㊐陽。內甘、淡二味，其性有凉、有寒者，又屬陰。更宜分辨。

酸苦鹹屬㊐陰。

㊐陽則升浮，清陽爲天，出上竅，發腠理，實四肢。

㊐陰則沉降，濁陰爲地，出下竅，走五臟，歸六腑。

考究藥理，須有次序，由粗入精，故形之一款，列爲第五。如體潤有水、色赤有火、氣香有金、味甘有土之類，此先賢略而未備，余不敢妄作，姑存五行之理，以俟後賢參入。

藥性清濁

性凉爲清，氣味俱輕薄淡者，爲清中清品。

性温爲濁，氣味俱重厚濃者，爲濁中濁品。

清中清品，以清肺氣，補助天真。如沙參、石斛、甘菊、山藥、扁豆之類。

清中濁品，以健脾陰，榮華膚腠。如人参、黄芪、白术、芡實、甘草之類。

濁中清品，以補心血，寧養神志。如丹参、棗仁、生地、麥冬、紫苑之類。

濁中濁品，以滋肝腎，堅强筋骨。如熟地、當歸、天冬、枸杞、蓯蓉之類。

藥性所養

温養肝膽，熱養心神，濕養脾陰，濕即濡潤之品。清養肺氣，清即性凉及輕淡之品。寒養腎精。

藥性所主

寒主於沉，熱主於浮，温主於補，凉主於清，風主於升，燥主於通，濕主於潤，清主於和，濁主於降。

藥性所用

用熱解表，用寒攻裏，用辛甘發散，用淡滲泄，用酸苦湧瀉，用鹹沉下。

寒熱温凉，在天則爲氣，在藥則爲性，從來本草混誤爲氣，今已訂正。

藥力所主「能」已見「氣味」款内，故止論力。

㊁宣可去壅，通可去滯，補可去弱。

瀉可去閉，輕可去實，與虛同。重可去怯，與實同。

滑可去着，與膩同。濇可去脱，燥可去濕，與乾同。

濕可去枯，與潤同。寒可去實，熱可去寒，與温同。

雄可表散，鋭可下行，和可安中。

緩可制急，平可主養，静可制動。

此古聖用藥十八法，探入造化之窟，製方之義，必本於是。如云「至静而能制羣動，無形而能生有形」，此太極玄機，藉學者深心領會，神而用之。

醫家用藥，如良將用兵。藥品兵也，主將練兵，必先分别武藝，區列隊伍，知其膂力伎倆，可使破敵奏功。故用藥品，亦須分門派類，自方古菴微立其義，繼而盛後湖始列其門，猶未詳悉。余則更加參訂，分氣、血、肝、心、脾、肺、腎、痰、火、燥、風、濕、寒，各爲一門。逐門之内，排款有序。使良工用藥切當，攻邪補益，不致混淆。

稽歷代明醫治病神效，不在用藥奇異，而在運意深遠。況怪異草木，世所罕有；珍貴藥石，坊多僞售。是欺世者之所爲也。所以潔古老人囊中，止用百品，丹溪先生僅用七十二味；皆尋常日用之藥。余悉遵諸賢，稔用切要者，逐一詳訂。其他險異之藥，皆不入論。

藥品化義卷二

氣藥

藿香

屬純陽，體乾枯，鮮潤。色乾蒼，鮮青。氣青香，味甘辛，云苦，非。性温，能升能降，力行胃氣。性氣厚而味薄，入脾、肺、胃三經。

藿香，甘、温，入脾，兼辛入肺。其氣芳香，善行胃氣。以此調中，治嘔吐霍亂；以此快氣，除穢惡痞悶。且香能和合五臟，若脾胃不和，用之助胃而進飲食，有醒脾開胃之功。辛能通利九竅，若嵐瘴時疫用之，不使外邪侵，有主持正氣之力。凡諸氣藥，獨此體輕性温，大能衛氣，專養肺胃。但葉屬陽，爲發生之物，其性鋭而香散。不宜多服。

茴香氣者佳，薄荷氣者乃異種薄荷，非藿香也。曬乾，取葉同梗用。〇與豆醬同食墮胎，忌之。

香附

屬陽中有微陰，體重實而小。色紫，氣香，味辛、重、微苦。云「甘」，非。性温而燥，能降，力快氣，性氣重而味輕，入肺、肝二經。

香附，辛主散，苦主降，用以疏氣開鬱，非獨女人之聖藥也。但女性偏滯，多氣多鬱，尤宜疏散耳。因氣香燥，用童便製之，横行胸臆間，解散痞悶，凡氣鬱客熱，藉以降下，而舒暢也。因味辛散，乃用醋炒，佐入肝經，以理兩脇及小腹痛。凡血瘀經滯，藉以行氣而快滯也。若炒黑，用治淋瀝及崩漏，蓋因氣鬱，此以疏之，順其氣而血自止也，由血隨氣行，血藥中多用之，但氣實而血不大虚者爲宜。若氣虚甚者用之，愈損其氣，燥其血矣，故血虚崩漏者又不可用。童便浸，一日一换，多製數遍爲妙，氣分中聖藥。○忌鐵器。

烏藥

屬陽中有微陰，體堅實而大，色肉蒼，皮黑，氣雄。味辛，帶微苦。性温，能降，力行氣，性氣厚而味薄，入脾、胃二經。

烏藥，氣雄性温，故快氣宣通，疏散凝滯，甚於香附。外解表而理肌，内寛中而順氣。以此散寒氣，則客寒冷痛自除；驅邪氣，則天行疫瘴即却；開鬱氣，中惡腹痛，胸膈脹滿，頓然可減；疏經氣，甲風，四肢不遂，初産血氣凝滯，漸次能通。皆藉其氣雄之功也。

米泔水浸三四日，令透方好。切片用。

厚朴

屬陽中有陰，有土與火。體乾，色紫，氣微香，味微辛，略苦，性微温，能升能降，方泄實滿。性氣與味俱厚，入胃經。

厚朴，性味辛、温，能散去寒濕之邪；帶苦，能降泄腸胃之實。因脾胃惡濕，以此燥之，專平胃氣，主瀉中焦壅滯。若胸腹脹滿，鬱而不散，食積於胃，羈而不行，非此不能條達舒暢。故用治痞悶，噯氣吞酸，嘈雜嘔吐，同解散肌表之藥。却衛氣有餘，助分理陰陽之劑，清大腸多阻。但瀉而腹痛，有積滯者，用之爲宜。若暴瀉如水、滑瀉無度者，腸胃已虚，忌此辛散。

厚而色紫者佳，去粗皮用。忌豆同食，食之動氣。

大腹皮

屬陰，體輕枯，色蒼，氣和，味微鹹，云苦辛，非。性凉，云温，云寒，皆非。能升能降，力消脹腫。性氣與味俱淡而薄，入肺、脾、胃、大、小腸五經。

腹皮，皮主走表，故能寬脹。味鹹軟物，故能消腫。體質輕枯，輕可去實，用此疏通脾肺之鬱。氣味淡薄，淡主滲泄，用此暢利腸胃之滯。若皮膚浮腫，若脚氣脹痛，若胎氣腫滿，若鼓脹之陰陽不能升降，獨此爲良劑。丹溪常用之。或疑爲有毒，或輕爲賤物，皆非其意矣。

腹皮樹，多棲鴆鳥，恐染鴆毒。宜以酒洗，或以鹽湯浄，曬乾用。

木香

屬陽，體重而堅，色蒼，氣香竄，味辛而微苦，性熱，能升能降，力調諸氣，性氣與味俱厚，入肺、脾、肝三經。

木香，香能通氣，和合五臟，爲調諸氣要藥。蓋諸氣膹鬱，皆屬於肺，故上焦氣滯，用之爲金鬱，則泄之也。中氣不運，皆屬於胛，故中焦氣滯，用之爲脾，喜芳香也。大腸氣閉則後重，故下焦氣滯，用之爲塞者，通之也。以此治痞悶噯氣，水腫腹脹，痢疾脚氣，皆散滯調氣之功。但辛香屬陽，陽則升浮，如中焦、下焦結滯，須佐檳榔，墜之下行。因性香燥，同黄連、黄芩治痢疾，同黄柏、防已治脚氣。皆藉寒藥而製其燥，則用斯神矣。若怒氣拂下攻衝，遍身作痛，以此使肺氣調，則肝氣自伏。若肝氣鬱，致脇肋、小腹間痛，同青皮疏之，令肝氣行，則血順痛止。惟痘瘡實者忌用。

用廣木香，體重實，如枯骨而堅，嚼之粘牙者良。臨煎切入，勿使隔久，恐香氣散無力。

檳榔

屬陽中有陰，體重實，色紫花紋，氣和，味辛苦，性温，能沉，力破結滯，性氣輕而味厚，入肺與大腸二經。

檳榔，體重而實，味厚而沉，沉實主降，專墜諸藥，以導中焦、下焦結滯之氣也。故能逐水氣，消穀食，除痰癖，削積塊，追諸蟲，攻脚氣，通痢疾後重數症之功。性若鐵石，驗如奔馬，東垣言之詳矣。但瀉至高之氣，較枳實、青皮尤甚，不可過服。

頂尖狀如鷄心，體堅者佳。閩粤人常服，以祛壓瘴氣。同類頂平者，另名大腹子。

桔梗

屬陰，體乾，色白帶淡黄，氣和，味苦，云帶辛，非。性凉，云微温，非。能升，力開提利膈，性氣與味俱薄而輕，入肺、脾二經。

桔梗是根，根主上行，且氣味清薄，輕清者升，是以專入肺經。與甘草並行，同爲舟楫之劑。

如入凉膈散，偕硝、黄諸品，以導胸中，使不峻下。入四物湯，同歸、芍等藥，以治咽嗌，居於上焦，取其提載之力也。因其味苦，苦亦能發，若咳嗽喘急，爲痰火之邪，鬱在肺中，及痢疾腹痛，是肺金之氣，鬱在大腸，取其苦以開之也。又氣味輕清，若風熱壅閉，頭目不清，咽痛不利，鼻塞不通，及胸膈痞滿，能行上行表，達竅之先劑也。倘下虛及怒氣，併血病、火病炎上者，斷不可用。

用南産者佳。北方者味甘，但能提載，不能開散，宜辨之。

陳皮

屬陽中有陰，體乾大而輕，色皮黄，肉白，氣香細，味辛苦，性温，能升能降，力理肺脾，性氣薄而味厚，入肺、脾兼走諸經。

陳皮留白，取其色白入肺，氣香入脾。因體大則緩，緩則遲下，故主二部而和中。味辛則散，散則分解，故泄逆氣而快膈。用治膈痰嘔逆，穀食酒毒，功在蘇梗、枳殼之上。以其性温，能補肺脾，須藉監制之藥用之。助參、苓暖胃，佐白术健脾，和甘草益肺，同半夏滲濕，合青皮去滯，參竹茹治呃。且辛香泄氣，如目痛脇脹，盛怒動氣，俱忌用之。因主至高之分，故曰：陳皮治高氣，青皮治低氣。此言大略，然亦通用。

用廣産者佳，取其陳久，燥氣全消，温中而不燥，行氣而不峻，故名陳皮。

蘇梗

屬陽，體乾而虛，色青，氣和，味甘，微辛，性微温，能升能降，力順諸氣，性氣與味俱薄，入脾、胃、肺三經。

蘇梗，體質中通，通可去滯，能使欝滯上下宣行。凡順氣諸品，惟此純良。其性微温，比枳殼尤緩，病之虛者，寬胸、利膈、疏氣，而不迅下。如安胎飲，順氣養陰。入消脹湯，散虛腫滿。

紫蘇葉、梗、子，各分功用。古來混列，今特另載。

枳殼

屬陰，體乾而大，色淡黄而白，氣微香，味苦，微辛，鮮者帶酸。性微寒而緩，能降，力利肺氣，性氣薄而味厚，入肺、脾、胃、大腸四經。

枳殼，色白味苦，專利肺氣。因體質大，則性寬緩而遲下，通利結氣而不致驟泄，故主上焦，以治氣分。因味帶辛，用之散滯，療胸膈間痞滿，寬膨脹，逐水氣，消痰飲，推宿食，順氣逆，止咳嗽。又肺主皮毛，治遍身風癢，疏解瘾疹，通利關節。且肺與大腸爲表裏，兼寬大腸，以除結痢，祛痔痛，理腸風，抑其氣以行血。使胎前無滯，佐白术安胎，最爲神妙。凡快氣之品，勿宜多用。

枳殼、枳實同是一種，大爲殼，小爲實，用陳久者良。

枳實

屬純陰，體實而中，色黄，氣香而雄，味大苦，微辛，云酸，非。性寒而酷，能降，力泄胃實，性氣與味俱厚，入脾、胃、大腸三經。

枳實色黄，味大苦，專泄胃實。因體質中，則性猛酷而速下，開導堅結，有推墻倒壁之功。故主中脘，以治血分。療臍腹間實滿，消痰癖，祛停水，逐宿食，破結胸，通便閉，非此不能也。若痞滿者，因脾經有積血，如脾無積血則不滿。若皮膚作癢，因積血滯於中，不能榮養肌表。若飲食不思，因脾氣鬱結，不能運化，皆取其辛散苦瀉之力也。爲血分中之氣藥，惟此稱最。

青皮

屬陰中有陽，體乾而小，色青，氣香而羶，味苦辛，性凉而鋭，云温、云寒，皆非。能沉，力疏肝氣，性氣與味俱厚，入肝、膽、三焦三經。

青皮色青，味苦而辛，專疏肝氣。因體質小，則性鋭烈而直下，善導鬱滯，有推陳致新之力，故主下部，以治水分。因味辛重，用之削堅，療小腹間積痛，治瘧疾，散疝氣，理脇下痛，解鬱平怒，莫勝於此也。用三四分入膽腑，能伏驚氣。其氣味厚，最能發汗，若表虛禁用。

青皮，即橘之小者，未成熟而自落，皮緊厚，破裂四瓣者佳。醋炒，治脇痛。炒黑，入血分。

白豆蔻

屬純陽，體燥而細，色肉白，皮蒼，氣香而雄，味大辛，性熱，能浮，力温肺寬脹，性氣厚而味薄，入肺、脾、胃三經。

豆蔻，氣香味辛，别有清高之氣，蕩散上焦結滯，專主肺胃。治胸中冷逆，胃冷嘔吐，脾虛瘧疾肺寒，眼白生翳，感寒腹痛，行氣之功甚捷。以其氣雄辛熱，純陽之品，服之暫快胸膈。虛人久用，消元氣，漸成痼疾，慎之。

白豆蔻，去殼，炒香，搗碎用。不宜久宿。

草豆蔻，味辛，却滯氣膈痰。性温，除胃痛冷物。風寒客邪在上部，無不驅散。但欝熱者忌用。

砂仁

屬陽中有陰，體細，色肉白，皮蒼，氣香味辛帶苦，性温，能降，力疏脾胃，性氣與味俱厚，入脾、胃、肺、腎、大、小腸、膀胱七經。

砂仁，辛散苦降，氣味俱厚。主散結導滯，行氣下氣良品。取其香氣，能和五臟，隨所引藥，通行諸經。若嘔吐惡心，寒濕冷瀉，腹中虛痛，以此温中調氣。若脾虛飽悶，宿食不消，酒毒傷胃，以此散滯化氣。若胎氣腹痛，惡阻食少，胎脹不安，以此運行和氣。肺有伏火忌之。

益智，味辛，開發鬱結而和中。性温，善逐胃寒而止嘔，且温以入腎。治腎虛遺精，小便餘瀝，其功獨勝。

蘿蔔子

屬陽，體細而内潤，色肉白，皮黄，氣炒香，味甘辛，性温而鋭，能降，力下氣，性氣與味俱厚，入肺、胃二經。

蔔子，體細性鋭，味辛能降，用之寬中滿，解鬱痞，除喘嗽，祛風痰。且氣香和脾，助胃化食，治老幼之佳珍也。

略炒香，研碎用。不宜久宿。

沉香

屬純陽，體重實而堅，色黄而帶黑，氣香竄，味苦辛，帶微甘，性温，能升能降，力和諸氣，性氣厚而味薄，入肺、腎二經。

沉香，純陽而升，體重而沉，味辛走散，氣雄横行，故有通天徹地之功。治胸背四肢諸痛，及皮膚作癢。且香能温養臟腑，保和衛氣。若寒濕滯於下部，以此佐舒經藥，善驅逐邪氣。若跌撲損傷，以此佐活血藥，能散瘀定痛。若怪異諸病，以此佐攻痰藥，獨降氣安神。總之，流通經絡，血隨氣行，痰隨氣轉，凡屬痛癢，無不悉愈。

沉香，堅重沉水，産廣東，色黑帶黄者佳。色純黑，味酸，不堪入藥。合丸散，忌火日。

藿香，爲和氣開胃之品。

厚朴、腹皮，主治氣滿，爲平胃寬脹之品。

香附、烏藥，主治氣鬱，爲快滯散結之品。

木香、檳榔，主治氣壅，爲調中降下之品。

桔梗、陳皮，主治氣腑，爲升提開散之品。

蘇梗、枳殼，主治氣逆，爲寬胸利膈之品。

枳實、青皮，主治氣結，爲調胃瀉肝之品。

豆蔻、砂仁，主治氣滯，爲温上行下之品。

蔔子，爲下氣消食之品。

沉香，爲降氣定痛之品。

以上氣藥皆屬辛香，辛香則通氣，取其疏利導滯，爲快氣、破氣、行氣、清氣、順氣、降氣、提氣之用，非補氣藥也。肺藥、脾藥門有補氣之劑。

血藥

赤芍藥

屬陰，體乾，色赤，氣和，味苦帶酸，性寒，能降，力瀉肝火，性氣薄而味厚，入肝與小腸二經。

赤芍，味苦能瀉，帶酸入肝，專瀉肝火。蓋肝藏血，用此清熱凉血，入洞然湯，治暴赤眼。入犀角湯，清吐衄血。入神仙活命飲，攻諸毒熱癰，以消散毒氣。入六一順氣湯，瀉大腸閉結，使血脉順下。以其能主降，善行血滯，調女人之經，消瘀通乳。以其性禀寒，能解熱煩，祛内停之濕，利水通便。較白芍味苦重，但能瀉而無補。

內有花紋者佳，名金錢芍藥。

地榆

屬陰，體乾而重，色赤，氣和，味苦，云帶酸、甘，皆非。性寒，能沉，力凉血，性氣薄而味厚，入肝、大腸二經。

地榆，色性、氣味與赤芍相同，但味苦稍重，取其苦寒勝熱，用之凉血瀉肝。因體重而沉，專主下部，凡腸紅溺血、女人崩漏、血淋，以此清之，不使下泄妄行，而血自止矣。若下部失血，久則清氣下陷，性寒忌之。又以此除惡血，定痛，治金瘡，止血，解諸毒熱癰，神妙。體韌如綿，故名綿榆。凡凉血，枯芩爲上使，黄連爲中使，地榆爲下使。因其體味，芩輕，連重，榆更重耳。

五靈脂

屬陰，體潤，色黑，氣燥，味大苦，云甘，非。性寒，云温，非。能沉，力能通行，炒止血，性氣與味俱厚而濁，入肝經。

五靈脂，聚於土中，結如凝脂，受五行之靈氣而成，故名之。其味苦如膽，以苦寒瀉火，生用，行血而不推蕩，非若大黄之力，迅而不守。以此通利血脉，使濁陰有歸下之功。治頭風、噎膈，痰癇癲疾，諸毒熱癰，女人經閉，小腹刺痛，産後惡露，大有神效。其色黑如鐵，凡血遇黑則止。炒用，以理諸失血症，令血自歸經而不妄行。能治崩中胎漏，及腸紅血痢，奏績獨勝。因味苦氣羶，入肝最捷。

狀若瀝清，色黑溏心潤澤者佳，是號寒蟲糞，多夾砂石。研末，酒淘去，曬乾用。惡人參，同用損人，慎之。

玄胡索

屬陰中有陽，體實而小，色黄，氣和，味苦重畧辛，云甘，非。性凉，云温，非。能降，力破血滯，性氣薄而味厚，入脾、胃、肺、肝四經。

玄胡，味苦能降，辛利竅，色黄入脾，蓋脾主統血，管理一身上下，血中氣滯，氣中血滯。用醋炒，治胸膈胃氣痛，小腹肝氣疼。酒拌，治經水不調，崩中淋瀝，産後惡露。生用，凡血凝滯者，悉可療治。但行血之品，胎前忌用。

擇色如黄金、粗大者佳。

紅花

屬陽，體輕，色紅，氣羶，味辛，微苦，性温，能升能降，力少用補，多用散，性氣薄而味濃，入心、肝二經。

紅花，色紅類血，味辛性温，善通利經脉，爲血中氣藥。能瀉而又能補，各有妙義。若多用三四錢，則過於辛温，使血走散。同蘇木逐瘀血，合肉桂通經閉，佐歸芎治遍身或胸腹血氣刺痛。此其行導而活血也。若少用七八分，取其味辛，以疏肝氣，色赤以助血海，大補血虚，此其調暢而和血也。若止用二三分，取其色赤入心，以配心血，又借辛味，解散心經邪火，令血調和，此其滋養而生血也。分量多寡之義，豈淺鮮哉！

桃仁

屬陰中有微陽，體潤，色肉白，皮赤，氣和，味苦重，微甘，性寒，能降，力行血潤腸，性氣輕而味濁，入肝與大腸二經。

桃仁，味苦能瀉血熱，體潤能滋腸燥，若連皮研碎多用，藉其赤色，以走肝經。主破蓄血，逐月水，及遍身疼痛，四肢木痺，左半身不遂，右足痛甚者，以其舒經活血行血，有去瘀生新之功。若去皮，搗爛少用，取其純白，以入大腸，治血枯便閉，血燥便難。以其濡潤，凉血和血，有開結通滯之力。

三稜

屬陰，體重而實，色黄帶白，氣和，味微苦，性凉，能升能降，力破血中之氣，性氣與味俱輕，入肺、肝二經。

三稜，色白入肺，屬氣分，以其味苦體重，專破血中之氣，能徹上徹下，有雷厲風行之勢。主消老癖癥瘕，結塊氣脹，女人經閉，死胎難下，産後宿血，撲損積瘀，無不奏效。恐傷真氣，不宜久服。虚人及孕婦皆勿宜用。

體重者佳。麵包火煨，加醋炒用。

蓬术

屬陽，體堅而肥，色紫，云黑，非。氣和，味微辛，性温而烈，能升能降，力破氣之中血，性氣薄而味厚，入肝經。

蓬术，色紫入肝，屬血分，以其味辛性烈，專攻氣中之血，主破積削堅，有星移電閃之能。去積聚癖塊，經閉血瘀，撲損疼痛。與三稜功用頗同，亦勿過服。

以醋炒用。又名莪术。

槐花

屬陰，體輕，色淡黄，氣和，味苦，性寒，能沉，力凉血，性氣薄而厚味，入肺、大腸二經。

槐花，二三月萌蕊，四五月開放，從木令生，而成於火月。火性味苦，苦能直下，且味厚能沉，主清腸紅下血，痔瘡腫痛，臟毒淋瀝。此凉血之功，獨在大腸也。大腸與肺爲表裏，能疏皮膚風熱，是泄肺金之氣也。

揀净花子，略炒黑用。

蒲黄

屬陽，體輕，色黄，氣微香，味甘，性平，能升能降，力生破血，炒止血，性氣薄而味厚，入脾經。

蒲黄，色黄氣香，專入脾經。若諸失血久者，炒用之，以助補脾之藥，攝血歸源，使不妄行。又取體輕行滯，味甘和血，上治吐衄咯血，下治腸紅崩漏。但爲收功之藥，在失血之初，用之無益。若生用，亦能凉血消腫。

側柏葉

屬陰，有金。體潤，色青翠，氣清香，味苦濇，性凉，能降，力斂血，性氣輕清而味濃，入肝、心、脾、肺四經。

側柏葉，味苦滋陰，帶濇斂血，專清上部逆血。凡吐血衄血，咳血唾血諸症，功高犀角。取其色常青，凌冬不凋，長生之物，主養肝膽，膽氣清則能上升，餘臟從之宣化；其氣清香、味濇，大能斂心，心寧則神安而生血。其體潤性凉，亦能滋肺。肺清則臟和而生氣。又得陰氣最厚，如遺精白濁，尿管濇痛，屬陰脱者，同牛膝治之，甚效。

柏有數種，取側葉者佳，故名側柏。作丸散，陰乾用，炒燥爲末。每服二錢，湯調下。治痔瘡，最妙。

蘇木

屬陽中有陰，體重實，色赭黄，煎汁紅，氣和，味煎熱甘重，帶微鹹，冷則又苦，云酸、辛，皆非。性凉能降，力破瘀，性氣薄而味濃，入肝、胃、大腸三經。

蘇木，味甘能潤腸胃，味濃能直降下，帶鹹而能軟堅，有苦而能去垢。以此活血逐瘀，善通下部積熱，女人經閉，産後血脹發暈，跌蹼凝血。同紅花、桃仁、玄胡索、五靈脂，皆血滯所宜。

然蘇木煎濃紅色，與血相合，及紅花二品，用破蓄瘀，功力尤勝。嚼則無味，煎熱嘗之，味甘帶鹹，待冷復嘗，但苦而已，藥味之難辨如此。

赤芍、地榆，主治血熱，爲凉血清肝之品。

靈脂、玄胡，主治血痛，爲活血化滯之品。

紅花、桃仁，主治血滯，爲行血破瘀之品。

三稜、蓬朮，主治血積，爲消血破氣之品。

槐花，爲大腸凉血之品。

蒲黄，爲脾經止血之品。

柏葉，爲清上斂血之品。

蘇木，爲行下破血之品。

以上血藥，用苦酸者，凉血斂血；用辛苦者，行血破血。取其清熱導滯，爲破瘀活血、和血、止血之用，非養血藥也。肝藥、腎藥門有補血之劑。

藥品化義三

肝藥

牡丹皮

屬陰中有微陽，體皮乾，色紫，氣辛香，味微苦，略辛，性微凉，云寒、云温，皆非。能降，力疏肝清血，性氣薄而味厚，入肝、腎、胞絡三經。

牡丹，鍾天地之精，羣花之首，發於冬而盛於春。特取其皮入肝，瀉陰中之火，因味苦則補陰，辛則散結，以此疏暢肝氣，使血清和。所妙在微苦略辛，味厚可降，故能降火而不推蕩，益血而不膩滯。若肝有餘則火盛，血逆血熱妄行，以其微苦，下行降火。兼以辛散陽，用治吐血衄血，通經逐瘀。若肝不足，則榮中血少，熱氣欝結，以其略辛，散結止痛。兼以苦益陰，用治牙疼腰痛，赤淋白帶。以此清熱疏欝，使陰血不受火爍，不患阻滯，推陳致新，滋陰養血，爲調經産後必用要藥。胎前忌之。以能去血中之熱，故痘瘡壯熱煩紅，用爲良劑，取其皮，能降火散表。以丹皮治無汗骨蒸，地骨皮除有汗骨蒸，大有殊功。

川丹皮，内外俱紫，氣香甚，味重，治肝之有餘。亳州丹皮，外紫内白，氣和味輕，治肝之不足。通取皮厚實而粗大者佳。去心，酒洗用。

牡丹皮與紫參，體色性味相同，世作丹皮，遂棄紫參耳。今肆絶少，姑載之。盛後湖嘗嘆世莫知用參者。參也，使之參贊本臟。古人取五色參，各從本臟色，分配五臟。以紫參益肝，丹參養心，人參健脾，沙參補肺，玄參滋腎，各爲主治，今爲五臟藥之冠。

續斷

屬陰中有微陽，體根乾，色淡紫，微黄，鮮青。氣和，味苦重帶辛，性凉，云温，非。能升能降，力續筋調血，性氣輕而味清，入肝、膽、肺三經。

續斷，苦養血脉，辛養皮毛，善理血脉傷損，接續筋骨斷折，故名續斷。外消乳癰瘰癧，内清痔漏腸紅。以其氣和味清，胎産調經，最爲穩當。且苦能堅腎，辛能潤腎，可療小便頻數，精滑夢遺，腰背酸疼，足膝無力，此皆腎經症也。若同紫苑用之，調血潤燥，治血枯便閉，大能宣通血氣而不走泄。

狀如鷄脚、皮黄皺者佳。酒一宿，曬乾用。

生地

屬陰中有微陽，體濡潤，色紫，氣和，味甘帶微苦，性凉，能浮能沉，力清肝凉血，性氣薄而味厚，入肝、心、腎、膽四經。

生地，味甘凉血，帶苦益陰，色紫入肝，通徹諸經之血熱。若吐血衄血，便血溺血，血崩胎漏，血暈，及瘡瘍諸毒，跌撲折傷，皆屬血熱，以此清熱而凉血。若骨蒸勞怯，目痛頭眩，五心煩熱，大小腸燥，腰腿酸疼，皆屬陰虛，以此滋陰而養血。如憂患焦思，文章苦志，爲政勞神，三者未有不動心火，火動則耗血，以致心虛驚悸，頭暈目昏，舌乾口燥，宜取濡潤清凉。同麥冬，養神而生血。蓋肝氣熱則膽虛，此獨使肝清而膽受其廕，故有益膽之功。肝木旺則尅土，此又使肝平，而脾去其讎，更有助脾之效。

產於懷慶，體粗大、内如菊花心者佳。曬乾，銅刀切片。忌鐵器。合丸，酒浸三日，搗爛用。

熟地

屬純陰，有水與土。體濡潤，色黑，氣微香，味甘，性製温，能沉，力補血，性氣與味俱厚，入肝、腎、心、膽四經。

熟地，産于中州，獨受中央戊土，土之色黄，故名地黄。藉酒蒸熟，製黑，而爲純陰，味苦化甘，性凉變温，專入肝臟補血。因肝苦急，用甘緩之，兼主温膽。又心爲肝之子，能益心血。取色黑走腎，更補腎水。凡内傷不足，苦志勞神，憂患傷血，縱慾耗精，調經胎産，皆宜用此。安五臟，和血脉，潤肌膚，養心神，寧魂魄，滋補真陰，封填骨髓，爲聖藥也。取其氣味濃厚，爲濁中濁品，以補肝腎。故凡生、熟地黄、天、麥門冬、炙龜板、當歸身、山茱萸、枸杞、牛膝，皆粘膩濡潤之劑，用滋陰血，所謂陰不足者，補之以味也。

用懷慶大生地，酒蒸三次，日曬乾，銅刀切片。南産者細小，氣味不香，勿堪用。如有膈痰，薑汁拌，加入。

天麻

屬陽，體重而實，色蒼白，氣和，味甘，云辛、云苦，皆非。性平而緩，云温，非。能升能降，力緩肝，性氣與味俱薄，入肝經。

天麻，性氣和緩。經曰：肝苦急，以甘緩之。用此以緩肝氣。蓋肝屬木，膽屬風，若肝虚不足，致肝急堅勁，不能養膽，則膽脯風動，如天風之鼓蕩，爲風木之氣。故曰：諸風掉眩，皆屬肝木。由肝膽性氣之風，非外感天氣之風也，是以肝病則筋急，用此甘和緩其堅勁，乃補肝養膽，爲定風神藥。若中風風癇，驚風頭風，眩暈，皆肝膽風證，悉以此治。若肝勁急甚，同黄連清其氣。又取其體重降下，味薄通利，能利腰膝，條達血脉，諸風熱滯于關節者，此能舒暢，凡血虛病中之神藥也。

取色白明亮者佳，油黑者不用。濕紙裹煨軟，切片。飯上蒸軟亦可。

當歸

屬陽，體濡潤，色黄而白，氣香，味辛帶甘，云苦，非。性温，能升能降，力補肝，性氣與味俱厚，入肝、脾二經。

當歸，性温能散，帶甘能緩。經曰：肝欲散，以辛散之；肝苦急，以甘緩之。緩之散之，肝性所喜，即所爲補，故專入肝，以助血海，使血流行。凡藥體性，分根升，梢降，中守，此獨一物而全備。頭補血上行，身養血中守，梢破血下行，全活血運行週身。治血虛不足，縱欲耗精，陰虛勞怯，去血過多，癰毒潰後，此皆血脱，用歸頭以補血也。治精神困倦，腰痛腿酸，女人血瀝，目痛牙疼，瘧久虛證，純血痢疾，此皆血少，用歸身以養血也。治諸腫毒，跌蹼金瘡，皮膚濇癢，濕痺瘕癖，經閉瘀蓄，此皆血聚，用歸尾以破血也。若全用，治血虛昏亂者，服之即安。有各歸氣血于經絡之功，故名當歸。取其氣香體潤，同參、术用，滋脾陰。如脾虛者，米拌炒用，使無便滑之虞。凡痰涎者，恐其粘膩；泄瀉者，恐其滑腸；嘔吐者，恐其泥膈；氣喘聲啞者，恐其辛温。心性喜歛，肺氣欲收，切宜忌之。

皮黄肉白者佳，體枯小、色黑油勿用。酒净，曬乾入藥。

川芎

屬純陽，體重而實，色乾灰白，鮮青。氣香味辛，性温，能升能降，力緩肝，性氣厚而味薄，入肝、脾、三焦三經。

川芎，夫芎者，穹也，取至高之義。氣香上升，能升清陽之氣，居上部功多，因其性味辛温，能横行利竅，使血流氣行，爲血中之氣藥。以其氣升，主治風寒頭痛，三焦風熱，頭面遊風，暴赤眼疼，血虚頭暈，用之升解。以其辛散，主治胸膈鬱滯，脇肋疼痛，腰背拘急，腿足酸疼，寒痺筋攣，癥結癭瘰，用之疏散。以其性温，流行血海，能通週身血脉，宿血停滯，女人經水不調，一切胎前産後，用之温養。但單服及久服，反走散膽中真元，故丹溪云：久服，能致暴亡。凡禁用者，如心虚血少，驚悸怔忡，肺經氣弱，有汗骨蒸，恐此辛温香散故也。如火氣升上，吐衄咳嗽，熱據痰喘，中滿腫脹，恐此引氣上騰故也。

蜀産體圓如雀腦、實大色白者佳，枯及油者勿用。小而中虚，名撫芎，亦能開鬱寛胸。

白芍藥

屬陰，體實，色白，氣和，味微苦，略酸，性生寒，炒凉，能升能降，力平肝，性氣薄味厚，入肝、脾、肺三經。

白芍藥，微苦，以能補陰；略酸，亦能收斂。因酸走肝，暫用之生肝，肝性欲散惡斂，又取酸以抑肝。故謂白芍能補復能瀉，專行血海。女人調經胎産，男子一切肝病，悉宜用之，調和血氣。其味苦酸性寒，本非脾經藥，炒用，製去其性。脾氣散能收之，胃氣熱能斂之，主平熱嘔，止泄瀉，除脾虚腹痛，腸胃濕熱，以此瀉肝之邪，而緩中焦脾氣。難經所謂「損其肝者緩其中」。同炙甘草，爲酸甘相合，成甲己化土之義，調補脾陰，神妙良法。取其色白，屬在西方。若久嗽者，藉此以收肺。又治痢疾腹痛，爲肺金之氣，鬱在大腸，酸以收緩，苦以去垢，故丹溪治痢，每劑用至三四錢，大有功效。若純下血痢，又非其所宜也。其力不能通行滲泄，然主痢水道者，取其酸斂，能收諸濕而益津液，使血脉順而小便自行，利水必用以益陰也。若痘瘡，血不歸附者，用以斂血歸根。惟疹子忌之。凡諸失血後，及初産二十日内，肝臟空虚，不可以酸寒瀉肝，伐新生之氣，亦禁用。

白色粗大者佳，如細小者不堪用。伐肝，生補肝，行經酒炒，入脾、肺炒用。

何首烏

屬陰，體熟乾實，生潤。色熟黑，生紫、白二種。氣和，味熟甘，略濇，生濇。性熟温，生凉。能沉，斂血，性氣薄而味厚，入肝、膽、腎、膀胱四經。

何首烏，藤夜交合，得陰氣最厚，藉久蒸製熟，成紫黑色，入肝兼腎。取味甘平略濇，能益肝斂血滋陰，主治腰膝軟弱，筋骨酸疼，截虛瘧，止腎瀉，除崩漏，解帶下，皆神驗也。且濇能斂熱，用此療頭面風癬，皮膚燥癢。濇又能收脱，故云何首烏久痢爲宜，白芍藥始末俱用。

生山島間，體潤而嫩大者佳。忌鐵器，用銅刀切片。酒浄，拌入黑豆，九蒸九曬，入藥。若平陽泥土，老硬多筋，服之塞血，令人麻木不可用。

山茱萸

屬陰，體潤，色紫，氣和，味酸，性平，云微温，非。能沉，力養肝，性氣薄而味厚，入肝、心、腎三經。

山茱萸，色紫味酸，體質濡潤，專入肝膽，滋陰益血。主治目昏耳鳴，口苦舌乾，面青色脱，汗出振寒，爲補肝助膽良品。夫心乃肝之子，心苦散亂而喜收斂，斂則寧静，静則清和，以此收其涣散，治心氣虚弱，驚悸怔忡，即虚則補母之義也。腎乃肝之母，腎喜潤惡燥，司藏精氣，藉此酸能收脱，歛水生津，治遺精白濁，陽道不興，小水無節，腰膝軟弱，腿足酸疼，即子令母實之義也。

酒潤去核，曬乾用。

木瓜

屬陰中有陽，體乾實，色紫，氣和，鮮香。味酸，性凉，能升能降，力瀉肝收氣，性氣與味俱厚，入肝、脾、肺三經。

木瓜，味酸，得肝木之本氣，入肝，爲血分之濇藥。蓋筋之不舒，氣之不固，皆因于濕熱，酸濇能歛熱收濕，主舒筋固氣良品。肝藏血，若濕熱傷肝，血爲熱所迫，則筋轉而痛，多見于霍亂，及脚氣紅腫，一切濕痺之證，以此酸歛其血熱而筋自舒，因能舒筋，故能益血脉也。肺主氣，若濕熱傷肺，氣爲濕所滯，則筋緩而軟，多見于暑熱，四肢困倦，神昏，腰背脚膝無力，以此酸收其脱散之氣，而氣自固，因能固氣，故能生津液也。但肝喜疏散，此味酸重，用多瀉肝，體質肝實而不濡潤，非若山茱萸可養肝耳。方書云：醒筋骨之濕，莫如木瓜；合筋骨之離，莫如杜仲。古人以此二味酒煎，治久痢，爲滑則氣脱，濇能收之。所謂氣脱能收、氣滯能和也。

益母草

屬陰中有陽，體乾，色青，氣和，味微苦，略辛，云甘，非。性微凉，云温，非。能升能降，力疏肝活血，性氣薄而味厚，入肝、脾、胞絡三經。

益母草，味微苦，略辛，入肝，清熱疏散。專治胎前産後諸痛，故名益母。凡胎前氣易滯，故惡阻而胎不安，産後血易凝，故血暈而腹痛，以此活血行氣，而不推蕩，使血氣流通，以除凝滯，大有益于陰分，故云有補陰之功。此非濡潤之物，體本枝葉，僅可通散，不可滋補，惟用之疏滯氣，即所以養真氣，用之行瘀血，即所以生新血耳。

種有不同，取紫花者良。五月間，嫩時採之。陰乾，取葉用。

大黑棗

屬陽中有陰，體粘潤，色肉紫，皮黑，氣微香，味甘甜，性温，能沉，力養肝補血，性氣與味俱厚，入肝、腎、脾三經。

大黑棗，味甘甜，體粘潤，故助陰補血。氣味厚，色紫黑，故入肝走腎。主治虚勞，善滋二便。凡補肝腎藥中，如滋陰降火湯、茯苓補心湯、産後芎歸調血飲、保胎丸、養榮丸、四神丸，俱宜爲佐使。因性味甘温，尤能扶脾養胃耳。且大棗之甘，與生薑之辛，二味配合。《經云：辛甘發散爲陽也。故發表疏散劑中必用之，若中滿氣喘，嘔吐，牙疼，疳積，蟲病，皆忌用。

取肉厚而長大者佳。去核入藥。小棗味酸，不可用。

丹皮，主益肝，爲清血行氣之品。

續斷，主凉肝，爲調血續筋之品。

生地，主清肝，爲凉血養心之品。

熟地，主温肝，爲補血滋腎之品。

天麻，主緩肝，爲益血養膽之品。

當歸，主補肝，爲養血潤榮之品。

川芎，主緩肝，爲助血流行之品。

白芍，主平肝，爲歛血補脾之品。

首烏，主歛肝，爲滋陰收脱之品。

山茱萸，主助肝，爲寧神固精之品。

木瓜，主瀉肝，爲舒筋收氣之品。

益母，主疏肝，爲活血散滯之品。

大棗，主養肝，爲補血助脾之品。

藥品化義卷四

心藥

丹參

屬陰中有陽，體乾，色赤，氣和，味微苦，性凉，能升能降，力清心調血，性氣與味俱輕清，入心與胞絡二經。

丹參，原名赤參，色赤味苦，與心相合，專入心經。蓋心惡熱，如有邪熱，則脉濁而不寧，以此清潤之，使心神常清，心清則氣順，氣順則衝和，而血氣皆旺也。取其微苦，故能益陰；氣味輕清，故能走竅。以此通利關節，調養血脉，主治心腹邪氣，寒熱痼疾，骨節腫痛，四肢不遂，經水不調，胎氣不安，血崩胎漏，丹毒凝聚，暴赤眼痛，此皆血熱爲患，用之清養其正，而邪自袪也。古人以此一味代四物湯，通主調經胎産，諸失血症，大有奇功。盛後湖嘗讚爲血藥中良劑。

茯神

屬陽，體重實而堅，色白，氣和，味甘淡，性微温，能守能定，力補心氣，性氣薄而味重，入心、脾二經。

茯神，生於枯松根下，因無枝葉，上升津氣，向下抱根附結，得松之神氣而成，不離于本，有依守之義，故名茯神。特取此鎮伏心神，能中守而不移，以其體沉重，重可去怯。其性温補，補可去弱。戴人曰：心本熱，虚則寒。如心氣虚怯，神不守舍，驚悸怔忡，魂魄恍惚，勞怯健忘，俱宜温養心神。非此不能也。

抱木而生者爲茯神，無木者另名茯苓。

酸棗仁

屬陽，體肥潤，色皮赤，肉淡黄，氣炒香，生腥。味微甘，云酸，非。性炒微温，生平。能升能降，力助血，性氣薄而味略厚，入心、肝、膽、脾四經。

棗仁，仁主補，皮赤類心，用益心血。其氣炒香，化爲微温，藉香以透心氣，得温以助心神。凡志苦傷血，用智損神，致心虚不足，精神失守，驚悸怔忡，恍惚多忘，虚汗煩渴，所當必用。又取香温，以温肝膽。若膽虚血少，心煩不寐，用此使肝膽血足，則五臟安和，睡卧自寧。如膽有實熱則多睡，宜生用以平膽氣。因其味甘，炒香，香氣入脾，能醒脾陰，用治思慮傷脾，及久瀉者，皆能奏效。

臨用略炒，研碎入藥。勿使隔宿，香氣走散，少效。

柏子仁

屬陰中有陽，體潤，色白，氣微香，味微甘，云微辛，非。性平，云温，非。能浮能沉，力滋養心腎，性氣輕而味濃，入心、肝、腎三經。

柏子仁，柏爲百木之長，得陰氣最厚。其子生于樹杪，含蓄精粹，取香氣透心，體潤滋血，同茯神、棗仁、生地、麥冬，爲濁中清品。主治心神虚怯，驚悸怔忡，顔色憔悴，肌膚燥癢，皆養心血之功也。又取氣味俱濃，濁中歸腎，同熟地、龜板、枸杞、牛膝，爲封填骨髓。主治腎陰虧損，腰背重痛，足膝軟弱，陰虚盗汗，皆滋腎燥之力也。味甘，亦能緩肝，補肝膽之不足，極其穩當。但性平力緩。宜多用之爲妙。

揀去殼用。入丸，以温火隔紙微焙，碾去油，爲末。若油黑者，勿用。

石菖蒲

屬陽，體乾，色皮赤，肉白，氣腥，味辛，性温，能升，力開竅，性氣清而味薄，入心、肝二經。

菖蒲，寒暑不凋，經歲繁茂，受天地清陽之氣，而能上升，用入心經，以通神明。取味辛利竅，氣香能透心氣。主治氣閉胸膈，痰迷心竅，昏暗健忘，耳聾口噤。暫用此開發孔竅，使神氣昌，故名菖蒲。但心性喜斂而惡散，菖蒲、遠志皆屬辛散，心臟所忌，不可久用及多用。

遠志

屬陽，體乾而輕，色蒼，氣和，味辛重而雄，性温，能升，力豁痰，性氣重而味薄，入心經。

遠志，味辛重大雄，入心開竅，宣散之藥。凡痰涎沃心，壅塞心竅，致心氣實熱，爲昏憒神呆，語言蹇濇，爲睡卧不寧，爲恍惚驚怖，爲健忘，爲夢魘，爲小兒客忤，暫以此豁痰利竅，使心氣開通，則神魂自寧也。又取其辛能醒發脾氣，治脾虚久困，思慮鬱結，故歸脾湯中用之。及精神短少，竟有虚痰作孽，亦須量用。若心血不足，以致神氣虚怯，無痰涎可祛，即芎、歸味辛，尚宜忌用，况此大辛者乎？諸本草謂味辛潤腎，用之益精强志，不知辛重暴悍，戟喉刺舌，與南星、半夏相類。經曰：腎惡燥。烏可入腎耶？特爲訂誤，幸同志者辨之。

用甘草湯浸，去梗，即以此湯煮熟，曬乾用。生則戟人之咽。

竹葉

屬陽中有陰，體潤，色青，氣清香，味泡汁甘淡，嚼之微苦，性涼，能升能降，力清熱。性氣與味俱輕清，入心、肺、膽三經。

竹葉，清香透心，微苦涼熱，氣味俱清。經曰：治温以清。專清心氣，葉鋭能散，味淡利竅，使心經熱邪分解。主治暑熱消渴，胸中熱痰，傷寒虚煩，咳逆喘促，皆用爲良劑也。又取色青入膽，氣清入肺，是以清氣分之熱，非竹葉不能；凉血分之熱，除柏葉不效。

竹種類甚多，須擇味淡者佳。洗浄入藥。苦重者，不堪用。

燈心

屬陽，有金與水。體虚而最輕，色白，氣和，味淡，性平，云寒，非。能升能降，力淡滲，性氣與味俱輕清，入心、肺、小腸、膀胱四經。

燈心，氣味俱輕，輕者上浮，專入心肺。其味最淡，淡能利竅，使上部鬱熱下行，從小便而出。主治咳嗽咽痛，眼赤目昏，淋閉水腫，小水不利，暑熱便濁，小兒夜啼，皆清熱之功也。世疑輕淡之物，以爲力薄而忽之，不知輕可去實，淡主於滲，惟此能導心肺之熱，自上順下，通調水道，下輸膀胱，其力獨勝。

丹參，主清心，爲寧神調血之品。
伏神，主補心，爲助神生氣之品。
棗仁，主養心，爲安神補血之品。
柏仁，主潤心，爲養神滋腎之品。
菖蒲，主開心，爲通神利竅之品。
遠志，主疏心，爲開竅豁痰之品。
竹葉，主凉心，爲徹熱除煩之品。
燈心，主滌心，爲導上滲下之品。

藥品化義卷五

脾藥

人參

屬純陽，有土與金。體微潤，色黄，氣香而清韻，味甘，帶苦者，次之。性大温，能升能降，力補脾益肺，性氣與味倶厚，入脾、胃、肺三經。

人參，産於遼左，由地之陽在北，受地陽氣，不畏冰雪。性大温，色淡黄，原名黄參，取其氣香而韻。脾性最喜，脾主生金，兼能益肺。又取味甘而純，甘則補陽，用補陽氣，以固真元，爲温脾之勝藥也。主治思慮過度，勞傷心脾，食後昏倦，自汗惡寒，久病胃弱，四肢怕冷，腸鳴作瀉，小便頻短。此係脾氣虚寒，用此温補脾陰。又治勞役過度，飲食不思，怠惰嗜卧，四肢不收，精神困倦，惡寒懶怯，面黄肌瘦，氣短虚煩。此係元氣下陷，用此升陽益氣。若遺精便濁，久泄脾虚，則元陽去而真氣散，用此固氣，使氣固則精不遺。若瘧疾久，則邪氣衰而元氣耗，用此補氣，使氣實則邪自去。若痢疾久則積熱將盡，而脾臟困極，用此扶脾，使腸胃俱健，痢而能止。若失血久而脉已虛，則血將止而無所統，用此補脾，使脾氣旺，則能統血，血自歸經。若痘瘡色白、氣虛寒者，用之爲宜；色紅紫、屬實熱者，又須禁用。若病後氣血兩虛，此時幾微之血，不能速生，參以領氣歸元，血從氣附，即陽生陰長之謂也。如血衰氣盛，火爍真陰，又宜戒之。三伏間火令尅金，人多氣虛，故用生脉散，補養肺氣。雷公又云：人參夏月少用，恐發心痃之患。蓋謂火令炎蒸，流金爍石，參性大温，必傷心氣，是知參兼麥冬、五味子則功多，獨用則反增害也。凡脾胃實熱，肺受火邪，喘嗽痰盛，陰虛勞怯，失血初起，胸膈痛悶，噎膈便結，有蟲有積，皆不可用。若二、三月及四、五月，内鬱温熱病初起，誤用之，如劍鋒相刺，下咽即斃。熱退愈後，餘邪未盡，服之必危，務宜慎之。

山西襄垣縣，古名上黨，有紫團山，出人參，久絶其種。今惟遼左清河所産最良，朝鮮者次之。

黄芪

屬陽，有土。體柔軟，色皮微黄，肉帶白，氣和，味甘而淡，性温，能升能降，力益氣固表，性氣微厚而味薄，入脾、肺、三焦三經。

黄芪，皮黄入脾，肉白走肺，性温能升陽，味甘淡，用蜜炒又能温中。主健脾，故内傷氣虛，少用以佐人參，使補中益氣，治脾虚泄瀉，瘧痢日久，吐衄腸紅，諸久失血後，及痘瘡慘白。主補肺，故表疏衛虚，多用以君人參，使斂汗固表，治自汗盜汗，諸毒潰後，收口生肌，及痘瘡貫膿、癰宜久不愈者。從骨托毒而出，必須鹽炒。痘科虚不發者，在表助氣爲先。又宜生用。若氣有餘，表邪旺，腠理實，三焦火動，斷宜戒之。至於中風，手足不遂，痰壅氣閉，始終俱不可加。

芪出綿上，細直柔軟，故名綿芪。

白茯苓

屬陽，有土與金。體重而實，色白，氣和，味甘而淡，性平，能升能降，力補脾肺，性氣薄而味厚，入脾、肺、腎、膀胱四經。

茯苓，苓字，世俗訛傳，史記及仙經皆名茯靈。假松之真液而生，受松之靈氣而結，禀坤陰最厚。味獨甘淡，甘則能補，淡則能滲，甘淡屬土，用補脾陰，土旺生金，兼益肺氣。主治脾胃不和，泄瀉腹脹，胸脇逆氣，憂思煩滿，胎氣少安，魂魄驚跳，膈間痰氣。蓋甘補則脾臟受益，中氣既和，則津液自生，口焦舌乾煩渴亦解。又治下部濕熱，淋瀝水腫，便溺黄赤，腰臍不利，停蓄邪水，蓋淡滲則膀胱得養，腎氣既旺，則腰臍間血自利，津道流行。益肺於上源，補脾於中部，令脾肺之氣，從上順下。通調水道，以輸膀胱，故小便多而能止，濇而能利。惟痘瘡起脹時禁用，恐滲泄不能貫漿。其赤茯苓淡赤微黃，但不堪入肺，若助脾行痰，與白者功同。因松種不一，故分赤白，原無白補、赤瀉之分。

擇堅實者佳。去粗皮用。

白朮

屬陰中有陽，體微潤而重，色蒼白，氣微香，味微苦，略辛，云甘，非。性微温，能升能降，力健脾，性氣與味俱厚，入脾、胃、三焦三經。

白朮，味微苦，略辛，取其辛燥濕，苦潤脾，燥之潤之，脾斯健旺。蓋脾屬濕土，土無水澤，則不滋潤，非專宜燥。經曰：脾苦濕。爲太濕則困滯，然過燥則乾裂，此以辛燥脾，實以苦潤脾。主治風寒濕痺，胸膈痰痞，噯氣吞酸，惡心嘈雜，霍亂嘔吐，水腫脾虚，寒濕腹痛，瘧疾胎産。能使脾氣健運，正氣勝而邪氣自却也。且潤脾益胃，爲滋生血氣，痘瘡貫膿時、助漿滿聖藥。凡欝結氣滯，脹悶積聚，吼喘壅窒，胃痛由火，癰疽多膿，黑瘦人氣實作脹，皆宜忌用。

取内乾白者佳，油黑者勿用。同陳壁土略炒，毋太過，借土氣以助脾。或人乳製，或飯上多蒸數遍。

甘草

屬陽，有土。體實，色黃，氣和炙香，味甘甜，性生涼，炙温，能升能降，力生瀉火，炙補脾，性氣薄而味厚，入脾、胃、肝三經。

甘草，色黄味甘，屬土，土居中央，兼乎五行，專入脾經，取性氣緩，緩可去急。同熱藥用之緩其熱，寒藥用之緩其寒。使補不至於驟，而瀉不至於迅，有調和相協之義，故稱曰「國老」。生用涼而瀉火，主散表邪，消癰腫，利咽痛，解百藥毒，除胃積熱，去尿管痛，此甘涼除熱之力也。炙用，温而補中，主脾虛滑瀉，胃虛口渴，寒熱咳嗽，氣短困倦，勞役虛損，此甘温助脾之功也。但味厚而太甜，補藥中不宜多用，恐戀膈不思食也。如心肺火盛，痢疾初起，中滿腫脹，氣鬱嘔吐，並嗜酒者，均宜遠此。

堅實中條者佳，粗大者解毒消腫。入六一散用，最細者不堪。與海藻、大戟、芫花、甘遂相反，同服害人。

芡實

屬陽，有土與金、水。體乾，鮮潤。色乾白，鮮玉色。氣和，味甘，性乾温，鮮涼。能浮能沉，力健脾，性氣薄而味厚，入脾、胃、肝三經。

芡實，從純陰時生長，成實於夏令，受純陽而凝結，本得陽熱之氣多，然生於水澤間，有地水比和之義，故味甘平而性和緩，所爲清中濁品，專健脾陰。主治泄瀉嘔吐，水腫，小便不禁，遺精白濁，女人帶下，小兒疳積，及久瀉久痢，久瘧久嗽，諸失血後，無不奏功。但力緩，務宜多用則效。

白扁豆

屬陽，體乾，鮮潤。色白帶微黄，氣乾和，味甘，性温，能升能降，力醒脾和胃，性氣與味俱清和，入脾、胃、肺三經。

扁豆，味甘平而不甜，氣清香而不竄，性温和而色微黄，與脾性最合。主治霍亂嘔吐，腸鳴泄瀉，炎天暑氣，酒毒傷胃，爲和中益氣佳品。又取其色白，氣味清和，獨受清中之清，用清肺氣，故云：清以養肺，肺清則氣順下行。通利大腸，能化清降濁，善療腸紅久瀉，清氣下陷者，此腑虚補臟之法也。

俗名羊眼豆。有數種，擇殼肉俱白者佳。能解一切草木、河豚毒，用兩許煎湯服，即藤蔓煎服，亦效。

薏米

云仁，非。屬陽，有土與金。體乾，色白，氣和，味甘，性乾温，能沉，力補脾，性氣薄而味厚，入脾、胃、肺三經。

薏米，味甘氣和，清中濁品，能健脾陰，大益腸胃。主治脾虚泄瀉，致成水腫。風濕筋緩，致成手足無力，不能屈伸。蓋因濕勝則土敗，土勝則氣復，腫自消而力自生也。取其色白入肺，滋養化元。用治上焦消渴，肺癰腸癰。又取其味厚沉下，培植下部，用治脚氣腫痛，腸紅崩漏。若咳血久而食少者，假其氣和力緩，倍用，無不神效。但孕婦忌之。

取色白者良，黄者、油氣不堪用。

神麯

屬陽，體乾，色白，炒微黄，氣炒香，味微甘，性温，能升能降，力消米穀，性氣與味俱厚，入脾、胃二經。

神麯，味甘，炒香，香能醒脾，甘能洽胃，以此平胃氣，理中焦。用治脾虚難運，霍亂吐逆，寒濕泄瀉，孕婦胎動搶心，下血不止。若生用力勝，主消米穀食積，痰滯癥結，胸滿瘧痞，小兒腹堅，皆能奏績。

造神麯法：取六月六日爲諸神聚會之晨，故名神麯，一曰白虎白麪十斤，一曰勾陳蒼耳草自然汁三合，一曰騰蛇野蓼草自然汁四合，一曰青龍青蒿草自然汁三合，一曰玄武杏仁四合。泡去皮、尖，搗爛入麪。一曰朱雀赤小豆三合，煮熟去皮，搗爛，和麪一處匀作餅。

大麥芽

屬陽，體輕，色黄，氣炒香，味甘，云鹹，非。性温，能升能降，力散米麵，性氣與味，俱薄，入脾、胃二經。

大麥，爲五穀之長，甘温入脾，以此發芽，取其體輕性鋭，輕可去實，鋭能消散。炒香，開胃，以除煩悶；生用，力猛。主消麥麵食積，癥瘕氣結，胸膈脹滿，欝結痰涎，小兒傷乳。又能行上焦滯血。若女人氣血壯盛，或産後無兒飲乳，乳房脹痛。丹溪用此二兩，炒香，搗去皮爲末，分作四服，立消。其性氣之鋭，散血行氣，迅速如此。勿輕視之。凡痰火哮喘，及孕婦，切不可用。

山楂

屬陰中有微陽，體乾，色赤，氣和，味酸帶甘，性平，能升能降，力消肉食，性氣薄而味厚，入脾、肝二經。

山楂，古方罕用，自朱丹溪始著其功，後遂爲要藥。取其味酸屬甲，帶甘屬己，酸甘相合，甲己化土，以此入脾，助其運化。主消牲肉食積，油膩腥羶，果實痰飲，痞滿膨脹，飽悶吞酸，小兒乳滯。又因酸走肝，肝藏血，能化血塊，用治崩漏腸紅，産後惡露不盡。兒枕作痛。更善行痘瘡血滯，使血活起發，止痛解毒，始末俱用。同蓬术、三稜，攻一切積塊，自能化散。抑且色類於血，諸失血後氣血兩虚，以此佐人參，疏理肝脾，最爲良品。

傷生冷瓜果，用乾薑、青皮，合二陳湯去寒。傷素食、豆腐、油膩，用乾薑、半夏，合平胃散燥濕。○胃有邪熱，不殺穀，用芩、連，合神麯、麥芽，除熱。○傷素粉食積，用杏仁。○傷魚蟹，用紫蘇。

車前子

屬陽中有陰，體輕細，煎汁稠濁而滑，色黑帶紫，氣和，味淡，云甘、云鹹，皆非。性平，云寒，非。能降，力滲熱，性氣薄而味濃，入脾、肝、膀胱三經。

車前子，子主下降，味淡入脾，滲熱下行。又因汁濁，濁陰走下竅，汁濁而滑，滑能養竅，故入膀胱，能行水而不動真氣。主治痰瀉熱瀉，胸膈煩熱，週身濕痺。蓋水道利則清濁分，脾斯健矣。取其味淡濁滑，滑可去着，淡能滲熱。用入肝經。又治暴赤眼痛，泪出腦疼，翳膜障目，及尿管濇痛，遺精溺血，癃閉淋瀝，下疳便毒，男子陽挺腫脹，或出濃水，女人陰癃作痛，或發腫癢。凡此，俱屬肝熱，導熱下行，則肝自清矣。

略炒去殼，用治横生逆産，炒熟爲末，調服二錢，不順再服，必效。

木通

屬陰中有微陽，體輕而通，色黄，氣和，味苦重微辛，云甘、淡，非。性凉，能降，力通氣導赤，性氣輕清而味厚，入脾、心、小腸、膀胱四經。

木通，體質鬆通，通可去滯，味苦能降，帶辛能散。取其色黄，用入脾經，導脾胃積熱下行。主治火瀉熱瀉。蓋爲利小腸火欝，行膀胱水閉，使水火分，則脾氣自實也。又能去黄疸之濕，解諸毒熱癰，開耳聾，出聲音，通鼻塞，行經下乳，催産利胎，分消痞滿，導除氣腦，皆藉其通經利竅之力也。且心移熱於小腸，而臟病由腑結，腑通則臟安，凡爲驚病，由心氣欝及嗜卧心煩者，以此直徹下行。古人立方，心火爲邪，用木通導赤；肺火爲邪，用桑皮瀉白，良有深義也。

擇色黄而體中條者佳，色黑粗大者不堪用。

澤瀉

屬陰，體乾，色白，氣和，味微鹹，略苦，云甘、酸，非。性平，云寒，非。能降，力利水，性氣薄而味稍厚，入脾、肺、腎、小腸、膀胱五經。

澤瀉，色白微苦，入肺，味鹹以利膀胱。凡屬瀉病，小水必短數，以此清潤肺氣，通調水道，下輸膀胱。主治水瀉濕瀉，使大便得實，則脾氣自健也。因能利水道，令邪水去，則真水得養，故消渴能止。又能除濕熱，通淋瀝，分消痞滿，逐三焦蓄熱停水，此爲利水第一良品。金爲腎水之母，故云水出高源，此能引肺氣，從上順下，如雨露之膏澤，故名澤瀉。所以六味丸中，同茯苓、山藥補肺金，導引於上源降下，而生腎水，用療精泄，退陰汗，去虚煩。又有熟地、山茱、丹皮補肝木，以生心火，上下相生，陰陽交互，取易理地天泰、水火濟之義。如斯玄妙，非達造化之微者，孰能制此良方？昧者誤爲泄腎減之。若小便不通而口渴者，熱在上焦氣分，宜用澤瀉、茯苓，以清肺氣，滋水之上源也。如口不渴者，熱在下焦血分，則用知母、黄柏，以瀉膀胱，滋水之下元也。須分别而用。

取白色者佳，黄油色者勿用。易蛀，用柴灰拌藏之。

猪苓

屬陽，體乾，色肉白，皮黑，氣和，味淡，云微苦，非。性平，云燥，非。能降，力淡滲，性氣與味俱輕，入脾、膀胱二經。

猪苓，味淡，淡主於滲，入脾以利水道。用治水瀉濕瀉，通淋除濕，消水腫，療黄疸，獨此爲最捷。故云與琥珀同功。但不能爲主劑，助補藥以實脾，領泄藥以理脾，佐温藥以暖脾，同凉藥以清脾。凡脾虚甚者，恐泄元氣，慎之。

車前、木通、澤瀉、猪苓四品，不專利水，亦通氣藥。又不專主脾經，但實脾以利水爲先，因列於此。凡利水道，治在上焦，使水上行，非下部藥也，特爲拈出。

蓮肉

屬陽，有土、水與火。體乾，鮮潤。色乾肉淡黄，衣赤，心青，氣香，味肉甘，衣濇，心苦，性平，能浮能沉，力補脾，性氣與味俱厚，入脾、胃二經。

蓮肉生於水澤，長於夏令，凝純陽而結，得天陽地陰浹洽之氣，禀性和平，成清芳之質。用之去衣，主醒脾和胃，益肺厚腸，養精神，補元氣，利耳目，長肌肉，止脾瀉。瀉痢後，宜倍用之。若連衣色類於血，味濇能歛，諸失血後，佐參、苓以補脾陰，使統血歸經，妙甚。

附荷葉

荷葉，中央空虚，象震卦之體，其色青，其形輕，類於風木，其味苦，其性凉，其品清，與膽腑清净之性合。用此以佐膽氣，如嗽久者，肺金火熾，剋伐肝膽，用小荷錢入煎劑治之，真良法也。雖取其氣香，香益脾氣，開胃和中，易老製枳术，用荷葉煮飯爲丸，滋養脾胃。然其義深遠，不專補脾，蓋飲食入胃，藉少陽膽氣升發，脾能運化。若脾胃虚因膽氣弱，不得升上，雖用此治脾，實資少陽生發之氣。東垣至晚年始悟此理，以爲神奇。余特拈出，以便世用。

桂圓肉

屬陽，有土、火與水。體潤，色熟紫，鮮淡黄。氣熟香，味甘，性温，能沉，力補血，性氣與味俱厚，入肝、心、脾三經。

桂圓，味甘而鮮，氣香而和，用入脾經，功勝於棗。色紫類血，體潤味厚，大補陰血。凡上部失血之後，入歸脾湯，同蓮肉、芡實，以補脾陰，使脾旺統血歸經。如神思勞倦，心經血少，以此助生地、麥冬，補養心血。又筋骨過勞，肝臟空虚，以此佐熟地、當歸，滋培肝血。但甘甜助火，亦能作脹，若心肺火盛，中滿嘔吐及氣膈鬱結，皆宜忌用。

圓果多種，獨桂圓味甘而鮮，餘者不堪用。痘後、産後、老年及脾虚，不可多啖，以體韌故也。

人參，主補脾，爲生氣助陽之品。

黄芪，主助脾，爲固氣實表之品。

茯苓，主健脾，爲養氣益肺之品。

白术，主潤脾，爲助氣除濕之品。
甘草，主緩脾，爲和氣温中之品。
芡實，主實脾，爲益氣助胃之品。
扁豆，主醒脾，爲順氣和胃之品。
薏米，主佐脾，爲抑氣舒筋之品。
神麯，主平胃，爲解麪散積之品。
山楂，主疏胃，爲消肉導滯之品。
麥芽，主開胃，爲解麪散積之品。
車前，主養竅，治痰瀉熱瀉之品。
木通，主通氣，治熱瀉火瀉之品。
澤瀉，主導水，治虚瀉腎瀉之品。
猪苓，主利脾，治水瀉濕瀉之品。
蓮肉，主啟脾，爲養胃厚腸之品。
桂圓，主滋脾，爲益血生津之品。

藥品化義卷六

肺藥

沙參

屬陰中有微陽，體輕，色肉白，皮淡黄，氣和，味微苦，性凉，云寒，非。能升能降，力清肺，性氣與味俱輕，入肺、肝二經。

沙參，色白，原名白參。體輕虚，味微苦，氣味皆清，爲清中清者，專入肺經。《經》曰：肺苦氣上逆。以此清順其氣，肺性所喜，即謂之補。主治久嗽痰逆，鼻塞熱壅，皮膚燥癢，失血病久，此皆補陰而制陽也。蓋肺與大腸爲表裏，以此使肺清，而大腸受廕，故腸紅下血久者，皆得而不妄泄矣。又肺金清則不剋肝，而肝氣得養，用治血積驚煩，心腹結熱，能益陰血，邪氣自寧。所以肺寒用人參，肺熱用沙參，迥然而别。

北地沙土所産，故名沙參。皮淡黄、肉白、中條者佳。南産色蒼、體匏、純苦。另有粉沙參，味甘。俱不堪用。

石斛

屬陽中之陰，體輕，色如黄金，氣和，味苦，性凉，能浮能沉，力養肺，性氣與味俱清，云味厚，非。入肺、腎、胃三經。

石斛，生於石巖，不涉沙土。色如黄金，象肺之體；氣味輕清，合肺之性；性凉而清，得肺之宜。丹家云：肺名嬌臟。獨此最爲相配。主治肺氣久虚，咳嗽不止，邪熱痱子，肌表虚熱。其清理之功，不特於此。蓋肺出氣，腎納氣，子母相生，使肺金清則真氣旺，順氣下行，以生腎水，强陰益精。更治囊濕精少，小便餘瀝，且上焦之勢，能令熱氣委曲下行，無苦寒沉下之弊。並善長肌肉，厚益腸胃。誠仙品也。

産温州，體短色黄，狀如金釵者佳。川産體長、味淡者次之。

甘菊

屬陰中有陽，有土與金、水。體輕，色有白、有黄，氣清香，味白者微苦，黄者苦重，性凉，能升能降，力清肺，性氣與味俱清，入肺、肝、心三經。

甘菊，得秋氣之深，應候而開，受金正氣，秋金本白，故取白色者。其體輕，味微苦，性氣和平，至清之品。《經》曰：治温以清。凡病熱退，其氣尚温，以此同桑皮理頭痛，除餘邪。佐黄芪，治眼昏，去翳障。助沙參，療腸紅，止下血。領石斛、扁豆，明目聰耳，調達四肢。是以肺氣虚，須用白甘菊；如黄色者，其味苦重，氣香散，主清肺火。凡頭風眩暈，鼻塞熱壅，肌膚濕痹，四肢遊風，肩背疼痛，皆由肺氣熱，以此清順肺金，且清金則肝木有制。又治暴赤眼腫，目痛淚出，是以清肺熱，須用黄甘菊。古來未悉此義，予姑訂之，以俟同志辨正。

菊種甚多，擇家種氣清香者良。陰乾。臨用，去蒂。山野者不堪入。

山藥

屬陽，有土與金、水。體輕，色白，氣微香，味甘，性温，能浮能沉，力補肺脾，性氣與味俱薄，入肺、脾、腎三經。

山藥，生者性凉，熟則化凉爲温，所以古方特加一「乾」字。其色純白，專入肺部，温補而不驟，微香而不燥，循循有調肺之功。治肺虚久嗽，何其穩當！因其味甘氣香，用之助脾，治脾虚腹瀉，怠惰嗜卧，四肢困倦。又取其甘則補陽，以能補中益氣，温養肌肉，爲肺、脾二臟要藥。土旺生金，金盛生水，功效相仍，故六味丸中用之。治腎虚腰痛，滑精夢遺，虚怯陽痿。但性緩力微，劑宜倍用。

產懷慶，氣香色白者良。西產者次之。生搗爛，敷傷寒發頤及凍瘡，甚妙。同生蜜搗，罨便毒立消。

百合

屬陽，體乾，色白，氣清香，味甘，帶苦者次。性平，能升，力補肺，性氣與味俱清，入肺、心、膽三經。

百合，體瓣象肺，色白性平，專入肺部。主治肺熱咳嗽，痰中帶血，必不可缺。至若肺勞嗽痿，咳久痰火，同薏米，補肺收功，擊其墮歸之神藥也。取其味甘而不甜，氣香而不竄。又能補中益氣，和合百脉，蓋肺爲百脉之宗也。服之，令心氣懽和，安神益膽，調養五臟，皆在其中。仲景定百合湯，治傷寒壞證；東垣製中和飲，治百病，用之爲君，良有意也。

取色白大棵，名射香百合爲佳。別名夜合，用治肺虛，須夜服之，順其性也。

桑白皮

屬陽，體輕，色白，氣和，味甘而淡，云辛，云苦、酸，皆非。性平，云寒、云燥，皆非。能升，力清肺氣，性氣與味俱清，入肺、大腸二經。

桑皮，皮主疏散，味甘淡，淡主於滲，體輕色白，專入肺經，疏氣滲熱。主治喘滿咳嗽，熱痰唾血，皆由實邪欝遏肺竅，不得通暢，藉此滲之、散之，以利肺氣，諸證自愈。故云：瀉肺之有餘，非桑皮不可。又因皮主走表，以此治皮裏膜外，水氣浮腫，及肌膚邪熱，浮風燥癢，悉能去之。蓋治温以清，此爲清中清品，同甘菊、扁豆，通鼻塞熱壅。合沙參、黄芪，止腸紅下血，皆有神效。

擇上白色者佳，如色灰、味苦者，不堪用。

紫苑

屬陽中有微陰，體潤，色粉紫，氣和，味甘帶苦，性凉，云温，非。能升能降，力清肺血，性氣清而味略厚，入肺、心、肝、腎、膀胱五經。

紫苑，味甘而帶苦，性凉而體潤，恰合肺部血分。主治肺焦葉舉，久嗽痰中帶血，及肺痿，痰喘消渴，使肺竅有清凉潤澤之功。因其色紫類肝，用入肝經。凡勞熱不足，肝之表病也；蓄熱結氣，肝之裏病也。吐血衄血，肝之逆上也；便血溺血，肝之妄下也。無不奏效。因其體潤，善能滋腎，蓋腎主二便，以此潤大便燥結，利小便短赤，開發陰陽，宣通壅濇，大有神功。同生地、麥冬入心，寧神養血；同丹皮、赤芍入胃，清熱凉血。其桑皮色白，爲肺中氣藥，紫苑色紫，爲肺中血藥。別宜而用。

去泥土，鬚中有白色者，揀出用。

款冬花

屬陰中有陽，云純陽，非。體輕，色粉紅，氣香，味微苦略辛，云甘，非。性平，云温，非。能升，力寧嗽，性氣與味俱輕清，入肺經。

冬花用蕊，蕊乃發生之品，含蓄未放，生於冬而耐寒，得一陽初動之氣，開發生機。且喜其味苦主降，氣香主散，一物而兩用兼備。故用入肺部，順肺中之氣，又清肺中之血。專治咳逆上氣，煩熱喘促，痰涎稠粘，涕唾腥臭，爲諸證之要劑。如久嗽肺虚，尤不可缺。

取紫花者良。去蒂、根用。

馬兜鈴

屬陰，體輕飄，色灰白，氣平，味微苦，性凉，能升，力凉肺氣，性氣與味俱輕清，入肺經。

馬兜鈴，體質輕，氣味俱清。凡輕清者上浮，單入肺部。主治肺熱久嗽，痰結喘促，肺氣上急，坐卧不安。蓋嗽久則肺虚，肺虚則氣熱。以此苦味者凉之、降之，使肺熱去，而嗽自止也。

盛後湖云：肺熱久嗽，喘促連聲不絶者，非此不除。因其體輕升上，直入腦囊，主治腦漏。其狀如馬鈴，取裏扁子，入煎劑用。

麥門冬

屬陽中有微陰，體濡潤，色白，氣和，味甘，性凉，能浮能沉，力潤肺，性氣薄而味厚，入肺、心二經。

麥冬，色白體濡，主潤肺，味甘性凉，主清肺。蓋肺苦氣上逆，潤之清之，肺氣得保。若咳嗽連聲，若客熱虚勞，若煩渴，若促痿，皆屬肺熱，無不悉愈。同生地，令心肺清則氣順，結氣自釋，治虚人元氣不運，胸腹虚氣痞滿，及女人經水枯，乳不下，皆宜用之。同黄芩，扶金制木，治鼓脹浮腫。同山梔，清金利水，治支滿黄疸。又取其四時葉清，凌冬不凋，長生之物，同小荷錢，清養膽腑，以佐少陽生氣。入固本丸，以滋陰血，使心火下降，腎水上升，成坎離既濟、心腎相交之義。

取大而肥白者佳，抽去心用。

天門冬

屬陰中有微陽，體潤而重，色微黄，氣和，味苦，帶微甘，性寒，能浮能沉，力保肺滋腎，性氣與味俱厚而濁，入肺、腎二經。

天冬，本非肺部藥，爲肺出氣。氣有餘便是火，反尅肺臟，以此體潤性寒，最能保定肺氣，勿令火擾，則肺清氣寧。凡肺熱，極痰火盛，以致肺焦葉舉，或咳嗽，或喘急，或吐血，或衄血，或風熱，或濕痺，俱宜用之。此皆保肺之功也。又取其味厚苦寒，俱屬於陰，因腎惡燥，以寒養之。腎欲堅，以苦堅之。故能入腎，助元精，强骨髓，生津液，止消渴，潤大便，利小便，此皆滋腎之力也。但肺寒及脾虚者禁用。

取大而肥者佳。打扁，去心用。

杏仁

屬陰中有微陽，有火與金、水。體潤，色白，氣和，味苦，略辛，性凉，云温、云熱，皆非。能浮能沉，力破氣潤燥，性氣薄而味厚，入肺、大腸二經。

杏仁，味苦略辛，辛能散結破氣，苦能利下潤燥，色白入肺。主治暴感風寒，發熱咳嗽，氣逆喘促，小兒風熱疹子。蓋病由客邪犯肺，以此佐風藥發散，則氣清肺寧矣。因其味濁主沉，以能墜痰，治喉痺不通。以能下氣，潤大腸結燥。蓋肺與大腸爲通道，如老年便閉，以此同桑皮、紫苑，宣通濇滯，妙甚。其桃仁療狂，用治破血，除血分之燥。杏仁下喘，用治破氣，除氣分之燥。當别而用。

去皮尖用，不宜火炒。如雙仁及獨粒者，勿入藥。

五味子

屬陽中有陰，形具五行。體潤，色蒸紫黑，鮮紅。氣香而雄，味肉酸，皮甘，核中苦辛而鹹，性温，能升能降，力斂肺固氣，性氣與味俱厚，入肺、腎二經。

五味子，五味咸備，而酸獨勝。酸能收斂肺氣，主治虚勞久嗽。蓋肺性欲收，若久嗽則肺焦葉舉，津液不生，虚勞則肺因氣乏，煩渴不止，以此斂之、潤之，遂其臟性，使咳嗽寧，精神自旺。但嗽未久，不可驟用，恐肺火鬱遏，邪氣閉束。必至邪散火清，用之收功耳。因其色黑味厚入腎，若元氣不足，腎精不固，久瀉久痢，以此收其散氣，則能强陰益精，腸胃自厚，其力勝味倍，每劑常用十數粒，多至二十粒。若小兒食乳多痰，恐酸能吊痰引嗽，忌之。

北產肉厚有力者佳，南產者次之。

訶子

屬陰，體乾，氣和，味苦重，微酸帶濇，性寒，能降，力開竅清音，性氣輕而味重濁，入肺、大腸二經。

訶子，味苦而帶酸濇，能降能收，兼得其善。蓋金空則鳴，肺氣爲火邪爵遏，以致吼喘咳嗽，或至聲啞。用此降火歛肺，則肺竅無壅塞，聲音清喨矣。取其濇可去脱。若久瀉久痢，則實邪去而元氣脱，用此同健脾之藥，固濇大腸，瀉痢自止。但苦能泄氣，真氣太虛者宜少用之。

取六稜黑色者佳。麵包藥，慢火煨熟，去麵用。

烏梅

屬陰，體潤，色製黑，氣和，味酸，性寒，能升能降，力收肺濇腸，性氣與味俱重而濁，入肺、胃、大腸三經。

烏梅，味酸主歛，肺性所喜，用入肺經。治久嗽熱嘔，夜間煩渴，口無津液，皆收歛之功也。其大腸爲肺之外腑，以此同補脾藥止久瀉，固結元氣，有壯神之力也。又能安蛔蟲腹痛，蓋蟲遇酸則静耳。若咳嗽初起，氣實喘促，胸膈痞悶，恐酸以束邪氣，戒之。

阿膠

屬陰，體潤，色黑緑，氣腥，味微苦，性平，能降，力補血液，性氣與味俱厚濁，入肺、肝、腎三經。

阿膠，用黑驢皮，取北方玄武之義。又用山東東阿井水，煎成爲膠，其水係濟水所經，性急下趨，清而且重，專入肺部，以清炎上之火、逆上之痰。治虚勞咳嗽，痰中帶血。因其性氣和平，力補血液，能令脉絡調和，血氣無阻，善治崩漏帶下，爲安胎聖藥。及痢疾久虚，骨蒸内熱。入腎以潤水，入肝以清火，女人血枯，男子精少，無不奏效。

沙參，主助肺，爲清熱補陰之品。
石斛，主益肺，爲清氣强腎之品。
甘菊，主清肺，爲和氣明目之品。
山藥，主補肺，爲助氣健脾之品。
百合，主養肺，爲補氣和中之品。
桑皮，主利肺，爲疏氣滲熱之品。
紫苑，主滋肺，爲凉血潤燥之品。
款花，主安肺，爲順氣寧嗽之品。
兜鈴，主凉肺，爲抑氣止嗽之品。
麥冬，主潤肺，爲凉氣生津之品。

天冬，主保肺，爲平氣滋腎之品。
杏仁，主抑肺，爲破氣利膈之品。
五味，主歛肺，爲固氣益精之品。
訶子，主泄肺，爲清音澁腸之品。
烏梅，主收肺，爲止嘔除煩之品。
阿膠，主調肺，爲養榮安胎之品。

藥品化義卷七

腎藥

玄參

屬陰，體潤，色黑，氣和，味微苦，帶微鹹，略甘，性凉，能降，力滋陰，性氣輕而味濁，入腎經。玄參色黑，原名黑參，得玄水之象。味苦鹹沉下，用入腎臟。戴人謂：腎本寒，虚則熱，如縱慾耗精，真陰虧損，致虚火上炎，以此滋陰抑火。及頭疼熱毒，耳鳴咽痛，喉風瘰癧，傷寒陽毒，心下懊憹，皆無根浮遊之火爲患。此有清上徹下之功，凡治腎虚，大有分别。腎之經虚，則寒而濕，宜温補之；腎之臟虚，則熱而燥，宜凉補之。獨此性凉，體潤色黑，滋腎功勝知、柏，特爲腎臟君藥。

取大而肉堅黑潤者佳，去蘆頭用。

龜甲

屬純陰，有水、土與金。體堅，色内白，外膚皮有黑、有黄，氣羶臭，味鹹，性寒，能沉，力補陰，性氣與味俱厚，入腎、肝二經。

龜甲，龜之性喜静，常居土中近水澤，遇陰雨則出行。其頭常縮，眼、耳、口、鼻皆伏於地，得地之陰氣最厚。取其底甲純陰，氣味厚濁，爲濁中濁品。專入腎臟。主治咽痛口燥，乾喘咳嗽，或勞熱骨蒸，四肢發熱，産婦陰脱發躁。病由腎水虚，致相火無依，此非氣柔貞静者，不能息其炎上之火。古云：至静而能制群動。誠爲妙理。又取其汁潤滋陰，味鹹養脉。主治朝凉夜熱，盗汗遺精，神疲力怯，腰痛腿酸，癱瘓拘攣，手足虚弱，久瘧血枯，小兒顖顱不合，病由真臟衰，致元陰不生，非此味濁純陰者，不能補其不足之陰。古云「寒養腎精」，職此義耳。

取甲中血筋多、滋潤、厚大者佳。用鐵絲作帚，洗刷筋膜極净，以酒潤之，炭火緩炙，至脆爲度。如煎膠用，倍有力。但脾虚者恐滑腸，慎之。醫者仁术，恐傷生命。鹿取自解之角，龜用灼過之甲，故名敗龜板。奈有認作自敗者，不思病龜乃爲自敗，甲必枯槁，不惟無益，而反有損，特爲訂正。

枸杞子

屬陽中有陰，體潤，色紫，氣和，味甘，性平，云微寒、云温，皆非。能沉，力補腎，性氣薄而味濃，入腎、肝二經。

枸杞，體潤滋陰，入腎補血；味甘助陽，入腎補氣。故能明目聰耳，填精髓，健筋骨，養血脉。療虚損勞怯，骨節痛風，腰痛膝腫，大小便少利。凡真陰不足之證，悉宜用之。又因色紫類肝，更能益肝，起男子陰痿，女人血枯。體味濃厚有力，爲峻補之神劑。蓋人參固氣，令精不遺；枸杞滋陰，使火不泄。二品相須而用。

甘州枸杞，體潤圓小，核少色紫，味甜者佳。如體枯粒大，色赤黯味淡者，不堪。南産者味苦不用。

菟絲子

屬陽中有陰，體細，色蒼，氣和，味甘淡，云辛，非。性微温，能浮能沉，力補腎脾，性氣薄而味厚，入腎、脾二經。

菟絲子，蔓延草上，無根，假氣而生，凝仲春正陽之氣，方始結實，禀氣中和。性味甘平，取子主於降，用之入腎，善補而不峻，益陰而固陽。凡滑精便濁，尿血餘瀝，虚損勞傷，腰膝積冷，頑麻無力，皆由腎虚所致，以此補養，無不奏效。又因味甘，甘能助脾，療脾虚久瀉，飲食不化，四肢困倦，脾氣漸旺，則衛氣自衝，肌肉得養矣。

苗如絲子，色類兔。用水淘浄沙土，酒煮熟，曬乾。爲末，作餅用。取性鋭而滑，治横生逆産，最效。

牛膝

屬陰，體潤，色黄，氣和，味甘帶濇，略苦，性凉，能沉，力滋陰活血，性氣與味俱厚濁，入腎、肝二經。

牛膝，味甘能補，帶濇能斂，兼苦直下。用之入腎，蓋腎主閉藏，濇精斂血，引諸藥下行。生用則宣，主治癃閉管濇，白濁莖痛，瘀血阻滯，癥瘕凝結，女人經閉，産後惡阻，取其活血行下之功也。酒製熟則補，主治四肢拘攣，腰膝腿疼，骨節流痛，瘧疾燥渴，濕熱痿痺，老年失溺，取其補血滋陰之力也。若瀉痢脾虚而腿膝酸疼，及孕婦皆不宜用。

取川産長而肥潤者佳。去蘆、根用。

杜仲

屬陰中有微陽，體乾，色紫，氣和，味苦，云辛、云甘，皆非。性凉，云温，非。能降，力補腰膝，性氣薄而味厚，入腎、肝二經。

杜仲，味苦沉下，入腎。蓋腎欲堅，以苦堅之，用此堅腎氣，强壯筋骨。主治腰脊酸疼，脚膝作痛，陰下濕癢，小便餘瀝。東垣云：功效如神應。良不爽也。又因其體質，折之内如絲綿，連續不斷，能補肝虛，使筋骨相着。治産後交骨不合，及胎産調理，跌蹼損傷。所謂合筋骨之離，莫如杜仲是也。蓋牛膝主下部血分，杜仲主下部氣分。相須而用。

取厚而潤者佳。刮去粗皮，切片，拌入鹽水，漫火炒斷絲爲度。

鹿角膠

屬純陽，體潤，色黑明亮，氣腥，味爲鹹，性温，能浮能沉，力補腎精，性氣與味俱厚濁，入腎、肝二經。

鹿角膠，鹿乃純陽之物。其頭常向尾，善通督脉，其精華在角，以此煎膠，氣味濃厚，精血有力，莫過於此，非尋常草類所比。故能補精氣，助火衰，興陽道，健腰膝，爲壯腎扶肝捷勝之神物也。蓋阿膠補陰，鹿角膠補陽，功效各奏。

附虎脛骨

虎脛骨，易曰：風從虎，虎嘯則風生。天地呼吸之氣，亦從其去來，其陽剛之利也如此。虎踞而睡，必口含前左脛，故精力獨倍。入藥取脛者，以此義也。脛非膝蓋骨，本草言其頭骨之功與脛同，合養精補血之藥。主治精血衰少，腰腿足膝軟弱無力，不能行動，或筋骨疼痛，難以屈伸。若傷於濕者，筋骨弛長而軟，或腫痛。若過於酒色勞碌，腎肝血熱者，腰疼腿痛，相似虎骨症候，不宜誤用。

虎骨用酥潤之，炭火緩炙，再潤數遍，至脆爲度。

補骨脂

屬陽，體乾而細，色皮黑，肉黄，氣炒香，味辛帶苦，性温，能沉，力温腎，生氣與味俱厚，入腎、脾二經。

補骨脂，氣香透骨，味辛入腎，專温補足少陰經絡。主治陽道痿而精自流，丹田弱而尿不禁，小腹寒而陰囊濕，下元虚而腰膝軟，此皆少陰經虚寒所致。藉此辛温以暖之，則元陽堅固，骨髓充實矣。蓋腎主二便，若五更時大瀉一次者爲腎瀉，以此入四神丸，温補腎經。又取内黄氣香，更能醒脾，則腹瀉自止，脾氣自健。但性味辛温，少年色慾勞損，陰虚内熱者不宜用。

用酒淘，微炒香，研碎入藥。俗名破故紙。

肉蓯蓉

屬陽中有陰，體潤而肥，色黑，氣和味甘鹹，性温，能沉，力補腎，性氣與味俱厚，入腎、肝二經。

肉蓯蓉，味鹹入腎，厚濁補腎。主治精寒無子，陽道不舉，女人絶陰，久不懷孕，緣少陰經火衰，用此峻補腎元子宫，最爲神妙。凡老年血枯便閉，以此滋養其血，大便易通。但相火旺，腸胃滑者忌用。另瑣陽、巴戟天二品，補之功俱同，本經不載，丹溪續補用之。

用酒浸去浮甲净，出鹽味，劈破中心，刷去白膜一重，再用白酒煮爛爲度。

玄參，主潤腎，爲和血抑火之品。

鼀甲，主養腎，爲助血補陰之品。

枸杞，主滋腎，爲補血添精之品。

菟絲，主固腎，爲益氣補脾之品。

牛膝，主益腎，爲活血强筋之品。

杜仲，主堅腎，爲調氣續骨之品。

角膠，主補腎，爲壯精益血之品。

骨脂，主煖腎，爲温經止瀉之品。

蓯蓉，主壯腎，爲扶陽固精之品。

藥品化義卷八

痰藥

橘紅

屬陽中有微陰，體乾，色黄，氣雄微香，味辛帶苦，性温，能升能降，力散結利氣，性氣重而味清，入肺、脾二經。

橘紅，味辛帶苦，辛能横行散結，苦能直行降下，爲利氣要藥。蓋治痰須理氣，氣利痰自愈。故用入肺、脾，主一切痰劑，功居諸痰藥之上。佐竹茹，以療熱呃；助青皮，以導滯氣。同蒼术、厚朴，平胃中之實；合葱白、麻黄，表寒濕之邪。消穀氣，解酒毒，止嘔吐，開胸膈痞塞，能推陳致新，皆辛散苦降之力也。

橘紅，即廣陳皮去白，功用各别，取其力勝故也。

貝母

屬陰中有微陽，體滑膩，色白，氣和，味苦帶微辛，性凉，云微寒，非。能降，力清痰，性氣與味俱厚而清，入心、肺二經。

貝母，味苦能下氣，微辛能散欝，氣味俱清，故用入心肺。主治欝痰、虚痰、熱痰，及痰中帶血，虚勞咳嗽，胸脇逆氣，煩渴熱甚，此導熱下行，痰氣自利也。取其下氣則毒去，散氣則毒解。用療肺痿肺癰，咽痛喉痺，癭瘤痰核，癰疽瘡毒，此開欝散結、血脉流通也。又取其色白，體瓣象肺，性凉能降，善調肺氣。治胃火上炎，衝逼肺金，致痰嗽不止。此清氣滋陰，肺部自寧也。

取川産者佳，去心用。浙産者，解毒亦效。

半夏

屬陽中有微陰，體燥，色白，氣和，味大辛，微苦，性熱而烈，能降，力燥濕痰，性氣與味俱濁，入脾、胃、膽三經。

半夏，非專治痰藥也。味辛能散結，性燥能去濕，脾家所喜。蓋痰者，濕土不運而成。東垣云：大和脾胃氣，治其本也。主療痰厥咳逆，頭痛頭眩，腸鳴，痰瀉，痰瘧，誠快劑也。若嘔家必用半夏，以其性燥，善能去水，水去則嘔止。又能温膽，蓋心驚膽怯，由於痰聚經絡，膽氣不得上升，以此豁痰，膽氣自平。孕婦頭暈嘔吐，名惡咀，由胃氣怯弱，中脘停痰所致，以此化痰滯而健脾，須用黄芩等藥監之。傷寒時氣，大、小柴胡湯中，皆用半夏，善却半表半裹之邪。如邪氣傳裹，裹熱已深者，又勿宜用，恐其性燥，損血耗津，慎之。

禮云：五月半夏生。當夏之半，故名之。入水浸透，内無白星爲度，和入生薑、明礬，煮熟略乾，切片用。

天花粉

屬純陰，體潤肥大，色白，氣和，微苦，性微凉，能降，力清熱痰，性氣薄而味厚，入肺、心二經。

花粉，味苦性凉，純陰之品。專清膈上熱痰，熱痰由肺受火逼，失其降下之令。此善導上焦之火下行，使肺氣清則聲音頓發，胃熱減則消渴即除。唇乾口燥，潤其津液自止；熱癰諸毒，和其血脉必消。療煩滿，祛黄疸，内外同歸，清熱下乳汁，調月水，上下總是行津。但脾氣虚寒者忌之。若汗下亡陽作渴，亦不宜用。

南産肥白者佳。天然有花紋，故名之。黄黑者不堪用。

南星

屬陽中有微陰，體乾燥，色白，氣雄，味大辛，微苦，性熱而急，能升能降，力豁風痰，性氣與味俱濁，通行十二經。

南星，味辛烈，能散復能燥；氣雄猛，能通復能開。故力豁風痰、濕痰，主治暴中風不省。古來論中風者不一，曰濕、曰火、曰痰。總之，濕鬱生火，火盛生痰，痰火相搏，而成風之象。有痰涎壅盛，口眼喎斜，手足癱瘓，半身不遂諸症，以此開痰破結，則風摇火焰之勢，自然而息。若濕痰横行經絡，壅滯而不通，致語言費力，呵欠噴嚏，頭目眩暈，頸項痰核，肩背酸疼，雙臂作痛，兩手軟痺，爲患多端。以此導其痰，則諸症悉愈。但辛燥之藥，不宜多用。體中者佳。最大者，另名鬼芋，不用。和入生薑、白礬、皂莢，煮熟曬乾。

膽星

屬陽中有陰，體乾，色黄，氣和，味微辛而苦，性凉，能升能降，力清驚痰，性氣薄而味濃，入肝、膽二經。

膽星，意不重南星而重膽汁，借星以收取汁用，非如他藥監制也。故必須九製，則純是汁，色染爲黄，味變爲苦，性化爲凉，專入肝膽。經云：肝爲將軍之官。十一臟取决於膽。是以肝膽之氣一發，週身無處不到，假膽以清膽氣，星以豁結氣，大能益肝鎮驚。主治一切中風，風癇驚風，頭風眩暈，老年神呆，小兒發搐，産後怔忡，爲肝膽性氣之風，調和之神劑也。本草言其功如牛黄者，即膽汁之精華耳。

臘月，用牛黄膽汁，以南星末收之，約九遍，入膽内，挂檐，陰乾用。

瓜蔞仁

屬陽中有陰，有土與水。體潤而滑，色肉白，衣青，氣和，味甘，云苦，非。性平，云寒，非。能降，力利熱痰、老痰，性氣薄而味濁，入肺、大腸二經。

瓜蔞仁，體潤能去燥，性滑能利竅。凡薄痰在膈，易消易清，不必用此，若欝痰濁，老痰膠頑痰韌，食痰粘，皆滯於内，不得升降，致成氣逆，胸悶咳嗽，煩渴少津，或有痰聲不得出，藉其滑潤之力，以滌膈間垢膩，則痰消氣降，胸寛嗽寧，渴止津生，無不奏效。其油大能潤肺滑腸，若火邪燥結大便，以此助苦寒之藥，則大腸自潤利矣。

入丸去殼，夾粗紙，敲壓二三次，略去其油。又勿多壓，失其體潤。

白芥子

屬陽，體細而鋭，色白，氣研碎雄，味大辛辣，性温，能降横行，力散結痰，性氣與味俱鋭，入肺經。

芥子味辣，横行甚捷，體細，通利甚鋭，專開結痰。痰屬熱者能解，屬寒者能散。痰在皮裏膜外，非此不達；在四肢兩脇，非此不通。若結胸證，痰涎邪熱，固結胸中，及咳嗽失音，以此同蘇子、枳實、瓜蔞、杏仁、芩、連，爲解熱下痰湯，誠利氣寬胸神劑。

揀净沙土，略炒，性緩；生則力猛，酌用。

蘇子

屬陽，體細而鋭，色黑，氣炒研，微香，味微辛，性温，能降，力利膈痰，性氣與味俱略厚，入肺經。

蘇子，子主降，味辛氣香，主散，降而且散，故專利鬱痰，咳逆則氣升，喘急則肺脹，以此下氣定喘。膈熱則痰壅，痰結則悶痛，以此豁痰散結。經云：膻中爲上氣海。如氣鬱不舒，及風寒客犯肺經，久遏不散，則邪氣與真氣相持，致飲食不進，痰嗽發熱，似弱非弱，以此清氣開鬱，大有神效。

揀净略炒，研用。不宜隔宿。野蘇子不香者，少效。

常山

屬陽中有陰，有土。體乾燥，色淡黄，氣薄而宣，味甘微苦，性酷，云寒，非。能升，力散痰瘧，性氣與味俱薄，入脾經。

常山體根，根主升，氣味俱薄，薄主上行，故獨能宣而主吐，宣可去壅，善開結痰。凡痰滯於經絡，悉能從下湧上，取其味甘色黄，專入脾經，而祛痰瘧。蓋脾虚則生痰，肝虚則發熱，若三日一發者爲三陰瘧，俗名「三瘧」是也。以此同人參，入小柴胡湯，去痰平肝；少用一錢，必不致於吐；即吐爲解散，使風散食消，一二劑自愈。若不速治，因循延久，則風暑與食合爲痰涎，流滯經絡，名爲老瘧。則風暑入陰在臟，宜用血藥，引出陽分，而後以此截瘧。第因常山氣味薄而性升上，上必湧吐，恐爲暴悍，特用酒製，助其味厚。又佐以檳榔爲使，沉降逐痰下行，加知母益陰，貝母清痰，共此四味，爲截瘧神方。世嫌其性暴，不能善用，任瘧至經年累月，則太愚矣。但勿多用，及久用耳。

取細實者佳。忌雞肉、茶茗、葱、醋。初嚼，如木無味。煎嘗，味甘淡，帶微苦，氣味俱薄，亦非劫藥。

竹茹

屬陰，體輕，色淡青白，略去外青。氣和，味苦，性凉，能升能降，力降熱痰，性氣與味俱輕，入膽、胃二經。

竹茹體輕，輕可去實。性凉，凉可去熱。味苦，苦能降下。專清熱痰，爲寧神開鬱佳品。主治胃熱噎膈，胃虚乾嘔，熱呃咳逆，痰熱惡心，酒傷嘔吐，痰涎酸水，驚悸怔忡，心煩躁亂，睡卧不寧，此皆膽胃熱痰之證，悉能奏效。此一味名竹皮湯，療陰陽易。古人已驗之奇方。

竹瀝

屬陽中有陰，體滑，色白，氣和，味甘淡，性凉，云寒，非。能降，力行熱痰，性氣與味俱清，入肺、胃二經。

竹瀝，假火而成，謂之火泉。體滑，滑以利竅，滲灌經絡中，爲搜解熱痰聖藥。令胸中膈上，四肢百脉，反裏膜外，靡不週到。主治中風癱瘓，語言蹇澁，手足麻木，及癲癇驚狂，經年痰火，非此不能成功。必藉辛以佐之，須加薑汁爲功，其力更勝。又因其性凉，長於清火，極能補陰，用療血虚自汗，消渴尿多，及金瘡口噤，胎前産後凡陰虚之病，由於火爍，以此滋之潤之，則血得其養矣。

竹種類甚多，取味淡者爲佳。嘗其笋可辨。北方荆瀝，功用俱同，其力倍勝。

梨汁亦能開痰、潤燥、止嗽。若陰虛火盛，令人五液乾涸，梨漿可以救急，生用凉五火，熟用滋五臟，解酒病彌佳。丹溪治中風，語澀不清，熱傷於絡，及喉痛等症，並風痰已深者，多服，自能開爽。味酸勿用。

薑汁

屬純陽，體滑，色黃，氣雄，味辛辣，性熱而竄，能横行而降，力行痰，性氣與味俱烈，入肺、脾二經。

薑汁味辛，辛可行滯，大能横行，散氣開痰，故竹瀝、荆瀝、梨汁，雖皆滑利之品，然非薑汁佐之，不能行痰。以此監制諸味，豁痰利竅，相須而用，其味濃性竄，只宜他汁十分之一，量加用之。

海石

屬陰，體略重，色灰白，氣和，味鹹，性凉，能沉，力化積痰，性氣輕而味重濁，入肺、胃、大腸三經。

海石，乃沿海間細沙水沫，凝聚日久，結成浮石，火煅爲粉，另名海粉。丹溪云：海粉即海石，味鹹能降火，又能軟堅，故力降熱痰，軟結痰，消頑痰。因其體浮，專主上焦，心肺之分，咽喉之間，消化凝結，化痰丸中必用聖藥也。

礞石，味鹹體重，化堅墜痰，入滚痰丸，治怪病神妙。瓦壟子，味鹹，清女子血塊，逐男子痰癖，甚妙。芫花，辛温逐飲，大戟、甘遂，苦寒瀉水。總治積聚痰飲，三品同入神祐丸用，不入煎劑。

皂莢

屬陽，有金。體輕，色皮黑，肉黄，氣雄竄，味大辛，性熱，能升，力搜頑痰通竅，性氣與味俱烈，入肺、胃、大腸三經。

皂莢，味大辛，主升散，氣雄竄，主利竅，爲搜痰快藥。凡痰在腸胃間，可下而愈。若蓄於胸膈上，則横入脂膜，膠固稠濁，消之不能行，瀉之不能下，以致氣壅喘急，甚則悶脹痛齊作，或神呆昏憒，或時常吐濁，但能坐而不得眠。以此同海石爲丸，每日少用數丸，横散流痰，使漸消化，搜出凝結，大有神功。又用爲稀涎散，治中風不省，急喉痺塞，即刻宣去頑痰，爲急救聖藥。

取小者名猪牙皂，良。微火炙軟，刮去皮、弦、子，用肉，炙爲末。爲散則宣上，爲丸則下行。大者勿用。

甜瓜蒂，主宣，性急上行，爲瓜蒂散，宣吐膈痰宿食。

橘紅，主諸痰，爲利氣化滯之品。
貝母，主虛痰，爲清熱開鬱之品。
半夏，主濕痰，爲燥脾逐寒之品。
花粉，主熱痰，爲止渴生津之品。
南星，主風痰，爲破結通經之品。
膽星，主驚痰，爲益肝凉膽之品。
蔞仁，主老痰，爲潤肺利肺之品。
芥子，主結痰，爲寬胸行脇之品。
蘇子，主鬱痰，爲利膈定喘之品。
常山，主積痰，爲截瘧散邪之品。
竹茹，主熱痰，爲凉膈寧神之品。
竹瀝，主火痰，爲導熱補陰之品。
薑汁，主行痰，爲通絡宣壅之品。
海石，主豁痰，爲軟堅消結之品。
皂莢，主搜痰，爲袪濁稀涎之品。

驗痰法

寒痰清，濕痰白，風痰鹹，外感。熱痰黄，火痰緑，食痰粘，酒痰穢，驚痰結，鬱痰濁，虚痰薄，風痰涎，膽風。老痰膠，頑痰韌，結痰悶。

列驗痰法：庶辨寒熱虚實，舉其大略。總新而輕者，痰色清白稀薄；久而重者，痰色黄濁稠粘，甚至膠韌凝結，咳咯難出，漸成穢氣。變黑帶紅，則爲陰虚火痰，朝凉夜熱。

藥品化義卷九

火藥

龍膽草

屬純陰，有金、水。體乾，色灰帶紫，氣和，味大苦，帶濇，性寒，能沉，力瀉肝火，性氣與味俱厚，入肝、膽、胃三經。

膽草，秋開花，得金令司權，金能制木，且味苦如膽，故專瀉肝膽之火。主治目痛頸癧，兩脇疼痛，驚癇邪氣，小兒疳積。凡屬肝經，熱邪爲患，用之神妙。其氣味厚重而沉下，善清下焦濕熱，若囊癧，便毒下疳，及小便濇滯，男子陽挺腫脹，或光亮出膿，或莖中癢痛，女人陰癃作痛，或發癢生瘡，以此入龍膽瀉肝湯治之，皆苦寒勝熱之力也。亦能除胃熱，止蛔蟲，蓋蛔得苦即安耳。但脾胃虚者少用。

牛蒡子

屬陰中有微陽，體小，肉微潤，色肉白，衣青，氣和，味肉苦，帶微辛，性寒，能升能降，力解熱毒，性氣薄而味厚，入肝、肺二經。

牛蒡，味苦能清火，帶辛能疏風。主治上部風痰，面目浮腫，咽喉不利，諸毒熱壅，馬刀瘰癧，頸項痰核，血熱痘瘡，時行疹子，皮膚癮疹。凡肝經鬱火，肺經風熱，悉宜用此。

略妙，搗碎用。別名鼠黏，又名惡實。

黄連

屬陰，體乾，色黄，氣和，味大苦，性寒而清，能浮能降，力瀉心火，性氣薄而味厚，入心、脾、肝、膽、胃、大腸六經。

黄連，味苦，苦能燥濕而去垢；性寒，寒能勝熱而不滯。善理心脾之火，凡口瘡牙疼，耳鳴目痛，煩躁惡心，中焦鬱熱，嘔吐痞悶，腸澼下痢，小兒疳積，傷寒吐蛔，諸痛瘡瘍，皆不可缺。入香連丸，祛腸中積滯，有厚腸之功。入吴茱丸，除吞吐酸水，有清胃之力。此皆一寒一熱，陰陽相濟，最得制方之妙。若薑製以和其寒，少變其性，引至熱所，不至抵牾，則能止嘔。酒炒引上，以清頭目。猪膽拌炒，瀉肝膽火。單炒黑用，脾虚熱瀉，獨爲妙劑。生用，癰腫解毒，尤其所宜。但胃中停食，及胃虚作嘔，傷寒下早致痞，皆宜禁用。

川產肥大、肉如黄金色者佳。

連翹

屬陰，體輕，色蒼，氣和，味微苦，性凉，能升能降，力清三焦火，性氣與味俱輕清，入心、肺、肝、脾、三焦、膽、胃諸經。

連翹，氣味輕清，體浮性凉，浮可去實，凉可勝熱，總治三焦諸經之火。心肺居上，脾居中州，肝膽居下，一切血結氣聚，無不調達而通暢也。但連翹治血分功多，柴胡治氣分功多，同牛蒡子，善療瘡瘍，解痘毒尤不可缺。

犀角尖

屬陽中有陰，體重，色本黄，尖黑，剉碎則白，氣香，味苦，帶微酸而鹹，性凉，能升能降，力清心膽，性氣與味俱輕清，入心、肺、肝、膽、胃五經。

犀角，氣香屬陽，主走散；性凉，屬陰，主湧泄。妙在陰陽並用，善清虚火上炎，致吐衄妄行，肺胃中蓄血凝滯。又取其味苦酸鹹，恰合心神之性。蓋心惡熱，以苦凉之；心苦緩，以酸收之；心欲軟，以鹹軟之。且清香透心，以此益心神，即能鎮肝氣，一切心經、肝膽之熱，必不可缺。若小兒驚癇疳熱、痘瘡血熱，尤爲聖藥。

犀角用尖，取力之精鋭在尖，以紙包，置懷中良久，水磨則易下，調入力勝。用剉末煎服效淺。

石膏

屬陽中有陰，有金、水。體重，色白，氣和，味淡帶微辛，性凉，云寒，非。能沉能升，力凉傷胃，性氣薄而味濁，入肺、胃、大腸三經。

石膏，色白屬金，故名白虎。體重性凉而主降，能清内蓄之熱；味淡帶辛而主散，能祛肌表之熱。因内外兼施，故專入陽明經，爲退熱驅邪之神劑。一切譫語發狂，發斑疹毒，齒痛，脾熱胃火，皆能奏效。如時氣壯熱頭痛，或身熱有汗不解，及汗後脉洪而渴，或暑月中熱，體痛頭疼，汗多大渴，或瘧久熱極，渴甚咽痛，口乾舌焦，是皆腸胃熱邪内盛，蒸發於肌表，藉此通解而行清肅之氣。若無汗而渴，及小便不利，並腹痛嘔瀉飽悶，皆宜忌之。

取色白者良。青色雜者剔去，略煅，帶生用。多煅，則體膩性軟。醋調封丹爐，甚於脂膏。「膏」字，取義如此。

黄芩

屬陰，體有枯，有實，色黄，氣和，味苦，性寒，能浮能降，力清熱，性氣與味俱厚，入肺、胃、大腸三經。

黄芩，中枯者名枯芩，條細者名條芩。一品宜分兩用：蓋枯芩，體輕，主浮，專瀉肺胃上焦之火，主治胸中逆氣，膈上熱痰，咳嗽喘急，目赤齒痛，吐衄失血，發斑發黄，痘疹瘡毒，以其大能凉膈也。其條芩，體重，主降，專瀉大腸下焦之火，主治大便閉結，小便淋濁，小腹急脹，腸紅痢疾，血熱崩中，胎漏下血，挾熱腹痛，譫語狂言，以其大能清腸也。同枳實、厚朴，能消穀食，因邪熱不殺穀，以此清胃則穀易消。同柴胡退熱，爲柴胡散火之標，以此折火之本。同白术安胎，蓋白术健脾，但胎坐中宫，氣不連行，易生鬱熱，以此清氣，胎動自安。用猪膽汁拌製，入厥陰肝經，以清抑鬱之火，止胎前瘧，寒戰振動，不使墮胎。

山梔

屬陰，體皮輕，子潤，色黄帶赤，氣和，味苦，性寒，能升能降，力清肺胃，性氣輕，味重，入肺、胃、肝、膽、三焦、胞絡六經。

山梔，色赤類火，味苦降下，取其體質輕浮，從至高之分，使三焦火屈曲下行。主治肺熱咳嗽，吐衄妄行，胃火作痛，面赤鼻鼓，目赤耳瘡，嘔噦腹痛，欝熱淋閉，腸紅疝氣，一切欝遏之火，小便泄去。又治虚熱發渴，病後津血已亡，胃腑無潤。同知母，治煩躁。蓋煩屬肺氣，山梔主之；躁屬腎血，知母主之。

取圓小者良。炒去穢氣，帶性用，不宜太過。

知母

屬陰中有微陽，體潤，色淡黄，氣和，味苦略辛，性凉，能升能降，力清火滋陰，性氣與味俱平，入肺、胃、腎三經。

知母，味微苦、略辛，蓋苦能堅腎，辛能潤腎，滋養腎水，獨擅其長。主治腎虚火動，陰火攻衝，虚勞痰嗽，有汗骨蒸，往來勞熱，咽癢心煩。蓋腎水生則虚火降，諸症自愈。取其體潤滋肺，性凉清肺，以療久瘧煩熱，熱病瘥後，産後蓐勞，久嗽無痰，有生津除熱之功。因其色黄，入陽明經，以瀉胃熱。用在白虎湯，治邪熱入胃，胃火燔爍，消渴熱中。又治煩躁不睡，蓋煩屬肺氣，躁屬腎血。以此清胃，即清肺腎之源，則煩躁自止。與黄柏並用，非爲降火，實能助水；與貝母同行，非惟清痰，專爲滋陰。但脾虚便瀉忌之。

取肥大清白者佳。略炒，去外毛用，調細。油黑者，不用。

黄柏

屬陰中有微陽，體皮乾，色黄，氣和，味大苦，性寒，能降，力清腎火，性氣與味俱厚而燥，入腎與膀胱二經。

黄柏，樹高數丈，其皮從上直下，味苦入骨，是以降火，能自頂至踵，淪膚徹髓，無不週到。專瀉腎與膀胱之火。蓋腎屬寒水，水少則漸消，涸竭則變熱。若氣從臍下起者，陰火也。内經曰：腎欲堅，以苦堅之。堅即爲補。丹溪以此一味，名大補丸。用鹽水製，使鹽以入腎，主降陰火，以救腎水。用蜜湯拌炒，取其戀膈而不驟下，治五心煩熱、目痛、口瘡諸症。單炒褐色，治腸紅痔漏，遺精白濁，濕熱黄疸，及膀胱熱，臍腹内痛。凡屬相火，用此迎之，腎自堅固，而無狂蕩之患。因味苦能走骨，能沉下，用酒拌炒，四物湯調服，領入血分。治四肢骨節走痛，足膝酸疼無力，遍身惡瘡，及脚氣攻衝，嘔逆惡心，陰虚血熱，火起於足者。蓋此一味，名潛行散，能瀉陰中之火，亦能安蛔蟲，以苦降之之義也。

取川産肉厚深黄色者佳，去粗皮用。

地骨皮

屬純陰，體輕，色蒼，氣和，味大苦，性寒，能浮能沉，力除有汗骨蒸，性氣薄而味厚，入肺、腎、三焦三經。

地骨皮，皮能散表，外祛無定虚邪；苦能入骨，内除有汗骨蒸。取其體輕，能浮沉上下，上理頭風痛，中去胸脇氣，下利大小腸，通能奏效。入瀉白散，清金調氣，療肺熱有餘咳嗽。同養血藥，强陰解肌，調痘瘡不足。皮焦，以其性大寒，酒煎二兩，治濕熱黄疸，最爲神效。牡丹皮能去血中之熱，地骨皮能去氣中之熱，别宜而用。但虚寒者忌之。

去内骨及土用。〇足指及足底惡瘡，用鮮地骨皮煎湯，薰之竟日，即有黄水出，薰二三日，腫退愈。

滑石

屬陰中有陽，金、水與土。體膩滑而重，色白，氣微香，味淡，性凉，能沉，力和六腑，性氣輕而味厚，入小腸、膀胱、脾、胃四經。

滑石，體滑，主利竅，味淡，主滲熱。能蕩滌六腑，而無尅伐之弊。主治暑氣煩渴，胃中積滯，便濁澀痛，女人乳汁不通，小兒疹毒發渴，皆利竅滲熱之力也。如天令濕淫太過，小便癃閉，入益元散，佐以朱砂，利小腸最捷。要以口作渴，小便不利，兩症並見，爲熱在上焦肺胃氣分，以此利水下行，煩渴自止。若渴而小便自利者，自内津液少也；小便不利而口不渴者，是熱在下焦血分也：均非宜用。且體滑，胎前亦忌之。

取白色細膩者良。刮去浮黄土用。敷痘瘡潰爛，甚妙。

芒硝

屬純陰，有金與水。體潤，色白，氣和，味鹹，云苦、辛，皆非。性大寒，能降，力軟堅瀉熱，性氣輕而味重，入肺、胃、大腸三經。

芒硝，體本水化，禀陰精凝聚，煎汁結如鋒芒，名曰芒硝。味鹹軟堅，故能通燥結；性寒降下，故能去火鑠。主治時行熱狂，六腑邪熱，或上焦膈熱，或下部便堅。經曰：熱淫於内，治以鹹寒。用此爲君劑，以水尅火也。佐以苦辛，與大黄苦辛之品，相須而治。因鹹走血，亦能通經閉，破蓄血，除痰癖，有推陳致新之功。惟痧子忌用，恐鹹寒内凝，不能發出。

若産後胞衣不下，用硝三錢，加牛膝、歸尾各五錢，酒煎臨服，入童便一杯，熱飲立下。

初名朴硝，煎製爲芒硝，再煎提爲玄明粉。仲景只用芒硝，立冬後煎，乃得凝結。計硝十斤，用水十斤，蘿蔔十斤，煎至蔔熟爛爲度。去蔔，傾硝入缸，隔宿去水，即成芒硝。照法再煎兩三次，爲玄明粉。

大黄

屬純陰，有土與水。體潤，色黄，氣雄而香，味大苦帶辛，性大寒，能沉，力瀉實熱，性氣與味俱重濁，入胃與大、小腸、胞絡、膀胱五經。

大黄，苦重能沉，帶辛散結，氣味重濁，直降下行，走而不守，有斬關奪門之力，故號爲將軍。專攻心腹脹滿，腸胃蓄熱，積聚痰實，便結瘀血，女人經閉。蓋熱淫内結，用此開導陽邪，宣通濇滯，奏功獨勝。如積熱結久，大便堅實閉固，難以取下，又藉芒硝味鹹軟堅，兩者相須而用。凡内傷外感，鬱久皆變成燥，燥甚爲熱，熱極爲火，三者屬陽邪，銷鑠腸胃，最烈而速，遂使濁陰不降，清陽不升，諸症蜂起。若用硝、黄，如開門放賊，急須驅逐。宜以生用，則能速通腸胃；製熟以酒，性味俱減，僅能緩以潤腸。勿畏而不用，亦勿輕而誤施，全在對證用藥，貴乎多少合宜，斯爲神手！

川産氣香堅實者佳。

石蓮肉

屬純陰，體乾實，色肉白，殼黑，氣和，味大苦帶濇，性寒，能沉，力清心，性氣輕而味重，入心、胞絡、肺、胃四經。

石蓮肉，生水中，一名藕實。味苦清火，帶濇，斂熱下行，善解憂愁抑鬱，心火上炎，而尅肺金。主治口苦咽乾，五心煩熱，及心虚生熱，痢疾口噤，便濁遺精。上能清養心肺，下能收攝腎水，心腎不交，用爲良劑。若晝則發熱，夜則安静，是熱在氣分，以此同參、芪，爲清心蓮子飲，退熱甚效。

堅硬如石，故名石蓮。去殼，敲碎用。

胡黄連

屬純陰，體乾而輕，色紫，氣和，味大苦，性寒，能沉，力凉血，性氣薄而味厚，入肝、膽、胃三經。

胡連，色紫味苦，獨入血分而清熱。主治血虚骨蒸，五心煩熱，日晡肌熱，臟毒痔瘡，小兒驚癇疳積。丹溪云：蒸蒸發熱，皆積做成，此能凉血益陰，其功獨勝。若夜則發熱，晝則明了，是熱在血分，以此佐芎、歸，爲四物二連湯，除熱神妙。又善解巴豆之毒。

膽草，瀉肝火，爲疏熱利下之品。

牛蒡，清肝火，爲解壅理上之品。
黄連，抑心火，爲清熱厚腸之品。
連翹，凉心火，爲利膈散結之品。
犀角，清心火，爲凉血益肝之品。
石膏，退胃火，爲解肌止渴之品。
黄芩，瀉肺火，爲凉膈清腸之品。
山梔，降肺火，爲清胃除煩之品。
知母，清腎火，爲潤肺滋陰之品。
黄柏，降腎火，爲補陰降火之品。
骨皮，凉腎火，爲清肺退熱之品。
滑石，導六腑，爲利竅滲熱之品。
芒硝，清三焦，爲軟堅潤燥之品。
大黄，瀉大腸，爲去實通滯之品。
石蓮，清氣熱，爲除晝鬱火之品。
胡連，凉血熱，爲退夜骨蒸之品。

藥品化義卷十

燥藥

秦艽

屬陰中有微陽，體微潤，色淡黃，氣香，味苦微辛，性凉，云微温，非。能升能降，力潤燥和血，性氣薄而味厚，入胃、大腸、肝、膽四經。

秦艽，味苦能降，帶辛能潤，又氣香而性凉，故獨專治燥。蓋燥因血熱，漸至血虧。大腸本屬陽明燥金，若血液衰耗，則大便乾結，煎熬肺金，不生腎水，至肺、腎、腸、胃俱燥，諸症蜂起，咽乾口渴，煩悶痞滿，皮膚燥癢，通身攣急，肢節酸痛，及牙疼眼濇，浮腫黄疸，疳積酒毒，腸紅痔漏，皆宜用此，清利臟腑而不推蕩，真良品也。且助天麻，治風熱頭暈；同柴胡，療骨蒸潮熱；合紫苑，潤腸利便；佐牛膝，利血滋陰。俱有神效。

去蘆頭、沙土用。

麻仁

屬陰，體肉潤，色内白，皮蒼，氣和，味甘，性平，能升能降，力潤氣燥，性氣薄而味厚，入肺與大腸二經。

麻仁，味甘能潤腸，體潤能去燥，專利大腸氣結便閉。凡老年血液枯燥，産婦氣血不順，病後元氣未復，或稟弱，不能運行，皆治。大便閉結不通，不宜推蕩，亦不容久閉，以此同紫苑、杏仁，潤其肺氣，滋其大腸，則便自利矣。

絹包，浸沸湯中，少泡之取起，挼去殼，取仁用。或連皮敲碎，入藥亦可。

童便

與陰同類，善通血脉，能降火，委曲下行，滋陰抑陽，清潤三焦。傷寒湯中，用人尿，引薑、附入少陰，而無格拒之患。經曰：必同其氣，可使平也。

蜂蜜

採百花之精，味甘主補，滋養五臓；體滑主利，潤澤三焦。如怯弱，嗽咳不止，精血枯稿，肺焦葉舉，致成肺燥之症，寒熱，均非諸藥鮮效。用老蜜，日服兩許，約月，未有不應者。是燥者，潤之之義也。生用，通利直腸，老年便結，更宜服之。

秦艽，主清燥，爲血熱滋陰之品。

麻仁，主潤燥，爲氣熱利腸之品。

藥品化義卷十一

風藥

麻黄

屬純陽，體輕中空，色緑，氣微腥，味辛微苦，性温，能升能降，力發表，性氣輕而味薄，入肺、大腸、胞絡、膀胱四經。

麻黄，枝條繁細，細主性鋭，形體中空，空通腠理。性味辛温，辛能發散，温可去寒，故發汗解表，莫過於此，屬足太陽膀胱經藥。治傷寒初起，皮毛腠理，寒邪壅遏，榮衛不得宣行，惡寒拘急，身熱躁盛，及頭、腦、巔頂、頸項、脊中、腰背，遍體無不疼痛，開通腠理，爲發表散邪之主藥。但元氣虚弱，及勞力感寒，或表虚者，斷不可用；倘誤用之，自汗不止，筋惕肉瞤，爲亡陽症，難以救治。至若春分前後，玄府易開，如患足太陽經症，彼時寒變爲温病，量爲减用，入六神通解散，通解表裏之邪，則榮衛和暢。若夏至前後，陽氣浮於外，膚腠開泄，人皆氣虚，如患足太陽經症，寒又變熱病，不可太發汗，使真氣先泄，故少用四、五分，入雙解散，微解肌表，大清其裏。此二者，乃劉河間玄機之法，卓越千古。若四時暴感風寒，閉塞肺氣，爲咳嗽聲啞，或鼻塞胸滿，或喘急痰多，用入三拗湯，以發散肺邪，奏功甚捷。若小兒疹子，當解散熱邪，以此同杏仁，發表清肺，大有神效。

羌活

屬陽中有微陰，體輕而虛，色紫，氣香而雄，味辛苦，云甘，非。性微温，能升能降，力發散，性氣重而味輕，入膀胱、小腸、肝、腎四經。

羌活，氣雄味辛，發汗解表，屬足太陽膀胱經藥。自頭至踵，大無不通，小無不入，透利關節，最捷。若多用，主散邪。凡風寒濕氣，惡寒發熱，頭疼體痛，以此發泄腠理，爲撥亂反正之主；若少用，能利竅，凡週身骨節痰痛風熱，及中風癱瘓，手足不遂，以此疏通氣道，爲活血舒經之佐。痘家用之，善能運毒，走表追膿。又消諸毒熱癰，解百節疼痛。獨活氣香而濁，善行血分之邪。羌活氣雄而清，善行氣分之邪。

紫蘇葉

屬純陽，體輕，色紫，氣香，味辛，性温而鋭，能升能降，力發表，性氣與味俱薄，入肺與膀胱、大、小腸四經。

蘇葉，葉屬陽，爲發生之物，辛温能散，氣薄能通，味薄發泄。專解肌發表，療傷風傷寒，及瘧疾初起，外感霍亂，濕熱脚氣，凡屬表症，放邪氣出路之要藥也。丹溪治春分後温熱病，頭疼身熱，脊强目痛，鼻乾口渴，每以此同葛根、白芷，入六神通解散，助其威風，發汗解肌，其病如掃。取其辛香，以治抑欝之氣，停滯胸膈；入心氣飲，開心胸欝熱，神妙。如寒滯腹痛，火滯痢疾，濕滯泄瀉，少佐二三分，從内略爲疏解，最爲妥當。參蘇飲治虚人感冒風寒，方中一補一散，古人良有深意。如不遵其義，減去人參，或服之不應，或邪氣未散，而正氣先虚，須知用藥得法，全在君臣佐使之間。此獨制魚虾、螃蟹之毒，如過傷其味者解之。

取葉，用兩面紫色者佳。梗，另載。

薄荷葉

屬陽，體輕，色緑，氣香而清，味辛，微苦，性凉而鋭，力疏利上部，性氣厚而味輕，入肺、肝二經。

薄荷，味辛能散，性凉而清，通利六陽之會首，祛除諸熱之風邪。取其性鋭而輕清，善行頭面，用治失音，療口齒，清咽喉。同川芎達巔頂，以導壅滯之熱，取其氣香而利竅，善走肌表。用消浮腫，散肌熱，除背痛，引表藥入榮衛，以疏結滯之氣。入藥，每劑止用二、三分；勿太過，令人汗出不止。表虚者慎用。

取蘇産，爲龍腦薄荷，良。

柴胡

屬陰中有微陽，體乾，色皮蒼，内黄帶白，氣和，味微苦，云甘，非。性凉，能升能降，力疏肝散表，性氣與味俱輕，入肝、膽、三焦、胞絡經。

柴胡，性輕清，主升散；味微苦，主疏肝。若多用二、三錢，能祛散肌表，屬足少陽膽經藥，治寒熱往來，療瘧疾，除潮熱；若少用三四分，能升提下陷，佐補中益氣湯，提元氣而左旋，升達參芪，以補中氣。凡三焦膽熱，或偏頭風，或耳内生瘡，或潮熱膽痺，或兩脇刺痛，用柴胡清肝散，以疏肝膽之氣，諸症悉愈。凡肝脾血虚，骨蒸發熱，用逍遥散，以此同白芍，抑肝散火。恐柴胡性凉，製以酒拌，領入血分，以清抑欝之氣，而血虚之熱自退。若真臟虧損，易於外感，復受邪熱，或陰虚勞怯，致身發熱者，以此佐滋陰降火湯，除熱甚效。所謂内熱用黄芩，外熱用柴胡，爲和解要劑。

取莖長而細軟者佳。仲景定湯方有大、小之名，柴胡原無大、小之别。

葛根

屬陽中有陰，體乾，色白，氣和，味甘性涼，鮮寒。能升，力涼胃解肌，性氣與味俱輕，入胃與大腸二經。

葛根，根主上升，甘主散表，若多用二、三錢，能理肌肉之邪，開發腠理而出汗，屬足陽明胃經藥。治傷寒發熱，鼻乾口燥，目痛不眠，瘧疾熱重。蓋麻黄、紫蘇，專能攻表，而葛根獨能解肌耳。因其性味甘涼，能鼓舞胃氣，若少用五、六分，治胃虚熱渴，酒毒嘔吐，胃中鬱火，牙疼口臭。或佐健脾藥，有醒脾之力。且脾主肌肉，又主四肢，如陽氣鬱遏於脾胃之中，狀非表症，飲食如常，但肌表及四肢發熱如火，以此同升麻、柴胡、防風、羌活，升陽散火，清肌退熱。薛立齊常用神劑也。若金瘡，若中風，若痓病，以致口噤者，搗生葛根汁，同竹瀝灌下，即醒。乾者爲末，酒調服亦可。痘瘡難出，以此發之，甚捷。

取肉白如粉者良。

升麻

屬陰中有陽，體輕，色緑，氣和，味苦辛，云甘，非。性平，云寒、云温，皆非。能升，力升解，性氣輕而味重，入脾、胃、大腸三經。

升麻體、根，根主上升，性氣輕浮，善提清氣。少用佐參、芪，升補中氣，柴胡引肝氣，從左而上；升麻引胃氣，從右而上，入補中益氣湯，有鼓舞脾元之妙，使清陽之氣上升，而濁陰之氣下降。其味苦、辛，多用亦有發表解肌之助。又其質空通，善引參、芪，益氣聰明。合柴胡治火欝，五心煩熱。若勞碌傷神，及肺有伏火者，恐升動陽氣，助火生痰，忌之。

取青緑色者佳，黑色者勿用。

白芷

屬陽，體重，色白，氣香，味辛，性温，能升能降，力走肌疏散，性氣與味俱厚，入肺、胃、大腸三經。

白芷，色白氣香，味辛性温，俱屬於陽，屬足陽明胃經藥。升頭面，通九竅，走肌肉，爲疏風要品。用治春分後熱病，助六神通解散，奏功甚捷。療風寒頭痛，頭風侵目，頭風脇滿，頭眩目癢，肺熱鼻塞，胃熱齒痛，皮膚燥癢，皆利竅散邪之力也。因能走肌達表，佐活命飲，治諸癰腫，宣通毒氣。若痘瘡無膿作癢，以此排膿；虚寒不起，以此升發。但香燥耗血，辛散損氣，不宜久用。

白芷合大黄等分，名宣毒散，治一切腫毒，一服即消。○白芷一味爲末，三錢，非水調，治諸骨鯁，神效。

防風

屬陽，體輕微潤，色黄，氣和，味甘微辛，性微温，能升能降，力疏肝，性氣與味俱薄，入肺、脾、肝、膀胱四經。

防風，氣味俱薄，善升浮走表，卑賤之品，隨所引而至，爲風藥之使。若多用，主散，治在表陽分風邪，清頭目滯氣，療脊痛項强，解肌表風熱，以其辛甘發散之力也；若少用，主利竅，治週身骨節疼痛，四肢攣急，經絡欝熱，及中風半身不遂，血脉壅滯，以其透利關節之功也。又取其風能勝濕，如頭重目眩，骨痛腰酸，腿膝發腫，及脾濕泄瀉，濕熱生瘡，一切風濕證，爲風藥中之燥劑也。同白芷，入活命飲，治諸毒熱癰，亦能散邪逐毒。用蜜煮防風，同黄芪，去痘瘡發癢。用酒洗防風，合白芍，又發痘瘡不起，因善疏肝氣之故。

産山東，取粗大堅實、内金井玉欄、潤澤者佳。南産色白者，不堪用。

荆芥

屬陽中有陰，體輕，色青，氣雄，味辛兼苦，性凉，能升能降，力凉血疏風，性氣厚而味輕，入肝經。

荆芥，味辛能疏風，兼苦能凉血。若生用，解散風邪，清利頭目，發散壅滯，療頭風眩暈，目痛、齒痛、咽痛，口瘡頋腫，瘡瘍痛癢，痘瘡不起，皆取疏散之意也；若炒黑用，須炒極黑，存性，治腸紅下血，女經崩漏，産後血暈，取其凉血，及血遇黑則止之義也。因肝喜疏散，以此入血分，善搜肝中結滯之氣。丹溪用治産後，良有深意。

前胡

屬陰中有陽，體乾微潤，色淡黄，氣厚，味苦而辛，云甘，非。性凉，云微寒、微温，皆非。能降，力散熱痰，性氣與味俱厚，入肺、胃二經。

前胡，味苦而辛，苦能下氣，辛能散熱。專主清風熱，理肺氣，瀉熱痰，除喘嗽痞滿，及頭風痛。補心湯中用之，散虚痰；洞然湯中用之，治暴赤眼。皆爲下氣散熱之功也。

獨活

屬陰中有微陽，體輕，色蒼，氣香而濁，味苦微辛，性微温，能沉能浮，力除風濕，性氣與味俱重，入心、肝、腎、膀胱四經。

獨活，氣香而濁，味苦而沉，能宣通氣道，自頂至膝，以散腎經伏風。凡頸項難舒，臀腿疼痛，兩足痿痺，不能動移，非此莫能效也。取其香氣透心，用爲心經引藥。療赤眼痛。因其枝莖遇風不摇，能治風，風則勝濕，專疏濕氣。若腰背酸重，四肢攣痿，肌黄作塊，稱爲良劑。又佐血藥，活血舒筋，殊爲神妙。

蔓荆子

屬陰中有微陽，體乾而細，色青，氣和，味苦，略辛，云甘，非。性凉，能升，力疏風熱，性氣與味俱薄，入肝與膀胱二經。

蔓荆，味苦兼辛，能疏風凉血利竅。凡太陽經頭痛，及頭風腦鳴，目淚目昏，皆血熱風淫所致，以此凉之散之，取其氣薄主升。佐神效黄芪湯，疏去障翳，使目復光，爲肝經勝藥。

威靈仙

屬陰，有木。體乾，色黑，氣和，味微苦，云甘，云辛、鹹，皆非。性凉而急，能升能降，力疏風氣，性氣與味俱輕，通行十二經。

靈仙，體細條繁，性猛急，善走而不守，宣通十二經脉。主治風濕痰，壅滯經絡中，致成痛風，走注骨節疼痛，或腫，或麻木。風勝者患在上，濕勝者患在下。二者離遏之久，化爲血熱，血熱爲本，而痰則爲標矣。以此疏通經絡，則血滯痰阻，無不立豁。若中風，手足不遂，以此佐他藥，宣行氣道。酒拌，治兩臂痛，因其力猛，亦能軟骨。以此同芎、歸、龜甲、血餘，治臨産交骨不開，驗如影響。以此合砂糖酒煎，治骨鯁咽喉，若有神助。取味苦降下，頓除下部脚腫。

細辛

屬陽，體乾，色蒼，氣香，味辛，性温，能升，力開竅，性氣與味俱厚，入肺、心、腎三經。細辛，味辛性温，若寒邪入裏，而在陰經者，以此從内托出。佐九味羌活湯，發散寒邪快捷。因其氣味辛香，故能上升。入芎辛湯，療目痛後羞明畏日，瘾濇難開。合通竅湯，散肺氣而通鼻竅。佐清胃湯，祛胃熱而止牙疼。此熱藥入寒劑，蓋反以佐取之之義也。但辛温助火，多用則氣閉不通，每劑止三四分耳。

取遼産者佳。水凈用。揀去雙葉者，服之害人。

藁本，味辛氣雄，上行巔頂，入太陽膀胱經。治寒邪欝結，頭頂連齒痛。味又帶苦，亦能降下，佐秦艽羌活湯，以療痔瘡。皆辛温散邪開結之力也。

香薷

屬陽，有金與水。體輕，色青，氣香，味辛，性微温，能升能降，力解暑邪，性氣與味俱輕清，入肺、胃二經。

香薷，味辛氣香，辛香主散，體質輕揚，輕可去實。善下氣，解暑散熱。夫暑者，陽氣也。陽邪内侵，謂之伏暑。若暑傷心肺，則引飲口燥，煩悶，咽乾惡心。暑傷脾胃，則腹痛，霍亂吐利。以此消解，使心肺得之，清化之氣行；使脾胃得之，欝熱之火降。香薷飲，須煎冷服。《經》曰：治温以清，冷而行之。火令炎蒸，流金爍石，入井水沉冷服之，取冷而行之之義也。但脾虚人，或有慾事者，及女經適來，又當禁用。取其氣味輕清，此爲清藥，解散熱邪，調中清胃，能除口臭，撥濁回清。此亦通氣藥，膀胱氣化，則小便利，治水腫甚捷。若夏月乘凉飲冷，感陰邪者，恐誤認暑證，切忌之。

生薑

屬陽，體潤，色黄，氣雄，味大辛，性熱，云温，非。能升，力發散，性氣與味俱厚而猛，入肺、脾、胃三經。

生薑，辛竄。單用，善豁痰利竅，止寒嘔，去穢氣，通神明。助葱白頭，大散表邪一切風寒濕之症。合黑棗，味甘，所謂辛甘發散爲陽，治寒熱往來及表虚發熱。佐燈心，通竅，利肺氣，寧咳嗽。入補脾藥，開胃和脾，止泄瀉。取薑皮辛凉，勿大發散，有退虚熱之功。

善制南星、半夏毒。

葱頭

屬陽，體潤，色白，氣臭，味大辛，性温，能升，力發散，性氣與味俱厚而濁，入肺、胃二經。

葱頭去青，止用白頭。辛温通竅，專主發散。凡一切表邪之症，大能發汗逐邪，疏通關節。蓋風、寒、濕之氣，感於皮膚經絡之間，而未深入臟腑之内，宜速去之，開發毛竅，放邪氣出路，則榮衛通暢。但發表之意，用法不同，須知温熱寒凉，皆能通表解散。若外感風寒，邪止在表，加入麻黄、羌活、紫蘇、白芷辛温之劑，專主發散。若内蓄鬱熱，邪遏在表，加入寒凉與辛温並用之劑。一則清腸胃而袪積熱，一則開玄府而逐鬱邪，故有雙解通解之義。若邪在半表半裏，加入柴胡、葛根苦凉之劑，以和解之。如用之無法，留邪於内，則費力不易治矣。

葱頭同黄柏煎湯，洗瘡毒，能去腫毒。〇葱頭入蜜，搗爛殼火丹，甚效。但葱、蜜不可同食。

麻黄，主發汗，爲散寒攻邪之品。

羌活，主散邪，爲行氣疏經之品。

紫蘇，主發表，爲除寒退熱之品。

薄荷，主疏風，爲清陽導滯之品。
柴胡，主解肌，爲清胃止渴之品。
升麻，主升發，爲開提清氣之品。
白芷，主達表，爲走竅宣毒之品。
防風，主表邪，爲散肝行氣之品。
荆芥，主疏氣，爲搜肝凉血之品。
前胡，主清熱，爲開痰下氣之品。
獨活，主除濕，爲行血舒筋之品。
蔓荆，主散氣，爲清肝去障之品。
靈仙，主疏經，爲通氣活血之品。
細辛，主祛邪，爲利竅攻寒之品。
香薷，主清暑，爲除煩導水之品。
生薑，主走表，爲祛邪益脾之品。
葱頭，主通竅，爲徹寒逐邪之品。

藥品化義卷十二

濕藥

蒼术

屬陽中有微陰，體乾，色蒼，氣香而雄，味辛微苦，性温而燥烈，能升能降，力燥濕散邪，性氣與味俱厚，入脾、胃二經。

蒼术，味辛主散，性温而燥，燥可去濕，專入脾胃。主治風寒濕痺，山嵐障氣，皮膚水腫，皆辛烈逐邪之功也。統治三部之濕。若濕在上焦，易生濕痰，以此燥濕行痰；濕在中焦，滯氣作瀉，以此寬中健脾；濕在下部，足膝痿軟，以此同黄柏治痿，能令足膝有力；取其辛散氣雄，用之散邪發汗，極其暢快。合六神散，通解春夏温熱病。佐柴葛解肌湯，表散瘧疾初起。若熱病汗下後，虚熱不解，以此加入白虎湯再解之，一服如神，汗止身凉。繆仲淳用此一味爲末，治脾虚蠱脹，妙絶，稱爲仙木。

取細實、南産者良。如匏大者，不堪用。糯米泔水浸一二日，切片，入米粉或糠拌炒，去内霜。

萆薢

屬陽中有微陰，體乾而實，色白，氣和，味甘帶苦，性凉，能降，力除濕，性氣與味俱薄，入脾、胃二經。

萆薢，性味淡薄，長於滲濕，帶苦亦能降下。主治風寒濕痺，男子白濁，莖中作痛，女人白帶。病由胃中濁氣下流所致，以此入胃驅濕，其症自愈。又治瘡癢惡厲，濕欝肌腠，營衛不得宣行，致筋脉拘攣，手足不便，以此滲去脾濕，能令血脉調和也。

漢防己

屬陰中有陽，體乾而實，色黄，氣和，味苦帶辛，性寒，云温，非。能沉，力理濕，性氣薄而味厚，通行十二經。

防己，味苦主沉，能瀉濕熱；帶辛主散，能消滯氣。善祛熱下行，使腰以下至足血分中濕熱壅滯。主治陽實水腫，小便不利，腿足腫痛，腰膝重墜，脚氣等證。

産漢中，黄實而香者佳。

茵陳微辛，亦能除濕，性味俱輕，從上導下，利水清熱，專治黄疸。

蒼术，主燥濕，爲散邪平胃之品。

萆薢，主滲濕，爲去濁分清之品。

防己，主除濕，爲清熱通滯之品。

濕之爲病，所感不同。外感濕氣，多患頭重目眩，骨節疼痛，腿膝發腫，脚氣腰疼，偏墜疝氣，用蒼术燥濕，以風藥佐之。内傷濕氣，多患腫脹腹滿，嘔噦泄瀉，手足酸軟，四肢倦怠，喘嗽濕痰，用萆薢滲濕，以利水藥佐之。延久則鬱而爲熱，熱傷血，不能養筋，則拘攣疼痛，又當熱治，用防己疏通，以清火藥佐之。

藥品化義卷十三

寒藥

附子

屬純陽，體重而大實，色肉微黄，皮黑，氣雄壯，味辛，性大熱而烈，能浮能沉，力温經散寒，性氣與味俱厚，通行諸經。

附子，味大辛，氣雄壯，性悍烈，善走而不守，流通十二經，無不遇到。主治身不熱，頭不痛，祇一怕寒，四肢厥逆，或心腹冷痛，或吐瀉，或口流冷涎，脉來沉遲，或脉微欲脱。此大寒直中陰經，宜生用以回陽，有起死呼吸之功。如腎虚脾損，腰膝軟弱，滑瀉無度，及真元不足，頭暈，氣喘而短，自汗勿止，炮用以行經絡，入補藥中，少爲引導，有扶元再造之力。如腰重脚腫，小便不利，或肚腹腫脹，或喘急痰盛，已成蟲症，以此入濟生腎氣丸，其功驗妙不能述。此乃氣虚陽分之藥，入陰虚内熱者服之，禍不旋踵。懷孕禁用。

取黑皮、頂全、圓正者佳。一枚重一兩外，力大可用。製用童便浸三日，一日換二次，再用甘草同煮熟。

桂

屬純陽，體乾，肉桂厚，桂枝薄，色紫，氣香竄，味肉桂大辛，桂枝甘辛，性熱，能浮能沉，力走散，性氣與味俱厚，入肝、腎、膀胱三經。

桂止一種，取中半以下，最厚者爲肉桂。氣味俱厚，厚能沉下，專主下焦。因味大辛，辛能散結，善通經逐瘀；其性大熱，熱可去寒，療沉寒陰冷。若寒濕氣滯，腰腿痠疼，入五積散，温經散寒。若腎中無陽，脉脱欲絶，佐地黄丸，温助腎經。若陰濕腹痛，水瀉不止，合五苓散，通利水道。取中半以上，枝幹間最薄者，爲桂枝。味辛、甘，辛能解肌，甘能實表。經曰：辛甘發散爲陽。用治風傷衛氣，自汗發熱，此仲景桂枝湯意也。其氣味俱薄，專行上部肩臂，能領藥至痛處，以除肢節間痰凝血滯，確有神效。但孕婦忌用。

乾薑

屬純陽，體乾而堅，色黄，氣雄竄，味大辛，性熱，能浮能沉，力温中氣，性氣薄而味厚，入肺、脾、腎三經。

乾薑，乾久體質收束，氣則走泄，味則含蓄，比生薑辛熱過之，所以止而不行，專散裏寒。如腹痛身凉，作瀉，完穀不化，配以甘草，取辛甘合化爲陽之義。入五積散，助散標寒，治小腹冷痛。入理中湯，定寒霍亂，止大便溏瀉。助附子，以通經寒，大有回陽之力。君參、术，以温中氣，更有反本之功。生薑主散，乾薑主守，一物大相迴别。孕婦勿用。

炮薑

屬陽中有微陰，體輕，色黑，氣和，味苦辛，性温，能守，力退虚熱，性氣與味俱輕，入肺、脾、肝三經。

炮薑煨黑，味本辛熱，變爲苦温，發散之性已去，所以守而不移，用入肝經血分。蓋肝本温，虚則凉，以此温養肝經，退虚熱。加二、三片助逍遥散，療血虚發熱，有汗，神妙。又能温脾經，治泄瀉，日久陰虚，血陷於下，以此佐補陰藥，領血上行，使血自止。因肝藏血，産後敗血過多，致肝虚發熱驟盛，用二、三分，以温肝臟，表熱自解。此丹溪妙法，非玄機之士，孰能至此？

用老薑，以濕粗紙包裹，煨黑，或炒黑亦可。

小茴香

屬陽，體輕而細，色青，氣香，味辛，性温，能沉，力温散，性氣厚而味薄，入腎、肝、膀胱三經。

茴香，辛香能散邪，性温能去寒，氣厚能沉下，專入腎、膀下部。主治陰囊冷痛，濕氣成疝，腎虚腰痛，不能轉側，血虚腿痛，不能行動。製用鹽、酒炒香，蓋鹽以入腎，酒引陽道，香能通氣，助滋陰藥，温肝腎間元氣，奏效甚捷。

吴茱萸，辛熱，能代附子，温腎經。同肉果、骨脂、五味爲四神丸，治腎瀉。合黄連爲左金丸，治呑吐酸水。

附子，主回陽，爲攻寒補氣之品。

肉桂，主温經，爲通脉行滯之品。

乾薑，主理中，爲復陽散寒之品。

炮薑，主守中，爲扶陰退熱之品。

茴香，主通氣，爲下部醒痛之品。

南湖舊話録

李延昰

卷上

○劉銑坐法論死，長繫北京刑部獄。其弟鈍，賂主者願代繫，俾兄一見母妻，即兼程入京，主者受賂既厚，又憐其意，遂許之。銑歸，紿其家曰受讞者恩，得還鄉里，而弟不幸客死，竟不復至京師。鈍無所怨苦，久之赦歸。銑聞逸去。鈍生二子，皆仕有名。

鈍生二子玉、瑱。瑱，舉人，建寧太守。玉子兗，汀州通判。兗子兆元，舉人，懷慶推官。湧幢小品。

○柳御史惇以行人選監察御史，初服廌譜，妾沙氏戲之云：「今日須辨蟲豸？」御史笑曰：「更當細識蟲沙。」太夫人聞之，以爲嘲謔不嫻家訓，杖御史而遣其妾。後歷官四川左布政，以內艱歸，朝夕哭靈前，撫受杖處悲號。出户外，竟以哀毀卒。

柳惇，字文粹，華亭人。成化丙戌進士。松江府志。

周穆王西征，一軍盡化，君子爲猿、爲鶴，小人爲蟲、爲沙。抱朴子。

按，豸字，孫愐：池爾切，讀如治。爾雅釋蟲曰：有足謂之蟲，無足謂之豸。郭忠恕、周伯琦皆謂俗誤以蟲豸之豸爲獬廌。說文謂：豸獸，長眉，行豸豸然，欲有所伺殺。形則似，不得指爲蟲類。愚謂不必太泥，蟲屬亦有豸豸然，欲有所伺殺者。使與蟲連讀，則讀如治，與獬連讀則如在，庶乎其義可通。今所書廌繡、廌譜，乃單用豸字，殊覺不妥。後見李氏刊誤云：薦字，經史並從廿，不單書廌。則了然可證矣。漢徵識。

○奚郎中昊所得俸金，輒分贍族屬。嘗曰：「凡樹木同本矣，而一枯一瘁，見者必指根荄致澤之不均，况人爲有情之物，乃同屬祖宗後裔，而獨擅贏餘，得無有指者在旁耶？」

奚昊，字時亨，華亭人。舉成化戊子科、己丑聯捷。循例歸省。壬辰，授刑部主事。片言摘伏，人服其能。遷員外郎，勘貴州獄歸，奏對稱旨，進郎中。庚子，復乞歸省，遂就養焉。會瑞獄作，昊受命奔走，勞瘁成疾以卒，年三十六。分省人物考。

○高學正博，改武岡學正。江行風逆，覆溺相繼，嘆曰：「死生固命也。然老母在堂，詎可身試波濤之險？」即停行辭任，終養不復出。

高氏自有宋遷鼎，乃聚族從之，散處吳越。有存善者，始從松江之上海，徙而占籍華亭。存善生珙，珙生平，是曰梅軒處士。梅軒生頤元公博，登成化癸卯賢書，仕爲州學正，祀鄉賢祠。墓志唐文恪撰。

○陸文定出西郊報謁，適其伯兄負蟹至，公下輿屏立道旁，問「將何之」，兄指簏曰：「持此爲父佐酒耳。」公命從者代攜，兄笑曰：「吾布衣也，攜蟹固當。」乃疾走去。及公抵家，贈公方與兄快飲。庖人別進他膳，贈公命徹去，謂文定曰：「此時紫蟹正肥，黄柑初熟，汝兄田家風味，亦自可樂，無煩另着鹽醬。」文定唯唯，相與談説耕釣事。漏下，兄仍踏月去。

陸文定公一日與賓朋宴坐，忽報兄至，急起，延之門外，相對寒燠，不數語輒起去，文定不能留也。送門外，拱立良久，去遠，方敢進坐。客訝曰：「長公嚴重乃爾。」公曰：「固也，憶昔少貧，吾兄荷鋤藝宅旁地，命我及中丞弟昪糞，俟之良久不至。吾二人舉一杓，淋灕狼籍。兄大怒杖之曰：『盡如若輩，何以償租，且書能枵腹讀耶？』此田則久歸吾，吾今欲受兄教如少年時，不可復得矣。」（西山日記。）

○張季牧貧無立錐，而父母未葬，乃誓不婚娶，授徒糊口，積館資二十餘年，足辦工役。臘月下棺，淫雨忽霽，風暖月明，有若初秋。及封槨，而雨復如故，衆皆嗟異。纔歸，空中聞大聲云：「張謙命合餓死，以葬親情切，不使遽作餒鬼。」年至九十餘，且衣食不缺，老終鄉里，鄰人多有聞之者。明晨，親黨争來訊問，季牧謝曰：「雖足脛可無長毛，而心腑實懷餘慟。」言之適足彰其不孝。

張謙，字季牧，上海高昌里人。祖父五世，食餼學宫，終于坎壈。季牧上短下長，形如矐鶴。父授以五經，不許更學時藝。臨死且囑曰：「使汝藝工而不售難以問，天售而不工，易於愧己。貴賤命也，當思我言。」故季牧終老不就場屋，竭力葬親，世稱其孝。（鄉評録。）

三司副使陳洎卒後，附語婢子云：「當爲貴神，坐不葬父母，令作賤鬼，足脛皆生長毛。」（孔氏談苑。）

○倭逼青村鄉，塾師周文德奉母走匿，中途遇倭，倭將刃其母，文德延頸願以身代。倭笑曰：「留老婆子吃飯，何如借健後生馱包！」乃釋母而擄文德去。在倭營三年，無隙可脱。總督胡梅林會勦，始獲歸，其母猶在也。方福者，金山衛哨長也。習知其孝，將以女妻之，文德泣曰：「陶氏，先君所聘，遭亂不屈，哭曰終不爲周氏辱。遂死波濤。今又委禽他姓，陶氏之言謂何！」朔望設位而哭。聞者哀之。

周淵，字文德。嘉靖時人。

○顧硯山，初出繼其叔父上川署正，既而上川舉予從周。上川素多藏，比没，而周安人操籥嚴甚，硯山支持門户，更向他人緩急。開府曹公雅習硯山，行部至縣，密謂令劉曰：「顧署正得階文林郎，以硯山爲所後贈封。今舍人貧甚，爲人後，而僅提空名，蕭條苦塊，殊可念也。」令出趨告硯山，將收其紀綱問狀。硯山避席對曰：「先君子固無餘貲，况某以倫序得爲後，不在橐中有無，顧明公謹秘之，苟傷太安人心。使異日先君子得遇地下，顧此時何以爲顔？」令乃止。開府聞之曰：「顧舍人真賢者，吾用常情待之，悔失言矣。」

先生諱從義，字汝和，松之上海人也。元末，有友實公。四傳而廣南守英，起家明經，拜二千石。子澄。澄子二：東川公定芳，官御醫；次上川公世芳，官署正。其後御醫以伯子崇禮貴，贈光禄少卿，實先生之自出，而署正之得階文林郎者，則以先生爲所後也。墓志陳瀘海撰。

○李元韜，初出繼後，其繼父晚舉五子，凡喪葬、婚娶皆出自元韜。人或謂其過厚，元韜曰：「出繼雖曰倫序世情，即因其産業使繼後，不復生育，必曰所有固吾物也，則今諸孤儉薄，又安得諉之曰非吾事耶？」人服其義。

顧英，天順己卯舉人。

李昭祥，字元韶。嘉靖丁未進士。南京工部郎中，致仕。

李自恒軒公娶東海張公女，生子龍浦公塾、雲浦公序。而雲蒲生公龍浦，乃撫公爲嗣云。雲間志略。

○倭蹂躪海上，高於理踉蹌隨父南坡入城，猝與倭遇。倭欲剸其父項，於理跪泣請代，倭怒，將並殺之。一倭笑曰：「奈何入人城郭，先以孝子血染其刀環？吾日出處人，義不爲此。」使譯者諭之去，里人高其行，更字之曰孝卿。

高承順，字於理，别號旭屋，華亭人。子振聲，亦有至性，人稱爲兩世孝子。明孝友傳。

○高仲彩祖母病劇，高引刀割股肉，作羹療之，病旋愈。里人稱爲孝童。讀書不輟，乃得瘵疾，臨死，親黨咸疑天地不佑善人。高且咳且言曰：「壽夭命也，忠孝性也。」須臾大汗而逝。前一夕，守土地祠者聞空中曰：「明日送高孝童入山陵。」晨特來問訊，則高死矣。

高炅，字仲彩，青浦人。祖母曹氏病危，禱天，割股肉作羹以進。祖母食之，尋愈。官榜其廬曰「孺孝可風」。

○李見汀父爲倭所掠，遍求之，不遇，重趼涕泗，見者哀之。或告以倭，欲得識字者作記室，見汀乃儒衣冠，挾筆墨，自投倭營，緩步長揖曰：「貌若何者吾父也，如在，願縱之，請以身代役。」酋奇之，索其父立遣焉，見汀凡籍所鹵獲，咸得次第。酋喜每有厚贈，且拍其背曰：「作事無大小，能以全副精神赴之者，必富貴中人也。」見汀乘間夜脫，不持一物。提學御史耿公名定向。特表其門曰「至孝感夷」。

李安祥，字元定，號見汀，上海人。以隆慶改元選貢，登萬曆己卯賢書，知滄州。子南春，孫繼佑，代登賢書。雲間志略。

○陳北山素厚藏，橐裝數萬金。死之日，其貲別有所屬。長子詒穀，不能名一錢，有言及者，詒穀擗踴悲號曰：「父死謂何，而先及所蓄有無。」亡何，叔季以貲争訟。郡太守馮公桐江，故嘗爲上海令，廉知其狀，不直叔季，以所争者屬詒穀，詒穀辭曰：「受之，是幸其争也。」卒辭去。

○郁企齋孝廉，青城側室子也。遇其嫡母之兄，歲時伏臘，問遺甚謹。族弟某謂企齋，過情將何以待生母兄弟？企齋曰：「吾父之心，必先嫡而後庶。某從厚嫡母之兄，正以體父意也。」徐文貞聞之，謂客曰：「後生猶有此忠厚入理之言，吾鄉當福澤未艾。」

君姓郁氏，別號企齋。其先封主事公桂，桂生五子，長曰温州守山，季曰青城君岷。青城娶于黄，無子，置貳生君。年十五，補邑諸生。

○張可成，青浦農也。父病故，將鬻身營葬，諸父曰：「孝則孝矣，恐玷族姓。」可成哭對曰：「身以外無一絲一粟，若坐視暴露，不得爲子，豈能顧族？苟權輕重，罪無所逃。」葬之日，天雨忽晴，羣鴉萬計，嗚繞墓旁。里中感歎。聞之官，得蒙旌異。

此予所目覩，可成之族，頗有富者，無一好義助喪，而徒爲體面語，真可惡也。鄉評録。

○學究張伯陽，父早死，家貧，母不能自存。再醮于俞，與俞復生二子。母死，合葬于俞。臨期，風雪大作，伯陽自恨少孤母去，於理不可返葬。然念先人孤墳寂寞，繞墓哭三晝夜，僵餓於道，不數日死。生徒爲權厝其父側，夜半有聲如雷，土合成墳，堅如鐵石。雖鉏鍤了不能入，人呼爲「孝感墳」。

伯陽之先有明經某者，爲長洲教諭，以師道自任。齋厨蕭然，敝袍蔬食，更無長物。余祖嘗言及之。伯陽爲諸生，屢試不售，遂棄去，訓蒙作活，不談時藝。曰：「時藝，吾不售矣。以此教人，能不自愧？」爲人狷潔難近，亦獨行之士也。名應春，上海長人鄉人。桐窗隨筆。

成化間，華亭民某之母再醮，復生子。母死，二子争葬，質之官。官判其詞曰：「生前再醮，殊無戀子之情；死後歸墳，難見先夫之面。」令後子收葬。伯陽得無微歉其母之易去，而且傷其母之難歸。與此，真貧士之不幸也。雪峰遺稿。

○李鶴匯，名尚雅，字伯安，進士震瀛公兄也。少負異材，千言下筆立就。又膂力絶人，能倒拔牛尾，發矢百步之外，無不命中。吴淞總兵朱某，欲與角力，鶴匯申食指繫長繩曰：「軍中有能拽繩，使指屈者，願爲納拜。」朱選健者七人，以次及之，終不能動。朱大駭，服曰：「先生神勇也。」而孝友性成，見吴太僕懷野鶴匯事親説。

薛更生有族叔，無子，雖疏屬而倫序則及之，計其業，固中人百家産也。更生辭之曰：「舍我而繼者，更有其人。吾貧，不能具饘粥，然何忍遽棄其親！」終不受。

君諱正平，字更生，華亭人也。少爲儒，長事俠，老歸釋。死石頭城下，葬于方山之陽，年八十有三。墓志，蒙叟撰。

張瀛海，萬曆時選貢入太學。遭生母喪，或以壓嫡爲辭，便于省試。公泣謝曰：「無論情有未忍，使試而不售，夢寐間何以對所生？即待嫡母尤無顏面。」乃持服如制。

張以誠，字君一，南安守弼元孫也。萬曆辛丑，廷試第一人，授修撰。分考會試，主考福建。遷中允，轉諭德。丁外艱，營葬勞瘁咯血，遂不起，年四十八。所著有酌春堂集。鄉許録。

何叔鴻父病亟，對其母，涕泗覆面，請以死代。母曰：「然則使我生者，將奈何？」叔鴻曰：「尚有兩兄，兒當先其所亟。」遂託故出，久而不歸，鄰人傳有遺履于溪上者，母奔視之，固叔鴻物也。善泅者，得其屍，顔色不變，蠅蚋寂然。

孝童名萬京，字叔鴻，松江俞塘里人。幼穎異，日誦數千言。父有疾，萬京衣不解帶，久之不瘳。告于母曰：「兒將請于天，以身代父。供養二親，有兩兄在。」母切禁之，然亦不慮萬京果代死也。父謂曰：「吾疾不可爲矣，亟求布殮我！」萬京即號哭，出門走家，人咸謂其求布也。會天大雷雨，萬京薄暮不歸，其母忽憶前言，出至溪側，得萬京遺履，乃知其赴水死久矣。其宗人學憲君萬化，爲作傳，惜不載萬京年。或曰：十四五矣。余惟萬京之志近乎愚，萬京之行近乎小過。使居聖門，其爲高柴之流無疑矣。或疑萬京死未幾，其父亦死，何請代而不得耶？夫以周公之聖，史稱其齋祓爲質，請代武王。武王瘳後而崩，是周公亦終不得代武王也，何疑于萬京？蓋萬京之所能爲者，人也；萬京之所不能爲者，天也。余哀其志，爲作何孝童詩，將以愧世之不顧父母者焉。陶菴集。

徐仲光孝童記云：童子姓孔，曲阜至聖裔。年十歲，母病，醫謂不可起。童子日夜涕泣，私祝泰山神，願殞身以贖母壽。既而病愈，童子告家人曰：「嘗許禮泰山，必身往酬。」母許之，山之絶頂，舊有捨身巖，高不可測。童子臨崖，奮身自擲，從者無由持救。是日，泰安州守適過山麓，見片雲若有人影摇颺，欻然墜地，乃一童子也。詢之，自言氏籍及報母酬愿之意，不知何緣扶擁。至是，守給賞送歸，時發已初夏也。夫同一孝也，一死而一生，天豈有意其間乎？世之人行小善，而欲責報于彼蒼者，是市道也，安足以語此？延昰識。

陳守貞，年七十五，孑身事母。有田數弓，旱潦惟種棉花，所收常倍，手自紡績，精絶一時，遠近稱爲孝子布。母所嗜好，味必先具。其終身匕箸，多著糟糠。

陳守貞，任華亭十五保，萬曆時人。

徐聖期與武静各母。武静羈維揚，母病亟，飛艇相報，歸期非旦夕可致。母呼聖期曰：「汝父素無長物，此吾奩産及三十年經營針綫所餘，計存六篋。善保之，亦不失爲富家翁。俟其歸，可以半與之。」言訖而終。聖期哭畢，即集内外百餘人，親加封識，鐍之密室。武静抵家，悉以見與，不涉纖毫。

聖期名鳳彩，孝廉闇公弟，侍郎公之曾孫也。

郁鳳谷，名伯純，萬曆己卯舉人，温州守山孫也。娶富氏，當公未第而没。公不再娶，養外母終其身，人稱其義。

俞嘉言，故方正學高弟也。正學被難，有幼子航海來投，嘉言收匿舍中，教習松音。音稍變，又挾之他往者歲餘，歸而使更姓余，託名寓中收養，以女妻之。方禍熾時，嘉言聞犬吠聲，即披衣起。或中夜危坐，時恐不測。萬曆己酉，提學御史楊廷筠廉得其事，得復原姓，建正學祠，而以嘉言配食。

俞允，字嘉言，華亭人，更名永。洪武癸丑，魁應天。明年，成進士，累官禮部主事。謫判長沙，致政歸。松江府志。

張一，何孤岩奴也。好誦感應篇，孤岩爲張瑄幕客。瑄既以富著天下，而世舉善籌算者，無不談孤岩。張一每爲主人憂，嘗嘆曰：「鴆酒止渴，解者幾人。」一旦棄妻子並所餘者數千金，去而爲僧。孤岩悟其意，亦苦辭瑄。及瑄敗，其徒嘗佩金虎符者，鮮不流離禁錮，惟孤岩獨免。晨持佛號，輒稱一名，殿諸其後。久之，孤岩死，一歸鄉里，廬其墓旁，日夕展拜，風雨莫避。至永樂初，始化去。

衛青，字明德，華亭人。狀貌雄偉，勇而善謀。洪武末，以總旗授薊州衛百户，累陞山東都指揮僉事，備倭海上。永樂中，蒲臺妖婦唐賽兒稱佛母，誘愚民爲亂，攻安邱甚急。青率千騎，兼行至城下，擊殺二千餘人，生擒倍之。及安遠侯柳升至，怒其不待己，青不爲屈。事聞，上切責升，降敕褒美青曰：「進不求名，退不避罪，惟民是保。雖古名將，何以加焉？」陞都指揮使。正統初，進右軍都督府僉事，仍備倭。六月，以旱蝗出禱，得病而卒。葬濟南歷城。青幼時，嘗牧羊馬嗜寺前。有道士見而奇之，撫其頂曰：「兒他日腰金衣紫。」聞者皆笑。至是果然。及卒，登萊人爲立廟海上祀之。有子十一人，長頤，襲濟南衛指揮使，早卒，無子。次潁，嗣以功封宣城伯。餘分處濟南、登萊。留華亭者行第九，曰顯云。（松江府志。）

永樂中，山東民婦唐賽兒，夫死，唐祭墓回，經山麓，見石罅露一石匣，發之，書劍存焉。因削髮爲尼，施教于里，求衣食財物，能隨所需。官捕之急，唐遂稱兵反，官軍不能支。其後捕獲，臨刑，刃不能入，復下之獄，三木被體，竟遁去，不知所終。

衛潁，字源正。豐頤廣顙，語音如鐘。代兄頤爲指揮使，選督山東漕運，領京營操，以勇敢聞。正統己巳之變，從山東入勤王。由署都指揮僉事，進都督僉事，屢破也先兵，陞都督同知，充總兵官，出守宣府，還督京營兵。英宗復辟，陞左都督。十一月，録功，封奉天翊衛宣力武臣柱國宣城伯，食禄一千一百石。賜鐵券，子孫世襲。充總兵官，掛平羌將軍印，守甘肅。時羌謀入寇，十二戰大破之，救毛忠于涼州，全師歸。甲申，番族把沙作亂。潁率兵深入，斬獲甚衆。憲宗即位，召還。丙戌録功，加禄米一百石。丁亥，掛征虜前將軍印，鎮遼東。屢立戰功，以疾乞歸，命守備鳳陽，改南京守備。連上疏請老，詔還北京，俾全禄以伯歸第。家在松江，都督公葬歷城。每遇二邦人，存問故舊，極其款曲，曰：「吾老矣。水木本源之意，吾後人安知？」忠勇之性，老而彌篤。一日，邊報急，廷議出師，而將臣有稱疾者，潁喟然謂坐客曰：「上寬恩至矣！客問：『即真病，奈何？』」公瞋目語曰：「行而死于途可也。」聞者壯之。弘治十一年卒，年八十八，追封宣城侯，謚曰壯勇。

宣城世封凡十餘傳。崇禎中，嗣封者名時春。甲申之變，闔門殉節，以壯勇之後，俱家于順天，故不具載。

俞拱辰能書，得其父傳，爲中書舍人。正統中，從征，失上所在，衆皆潰，而南公曰：「御幄在道，將以平外，難安國家。今主上倉猝，未知存亡。即舍而歸，將何面目對！」僮僕責其使，令盡力，乃自刎死，流血滿襟袖，而目如含怒，右手持刀，植立不仆。追者見之大驚，皆羅拜而去。

俞珙，字拱辰，翰林院秀才，授中書舍人。死于土木，廕一子。松江府志。

珙父宗大，禮部郎中，能書。

〇張元澄，字静夫，華亭人。弘治甲子，舉于鄉，補南昌倅。宸濠反，驅各官皆拜，静夫植立不爲動。宸濠怒，命置之獄曰：「汝將爲方孝孺耶？俟即位後，細臠之，以成其名。」静夫聞之，不爲動。王守仁復南昌，出之獄，謂人曰：「鐵漢子也。」疏于朝，得加三級。丁内艱，歸家，以田宅悉散三族，曰：「設叛者事成，吾死則豈無株蔓之禍？幸而獲免，何忍獨享！」山空日長，煮糜苟給。

静夫既登賢科，以能書薦，詔修孝廟實録，入中書。劉瑾愛其楷書，索之不應，出補南昌倅。静夫草書亦法懷素，與張東海齊名，高麗國尤重其筆墨。郡人覓之往售，每得厚利。有張玄之者，九喪未葬，老屋傾頽，有覆壓之患，朝夕躊躕，無可告訴。乃一日詭云：亡靈託夢，須藉静夫手書心經七卷、彌陀經七卷，即可早脱地獄。公慨然許之，或曰：此人語謬，直欲得君書，以延旦夕耳。公正色曰：「人既言及祖宗，吾何逆料真僞？」早起，齋沐書之。其人得之，附海舶至高麗，果遂所欲，諸事俱辦。公忽夢數人來謝云：「藉公，皆得入土，當思圖報。」及公倅南昌，宸濠謀逆，公不肯呼崇，宸濠喝衆捶之，公如有所見，即前所夢者數人，左右遮護，竟得無恙。公晚年，每舉以告人。凡情則本無而理則實有者，不可多著私意。鄉評録。

楊給事翼少，爲嚴嵩所中，受杖下詔獄，幾死。會星變占者委咎臣下，請行刑以應天意，遂亦列名，押赴西市。僮僕數人聚哭，皆絶而復甦。翼少目之曰：「死楊翼少者，權奸也，若果藉應天心，措國家于磐石，只比科道受一苦差，亦臣子分也。何悲之甚！」引頸就刑，目光如炬，見者無不流涕。

楊允繩，字翼少，華亭人。嘉靖甲辰進士。以行人擢兵科給事中，疏論閣部大臣，受饋遺不貲，蓋指嚴嵩也。以庚申十月朔，死西市。後三年，而嚴氏誅，穆廟登極，贈光禄寺少卿，諭祭，廕一子。松江府志。

夏文愍論辟，客鳥獸散，無敢名夏公者。時顧光禄獨雪涕，爲經紀其喪，或謂曰：「分宜恐不能以古人相期。」光禄嘆曰：「吾受夏公知遇，又何忍以今人自處。人生天地間，苟義之所在，何得因勢位摇奪？」

顧從禮，字汝由，上海人。用夏文愍薦，授中舍兼翰籍，改直制敕。累進光禄寺少卿，加四品服。

王子嘉未遇時，讀書普照寺。一蒼頭日事負販，以供朝夕，寒夜相對，乃慰之曰：「使我富貴，爾何愁不醉飽。」蒼頭曰：「僕之事主，分無所辭。如較量窮通，則事主之念必不堅。彼之醉飽，應早辨去就矣。」子嘉嘆息不已。及王貴，蒼頭請去爲僧。有所賞給，一無所受。

王會，字子嘉。世居華亭之七寶里。嘉靖甲辰進士，歷官按察司副使，治兵瓊州。雲間志略。

劉鋆少喪偶，至老不娶，人詰之。鋆曰：「琴瑟素諧，垂死語痛，使又謀及衾枕，則與當時訣別之語，各不相涉，死而有知，能不致怨？五倫以理立，極而固之者情也，若背初言，夫婦之情既失，推之君臣父子，亦難得力。」人題其門曰「義夫」。

楊應秋兄弟四人，粗解文墨。永樂中，靖難兵起，始祖震以燕山衛百户，陞調福州中衛後所副千户。萬曆間，兄得春襲職，應秋爲舍人，嘆曰：「吾名應秋，秋應商而秉義。靖難非義也，祖宗不得已而隨征，子孫爲世臣，代食其禄，義有所未安。」去而煮糖自給，終身不娶，人呼爲「隔世夷齊」。

舍人，每名支米八斗。

喬伯圭膂力絶人，嘗馳馬過一碑坊，以兩手攀坊楹，用雙股夾馬，懸二尺許。見者驚絶，每覩風塵起，輒向北嘆曰：「天下男子獨喬伯圭，奈何不使向刀劍聲中作活！」

喬伯圭，名一琦，方伯純所子。生有異質，膂力絶人。十一，補邑諸生。尋入太學，再試不售。習孫吴言，中萬曆癸卯武舉。委練孟河兵，劇盜聞伯圭名，曰：「此上海喬公子也。」相與伏匿。用薦欽授遼東廣寧衛守備，經略熊公見之，曰：「誰謂南人無將材？」進游擊，扼守鎮江。天啟時，三路出師，並朝鮮兵將之，力戰死。朝鮮國王特上疏明其功，詔贈伯圭都督僉事，襲陞四級，廕子本衛世襲百户。鄉評録。

富文，上海人。少隨其父賈于遼之寧前所。年十七，乘醉入教場，有内丁某，騎赤騮馬，持棗木棍縱而馳，文直前咤叱，人馬辟易，衆謀欲殺之。文乃潛避滴水崖，連結勇士二十餘人，名爲拜香兄弟。當游擊喬一琦赴任，文以同鄉率衆私謁之，一琦見之大喜，解狐裘贈之。青石山之役，圍者數萬，喬將軍已受創，文曰：「吾不能三貫其陣者，非勇也。」挾二十騎同行，驟馬而前，喬從高處望之，如風起水湧，當者披靡。回營，袍袖盡赤，同行者失其二，往復者再，第見旗靡轍亂，最後一大龍旗將折又起，則文用力時也。同行者又失其一，將軍撫之曰：「君神勇也，非吾所及。」須臾圍者益衆，高麗軍皆哭，文與十七人，急割生羊肉啖之，拜辭喬曰：「吾輩素不繫尺籍，此來欲爲將軍計耳。」喬解其意曰：「徒死無益，苟出而留其身，必有識諸君者。」文與同來者從小路抄出，竟脱于難。夜行晝伏，得達内地，存者四人。文乃出家爲道士，老于終南山。崇禎二年五月化去，虎豹皆鳴，遠近震異，三日而息。

王員外鍾彦，甲申三月，賊逼京師，公守彰義門，燈燎守將開門納賊，被執不屈，賊唾駡曰：「主事何官？」公曰：「事無大小，既主其事，事敗焉，忍逃死？」賊嘆曰：「明朝臣僚，敗事者如麻，爾何能獨主？」公抗辨愈厲。已而賊渠劉宗敏縱馬至，竟叱害之。

王鍾彦，字粲伯，副使明時孫也。天啟丁卯，舉于鄉，猶講授自給。性至孝，乞署學職，得長洲教諭。入爲國子監博士，遷工部主事，轉員外郎。盡節之日，囊無一錢。其友殮而殯之。又八年，始克葬。松江府志。

張華亭肯堂，在閩，與擅政者議不合，遂僧服入普陀山隱焉。及舟山不守，公北面叩首，將就縊。僕報，門人蘇兆久已縊齋廡，乃復出，取杯酒奠之，曰：「蘇君待我！」轉至雪交亭，諸妾周氏、方氏、畢氏及媳沈氏、女茂漪，爭先懸梁間。公顧而大笑，繼之以泣，謂僕曰：「汝輩雖不幸見此，然一門就義，彼此眼目，亦自灑然。」乃就縊亭之中，梁婢僕同死者二十有七人。

張肯堂，字載寧，號鯢淵，華亭人。天啟乙丑進士，知餘干縣，以憂去。崇禎二年，補濬縣。選爲御史，巡按福建。歷官兵部尚書、東閣大學士。死于舟山。謝應元者，故中軍也，泣求公屍。時死者山積，獨公顏色如生，豎髮製眥，見者輒驚仆地。應元旋識其屍，乃並從死者葬之。應元崎嶇窮厄，終于僧以死。鄉評録。

朱吏部己卯告假歸，人問「近來讀何書」，答曰：「忠孝字未熟，丹鉛何暇！」乙酉，託跡舟山。數年，爲主者入山，按籍收諸搢紳。公至，乃踞地坐，主者曰：「今日改裝，必無多求。」公曰：「吾與蛟龍雜居，蓋欲稍具梳□，使負初心，則航海覺爲多事。承命祇一死字，餘者無煩唇舌。」至勸諭百端，公遂不應。互相嘆曰：「此真忠臣也。」殺之，而歸其喪。

朱永佑，字聞玄。詩四房甲子六名，甲戌成進士。授刑部主事，改吏部文選司主事。己卯給假。

○徐孝廉孚遠、夏考功允彝、陳黄門子龍，各言其志。孝廉慨然流涕曰：「百折不回，死而後已。」考功曰：「吾僅安於無用，守其不奪。」黄門曰：「吾無闇公之才，而志則過於彝、仲，顧成敗則不計也。」終各如其言。

○周勒卣亡後，有子不能自存，道逢徐闇公。闇公下輿道，故乃曰：「若云吾當爲卿作論，少涉輕薄。人言巨源在，汝不孤矣。我更難爲懷。」相與抵家，信宿，臨行，送米二十斛、縑十匹，垂涕而别。

梁任昉子東里、西華、南容、北叟，並無學術。西華冬月着葛帔練裙，道逢劉孝標，泫然矜之曰：「我當爲卿作論。」乃著廣絶交論，譏其舊友。劉溉見其論，抵几於地，終身恨之。嵇康臨誅，謂子紹曰：「巨源在，汝不孤矣。」

○李舍人當松江失守時，一百户某挽之曰：「聞君讀爛四書，今日將安之？」舍人笑曰：「臣子盡忠，古人常事，我將下城，與家一訣，稍盡其私，然後死耳。」百户曰：「君能如此，吾先斷頭以待。」即拔刀自刎死。舍人憑屍而哭，倉卒抵家，少妾挽衣涕泗，衆争勸之逃。舍人曰：「若一日苟活，夢寐中，何以對此老兵？」引繩自縊，氣未絶，而追者至，遂遇害。

舍人名待問，字存我，上海人。崇禎癸未進士，授中書舍人。書法秀勁。

何嶅人告史相公曰：「揚州雖無險可據，然李庭芝之輩，亦嘗以孤忠留名姓于天地間。今時事不測，某請募東義勁勇，别成一旅，備公指揮。」史欣然從之。方渡江而南，維揚告急，嶅人嘆曰：「悔不及矣！」仍還揚州，謁史曰：「某不能與公同生，猶能與公同死。」城破，慷慨自盡。

何厚，字嶅人，改名剛，上海人。庚午舉人。

○章次弓，癸未除夕，夢投帖城隍神，而簡字中失寫日字，神辭不見。公醒而嘆曰：「本朝以日月爲『明』，或者此其識乎？」及松江將受兵，公分守南門。每早，向南禪寺大笑，陳黄門竊問之，答曰：「人間固不知有止水乎？」及城破，即縊，寺寮顔色如生，笑猶自若。

次弓，名簡，華亭人。以天啟甲子鄉薦，授羅源縣知縣。時章氏昆季皆有時名，而次弓尤儉約自好，不矜才藻。

○乙酉八月，黄蜚斂兵營于春申浦，盡毁諸石梁。一丐者素宿減水橋，邊兵夫力驅之，丐者且行且駡，走數十里，抵蜚營，大聲曰：「黄蠻敵兵已越江淮，豈懼爲橋梁所限？且汝號三萬人，豈無千數，能抛磚弄瓦者，見敵如寒鼈縮頭，作如此伎倆！向人有何面目？」衆人縛之急，丐者笑曰：「我猶能駡人喪命，汝曹更不能求人乞命也。」引領受戮，面色如生。明日，游擊趙從龍特命埋之。

○夏存古十餘歲，陳卧子適至，父使存古出拜，案頭有世説，卧子閲之，問存古曰：「諸葛靚逃於厠中，終不見晋世祖，而嵇紹竟死蕩陰之役，何以忠孝殊途？」存古拱手對曰：「此時當計出處，苟憶顧日影而彈琴，自當與諸葛爲侣。」卧子嘆曰：「君言，先得吾心者！」

吴亡，靚入洛，以父誕爲太祖所殺，誓不見世祖。世祖叔母，瑯琊王妃，靚之姊也。世祖後因靚在姊間，往就見焉，靚逃于厠中，於是以至孝發名。嵇康爲吕安事見殺，臨刑，顧視日影，索琴彈之，曰：「廣陵散於今絶矣！」嵇紹，康子。紹從惠帝力戰，死於蕩陰。

夏存古，名完淳。崇禎丁丑進士，夏允彝之子。幼聰敏絶倫，補郡諸生。丁亥五月，因吴勝兆之亂，波及諸名士，被收遇害。

○楊廉夫嘗共賦白燕詩，有得警句者云：「珠簾十二中間捲，玉剪一雙高下飛。」衆皆稱譽，袁景文殊不謂然，别賦一律呈楊，楊擊節不已，手書數紙，盡散座客，世遂呼曰「袁白燕」。

袁凱，字景文。其先蜀人，占籍華亭。洪武三年庚戌科進士，官御史。松江府志。

嘗聞故老云：會稽楊維楨廉夫以詩豪東南，賦白燕，其警句云：「珠簾十二中間捲，玉剪一雙高下飛。」時海叟在坐，意若不滿，别賦一首云：「故國飄零事已非，舊時王謝見應稀。月明漢水初無影，雪滿梁園尚未歸。柳絮池塘香入夢，梨花庭院冷侵衣。趙家姊妹多相忌，莫向昭陽殿裏飛。」楊擊節嘆賞，遂廢已作，手書數紙，散坐客，一時人稱爲「袁白燕」。姜南明叔云：「珠簾」句乃常熟時大本之作，其全篇云：「春社年年帶雪歸，海棠庭院月争輝。珠簾十二中間捲，玉剪一雙高下飛。天下公侯誇紫頷，國中儔侶尚烏衣。江湖多少閑鷗鷺，宜與同盟伴釣磯。」但結句不如「故國飄零事已非」爲勝。陸儼山集。

沈翰林少習書，有儒者嘲之曰：「汝不從八股入，始終一書傭耳，何預文墨事？」及受知長陵，官至學士。在京邸時，每家郵中，必問儒者安否，公因作詩寄之：「兄弟聲名達九重，寄書原是舊書傭。人間無限升沉事，借問渠儂不是儂。」以後儒者得翰林手書即裝裱，常得高價，饘粥始濟。一日偶以告僧，僧曰：「逢人不得錯舉。」

沈度，字民則，華亭人，苦節先生易之子也。易性至孝，以易學授徒于家。嘗輯五倫詩，著孝經旁訓。度少力學，善隸、篆、真、行書。以薦授翰林典籍，累官至學士，卒。度子藻，亦善書，以廕爲中書舍人，至禮部員外。孝宗尤好度書，訪其後得四世孫士隆，即授中書舍人，直内閣。正德初，預修國史，以微眚去官，卒。松江府志。

錢鶴灘會試前數日，李西涯謂曰：「有論題可煩涉筆。」鶴灘須臾呈稿，西涯大稱賞。及試二場，乃即前題也。既出，西涯曰：「兄才高，然文預成，亦覺省力。」鶴灘對曰：「然入場已忘之。」西涯頗不懌，便索其所作，别出機杼，詞義較勝。西涯私謂人曰：「錢與謙惜不發解耳。」人未喻其意，後鶴灘登會狀，始知西涯欲以三元期許。

錢福，字與謙，號鶴灘，華亭人。成化丙午，舉南畿試，卒業國學。以弘治庚戌禮部第一，廷試三千餘言，辭理明順，若宿構者。然彌封官以無稿難之，衆謂科場必欲其稿者，防代作也。今殿陛間，十目所視，何嫌之避？劉文穆公請于上，復試第一，授翰林院修撰。癸丑，同考會試，以疾乞歸，卒年四十有四。鄉評録。

公爲諸生時，自恃天才，不復討究經義。府中録科首題「非帷裳」二句，次題「征商自此賤丈夫始矣」，公茫然不得其解，謬以改造法服罪在不赦立論，而指「征商」爲伐殷，「賤丈夫」爲指紂。「非帷裳」破題曰：「服之不衷，身之災也。」既出，以其稿示同試者，皆拊掌大笑曰：「誤矣！」公懼乃翁之見責也，即於歸途，别搆二藝以呈之。覽竟，喜曰：「風檐得此，領案可望。」及案發，弗録，乃翁本孝廉持其文詣府，揶揄之，府公怒檢前卷擲，乃翁墮其幘，公聞之，亟取婦簪珥，充行資遁去，遊于毘陵鐵甕間。會府公遣役齋揭薦遺才一名，公竟尾其人至句曲。將進，遞公于酒肆中，延款之。其人貪杯，竟大醉，公啓其牒，改爲二名，填己名于下，學臺竟取公而置彼。是歲，遂登賢書。

公嘗薦一蒙師於富室，富室起樓，求蒙師目之，蒙師顔以「聽月」，其家未以爲安。設酒，延公至樓上，見所題額，即稱新奇。其家具、紙筆索題，信手書一律云：「聽月樓高接太清，倚樓人聽最分明。碾空啞啞冰輪響，搗藥玎璫玉杵鳴。機織廣寒聲歷歷，斧侵丹桂韻丁丁。更加一派天風起，吹落嫦娥笑語聲。」此詩至今人傳誦之。二則酉陽舌瑣。

○袁長史好用難字，有人戲鐫一小印贈之，曰「倉頡別子」。

袁福徵，字履善，華亭人。嘉靖甲辰進士。授刑部主事。李于鱗、王元美、宗子相輩高自標榜，目爲七子，然皆諸曹郎也。目空海内，而多與履善交，時人稱爲「小詞林」。以救王職方，謫知沔陽，補鞏昌佐，遷唐府長史。以發僞疏，忤中貴，復羅織下獄。事白，獲歸，遂縱情棋酒。釋褐六十年，殘書萬卷之外，室無長物。孫思明，登萬曆丁未進士，官南部郎。亦負清節。鄉評録。

袁履善詩，後進效之。蘇州目爲「松江派」。明世説新語。

○雲間治經者，半屬詩、禮、春秋，於大易專家者少。浙西人來爲塾師，嘗曰：「五茸佳處，可惜義易緣淺。」莊執卿遊崑山，獲歸震川諸作，盡得精髓，笑謂諸塾師曰：「易有交易、變易之義，恐非姚江尺寸水所能限。」遂舉隆慶元年順天鄉試第一。

莊允中，字執卿，華亭學。北監第一名，以子元禎貴，贈刑部主事。松江府志。

公發後，戲作詩云：「五茸佳處水雲東，盡在陰陽兩字中。未畫以前能下句，免教學究盡成翁。」公以易授方衆甫，其學遂廣。

徐孟孺少以孝聞，嘗問陳仲醇曰：「讀書將何爲？」陳答曰：「顯親揚名。」孟孺曰：「弟願安親避名。」陳曰：「避名，吾所解；安親之義，云何？」孟孺曰：「如弟體羸，老母惟恐讀書致疾，則知母所在，口不敢露咿唔。」陳謝曰：「吾事親二十年，於此處習氣未除，愧兄多矣。」及其母卒，孟孺廬墓三年，自焚文引，誓不應試。泣曰：「倖博三公，而親無一日之養，雖貴何爲？」有司特旌其閭。

○孟孺在王辰玉座，辰玉曰：「有一事擾君觴政，奈何？」孟孺問故，辰玉以館閣數十函候其尊公者，即欲遣答。孟孺取原啓視之，左手呼盧，右手屬草，不移時而辦。太原公密使人覘之，知其敏捷，乃曰：「古人五官並舉，良非虚語。」

孟孺名益孫，别號與偕，長孺其初字也。華亭人。

○唐仲言候錢牧齋，牧齋留校杜詩，時出新義，莫不解頤。如解「溝壑疏放」句云：「出於向秀賦『嵇志遠而疏，吕心曠而放』。」皆前人所未及。年三十餘，遊南都，留連院中。所作詩句，極爲一時知名所稱譽。

華亭唐汝詢，五歲而瞽，然聞人誦，則輒能記，又能解，又能以所記所解者，出爲詩文，不下數萬言。至字音，如東冬、青清之屬，皆能析其義。及問，以字形不識如故也。焚餘稿。

莫廷韓云：讀書須凝神定思，勿以俗事關其肺腑，則所得一行半字，皆爲吾益。不然，縱盡日端然危坐，隨得隨失，譬若盲道人聽，禪僧作棒喝語，全不相關，何由入道。昔人言晚而好學，如秉燭之光，雖未能揚日于中天。其視終日坐暗室之中，不見光景者，則大異矣。故讀書者，真所謂昏衢之巨燭、幽壑之玄珠也。第讀書時，不求解悟，澄理得心，而徒留意章句，便成俗學。

從此悟入有得，則一字勝人萬卷，一日勝人三冬者，吾黨不可不知也。廷韓，名是龍。初字雲卿，以字行。華亭人。方伯中江子。十歲善文章，以諸生久，次貢入國學。尤妙于書法，夭卒。鄉評録。

楊工部青，成祖時，以瓦工授冠帶。小殿成，出金銀豆頒賞，而例散諸地，令工匠自取，衆競争之，公獨居後，從容跪拾，上以是心異之。問曰：「事無不集，其道何由？」對曰：「預量材則工易湊，手無私心則人甘效力。」上曰：「宰相不是過也。」乃詧造①，命爲都工。凡斟酌奢儉，衡量多寡，無不稱旨。楊青，金山衛人。幼名阿孫。善心計，凡制度、崇廣、材用、大小，悉稱。遷工部左侍郎。乞休，卒賜祭葬。松江府志。

○侯進忠爲河東鹽運同知。天雨，鹽池溢，公致齋三日，卧不貼席。同寅曰：「旱潦無常，何緣人事？」答曰：「致齋夜坐，未必獲晴，心如不誠，自問可愧。」明日遂霽，而池外十餘里雨則如故。民謡曰：「侯公三夜卧不安，蚩尤聞之心膽寒。令民破涕得爲歡，但願侯公壽百年。」侯蓋，字進忠，華亭人。中正統辛酉應天鄉試。屢試禮部，不售。景泰中，從吏部選尚書，泰和王公見其文，嘆曰：「子何不第進士耶？」擢置第一，授襄陽府同知，改處州，陞河東鹽運同知。其居官二十餘年，盡心職業，未嘗有過。年未六十，即自引退。分省人物志。

① 「詧造」二字，疑在「命爲」字下。

○唐廷美，守三衢。有僞爲媒以賺人聘金者，既而懼守之明决也，乃鬻其妻及子以償。廷美曰：「守職無狀，使民窮而犯法。今犯者畏法，又忍棄其妻子，以免守怒。所謂民免而無耻，終不可以爲治。」爲贖其妻子還之。因戒之曰：「賺人財，爲妻子衣食計也。而至於鬻妻子，固不如安貧以免辱。」其人感激涕泗而去。

唐瑜，字廷美。其先晉陽人，宋御史中丞子方之後。高祖英，洪武初官上海烏泥涇税局，因占籍焉。瑜登景泰辛未進士，授南給事，知浙江衢州府。九年，擢湖廣右參政，遷山西右布政。未行，丁外艱，服闋，改雲南。未幾，擢都察院右副都史，巡撫甘肅。致仕卒。分省人物考。

○張副使初從韓襄毅討蠻寇，大破靈山縣及高、廉二州諸賊，歸所掠男女五千餘人。屬縣民多通盜，皆解散之，誅其首惡而已。或以法寬，則賊無所忌憚，公蹙然曰：「譬之以艾灸癰，但取消散，已足保身。苟必窮其經絡所起，則所傷實多矣。」人服其言。

張祚，字永錫，華亭人。景泰甲戌進士。授御史，轉廣東僉事。韓襄毅以公知地利，檄之從征，屢立戰功。然公不樂以武節，見每驗級，輒嘆曰：「蠻亦吾民也，不能先事消弭，何忍殺之爲陞遷計？」羣蠻聞之，皆曰：「不敢負張副使。」漸散去。滿六載，陞河南副使。尋致仕歸。鄉評録。

○顧孟育知廣南府，有夷俗争産不休。公至，各以百金入賂，公兩聽之。明旦，詣府受理，各恃通賂，譁辨紛然。公曰：「若所争幾何？」弟白其兄匿財凡五十金，公曰：「若何賂人百金而求得其半？」乃出其賂于庭，而取其兄之半以償之。謂其兄曰：「既可慰而弟，若又省其半於盈縮間，不顧兩得耶？」各涕泣投拜而去。

顧英，字孟育，號草堂，上海人。自少有大志，間從博徒遊，已行賈。壯歲，始讀書。中天順己卯鄉試。初同知雲南廣西府。以憂歸，改陝西之延安。九載，陞知廣南府。雲間志略。

○楊登之爲膠州知州。州鹹猪味美價昂，獨松人肯出善價，故所買最多。公涖任，適當其期，敕家人擅買一斤者，立置之法。曰：「在官，不得買土産，此故律也。古人不以猪肝一片累安邑。渠貧士，猶勝吾多多許」。

楊科，字登之，復姓王，華亭人。正德己卯舉人。松江府志。

○潘頤菴尉項城，攝令商水。御史某，以王師夜出南頓，南頓故數被盗，民相聚自保，誤以王師爲盗也，拒之。御史怒，捕繫二十餘人，將斬以殉。公匍匐爲請曰：「良民誤拒王師，罪固當死。然原其心，將以免盗，而卒被戮，則何以處爲盗者？」御史乃悉縱之。

潘奎，號頤菴。以子恩貴，封按察司僉事，贈左都御史。松江府志。

○河南饑民男女千餘人，流入閩界，監司盡縶之，將坐以盗。楊細林爲延平推官，獨曰：「其跡近盗，然欲爲盗而攜妻子以行，其不能爲盗可知。誅心以殺人，因事而貪功，仁者不爲也。」衆始得釋。

墓志：君諱樞，字運之，别號細林，華亭人也。戊子領應天鄉試。卒業南雍。甲辰，謁選，得福建延平推官，移辰州同知。庚戌考察，中讒，調漢陽推官。乙卯，遷臨江同知。卒于官。予豫孫，丁未進士。所著有經史慎餘、淞故述等書。徐文貞公撰。

○潘子藎極簡素，其知仙居，嘗步至耆老家，與談縣中所當行利弊。一日謁郡守，都無所言，守曰：「君來何爲？」對曰：「久不奉顔色，特來瞻仰，少慰合邑士民之望。地僻訟稀，但使民安其俗，一日坐堂，兩日高枕，餘無所煩左右。」守曰：「仙居固宜無俗吏也。」

潘子藎，名忠。嘉靖甲午舉人。由天台、仙居知縣，陞南工郎。鄉評録。

○周萊峰知平度州。旁郡饑民掠食，幕府將剿之，公曰：「此輩非敢反也，特欲就一飽，苟延數日死，固無所惜。以吾不可戰之兵，而遇必死之人，勝敗未能逆料。不如因而撫之，化大事爲小事，小事爲無事。公之盛德，流及子孫，正無須取快一時。」幕府從其言，乃削木牌，遍置四郊，使饑者執牌就撫，開門以次召入給糧，諭之復業，皆頂祝而去。

傳：周先生名思兼，字叔夜，别號萊峰，松江華亭人也。祖諲，興國簿。父雲鵠，以先生貴，封工部員外郎。先生嘉靖癸卯舉人，丁未進士。甲寅，進水部郎，補湖廣按察司僉事。丁内艱去，吏部即家，起先生爲浙西僉事。先生堅卧不起。未幾，起爲廣西學使。而先生以得脾疾卒，年僅四十有七云。公卒，徐益孫輩私謚貞靖先生。王兖州撰。

蔡允德守思州，城苦無水，涓滴取自三十里外。公乃擇日告天地，四門各穿一井，至二丈餘，乾燥如故。公曰：「吾自信者，天無不可感格。」復齋沐露處，七日後，集衆舉鍤，四井水忽湧沸，民呼爲「蔡公井」。

蔡懋昭，字允德，上海人。嘉靖庚子舉人。由署教，歷官典郡，幾三十年。歸而衣食不給。年九十，徒步往來，人譽其清操者，輒爲面赤，曰：「吾歸來二十餘口，不即溝壑，豈云皆藉俸餘？夜半自思，正不堪告公耳。」鄉評録。

楊玉屏倅瑞州。有嫠婦涂，據産自恣，族聚衆嗚之官。婦以千金託胥致賄，公立斥譴吏，而序族爲後。然不拘婦對簿，謂幕客曰：「族所争者財也，以立後爲名，吾爲序其後，而婦財之有無多寡，正不必問。婦人之情，兒女出自襁褓者，猶有厚薄，况不得已而立繼其間？豈堪更加瑣屑，深彼此之怨？苟入繼者，但以囊槖爲事，其人亦必非善良，又安能徒增渠嫖賭資？此處正不妨吾憒憒。」

董柏山，短小精悍，以儒俠稱。及守光州，適當亢暘公徒跣禱烈日中，吏胥諷以天道難測。公曰：「吾一下吏耳，詎能必雨之有無？但思禱于天，使自處纖毫，未盡學問，便不老實。」迨雨，而公兩膝臃腫，色如朽鐵，不數日卒。闔境無不悲號，鄰邑士民，觸熱焚楮幣者亦日以千計。相與謡曰：「官死百姓生，官生百姓死。朝廷設官爲百姓，百姓難生官愛死。罵詈諸官哭董公，試問官生何似死。」

董傳性，字原定，號柏山。以貢爲光州判。松江府志。

朱敬思掌教縉雲。庭宇荒陋，齋厨蕭然，空山長日，食嘗兩餐。歲試新進諸生，有以菜爲贄者，即以三年學命題試之，乃略不成章，唤僕以菜還之，曰：「吾爲學職五年，而童生得與道取者，猶不能翻弄此三字，則十束菜，無故飽妻孥之腹，亦屬素餐，更深自刻責。」相期策勵，或攜飯跨驢下鄉，集諸生於祠廟質難。人共比之文翁入蜀。

朱念祖，字敬思。嘉靖辛酉舉人，縉雲教諭，建昌通判。松江府志。

廣東藩司庫銀，歷年多耗，主者每至抵死。萬曆甲申，蔡龍陽陞其地左轄，頗疑之，細簡庫中，多有銀屑，類蟻蟲所蝕。公取視良久，姑命重銷之，輒復成錠，數亦不盡虧。乃申文兩臺，舊冤始白。

易惟效囊在郎署，晤楊樓山云：「銀一百五十兩，爲白蟻所蝕。蟻死，投入爐中煎化，仍得銀一百五十兩，皆羣然笑之。」越三年，出守衢。晤余泗泉云：陸致齋按粵時，有一庫吏失銀三千兩，亦於庫窖内掘出死白蟻數石，煎化止得銀一千五百兩。余内弟張舉之有醇酒一罈，白蟻竊其半，而半雜沮洳爲白蟻糟邱，固已爲異，未若食銀之甚也。耳談類增。

蔡汝賢，字用卿，别號龍陽。隆慶戊辰進士，累官兵部右侍郎。

李約齋爲湖廣參政，漢旁漲沙數頃，業已就墾，而璫欲争以補莊田，並因之，别有兼併。公與泛舟至其地，持杯酒酹江曰：「漢水有靈，即爲吾洗刷此沙，毋生厲階。」三日後沙遽退，璫遂讋服曰：「此公能動鬼神，不須復與方圓也。」

約齋，名伯春，上海竹岡里人。隆慶辛未進士。

朱海曙守杭，同年某過其地，歷問杭之勝處，公皆不能答。曰：「兄乃讓白、蘇二君占盡。」公笑曰：「使太守能留心錢穀簿書，與錢塘十萬户痛癢關切，何患佳山水，無人坐卧其側？」

朱正色，上海人。萬曆己丑進士，歷官按察副使。

徐叔開父子先後爲刑官，務從平允，吏胥以失出爲言，公正色曰：「今聖明在上，萬物遂其生成，苟非大逆，何可不與以生路，使之湔祓，仍樂太平之福？以搏擊爲能，自有其人，正不必附其羽翼。」

徐禎稷，字叔開。萬曆辛丑進士，刑部主事，歷任四川副使。丁丑進士，三重子也。松江府志。

莫還甫知仙遊縣。土賊謀犯城，援兵未集。還甫乘夜舉火，先率民兵數百人馳擊賊，賊敗遁，衆誇其膽。還甫曰：「賊偵官軍將集，必先事搶劫。吾先出，使不知虚實，所以勝耳。稍遲，賊必整隊而來，援兵情怯，必不敢戰，則土兵因之瓦解。臨事不敢不懼，不敢不斷也。」

莫天渟，字還甫。正德癸酉。愚曾孫，天啓辛酉舉人。仙遊知縣，南刑部主事。松江府志。

何參政萬化獲妖賊張普薇幼姪，遽匿之帳中，左右莫測也。及獲普薇，嫉能者争言其僞，將以冒功中之。參政笑曰：「易辨也。」遽出羣俘示之，其姪大聲呼普薇，指之泣曰：「伯也，救我。」浮議遂釋。

何萬化，字子元，上海人。天啓壬戌進士。爲福建提學副使。爲督府熊文燦畫策，平劉香，賜金幣。遷參政，備兵湖東。時有張普薇者，世居馬廖洋，習無爲教，造五氣朝元經，聚徒千人，陰部署之。與其黨江義、周八，轉相誘惑，歸者日衆。崇禎十一年，舉兵反，僭僞①改元天運。萬化率師討平之。是役也，萬化功第一。明年，擢按察使。不拜，以疾請告。家居五年，遭國難，病不肯服藥。丙戌卒。本傳。

胡質甫令烏程，不事文飾，開誠待人，民安其政。當大計，幕客曰：「入京，設有問及烏程酒者，將以何味答之？」蓋諷之也。質甫曰：「易與也。吾直云素不飲酒，未知其味。」竟改調嵩縣。

胡開文，字質甫，號雲心，華亭人。崇禎戊辰進士。

夏瑗公令閩之長樂。有故宦子孫争産，各言祖父世宦，所貽無算，相與阬匿。公召至内衙曰：「曾讀尊祖父行述及諸公誌銘，皆云世傳清白。而足下一旦忍玷之，若能先仆墓碣，則當如數審追。」子孫惶恐，辭出。其親戚咸感公意，力求准銷，訟端遂息。

夏允彝，字彝仲。嘉善籍，崇禎丁丑進士。長樂知縣，吏部考功司主事。乙酉八月，自縊於佘山舟次。

劉宜日，崇禎初佐烏程。凡令有所不逮，宜日輒多方規諷，民賴以安。童謡曰：「知縣耳，縣丞舌。兩不倦，百姓活。」烏程田低，每當霪雨，宜日常廢寢食。族兄至，笑曰：「縣丞官須帶眼鏡視之，其大猶不勝芥子，而步趨杞人可字之，曰子之言其迂也。」劉聞之，嘆曰：「不知我不合

---

① 「僞」字下當奪「號」字。

爲丞，更不知丞不合爲我。充其意，終負此職也。」

劉永豐，字宜日，上海人。

周北野住北郊故居，臨濠植雜樹數株。每至春夏之交，濃陰可愛。公常科跣爲樂。一日，華亭令某修謁，公辭之不得。及至見，紙窗木榻，蕭然如寒士。令故北人樸訥，不能叙景仰語，但言清高清高。潛遣畫工圖之，張於齋壁曰：「使吾日對異人。」

曹定菴、顧東江一日擬和蘇學士過清虚堂詩，各已捉筆。東江忽曰：「此題如少北野風景，便爾不切。」乃泛小艇，詣之。既至，告之以故，北野欣然從事，而室中止一硯，定菴、東江共焉。公取一舊碗底，磨墨書之。及詩成，定菴言已微飢，北野出魚佐酒。數杯後，切肉縷，煮麵食之。東江戲云：「吾輩菜園籬落，今日未免爲北野豕威衝突。」既飽洗盞，更酌，夜分別去。

周佩，字鳴玉，號北野，華亭人。弘治庚戌進士。北野以刑部郎中致仕。其父輿，字廷參，正統丁卯解元，景泰辛未進士。爲翰林檢討。兩世通顯，家居北郭。有田數頃，室廬荒敝，不與外事。父子皆善詩，所傳有周氏世鳴集。叢説。

張文儀知高唐州，部民白發某地窖錢，可得數十萬。文儀拒之，退謂所親曰：「所藏多寡，固無成數。一經啓視，作何支用？若即白之上官，庸流反謂矯情。苟取一文，即汗我囊橐。知而不發，乃爲簡要。」

張建昌綋，厭城市，去郊北數里居焉。勑家人多種棉花，興至親爲鋤削，曰：「比之陶荆州運甓，殊近自然。」補任建昌吏。人遇公田間，問守居何所，因指示之，潛從舍後冠帶出見，了不爲異。

張絃，字文儀，上海人。正德戊辰進士。知桐鄉縣，守高唐州，知嚴、處二郡。廉介不可動，投劾自免歸。蘆子渡，其故業也。與傭保雜耕其間。嘉靖初，用薦起知建昌府。卒之日，廩無餘粟。鄉評録。

張絃，字文儀。少有至性。一月七喪，營葬如禮。正德間，由進士知桐鄉，擢守高唐州。嘉靖初，用薦，起知建昌。卒，環堵蕭然，有清白聲。上海縣志。

沈東老爲福建副使，有姪往候。一月私烹二雞，公曰：「吾居官清苦，每以奢侈爲戒。今不設賓，不祀先，而好奢靡，詎不爲吾累乎？」即遣歸。

沈東老在閩，改貴州兵備副使。瀕發，襆被之外，無他物。公再使簡之，見錫壺一具，曰：「此亦閩物。」置之道旁而去，曰：「非欲矯廉，自難諧俗。」

沈霽，字子公，華亭人，號東海老人。時遂稱爲東老。正德辛未進士，歷官參政，致仕。

夏瑗公云先進遺風曰：胡公壽安，初任信陽。調獲鹿，在官未嘗肉食。其子自徽來省，居一月，烹二雞，胡怒曰：「飲食之人，則人賤之矣。吾居官二十餘年，嘗以奢侈爲戒，猶恐弗能令終。爾好大嚼如此，不爲吾累乎？」蓋與公同一見也。故欲享仕宦之福，先須辨仕宦之品。鄉評録。

徐文貞公遇貴客至，嘗鎔酒器佐費，述齋曰：「酒器工值不少，鎔之可惜。」外人又以爲矯。公曰：「吾不能謝世情往還，歷年餘此。然素甘儉樸，亦不欲久而習此，使子孫不識瓦杯竹箸，非但示人以貧也。」

萬曆七年水災，市井行舟，魚鼈入户。徐文貞公早膳向不涉腥味，夜尤淡泊。惟日中以二器佐箸，值奇荒，諭家人更減其一，曰：「事雖無益，大臣在朝、在野，一念間，始終應關休戚。」

傳：徐階，字子升。二十，舉應天試。明年，對策第三人，及第。嘉靖癸未。尋授翰林院編修，斥爲延平推官。與張孚敬議禮不合。三載，遷黄州府同知，擢浙江按察僉事，提調學政。進江西按察副使。以皇太子出閣，召拜司經局洗馬，擢國子祭酒、禮部右侍郎。改吏部。時年僅四十三。吏部闕尚書，廷推階，上曰：「階方侍朕左右，何外擬也？」明年，加太子太保，尋進，兼文淵閣大學士。一品滿三載，進勳爲柱國，再進兼太子太傅、武英殿大學士。滿六載，兼食大學士俸，再録予爲中書舍人，加少傅。九載，賜兼金文幣寶鈔肥羜，上尊改兼吏部尚書，宴禮部璽書，褒諭有加。萬壽宫成，進少師兼支尚書俸，予一子中書舍人。子璠，亦超爲太常寺少卿。十二年，滿考，賚金綺、鈔緡、羊酒如九載，予誥命，賜宴禮部。階固辭，進建極殿大學士。嘗考十五載滿，未敢請。上知之，勅吏、禮二部，具恩數以聞。請加階特進，録一子尚寶司丞，賜璽書褒諭，宴禮部，給三代誥命。上曰：「加上柱國，示特眷。」階力辭，尋考十八年滿。自劾求去，温旨慰留。不聽，而命吏部議擬，加支伯爵俸録，一子錦衣千户，仍進少師。璠爲太常卿，賜勅褒諭，宴禮部。階固辭，仍聽免伯爵。會諫上幸南海子，不聽，上疏乞休。至三上，皆優詔不許。再上疏乞歸，賜馳驛，加恩給夫廩，璽書褒美，行人導行如故事。年八十，天子神宗遣行人即家賜璽書褒諭，賜金幣及繡蟒服。階遣其孫疏謝，詔予中書舍人。明年卒，賜祭者九，復加四祭，以示重，官爲治葬，贈太師，謚文貞。王弇州撰。

文貞公與申文定公乞救荒書云：「萬曆七年，年來老病增劇，不能出門。邇值淫雨爲災，田疇淪没，老幼號哭，聲徹幽棲。强起，乘小船至近郊，則平原千里，巨浸渺然，豆麥秧苗，無一存者。時見破屋敗竈，出没波間，飢殍殘骸，縱横其側。不勝淒絶，掩面奔還。若以公之仁慈，見之將有怵心傷神，慘於覽監門之圖畫，痛於觀地獄之變相者，故僭爲一書，上之政府。自來災傷蠲免，皆祗就存留中，減免分數，而吴中存留甚少，無救於災。故每次恩澤特虚文耳。此在往時，尚爲無補，况今大災耶？百萬士民，咸仰望破格蠲除，於以救未死之民，爲國家留億萬年供輸之地。三公雖同以天下爲己任，康濟爲懷，然公與其間，實多鄉邦之義。憶公拜相時，吴中士民皆舉手稱慶，若己與有則，所以上紓聖明南顧之懷，下憐父老子弟垂涕之道，而副其翹跂之勤，非公今日事耶？」又與張太岳書云：「三月以來，淫雨不止，千里平疇，頓成巨浸。以雨水不消，海潮增漲，田高而岸固者竭力車戽，僅救百分之二三。否則，哭視相與沉淪而已。欲望官司賑發，則庫藏先虚；欲詣大家稱貸，則倉箱已竭；欲貿布易粟，則邇年商旅不通；欲往鄰郡行乞，則四境皆被水患，出無所之。强者劫掠以偷生，弱者嗟吁而就斃。仰惟皇上，聖仁廣被，翁道崇致，主計於一物失所，猶惻然動念，况視數百萬之衆，漂屍填東海乎？又况財賦重地，祖宗所由以興者乎？又况自星變以來，豪猾奸雄，日懷幸亂之心，今未已乎？非破格加恤，不能有所補益也。且階聞治民者，未有事而恤之，則天下賴以清奠，而廟廊之上，亦得伸以爲恩，縮以爲威，常不失其尊。若事至而後恤，則受者不以爲惠，而其多寡輕重，喜怒聚散之權，乃更倒持于下，縱能委曲彌縫，勉强收拾，而目前之費，日後之憂，皆將有不可勝言者。然其後甚隱，其萌芽甚微，非仁慈如翁，明睿如翁，孜孜安社稷，不避嫌怨如翁，莫能知，亦莫能任也。」

潘衡齋充菴内艱，起復，過郡，謁徐文貞公。二潘皆藩臬，又公之姻親，留酌，止五果五菜。劇談多及朝常，不涉家事。二潘去後，公孫進士謂：「公待潘，得無太簡？」公曰：「使吾得附司馬公後已，不失爲聞人。爾輩正當念之，無所用繁，何由嫌簡？」

司馬光示子康曰：吾本寒家，世以清白相承。吾性不喜華靡，自爲乳兒，長者加以金銀華美之服，輒羞棄去之。二十參科名，宴獨不簪花，同年曰：「君賜不可違也。」乃簪一花。平生衣取蔽寒，食取充腹，亦不爲垢弊矯俗。近歲，風俗尤爲侈靡，走卒類士服，農夫躡絲履。吾記天聖中，先公爲郡牧判官。客至，未嘗不置酒，或三行或五行，多不過七行。

余小時，見人家請客，只是果五色肴五品而已。惟大賓，或新親過門，則添虾蟹、蛤蜆三四物，歲中不一二次也。今尋常宴會，動輒必用十肴，或覓珍品相勝。雖囊橐殷盛，如此暴殄，寧不畏天地譴責？今存齋先生至家，極力欲挽回之，時時舉以告人，亦嘗以身先之。其如吾松之人，堅於自用乎？叢說。

○徐伯臣謂馮南江云：紙窗靜憩，屋後開荒，漸成菜畦，接果餧鶴，時有佳况。野蔬淡粥，神恬氣清，不知其爲貧也。

伯臣羣僕嫌其淡泊，相率逃去。有人問之沈鳳峰者。鳳峰曰：「此易知耳。」一老孝廉作山僻縣長，勢必量柴數米。買臣有薄婦，翟公無善交，此輩安能與伯臣作耐久面目？

徐獻忠，字伯臣，别號長谷。嘉靖乙酉舉人，奉化知縣。

王長公曰：大抵中年以後，精神不甚在阿堵，惟清心斷慾，節飲食，勿啖煎炙五味，及他濃味，靜以俟之，不可責效攻治也。七子之中，惟公年壽頗長，蓋非無故也。宋人詩云：葱湯麥飯兩相宜，葱補丹田麥補脾。莫道吾儒滋味薄，前村還有未曾炊。此樂處，直接簞瓢陋巷，正恐人未易理會。

王鶴坡曰：飲食略多一口便不是，略覺噯氣便要折本。鶴坡禀氣最弱，九十餘，乃卒。觀伯臣先生「野蔬淡粥」四字，無限受用。蘇長公云：留有餘，以還脾胃。正合此意。李延昰。

范太卿中方設客，用竹絲盒瓦盞，行酒雖罰觥，亦用瓷爵。座客訝其過樸，太卿笑指何元朗曰：「耳根不硬，乃爲此兄所誘。」

范惟一，字允中，初號雒川，已而更號中方。蓋公爲宋范文正公十六世孫。以上世雒中，識無忘也。居松江泗涇，爲華亭人。與陸文定公以庚子辛丑同科。雲間志略。

余正俗篇，極言今世用碟架增高，與競相崇飾金玉酒器之非，蓋狂瞽之言，一時陳其所見，本無足取。而中方遂能相信如此，可見其勇于從善。叢説。

唐韋室，宦無餘資，鄉居遭毀，子於郡城别葺新居，苟完而已，公見喜曰：「長子孫者，其在爾乎？」乃以「職思」顔其堂。又書蟋蟀三章於屏，以示諸子曰：「此祖志也。」

墓志：公唐姓，諱自化，字伯咸，韋室其别號。居華亭之白沙里金匯塘。公弱冠補諸生，入太學。癸卯鄉薦，登癸丑進士。知將樂縣。三年，召爲四川道御史，改行人司司正，轉車駕司郎中。沈鳳峰撰。

唐自化，字伯咸。成化丁未。禎族孫。監察御史，南京兵部郎中。嘉靖癸丑進士。松江府志。

顧符丞，年八十餘，將易簀，從容宴，如了無繫戀。子姓請所以垂後者，公微笑曰：「説得太高，則汝曹非所及也；太卑，亦吾所不樂言。無已，則惟讀書以俟命，安貧以養生。餘不足盡言之。」徐文貞公每謂人言：顧龍海作真實語，覺顔氏家訓爲煩。雲間志略。

顧名世，字應天，號龍海，上海人。父景高翁生二子，長鄧州守龍山公名儒。次即公。嘉靖己未進士，累官尚寶丞。

○唐抑所爲翰撰，族弟某至京候之，居數日，言鄰家有華屋，得三千金許售，非兄冠蓋，亦難爲稱。公良久曰：「人多買田宅，蓋爲子孫計。子孫猶可必，子孫之能世，其冠蓋，固不可必也，且鄰家獨非冠蓋乎？正當爲渠嘆息，何暇作虎視之意？」

吾家中丞爲布政時，尚住北門外總管堂巷内。其房至今猶存，隘陋之甚。贖價只得九十金，則其房可知。今時勢雖與前大不相同，然前人風範，汝輩亦不可不一知之。士大夫子孫若得不落棲止墳菴屋者幸矣，但看汝輩自樹，何如？凡往昆山、南京須事事簡素，稍存儒雅之意，亦要見故家子弟風。度舟，不必大僕，不必多服飾，飲食不可過侈。有一於此，皆爲識者所笑，親友中不雅馴者。切宜遠之。家書。

唐文獻，字抑所。萬曆丙戌狀元。累官禮部右侍郎。卒贈尚書，謚文恪。松江府志。

○杜尚書士全歸浦東，展墓既畢，答報親友，命投帖者不許高聲。所隨老蒼頭及童子二三而已。家童咸謂：「人役畢集，飽飯坐船，而隨從寥落，恐失禮體。」公曰：「汝曹不知何者爲禮體？吾三黨中，貧者起居湫隘，若人多則無廊廡安頓，主人跼蹐，客先告别，情緒忽遽，皆由於此。昔正獻公家法不幾廢墜。」聞者服其雅度。

杜正獻公衍，素清約，初無居第。既退，始卜家南都餘。十年，出入童子六、七人，若平生無軒冕者。皇朝仕學軌範。

杜士全，字完山。萬曆乙未進士。累官工部尚書。

○唐曾城初授常山令，有贈以僕馬者。公力却之，單車抵任，蕭然自適。謂客曰：「杜牧之遠上寒山一聯，自堪入畫。一斗大常山令，便事裝飾，苟至三槐九棘，更難踵事增華。」

唐之屏，字君公，華亭人也。萬曆壬辰進士。常山知縣。

遠上寒山石徑斜，白雲深處有人家。停車坐愛楓林晚，霜葉紅於二月花。杜牧之。

○陳封公所恒臨終告成所曰：「願汝愼勿憂及貧賤，但當富貴時，思以道處之。勿效世俗所爲，一戴進賢冠，輒易面目向人。譬之貧兒暴富，舉動多爲素封者竊笑。」良久又曰：「即如近體，多用綢絹，暴殄已極。苟成名後，此田舍翁語。臨境須再四思之。」成所涕泣受命。雖官少參，布素如故。

陳珍，貢生訓導，以子夢庚貴，贈刑部員外郎。陳夢庚，萬曆甲戌進士。累官副使。陳嗣元，萬曆戊戌進士，累官參議。俱珍子。松江府志。

○上海有富民田連浙界，徐文貞、顧清宇所不及。而除祭祀賓客之外，居嘗屑麥爲粥，聲如轟雷。徐文定公子過其家，歸述之，因拊掌爲笑。公正色曰：「春秋他穀不書，至於麥禾不成則書之。汝賢不能效王褒，而愚並不及李岳，徒以口腹誚人，豈知縉紳子弟，腸胃中每飮珍庖，便非門户佳事。吾愧不德，無以董率，夫復何言！」因而輟食，公子因三黨請罪，久之得釋。

禮月令：仲秋，乃命種麥。又季春，天子爲麥祈實。又孟夏，民乃登麥，天子乃以彘嘗麥。爾雅翼：麥者，繼絶續乏之穀。夏時民乏食，麥最先登，故董子曰：春秋他穀不書，無麥禾則書之。

王褒，字偉元，諸生。有密爲褒刈麥者，褒遂棄之，於是莫敢復佐。王隱晉書。

李岳，字祖仁。官至中散大夫，舉錢收麥，載赴晉陽，候寒食，以求高價。清明，其車方達。又從晉陽載化生向鄴城，逢雨，並化爲泥，利息既空，乃至貧乏。三國興略。

食。考功偶得美醖，乃蝦菜斷絶，謂無功曰：「隋有王無功，本朝有祝無功，弟今日得以季孟之間待子矣。」出酒，薄具鹽豉，縱談經史，剖抉疑信，日晡而畢，賓主暢然。

○夏考功客至，隨時豐儉，即盤餐不繼，亦無愧色。適聞中有林無功者，性嗜酒，而午後不

貧不貌富，可以長貧，牽裾肘見，納履踵決，不爲友愧，乃見古人風格之妙。近世人憑陵意氣，塗飾耳目，貧于家，不貧于身，貧于親，不貧于賓。一不露寒酸，本色超然，自謂拔俗，而其末難持，恐不能不別開徑竇。祝無功集。

○葉宗行宰錢塘，以治行聞。按察使周新持下嚴整，嘗伺宗行出，潛至其舍，所見惟魚脯一束，及少許鹽豉而已。周嘆息而去，時呼爲「錢塘一葉清」。

葉宗行，字宗行，華亭人。讀書尚氣節。永樂初，尚書夏原吉薦其才，擢知錢塘。有異政，朝廷大營建。宗行率工匠赴北京，道卒。松江府志。

○陳文彬參政山東，致政歸，州縣希見顔色。舊同學某因兄弟争産者，將欲干以私。諷之曰：「兄做官淡泊，脚跟何能踏得如此牢實？」公正色曰：「某做秀才，先不敢妄移一步，故視官職如傳舍。不然，靈腑中稍涉金紫氣概，即和扁日在左右，難醫一段俗。」同學者曰：「何者爲俗？」公微笑曰：「不與鄉里同休戚，而好聞其是非，便足爲俗。」同學者慙而去。

陳質，字文彬，上海人。永樂甲辰進士。御史，山東參政。松江府志。

〇安福令某，久滯冤獄。張莊懿按察江西，力爲洗拔。令以三百金，託鄉人致之封翁爲壽。封翁謝曰："小兒以令無罪而出之，不苟廢朝廷法也。乃令以此及我，似小兒屈伸法紀，爲父酒肉計，令非惟不知，小兒亦全未知。其父受之，則兩傷矣。"鄉人慙而去。

張瑀，字端玉。宣德壬子舉人，淮府紀善。以子鎣貴，贈太子少保、刑部尚書。松江府志。

〇唐拙菴巡撫甘肅，頗著恩威。時有詔使，諷公織造細絨充貢，公瞿然曰："甘肅民貧，樂歲，苟支饘粥，稍藉絨織，以補旦夕之命。此役一興，則奪利增害，民將何堪！"語甚峻。因此遂中蜚語，罷歸。家人咎其不能從權者，公正色曰："蔡端明貢茶，乃爲千古罪端。官職亦有命限，何煩降志？"

唐廷美，名瑜，上海人。事繼母以孝聞。景泰辛未進士。歷官甘肅巡撫。所至有政聲。先知衢州。死之日，衢民來吊奠者踵相接，至累月不絶。一貢士來奠，倣炙雞絮酒事，旁設一橘，哭曰："公在衢曾未啖橘，杜絶饋遺，恐以口腹累人故也。"拜訖號慟，聲徹四鄰，聞見者亦爲墮淚。鄉評録。

〇唐廷貴以刑部郎出知福州。時歲凶旱，到官之日，霖雨滂沛，人皆相賀。先是，迎公者援故事，請先謁藩臬。公曰："是未成婦，而見姑嫜也。情過于理，恐爲衆嫌。"竟先之任。

唐珣，字廷貴，華亭人。天順丁丑進士。知合州。興學勸農，盗賊解散。以刑部郎，知福州府。歷湖廣參政、布政使，入爲順天府尹，陞右副都御史，巡撫薊州。以母喪歸，服闋，即家拜左副都御史，巡撫兩廣。未幾，以疾卒。分省人物考。

○張莊懿公至八座，廳事猶未鋪磚。太守來謁，及坐回，整公椅，頗兀傲，太守屢顧其地。公素謙雅，情致跼蹐。太守歸，以輕罪罰贖者，爲之佈置，受罰者苦貧，久而不至。家人輩將促之，公戒曰：「此府公情也。然以罪贖，施及縉紳，於理未愜。若苟促之，則吾倚勢而受，非理之情。一舉三失矣。」太守尋解任，終公之世，廳竟無磚。

張鎣，字廷器，華亭人。正統戊辰進士。由御史累官尚書，卒贈太子太保，謚莊懿。

○張莊簡爲吏部侍郎。時會尚書出缺，孝廟意欲用之，中官揣知上意，遣人達公曰：「張侍郎清官，與人固無往來。天官虛席，吾輩自當爲地。然使盡一常儀，不爲分外。」公竟不應，中官又遣人至，但須一帖，公並拒之。乃爲有力者所得，而以南都御史陞公。

張悦，字時敏，華亭漕涇人。天順庚辰進士。累官南吏部尚書，兵部參贊，加太子少保。卒贈太子太保，謚莊簡。

○張莊懿、莊簡兩尚書，同里而不同宗，或有以通譜之説進者。莊簡曰：「趙郡與隴西各宗瑯琊，與太原別祖，不相爲譜，其來舊矣。吾二人，情逾手足，無忝真率。使後百年，兩家子姓，各以其望爲宗，何須假借？不然使歲時伏臘，徵逐酒食，無異市井兒誇説家世，徒掩人耳。」

袁鉉，積學多藏書，然貧不能自養。遊吳中，富家與之作族譜，研窮歷代以來顯者，爲其所自出凡多者。家有一譜，其先莫不由侯王將相而來，歷代封謚誥敕，名人叙文具在。初見之甚信，徐考之，乃多鉉贋作者。鉉年七十餘，竟以作譜事致其家，爲官所究治，餘人四竄避去，而鉉亦不復來吳。此作贋譜之始也。今閶門内，天庫前，聚衆爲之，姓各一譜，譜各分支，欲認某支則捏造附之。貴顯者則有畫像及名人題贊，無不畢具。且以舊絹爲之，或粉墨剥落，或字畫糊塗，示爲古跡。喜之者嘗用數十金得之，以爲若輩衣食。此古來所無，而今始有之者。聞莊簡之風者，亦思自愧也哉！

○兩尚書族人，同時各有犯鄉評者，一求見莊懿。莊懿延入廳事，惻然把手曰：「爾一旦狼狽，皆緣我德薄，不足相感化。今又避嫌，無能曲庇，何面目乃承見過？」急呼酒食，慰安再四，薄有所施而去。一過莊簡，莊簡不納，使人諭之曰：「吾自愧不能用家教，以整齊族屬，使凟遺玷祖宗，何煩復爲相見？」兩公作用不同如此。

○兩尚書同居東南城河外，中隔數十步。凡歲時入城祝釐，則必偕往。鄰人賀節者，二公歸，即答之，無有遺漏。櫛工朱姓過之，亦不解章服。櫛工用本色頭巾，接入，具茶致敬。兩公必少坐，微啜，交數語始出。

張莊懿巡按山東，至臨清，行香過酒肆，簾拂其冠，墜地，公色弗動，徐命拾冠，着之而去。諸長吏惶恐，繫賣酒傭待戟門，公見之，第諭曰：「自後而簾可高懸。」竟遣之去。

張莊懿爲大司寇，途遇一醉人，奪籐棍去，公止莫問也。其人比酒醒，捧棍跽長安街，候公過，叩頭請死。公命收棍，亦不問。

○張莊簡元日拜竈，有家犬忽坐竈上，狺狺似笑似哭，衆大詫。公止之曰：「此偶然耳。」具冠服拜竈如故，犬尋下，遂斃。

禮：竈者，老婦之祭也。盛於盆，尊於瓶，老婦先爨也，祭竈以祭先爨也。五祀，謂門户井竈中霤也。人之所處，出入飲食，故爲神而祭之。祭五祀，歲一遍何？順五行也。故春祭户，户者人所出入，亦春萬物始觸户而出也。夏祭竈者，火之主人，所以自養也。夏亦火王，長養萬物。秋祭門，門以閉藏自固也。秋亦萬物成熟，内備自守也。冬祭井，井者，水之生藏，在地中。冬亦水王，萬物伏藏。六月祭中霤，中霤者，衆土在中央也，六月亦土王也。

○張莊懿、莊簡，一夕同會檇李一部郎家，珍肴畢集，莊簡素儉約，頗不悦，謂主人曰：「弟非飲食之人，足下何乃故作豐腆？」主人踧踖不安，莊懿笑曰：「此所謂不到浙西辜負口，偶一舉箸，何妨與簞瓢風味者，作優曇花觀可也。」莊簡亦笑而盡歡。

不到長安辜負眼，不到浙右辜負口。宋諺。

「是人甚希有，過於優曇花。」疏云：優曇鉢，花名，瑞應，三千年一現，則金輪王出。法華經。

○新進士某，莊懿公門生也。移居，大書于門云：「三姑六婆，不許入宅。」公見而賞之曰：「治家有大頭腦，此其一也。尋問可知其名否？」進士不能悉數，公曰：「做官凡事要理會，過則不爲人窺其短長，即此，亦其一也。」

古人以尼姑、道姑、卦姑爲「三姑」，以牙婆、媒婆、師婆、虔婆、藥婆、穩婆爲「六婆」。

○曹定菴居常，不涉粱肉。歲荒，華亭令密贈之三十緡，且曰：「人豈可使僮僕斷饘粥耶！」公謝曰：「家有麥數十斛，日夕未即溝壑，何敢冒辱尊賜？」令歸，告幕客曰：「其人故當是慕張莊簡者之故云。」莊簡號定菴。

曹時中，華亭人。初名節，惡其類於漢常侍也，遂以字行。成化己丑進士。累官副使。分省人物考。

○顧東江雅重定菴。入都，以子爲托。未幾，東江子挾妓白龍潭，坐畫舫，吹玉笛爲樂。定菴聞之，召入，使跪良久，衆爲之請，公正色曰：「楊鐵崖一時偉人，其行事非少年所比。如畫虎不成，將安所歸？東江臨去相托，吾今漫無一言，雖獲寬於諸君，實非東江意也。」更數而撲之。楊鐵崖戴華陽巾，披羽衣，泛畫舫于龍潭中。横鐵笛吹之，笛聲穿雲而上，望之疑爲謫仙人也。閱古編。

○曹定菴將捐館時，郡守遣吏餽米，諭吏云：「如非精鑿，當責鋪换送。」家人傳報公，公曰：「素無德於鄉里，垂没又忍相累？」因强起，手書答云：「老夫不食三日，恐虚大夫之賜。謹辭。」

公八月十五誕日，正德壬申，壽八十一。李西涯寄詩壽公云：「八十一回秋月圓，自是每歲詩來有。」八十幾回秋月圓之句，辛巳，公壽九十，而以初前五日卒。人謂詩讖。

○顧惟誠知馬湖府，土司樂其寬易，輸供恐後。有殺奪者，衆共誅之曰：「無煩神明。」客問：「公設施，何以遽能至此？」公笑曰：「豈有他長，顧惟誠耳。」按君某遣徵杪板，公呼其役至署中，曰：「知府老矣，將歸骨故鄉。雖未至衣薪埋野，力止僅辦松杉，故素不識其佳惡。」遂引疾歸。

顧綸，字惟誠，華亭人。成化甲午舉人。歷官馬湖知府。鄉評録。

諸生某，沈仁甫之業師也。及葬，公徒步行二十餘里送之，喪家感激涕泗，路人莫不頌其高義。公曰：「凡民有喪，匍匐救之，况師生乎？今貴人坐大轎，從容一拜，而無戚容，祇於書卷中全不理會，致風俗日偷。沈某少事章句，故應事不至此。」

沈恩，字仁甫，上海人。弘治丙辰進士。任刑部主事。忤劉瑾，落職。瑾敗，起歷雲南按察使、四川布政使。時新都爲首揆，公有意遠之，竟以此坐免。囊無一錢，夏月猶着棉布袴出省城，見者莫不嘆息。屬官致贐，纖毫不納。鄉評録。

○沈仁甫爲蜀方伯，新都方柄國。舍中兒驕横者，輒置之法。及其子用修冠大廷，人争致重幣，公出俸銀三兩，以兩蜀帕爲佐。或嫌其薄。公曰：「俸乃主恩，帕爲土産，何得云薄？」新都殊不爲禮。承意旨者，竟借事免之。

○沈仁甫轄蜀歸，饘粥不繼。及病亟，家人篝燈夜侍，竊嘆無以爲喪費。公當彌留之際，聞之，忽昂首而起曰：「吾平生志不在温飽，詎意遂能蕭然至此？」怡然而逝。

○陸儼山爲司業，司馬王荆山任子講書不到，公竟責之，且曰：「凡稱烏衣子弟，以門第見重者，因内守家法，外通典故，非寒畯可比，故可登之仕宦。汝試思何人也，而隳慢至此！」荆山初雖是之，而終不能無言。公作書力辨，未嘗少屈。

陸深，字子淵，上海人。弘治乙丑進士。歷官詹事，兼翰林院學士。謚文裕，贈禮部右侍郎。松江府志。

○陸文裕督學山右，陽曲縣生員父，爲知縣笞死，訴于御史趙，趙反抵生罪。公與御史力辨，不合，即上疏劾趙。言：「生員之父不當死而死，今御史欲庇縣令，又抵子罪。於令爲不明罪，猶可也；於御史，明知而故入人罪，罪不可逃也。」趙亦劾公，科道官勘實，趙謫外任，公得復職，補浙江副使，仍理學政。

○世廟奉玄齋宫，每設醮事，大僚有飾黄冠衣，以迎合上意。孫文簡告其子曰：「立朝未論事業，何如在大端，不致走作？吾位至宫詹，一日爲此裝束，頗自慙形影。設主上習禪，吾輩可髡首緇衣，留後世以舌端。」嚴介溪、夏桂洲固兩不能也，遂乞致仕。

世廟奉玄，方西苑齋居，許入直諸大僚得乘馬，桂洲獨用小腰輿，上私怪之。會上喜御香葉巾，命尚方倣雕沉水香爲五冠，以賜桂洲及成國、京山、分宜等公。密揭謂：「非人臣法服，不敢當。」上怒，分宜於召對日，即冠香葉，而冒輕紗帽於外，故令上見之，上於是轉惡桂洲。分宜揣上意，因乘間訴桂洲見陵狀。上乃下敕逐之，進翟鑾謹身殿、嚴嵩武英殿。因責科道不糾，罰俸者七十二人。世廟威福如此不測，公於君臣之間，皭然自成，其志真天下之全人也。陳臥子。

自西苑肇興，尋營永壽宫於其地。未幾，而玄極、高玄等殿繼起，以玄極爲拜天之所，當正朝之奉天殿；以高玄爲内朝之所，當大朝之文華殿。又建清馥殿爲行香之所。每建金籙大醮壇，則上躬至焉。凡入撰青詞諸臣，皆附麗其旁，即閣臣亦晝夜供事，不復至文淵閣。蓋君臣上下朝真醮斗，幾三十年，與帝相終始。至穆宗紹位，不惟永壽爲牧場，即西苑督農大臣亦裁矣。野獲編。

○褚石矅司理岳州，清譽冠江右，量移撫州佐。臨行，衾枕之外，無餘物。長年懼舟，輕不可破浪，乃實土以行。公笑曰：「方覺鬱林非矯。」

褚嵩，字維嵩。自以貌臞，且負性烈烈，因號石臞。正德丁卯舉人，歷官石阡守。

○譚元珍司理衢州，庖事未嘗肉食，歲餘益矯情自勵。屬城凜懼，衢人稱爲高譚轉清。病將革，老僕哭曰：「賣菜傭亦有看囊錢數文，吾家主至無以爲殮，後世幾人相信！」元珍嘆曰：「一僕相隨二十餘年，猶不知吾表裏，譚元珍自是千古男子！」强起，洗沐而逝。

譚承儒，字元珍。嘉靖壬午舉人。上海縣志。

○莫中江請告家居，時胡梅林宗憲。以大司馬總督浙、直，雄豪自喜，倨視縉紳，而獨雅重中江。然中江不能修款曲，胡檄爲中江建坊。中江以桑梓方中倭，百姓救死不暇，即欲仰承德意，情有未忍。梅林乃不悦，謂幕客曰：「東之高閣者，殆謂此老乎？」

莫如忠，字子良，號中江，華亭人。嘉靖戊戌進士。累官浙江布政使。雲間志略。

雲間縉紳公宴，梅林設席中江家。梅林怪其供帳之薄，明日，索借犒軍銀十萬兩，諸公曲爲之解，始得釋。梅林之横可知矣。許太僕語。

○陸平泉以庶常告滿，咨部補選，分宜子遣覔松綾二百，意有所挾也。公曰：「有即致敬，而裝中實不辦一綾。」以南宫舉首，分宜逡巡間，仍授館職。張龍湖治，公座主也，私以錦幣四雙、白金四十，使嚴太史文靖公。介之以謝。及到門，張使以禮帖授公，公愕然，太史告之，故公懷刺入，飲茶便退，竟無言。分宜亦不罪也。

傳：公諱樹聲，字與吉，華亭人。就田跣而耕，歸則挾書，避人讀之，忽從杵臼間習爲文，拾殘紙録呈族兄某某，驚以爲奇。勉就學，同舍生望見山衣田冠，姍笑之久，乃慴伏出試，補諸生高等。嘉靖庚子，舉春秋應天第五。辛丑，會試第一。以庶吉士授編修。久之，晋司業、右諭德、太常卿，署祭酒，晋吏部右侍郎。即頻告歸，起禮部尚書。凡一歲，五疏懇辭，賜乘傳抵家歸。後臺省交推無虛歲，上優異，賜輿廩，加太子少保，遣官存問者三年。九十七，無疾薨。訃聞，詔所司治葬，賜祭三壇，贈太子太保，謚文定。

公爲庶吉士之明年，念志梅公心動，疏歸省父，三年入京。故事無他授者，公見分宜無加禮，見其子又倨承嚴氏意者，遂欲議他授。張文毅公，故庚子南畿舉主，夙器公，宣言曰：「陸生戇，更與臺省，是發其戇也。不若使爲諸曹郎，其戇無所容之。」文毅實不平也，聞者憚之。又與公議不合，仍授編修。

〇謝一默館馮南江家，時督學王公某與南江善，有欲遊庠者，以五十金爲一默酒資，丐南江一言，一默拒之曰：「主人以子師我，而我營營阿堵，型範之謂何？」遂絶其人。

謝簡，字一默，華亭人。

〇楊幼殷與徐叔明在禮曹，俱爲大宗伯吴山所重。一日侍飲，吴曰：「吾俸厚，故書帕一切謝絶。二君能幾何，苟無害子義。那須全拒，將使後人可繼，蓋爲此也。」徐曰：「郎中絶饋遺，不獨畏老先生所知。」楊曰：「俸資有厚薄，官方無大小。」當時語曰：「禮曹二清郎，因徐得有楊。」

楊幼殷，名豫孫，華亭人。嘉靖丁未進士。湖廣巡撫，陞大理寺卿。鄉評録。

徐叔明，名學謨，嘉定人。嘉靖庚戌進士。官至禮部尚書。

吴山，江西高安人。嘉靖乙未進士及第，授編修，官至禮部尚書，兼學士。贈太保，謚文端。

○楊昆南罷官後，屋毁于火，乃僦居南禪僧舍。晚年，得其旁隙地數椽，苟完，欣然自得。華亭令某來候，欲爲公稍拓之，公謝曰：「承辱干旄，固深跼蹐，在他日，或念七年東掖，晋楚參藩，並無旋馬之地。似於科第中面目，亦殊不惡。」令嘆息而去。

楊銓，字朝明，昆南其别號，華亭人。嘉靖丙辰進士。累官湖廣參政。桐窗隨筆。

○秦大行嘉楫使周藩，風度偉然，應對詳敏，王重之而厚贐焉，公一無所受。臨行，王手被一狐裘曰：「天氣驟寒，使者方涉遠，得此可無遺寡人憂。」公拜受，行至杞縣，托同年某以裘歸王曰：「敝衣足辦寒燠，恐虚王賜，謹拜璧。」

秦嘉楫，字少説。嘉靖己未進士。

○李漸川當凶歲，室無餘糧。唐大行左溪聞之，曰：「奈何使李漸川樵蘇不爨？」將遺之粟，漸川曰：「兄固高誼，然弟之願附交籍者，亦不藉之修飢腸。」左溪笑，而竟不獲申意。

李得祥，字元益，號漸川。嘉靖丁未昭祥之弟，隆慶辛未伯春之父也。

○陸子野爲富人陳氏愛婿，陳病亟，謂子野曰：「吾以弱子相托，可中分共産，向名外兄弟，如引而内之，吾死瞑目矣。」子野佯許之。及陳卒，攜其室避居村落。即客至，不能具酒食，終不染指陳氏絲粟。

陸郊，字子野，號三浦，吴縣人。寓居華亭。子應陽，字伯生。父子俱有才名。

○姚四山訓蒙鄉塾。初到日，適其家僮毆母，四山即辭歸。主人問故，怒曰：「里名勝母，曾子不入。僕即蹈溝壑，不忍默默爲前賢所笑。」主人責僕，率之請罪，四山始留。

四山弟五山，皆各淳謹真篤。碧桃軒録。

○唐殿元文獻常受章句於四山。及殿元錦旋，到門謁謝，稱名四拜，先生第曰：「有勞植立。」受禮茶畢，乃曰：「師嚴道尊，愧非其人。尊師重傅，惟公有之。」終其身，米鹽有無，未嘗片紙相瀆，毋論他事。

○顧文僖公家居，雅重師席。每晨起，即至館，揖其師。作起居數語，諸子方就席。出入必告以故。

○朱餘山欲延一西席，謀之甥張磊塘云：「泗涇有范人傑者，雖未遊庠，而學識醇正，善於誘掖。古云『人師難求』，人傑是其人也。」餘山即欣然敦聘。及到館，布衣敝帽，蕭疏自得。餘山伯爲尚書，范入席，無所讓，儼然上坐，而氣度閑雅，餔餟可觀。尚書私嘆賞之。明年，縣試改名，惟一冠其軍，第二則朱公大韶。後師弟俱成進士。

○楊九華父儀山，嘗語親黨云：「凡欲子弟佳者，須如山谷所謂，减衣食之半，尊師重傅，久之當食其報。見近時作小小禮數，正恐無益。」朱貞晦受其聘，先發圖式，使別構精舍，儀山悉從之。一日，貞晦醉卧棋枰，儀山候至夜分，貞晦始醒，揮之曰：「而去，毋預人杯酌事。」儀山唯唯徐退。

楊道亨，字九華。嘉靖丙辰進士。

宋李子彦所見云招師：「教子弟書，院中凡百，自當如儀。每見富貴家之蘭房用度，必是週致。書院缺典，置之不問，氣象如此。宜乎碩師去而庸師留，一年復留一年，子弟無開導之益，一日昏鈍一日。及其長也，塊然一物而已。」儀山正得此意。

○張東野叔乃給諫也，給諫門生典南畿試，以關節通其子，而子尚幼，乃召東野，密與之曰：「世鮮無翼而飛者，姑以爲九萬之助，何如？」東野辭曰：「一介至微，必折衷於道義。棘闈鬼神所司，苟得之，何以自施眉目？」

張汝問，字賓夫。家上海楊溪。

○李友卿凡應試，寓中止供蔬粥，輕薄者笑之曰：「此公似絶望一第，將以藜藿終身者。」公偶聞之，謂其僕曰：「此君正不識吾旦夕思邀一第耳。使未遇時不安淡泊，異日紆金拖紫，稍涉膏粱，便損名德。諸葛君真名士，當不吾欺也。」

李伯春，字友卿。隆慶辛未進士。累官湖廣參政。松府志。友卿爲諸生時，每至上海月考，止啖蔬粥，人共笑之。未幾聯捷，歷任大參，今海庠遂爲美談。雲間雜識。

○許御史樂善在臺中，值江陵奪情，總憲知上意，乃率諸御史上公疏，慰留之。公獨不署名曰：「吾係公門下士，父與師一也。焉有師欲奔父喪，爲弟子者輒忍阻之？」後江陵聞其言，且笑且愠曰：「許修之行事，似得其鄉衮衣鉢者，正使人親疏不得。」鄉衮，蓋指華亭也。

許樂善，字修之，華亭人。隆慶辛未進士。仕郟縣令。入臺，掌河南道。甲辰大計，晋南光禄寺卿，改南通政使。與陸文定後先以恬退稱。松府志。

張丸伯素負才名，田村許氏某，以貲豪里中。臨没，授丸伯數百金，丸伯固其愛婿也。及喪畢，謂室曰：「汝父纖嗇治生，勞若臣虜。而吾以半子坐享之，恐遭他禍。」臨别，悉命歸其兄弟。

張思敬，號丸伯，華亭人。以貢爲學博，生平篤行，爲里黨所推許。馮元成撰。

孫雁洲家貧甚，一人偶以三百金投寄，歸而暴亡，雁洲挈以還其子。子高其義，請以半分。雁洲張目曰：「吾乃而父執也，奈何敢薄視我！」摇首而去。

雁洲姓孫，名得原，華亭人。敝廬數椽，賦詩自娱。先達沈太僕、莫方伯、何翰林輩，出遊郊外，必過雁洲草堂，劇談而去。有足疾，因相與醵金買驢贈之，雁洲挾詩卷，一入城市，小兒拍掌隨之，呼爲「騎驢山人」。鄉評録。

陸伯生久遊吴門相公幕，除翰墨之外，不談一事。吴門最重之，嘗曰：「磊磊落落，吾取伯生。」遂欲留入中翰，伯生謝曰：「峰泖間，漁扉樵舍，夢熟久矣。公固愛之厚，似不敢因鸞坡鶴禁，移其固陋。」吴門笑曰：「老夫固知兄當不以彼易此。」

高鶴城自成進士，官翰林。歷二十餘年，田不加畝，屋不改椽。或有以貧爲諷者，鶴城書於壁曰：「人不肯以古人相期，正由力淺。」

墓志：公姓高氏，諱承祚，字元錫。鶴城其别號，華亭人。萬曆己卯，主試者見公，初名承禪，嫌與題合，欲棄者。再大京兆，内江陰公力持之曰：「奈何以一名而錮士？」爲改今名填榜。馮具區撰。

唐叔起爲文恪公從子，有志操。年二十七，始授室。次年，就童子試。值文恪封藩歸里，其羣從子弟多藉汲引，叔起獨不願，竟以文章得首選。文恪甚器重之。

唐允振，字叔起。嘗館穀遠方，所得脯資，悉以奉親，絶無私蓄置産，爲兄弟所鬻，怡然勿言。子昌世，天啓乙丑進士。昌齡，崇禎丁丑進士。昌運，以貢爲光化知縣。孫子鏘，康熙丙辰進士，昌世子也。叔起壽八十二卒。昌世壽九旬，復見康熙乙丑進士。

王玠右遭亂，杜門吴門。書賈某者，袖出二緡曰：「某幸先生操選政，按其贏餘，居然小康。今遠來薄致情款，幸無概却。」先生曰：「第得君少留盡所贈而去。」賈人姑爲唯唯。適三日，齋茹蔬而已。明日，買豬肉六兩，雜以秋茄、河蟹、蛋絲佐之，自以餘生，志在藜藿，勸書賈獨酌。賈竊計食肉盡時，乃須經歲，夜半開門逃去。先生乃封還所餘，吴門傳爲佳話。

玠右，名光承。其先自江右分戍金山衛之中前所，而世代業儒，多食餼學宫。先生弘光時歲貢，所選每科考卷、行書、房書、大小題、樂胥及京稿、薛崖，南京蘇州書肆奉千金爲壽。擇寓延款，其供帳飲食宴會程饍，無不承值。然先生素愛清儉，凡爲口腹者咸屏却之，所得選資，惟供事高堂，未嘗稍涉膏粱紈綺之習。遭亂，躬耕養親。與弟名烈，字名世，敦友于之義，疑義共析，漁獵千古，自陳夏亡，後學者咸歸向之。李延昰。

蔣性中舉進士，有司以故事爲立表於門，蔣曰：「嚚竇河水溢，民方病涉，與其榮我家，無寧以利吾鄉。」即移所費爲石梁，民號曰「蔣公橋」。

蔣性中，字用和。宣德丁未進士，累官參議。

蔣用和給諫與于忠肅公聯舍京邸，公方舉湯餅會，而忠肅母夫人暴卒。公聞之，即改期。長班言：「客有將赴席者，則奈何？」公曰：「比鄰適當大故，不能匍匐往救，而經營庖事，即來者亦食不下咽矣。」卒易他日。

相士英呼其子，久而未至，使僮促之。及至，乃云：「適有隔壁偶語者，因竊聽其云何。」士英叱之曰：「由來簾窺壁聽，正人所戒。治家但須理會自己舉措，苟能輕重得宜，自然恩怨不作。故動履必先聲咳，使人知避，想見一段光明正大氣象。如若所爲，特一市井中小有才者耳，何足當縉紳子弟？」即跪而責之。

相傑，字士英。景泰辛未進士，授工部主事。爲人事存大體，鄉曲稱之。鄉評録。

張東海歸里門，具章服墓祭，鄉之疏族，咸來聚觀。或跣足袒胸，語言無倫。次又指畫嬉笑，僕輩頗不堪。公祭畢，一一延揖。凡行尊者，雖未嫺週旋，愈加恭敬。衆愧之，皆竊散。公下船，訓其僕曰：「人有貴賤，族有親疏。苟從祖宗起見，即百世猶同堂也。汝輩切勿妄有輕重。」

張弼，字汝弼。成化丙戌進士，官至南安知府。晚號東海翁。

張東海作假髻篇，諷刺時事。當路銜之，出守南安，不得調而終。邵二泉作挽詩曰：「張公不作南安守，只說文章止潤身。滿路棠陰棺蓋後，忌公人是愛公人。」

婦人首飾，以髮爲之者曰假頭，亦曰假髻，作俑於晉太元中。弘治末，京師婦人悉反戴之，殆非佳兆。陸儼山集。

東家女兒髮委地，辛苦朝朝理高髻。西家女兒髮及肩，買粧假髻亦峨然。金釵寶鈿圍珠翠，眼底何人辨真僞。夭桃窗下來春風，假髻美人歸上公。東海假髻篇。

東漢章帝嘗幸南宮，閱陰太后器服，愴然動容，因賜東平王蒼及琅琊王京書曰：「閒饗衛士於南宮，因閱舊時衣服、器物，惟王有孝友之德。今送光烈皇后假髻、帛巾各一，及衣一篋，可時奉瞻，以慰凱風寒泉之思。又欲令後世子孫得見先人衣服之製。」則假髻當不始於晉。李襄之。

張東海世居草蕩。既貴，紀綱輩多勸城居，以便交際。公乃從之，於陶行橋買宅焉。出入，見城市囂淫，嘗蹙額曰：「誤子孫者，此宅也。出見紛華靡麗，而不移情者，幾人哉！」公六子，凡城居者，皆不復相承旋馬處。

吾鄉兩張尚書宅，在東門外黿蛇廟左，孫文簡公宅在東門太清菴右，顧文僖公宅在西門外超果寺前。當時與公四同榜者，其居在城市中，皆已轉售他姓矣。信乎！城市不如郊郭，郊郭不如鄉村。前輩先見，真不可及。白石山樵集。

沈仁甫從蜀歸，一同筆硯者來晤，衣服垢敝，舉止縮瑟。方對坐堂中，兩翰林、一監司忽至，其人欲避之，公曰：「愧無別室，然相見亦無害。」及翰林登堂，公拱曰：「此弟十餘年雞鳴風雨中人也。」翰林將與揖，而屢目監司，公曰：「鄉黨序齒，足徵謙雅。」翰林不得已從之。有問之董大理者，大理曰：「岑文本固是前規，況在仁甫，尤其常事，無煩稱譽。」

岑文本生平故人，雖羈賤，必均禮。

陸寶峰令福清，同郡某謁一故人，故人終不爲禮，其人遂歸。道經福清，姑投一帖於寶峰，寶峰即延接，並聞其故，慰之曰：「君故人司李泉州，有廉幹稱，實無以潤君橐，未若僕之猶可分數日糧也。」留旬日，以三十金贈別，且囑之曰：「無使泉州君知。」

陸從大，字履貞，一字子阜，號寶峰，華亭人。應天司李應寅鶴江之子。弱冠有雋才，以儒士領嘉靖丁酉鄉薦。辛丑成進士，授閩福清令。七年，轉廷評，陞工部營繕司主事。以詞翰雙美，遂奉旨直制敕房，一時異數也。竟以京邸大疫，卒於官。雲間志略。

徐侍郎輕舟泊河下，族姪某過市，而從者各倚坐如故，公偶隔簾見之。至寒食墓祭，羣從咸集，乃呼向所從者，訓之曰：「族人以吾弟兄，故於汝輩少假詞色，汝輩反無主人，而肆其傲睨。」次第朴責，臧獲凜懼。

徐子明，名陟，號望湖，又號達齋，太師文貞公弟也。嘉靖丁未進士。歷官少司寇，以文貞爲首輔，避嫌上疏乞歸。鄉評録。

朱裕菴爲上海邑庠生，每試前列，輒不敢出户。人叩門索之，則曰：「自愧文義未窺先輩堂奥，而横居人先，慙對識者。」及子鳳舉於鄉，客至，偶乏僮僕，則子親自送茶。雖談久，侍立略無倦容。客或不安，裕菴笑曰：「吾聞燕山竇尚書對客，其弟貴爲侍郎、參政者，皆使侍立。况犬子始舉賢書，何得不以故人子弟，自待風俗淳澆，機決於此，當與兄輩勉之。」

朱裕菴，名聘，建昌同知鳳父也。

竇儀，本燕人。家法整肅，每對客，二侍郎、三起居、四參政、五補闕，皆侍立焉。

范文正公别集云：竇禹鈞五子：儀、儼、侃、偁、僖。儀至禮部尚書，儼禮部侍郎，皆爲翰林學士。侃左補闕，偁左諫議大夫、參知政事，僖起居郎。

嘉靖時，江南大祲，徐方壺私爲升斗，廣踰其半，而價則隨時。家人有私笑其掘者，方壺曰：「吾不居其名，而使人實受其惠。况名無大小，皆能招妒致謗，更以避富者之側目。語云：『善且不可爲。』今其時也，吾何人也，敢徑行其意？」

方壺徐公，鴻洲先生父也。居鄉，好行其德，與同里蔣菜圃交，蔣以非意事與豪門訟，舉田一區授之公，公時其值授之。數年後，計租所入，已足相當，招蔣飲而歸之，未嘗言於人也。曾孫聖初病恍惚，見老人如社公者，嘗扶掖之，且曰：「余以生平醇謹，得長此土，故相報德。」並告以貸金，故病者蘇，始知公有讓産事。桐窗隨筆。

喬純所爲江西分巡。一典史談姓者，公鄉人也，適巡方至，談爲巡捕官，以事不稱，將受笞。談叩頭謬曰：「陸儼山宫詹、徐存齋閣老、潘笠江尚書，皆某至親作養，爲此官。今獲罪無所逃死。」巡方姑釋之，後以問純所，對曰：「固也，然三公實不願其爲之。」按君即行獎，從此每有差委，頗潤囊槖。或問純所何必曲徇，純所曰：「按臺之視典史，特螻蟻耳。吾苟不爲飾之，是重按臺怒而速典史之死。語言盡可積德，又何獨不然？」

喬懋敬，字允德，號純所，上海人。風姿玉立，嘉靖乙丑登進士第。雲間志略。

林太僕家居，方與一新進士坐談，而鄰翁薛姓者至，衣服襤褸，太僕起迎，與進士相揖。進士問曰：「此君何業？」其人逡巡未對，太僕拱手曰：「翁雖市井，而孝友廉潔，士流所不及。」進士曰：「非士類不以齒，出藍田呂氏鄉約。公所譽也，敢不惟命！」公語鄰翁曰：「吾聞老者，不以筋骨爲禮，翁請別室少坐，各不相禮，自覺略無痕跡。」進士慙而去。

林景暘，字紹熙，華亭人。成化甲午濟元。孫改，庶吉士，授給事中，累官南太僕寺卿。隆慶戊辰進士。松江府志。

有巡撫爲林太僕同年，議欲加賦，公極言其害。巡撫出巡，會飲公所，公適加衣，撫軍曰：「某加賦，猶公之加衣。」公曰：「寒則宜加，熱則宜減。使寒未甚，而預披裘褐，將得熱病，禍烈於寒，人必有咎。典衣者之失時矣。」巡撫服其言，事乃寢。

萬曆甲戌，林弘齋冊封荆藩，會讌演劇者，以吴蜀争荆州進，公正色曰：「今海宇宴然，大王顰笑所及，宜祗服明德。而優伶猥及戰争，非所以導和致敬。」王改容謝之。

一貴人子，與弘齋姻戚也，説及喬白巖太宰卒，二妾尋自縊死，貴人子曰：「此必白巖夫人嚴酷，或與其子有隙，懼禍故耳。」弘齋微笑，貴人子去，弘齋曰：「此公非壽者相，凡事偏說，到無好處，心术可知。」果不久而亡。

顧清宇多心計，凡買一物，輒能衡其輕重，不失毫黍，而常價之外，必加增益。偶書壁云：「田宅、器皿，子孫世守者幾家？」蘇掖工貨殖，徒使其子負達者名，吾不爲也。」

蘇掖仕至監司，家富甚嗇，嘗置別墅，與售者反覆甚苦。其子在旁曰：「大人可增少金，吾輩他日賣之，亦得善價。」掖愕然少悟。守官漫録。

○陳眉公輯讀書鏡，載元兵入閩，執建寧朱浚，欲降之，曰：「豈有朱晦翁孫而失節者？」遂自殺。旁一人，目指而問曰：「不有朱萬拜者，獨非晦翁之後乎？」董宗伯據胡床笑曰：「子孫之賢不肖，亦天也，爲祖父者，正不因之爲升降。今必欲摘其瑕者，並言之，是刑名家對簿矣。非著書鼓舞忠孝之意。」其人面赤愧服，經月不敢謁。

陳仲醇，名繼儒，華亭人。少爲高才生，極爲瑯琊、太原兩家所推重。未三十，棄諸生，卜築九峰，自稱白石山樵。鄉評録。

林仁甫置産，如係親族欲下聘營葬者，必遣紀綱，代爲區畫，隨時措辦，損益得宜，每十省二三。或云：「林仁甫好做吉凶攬頭。」松俗呼匠役之總事者。仁甫謝曰：「故家子弟，不善行事者多，急而廢産，苟托非人，勢必不給。則因而中輟，所存隨手消散，事終墮棄，言之傷心。越俎之罪，庶幾觀過知仁。」

林仁甫，名有麟，太僕宏齋公子也。以蔭歷官至龍安知府。貴而能謙，富而好禮，有翩翩佳公子之稱。鄉評録。

林仁甫延一蒙師，欲赴江陰科試，使表弟某代之，俗謂之權館，而實未嫻句讀。仁甫知之，先命其子托病，買四書一部，使老友陰爲點正音釋。蒙師歸代者告别，仁甫出白金四兩，並四書及唐詩正聲酬之。老友曰：「此君何解唐詩？」仁甫曰：「如此，則使渠不覺而私受我益，不然則直以其人不識四書，使渠何以爲情？」後其人聞之，力學不倦，亦登賢書。

徐方伯汝翼殁後，兩世十喪，家貧勿克葬，老屋飄摇，見者嘆息。張建寧通籍之後，僅得中人之産，聞之慨然，即爲經營。凡鼓樂、僧道、浮費屏絶，但取砌造堅固，永爲佳城。方伯羣從來謝，公曰：「吾鄉陸子璋亦人也，何獨於弟作奇特觀？」

張元玘，字采初。天啟壬戌進士。累官建寧知府。松府志。

陸瑁，字子璋，丞相遜之弟也。少好學篤義，同郡徐原爰居會稽，素不相識。臨終，托以孤弱，瑁爲起立墳墓，收導其子。吴志。

林仁甫過北郊，見古墓臨水，將崩，視其碣，乃唐御史葬處。林嘆曰：「死不如速朽，蓋爲此也。」並旁七家，同時修葺。其僕曰：「如此者衆，豈能遍及？」林曰：「所謂身到處，莫放過耳。」

夏瑗公成進士，里中同筆硯者一人，以眷弟帖來賀，用殘紅全柬，改作古折。紀綱輩鄙其貧薄，又嫌簡傲，竊以此帖直置公前。公解其意，覽畢，徐曰：「某爲吾好友，無錢買帖，乃巧費曲折，其意甚厚也。」即命取一古折，自寫名帖報之，字形大小，悉準來帖，曰：「後日答謝，毋相混也。」

卷下

南匯有虎，渡海至，長面白額，啖牛馬以百計，傷十餘人。南匯濱海居民，從未見虎，相戒不敢出户，人跡斷絶。侯敬莊聞之，笑曰：「虎自來送死，我當除之。」跨馬至其地，馬聞林木颯然，即伏地喪氣。公去馬，持棍待之。須臾虎至，從者失色，公獨步而前，乘隙以棍横櫱虎腰，虎大叫，掉尾而坐，其實死矣。從者請以虎交獻衛將，公摇手曰：「殺一虎，何足示勇？待問及，呈之未晚。」人服其勇而不伐。至今，人呼其地爲侯公殺虎墩。

侯端，字敬莊，懷遠將軍，金山衛，世襲指揮同知。雲間志略。

〇張茂蘭分守建昌，有軍功，輒自匿，制府知之，召謂之曰：「不伐見君雅懷，於陞轉詎無積薪之嘆。」茂蘭頓首曰：「人出死力，鋒鏑所及，肝腦塗地。事平而自居，發蹤指示，叨朝廷之賞，以增妻子温飽，實非所安。」

張畹，字茂蘭，華亭人。景泰甲戌進士。後忤執政，歸卒。鄉評録。

〇張莊簡督學浙江，凡公卿子弟欲與試廣場者，不爲峻拒，但列名最後。或以徇情譏之者，公曰：「子弟猶以與試爲榮，則場期前後，一切狗馬聲色之好，父兄不能禁止者，在渠亦自稍减，吾不望其沙裏淘金。譬之患三日瘧，兩日尚有止時，未致醫人，即名不治耳。」

張濟民初授中書舍人，直内閣。孝廟初起，修憲宗實録。録成，同事者皆得進官，惟公止於加俸。有以同異爲問者，答曰：「職官因事效勞，此分也。事畢，而人各望酬，則與市道何異？即不加俸，於心更安，不素餐兮。吾其庶幾方寸，何消復置輕重？」

張穀，字濟民。永樂乙未衡之孫，成化乙未進士。歷任湖廣參議。松江府志。

○潘見山，金山衛前所餘丁也。能讀春秋四傳及先賢、兩漢諸書。年三十，屢冠郡試。學使者嫌其狀貌雄悍，輒屏之。遂去爲吏，以材幹稱，累陞貴州鎮西衛經歷。到任時，方用兵，兩廣總制韓公檄見山爲嚮導，深入賊巢，親割級二十餘擒，酋長一人。韓公面諭薦拔，師旋，陞南京後軍都督府都事。見山即托病歸，親舊皆咎之，答曰：「官職無大小，到口嚼蠟，然始終熱中者，千古一則也。韓公縱力薦之，限於資格，至此已極品。男兒兩膝，何用逢人致恭？不若高春而起，魚羹麥飯間，與二、三父老，説祖宗從龍時事，不覺兩鼻出火。」見山尤工小楷，頗得大沈筆意，人未之能奇也。

潘見山，名静。其先南昌人。洪武時，戍金山衛，分守前所。父有權，弘治中武舉，歷陞嶺北參將，勇冠一時，盜賊屏息。以失巡方意，罷官。見山棄儒爲吏，由乍浦司巡檢，屢任兵事，膽識絶人，極爲韓公雍所奬拔，陞南京後府都事。年四十餘，托病歸。征蠻時，所賞銀牌等件，盡散三黨之貧者，仍耕漁自給。年九十餘，陸平泉高其志，遺書招之，見山亦不往。

或詰之，則曰：「寧受貧賤人所辱，勿受富貴人所榮。方寸細微處，惟清夜自知耳。」左目雙瞳，虬髯如戟，力舉八百餘斤。書史略加上口旁。工草隸，尤長於小楷。文三橋得其書數紙，皆無款識，最後一紙有圖章云：「前所餘丁，後軍都事。」偶詢之莫中江，中江曰：「此吾鄉異人潘見山也。」三橋大加稱賞，曰：「入元圃者無非夜光，其雲間之謂乎？」鄉評録。

○徐文貞大拜，答其族人書曰：「遠承賜書，以拜相爲慶，不知才疏任重，深愧忝竊。一、二年中，獲蒙恩賜，還田里，復與伯叔兄弟，谷陽橋畔，買魚沽酒爲樂。不忝「秀才」二字，此真大幸，其餘不足道也。」

徐仰齋每陞遷，文貞即有憂色。張夫人問曰：「顰笑亦自有時，何事費家人輩揣摩？」公曰：「古人謂父子不同舟，蓋恐風濤失措，並命爲憂。獨不見嚴氏當日？爾明達婦人，亦胡不思及此！」

○陸文定公以大宗伯，請告寓西山僧寮，張新建、沈四明出餞，私問曰：「聖明之朝，公卿蓴鱸雖美，歸興何遽也？」公對曰：「吾初入謁江陵相君，相君無一語及國事。及飯閣中，相君時顧左右刷鬢者二，更衣者一。觀其意氣，足以籠罩羣賢，其意不在二、三陳人色斯舉矣。此秀才時熟讀，奈何垂老忘之？」

○故事編修，實俸九年，始陞講讀。高中玄、嚴養齋輩，欲乘纂修實録，冀首揆相援，因之躐等。平泉偶至嚴邸，中玄先在，一揖，中玄即起。既出，其俯仰間，各似有意。平泉乃詰之，嚴告以故曰：「以兄恬退，中玄謂不足與兄道也。」及實録成，進呈，總列年月日，嘉靖元年起，某日止。世廟多忌諱，見「止」字不懌。纂修者俱照常供職。中玄一日過公邸，笑曰：「頗憶養齋寓中相晤否，始知人事都不要緊。」

○范太僕惟一、龔諫議情，同舉庚子科應天試。是年，范設館市中，得雋後，一謁郡縣，後不涉他事，仍聚徒咿唔。其間或以行將北上，何暇復事片氈。公謝曰：「寸陰可惜，吾一旦僥倖，忽忽束裝，使生徒曠業，何顔受其修脯？正不妨忙中習静耳。」偶見有以鼓樂賀龔者，公誡生徒曰：「俗情紛紜，殊覺多事。」

張全山領諭淳安，尋攝邑篆。及海剛峰涖任，一見莫逆。海以言事被逮，公捐贐慰藉，執手涕泗。及海遇赦，開府江南，公不往謁。至按部時，式廬就訪，則託故遠遁，親戚咸咎之。公曰：「剛峰心地峭直，氣陵霜雪。設有入其意見，必難融釋。不諒者，欲假手於吾，諾之則無功，辭之則致怨，豈非進退維谷？絶之猶恐不及，況可見乎？」張瑞，字信甫，號全山，華亭人。嘉靖時，以貢司訓廬陵。五載，量移諭淳安。雲間志略。

○朱鳴岐一表弟，少具俊才，科試每冠軍。里中忽傳城南道院五色泉見，見則主出元魁。其人輒喜，置酒爲樂，蓋自負也。鳴岐召而戒之曰：「吾郡人材工，經生言者非君一人，五色泉正不知應兆者誰？聞大費看囊錢，使此番未遇知己，不爲爨下，奴作話柄乎？男兒須具李東崖襟期，勿效崔信明小小志趣也。」其人愧而去，終身坎壈，人服鳴岐之格言。

崔信明，生時有異，雀集樹，奮翼齊鳴。及長，博聞强記，下筆成章。高孝基有知人之鑒，謂人曰：「崔信明才學富贍，雖名冠一時，但恨其位不達耳。」舊唐書。

成化庚子秋試，李旻號東崖入學。晨參，忽一鳥五色，飛集明倫堂，集梁間，二日而去。衆謂文明之兆，東崖賦詩云：「文彩翩翩世所稀，講堂飛止正相宜。祇應覽德來千里，不爲希恩借一枝。羨爾能知鴻鵠志，催人同上鳳凰池，青錢入選尋常事，更向天衢作羽儀。」是歲東崖以易經發解，甲辰廷試，魁天下第一。

○張受所之姑，徐文貞夫人也。受所授官後，未嘗私謁文貞。居武庫七年，出爲湖廣參議。文貞既罷相，高新鄭方與文貞修故郄，且根株其親黨，受所入覲，見新鄭。新鄭曰：「君與華亭稱至戚，積資出而不調，人亦不知有君者，非某之所得而知也。」

公諱仲謙，字士益。初號後夔，後更受所。年八十有六。却金堂世本。

○曹芹泉以郡掾起家，有材幹，歷官鹽運同知，緋衣黃蓋，鄉里榮之。入謁郡侯，第自呼姓名。既出，尋投帖六房，曰：「此吾夙夜兢業地也。」或以范宗伯、况太守期公者，公曰：「人苦不知足，官職如舟航，裝載過量，必遭覆溺。今幸而獲濟，豈更他望！」

曹子鋭，名珙，號芹泉，華亭人。爲郡掾，歷丞倅，不私一錢。江陵柄政，喜拔用下僚。聞公名，心異之，特陞兩淮運副。以濬高家堰功，使萬艘畢集，堰長八十里，當黃河下流，最號難治，而公經理一月，費帑金四十萬，河流遂安。乃擢運司同知，漳州守。景坡，公仲弟也。猝聞訃，遂致政歸。鄉評録。

○邢東凡棄產營書，自比李永和，而閉門絶交遊，凝塵滿榻，嘯歌自適。有勸之遊陳董門者，答曰：「死不求墓碣文以自誣，生時安可爲啖名客？趙文度、吴竹嶼輩，眉目間似有董尚書三字，何啻人奴？吾不願爲之。」上海令劉某，見其書畫最愛之，將舉鄉飲。東凡走匿，白堊書於壁曰：「民窮財盡之時，濫費縣民酒食錢。愛此者，自有其人。」歲餘，劉罷官，東凡始歸。

邢東凡，名國儒，上海人。少廢產，收法書名畫，臨摹酷肖，然不能自名一家。忽悟曰：「生於海濱，無山水之助耳。」遂遍遊名勝，在嵩、華最久，歸而筆意漸逼古人。然不肯酬應，富商奉百金乞一屏，輒駡曰：「吾自作畫，淘汰胸次，豈能付鹽肆質庫中，爲酒食所污？」遊精舍，遇筆墨佳者，則揮灑不倦。年九十九，除夕，兒孫作團圓飲，東凡立飲數杯，笑曰：「人生何必定稱百歲翁，當留有餘不盡。」抱膝而逝，時崇禎十年也。桐窗隨筆。

○奚時亨，九歲就外傅，父命函白金五星，爲師壽。道逢婦人，哭甚哀，時亨問之，對曰：「晨起鬻布，僅得百餘錢，稠人中忽失去，此舅姑將倚爲饘粥者也，是以悲耳。」時亨即出所函者與之，歸而請別補祝分。父喜曰：「是兒勝我。」乃復如數與之。

奚昊，字時亨。成化己丑進士，刑部郎中。松府志。

○莫封翁，歲暮自館步歸，渡浦，日就昏，有兩人縛一少女至，翁問故曰：「此女爲父母所疑，命投之深淵。」翁曰：「救人一命，功德浩大。」以袖中修資十金與之，曰：「汝得吾金，而又活一命，此兩利也。」二人諾之，女即欲從莫，莫曰：「若是，則我貪汝色也。」引女近村，使望燈火而趨，乃倉惶各去。女爲一諸生收之，後翁歸舍，室人懷孕生子，昊登賢書，孫如忠成進士。

倭焚南倉場，即今大教場基。糧長十三名，俱擬大辟，子孫遣戍。王南岡聞之，告當道曰：「倉米延燒，罪及糧長，謂平居不戒於火也。若倭寇焚劫，糧長非兵，何能拒賊？且聞軍儲下船遭擄，運官旗丁，猶蒙憐貸，糧長似亦應從末減問。」官憬悟，乃不果罪。

王科，字登之，號南岡。正德己卯舉人，官膠州知州。雲間志略。

○徐長谷作布賦，曲盡形容。既成，客至請觀，必款以酒殽。後索觀者踵至，家僮竊謂曰：「今日酒瓶又索翻身矣。」公聞，諭之曰：「作文苦心，須賴讀者印證。吾松無蠶繅桑苧之業，小民惟藉布縷，以佐饘粥。而解布之役，又爲民累，故作此以告觀風者。筆墨之中，實兼涕淚，豈將徒費鉛槧，以博名高？」

董漸川四十餘，無子。至姑蘇，置一妾。女入門，悲結異常，公問故，知已受聘，以貧故，更私鬻身。時已夜分，從者各就寢。公亟命僕召其父至，以女屬之歸，曰：「稍遲，恐玷女名，吾不責聘資。所具簪珥，聊以壓羞。」其人泣拜，攜女去。未幾，別置側室，徐氏連生二子，皆負儁才。

董志學，字漸川。嘉靖庚子舉人。河南歸德府司李，擢北大理評事。

○潘充菴分巡青、登，有大辟，减戍，後病故，主刑者將以其子代戍，公曰：「使囚未減，而死獄中，亦將以其子代斧鑕乎？」子乃得釋。

潘允端，字仲履，號充菴，上海人。嘉靖壬戌進士，累官四川右布政使。雲間志略。

○顧署丞性豁達，好施與。江南糧多差重，民不堪命，松郡尤劇。清宇捐十萬金，置田收息，以佐通邑。或憂其將來難爲子孫計者，清宇曰：「子孫猶是身後事，何用作此遠慮！」

顧正心，字仲修，號清宇，華亭人。大參左山公次子。初遊膠庠，旋入太學。憫邑人踐更之苦，願蠲銀十萬四千餘兩，置買義田贍役，先用銀七萬四千七百餘兩，買田四萬八百餘畝，該租四萬三千六百餘石，分貼該縣細布收解。而又以三萬兩零，呈請貯庫，推及青浦。兩臺上其事於朝，建坊表閭。有將命嘉賢之額，欽授光禄署丞。享年七十，晚舉鄉飲。雲間志略。

國初，總計天下税糧共二千九百四十三萬餘。浙江一布政司二百七十五萬二千餘，蘇州一府二百八十萬九千餘，松江一百二十萬九千餘。浙當天下九分之一，蘇贏於浙，以一府視一省，天下之最重者也。松糧半於蘇，地較蘇四分之一，則天下之尤重者惟吾松也。國初，松江止華亭、上海兩縣。儼山纂録。

長洲民楊芳，景泰中，嘗以十事上巡撫都御史鄒，其均税額云：以爲古昔井田養民，而秦廢之。漢初，輕田租十五而税一，文景三十而税一。晉隆和，畝收二升。五季，錢氏以兩浙畝三升。宋王方贄均兩浙田，畝一斗。元耶律楚材定天下田税，上田畝三升，中田二升五合，下田二升，水田五升。我朝天下田租，畝三升、五升，三合五合。蘇松後因籍没張氏，依租額起税，有四五斗、七八斗至一石者。水東日記。

淮張據吴，悉抄没故元仕宦田畝，依其私租舊額起税。私租必數倍於官糧，本朝因之，故税重也。

○姚太學遊太學時，與吳興一生最善。其人入曲中，盡喪其資，患病將危，握姚手曰：「吾得五十金，即首邱有日。」姚流涕曰：「理無坐視足下死者。」歸寓，捐槖與之。此生歸，病旋愈，鄉、會聯捷。未幾，按江右，姚適除臨江知事。御史召而謝之，且曰：「有犯者五人，吾細求其故，可以出之。第辦千金壽兄，毋難立判。」姚謹諾出，佯以五人如御史言事即釋，五人固未嘗見姚面也。

姚太學，方伯通所之祖，諱一祥。以貲遊成均，好談節俠。世所傳救某御史於微時，猶曰：「或別有所識也。」至與御史宦途，偶值釋人之罪，而不取其金，佯受人之報，而陰活人之命，尤所難能者也。遂貴，及其孫有由然哉！鄉評録。

○陳後梅性慈愛，人嘗謬爲悽慘之色，陳輒心動，因而假貸。嘗以數十金買妾，妾悲啼不止，詰之，則曰：「父母爲豪家所迫，乃至割恩。」陳惻然曰：「吾不忍以衽席間離人骨肉。」乃立遣還，聘勿問。有以受紿爲言者，公曰：「紿固有之。然吾固當信其實也。」

陳夢庚，字台錫，號後梅。因先世祖有梅軒公者，而因以爲號也。萬曆甲戌進士，累官關南道。雲間志略。

奚聖功病瘵，一日赴鄉，責子金酬醫。其人托故他出，至黄昏不歸。老媪挾一女，拜聖功曰：「吾子貧宿逋，實無可償，願以愛女侍，日後君媒致之，亦可充婢妾之數，惟賜憐之。」聖功視其女，舉止羞澀可憐，乃笑辭之。闔户而寢，夜分大吐，起視之，蟲如髮者數千縷，瘵亦尋愈。

奚欽，字聖功。上海縣志獨行。

○方明齋讀書古寺，鄰有孀婦，夜就公，公諭之歸。婦笑曰：「秀才那可無情？」公謝曰：「秀才情固有之，第那可無行。忍須臾者，雖爲吾，亦以全汝也。」婦靦顏欲歸。公送之出，且曰：「吾苟漏言者，舌必爛却。」三日後，寺僧夢伽藍告曰：「方應選，今真應選矣。」僧早起詢公，公笑而已。是年，遂薦賢書。此婦亦自悔，矢志改行，里中不知者推爲節婦云。

方應選，字衆甫，號明齋。萬曆癸未進士。累官副使，督閩學政。

○朱士隆見頹垣暴屍，知無主者。士隆嘆息，急捐田葬之。或以博施爲難，士隆曰：「物傷其類，泥於人乎？吾一念及此，何惜三尺土？」爲渠究竟，撰文招其魂，買酒祭之，視其瘞畢，始去。

朱一德，字士隆，上海人。萬曆戊子舉人。篤學醇謹。其没也，囊槖如洗。松府志。

○家念山，年近三十未有子。至吴門，娶一妾，初曰章氏。既至，姿色殊絶，將就寢，問其何以見鬻，妾泣曰：「婢子李姓，非章也。父負章子銀，故即以章姓鬻身。」念山立使老媪伴寢，明日擇士人嫁之。或以吴孟子爲言者，怒曰：「同姓不通婚，周道也。掩耳盜鈴，吾將誰欺？」

○張副使叔翹，買一女婢吴氏，數日後，知爲故茶陵州孫也，大悔恨，欲還其母家。既而曰：「彼已忍心賣女，即歸，終不能自全。」使夫人撫爲己女，擇士人嫁之。每對子弟輒嘆曰：「仕宦可恃，則王、謝、桓、庾，長檐、高車、齒屐，至今塞滿衢路。茶陵君詎不念此？使子孫不肖，正復何益！」

張所望，字叔翹，上海人。萬曆辛丑進士。累官按察使。鄉評録。

○王達宇不蓄妾，或問其故，公應曰：「至下場時，設有一幼婦抱小兒女，絮絮床笫間，淚痕界面，中之真假冷熱，故自難知。然吾兩目何能遽瞑？正不待如老瞞分香賣履，受人遺笑也。」

王性之，號達宇，善繼其諱也。華亭人。萬曆甲辰進士。溪上編。

○葉封翁嘗宿海上邸舍，舍主人有僕逸，而父子董逃者，家止一艾婦，隔窗頻問公寒暖，公度不當留，而日已下春，驟雨方過，即趣裝去。婦出，而軟語曰：「君之留於此，猶吾家人之勢不得歸也，誠何所急以軀命試泥淖中？」公不顧，絶浦行，幾至委頓。及抵家，咸咎其涉險者。公笑而不答。

葉蕃春，以子有聲貴，累封太僕寺卿。

○任近思知鄱陽縣，或爲匿名書詆之，胥吏請捕治。任命張之於壁曰：「使其言是也，則爲忠告；不則，人將唾之，何以捕爲？」其人慚愧，自縛請死。近思笑曰：「汝初欲誣人，旋悔而自露，勇於改過。吾愧不及，何罪之有？」竟不問。

任勉之，字近思。洪武甲戌進士，官知州。年八十九卒。鄉評録。

○宋御史丁外艱歸，有牛嘗蹊柳氏田，柳氏格殺牛，而遺其子弟，詬毀不已。南野敕家人無與競，柳氏狂子醉罵，躍入水，使人援出，易以己衣，置上坐，謂曰：「與而家世好，奈何以小忿隳之？」鞭牧牛者數十，以肩輿送柳氏子去，且謝其父老。其父老始大慚，肉袒謝罪。

公諱璟，字克純，別號南野。少時，遊學京師，從其婦翁吏部郎中俞宗大學楷書，非其好也，棄去。從翰林曹鶴齡先生事舉業，數年歸，寓郡中篆灘書屋，從大參黃宗憲先生遊。正統辛酉，以毛詩舉鄉薦。乙丑，成進士，拜河南道監察御史。故事御史有疏，皆請印於其長。南野嘗以疏請印於都御史王文，文取視之，即劾己疏也，大怒，抗章自辨，且深詆之。乃謫江西安福縣典史。景泰癸卯，爲浙江同考試官。天順初，文誅，起知大庾，調新淦。未幾，謝病歸。日治邱園，多蒔蘿蔔，更號蔔存。鄉評録。

○曹定菴家居，一人踵門詬詈，家人奔告，公曰：「知他是罵何人。」後呼名大罵，家人復曰：「今呼名矣。」公曰：「世豈無同名姓者，閉户可也。」三日後，罵者忽死。其兄欲訟之官曰：「致死者曹也。」里中譁然不平曰：「敢爲渠作證者，衆共擊殺之，以彰直道。」公謂家人曰：「此一忍字，古人有行之者，吾讀書，每不輕易放過，今日便省許多力。」

曹憲副時中，華亭人。鄰有悍生，修其先世怨，以堊書公名於牛後，向其童加鞭，因極口肆詈，欲以激公怒。童歸以告，公徐曰：「人詈我而若述之，是重詈我也。」生於是復修尺一若通候者，而中實痛詆，令人跪上之。公不發，命火燔之曰：「知若主於我無好言也。」生愧而止。年九十卒。湧幢小品。

○孫文簡所居之左爲太清道院，當路欲奪其地媚公。公聞之，笑曰：「童時，持七尺竿，以蚯蚓爲餌鈞，偶得魚，必揖神而歸。富貴顧思奪之且不顧，爲楊文懿公所笑。」

楊文懿公守陳，其先未有仕者。至公，與弟守阯、守隨相繼發解，父子兄弟同朝者七人。居第在縣南鏡川。有野叟作詩一律，獻公云：「昔年曾向此中過，門巷幽深長薜蘿。令祖先生方振鐸，賢孫學士未登科。將軍曹氏墳連隴，賣酒王婆店隔河。今日重看新第宅，煙波緩棹聽弦歌。」公嘆賞不已，謂叟曰：「君詩真吾家傳也。」欲飫食厚餽之，野叟固辭而去。李延昰。

○一狂人酒醉，嘗呼公名辱罵，且曰：「何物尚書？吾眼中實未嘗見。」僕聞之，奔告公，公笑曰：「老爲尚書，而能使人不知有官職者，其人固豪，吾亦不可及也。所謂合之則雙美。」

○一老儒遽問孫文簡公神童詩是誰作，公謝云：「實未稽考。」老儒笑而緩步以出，客曰：「渠面目云何？」公曰：「彼固不當以一神童詩驕老夫，然老夫實不知自出。昔司馬温公爲村學究所窘，直是千古話柄。」

神童詩見後。

温公家先塋在鳴條山，墳近餘慶寺。公嘗省墓，止寺中，有父老進謁，獻飯畢，求講孝經。公以庶人章講之，講訖，父老問曰：「天子、諸侯、卿大夫章各有詩公，惟庶人章獨無，何也？」公默然，謝曰：「某平生慮不及此，當思所以奉答。」温公尚矣，今世有此父老耶？應菴隨筆。

孝經章末引詩，先儒以爲後人增益，然匡衡上疏大雅曰：「無念爾祖，聿修厥德。」孔子著之。孝經首章，蓋孝德之本也。」乃知由漢以來，所傳如此，恐實夫子所引也。孝經援神契。

庶人章不引詩者，義盡於此，無贅詞也。孝經注。

○杜仁趾宦後，輿蓋出東門，一老媪見之，笑曰：「杜家官官亦解做進士。吾歸，將使鄰里小兒，皆熟讀神童詩、百家姓。」蓋老媪亦鄰也，從者呵之，仁趾急使護之去。及歸，見羣從皆含怒。杜問：「神童詩係誰手筆？」衆莫對，杜笑曰：「然則能讀神童詩者，果不易得。」仁趾，名麟徵，華亭人。崇禎辛未進士。有才名，與周勒卣、李舒章、陳卧子、夏瑗公、徐闇公首創幾社，有六子會義行世。

神童詩，余亦不知所自，後晤鄞人周茂三，周曰：「宋時，吾鄉汪洙，字德温，童時至黌宫，見殿宇頹圮，因題壁云：『門徒夜夜觀星象，夫子朝朝雨打頭。多少公卿從此出，誰人肯把俸錢修。』上官命索題者，至則一童子也。問曰：『汝欲爲神童耶？衫子何短？』汪應聲曰：『神童衫子短，袖大惹春風，未去朝天子，先來謁相公。』」後來塾師以五言便於上口，乃以汪詩廣而成集，名曰神童詩。云登元符三年進士，官至觀文殿大學士，謚文莊。可知凡事必有來歷，惟仁趾語覺藴藉耳。嘗見秀才不知歷科鄉會題目者，聞斯尤當動心。沈鳳峰童時，一人問：「汝讀千家詩，要先生說某詩是某所做，誦其詩，讀其書不知其人，可乎？先把第一首問去。」鳳峰叩之，其師亦不知也。做進士後，見上蔡語録，方知是程明道先生鄠縣爲主簿時所作。鳳峰每謂人曰：「不曉得亦不妨終覺曉得的爲是。」與杜仁趾事看來，二公總是一意。有一人謂余曰：「終日掉書袋，幹得甚事？」余笑曰：「兄終日不掉弄書袋，又幹得甚事？爾曹埋頭時藝，於古今典籍，胸中全無首尾。因杜事並及鳳峰語，欲兒曹凡事不可放過也。」西菴語録。

○徐華亭家居，當海剛峰出撫江南，意在誅鋤巨室。而監司某又與其長公仰齋，乍有隙，將因海以舉事中公。一時刁薄成風，有踵門直呼公名者，家人憤欝不能堪。公戒之曰：「譬如猘犬囓人，何所顧忌，人詎可亦囓犬耶？」乃口占一絶云：「昔年天子每稱卿，今日煩君斥姓名。呼馬呼牛俱是幻，黄花白酒且陶情。」

海忠介公爲御史中丞，出撫江南。行事過於刻核，出入自乘一馬，以二杖前呼，如在内僉堂之儀。自令長佐吏，下逮津吏，皆令錦繡入見，此雖故事，一時驟以爲駭。傳聞吴中大飢，海公欲勸借富室，先請溧陽史太僕出三萬金，次及華亭相君，乞捐所有，以賑鄉里。相君不得已，以數千畀之。又華亭家奴多至數千，有一籍記之，海取籍削之，僅留十一，以供役使，相君無以難也。世謂海受華亭恩厚，以是窘之爲負義。不知其有益於徐，惟出之驟，不無過當。筆塵。

又云：華亭柄政，新鄭一入樞府，即與争權。隆慶改元，新鄭自以御日登極，又素性直率，凡議政體，即從旁可否。華亭積不能平，廣平人徐康者，新鄭門生也，劾華亭，肆其醜詆。時新鄭勢孤，且康言多謬，於是大臣各具一疏，劾新鄭及康。上不得已，罷新鄭。明年，華亭亦致政。上特旨，相内江趙公貞吉。江陵恐其偪也，謀召新鄭。而内監陳矩者，又新鄭里人，乃以太宰召還。庚午，新鄭入。其年，罷内江。已而南充陳公，以勤自去。明年辛未，罷淮南李公春芳，又罷歷下殷公士儋。新鄭遂以首相行太宰事，與江陵並相。方新鄭之入也，對士夫曰：「華亭於我有舊恩，後小相失，不足爲怨。」及柄用久，情志稍露，門下士各務效奇博寵。廣平蔡國熙者，故華亭門下士也，且以講學事華亭。至是請行，抵吴郡邑，刺華亭蒼頭不法文，致其三子皆論戍邊。三子者，一爲太常，二爲尚寶。華亭子孫，牽衣號泣，華亭曰：「吾方逃死，安能相活耶？」即跳杭之西湖，避之平湖。陸五臺亦華亭門人，皆號爲入室，因往爲華亭求解，冀以門情故誼動之，而終不可得。奏上，部覆未報，而新鄭見逐矣。

嘉靖乙丑，華亭當國。會試主考爲高中玄，中庸題「人道敏政」一節，孟子「天生烝民」一節。世廟守玄，聞之不懌。問公：「蒲盧何物？夷何義？」公曰：「夷是有恒之義，蒲盧爲長生之物。」上悦，新鄭謂華亭「與我有舊恩」，正指此也。而後之曲承新鄭，以傾華亭者，靡所不至。嗟乎！大臣之嚬笑，可忽乎？雖公之機辯迅捷，亦緣存心忠厚故也，而新鄭不免以怨報德。及新鄭之卒也，無子，其夫人悉輦其玩好者，值萬金，命幹僕輸之江陵。江陵欲却之，其僕長跪號泣，且工於致詞。江陵受之，凡欲下石新鄭者，始不得行。江陵之卒於位也，人更將坐以大逆。嗟乎！宦途之險，豈羊腸所能喻其萬一哉！李延昰。

○沈鳳峰瘠田數百畝，當海中丞時，售田者亦誣爲侵奪。公即裂券還之，私謂所親曰：「存翁遇中丞厚。中丞聞其紀綱多怙勢，故有意懲之，欲爲徐氏斂福。不意刁民起而四應，其風旁及我輩，稍與之辨，則激中丞之怒，橫流滿地，到海自平，中丞必有悔時耳。」

穆廟辰巳間，海剛峰巡撫江南，意在鋤强。刁民逞奸，著姓鮮不破碎。有投匿名狀以諷之者曰：「告狀人柳盜跖，爲勢呑血產事。極惡伯夷、叔齊兄弟，倚父孤竹君，歷代聲勢，發掘許由墳冢，被惡來告發，又賄求嬖臣魯仲連得免。今某月日，挽出惡兄柳下惠，捉某箍禁孤竹水牢，日夜痛加炮烙極刑，逼獻首陽薇田三百餘畝。有契無交，崇侯虎見證。切思武王至尊，尚被叩馬羞辱，何况區區螻蟻！激切上告。」海剛峰見之，頗悔前事，訟黨稍解。或云出自平湖陸莊簡公筆。

朱邦憲與潘御史書云：「故鄉風俗，白髮黃童，倶以告訐爲生。所言者景泰、天順間田土，皆四五世事也。及問其爾我祖父名，則茫無以應。如欲告趙甲，而甲無仕宦，則借錢乙有仕宦者告之。如事凡幾十歲，則以「舊歲」二字易之。如尊公老先生，天下稱爲長者。徐相公爲兩朝元輔，亦屢干其銜，此二百年所無之事也。僕入郡，見士大夫家，日有百人哄索錢聲，毁其几榻，使家人踰牆而匿，此亦二百年所無之事也。開府公未臨吾郡，小人勢已鴟張，競市紙書訟詞，一肆中有日得三四金者。迨節鉞甫入城，闔即萍聚其輿，或投懷袖，或投靴襪，雖丞簿無此大褻，此亦二百年所無之事也。開府公批逆鱗於先朝，故當是奇男子，但學術偏正，治亂所關云云。則剛峰撫吳，未免矯枉過正，故邦憲言之激也。李延昰。

○馮勅齋嘗謁選，適高中玄以閣臣秉銓，奏定鄉科不得選京職，惟光禄署正、五城兵馬，雖京職而最卑，鄉科願就者聽之。有以瑞州貳守爲勅齋地者，勅齋謝不受，而就署正曰：「署正獨非王臣？詎足爲鄉科辱。」

馮行可，字見卿，號勅齋。雲間志略。

行可還籍，已遊成均，領庚子鄉薦，謁選授光禄署正，遷應天通判。所至俱清惠有聲。致政歸，年八十九。松江府志。

子仁娶于金，而舉京兆君，京兆君名行可，有兄弟十人，而君爲之長。當御史公下獄時，公甫十四歲，即伏闕上書。會冬事迫，乃刺血書疏，叩公車，請以身代父死。有旨，法司更審。御史得減死，戍雷州。傳節略。

公任署正三年，陞應天别駕。又三年，仍陞瑞州貳守。公乃以京兆致政歸。後直指特疏薦公，有旨加公奉訓大夫，然亦五品階也。功名有定如此。雲間雜識。

○楊豫甫守真定。故事真定，三輔重地，故謁監司不執手板，甲科負氣者反涉抗厲。前任每有齟齬，公獨夷然，使人可親，故彼此申詳批答，一無阻滯。嘗語幕客曰：「人自不解耳。守既以托三輔重，而監司所轄，又獨非天子股肱地耶？」自軒而輊人，其人必不耐官職。

楊道亨，字豫甫。歷任真定知府，雲南副使。嘉靖丙辰進士。松江府志。

○潘蘅齋出訪友，肩輿誤觸一士人，其人素負狂名，乘醉逐輿謾駡，直抵廳事，毁其椅桌而去。學師聞之，謂公固曾督秦中學政，非諸生所可辱。明晨，率之請罪，公曰：「醉則眼前天地且倒置，况於人乎？某少年時有此習，勿足怪也。今此兄醒而肅然，奈何不信其醒，而追咎其醉？」士人出，負愧欲死。

潘允哲，字伯明，號蘅齋，恭定公恩子。嘉靖乙丑進士，陝西提學副使。

○陸大參致江右政歸，有數人攀輿，訴公其密戚某，置産不酬值者。公盛怒，謂理所必無，訴者含憤，頗有後言。及廉得其情，立召之，語曰：「豈知事乃或有！」追其價與之，加以慰勞而去，客戲曰：「何前倨而後恭也？」公曰：「士大夫處鄉黨間，不須見長，但嫌護短。觀過知仁，吾其庶幾。」人服其量。

陸元量，名萬鍾，號敬齋。嘉靖乙丑進士。司理杭州，授刑部主事，改浙江道御史，出按粤西，陞江西參政。以病乞歸，居家廉謹，絶迹公府。鄉評録。

○顧東江曾孫鬻其故居，顧清宇念其尊人左山公，從學東江，乃贖，而仍使居之。且曰：「禮云：喪不慮居。兄行事，豈得不準古人？」後東江曾孫復私鬻之，僕奔告清宇，清宇不應。明日，僕又言，清宇緩步廳事曰：「止論交易，汝輩言之不嫌於遽，在吾慙，不能再爲渠計，則不如勿言可也。」竟不問。

○徐鴻洲請告歸，門堪羅雀。子厚源，弱冠成進士，報録者登堂索酒食，聲色甚厲。一老媪恚曰：「進士有所何關涉？添許多聒噪。」鴻洲聞之，笑曰：「誰能得此冷淡老媪，方自信居鄉黨間，眉目可免兩行粉墨。」

徐三重，字伯同，青浦人。萬曆丁丑進士。授刑部主事。臨事詳慎，因父老致仕歸，講學不倦，人稱爲鴻洲先生。子禎稷，字叔開。萬曆辛丑進士，亦官刑部主事。皆以平允，爲世所稱。鄉評録。

相傳武宗賓天，將徵世廟入繼大統。湖廣報房報至，世廟賞給有加，故遠近遂以爲例。吾郡素稱富饒，凡南宫捷書至，非二三百金，不足以酬之。若起白屋者，若輩語言放肆，尤爲非禮，須當道嚴禁之可也。徐公此言，何等雅淡！報事者亦當索然無味矣。王玠右。

〇王後陽居憂時，華亭令固公同年也，將補選。乃入郡謁令，令循例祖餞，意殊落寞。及補，遂得莒州令。莒人也，家頗不法，聞之既愧且畏，屢申款曲，情文並溢，公一無所受。抵任，待令之父，則無不加禮，父知令之前遇公薄也，駡曰：「偏於狹路中留斧鑿痕！若不遇雅人，使我捉摸不得。」

王治甫，名明時，號後陽，華亭人。累官河南副使。凡歷五、六任，囊無餘錢，諸孫遂不能給饔餐，而意豁如也。每謂人曰：「使吾有一僕，入其室則焕然，顧其廩則纍然，計其子孫則充然，其必侵漁主人，爲家蠹可知。吾輩士人，動曰讀書明道，以致君澤民。使不領略成都八百桑風味，復何異舍中兒哉！」凡自守如此。其借僕比宦一段，覽之而不負慚汗顔者，則此人必不可與之同朝。鄉評録。

〇顧育宇蚤歲應試，爲族人某所齮齕，報罷者再。及爲諸生，後見族人有子就外傅，輒喜動顔色，攜之赴館舍教肄之，至自成立而後已。友愛誠篤，不宿怨如此。

顧秉禮，字育宇。研窮理要，於書無所不讀。性恬質，不交勢援。晚年宴處茅齋，無疾而逝。松府志。

顧文信少時，受學於張友蘭、任孝友，二人雅愛重文信，推爲國器。文信發解，先詣友蘭門謝，而孝友適在座，友蘭喜曰：「富貴君自有，吾二人何功焉？」孝友正色曰：「君此後，正當以德業爲富貴增重，不可以富貴裝裹七尺軀。不然，雖位至卿相，終成俗漢。」文信再拜領之。二先生没，文信建祠于超果寺，歲時奉祀。

任氏自浙徙松，世代讀書。後有勉之，太祖間進士科，松郡登第者自勉之始，官至參政。後又有孝友先生，中鄉舉，歷官長史，居鄉簡重。説叢。

任順，字孝友。洪武甲戌，勉之孫。成化丙午科舉人，助教涇府右長史，進階四品。松江府志。

○嶺南廖同野爲孝廉時，以行卷謁陸文裕公，公曰：「賢可曾讀西厢、琵琶否？」廖博雅自命，頗訝其語不倫。經月後，復以行卷謁公，公曰：「尚未讀二傳奇，何也？」廖始異其語，歸取讀之。又經月，文裕見其文曰：「若蚤讀之，何至肩上更有一人相聞鼻息？」

胡元瑞曰：西厢主韻度豐神，太白之作也。琵琶主名理倫教，少陵之作也。

○徐華亭入相時，以子姪托南江及孫文簡公，其家有違理事，鄉人輒具手本於二公，二公嘗面責諸子姪。南江一日至，呼胄子紀綱杖之，文簡曰：「得毋朋友數乎？」南江笑曰：「弟但知益者三友而已。」已後，徐氏僕巧於離間，華亭遂與南江頗存形迹。

○王海槎田近百畝，而藏書萬七千卷，鄉里笑其迂。海槎曰：「藏書者固迂，然使子孫雖不肖，幸可徐供老蠹魚些許巢窟，冀其三食神仙字，猶不失與之作緣。若以餘鏹供後來泥沙之用，其間趣味，海槎略較些子。」

王熠以子圻貴，累封按察司僉事。松府志。墓志：王世家上海，自徙華亭，以醫著。公嘗治毛氏詩，會得羸疾，棄去學醫，然非其志也。思多讀經史百家之言，以自表見。四方之士有挾古册籍者，無不厚價購之。語合，雖傾囊無所靳；即不可得，必借以歸，口誦手鈔，汲汲若不足。予始爲編修時，見京師沈氏者，其家多藏書。士大夫欲借書讀之，必之沈氏。後余自延平量移歸，公飲余酒，因請書目觀焉，多沈氏所未有也。徐文貞公撰。

○徐文貞居首揆，同郡某有欲謀銓司者，公召其人至密室，語之曰：「銓司爲恩怨所叢，况君年少，豈耐親疏？稍不滿人望，則謂與冢宰涉于附麗。」其人慚而出，長公曰：「焉得人各分疏？」公笑曰：「吾固非盲宰相，然語言儘可次第。」

裴垍爲相，有故人求京兆尹判，垍曰：「公才不稱此官。他日，盲宰相憐公者不妨得之，垍則不可。」

○徐仰齋對客，偶呼其子之字，文貞怒曰：「此分宜事也，吾嘗舉以爲戒。尤而效之，何以爲訓？」仰齋伏地待罪，客亦固請始釋，公乃歎曰：「嘗因兒子輩質下事煩，非經史勿讀，恐其分心力也。然使得見李義山雜纂，便不至口語狼狽。」

呼兒孫表德，母在呼舅作渭陽，對父母呼妻弟，祭亡人却動樂，徑入他人房闥。李義山。

○徐文貞致政歸，屢訪南湖，南湖托疾辭之。一日，兩人皆微服密至一老友家，不期而晤，文貞喜極，自言相念之切，南湖時有目疾，以兩手將文貞鬚細視之，曰：「公坐政事堂，與不肖在魚扉蟹舍中者，各已就衰。貴人頭上不曾饒，況於野徐乎？」文貞爲之憮然。

南湖與文貞有小嫌，文貞紀綱呼南湖爲「野徐」云。陳臥子。

○徐文貞當國，雖嚴約僮僕，而聲燄所及，閭里以目。葉鱸江乘醉，坐徐廳事，呼太常仰齋名，盡發諸僕陰私。仰齋曰：「不守家訓者固有之，猶恐未至於此。」鱸江戟手曰：「殺嚴介谿者，東樓也。」太常色變，欲避去，鱸江把其袖曰：「殺東樓者，其紀綱也。足下能禁僕，則便不爲東樓矣！」太常心是之，而畏其過激。後新鄭修隙，里人皆指豪奴夌嚼，太常兄弟擬戍，因頓足曰：「奴輩乃爾，乃更甚於所言。」始悔處富貴時，親族名爲鬭切，旦暮效殷勤者，多如水中鹹味。

葉蕙，號鱸江。其室徐文貞姊也。松府志。

○顧左山早屏房闈，而性好米汁，一飲嘗百杯，絶無餘瀝。南滙一村民，年一百三歲，行步如飛。左山聞而招致之，問有何术，村民對曰：「即如公者，世人見之，必起羡慕。吾則無之，他可知也。又居鄉僻絶，不飲酒，故不致病。」公嘆曰：「如此言，即長生久視可也。但使醉鄉時，閉亦覺天地寂寥。」

傳：左山先生，顧公，名中立，字伯强。父斌，中鄉舉，任興寧令，以循良稱。娶康氏，生三子，先生其仲也。與其弟中孚同舉嘉靖丙戌進士。徐伯臣撰。

顧左山絶慾十八年，而壽止六十八，好酒故也。李臨川。

鍾丫髻百有十四，寓白雲觀。其人短，而黧髮半白，問何以壽，曰：「不娶，不多飲，不怒，不識數目。」弇州山人稿。

○徐司寇達齋歸里，鄉民遮道訴其紀綱者，達齋疑爲刁也，叱去之。諸媚司寇者，競言宜少懲之，陳所恒曰：「老先生初歸，小民得見者僅百之一二，乘其猶少懲之，固易。」達齋悟，出示，許其投訴，遠近感服。

○宋孝廉在京邸，當江陵奪情，公上書勸奔喪，有曰：「欲留者情，必去者禮。」江陵覽之，曰：「宋生亦爲此言耶？」使子私問云：「先生于情禮間，再當斟酌，以安家君。」先生張目，應曰：「除情禮外，更有何字？其他公家所有，無待于言。然天下或以禮責相公，而且倖其見拒，將來喜自售其言，而樂觀相公之得謗，則家門之餘慶難持，亦非朝廷之福也。」後卒如其語云。

宋堯俞，字叔然，號方林，華亭人。幼聰穎絶人。嘉靖壬子，舉于鄉。僻居鄉廬，不入城市。嘗遊南雍，江陵相公爲祭酒。秋試，合諸生課之，拔公第一。江陵入相，虛館席以待。徐文貞爲趣裝，公謝不往。己丑計偕，失引，不上南宮，婆娑燕市，終不及相公門。江陵重公逾甚，命諸子往拜，公不得不報謝。比至，慰勞畢，亟出諸子就席，爲言曰：「君第無歸，吾以文知君，今獨不當以文課兒輩乎？」公又不得已留燕。未幾，江陵遭父喪，公從諸子訊奔喪期，則以重違兩宮對，公乃上書，其略云：「伏聞哀訃，朝野震驚，以爲相公不日跣奔矣。而聞諸道路，天子下曠世之典，將使相公不獲終喪。僕愚以爲，相公留天子，蒼生幸甚；相公去，則天下萬世幸甚。欲留者情，必去者禮。今相公徇兩宮之命，竊恐四海之內，百世之後，不以相公之自信者信相公。且①今羣臣以疑樂羊之心動主上，則主上疑；主上與羣臣交疑，而合以風影之事，異日者雖百口，何以自文？國家當土木之後，于肅愍公安危所繫，然公懇志終喪，景皇帝莫之奪也。方今覆盂安瀾之日，正相公持禮之日，誠以此時飄然，魏闕服除之後，主上不忘老臣，安車屢命，而後從容就途，豈非上臣之盛軌歟？即不幸身去，而謗訕風起，則先皇之靈在天，主上洞鑒如日，老臣亦何藉利器要津，以防民之口也？故當去而去，即受禍，其禍微；欲去而不得去，即禍不及在身，其禍重。人亦有言擇禍莫若輕，惟閣下裁察之。」江陵讀書至半曰：「宋生亦爲此言耶？」終乃嘆曰：「生亦深言之矣。」初，江陵之留公也，欲官以中書舍人。及得書，遂落落遇公，而公愈與之遠，從此引去。公没數年，江陵既敗，公之子孝廉懋澄方弱冠，爲相公論三首，以白江陵，而洗其瑕。嗟嗟！一江陵也，父抗之于天下所競趨，子原之于天下所共誹，皆出孤特之談，故述之，以愧世之垂死虎而啖困龍者。雲間志略。

曹景坡知漳州，有諸生以小隙搆訟，浹歲不休。及公任，逮至，公佯驚曰：「汝儒生耶？使以儒衣冠來，吾顧不能改容禮之，奈何與若輩争勝？齒頰間不惟辱己，且辱儒矣。吾固未知汝曲直，先未忍以因辱儒。」更曲爲開導，其人感激，願讓所争而去。

曹銑，字子良，號景坡，華亭千溪里人。嘉靖戊辰進士。靈間志略。

○潘充菴與長公議婚，夫人必欲求庚帖，積十餘紙，取其最佳者，然後拜允。充菴笑曰：「第當問女之情性，何如堪稱冢婦，使妯娌奉爲型範，便足佐持門户。苟云命好，則女家用百文錢，

① 「且」字上，當有「則羣目疑」四字。

街頭談星學者輒能差排吉曜，供我所求。」夫人笑而從之，竟得佳配。

潘允端，字仲履，號充菴，上海人。潘恭定公，笠江恩之仲子，學憲衡齋允哲之弟也。嘉靖壬戌進士。歷官四川布政使。雲間志略。

張孟奇答親友議婚書云：「先司徒及先太安人，生平不問卜，不推命，男女婚姻，一言即决，不待媒妁之往復也。故兒輩結褵，並未嘗先求庚帖。庚帖，造命也。命曰造，便當造之，必欲得小女庚帖，乞遲數月，俟有精於推命者，令其造一八字，極富，極貴，多男，方送來。如何？一笑，一笑。」孟奇正與充菴見同。

○姚汝晦爲諸生，巡撫某行縣，以民窮財盡爲詢，汝晦拱手曰：「民財誠如公諭，然聞明公進羨餘二千金，以助大工。某固愚，不識所自來也。」撫臺愕然，徐曰：「戇哉此生！」

姚昭，字汝晦。世業儒而貧，讀父遺書，輒嗚咽流涕。事母至孝，開門授徒，師道嚴重。及卒，門人私謚爲孝廉先生。上海縣志。

○顧廷評家多姬侍，織纴刺繡，冠絶天下。里中一老儒金姓者入座，衆方譽顧製作之工，老儒拱立曰：「正不須此錢文通好新，以大紅雲布，製吉服入朝。内臣遂達上前，命松江歲解，至今遺害。公家何不多事紡織，使入門聞機杼聲，便勝四部鼓吹。何獨長日憪憪，粉白黛緑者停針不語，是何意態？」廷評顧客，笑曰：「莫謂兄是學究，出語真樸，中何其嫵媚？」明日，命婢繡停針，圖視之，窮態極妍，而擘絲了無痕跡，觀者傾一邑。維揚大賈某者，重幣踵門，特請一見，以漢玉連環及周昉美人圖易去，價值三百金云。

顧從義汝和，上海人。嘉靖二十八年，以善書選御試第一，授中書舍人，加大理寺評事。松府志。

錢原溥尚書，嘗以大紅布作吉服入朝，内豎見而悦之，言於上前，故織染局遂有歲造大紅布之例。士大夫舉動，不可以不慎。松府志。

○徐太常好抄録本朝典故，謂其弟曰：「吾輩皆叨父蔭，不事章句，以躋榮名。既不爲葉正則，固不當爲陳同甫耶？」

知古不知今者，葉正則也；知今不知古者，陳同甫也。既知古又知今者，呂伯恭也。朱文公集。

○董宗伯在一侍郎處論及匡、鄭諸人，侍郎曰：「漢儒本多剌謬。」思白步出前庭，倚樹默然。宗伯尊人名漢儒。侍郎問故，對曰：「吾愛其枝葉耳。」侍郎悟，拊其背曰：「咄咄逼人！」

董其昌，字玄宰，上海人。父漢儒，耿介力學。其昌初就塾，比夜，漢儒從枕上授經，悉能誦記。成，萬曆十六年己丑進士，選庶吉士，授編修，主考江西。出爲湖廣副使，以疾歸。起爲湖廣提學副使。致仕，光宗踐阼，起爲太常寺少卿，掌國子監司業。天啓二年，改兼翰林院侍讀學士，遷少詹事，掌南京翰林院，轉禮部右侍郎，尋轉左侍郎。遷南京禮部尚書，遂謝政。崇禎六年，召拜禮部尚書，掌詹事府事，進太子太保，賜乘傳。還卒，年八十有二，贈太子太傅，謚文敏。其昌天才俊逸，善談名理。少好書畫，臨摹真跡，至忘寢食。中年悟入微際，遂自名家。行楷之妙，跨絶一代。其畫集宋、元諸家之長，行以己意。論者稱其氣韻秀潤，瀟灑生動，非人力所及也。尺素短札，流佈人間，爭購寶之。尤精于品題，好事家至今引重焉。松府志。

范獻子聘于魯，問具山、敖山，魯人以其鄉對，獻子曰：「不爲具、敖乎？」對曰：「先君獻、武之諱也。」獻子歸，遍戒其所知曰：「人不可以不學，吾適魯而名其二諱，爲笑焉。惟不學也，人之有學也，猶木之有枝葉也，木有枝葉，猶庇蔭人，而況君子之學乎？」國語。

給諫許霞城受杖歸，屏跡公府。浙中同年中，亦有里居者，子弟遇小民頗近漁獵，乃大書張東海有感詩於壁，每對客曰：「子弟能知東海公用心處，便是芝蘭玉樹。即謝車騎動名，王子猷風趣，猶落第二義。」

父兄勞於官，子弟逸於家。得逸已過分，況乃事奢華。軒軒傲閭里，僕僕趨縣衙。不知禍所倚，方謂勢可誇。勢亦有時歇，禍或來無涯。不如慎德業，庶幾永無譁。張東海詩。

艾千子、陳大樽兩人論文不合，艾作書與瑗公，極詆陳，語粗鄙，使人不堪。大樽更將駁之，瑗公阻之曰：「無論謝上蔡語了不可得，王藍田面壁，豈遽爲難事？」大樽細閱上蔡語録，至「懷錮蔽自歎①之心，長虛驕自大之氣」，俯首曰：「瑗公所以教吾矣。」遂立寢之。

艾千子，天傭子。集再答瑗公書云：「人中大樽初字人中，改字臥子，後號大樽，又號軼符。所論古文，則臭腐卑陋。」又云「若入糞厠」云云。嘉定婁子柔見之，愀然曰：「文人口中筆下，如何著得此種！李卓吾不能辭其罪。」

邢驥千爲府椽時，太守穀城方公稱嚴明，有一優人養子，稍通句讀，長而求歸，優人以負恩訟之，遇審期唱名，邢抱牘而侍，太守顧邢曰：「螟蛉方成形，便忘類我之呼。」邢對曰：「或者玄

①「歎」，當作「欺」。

蟬潔饑，不羨蜣螂穢飽。」太守笑，而判與歸宗縉紳，一時互爲傳道。

邢驥千，上海人。本富家子，應童子試，每冠軍。三十餘，不售，遂棄而爲府椽。尤深字學，大爲穀城所賞。

焦伯誠隱居廣富林，以琴弋自娱，夜則挑燈讀書。每遇夜半鷄鳴，就寢。少頃，則書聲仍徹户外。凡遠近數十家，勤耕力作者，以伯誠書聲定早晏。太祖聞其名，召對稱旨，特命典試禮闈，伯誠力辭。上曰：「朕用卿，以諷勵學者，當爲朕少勞。」試事竣，厚賜之還。

王鶴坡與錢鶴灘文名相並，情好最篤，性皆好鶴，因爲别號。郡人稱爲兩鶴。王遂著兩鶴賦，又以贈錢。

王鶴坡，名良佐，華亭人。弘治乙卯舉人，静海教諭，廣濟知縣。鶴坡在下沙鎮，此地出鶴，俗又謂鶴窠。松江府志。

張秉素住白龍潭，其父以漂染致富，聞一才士輒致，館穀之人或戒之曰：「秀才多意氣，近之適足取侮。」張笑曰：「吾愛才士，非愛秀才也。才士必藴藉深沉，如金在鎔，如珠在川，豈得漫作鋒棱，侵人肌肉？」故一時顧東江、錢鶴灘皆與之遊。

楊東濱所居甚陋，適有房屋一所，極清幽有致，而俗名頗乖錯，賣主曰：「若東濱來，吾不惜半價售之，喜吾生平經營，得所托也。」東濱竟辭之，子姪問故，東濱曰：「邑號朝歌，墨子迴車。吾祖嘗言蘭谿章楓山先生爲京朝官，或有問公住宅，則必曰寒邨爲純孝鄉，不但言宅在何所，亦喜鄉名之美耳。吾若居此，將何以置其名於舌本間？」

王弇州過雲間，徐文貞公禮遇甚隆，長公太常偶曰：「何必乃爾？」公曰：「大王熟於朝事，筆端且能運數千卷書，吾正當于顧盼中攝受之。」後公薨，弇州爲公行狀，累數萬言，讀者忘倦。

世皇如白日之麗天，而忽爲震雷迅霆，公徐劑其震迅之勢，而爲霖雨，故似難而實易。穆皇如白日之麗天，而浮陰時時翳之，公直欲解駁其陰翳，而復爲白日，是故似易而實難。此數語極得肯綮。王弇州撰。

高中玄質直無修飾，王思質總督，其辛丑同年也。王失事被逮，弇州兄弟往叩，高自知無可用力，且侍裕邸，皆以長史目之。又與嚴氏父子無交，而思質貴盛時，相待甚薄。比及有事，意下殊少繾綣，弇州固已銜之矣。及鼎升上疏，求申雪，高在閣中異議，力持其疏不下，弇州怨甚。徐文貞因收之爲功。湧幢小品。

徐文貞公與吳興李臨川交最深。臨川一日過，訪刺方入，文貞即束帶迎候。茶畢，子太常、尚寶次第出拜。就暮設席，夜深易燭，臨川與公了無倦容。文貞俄起曰：「有一候報劄甚急，請告一假，何如？」臨川笑諾。太常、尚寶屢出位請觴，臨川曰：「老夫非敢倨也，正欲見君家盛德處。」文貞公須臾亦出，再飲數巡。臨川辭起。是夜，留榻公齋。凡客中所需，雖至瑣屑者，公無不過目，俟臨川就寢，公呼曰：「老夫暫别，兄請安枕。」老能謙恭如公者，罕矣。

官至首揆，年八十外，其謙厚如此，週悉詳慎，真後輩模範也。西山日記。

邢侍御子愿雅重張王屋。及按吳，入松江，趣駕就訪。王屋值方卧病，邢竟直造榻前，問張所欲，張因吟詩云：「不恨空囊貫索無，尚餘書卷換青蚨。余今自喜專邱壑，覽得天成一畫圖。」

蓋賣書買山作也。侍御稱嘆不已，即爲立辦買山資，王屋固辭，侍御曰：「郄嘉賓亦有廊廡，兄奈何必欲驅我使出？」

張之象，字王屋，華亭人。萬曆時詩人。皇明詩選。

郄超每聞欲高尚隱退者，輒爲辦百萬資，並爲造立屋宇。世説。

董文敏搆樓在南城林樾間，陳徵君仲醇數相過從，乃題其樓曰「來仲」。

王鏡如久館姚氏，而性嗜鵝，夜半，聞獸攫鵝聲，明日適當款期，姚命另烹肥者佐酒，庖人請並烹同受傷者，姚曰：「非爾所知也。」及酒行數巡，鵝出，鏡如略不下箸，主人命取傷者置前曰：「何敢以獸餘，汙先生齒牙？」王感其誠，教其子，與己先後成進士。

王孫熙，字君文，華亭人。以文名。萬曆乙未進士，授侯官知縣。入爲大理寺評事，出爲台州知府。子元瑞，成進士，即引疾歸，卒年八十八。

任睢州，永、宣間，以文章政事見重。一子早夭，即自造壽壙，相期不封不樹，人謂天地缺陷，在公爲甚。公答曰：「人之名位聲譽，稍不相稱，必受其罰。吾無子者，正所以受罰也。然每見有子者，家人上冢，須臾几筵既徹，長幼尋花問柳，何與死者些子關切？盛衰轉眼，頹垣激湍，野狐晝出，使行人互爲口實。或後人貧乏，退居丙舍，毁垣伐樹別房，稍能自立者，起而爭之，則反肆無賴，恃頑辱智。或因巨室陰謀，善地惑於方士，巧謂此墳，但遷穴放水，轉凶成吉，略加裁剪，封拜可圖。托人餌以厚賄，遂喪心就利，曾不知耻。更有下流，見杪枋美材，因之斲棺别市，暴屍一炬。此名爲子孫，其實夙世仇孽。自元末亂離，世家甲族，每遭荼毒，吾嘗恨恨，非因無子，作此下場敗興之語，天道玄遠，總難臆度，正不必長松茂柏，即名佳城也。」

任勉，字近思，松江人。洪武甲戌進士。知睢州。年七十致仕，八十有九而卒。分省人物考。

袁舜舉鄉居，不以勢位自居，出入乘一小舟，主僕比次不能伸足。橫泖遇一同年，畫舫鳴鼓吹角，氣焰甚盛，公俯首不問也。及將登岸，理須共由一徑，同年始知是舜舉，乃曰：「小舟兀傲，何以適體？」舜舉徐舉手曰：「兄船極寬，然餘處多著僮僕。兄所須者，正復幾許。」

袁愷，字舜舉。其先安邱人，占籍華亭。愷少貧獨學，時出事賈販，不爲人知。年二十七，始棄去，勵志讀書，登景泰辛未進士。累官雲南布政使。愷居官廉慎，出仕三十年，家無餘積。卒之日，槖中蕭然。子珮、孫讚，皆以能書，授中書舍人。松府志。

曹定菴營生壙，有譽其達者，公笑曰：「吾特爲諱死者下針砭。每見兒孫惑形家之言，彼吉此凶，互相牽制。及消長不同，均費則難。乃故爲支吾，飾其暴露。或遭兵燹，回祿慘毒，何堪轉想！生死殊途，動静事不相合，可爲痛戒，豈云長松茂柏，魂魄猶應戀此！」

董芝泉士毅謁選，得蜀别駕。赴任時，諸子以蜀多美材，後事可爲計也。公唯唯。既致政歸，諸子迎之水次，且理前語，公曰：「吾聞之松不如柏也。」諸子曰：「今大人所具者柏耶？」公莞然曰：「吾帶有柏子，在種之可也。」公爲州守數年，僅一青布袍，一革靴耳，其清節如此。方致政時，年已老矣，而不買宦處一木。要與定菴參看，則于死生之際，無不了當。梅雪翁。

董紫岡受知于夏文慤，許以中翰及考選，置名第一。上竟點第二、三名，後置第二，又點首尾二名，文慤爲嘆息曰：「誰謂董君不得中書一席地？」董遂棄歸，終身不求仕宦。曰：「始知窮達有命，恨不十年讀書。」

行狀：先生姓董，諱宜陽，字子元。先世汴人，宋南渡，徙居上海吴匯里，爲上海人。大父綸，監察御史。父恬，大理寺少卿。九歲，即能屬文，陸文裕公見之，嘗言于人曰：「董君，王曾肩背也。」

浦時濟工書，窮古人波磔之妙，與張賓山同受知于陸文裕。嘗一醉數日，門外求書者接踵，隔户自應曰：「浦時濟昨醉未回，終身不娶。」人問其故，曰：「君不見張賓山僕僕車塵馬足邊，吾安能以此辱其筆墨，暖飽妻孥？」

浦澤，字時濟，上海人。少與張電俱受知陸文裕公。喜任俠，嘗遨遊吴、越、燕、趙間。晚歸，歛廛僻地，惟法帖百卷，偃仰其中。慕漢逸民矯慎之風，終身不娶。平生嗜酒，醉則安枕，或一、二日不起，里中呼爲「小癡」。松府志。

浦時濟、張文光同學書于陸文裕公，各擅其妙。或官司强之書，時濟逃匿不應。一府判陰迹之，使臨蘇、黄、米、蔡四家書，而盛怒以待。時濟至，長揖曰：「某惟不受人役，拙書或當見重將來，若屈别駕之威，雖筆走龍蛇，何異書傭？不惟玷宋四家，執事又安所取？某死不爲也。」别駕笑而釋之。

澤平生嗜酒好睡，終身不娶。貴人多招致之，而未嘗干謁。所得錢，即散去，人呼爲「浦癡」。上海縣志。

浦時濟將死，有來問疾者，輒與所書一紙，張目曰：「君輩從筆墨知吾者，敢以書贈。」及朱邦憲至，時濟强起，把手曰：「從吾知筆墨者，吾生死邊自得力，無煩更以片紙辱足下。」言畢，滿飲而逝。後邦憲告王元美，元美嘆曰：「吾地布衣中，曾未有此人。」

白頭飄泊此孤身，海北天南總是鄰。酒市忽驚逃醉客，泉臺偏肯著癡人。山封馬鬣雲初滿，池散鵝羣墨尚新。歲歲城西寒食雨，故人停馬欲沾巾。朱邦憲。

張全山官學職，年八十有六，而具少容。陳太巖談其爲人，官卑若貴，家貧若富。年老生一子且幼，若衆且壯，故欣然無憂戚之色。全山聞之，笑曰：「吾不知有官，何論尊卑；不屑治家，何論貧富。如兒孫者，正所謂天地間一蒼生耳，不必計有無，何論少壯多寡。況行且老矣，眼前活計，已具體而微，更欲事事求全，恐造化小兒與一切緣，苦不暇給。」

董宗伯嘗書全山語於扇頭，稱其得三教滋茂之益云。鄉評録。

顧左山教子，率視材所宜，或謂勿徒徇其情，公笑曰：「天有五道，縱横錯列，山川流峙，各不相能，皆性也。人之世祚不齊，正復類此，可無多爲意耳。」

王敬弘未嘗教子孫學問，各隨所欲。人問之，答曰：「丹朱不應乏教，甯越不聞被捶。」公深得此意，馮具區不甚教子，每嘆曰：「人生自性，苦苦督訓，真癡人也。」築精舍于孤山曰：「得附林處士足矣。」並買舟西湖，二女侍歌舞，甚適，不能飲，佳茗清香，與衲子爲伍。朱平涵稱之曰：「抛却富貴易，並忘子孫難。夫具區非真能忘子孫者，顧雖不忘，而亦無可如何者。」若左山不工治生，而其子富甲於江南，又能行德於鄉里。而後知身後，果不必計較者。

鄉先生某，萬曆時隱士，不甚教其子弟。陳徵君每以爲言，答曰：「人之美惡，性自得之，顔竣受禍，豈關延之不爲家訓？至於擅改金根，猶其小者，吾安用以此介意？」徵君曰：「理固如此，而譬之耕稼，不設耰鋤，終爲缺事。」鄉先生笑而起。

顔延之當①早詣竣，見賓客盈門，竣尚未起，延之怒曰：「汝出糞土之中，升雲霞之上，遽驕傲如此，其能久乎？」南史。韓昶，退之子也。性闇劣，爲集賢校理，史傳有「金根車」，昶以爲誤，悉改，「根」字作「銀」字。尚書故實。

董玄宰授經當湖馮氏。歲暮將歸，有舊姓子弟，以古蹟求售者，云須得六十金可以卒歲。公如數與之，垂橐而回。家人咸咎之，公曰：「吾度未即溝壑，既不忍王謝子弟一寒至此，又將使古人手眼狼籍，求田問舍翁較論重輕，詎非罪過？」歲朝酌水焚香，臨摹數日，自謂至樂。

玄宰家甚貧，至典衣質産，以售名蹟。白石山樵集。

畢逢年，字仲耕。元至正時，辟爲山長。逢年謝去之，隱居海濱之七家村，讀書無間寒暑，手不釋卷。或問曰：「子不求功名，而潛身故紙叢中，意何爲耶？」逢年笑曰：「兒曹但羨科目，何解功名？吾聊因書遣日，若不盡見古人面目，終屬面牆。」畢逢年不欲欺人，尤不欲自欺。使一旦曹子建、陸士衡兄弟乍交談，塵不知賀，戰勝者果屬誰人？今人讀數卷書，忝顔稱山長，正

① 「當」應作「嘗」。

猶小本經紀，手口間終日搬弄，不過寸絲斗粟，居然自許。程卓止由胸中，略無愧耻。」洪武初，用薦入都，一登紫金諸山，高吟快飲曰：「吾雙眼，今始有托也。」人莫能測其深淺。月餘，托病歸。鐫一印章曰「盛世逸民」，再徵不出。

元世祖中統二十八年，令江南諸路司及各縣學内設立小學，選老成之士教之。其先儒過化之地，名賢經行之所，與好事之家，出錢粟贍學者，並立爲書院。凡師儒之命于朝廷者，曰教授，路、府、上、中州置之，命于禮部及行省與宣慰司者曰學正、山長、學録、教諭，州縣及書院置之。續文獻通考。

李參政源，正統初，閩、浙大盜起，時奉檄扼守金華，或曰：「李參政，紈袴子弟，何能任軍旅？」李聞之，笑曰：「正須使人難測，此其時也。」乃着短後衣，即日就道銅鼓巖。賊恃險爲巢，乘夜襲破之，斬級千餘，賊遁去，謂家人曰：「李士徵不徒作章句鄙儒，今日略見一斑。」

李源，字士徵，華亭人。永樂甲辰進士，累官陜西參政。

張廷儀方會試，期將及矣，忽命束裝歸，人咸怪之曰：「錢與謙，吾年姪也。今且分較尚書，吾萬一出其門，應作夏口門生，李義山不無口實。」

錢殿元福，以父中同府君榜，父事府君然既鼎貴矣，府君猶待以年家之禮。會是年，殿元且分較，尚書乃笑謂其故人曰：「是公且入試，吾得推轂焉。猶得以年家子繩我哉！」公聞之，詫曰：「孺子遂欲屈我丈人行！」竟罷，不就試，年八十餘而終。却金堂世本。

張鑾，字廷儀。正統戊辰鑾弟，成化戊子舉人。松府志。

○華亭紀綱出駕大舫，與南湖舟相值，無所遜，而榜人語尤參錯，南湖略不與較。久之，使人紿其紀綱至，笑曰：「爾主人固吾友也，豈欲使汝作如許面目向人？姑褫衣，搒三十，趣使後來，勿復爲煩。」里中一時稱快。

徐宗魯，字希曾，號南湖，華亭人也。嘉靖己丑進士，令峽江，内召爲御史。按紫荆等關，又按閩。振綱持紀，言必關國是。會論嚴分宜罪，歸。

徐文貞公嘗語：「公兄與寒舍本一族也。」公面赤曰：「世係未明，故伏臘久疏往還，若一日通譜，人必謂某將邀公寵靈矣。」文貞默然，其家人遂呼南湖爲「野徐」云。鄉評録。

○楊起東有女，自云當作貴人母，郡中求婚者無可當其意。一富家子，美姿容而腹無餘墨，百計求托絲羅，起東謂人曰：「吾女生晋、宋間，足稱上流。渠雖有田千頃，未足爲人馬前奴，何敢向吾檐下伸頭側腦？」竟與禾郡包茂才，富家子憤鬱而終。

公嘗爲女擇婿，識檇李包志於立談間，即以女妻焉。給肥産千畝，家僮百人，他物稱是。志早死，存二子，從母姓，公延師訓之。後使復姓，俱第進士，爲名御史。今其子孫多科名，揆厥本始，實公有大造云。雲間志略。

○宋公望當顧文僖命下，主考應天，公遂不觀時藝，但料理杯鐺，賞菊，友人曰：「恐此時賀者在門，何暇修淵明故事？」公望笑曰：「正不能輕易爲人備莊舍。」及期，竟不赴試。

宋天民先生公望，與顧文僖同學友善。及文僖主考秋闈，先生竟不入試。文僖深以失之爲愧，抵家始知其故，即造慰曰：「何自遠乃爾？」答曰：「我兩人交厚，使不得則損公衡量，得或疑公有私，故引避以兩全也。凡人讀書取友，豈爲功名？」文僖歎服。松府志。

○陳起静從父宦遊，受知于分宜。後應貢入京，分宜聞之，謂人曰：「斯人，東南詩人也，佳句吾猶能憶之。」同鄉者以告起静，起静曰：「陳起静詩，前後一致，然應使人疑其何以不來？不應，使人料其必至。」竟不往。

陳一鳴本朱姓，字起静。爲人剛介，有鄉人居銓曹，故欲借所親以示公者，一鳴遂不得選而歸。養母，終其身，無悔志。上海縣志。

○唐抑所爲諸生時，與董觀心同硯席，觀心喪父，唐吊之，帖書「眷教生」。觀心兄，侍郎也，頗訝之，遣人問曰：「辱吊不知何爲者？」唐曰：「觀心與不佞稱會友，父喪敢不一拜？其他未知，所以承問。」

世俗士大夫投刺書名，但係京秩，即止稱「侍」，不用「教」字，余謂不然。侍以分言，臣子于君父則侍，子孫于祖父、伯叔則侍。其在交遊，惟達尊稱，侍則可平等交，又何以侍爲？若教則無往不可，自聖賢，以及芻蕘工瞽，苟有一言合道，一事可法，雖王公大夫，亦宜折節請益。而以區區腐鼠，遂謂天下無可請教，抑何陋也！此例想起于隆、萬間，余聞吾宗約之云：鄭澹泉先生，官銓部時，通刺吾祖稱「侍教生」，而不稱「眷」，以非至戚也。先生去今未遠，古道尚存。今同省皆稱「眷」，又益以通家，而獨靳一「教」字，驕浮日熾。有志復古者，請違衆獨持之，何如？焚餘稿。

○泖涇在府，治巽隅神廟，丁丑，居民請之府，于涇橋北轉西處，横築一隄，俾潮水從涇橋，即轉而由西入北。人皆知其不吉。蓋有主之者，莫得而阻。既而董幼海被弑，張蕁湖送喪，墮水死，於是歸咎者衆。諸孝廉中，多有請復舊跡，而無敢首事，震瀛起曰：「死生有命，而衆疑不可不釋。」遂遍告當道，限期集衆，毁堤迴水，遠近歡呼。

震瀛雅以經濟自負，泖涇之塞也，不惟鄉先達罹禍，甲科之額亦減。震瀛方舉詞，或有以其假公徇私者，震瀛曰：「凡事不論公是公非而先，畏首畏尾，不痛不癢，名教中何賴此輩？」乃身任之，得如所請。乙酉，泖涇復舊跡。丙戌會試，震瀛二場誤寫一字，遂遭擯斥。故松人戲云：「咚咚打鼓開泖涇，二場貼出李震瀛。狀元中了唐文獻，科名由命不由人。」至己丑會試，中式。壬辰，廷試二甲。未仕卒。子中植，號念曾。少負俊才，三中副車。次子中梓，號念莪，爲高材生。旁通醫道，亦中副車者再。鄉評録。

〇吴懷野，未第時，有二妹皆及笄，未字，機杼與吚唔聲，旦暮不輟。苟有求親者，即大罵曰：「吾妹當歸郡中名士，若輩辦耰鋤，何敢相辱？」人無不笑其妄，袁長史聞之，曰：「天下豈少殷源、謝仁祖，此吾家故事。吴更有意效之，其妹必是閨房之秀。」吴成進士後，一適董尚書，一適家補之。

吴炯，字懷野，華亭人。居浦上。志氣豪邁。萬曆己丑進士，歷官太僕寺卿。躭大妹名女皇，適殷浩；小妹名正，適謝尚。袁氏譜。

〇王中翰，居川沙堡，好結納，賓至如歸。有越人張其德，失館，與中翰無一面。慕其名，姑往晤之。坐間，意致蕭索，中翰即問所需，曰：「得五十金，則經年八口之家，可以免亂心曲。」中翰明日如數與之，張筵盡醉而别。張從此托身銓部，五年後，忽輸千金爲壽，中翰却之。其使者曲致主命，繼之重誓。中翰曰：「無已，當廣汝主人之惠，猶我之親受也。」乃悉以分之座客，計二十一人，皆出望外。

中翰固奇，越人亦不可及第，不識其中，分惠諸人，各各具何肺腑。王玠右。

横①有鄭姓者，布衣起素封，亦善揮霍。每孝廉上公車，例以三金爲贐。偶一生，以不得館穀浪游，從者亦以爲孝廉也。誤贈之，其人持金踵門，面辭曰：「實以館穀來，何敢冒長者賜？」鄭即張樂留宴，立贈三十金。生踧踖不敢當。又三年，取上第，旋登要樞。高鄭義，撫按使者以下，輒以鄭托之，使者表其閭。更起家數十萬，子孫科第不絶。知予之爲取者，二公是也，去今守財虜遠矣。較之于公覲可以中分魯哉！西山日記。

〇黄澹志孤清寡營，佐京兆歸，至老誦讀不倦。每晨光熹微，夜窗蕭瑟中，即字櫛句比，靡有寧刻。子泰芑諷以宴憩，輒毅然曰：「昔徐廣年逾八十歲，讀五經一遍。陳秘書讚逾九十，猶勤筆硯，著經史系華十卷。吾雖日入之光，使綫晷可挽魯陽之戈，寧遂讓人，幸毋多言，致妨雅趣。」

黄廷鵠澹志，萬曆己酉舉人，京府判。松府志。

唐子淵父，大賈也，資巨萬。父殁後，子淵悉散之宗黨，曰：「人生百年，一彈指耳，乃爲田舍役哉！」屏居深村，種竹萬竿，結廬其中，凝塵蔽榻，吟咏自適。有以古磁、宋板書相遺者，子淵

① 「横」下疑有奪字。

皆却之，曰：「磁以適用，書以助學，何取於古？」每聞風吹竹聲，琳瑯振響，則欹枕聽之，達旦忘倦。

唐子淵，名默，别號竹窗，上海諸生也。父以賈起家，積資雄一鄉，田畝十餘萬。子淵皆散去，種竹吟詩，不入城市。一子蚤殤，臨喪不哭，謂人曰：「吾父之致富，與吾之致貧，皆爲天道所忌，其無後宜也，非不幸也。」妻死，無以殮，盛之米櫃，埋于中野。年八十五卒，臨終留偈曰：「屈指八十五年，省却多少歪纏。死去難持一物，在我更覺釋然。」所著有竹窗稿八卷，向藏馮子高家。鄉評録。

陸文裕與楊東濱書云：「南來輕舟軟輿，上下山水間，如在畫圖，不知身是遷客也。入閩，尤勝大都，丹崖碧潭，隨處而有。至于横峰絶壁，倚天卓立，白雲英英，卷舒其中，劖削點綴，疑有神工鬼斧，不可名狀。每每忘返，恨不强東濱來，共此履任。正當水樨盛開，山中老樹，有兩人合抱，繁陰蔽天，清香數十里，愧無少酒量酬之。公廨在山椒，四圍紫翠，在一指顧間。後小園有方池亭流泉，時時燕坐，耳目清净，可以忘老。」

陸文定公曰：危坐焚香，手不釋卷。誦讀融液，流而爲詩若文，爲晚年最樂真境。以書史爲園林，以歌咏爲鼓吹，以禮義爲膏粱，以著述爲文繡，以弦誦爲菑畬，以記問爲居積，以佳言嘉行爲師友，以忠信篤敬爲修持，以作善降祥爲因果，以樂天知命爲西方。燕居日課。

直指尚公行部雲間，雅慕隱逸，方伯莫中江告之曰：「布衣陸某，讀書蕭寺。其詩絶類孟襄陽，書法得顏平原遺意，人品則王孺仲也。」尚公遂折節過訪，强先生入署。先生葛巾野服，舉止疏逸，入踞上座，風流傾動。

先生固與方伯稱莫逆，蓋雲間之詩，自海叟以後，無復振響。子野與馮子高兄弟、董子元、朱邦憲倡酬，方伯爲之主盟，遂稱一時之盛。繼起者，皆人握靈蛇。伯生，即先生子也。鄉評録。

陸伯生所居臨流，緑蔭滿地。六、七月中，自下池洗澡。嘗對人云：「長安一片馬頭塵，誰知此樂？管幼安自不可及。」倩吴門李郡畫洗澡圖，懸之齋室。董尚書偶與陳徵君對弈，客談及之，尚書謂徵君曰：「伯生解此，料不能與兄抗衡，亦當防其侵一角也。」

管寧傳：青州刺史程喜上言：「寧有族人管貢，爲州吏，與寧鄰比。臣嘗使經營消息。」貢説：「寧嘗着皂帽、布襦袴、布裙，隨時單複，出入能自任杖，不須扶持。四時祠祭，輒自力强。改加衣服，着絮巾，故在遼東所有白布單衣，親薦饌饋，跪拜成禮。寧少而喪母，不識形像。嘗持加觴，泫然流涕。又居宅離水七、八十步，夏時詣水中，澡灑手足，闚于園圃。」魏志。

孫雁洲嘗騎驢出入，漸老，跬步爲艱。一日，赴村社快飲，時果麥田中，江南風景，十得六七。雁洲不覺沉醉，其子侍洲，解衣負之歸，抵家則夜深，山氣如墨，幾不辨阡陌。雁洲早醒，謂侍洲曰：「劉伶負鍤，可知自有深意。」宋初陽爲作負親圖，題詠者傾一郡。

宋初陽，名旭，嘉興石門縣人。

沈蓮臺誓不娶，人詰之，則曰：「不出十年，天下大亂，何必累及妻孥？」讀書鼓琴，不欲人知。精醫，一無妄取，餘輒周諸困乏。或咎之曰：「無後，將何以啓後？」蓮臺乃題壁云：「但使連村聞粟朽，毋庸累世接書香。道人别得安心訣，睡足繩牀日到牆。」

蓮臺世居南皐，與李懷古爲世交，相期爲高隱。崇禎季年，遍告所知曰：「流賊張獻忠、李自成，將飛而暫戢，秦楚之間，先受禍矣！」衆且迂之，抵家聚衆念佛。午齋畢，口占一偈曰：「蓮臺、蓮臺，切莫安排。時至則行，嗚呼哀哉！」老友有墮淚者，蓮臺又曰：「江南殺氣連天黑，塞北軍聲動地來。白白紅紅桃與李，五茸城外骨成堆。」喝一喝，遂微笑而逝。鄉評録。

夏桂洲游學，甚困，遇顧硯山于留都，自言：「江右人嘗提空囊走萬里，而吾獨嘆一飽之無時。」硯山曰：「君豈池中物哉？願傾三百金爲風雷之助。」桂洲感激，下揖。明年，遂成進士。以議禮與張蘿峰輩驟貴，位至宰輔。

顧從禮，字汝由。少隨父客金陵，時貴溪夏言游學甚困，從禮慨然齎贈三百金。後夏入閣，薦授中書舍人，兼翰林院典籍，歷官光禄寺少卿。夏公死西市，親舊莫敢視，從禮收葬焉。徐文貞稱之曰：「不悖德，不邀利，真義士也。」弟從義，字汝和。善書能詩。嘉靖庚戌，以善書授中書舍人，擢大理評事。

陸文裕家居，喜事吟詠，嘗爲白樺詩，譽之者曰：「使袁澥叟不得以白燕擅名。」張汝吉偶和之，文裕見之，笑曰：「汝吉何仇，一旦欲我退作時大本耶？」

張拙，字汝吉。能詩，善篆隸。松府志。

汝吉白樺詩云：「懶隨宮女候羊車，欲嫁潘郎鬢已華。誰向上林承雨露，自甘僻壤飽煙霞。幽情久許題紅葉，澹影嘗教占白沙。却笑阿嬌金屋貯，最深恩寵不藏瑕。」

陳茂州素工書，時雲間徵辟者日衆，擅書名者多貴顯，陳亦在薦中，供事文華殿。上一日見其所書鶺鴒頌，諭之曰：「爾書均停，不佻不迫。通之政事，必能治民。」會蜀夷初定，乃以陳知茂州，民服其政。

陳敏，永樂中，以能書徵，除知四川茂州。敏宣佈德意，莫不感化。秩滿，州人請留，陞四川左參政，仍掌茂州事。卒，民立祠祀之。松府志。

○談侍郎長身豐頤，瑩然玉立。初觀政吏部時，鹽山王忠肅爲冢宰，風岸孤峭，意輕南士，見之，瞿然曰：「東南何易得此人？」因授驗封主事。

談倫，字本彝，上海人。景泰丁丑進士。忠肅見之，授驗封主事。歷員外郎中。英廟每召見，忠肅輒以倫隨，上問之，忠肅以名對曰：「臣老矣，於聖諭恐有遺忘，此郎代臣志之，且其人可信也。」上因欲大用之。忠肅謂：「倫年少資淺，遲之他日未晚。」後擢應天府丞，尋進尹，改北，陞工部侍郎。吏部志。

○李恒齋世居上海竹岡，雖爲單門，而羣從咸禀禮法。適張東海過其疏族，恒齋偶過，因留陪款。戴平頭帽，穿素布直裰，温然而入，從容安雅。東海使敘雞豚，話桑麻，則條理秩然，可供筆記。東海竊異之，歸告其夫人曰：「李君長者，而廣額豐頤，其必有後，願爲婚姻。」夫人從其言，竟以女字其子桂軒，始開家塾，詩書馥鬱，爲東浦之望。

先是，李氏世居竹岡，惟事耕織，張所生子，始讀書，今爲巨族。屯部南湄、昭祥、刺史見汀、安祥、大參約齋、伯春、太守易齋、叔春、孝廉玄同、南春、元亮、繼佑、鏡始、繼元、書載、繼厚、仙植、之楠，皆其後也。今兩姓子孫，執中表之禮甚謹。

○錢鶴灘初會試，謁李西涯學士，西涯遽曰：「適有索司馬温公像讚者，不能盡意，兄可試爲捉刀。」中有「拔茅連茹，公之在朝；青苗變法，公之在野；公之再起，是爲元祐；公之云亡，是爲靖康」數語。西涯覽之拍案，曰：「世間那得但以時藝重君。」已而禮闈、廷對，俱第一。

○張西鶴欲從陸文裕公學書，文裕命面寫一幅，張即懸筆疾書，文裕曰：「學書亦貴有膽，然後能出入古人。爾輒向老夫揮灑，似有膽少許。」因不吝所得示之。

張德讓，號西鶴，華亭人。居唐橋里。弱冠，補諸生。工真草，後以跛足艱行，作病鶴賦以自況，遂絶仕進之念。乞書者至，每微酡乃始含毫，令二童子手曳于前，不使着几案，一揮而盡。無子，詩篇散佚，可惜也。雲間志略。

○董漸川少清羸，父静軒翁，不欲其竟學。御史徐南湖有愛女，方擇配。一日，過静軒，見公，即試以文，摇筆立就。南湖拊掌曰：「非爾子，莫能當吾婿。」遂納公甥館。

徐南湖擇婿，至各書館，遍閲生徒。得錢志學，年十二三歲，已能行文。第其家貧甚，錢又孱弱，南湖一見，即贅之。弱冠，登嘉靖庚子榜。作家有富名，後司理歸德，拜廷評。年八十餘卒。其擇漸川也，又從病得之。世人以貧病輕人者，可爲猛省。雲間雜識。

○富春山少即聲噪膠庠，鄰有大賈，方在擇婿。其家館師某者，以公囑之，曰：「此君不獨富貴，觀其風範，必能師表一方。」賈笑曰：「秀才而如其姓也，已爲僥倖，何論其餘？」意蓋不足也。老友錢公達聞之，駡曰：「欄猪圈豕，何由知范文正之知鄭公。」乃别爲執柯，公後果第進士，所至有惠政，鄉里服其儀範。

晏元獻謂范文正公曰：「吾一女及笄，仗君爲我擇婿。」范曰：「監中有舉子富臯、張爲善，皆有文行。富修謹，張疏俊。他日皆至卿輔。」晏即取富臯爲婿，後改名弼，即丞相鄭國公。東軒筆録。

○徐文貞初補諸生，謁顧文僖公。公一見之，曰：「臺閣間，自宜着此人。」因留午飯，酒三行，文僖曰：「近製得酒籤四十，每籤飲酒一杯，君固不用辭，各至三十杯。」文貞不能飲，逡巡欲辭去，文僖微笑曰：「請少坐，余自竟之。」籤完索飯，送至門，珍重而别。

東江先生一飲必百杯，然未嘗見其醉。每盡一杯，則於手背旁一捋，恐有餘瀝也。故至終席，桌上與盤中無一點沾濕。叢説。

○上海諸生楊東濱春興詩云：「薔薇枸杞滿庭栽，静掩柴扉晝不開。蛺蝶不嫌春色少，隔牆飛去又飛來。」有聞之郡守于公，公甚稱賞。後爲訟株及于曰：「爾非『薔薇枸杞滿庭栽』者耶？襟懷如此，那得干預俗事？」置勿問。

海邑士有楊學禮者，别號東濱。少負文學，竟落魄不第，與家君爲忘形交。兼葭堂雜著。

○張益甫家貧嗜學，其親世農家也。見鄰有爲府掾者，衣服鮮好，命益甫曰：「求官不可，必而掾可必也。」益甫即爲掾，廉潔自好，常以古人勸勉同輩。一日，遇陸文定于僧舍，文定頗知其名，問之曰：「君所讀何書？」益甫拱手對曰：「某聞人讀莊子，事其親者，不擇地而安之，非曰能之。蓋嘗從事斯語矣。」文定嘆曰：「人第知嵇生謂好讀老莊，重增其放。」

○陸儼山子楫多病，而未有孫，意頗憂之。乃置酒，大會族黨，陰求可備爲繼者。陸三山疏屬又酷貧，乃最後至。時甫十歲，布衣草履。禮畢隅坐，飲食自若，儼山問：「爾能牧牛未？」對曰：「饑飽得時，稍不馴颺，鞭而未下，如畏則已耳。惟力不欲輕用，否則著意捶其受痛處，使服吾勇，雖猛，不啻雛犬也。」儼山大喜，遂蓄于家。公卒，梅夫人竟以繼楫嗣。

陸郯，號三山，文裕公嗣孫。以蔭起家都察院都事，臺長以郯世族少年，心易之。及議事，郯援引典故，風發泉湧，始肅然改禮焉。後陞石阡守。石阡，古夜郎地，苗獠錯居，徭役龐雜。郯倣吳下條編之法，著爲令，吏民德之。郡僻陋，無書籍，郯家輦經史教士，士始知學。又播囚思亂，郯爲密勇角距，其謀遂息。請告歸，家居二十餘載，內行醇備，無愚智皆尊禮之。上海縣志。

○于皛先在屠青浦署中。一日賞菊，屠請徵事，皛先得二百餘條，屠少其半，不無色阻。于引滿曰：「足見明府君加于古人一等。」屠問故，于曰：「若非明府愛才，出于至誠，某何不少匿其餘？」屠亦引滿曰：「後來必有傳余二人佳話者。」相與轟飲達旦。

○唐仲言五歲喪明，聞兄師講誦，仲言輒能默記，衆大異之。父乃授以經史，無不成誦。陳徵君曰：「人對仲言，乃覺上帝之五官無權。古之異人廢心而用形，今之異人廢形而用心。」

先生名詢，别號酉室，華亭人。太守許周翰延見，賜粟帛。鹺使者修齡楊公旌其廬曰「耳學淹通」。鄉評録。

仲言著唐詩解，大約取高廷禮正聲及李于鱗選而稍益之。其詩計五十卷，精汰諸箋，附以己意，典而核，裁而文。既不掊擊古人，而鮮遷就附和之弊。陳眉公。

〇董宗伯，崇禎時致仕，嘗用深衣幅巾，延接州縣。郡侯方禹修極嘆公有古時士大夫風範，宜其筆下無一點塵。朱考亭五百年喜獲同心。

朱晦庵晚年居考亭，便于野服，榜一帖于客位云：「榮①陽吕公嘗言京、洛致仕官，與人相接，皆以閑居野服爲禮，而嘆外郡或不能然。其旨深矣！某衰朽無狀，雖倖叨誤恩，許致其仕，前此或蒙賓客不鄙下訪，初未敢遽援此例，便以老大自居。近緣久病，艱於動作，屈伸俯仰，皆不能自由，遂不免遵用舊京故俗，輒以野服從事。然而上衣下裳，大帶方履，比之涼衫，自不爲簡。其所便者，但取束帶，足以爲禮；解帶，可以燕居。免有拘絆纏繞之煩，脱著疼痛之苦而已。切望深察，恕此病人。且使窮鄉下邑，得以復祖宗京都舊俗，此亦補助風教之一端也。至于筋骸攣縮，轉動艱難，迎候不時；區區之意，亦非敢慢。並冀有以容之，爲大幸也。」

〇高九畹知穀城，獎拔多名俊。方岳貢在髫年，高見其文，異之，以布爲贈曰：「君名位等於江陵，惜僕非東橋，無金帶相贈。此家機也，君如富貴，幸識吾寒素意。」及方知松江，九畹已卒，展墓修敬，曲存感激，亦矯情拔俗，在郡十餘年，僅供饘粥。

① 「榮」，當作「滎」。

高洪謨，字九畹。萬曆壬午順天鄉試第一。由太平教諭，遷穀城令，有善政。上海縣志。

○陳軼符僧服杜門，有秦人曲生，自言宋將端之後，願得北面。軼符再四辭之，曲請愈苦。及見軼符曰：「菰蘆之中，豈少陳人？」生曰：「吾聞師儒之席，不拒曲士。」軼符嘉其對敏，爲造就之，竟通春秋、易、傳而去。

夏存古童年，好閲邸抄，便能悉其首尾，一時目爲奇童。徐闇公來晤，適瑗公頭暈，先使之出拜，闇公與談千餘言，存古酬對多作，常語而自然，抑揚可聽。闇公既出，其師某曰：「奈何不出入經史，略標才藻？」對曰：「昔管公見單子春，猶能少引聖籍，多發天然。小子何敢作餖飣伎倆，唐突先輩？」闇公聞之，曰：「後生中有此人，吾幾社旂幟所嚮，天下雖多材，亦未易竭其輸攻也。」

董漸川艱于子，終日不樂。或言設有子而不肖，正不如無子爲愈。漸川曰：「君此言，得消幾州鐵。縱生豚犬，人猶説此董漸川兒，不然，一行長松茂柏間，齒牙可勝寂寂。」

有一侍郎兄謂余云：「吾信必無因果，故生平行事，動爲迂儒切齒。然夢寐中，亦自謂過差。使有子而相似，人必畏其濟惡。使更進于我，則相怨彼蒼之無知。吾豪俠之名愈顯，即至不肖，爲厮養所夷賤矣。人將曰：『汝不見而父耳。』吾猶托人齒頰間。不然，三十年後，遂與草木同腐。」此説正漸川同意，而趨向善惡之途不同，故曰：子，孳也，善人之孳於善，惡人之孳於惡，請人自擇之而已。鄉評録。

嘉靖庚子，萊峰七作浩瀚，後場援古證今，雙行謄寫。主考以其好爲馳騁，竟置之後科。適患羸疾，勉終場事，十攄二三，遂爾得售。嘗告人曰：「周萊峰一生吃着不盡處，豈知爲病魔所壓？便得如許受用，設欲竭吾囊底中物。急切必無售主科名，苟盡如此，天人之際，正覺難言。」金同蓮生平嗜書，至病亟，給諫張白灘來候，見同蓮猶撫卷不輟，因語同蓮：「書亦有相負兄處。」同蓮昂首對曰：「是我負書。試問一生，能七穿八穴，得幾册子？」

墓志：君諱憲周，字子修，別號同蓮。世家華亭。考諱廷柱，號研江，有文望。沈鳳峯撰。

○徐伯臣念徐氏多單傳，每見他姓聯鑣並轡，輒有不樂之意。嘗出林中，聞一老媼曰：「朽木乍生芝草，及光豔漸消，木質愈朽。昔之爭相傳道者，皆棄而不顧，不知芝草是生好，是不生好？」伯仁①仰天久之，嘆曰：「恰好與司馬温公、富鄭公輩作降氣丸，但吾儕未是芝蘭之秀。」

○王少參年已望九，猶丹鉛滿案。有諷以嗇養者，少參作白眼，應曰：「使飽食無事，狼籍歲月。倘見一老蠹魚，誰爲我施十重步障？」

王元翰，名圻，號洪洲，上海人也。歷官少參，最爲偃蹇。然公不以得失經懷，著述甚富。説者曰：「公學不標知行，而見解實踐，直接洙、泗之傳。」年八十有九，無疾而終。雲間志略。

公纂輯續文獻通考、稗史彙編、周禮全書，動以數百本。鄉評録。

○馮元成往黔中，蓄一鸜鵒，衆婢使鸜鵒呼其妾爲夫人，元成聞之，誡鸜鵒曰：「此後勿得乃爾。」鸜鵒即聆元成言。婢復誘之，終不能移。抵益陽，忽大雪，妾不爲顧鸜鵒，竟死。元成嘆

① 「仁」，當作「臣」。

曰：「直如弦死道邊，烏亦然。」葬之官舍，范機令有鸚鵡冢志。

馮時可，字元成，南江公第八子也。隆慶辛未進士，累官按察使。著作甚多，不問生産。設席，嘗問鄰家借椅桌。凡潤筆多散流，其道貌落穆，説者謂其下筆輒有風霜。鄉評録。

姚尚書初入館選，是時，同鄉徐文定光啓、張侍郎鼐連舍讀書，論議甚相得。上慎選臺諫，公慨然曰：「與其着緊鞋韈，作宰相，不如得一昌言于梧垣柏署間。」就補吏科給事中。

墓志：公諱士慎，字仲含，號岱芝。國初，家平湖。至怡善公，贅于南陸里張氏，遂籍華亭。怡善公生五子，長南汀公，次北田公。南汀公宦達，長子龍津公無後，立北田公孫爲嗣，曰少津公。公生六子，岱芝其仲也。萬曆甲辰進士，累官南京刑部尚書。南汀名参，正德庚午舉人，工部主事。龍津名篚，嘉靖辛卯舉人，累官僉事。

○崇禎季年，寇盜充斥。有請凡遇縣缺，必補進士，以其才長於舉貢也。許太僕閲邸報，嘆曰：「如此，則耕築之間，必無伊、傅。使賊苟畏高科，則江左夷吾，所至林立，吾得以高卧邱壑，夫復何憂！」

太僕名譽卿，字公實，别號霞城，華亭人。萬曆丙辰進士。立朝不避權貴。廷杖歸。弘光朝，起太僕寺卿。鄉評録。

○夏考功自縊于舟，報至卧子所，卧子一慟幾絶。歎曰：「瑗公自是令僕材，一朝騎箕，吾何堪獨存面目，使天下人士猶稱陳夏！」

二十年來金石期，誼兼師友獨追隨。冠裳北闕同遊日，風雨西窗起舞時。志在春秋真不爽，行成忠孝更何疑。自傷舊約慚嬰杵，未敢題君墮淚碑。陳卧子會葬詩。

○陳徵君晚年有一童，聞徵君對客言：「衛濟川蓄六鶴，日以粥飯啖之，三年識字。濟川簡書，令鶴銜之，從無謬誤。」其童即面赤云：「然則吾啖主人粥飯，僅供灑埽，愧不如鶴。」執役之餘，取篇海識遍，口念手畫，不差一字。徵君知之曰：「吾所不如。」因名曰陳編，字觀海。

○陳乙先爲上海高材生，崇禎壬午，天下大亂，將鄉試，乙先盡焚所作，謂人曰：「當此時，上猶以八股取士，士猶以此應上。譬如人不久氣絶，當訣别妻子，而猶作不知痛癢語，真是可憐憫者。」乃棄家出遊，不知所終。

乙先，名夢甲，上海學生。父號鉅鹿，萬曆時舉人。爲人落拓有才略，唾棄流輩。醉後，嘗以儒冠擲道旁，曰：「人生不幸沉溺此中，不青不黄，苟清夜自思，於古人坐處，誰堪插脚！」桐窗隨筆。

○周象圓少好學，負奇氣。一日市歸，拍案數四，家人怪之。周曰：「出門所見士紳，豈但木偶？蒙金内外交訌，非若輩所辦，但向河北讀孝經，死無日矣。」不食者輒旬日。

周規，字象圓。少好學，有奇氣。崇禎時，匹馬走京師。上書言邊事，不報，拂衣歸里。賦詩自娱，家無擔石。喜酒好客，風日晴美，袖飽飣，至水木清華處，呼所知泥飲。飲罷，時仰天悲鳴，以此終身。上海縣志。

○薛更生年八十，作孝經通箋，稱陶靖節在晋、宋間，不忘留侯五世相韓之義，乃古今通孝。又嘗傍孝陵，彷徨野哭，人謂：「君脚已插土中，作此迂闊事。」更生唾其面曰：「爾輩雖初出懷抱，與天地何所有無！」

○崇禎季年，日當食不食，錢牧齋謂更生曰：「主上殷憂，用能挽回天意。」更生嘆曰：「誰謂公亦作此言！曆法歲久而差，乃不懲究曆官，更轉相誑惑，苟事事如此，國亡無日。劉孔才何得爲人口食？」遂搥胸瀝血，一病幾殆。

劉邵傳云：劉邵，字孔才。建安中，爲計吏，詣許。太史上言：「正旦，當日蝕。」邵時在尚書令荀彧所，坐者數人，或云當廢朝，或云當却會。邵曰：「梓慎、裨竈，古之良史，猶占水火，錯失天時。禮記曰：諸侯旅見天子，及門，不得終禮者四。日蝕在一，然則聖人不爲變豫廢朝禮者，或災消異伏，或推衍謬誤也。」咸善其言，敕朝會如舊，日亦不蝕。

○楊爲之不問生產，萬曆壬辰，爨煙不繼而終。同年來弔者舉朱考亭「學者治生爲急」之言。一老友阮嵩軒者，答曰：「考亭一生講學，惟此語盡人徹髓相傳，如老先生輩，可謂青出于藍。爲之獨自外門牆，夫復何言！」同年知其相謔，含怒而去。

青浦楊有爲，字選卿，號爲之。嘉靖己酉舉人。清修好學，以貧死。鄉評録。

阮嵩軒，名守質，泰州籍。其祖作教華亭，子孫遂家焉。華亭縣學生。松府志。

○朱孔暘童時，質頗鈍，嘗爲塾師所苦，意憤懣，不欲竟業。夜夢數黄門引至一處，臺閣甚偉，炫燿不能仰視。方徬徨欲走，黄門挽之曰：「詹詹者，何足道哉！」孔暘寤而莫能解。後成祖駐蹕北平，凡宫殿牌額皆出其手，蓋太祖南京一應題署，則詹希源筆也。

朱孔暘，名寅，華亭人。以字行。筆力遒勁，亦善畫。永樂初，求四方能書士寫制詞，孔暘被選翰林司内制。成祖嘗御左順門，召孔暘書「大善殿」榜，稱旨，授中書舍人。善書授官，自孔暘始。松江府志。

○沈大理嘗借榻精舍，書紙盈堆，或不洗沐，口鼻皆有墨色。兄問之曰：「爾意欲何爲？」大理徐拱手曰：「豈謂吾兄猶不解此。」於是兄弟對談，遂至忘食。

沈自樂度，初戍雲南。其地有日者，談命多奇中。公暇日叩焉，日者驚異曰：「是當貴顯，歷官清要，非凡命也。」公笑謝之。見其所設『課命』二字不佳，曰：「吾爲子易之，可乎？」乃大書二字，揭之肆中。時都督瞿能鎮雲南，過而見之，問知沈公書也，因延致爲弟子師。未幾入朝，遂挾與偕，館于南楊學士家。時成祖方崇尚文事，博求善書者，南楊遂以公薦。召見試書，稱旨，授翰林典籍。自是寵遇日隆。今凡寫誥敕，皆效公字體。松江府志。

沈粲，字民望。八歲，通孝經、語、孟。十歲，善真草。十三，父母俱亡。兄謫遠戍，獨閉户讀書，疑難，走父執問辨之。太宗臨御，與兄度同事秘閣，授中書舍人。時誥敕詔，學士以下班書之，獨粲兄弟書，上視之加喜焉。度書婉麗，粲書飄灑，而各臻其妙。賜二品金織衣，特置象笏，以金鏤其名賜之。時度爲學士，粲爲侍讀，人咸以大、小學士稱之。宣宗即位，告歸展墓。還朝，陞右庶子，再陞大理寺少卿。分省人物考。

沈藻，字凝清，學士度子。以父任爲中書舍人，遷禮部員外郎，亦以書名。孫世隆，字維昌，初名隆。弘治十二年，詔禮部訪求故學士度及弟粲子孫。張天駿、張宏至以隆薦，詔至京，試中庸義，楷書早朝詩，稱旨，御筆改名世隆。授中書舍人，典內閣制敕文字。正德中，忤劉瑾，罷歸。瑾誅，詔復本官。松江府志。

○神山，舊名神鼉，伏首引尾，狀類於鼉，故名山之陽，有道院，顏曰神鼉山館。相傳是呂祖書，用垂露法篆，極古雅，爲有力者夜中取去。今榜乃臨，本崇禎時，有邀周公遠重書者。周曰：「呂祖書雖未獲覩，然吾輩自不得更書。譬如習見王嬙、西施，復談及脂粉，縱百般旖旎，終未能自信。」

貞静後人多有文學，第五孫裕度，字公遠，能世其德，以行誼見重于時。善楷書題署，畫學陳白陽。晚年頗作山水，年八十二而卒。松府志。

朱鳳山讀書點易臺。一日，錢文通來晤，問：「讀書之外，何以自遣？」朱曰：「既已讀書，惟日不足，何得更有餘事？要須飯後，在廊下，模腹思尊集有可議處，欲覓長竿，一擊公頭耳。」文通忻然，了不爲異。

點易臺，在細林山之陽。

○陸三山以鱸魚饋當道，當道怒云：「陸三山但知出入世説，便欲置人邱壑？」轉思曰：「李于鱗不飲岕茶，爲南人所笑。吾將此遍分僚屬，既見風趣，且能分禍。」三山聞之，大悔恨，謂客曰：「何物張季鷹，使人轉喉觸諱。」此後凡遇鱸魚，悉投七里瀧下，與嚴陵一片石週旋，使帶烏紗帽者，眼耳鼻舌問都無是處。

松江鱸魚，長橋南所出者四腮，天生膾材也。味美緊切，不終日色不變。橋北近昆山，江流入海，所出者三腮，味帶鹹，肉少慢，迥不及于江所出。説苑。

○孫雪居舟經演武場，舟子戲曰：「佈銀滿此中，可供詩酒用未？」雪居攢眉曰：「審爾則用度時，當以步弓量與之，更不堪支少時耳。」

雪居，名克弘，字執夫。以文簡公蔭，授應天治中，擢漢陽守。

○陸封翁志梅公，善飲無匹。聞賤工某，自歎生平難覓一醉，公呼至，先設佳酒二罈，各斟大碗，須臾而盡。又傾二罈，存亦無幾。其人請少佐醃菜，翁曰：「若借鹹味，引酒下行，膽氣怯矣，將不勝此乎？」工勉盡之，而二罈復陳于前，則工已大醉。翁灑然曰：「使我作太常，不知時論云何。」

○范牧之率意徑行，見人輒障面，務走脱爲快。相識者曰：「牧之何乃爾？」答曰：「不獨我憎人，人亦將憎我。范牧之得憎者愈多，則知希我貴，便少存古人面目。如若輩輕來相暱，定由我學識就衰。青蠅愛集腐餐，必從自取。」

范生牧之名允謙。伯父太僕、父光禄，爲文正忠宣公後。牧之以萬曆庚午舉于鄉。生而頎廣額頤，頰而下小削，目瞳清熒，骨爽氣俊。華亭世家子，出必錦衣狐裘，簪玉薰沐，牧之見之，往往内愧肉動，輒障面去。宋秋士撰。

○范叔子一日突煙不舉，客從叔子求弈，叔子奕如常，内呼曰：「若第飽飲弈矣，釜中塵任之，抑洗以待炊乎？」叔子笑曰：「餓死事極小。」客聞而謝去。叔子挽之曰：「那得因兒女子，遂敗人意。」固留終局。

墓志：叔子姓范氏，名廷啓，字叔子，别號養菴，一名濂則。世居華亭灃涇里。意嘗不可一世，其伯子廷言先舉萬曆己卯鄉試，叔子曰：「兄既成名，余可洸洋自恣矣。」上書督學使者，請削博士弟子籍，服山人服，入佘山平原村隱焉。陳滬海撰。

〇范更生美姿容，善談笑。知汶上縣，以嚴察爲治。改知秀水，案牘之間，不廢文翰。久之，再調光化，便意不自得。或兼旬不治事，扁舟往來江漢間，以釣筒詩卷自娱，遠近稱爲「仙吏」。

范文若，字更生，初名景文。萬曆己未進士。與常熟許士桑、孫朝肅、華亭馮明玠、昆山王焕如五人，爲拂水山房社，以奇文鳴一時。屢任劇縣，遷南兵部主事，左遷南大理評事。以憂去官，卒。上海縣志。

〇田道子，高材生也。年十七，學使者按部，而道子沉醉，竟日不能起。人咎之曰：「奈何失期，爲麯生所誤？」田謝曰：「阮嗣宗、王無功皆因酒覓官，吾得酒矣，何用赴試？世間固不有劉伯倫乎？速呼好酒。」衆笑而去。

田有相，字道子，舞象，補博士弟子員。性嗜酒，父愛而莫之禁也。以大醉，失試期，遂棄去，隱居藝圃爲樂。尤多橙橘，秋深霜落，朱實垂垂，璀璨奪目。父因號橘莊，親黨每曰：「君有才子而自棄之。」父謝曰：「吾意在得子，則萬事已足。富貴係渠，命中有無，何與吾事？然以江陵千樹橘，當上苑十里杏花，顧不愉快乎？」鄉評録。

〇崇禎時，天下騷動，劉文阿謂：「安攘者，先顧形勢。今國家兩都並峙，南之徐州境連山左，其俗驍悍，可備鳴吠。第須府庫儲蓄，與共饑飽。北之臨清，固南北之咽喉，宜推選重臣，能以國事爲家事者，訓兵屯田。則兩都成率然之勢。」獻日在袴中肆螫，未足供王景略口齒，同學者誚曰：「蹈襲夏正夫數言，居然自命。」管葛先生聞之，嘆曰：「劉文阿不合與爾曹稱筆硯交。」

使吾得志，招爾曹至，命庖者旦夕用酸酒肥肉，一一醉飽。每年別給銀百兩，飾其袍服，且謂管葛不如文阿。楚人云：秀才多是鯽魚。斯言頗堪咀嚼。」有一健者怒甚，實將殺之，文阿赴水得逃去。

○章于野少喜大言，不爲諸昆所許。同堂兄弟，有舉于鄉者，捷音至，于野昂然詣廳事曰：「吾方以不中爲奇，諸君皆成項領，吾不得已，未免見獵，猶喜更遲之三年耳。」崇禎丙子，果發解南畿，丁丑聯捷。

賈堅彎弓三百餘石，列祖取一牛置百步外，召堅謝曰：「能中乎？」對曰：「少壯時能令不中。今已年老，不能不中之。」恪大笑，發一矢拂脊，再一矢磨腹，皆附膚落毛，上下如一。恪曰：「能復中乎？」堅曰：「所貴者以不中爲奇，中之何難？」一發中之，觀者咸服其妙。十六國春秋。

崇禎丙子秋試，有人問仙：「今科解元何人？」曰：「日出廣東。」人皆不解，後發榜乃章曠也。

○昆山葛靖調挾一客龔姓者至雲間，晤夏瑗公。瑗公偶出，存古方六歲，聞爲葛也，乃披衣出。迎時，瑗公時藝半爲他人借刻，靖調戲曰：「尊公近日何以喜爲裁剪？」存古請故，靖調笑曰：「不然，窗稿多爲他人作嫁衣裳。」存古對曰：「幸有未去葛龔者，得稍遺一二耳。」靖調絶倒。

桓帝時，有人辟公府椽者，倩人作奏記，文人不能爲作，因語曰：「梁國葛龔者，先善爲記文，自可爲用，不煩更作。」

遂從人言寫記文，不去龔名姓，府公大驚不答，而罷歸。故時人語曰：「作奏雖工，宜去葛龔。」邯鄲氏笑林。

○馮習卿住西倉城外，醫學最精。然餽之千文，則藥必無驗。凡求治者，酬以蔬果，無不奇中。尤工吟詠，不輕示人。惟此道不勝於吾者，誓不漫爲相知。客問明朝諸人者，大言曰：「李長沙，粗疏俠客。獻吉，河朔健兒，終無蘊藉。何大復，小具姿態。苟邢尹在前，不堪忸怩。王元美，如杭州租物，無事不有，求欲收藏，寥寥落落。」客曰：「然則吾郡如何？」習卿笑而不答。病將革，適當修志一人，踉蹌叩門，直造榻前，曰：「兄如此高名，而不附見志書，則弟輩之責，請以所藏舊白定瓶奉之，總裁事立諧矣。」習卿搖手曰：「勿得，勿得！志公物也，而諸人多以私意參之。君細思錢①習卿雜于『文苑』、『藝术』，多無是處。或者他日爲蠹魚所飽，不知可當一『仙』字否？」即閉目坐脫。

○莫廷韓，以豪士橫行詞場。金陵院姬楊宇文豔慕之，寄以詩云：「誰是風流美丈夫，聞君意氣擅東吴。倘來白下尋相識，未必飛瓊絶代無。」

○昆山張和，正統三年鄉試，作禁止師巫判，有執左道以惑人，語分考者，謂無據，將黜之。侍讀陳公笑謂：「主考吉水錢公習禮，不謂右文之朝，乃忘左道之解。」和由是得捷。

① 「錢」，當作「馮」。

徐華亭門下一醫，譽其子不置，公曰：「近讀何書？」對曰：「唐宋勿復道，要在秦漢前後耳。」公曰：「此歷下生語也。然不如君家靈素，尤爲質奥。」

李攀龍，字于鱗，歷城人。嘉靖甲辰進士。于鱗候選里居，發憤讀書，刺探鉤摘，務取人所置不解者，摭拾之以爲資。而其矯悍勁鷙之材，足以濟之。詩自天寶以下，文自西京以下，誓不污吾毫素也。列朝詩集。

一人曰：「司馬相如與卓文君偶爾間，遂成千古佳話。第相如嘗有，文君不嘗有。」蓋取以自況。旁一老塾師曰：「後來下腐刑，正不堪其苦耳。」乃誤認遷史爲相如也。袁太衝在坐，大笑曰：「司馬懿父子正可借此株及，吾終爲君實開一面。」聽者絶倒。

○陸子淵曰：「文章雖小技，要自天地靈秀之氣，藉吾泄之筆端。苟不出之胸襟，何名作家？」

徐文定公不輕著述，嘗謂：「文之當物者，必使人油然以思；若潤於膏澤入心者，必使人惕然以動。若中於肌骨，致用者必使人俯拾仰取。若程材鄧林，而徵寶於春山。」

○徐文定好經濟之學，及拜詹事，著農政全書成，達於乙覽。上喜曰：「向聞翰林以飲酒賦詩，多受書帕爲能事，今何緣得此人？乃知宋臣吕夷簡輩，固代不乏賢。」遂即大拜。

徐光啓，字子先，別號玄水，上海人。萬曆丁酉順天解元，甲辰成進士，選庶吉士。滿三載，授翰林院簡討。四十一年癸丑，以春秋分考禮闈。時吕維祺、張宗衡、鹿善繼皆爲同房者所斥，公獨曰：「三卷於制義中未見絶羣之姿，喜其真樸處未散。爲人固自落落，中可倚杖者。」後三人行事卒如其言。尋遷贊善，擢詹事府少詹事。會東事急，上以公知兵，兼河南道監察御史，出練兵。特賜敕如巡撫，監司、副帥悉禀節制。又得自委任、辟召，皆異數也。天啓改元，光啓知内有嫉之者，力以疾辭。乃召還中樞，多與牴牾。御史智鋌因露章劾之，且誣及練兵事。魏忠賢更嗾人追論之，勒罷官。公嘆曰：「吐此雞肋，直易事也，如國事何？」即日跨驢出都門。崇禎登極，起爲禮部右侍郎，協理詹事府事，同知經筵。二年，轉左侍郎，旋加太子賓客。三年，進禮部尚書，掌詹事府。明故事，詹事將入閣，三黨私賀之。公謝曰：「入閣易，而任入閣者難。君輩當吊，不當賀也。」四年夏五月，上手敕公，以本官兼東閣大學士，參機務。五年，進兼文淵閣大學士，加太子太保。當是時，烏程、義興先後秉國鈞，公皭皭無所建。六年秋九月，以勞瘁卒於位。訃聞，輟朝三日，賻賜有加。贈少保，謚文定。十四年，上求其遺書，中子驥入謝，進農書六十卷。詔進贈太保，録其孫爲中書舍人，命有司刊布其書。公自館選後，謝去一切聲律字畫之學，專求經濟實事，以供撻伐。上亦屬意大用，一旦捐館，天下惜之。西人利瑪竇入朝，公喜其天文、火器，特奏留之。公卒後，其徒蔓延内地，名曰天主教，歸之者甚衆。天主以誠信立説，頗足矯時流之弊。然余謂三教鼎立，不必又增他途。當各安其俗，享太平之福。後之君子，宜善通公之意則可也。

八股程式

○破有明暗分合之殊，學者所宜深究也。夫有破即有承，承者，所以承乎破也。其亦相題之長短，而爲之法哉！若曰：時藝之法衆矣，而起講居其先，何言乎？起講，以題義自此而講也。

貴圓渾而忌淺露，貴高朗而忌浮遊。其間有承上留下之互異，起收反正之不同。作之者，當使爽心而快目，不然起不動人，後雖可觀，無足尚矣。起講之後，宜領上文，間提本題要字，是爲領題，而起比繼焉。起貴乎能留也，無發盡以竭其力，故承上文而引入，就上截以作講，其法甚殊，當有因題制宜之用。起貴乎可繼也，宜顧後以作其勢，故以開闔爲二比，以總提成一段，偶全用逆，皆有居高臨下之模，於是點題應聲而出矣。一句點出，作勢點出，長短分點，股中另點，難以枚舉。要之，不離明簡者近是。而中比則何如也？中比居中，在人則爲腹，固無所不包也。題之虛者，委折以得其情；題之實者，精核以明其義。以兩股爲準，三股、五股，以至七股、九股，流水股各出者，則題之長短不一也。有順有逆，有起有收，有宕有折，有賓有主，可不一一詳審之歟？中比居中，在室則爲堂，固無所不列也。題之正者，順題以發其意；題之側者，曲筆以達其詞。以合講爲正，與後截講至股末作過，如題起止，隨結隨起，各異者，則勢之緩急不一也。有起有承，有轉有合，有股首點題，股末點題，可不一一深察之歟？而後比更可言矣。後比者，欲其足乎後也。有承中比而起者，有逗下文而收者，有作題之下截者。要以深入一層，另生餘議爲佳。所最忌者，淡然無味，索然無辭。君子將於此觀後福焉，其亦特出精神，以應之哉！抑欲其餘乎後也。有咏嘆而畢其説者，有旁證而實其義者，有反收而見奇者。要以別有一境，暢發題情爲貴。所尤忌者，與中合掌處末曳尾，有司將於此觀後勁焉，其亦更抒藻思以成之哉！束股以筋節爲主，當使言簡而意該，以餘波見長，勿令一往而易盡。其束與結也，或散行一段，或與起相應，或更作一勢，或直出下文，或故映下而不明言，亦有反正之殊焉。嗚呼！文無定法，豈斯言之所能該然規模！略具神而明之，存乎其人耳。

此一紙曰八股程式，余偶見之一衖齋，歲久，忘作者姓氏，並録于此。凡制藝之高下懸殊，而大意固不出，此有明三百年來天下才智之士，苟不出于八股，則終沉淪以老者，何可勝數！將來之取士者，或守而不變歟？抑别有濟其窮歟？

附録一

南吴舊話録跋

謝國楨

一九五八年二月，余將由津門返京，偶游天祥市場書肆，見有舊鈔本南湖舊話録及明刻都穆使西日記。使西日記有黄丕烈印，以索價過昂，乃購得是書。是書毛裝未剪裁本，爲海豐吴式芬據商丘宋氏舊藏抄本移録，分爲上、下卷而增補，前後共四十四則。後有鉛印本，即據此本以付印者也。原書題曰南湖舊話録。嘉興鴛湖，一名南湖，而此則專記松江、上海鄉賢遺事，故應名爲南吴也。題趙郡西園老人口授、孫尚絅補撰、七世孫漢徵引釋。西園老人爲李延昰，據松江府志云：「延昰，字辰山，上海人。初名彦貞，字我生。師事同郡舉人徐孚遠，爲其高第弟子，嘗從孚遠入浙、閩，後隱於醫，居平湖佑聖院中爲道士。其卒也，以書籍二千五百卷贈秀水朱彝尊。彝尊爲志其墓，叙次詳盡。著有放鷴亭集、南吴舊話録。」余昔年游平湖，觀書於葛氏傳樸堂，見有放鷴亭集舊鈔本。日寇南侵，平湖被兵，其書不知流落何所矣。

是書仿世説新語體，雜記有明一代淞南名人，遺聞軼事。當夫明季野史稗説仿世説體者，若李紹文皇明世説新語、王晫今世説，率多摭拾陳言韻語，近於標榜之風。此書雜記瑣聞遺事，猶可見明季淞南社會風俗，而於明末抗節之士，尤爲致意，可以見其堅貞之風。其七世孫漢徵，引證羣書作爲注釋，極爲詳核。刻本分别「孝友」、「儉素」、「恬退」等類。此則不分類别，隨手札記，讀之可以引人入勝，較局於一隅分類者爲善。如記松江之産布，上繳政府，統治者勒索無厭，致引起地方布解之苦。同此以産布之故，松江富室張秉素以漂染起家者，即當時之染坊也。江南大族，依托豪門，造作家譜，以勢凌人。霸占民産，欺詐小民。當時無耻文人若袁鉉輩，專以造贋譜爲業，此可見明、清時代江南之陋習，經久而不能改者。

至記李待問之抗守松江，壯烈犧牲，余曾藏有待問手寫湖上送春七律一首，詩字俱佳。范濂著雲間據目抄，記松江社會風俗，醜詆豪門縉紳，爲當時權貴厭憎之。是書記濂字叔子，憤嫉薄俗，棄博士弟子籍，服山人服入佘山，隱居以終，均可作淞南之掌故。讀是書，亦可見著者纂述之旨矣。

附録二

舊得商丘宋氏鈔本，題曰南吳舊話録，欲校梓，未就。陳蓉曙太守時權篆松江，與談此事，乃爲訪鈔，此二册題曰「南湖」，或音訛也。爲宋鈔所無者四十餘則，當附刻于後，以免貽漏。

附録三

嘉興之鴛湖，亦名南湖。地相近而隔省吴，是「湖」訛□□。癸卯重陽。

附録四

一九五八年二月十日，余自北京回津，辭理調職手續。偶遊天祥市場書肆，得此鈔本，甚舊。且有吴仲懌批校題跋。每一展讀，深自可憙，堪爲歲朝之清供已。丁酉舊曆小除夕，謝國楨記。

李延昰

靖海志卷四

靖海志卷四

庚戌康熙九年

辛亥康熙十年

壬子康熙十一年

癸丑康熙十二年

十一月，平西王吴三桂據雲南、四川、貴州以叛，遂陷湖南岳州諸郡縣，稱大周元年。初，平南王尚可喜疏請歸老遼東，而留其子安達公之信襲鎮廣東。朝議許之，並令舉家歸旗。平西、靖南相繼疏請，俱報可。至是，平西反，乃命平南、靖南仍留駐鎮。時耿繼茂已死，耿精忠襲王。三王交通逆命，雖復停留，而反謀益決。

甲寅康熙十三年

三月十五日，耿精忠據福建，傳各官入府議事，伏甲執總督范承謨、巡撫劉秉政以叛。知府王之儀、建寧同知喻三畏走出，被殺。范承謨被拘，以劉秉政爲僞統制。使鄉宦蕭震爲僞布政司，自稱總統兵馬上將軍，移檄各府州縣，俱望風而降。十九日，耿精忠檄至泉州，提督王進功是夜縱諸將焚燒南街、西街譙樓，殺掠到晚，紳庶無遺。傳檄各屬縣皆降。興化鎮馬惟興劫興化，守備郭維藩劫惠安，獨同安城守張學堯、晋江水師營李尚文所部無犯。耿精忠再遣通事黄鏞至臺灣。初，耿精忠將拒命，遣鏞通鄭經，請師爲聲援。至是，又遣鏞見鄭經，請以舟師由海上出江南而已，統陸師出浙江。鏞回言：「海上船不滿百，兵不滿萬。」精忠始輕之。耿精忠以黄梧爲僞平和公。梧病疽，受印不數日，疽壞而死。其子黄芳度襲封，管其兵。駐漳海道，陳啓泰黨於范承謨，與精忠有隙，聞變，先殺家屬十餘人，乃自縊。陳爲官則甚貪，於死則甚烈。漳浦鎮劉炎海、澄鎮趙得勝俱降耿，福寧鎮吴萬福貪刻，失將士心，謀拒耿，衆不從。耿精忠遣僞都尉曾養性督兵至，萬福出降，養性誘殺之，併其兵，遂乘勝長驅至平陽。總鎮蔡朝佐降，温、處二府望耿皆下。四月，潮州總鎮劉進忠降，耿密請師，耿令劉炎率兵會之，夜攻同城，續順公沈瑞，併其兵，精忠召王進功至福州，留之，徵其兵。鄭經遣協理禮官柯平至福州報命。時耿聲勢已振，謾應曰：「鄭世藩來，甚善。但兵多餉少，各分地自戰，可也。」由是兵端遂起。鄭經親軍侍衛馮錫範、鎮將劉國軒率舟師數十，兵數千，先至厦門。耿精忠檄諸路兵出關，黄方度遣黄翼領兵千人應命，趙得勝不從，與馮錫範陰約，以海、澄歸命於鄭經，隨將兵進取同安。王進功之入福州也，耿精調張學堯，堯鎮泉州，以化尚蘭代守同安。鄭經兵至，尚蘭迎降，獲學堯家眷。學堯聞變趨回，施福引之，俱降鄭經。五月，鄭經至思明州，以趙得勝爲左提督，封興明伯；張學堯爲左先鋒鎮，化尚蘭爲仁武鎮。遣人至精忠處，議撥地方，安插船隻兵丁。精忠不答。又禁買竹木麻繩、修船等物，遂成仇隙。至是，耿精忠聞同安之失，乃遣王進率步卒千人，入鎮泉州。王進號王老虎，原任漳州副將。時提督五營兵將不肯應調，王進至，與城守賴玉相結納，用提標守備戴國用爲爪牙，勒王進功家眷入省。耿精忠復遣兵接應，兵將至，進功之子藩錫與其屬楊青等議，先發以制之。六月初一日，王藩錫以提督大人之命，召諸將議事，誘賴玉、戴國用、李尚文等執之，率兵攻王進。進走，登塗門樓，意氣自若，提標兵散而無統帥，相持，至曉不決。進恐海船至，更深整隊，出城西去。初三日，藩錫等殺賴玉，分其屍。初四日，絞殺戴國用，釋李尚文，迎鄭經入城。鄭經以藩錫爲指揮使，暫理提督軍務。黄芳度襲殺漳州城守劉豹。豹，耿氏所署也。鄭經遣人諭之，芳度遂降，封德化公，授前提督。漳屬錢糧，聽其徵給。芳度終不自安，遣人間道，賫密疏入京。七月，平南王尚可喜遣兵圍劉進忠於潮州，耿精忠不能救。進忠納款於海上。鄭經遣援剿鎮金漢臣率舟師援之，以進忠爲右提督，封定虜伯。九月，耿精忠以步騎二萬，遣漳浦新降總兵劉炎同王進攻泉州。鼓行至惠安，肆行焚掠。鄭經命劉國軒督諸鎮，並統五營兵，禦之對壘。逾旬，進退，屯楓亭，列營二十餘里。十月，國軒兵至塗嶺，嚴陣會戰。王進見前陣皆新募之兵，直前奮擊之，兵皆懼法死戰。國軒令許耀分兵襲其後，焚其營壘，進兵大敗，國軒追至興化城外，三日夜而還。十一月，僞周吴三桂遣禮曹錢點聘於海，值鄭、耿交惡，回報。復遣禮曹員外周文驥至海和解。劉炎在漳浦，不降。鄭經密請援於耿逆，耿遣兵會之。至平和，鄭經徵黄芳度，擊走之。耿逆復遣其親軍都尉徐鴻弼，從間道入漳浦，鄭經以馮錫範、趙得勝督諸軍攻之。徐鴻弼、劉炎會雲霄鎮，劉成龍合兵迎戰於羅山嶺。右虎衛何祐揮兵擊之，鴻弼等大敗，走回城。馮錫範以紅夷大炮擊入城中，劉炎等大懼，同鴻弼、成龍俱出降。十二月，趙得勝督諸軍援潮州，與平南王兵戰於黄岡，大破走之，潮圍始解。初，進忠被圍，金漢臣一軍殲焉。進忠極力守禦，將及半載。至是，廣兵燒營而遁。鄭經分設六官，名曰協理，洪磊爲吏官，楊英爲户官，鄭斌爲禮官，柯平爲刑官，楊炎爲工官，兵官缺。置六科都事、都吏、察言司、承宣司、賓客司等，陳永華爲總制留守兼管勇衛，馮錫範爲侍衛。二衛皆親軍。薛進思爲左武衛，劉國軒爲右武衛，何祐爲左虎衛，以施福爲五軍。其左右先鋒及諸鎮營，皆聽五提督調遣。凡文武事宜，皆贊畫參軍陳繩武、侍衛馮錫範主之。初，鄭經之來思明州也，兵糧取給於東寧，洪磊承其父洪旭遺命，助餉銀十萬兩。至是，兵衆餉銀，轉運不給，乃以六官督比紳士富民以充之，以鄭省英爲宣慰使，總理各府州縣錢糧。百姓年十六以上、六十以下，每人月納銀五分，名曰毛丁。船計大尺納税，名曰梁頭。特設各府鹽司，分管鹽埸，以給兵食。

乙卯康熙十四年

正月，耿賊遣張文韜至鄭，賀正議和，送船五隻。鄭經遣禮官鄭斌報之，約以楓亭爲界。自是，鄭、耿交好。二月，永春馬跳峰寨民吕華，不服鄭氏徵派，薛進思圍之三日月，不下。知縣鄭時英諭之出降，釘殺之，家族發淡水充軍。續順公沈瑞駐饒平，劉進忠攻之不克，廣兵來後，何祐遇之於百子橋，破走之。瑞出降，改封懷安侯。流洪經略承疇胞姪士昌、天恩、天倫及眷口於東寧之狼嶠，從公論也。流前進士楊明琅及眷口於狼嶠，以其過崇禎帝梓宫不下馬。又修南安縣志。以海上爲海寇也，後皆死於流。所知南安縣事劉祐有云：洪經略未必盡是，鄭國姓未必盡非。鄭經悦其言，召之，已逃回籍矣。五月，劉進忠請海師南下，鄭經許之。初六日，鄭經入海澄，遣鄭斌入漳，慰諭黄芳度。或束兵入見，或統兵隨征，芳度終不受命。密調回黄翼出關之兵，耿逆移檄召之，亦以疾辭。鄭經遂定之計。劉國軒率諸鎮兵至潮，與進忠規取屬縣之未附者。安達公尚之信悉力守禦，相持日久，糧乏兵病，之信調兵十餘萬盡鋭來攻。國軒自新墟寨一日一夜退至鬣母山，以餘糧露載車上，宣慰使洪磊懸金以賞有功，軍心始定。進忠與國軒議曰：「之信大兵必從小路而來，出我不意。須得勁將當之，惟吴祐可任，然不可言其故，恐其心怯，子可嚴陣以待，而余將騎兵背城，以爲應援。」國軒從之。是夜，見敵營從大路，火光照耀，進忠發大炮擊之，見火光不動，進忠曰：「是空營也，我兵可安寢，以待次日。」之信率兵從小路而來，何祐見大隊突至，欲退不可，冒死直前，奮勇擊之，無不以一當百。之信大敗走。國軒等窮日夜追之，殺死不計其數。是役也，祐以饑卒數千，破敵兵數萬，由是何祐之名大振粵東。祐號别何錐子。六月，鄭經自海澄移檄萬松關，黄芳度令其下俱薙髮，率兵拒守，不降。遣其兄芳泰突圍，入粵請援。鄭經進攻不利，援剿後鎮萬宏雲梯登城，中炮死，鄭經乃築長圍以困之。調何祐從潮州先攻平和縣，守將賴陞降，諸屬縣皆下。十月，海澄公標將吴淑以漳州降於鄭經。初，淑投誠，屬公標黄梧，待之厚，將死，呼淑，托曰：「吾兒年少，君可保全之。」及城被圍日久，淑謂其弟潛曰：「我本鄭氏降將，公雖待我厚，我負罪于先藩實深。今世藩待我眷族恩尤加重，豈可反圖逆命？」遂以初六日開城出降。鄭經兵入，芳度倉惶投開元寺井而死，獲其將黄翼、蔡龍、朱武、張濟、戴麟、陳驥、黄琯等，皆斬之，没其家。剖黄梧棺，戮屍斬首，並芳度首，揭以徇衆。有議發梧祖塋者，鄭經曰：「罪止其身，與先死者何預？」不許。後朝命贈芳度爲忠勇王。時芳泰往粵求援，會其兄芳世由汀州至永定，亦以是日破永定縣，聞漳州陷，乃大掠而遁。鄭經以吴淑爲後提督，吴潛爲戎旗二鎮。十一月，鄭經令龔淳往日本，取回鄭泰所寄之銀。淳乃泰委寄之人，並執有收票可據。先是，兩家紛争，日本王皆不肯與。至是，番人皆混開支銷銀凡四十五萬，僅得二十六萬而回。

丙辰康熙十五年

正月，鄭經以右虎衛許耀、前衝鎮洪羽等率師，會在潮諸將，攻取廣東州郡。二月，平南王昏病日甚，會僞周師克肇慶、韶州等處，廣州人人自危，駐韶諸軍聞報，燒營而遁。劉國軒、劉進忠、何祐等分南北兩路而進，碣石鎮苗之秀軍程鄉，其妻在汛，遣人迎降，仍勸之。秀納款，鄭經許其回鎮碣石。國軒等水陸並進，圍惠州，攻博羅，不下，旋下長樂、新安、龍門等縣。之信窮蹙，遂乞降於三桂。三桂封之信爲轉德公，檄讓惠州於經。之信檄提督嚴明，撤守兵回廣，遣使餽弓馬、幣帛，通好於鄭氏。鄭經乃以國軒鎮惠州、東莞，守將張國勛亦降鄭經，經以爲後勁鎮。自是，鄭與吴分界而守。五月，耿逆調汀州鎮劉應麟兵出關，應麟不從，密通款於鄭經。經乃遣吴淑統兵，馳書於精忠，言欲假道汀州，以出江右。耿賊遣兵防城，應麟懼其圖己，率所部出掠瑞金、石城。吴淑兵至，應麟與之合兵，共攻汀州，遂下之。鄭經以應麟爲前提督。七月，鄭經調劉進忠出師，進忠稱疾不行。進忠自潮州定後來見，鄭經待之禮意疏略，見左右用事者皆録録知不足，與有爲。及取汀州，歎爲失計。至興寧與諸將不協，流言日起，遂稱病回潮，陰爲自守之計。九月，耿賊師出浙江者，爲總督李之芳所扼，多被摧敗。朝命遣康親王提兵，乘機入閩。耿賊兵出江西者，總督蔡毓榮及滿洲兵、移駐兵，合力拒之，耿兵大敗，廣信遂失。既而棄建昌不守，大勢已潰。又聞汀州已破，耿賊益憂内顧，諸將遂密謀，詐作耿賊投誠獻關。耿賊聞變，大懼，收王進、范承謨、蕭震絞殺之，欲乘船奔海，爲都尉徐文耀所脇，不得出城。遣王進功回泉取救兵，密囑曰：「我忍死以待也。」然延、建已失，不得已於十九日，薙髮迎康親王入福州。

後耿賊入京，與徐文耀及諸將領皆伏誅。興化守將馬成龍以城降於鄭氏，鄭經令許耀率兵赴之。十月，鄭經令許耀督諸軍進取福州，駐師烏龍江。許耀驕縱，諸將不服，飲酒嬉戲，不知軍事。大兵渡江，有議於半渡擊之，不聽。既登岸，倉惶出戰，前鋒死鬭，不能分兵救援。及少却，又不殿後，引兵先走，委棄輜重器械，不可勝計。鄭經乃遣趙得勝、何祐屯興化，以代之。耿賊檄曾養性等，自温州航海回閩，朱天貴以舟師降於鄭氏，其餘逃入福州。鄭經遣奇兵鎮黄應邀擊之，獲巨船數十艘。十一月，精忠邵武守將楊德獻款於吴淑，淑入據之，始請盟。十二月，大兵至邵武，吴淑禦之。時大雪嚴寒，諸軍冒雪涉溪拒戰，皆大凍不能支，遂棄邵武，退扎汀州。大兵進至建寧縣，薛進思守汀，聞之驚懼失措。劉應麟願傾資餉兵困守，進思猜疑不從，棄城而走。應麟奔潮州，依劉進忠，發憤病死。平南王尚可喜於九月病故，之信遣使報訃，並請其妹奔喪。妹，沈瑞叔母也，鄭經許之，並遣使吊喪，僞周封之信爲轉德親王。

丁巳康熙十六年

正月，大兵至興化。時鄭軍鋭氣已喪，何祐又與趙得勝不睦，疑其納款於我，戰敗不救，得勝死之，何祐奔回泉州。二月初九日，大兵至泉州。鄭氏守將林定無備，城陷。標將林孟、參宿營衛貴死之。林定素與民相安，逃於民間，削髮走免，諸軍潰散。十九日，大兵至漳州，鄭經倉惶登舟至海澄，棄而不守。至厦門，欲回東寧，百姓號哭攀留。角宿營吴桂整兵防守，衆賴以安。繼而餘衆稍集，乃遣水師防衛，分汛而守。鄭經祭趙得勝，親臨哭之，斬薛進思。原姓名裴德。許效絪責耀病痢，不數日死。何祐、吴淑戴罪自效。鄭經遣諸將家眷搬回東寧，王進功、沈瑞、張學堯等陸續起程。劉炎以母老病至外洋，勒兵刼船，乘風下碣石衛，依苗之秀。後投誠至京，流徙寧古塔。三月，鄭氏諸將退集思明州。時兵餉不給，乃分汛南北地方，措餉召募。以前虎衛林陞、水師樓船中鎮蕭琛等駐晋南及定海、福寧一帶地方，以後提督吴淑、揚威前鎮陳昌、戎旗一鎮林應、奇兵鎮黄應等駐同安至揭陽、潮陽一帶地方。漳浦巫者朱寅挾左道，詭稱朱三太子，聚集海上殘兵二百餘人，於十九夜襲泉州，攀堞而上，鳴鼓揚旗，從開元寺前至西街，守兵以爲海師復至，乃於雙門前發一大炮，寅乃抽回，出城而去，人以爲神。附者日衆，屢戰皆勝，蔓延於漳、泉屬縣。凡深山窮谷巖寨，無所不到，派糧以食，頭裹白布，時人謂之「白頭賊」。六月，劉進忠擁兵觀望，鄭經遣户官至潮徵餉，不應，買運又閉糴，獻款於僞周，尋歸王朝，磔死燕市。劉國軒在惠州，尚之信既歸命，孤城難守，鄭經遣水師迎之，乃率所部航海而歸。朝命以黄芳世襲封海澄公，授汀漳總鎮，公標守將黄藍授海澄總鎮。芳世請兼水師提督，許之。芳世至閩，驕傲專用，北兵人心不附。三桂將韓大任據守吉安，大兵圍之，經年無援，乃造小舟於城内，乘夜以繩，引舟截江渡，兵潰圍，走入閩界，欲下海。有信通於鄭氏。十月，鄭經遣何祐等至南靖、小溪收兵，吴淑等至長泰，扎天成寨，以遥應之。大任竟以糧盡，就閩省投誠。後歸旗，旋從大兵征噶爾旦，衝陣而死。十二月，大兵圍吴淑於天成寨，朱寅率衆來援，吴淑乃突圍而出。康親王遣漳、泉二知府同泉紳黄志美等照朝鮮例，與鄭氏議和。鄭經不從，亦無報使。

戊午康熙十七年

正月，泉州提標兵巡界駐日湖，鄭氏水師四營陳陞擊之，大爲所敗，標兵乘勝侵掠東、石等處。二月，鄭經以劉國軒爲中提督，總督諸軍，後提督吴淑爲副。初十日，國軒督軍至海澄，攻玉州，我守將劉宗降，徇三汊河、福滸皆下。十八日，進取江東橋，我守將王重禄、吕韜等奔潰，遂燒斷橋梁，以絶漳、泉大路。漳州援兵至，國軒分兵擊敗之。三戰三捷，軍聲大振。二十三夜，取石碼，獲我守將劉符、楊朝宗，遂軍於祖山頭，以逼海澄。我副都統孟安等自潮來援，國軒退屯石碼，築垣拒守。仍分兵屯漳州郭外，我提督段應舉自泉州來，寧海將軍喇哈達自福州至，平南將軍賴哈自潮州來，先後應援。國軒倏水倏陸，我滿漢諸軍疲於奔命。三月初一日，國軒列陣郡東赤嶺，我兵背城迎戰，鄭氏前虎衛林陞一軍當其鋒，殺傷相當。朱寅統兵扎天寶山，以牽漳兵之勢。黄芳世擊敗之，寅遁入長泰。國軒樹栅雙橋一帶，離漳數里。滿漢諸軍會議，以一股同黄芳世扎水山頭灣腰封，一股扎鎮門，安炮以斷其往來水路。國軒偵知，十一日黎明，焚營撤兵，漳兵意其遁也。少頃，舉帆直抵水頭登岸，涉領進城，芳世素不知兵，又與滿將不協，吴淑攻之，戰敗墜馬，遇救得免，走入漳病城，月餘死。自水頭之敗，海澄餉道阻絶，段應舉會緑旗兵及滿洲將軍滿兵數萬，列營祖山頭。十八日午刻，國軒兵至，應舉揮兵迎敵，何祐少却，江勝、吴淑等繞出祖山頭之外，國軒督勁卒登山，直衝滿漢兵，滿漢兵敗走，衆大潰。國軒又以疑兵截漳州大路，滿漢兵棄輜重，自相蹂踐，奔入海澄。國軒連夜令軍士鑿塹一人一尺，引江水環城圍之。外又鑿溝數里，沿堤兩岸，安炮守之。由是内外阻絶。是月，吴三桂以初三日稱帝於衡州，國號僞周，僭元昭武。四月，朝命召總督郎廷佐入京，以布政司姚啓聖代之，勒巡撫楊熙致仕，以按察司吴興祚代之。調江南提督楊捷代。段應舉提兵四集，屯筆架山，以救海澄。五月，劉國軒以筆架山南小寨懸崖，狀如掛燈，俗呼燈火寨，下臨大溪，順流可通海澄，問誰可扼守，吴淑請行。乘夜率兵進寨，天明寨栅完備。初十日，滿兵發炮攻擊，連夜不絶。淑令軍士穴地藏身，無死傷者，馳報國軒，以爲乘夜發炮，意不在寨，當列别之信，至滿漢兵齊至振祖山岳嶺，破林標、張鳳二營，鳳戰死。又進攻林陞營。國軒援兵至，姚啓聖之子姚儀統韓大任降兵，以牛載土囊填溝，至第三重，國軒發大炮齊擊之，死者無數，滿漢騎兵多填於塹，遂退去。時京中上諭，有能救海澄，及城中兵將有能拔圍而出者，皆重賞。奈國軒鑿塹通潮，圍至數重，不可復救矣。六月初十日，國軒攻海澄，陷之。段應舉、穆伯希佛自縊死，黄藍不知所終，獲孟安、馬鹿等滿漢官三十餘員，皆釋之，授銜給俸。滿兵千餘，遷之東寧。時城中滿甲二千，馬八千餘匹，緑旗城守兵計二萬餘，圍八十三日，糧盡，殺馬而食，馬盡，屑馬骨食之，死亡及泅水而出者過半，閩省震恐。諸援兵退守漳郡。朱寅下海，封爲蕩虜將軍，改名蔡明義。歲餘，病死。國軒議乘虚攻泉州，吴淑分兵下長泰縣。國軒兵至同安，都統雅大里走回泉州，擒鄉兵總黄朝光，斬之。與何祐、江欽、楊德數十騎離隊伍，先行至泉城，循清源山至東嶽，相視營地，城中兵不敢出。久之，隊伍始至，扎空營於平地，城中兵終不敢出。七月，國軒水陸並進，江欽攻南安，殺守將，諸縣守兵相繼棄城走，遂取南門橋，銃城載龍熕及大銃數十號，攻南門城，崩壞四十餘丈，盡爲平地。地城内再築短墻以守，我城守馬勝等以釘釘衰船板，鋪於地上，兵入城無蹿足處，損傷甚多。會天大雨，城竟不拔。鄭兵圍泉兩月，援兵四集，將軍喇哈達從漳、平間道出安溪，巡撫吴興祚同浙江提督石某，由鴿嶺出永春，提督楊捷由廣橋進河市。三路會師，至南安，皆未敢向前。將軍又調水師林賢、黄鎬等出閩安鎮，遥爲聲援。八月，鄭氏水師鎮總督蕭琛守定海，林賢等舟師至，琛戰，戰船不先期整頓，議以舟寡且小，欲據上流牽制之。水師五鎮章元鎮欲先發制人，率所部十舟進戰，林賢等擊之，元鎮衆寡不敵，阻風逐流，一軍盡没。被擒入福省，殺之。蕭琛不防備，遇敵大潰，退泊海山。遂妄報福州水師大至，鄭經遂令劉國軒退兵，以守思明，國軒於二十四日退兵下船。隔三日，城中兵始敢出。鄭經召回蕭琛，斬之，以援剿左鎮陳諒、後鎮陳起明，督朱天貴等水師防禦北船。僞周主吴三桂病死衡州，孫世璠僭立。其姪應奇守岳州，驕而貪，大兵攻之，棄岳州遁回，於是湖南、雲貴皆不守，遂亡。九月，劉國軒入江東橋，至長泰，滿漢兵遇之，皆披靡，乘勝長驅至耿精忠營，衝之。馬中炮，掀國軒墜地，有滿洲披甲，前蒙國軒釋放，遇之，以己騎授國軒，始走免。滿洲主將詢知，怒而殺之。國軒出江東，守三汊河，列營觀音山，與滿漢諸軍營壘相望。十月，時鄭氏漳、泉縣屬盡棄，惟據守海澄。姚啓聖等難於復命，乃遣人至海，議息兵安民，意欲得海澄也。鄭經竟不從。十二月，再議遷界。甲寅之變，閩省遷民，悉復故土。丙辰，八閩已復。康親王疏請遷界累民，罷之。至是督撫請再遷，從之。

巳未康熙十八年

正月，時雖設界而海汛往來，内地派糧如故。朝議上自福寧，下及詔安三千里，量地險要，築小寨，屯守兵，限以界牆。由是瀕海數千里，無復人煙。先是，鄭氏諭思明州，每月每户輸米一斗。自二月起，每户再加一斗。劉國軒請停文武官俸，自出糧餉兵三月。從之。三月，姚啓聖以果堂寨迫近江東橋，欲發兵守之。國軒偵知，同吴淑發兵，入據其寨。漳兵至，擊走之。鄭經自定海失守，以朱天貴守海壇，陳諒爲水師提督。於廿九日早，各船乘南風汛發進，泊定海，福州，集船百餘號，由五鹿門而出。陳起明、朱天貴率熕船衝艅而入，擊破十餘船，獲大鳥船一隻。值大風暴起，福船收入五鹿門，海船收泊海壇。四月，陳永華啓請元子克壓爲監國，時年十六，號曰監國世孫。六月，鄭經命鄭時英駐東石督餉。時禁界鹽貴，居人多私來東石販鹽。時英獻策，欲掘沿海鹽埕，則利盡歸於海。鄭經乃檄林陞，令楊忠率兵往潯尾，掘南北場鹽埕。忠至深滬，舍舟登岸，發掘兩日夜，兵不就船，竿頭守將密請泉城大隊兵至，四面合攻，忠力戰不支，中炮没於海，餘衆死傷逃亡過半。界禁既嚴，私販亦絶。七月，國軒築潯尾寨，一夜而成。同安守將兵至，擊走之。復築洒洲城。由是同港八槳船不敢出。朝命以萬正色爲福建水師提督，正色，晋江人。歸誠，授參軍，以四川朝天關之功，陞岳州水師總鎮。湖南平，遂擢是任。八月初，耿逆之變，漳浦人江機與一豹，豹同時聚衆於江右，依耿逆。及大兵克復江西，招降不從，攻之不從，克據皇禁山，攻掠村社。至是，送款於海，鄭經授爲征夷將軍，率衆入閩。建寧守將劉起龍禦之陣，傷敗回而死。機足跛，號「拐子」。一豹青年勇壯，後投誠，俱流寧古塔。九月，右武衛林陞汛守東石，取給軍餉。及楊忠敗死，林陞調兵隨征，僅以散卒二百餘人，委施廷、陳申守寨。時有叛卒入泉城，報知城中，發滿步數千，於廿五日四面環攻，施廷被創，陳申戰死，寨破，兵民赴海死者無數。我朝仍築三寨，犄角以守。十月，國軒離漳城五里，而軍時援漳，滿漢兵共十餘萬，國軒兵只有萬餘，營壘咫尺相望，指撑自如，諸軍畏之如虎。國軒以果堂扼要重地，初八日，率兵就果堂，復版尾地方再築一寨。初九日工未就，滿漢將軍、提督集兵數萬齊至，銃不可當。國軒與吴淑、何祐、林陞、江欽改江惇。兵不滿二千，奮勇死鬬，自午至申，衝擊數疊。國軒戒依寨且戰且守，每次發炮，無不披靡，陣斬章京巴石兒等，其餘帶傷而遁者以數千計。自是奪氣，兵不敢出。國軒時縱卒數百人，皆持鹿銃，間以鳥鎗，渡河衝擊，自登土阜，據胡床，張蓋而觀之，滿漢兵遇之，無不摧破，皆堅壁自守不暇。又善用間諜，敵人情形纖悉必知，時謂之「劉怪子」。姚啓聖遣人至海上，議息兵。又説國軒，使罷兵就撫。國軒巽詞以謝。啓聖又設修來館，懸重賞臺灣文武兵將來者，次第俱賞銀有差，降者日數百人。時諸軍缺糧，國軒一切不禁，頭領與兵丁，長髮與短髮，往來循環，而國軒兵額亦不缺。十一月，吴淑守版尾寨，大兵築壘環攻，炮聲日夜不絶。淑處之晏如，身被傷，復染病，不以爲意。時值陰雨，新築壘垣多壞，揮左右避之，自踞床而卧。初八夜二更，牆崩壓死，舁至思明，鄭經親臨哭之，以其次子吴天駟爲建威右鎮，統其兵。十二月，姚啓聖、吴興祚大集舟師，攻厦門，題請浙、粤水師，尅期協攻。鄭經調各洋船、私船，配兵北上，以右武衛林陞爲總督，左虎衛江勝、樓船右鎮朱天貴爲左右副總督，率諸軍禦之。

庚申康熙十九年

正月，水師提督萬正色及總兵林賢、陳賢、黄鎬、楊嘉瑞督舟師出閩安，鎮巡撫吴興祚率兵沿海援之。林陞分船三十號，守海壇，自統船六十號，退泊泉州臭塗灣。二月，萬提督至海壇，海船俱退。至泉州迎敵，萬提督至圍頭，朱天貴以七舟衝其艅，所向無前。偶海風大作，萬提督乘風收各船入泉州港，而沿海岸上安炮，陸師防守。鄭氏各船無所取水，乃退至金門。鄭經所親幸施福密通姚提督，欲爲内應，使授降兵數百人，挈眷來歸，乘機欲舉事。國軒諜知，啓鄭經收殺，並及施齊。福即施亥。齊，施將軍琅長子。鄭經議欲撥國軒兵三萬，配小船，直入泉州港，攻萬提督，使人持令箭抽兵，時兵已乏糧，盡皆潰散，國軒禁不能止。守海澄陳昌以城投誠，國軒至廈門，知勢不可爲，收拾餘衆下船，百姓遮道跪留。二十六日，兵變，擄掠百姓。鄭經焚演武亭行營，盡率將士登舟，協理五軍吴桂收散卒，據廈門，以待大兵。二十八日，萬提督兵入思明州。二十九日，鄭經至澎湖。朱天貴舟泊銅山，姚總督招之，遂投誠。三月十二日，鄭經回至東寧。五月，東寧地有聲如驢鳴，半路店雨雹，大如雞子。六月，鄭氏總制陳永華晝坐，見有衣冠甚偉者自稱行灾使者，欲借其衙署，約住三月，然後去。永華設席張樂晏之，與之譚甚久，餘人不見也，即封衙署借之。僞承天府猪生子，四耳三目，前二足向上。鄭氏令曰：十甲出丁壯一名。七月，陳永華病故。十月，劉國軒營中猪生子，獸身人面。十一月，白氣長數丈，見於西方。

辛酉康熙二十年

正月二十八日丑時，鄭經卒於臺灣僞承天府行臺。三十日，馮錫範、劉國軒調兵駐臺灣僞承天府。會六官，議立嗣。經母董太妃與諸公子收監國印，克𡒉不肯與，擁兵自衛。羣議以克𡒉乃乳母抱養之子，非鄭氏出，遂縊殺之。妻陳氏，永華之女，亦自盡。二月初一日，董太妃率世子克塽登位，時年十二歲。錫範之婿。百官朝賀畢，太妃起出位諭：所以誅監國，故以世子付托馮、劉等，俾竭力匡扶。涕淚沾襟，衆心大慰。董太妃以馮錫範爲忠誠伯，劉國軒晉爲武平侯。初以海澄功封武平伯，至是封侯。大赦國中。以經第三子聰爲輔政公，領護衛。三月，以經第五子智爲右武驤將軍，募兵。四月，以經第三子明爲左武驤將軍，募兵。臺灣僞承天府火災。五月，總督姚、巡撫吳陸提諸水提萬題爲報明事：「本年四月二十二日，據舉人黄金從呈繳僞官傅爲霖密稟，内開僞藩於正月廿八日病故，三十日縊死，其監國長子欽舍，二月初一日立泰舍，叔姪相猜，文武解體，主幼國疑，時不可失等情，到臣等。又據龍溪縣送到僞官廖康芳稟稱相同，俱與臣等密探相符。此乃天亡之時，但臺灣孤懸海外，統師遠剿，時地難測，非臣等所敢擅定。會同其題，請旨密示臣等，遵奉施行。」六月十六日，董太妃卒。時協理刑官柯平已病故，陳繩武閑住，國事錫範主之，兵事國軒主之。八月二十八日，中軍營火。九月初三日，塗輕庭火。十月，賓客司傅爲霖通款事發，逃亡，廿八日獲之。十一月初一日，誅傅爲霖及同謀宣毅左鎮高壽、都吏陳典威，盡殺其子弟。續順公沈瑞令自縊，家屬入官發配。禮官斌之女。總督姚上疏請攻臺灣，力薦内大臣伯施琅可任水師提督，萬言：臺灣難攻，且不必攻。朝命召見，施琅仍以靖海將軍充水師提督，改萬正色爲陸師提督，代諸邁。

壬戌康熙二十一年

正月，施將軍出京，至閩，於厦門各處調兵整船。劉國軒以銃船十九號，戰船六十餘號，兵六千人，撥諸將守澎湖。身往來督戰。五月，姚總督率官兵至銅山候風。劉國軒至澎湖，臺灣列兵守各港澚。六月，姚總督官兵回汛。七月，劉國軒歸自澎湖。安平鎮火。施將軍題請專征，奉旨「相機進取」。十月，歲饑。十一月，國軒赴澎湖。十二月，臺灣僞承天府火災，沿燒一千六百餘家，米價騰貴，民不堪命。國軒歸自澎湖。

癸亥康熙二十二年。臺灣稱永曆三十七年

正月，馮錫範備兵鹿耳門。二月，米價大貴，人民饑死甚多。五月，劉國軒率師至澎湖。六月十四日，施將軍自銅山開船，大小五百餘號，姚總督撥陸兵三千隨征。十五日，到八罩。十六日，進攻澎湖。國軒列炮，架巨艦各數十以待，諸將士皆望而逡巡。惟提標遊擊藍理、曾成、張勝、正黃旗侍衛吴啓爵、同安遊擊趙邦誠、海壇遊擊許吴、銅山遊擊阮欽，爲以七船冒險，深入鏖戰。國軒分兩翼，海艘齊出，四面合圍我師。施將軍琅恐數船有失，自將坐駕衝入，内外夾攻，敵稍却。施將軍遂同七船，隨流而出。時天色將晚，遂於西嶼頭洋中拋泊。十八日早，次於八罩，以收諸軍。國軒聞而喜曰：「誰謂施琅能軍？天時地利，莫之能識。諸軍但飲酒，以坐觀其敗爾。」遂不設備。蓋澎湖自六月，數起颱颶，無三日晴風，而近澎諸島，下有老古石，嵯枒若鐵樹，剛利無比，凡泊舟下扎，遇風起，立刻而覆，乘船者莫不危之。然停泊數日，浪静風恬，亦天幸也。十八日，移至虎井，施將軍泊小舟於内外塹峙間，密覘形勢。於是，再申軍令，嚴明賞罰，令總兵陳蟒等領船五十號，從東畔峙内，直入四角山。又令總兵董義等領船五十號，從西畔峙塹，直入牛心灣，以爲疑兵，示以若欲登岸者。將軍身率諸鎮將，部署大鳥船五十六號居中，分爲八股排入，餘船以次而進，以爲後援。指畫既定，俟風而舉。二十二日巳刻，南風大發，南流湧起，遂下令揚帆聯進，風利舟快，瞬息飛駛，居上流上風之勢，壓攻擠擊，無不一當百。又有火器、火船，乘風縱發，煙焰彌天，大小海舟二百餘艘，燒毀殆盡。國軒見勢蹙難支，遂乘小舟，從北門孔道逸去，而全軍覆没矣。是役也，惟前鋒林賢、朱天貴二船，初入灣澳，天貴倏中炮而死，林賢被傷兩箭，餘諸軍皆無恙。國軒敗回，羣情洶洶，魂魄俱奪，惟有束手待斃而已。於是施將軍駐師澎湖，休勞士卒，收拾船隻，爲進取臺灣之計。下令戮一降卒抵死，諸島投戈者數千人，皆厚恤之。有欲歸見父母妻子者，令小船送之，降卒相謂曰：「軍門恩澤，及我骨肉矣，死難報也。」歸，共傳述之，臺灣兵民莫不解體歸心，惟恐王師之不早來也。世子克塽與錫範、國軒泣相謂曰：「民心既散，誰與死守？浮海而逃，又無生計。惟有求撫之著耳。」於是遺遣鄭平英、林惟榮、曾蜚、朱紹熙齎乞撫書表，於閏六月初八日至軍前，且求聽居臺灣。將軍曰：「削髮登岸，煌煌明旨也，何敢不遵！且若輩不親到軍門，而遣人代齎書表，詐也，爲緩兵計耳。」復令曾蜚、朱紹熙回諭之。七月十五日，世子復遣馮錫珪、陳夢煒、劉國昌、馮錫範、韓同、曾蜚、朱紹熙再至軍前，一遵嚴令焉。故明寧靖王朮桂，衮冕拜告祖宗，從容投繯死。施將軍令侍衛吴啓爵及筆帖式常在，同馮錫範等前往臺灣，宣佈德意，且密察臺灣虛實情形。吴啓爵於七月十九夜，再至安平鎮。翌日，見世子克塽，謂之曰：「足下遠居島嶼，原與三王不同。三王謂吳與耿、尚也。三王，國家叛臣也，罪在不貰。足下三世，仗義於海澨，亦人之所難也。今若嚮化歸德，使海宇廓清，朝廷必有格外殊恩，當不失爵禄也。」克塽曰：「侍君惠及宗祐，敢不唯命是聽！」啓爵見國軒曰：「澎湖之役，天也，非人也。君雖挫衄以歸，而雄邁之風不衰。島上英傑，惟君一人耳。然所謂英傑者，在識時務。今大師臨門，或戰或降，決之一心足矣，何必遷延觀望，致誤大計乎？」國軒曰：「天威遠震，波臣草面，誰敢復有貳心？侍君但安坐以待，必得契約，以報軍門也。」蓋臺灣世子年幼，内政馮錫範主之，外政劉國軒主之。錫範庸懦，豎子進退無據，故相持未決焉。侍衛復謂國軒曰：「築舍之謀，終無成日。君但令兵民遵制薙髮，則大事可定矣。」國軒曰：「謹奉教。」遂下令兵民薙髮。錫範亦遂與世子遵繳册印，而舉國歸降焉。侍衛回報將軍，將軍喜曰：「不待勞師，而傾國輸誠，朝廷之福也。」即令侍衛馳驛入奏，並繳歸誠册印。九月初一日，侍衛至京，朝廷召見，特加慰勞。因問澎湖克捷事情，侍衛披圖指畫，備言渡海艱難，藍理等冒險進攻，凡兩舉而後得之。又言諸將士竭力用命，摧鋒血戰之苦，朝廷爲之揮淚，因諭部臣曰：「閩師遠出海疆，冒險剿寇，非滇、黔陸地可比，論功再加一等。」朝廷又問臺灣事，對曰：「臣至其地，視僞幼主，未諳事，國事盡委施馮錫範、劉國軒。錫範懦而無斷，低徊猶豫，其實無能爲也。劉國軒傾心歸命，挾以必從之勢，故臣得畢事而歸。」又問臺灣形勢，侍衛條對甚悉。問：

提督重兵入險，得無有慮否？」對曰：「臺灣兵既敗之後，莫與共命者，但恐提督後至，議論不一，或至中變耳。若總督與提督能一心共濟，事可萬全。今提臣係督臣保舉，必無異心，指日可定；如謂奔敗之餘，再奮螳臂，敢拒巨轍，必無之理。」上悦，自解所御龍袍，並賦詩以賜提督，加授靖海將軍，封靖海侯，以示酬庸焉。八月十五日，施將軍統率大師至臺灣，百姓壺漿，相繼於路；海兵皆預製清朝旗號，以迎王師。十月十七日，侍衛自京回至軍前，啣命申告，軍民莫不以手加額。部議以臺灣番民雜處，山海要津，設總兵一員，副將二員，統水陸官兵一萬鎮守之。設道官一員，一府、三縣，以統治百姓及番衆。府曰臺灣府，附郭爲臺灣縣，南路爲鳳山縣，北路爲諸羅縣，建置既定，經畫事竣。十月初六日，世子克塽、馮錫範、劉國軒、何祐等並眷口登舟。十一月初六日，至泉州。初七日，往福省，進京。十二月，總督姚啓聖病死。克塽至京，封爲漢軍公。弟克舉準開牛録，叔鄭聰等俱以三品、五品官食俸隨旗。馮錫範、劉國軒俱封伯。國軒隨補天津衛總兵，其子準開牛録。鄭氏自丁亥年起，至癸亥年亡，共三世，共三十七年。

附録：

一、人物傳記

李中梓，字士材，上海人。有文名。善醫，屢療危症，皆奏奇效。所著有頤生微論、内經知要諸書。

——清尹繼善等纂：（乾隆）江南通志人物志藝术，卷一百七十，清文淵閣四庫全書本。

李中梓，字士材，上澥諸生。有文名。因善病，自究醫理，參訂四大家書，有神醫名。魯王病，當盛暑，閉寢門，施氊帷貂帳，覆錦衾，猶呼冷。士材診之曰：「伏熱耳。用冷水灌頂法，研石膏三斤，煎湯作三次服。」一服去氈帷貂帳，二服去錦衾，三服外帷俱撤，流汗遂愈。王曰：「真神醫！」拜上賓禮，凡醫案精奇，非上智不能學也。

——清葉鈐：明紀編遺醫卜星相，卷五，清初刻本。

李中梓，字士材，上海人。居南匯所城，父尚衮，傳見前。中梓爲諸生，有文名。因善病，自究方書，遂以醫名世。白下姚越甫以子瘵，悼之過甚，忽得疾，兩目失明。中梓診之曰：「此傳屍也，可下之。」有蟲如小鼠者三枚，兩頭尖者數枚，始平復。鞠上舍抑鬱，蒸熱如焚，日囈語户外事，如見。診得肝脉沉，曰：「此名離魂，因魄弱，魂不能藏，遂飛越。當急救肺金之燥，則魂歸不難耳。」投劑即瘥。中年遍參尊宿，傳衣於費隱老人。年六十八歲卒。著述甚富，見「藝文」中。魯志。

——清宋如林等纂：（嘉慶）松江府志藝术傳，卷六十一，清嘉慶松江府學刻本。

李中梓，號士材，國朝人也。著醫宗必讀、士材三書。雖曰淺率，却是守常，初學者所不廢也。

——清陳念祖醫學三字經「士材説，守其常」條，卷一，清嘉慶九年南雅堂刻本。

李中梓，字士材，尚袞子。爲諸生，有名。七應鄉舉，兩中副車。因善病，自究方書，手輯張、劉、朱、李書，得其精要。姚某以喪子得疾，目失明，診爲傳屍，下蟲如鼠者二及尖兩頭者，遂愈。鞠某病囈語，户外事如見，診爲離魂。均應手瘥。金壇王宇泰，精於醫，年八十，患脾泄，中梓曰：「公體肥多痰，愈補愈滯。」乃用巴豆霜，下痰涎數升，愈。魯藩病，盛暑閉門，床施氈帷，覆貂三重，猶呼冷。中梓曰：「此伏熱也。古有冷水灌頂法，今姑爲變通。」用石膏三斤，煎分三服。氈帷貂被，以次而去，體熱汗流，遂愈。其神效如此。著書甚富，有頤生微論，尤風行於時。

年六十八，端坐卒。參欽志、胡志、府志、上志。

——清金福曾等纂：（光緒）南匯縣志人物志一，卷十二，民國十六年重印本。

李中梓，字士材，南匯所城人。父尚袞，見前傳。中梓本諸生，有文名。因善病，遂自究醫理，輯張、劉、李、朱四大家所著書，補偏救弊，薈其精華。金壇王肯堂亦精於醫，年八十，患脾泄，中梓診視訖，語王曰：「公體肥多痰，愈補愈滯，法宜用迅利藥盪滌之。」乃用巴豆霜，下痰涎數升，頓愈。又，魯藩病時，方盛暑，寢門重閉，床施氊帷，懸貂帳，身覆貂被三重，猶呼冷。中梓曰：「此伏熱也。古人有冷水灌頂法，今姑變通。用石膏三斤，煎飲，作三次服。」一服去貂被，再服去貂帳，三劑已盡去外圍，遍體流汗，遂愈。其神效類此。年七十餘，作偈，端坐而逝。所著書十六種，並見「藝文」。其診脉要訣，口授門人董宏度。尤西堂醫書序云：先生上公車者七，中副車者二。前志貢表不載，録以備考。又，前志「遺事」云：白下姚越甫，以子瘵悼之過甚，忽得疾，兩目失明。士材診之曰：「此傳屍也。」與藥，下蟲如小鼠者三枚，兩頭尖者數枚，始平復。鞠上舍抑欝，蒸熱如焚，日囈語，言户外事如見。診曰：「肝脉沉，此名離魂。蓋魄弱而魂不能藏，遂飛揚而上越。當急救肺金之燥，則魂歸不難耳。」投劑即瘥。中年遍參尊宿，傳衣於費隱老。同時有金時揄，字仲材，精方术，與士材齊名。

——清應寶時（同治）上海縣志藝术，卷二十二，清同治十一年刊本。

李中梓，字士材，號念莪先生。華亭明經也。博學精醫，性聰慧，精軒岐，博究羣書，名著江左，負笈甚衆。醫宗必讀十卷，頤生微論，士材三書，傷寒撮寒上、下兩卷，内經知要上、下兩卷，皆其所著行世。

——清王宏翰：古今醫史續增本朝，「李中梓」條，清鈔本。

李中梓。案，尤侗序中梓醫書，有云：「先生上公車者七，中副車者二，傳及貢生表俱失載。」

——清博潤等纂：（光緒）松江府續志藝术傳考證，卷二十六，清光緒九年刊本。

李中立。萬曆乙未。字士强，尚衮從子。知公安縣，大理評事。

——清金福曾等纂：（光緒）南滙縣志選舉志，卷十一，民國十六年重印本。

李延昰，初名彦貞，後改今名，字辰山，上海人。年二十，走桂林，爲永歷帝某官。晚爲道士，隱於醫，著有崇禎甲申録、南吴舊話。疾革，以玩好分贈友朋，而儲書二千五百卷，則贈秀水朱彝尊。彝尊嘗稱：辰山生長士族，人不知其門閥；策名仕版，人不知其官資；誦其詩，知爲徐孝廉闇公之弟子。然出處本末，終莫得而詳也。

——清徐鼒：小腆紀傳錢龍錫傳附李延昰，卷五十六「列傳第四十九」，清光緒金陵刻本。

延昰，字期叔，號辰山，上海人。少負逸才，善談論，熟于舊家典故及諸瑣碎事。雲間舊話録。其詩文曰放鷴亭稿、露抄雪纂。晚年，黄冠草履，自稱道者。二子早喪，遂無嗣。年七十，忽病作，命龕，趺坐而逝。

——清沈季友檇李詩繫放鷳道者李延昰，卷二十九，清文淵閣四庫全書本。

李延昰，字辰山，上海人。居所城。初名彦貞，字我生，大理評事中立子也。師事同郡舉人徐孚遠，爲高第弟子。嘗從孚遠入浙、閩，後隱於醫。居平湖祐聖觀中，爲道士。其卒也，以書籍二千五百卷贈秀水朱彝尊。彝尊爲志其墓，叙次詳盡。著有放鷗齋集、南吴舊話録。南匯志，參明詩綜。

——清宋如林等纂：（嘉慶）松江府志古今人傳八，卷五十六，清嘉慶松江府學刻本。

李延昰，字辰山，一字寒村，本名彦貞，字我生。自上海來平湖，割西宫道士之樓居焉。善醫，不責報，或酬以金，輒從書估舟中買書，積書三十櫝。疾病，朱彝尊來視之，以所儲書二千五百卷悉予之。遺命弟子，用浮屠法瘞骨於塔。所撰有南吴舊話録，其詩古文曰放鷳亭集，皆付彝尊藏之。

——清錢林：文獻徵存録曹溶傳附李延昰，卷十，清咸豐八年有嘉樹軒刻本。

李延昰，字辰山，號寒邨。原名彦貞。大理評事中立子，中梓從子也。少學醫，中梓撰方書，延昰補撰藥品化義、醫學口訣、脉訣彙辨、痘疹全書四部，刊行之。曾走桂林，任唐王官事。敗歸，遁跡平湖佑聖宫，爲道士，以醫自給。晚與朱檢討彝尊善，舉所著及藏書二千五百卷畀焉。卒，命弟子用浮屠法，焚而瘞之。

——清應寶時（同治）上海縣志藝術，卷二十二，清同治十一年刊本。

李延昰，初名彦貞。字辰山，號寒村，大理評事中立子。諸生，爲徐孚遠高弟，於書無所不讀，精醫理。從父中梓撰方書，延昰多所補訂。嘗走桂林，任唐王官事。敗歸，遁跡平湖佑聖宫，以醫自給。與秀水朱彝尊善，舉所著及藏書畀焉。遺命弟子用浮屠法焚。骨塔在東湖浜潔芳橋東。朱彝尊銘。參欽志、胡志、上志、曝書亭集。

——清金福曾等纂：（光緒）南匯縣志人物志一，卷十三，民國十六年重印本。

李延昰，初名彦貞，字我生，一字期叔，後改今名，字辰山，江南上海人。寓邑之佑聖宫三十年。少負逸才，以經世自命。善談論，熟于舊家典故及諸瑣碎事。不得志，乃隱於醫，受業於季父中梓士材。有延之治疾者，數百里必往視疾，愈不責報，或酬以金，即買書，積至四五十櫃。既寓湖坐卧一樓，花香茶熟，瀟灑自得。四方遊士至，必置酒贈貽，接歡而去。晚年黄冠草履，自稱道者。先後生子九人，皆夭，遂無嗣。張志作「二子」，誤。年七十，疾革，適秀水朱彝尊至湖，乃出所著南吴舊話録暨放鷳亭詩、古方集屬之，並以所儲書二千五百卷畀焉。其餘平居玩好，一瓢一笠，一琴一硯，悉分贈友朋。越二日而卒，遺命弟子用浮屠法，盛屍於龕，焚其骨，瘞之塔，今葬在東湖濱。刊有藥品化義、醫學口訣、脉訣彙辨、痘疹全書行世。高僑寓，張寓賢，王僑寓。

——清彭潤章等纂：（光緒）平湖縣志人物條，卷十八，清光緒十二年刊本。

李延昰，字辰山，初名彦貞，字我生，南直上海人。寓平湖之佑聖宫。少負逸才，以經世自命。不得志，乃學醫於季父士材。有延之治疾者，雖遠必往。疾愈，不責報，或酬以金，即購書。坐卧一樓，蕭然物表。晚年黄冠草履，自稱道者。疾革，適秀水朱彝尊至，乃出所著南吴舊話録暨放鷳亭集，並以所儲書二千五百卷畀焉。東湖濆。有藥品化義、醫學口訣、脉訣彙辨、痘疹全書行世。曝書亭集。

——清許瑶光等纂：(光緒)嘉興府志列傳平湖縣，卷五十九，清光緒五年刊本。

李中梓著頤生微論，有萬曆戊午四十六年序。總目後題云：别撰内經類注，昭有熊之秘密，集百家之神髓，爲上達者資也，容嗣佈之。崇禎壬午，十五年。令吴趨門人沈頲朗仲父校，再付之剞劂，名曰删補頤生微論。詳見序中。删補本總目後題言：改内經類注作内經知要。回考李氏作内經類注蓋在萬曆初年，張介賓仿此書體例，作類經，故每卷題曰張介賓類注，其跡現然可尋。今本内經知要亦係吴趨門人沈頲朗仲父校本，則沈氏校刻時改類注作知要可知耳。删補本爲踏壽館藏萬曆板，爲我家藏本。今比校二書而發明如此矣。文久癸亥九月廿五日，白駒山人森立之書。

二、作品著録

頤生微論。四卷，四册。李中梓。

藥性解。二卷，二册，李中梓。

——明祁承㸁：澹生堂藏書目，清宋氏漫堂鈔本。

李中梓頤生微論，十卷。

李中梓藥性解，二卷。

——清黄虞稷：千頃堂書目醫家類，卷十四，清文淵閣四庫全書本。

内經知要，二卷，明李中梓。二本。

——清徐乾學：傳是樓書目，清道光八年味經書屋鈔本。

傷寒括要、内經知要、本草通原、醫宗必讀、頤生微論十卷。俱上海李中梓。

居士傳燈録。上海李中梓。

——清尹繼善等纂：（乾隆）江南通志藝文志子部，卷一百九十二，清文淵閣四庫全書本。

删補頤生微論四卷。按，是書列四庫全書存目，明史作十卷，疑有未删本。雷公炮製藥性解六卷。按，是書列四庫全書存目，别稱本草通玄。醫宗必讀、内經知要、傷寒括要、診家正宗、病機沙篆。明李中梓士材著。
居士傳燈録。明李中梓士材著。
道火録。明李中梓士材著。
——清宋如林等纂：（嘉慶）松江府志藝文志，卷七十二，清嘉慶松江府學刻本。
删補頤生微論四卷。文淵閣存目。前志誤列國朝。四卷，作十卷。明史亦作十卷，疑有未删本也。雷公炮製藥性解六卷。文淵閣存目。内經知要、醫宗必讀、診家正眼、病機沙篆、本草通原、傷寒括要。俱李中梓撰。
居士傳燈録。李中梓撰。前志列國朝，誤。
道火録。明李中梓撰。前志列國朝，誤。
——清應寶時等纂：（同治）上海縣志藝文，卷二十七，清同治十一年刊本。
内經知要十卷。明李中梓撰。日本刊本。
删補頤生微論四卷。明李中梓撰。日本刊本。
雷公炮製藥性解六卷。明李中梓撰。明刊本。
李士材三書八卷。明李中梓撰。刊本。
——清丁仁：八千卷樓書目醫家類，卷十，子部，民國本。
注：丁氏不知李中梓與念莪爲一人，重出「内經知要二卷。國朝李念莪撰。薛氏刊本」一

條，當删。

雷公炮製藥性解六卷。上志。頤生微論。上志作删補頤生微論四卷。診家正眼、本草通玄、病機沙篆。合上二種，世稱士材三書。内經知要、醫宗必讀、傷寒括要。上俱李中梓著。并欽志。

居士傳燈録。李中梓著。胡志。

道火録。明李中梓著。胡志。

——清金福曾等纂：（光緒）南匯縣志藝文志，卷十二，民國十六年重印本。

南吴舊話。明李延昰辰山著。

脉訣彙辨、痘疹全書。明李延昰辰山著。

放鷴堂集。明李延昰辰山著。

——清宋如林等纂：（嘉慶）松江府志藝文志，卷七十二，清嘉慶松江府學刻本。

脉訣彙辨、痘疹全書。胡志。醫學口訣、藥品化義。李延昰著。上志。

南吴話舊録。李延昰著。府志。

放鷴亭集二十卷。李延昰著。上志。胡志「亭」誤作「堂」，不著卷數。

——清金福曾等纂：（光緒）南匯縣志藝文志，卷十二，民國十六年重印本。

明季諸臣傳。李延昰。府吴志。

醫學口訣。李延昰。朱彝尊李高士塔銘，已刊。又有藥品化義、脉訣彙辨、痘疹全書，爲世誦習。見張志。

——清彭潤章等纂：（光緒）平湖縣志經籍，卷二十三，清光緒十二年刊本。

李延昰：藥品化義、醫學口訣、脉訣彙辨、痘疹全書。朱彝尊高士李君塔銘。

李延昰：南吴舊話録。朱彝尊高士李君塔銘。

——清許瑶光等纂：（光緒）嘉興府志經籍二，卷八十一，清光緒五年刊本。

脉訣彙辨十卷。國朝李延昰撰。原刊本。

——清丁仁：八千卷樓書目醫家類，卷十，子部，民國本。

三、作品序跋、詩文補遺及其他

删補頤生微論四卷。浙江巡撫採進本。

明李中梓撰。中梓，字士材，華亭人。是編初稿定於萬曆戊午，已刊版行世。崇禎壬午，又因舊本自訂之，勒爲此編。凡二十四篇：曰三奇，曰醫宗，曰先天，曰後天，曰辨妄，曰審象，曰宣藥，曰運氣，曰臟腑，曰別證，曰四要，曰化源，曰知機，曰明治，曰風土，曰虛癆，曰邪祟，曰傷寒，曰廣嗣，曰婦科，曰藥性，曰醫方，曰醫藥，曰感應。門類頗爲冗雜。三奇論中，兼及道書修煉，如去三屍、行呵吸等法，皆非醫家本术也。

——清永瑢等纂：四庫全書總目，卷一百五，「子部十五」，清乾隆武英殿刻本。

雷公炮製藥性解，六卷。通行本。

舊本題明李中梓撰。凡金石部三十三種、果部十八種、穀部十一種、草部九十六種、木部五十七種、人部十種、禽獸部十八種、蟲魚部二十六種。每味之下，各有論案。其稱「雷公云」者，蓋採炮炙論之文，别附於末。考宋雷斆炮炙論三卷，自元以來，久無專行之本。惟李時珍本草綱目，載之差詳。是篇所採，猶未全備，不得冒「雷公」之名。又江南通志載中梓所著書有傷寒括要、内經知要、本草通原、醫宗必讀、頤生微論凡五種，獨無是書。卷首有太醫院訂正姑蘇文喜堂鐫補字，亦坊刻炫俗之陋習，殆庸妄書賈隨意裒集，因中梓有醫名，故托之耳。

——清永瑢等纂：四庫全書總目，卷一百五，「子部十五」，清乾隆武英殿刻本。

醫宗必讀十卷。通行本。

國朝李中梓撰。中梓，字士材，上海人。前明諸生。士材以古之醫書，俚者不堪入目，膚者無能醒心，約者多所掛漏，繁者不勝流覽，因纂述是編。卷一爲通論，卷二爲脉訣，卷三、卷四爲本草，卷五爲傷寒，卷六以下爲雜證。自謂悉本内經，凡先賢名論與經旨翼贊者，收摭無遺，頗能洗盡淫辭，獨存精要，約而實該，使學者一覽無餘。故今之學者，多從此入手焉。書成于崇禎丁丑，自爲之序及凡例。

——清周中孚：鄭堂讀書記，卷四十三，「子部五之一·醫家類三」，民國吴興叢書本。

傷寒括要三卷。方，二卷。白鹿山房活字版本。

國朝李中梓撰。士材始成傷寒採珠十帙，雖備于義，而後學或苦其繁，因取採珠，删繁去複，簡邃選言，僅得十之二，分爲一百四十餘則。以仲景一百十三方、後賢五十四方，類附于後。題曰「括要」，謂括義詳而徵詞簡也。然有發仲景之奥旨，補仲景之未備者，無不採取，更附以己見，使明通者讀之，不致有遺珠之歎矣。前有順治己丑自序、凡例，久之版毁。近吴門朱陶性，復以活字版印行，惜採珠全帙並其稿已佚耳。

——清周中孚：鄭堂讀書記，卷四十三，「子部五之一·醫家類三」，民國吴興叢書本。

本草原始十二卷。乾隆甲戌，存誠堂重刊袖珍本。

國朝李中立撰。中立，字正宇，雍邱人。是編取本草各種，合以劉宋雷斆雷公炮製。案，雷公炮製一書久佚，此蓋從證類本草録出，考其性味，辨其形容，定其施治。運新意於法度之中，標奇趣於尋常之外。凡分十部，皆手自書而手自圖之，抑勤且工矣。書成，刊爲袖珍版，以便申箱攜帶，故其書頗流傳於世。然其「人部」之末，附以陰煉龍虎石、陽煉龍虎石二圖，並説，全襲孫東宿赤水玄珠之文，仁者不爲也。前有馬應龍序，不著年月，大約乾隆間人作云。

——清周中孚：鄭堂讀書記，卷四十三，「子部五之一·醫家類三」，民國吳興叢書本。

覆盆子。李士材曰：强腎無燥熱之偏，固精無凝濇之害，金玉之品也。

香附子。一名草根。狀如棗核，週匝有毛。快氣逐瘀，婦人要藥。李士材曰：香附乃治標之劑，惟氣血未大虚者宜之。

——清李蒔等纂：（乾隆）祁陽縣志物産，卷之四，清乾隆三十年刻本。

百合。其根如蒜頭，頂有瓣。蘇頌云：病名不合，而用百合治之。不識其義。李士材云：亦有清心安神之效耳。

——民國文鎰：（民國）綏中縣志物産，第十四卷，民國十八年鉛印本。

李士材醫宗序代夏青公先生。

李子士材，博異之士也。隱于岐黄家，號爲能生死人，其弟子懼其業之不見於後也，請論立一家之言，以垂示智者。士材曰：我何論哉！病之出也，如人面之不同。約而取其源，上士見之，則軼而獨出；中材者，守而流絶矣。繁而理其委，上士苦其盤碎，中材者炫其緒，則智由此惑矣。其害皆足以殺人，我何論哉！雖然，我嘗求之于往始，自黄帝内經，以至東垣、丹溪，操筆下意者，無慮數百家，人人言殊，是何爲者？有讀之而未必行，行之而不合者矣。此殆非作者之失，而後師不知習業者之失也。夫内經者，原本情性，參合陰陽，視晚近爲約，而其引源，未始不煩。譬之前識既立，而後智力從之。内經之言識也，雖不及智力，然而識之所及者廣矣。見者一以爲遠，一以爲近，猶執盆盎之水，以照丘山之形，有覆水而已，丘山之形，豈可得而見哉！此内經所以虚設，時師厭爲畸書，其失一也。若夫百家者，相因而起，匡正之术也，然而必至于偏。如仲景所未備，河間補之；東垣所未備，丹溪補之。四家之言，非相違也，而相成也。而後人執其一説，以水附凉，以火益温，曾無折衷者，是以聰極之耳，責之於視；明盡之目，强用於聽。與聾瞽同。何從下志乎？蓋諸家之相救，本非全書，時師樂其成法，偏滯益甚，其失二也。今欲救兹二失，以轉愚謬。則當本之内經，以立其正；合之諸家，以盡其變。苟有長也，必有以持其後，使善處其長；苟有短也，必有以原其意，使巧用其短。庶醫道明，而時師知所歸矣。于是受弟子之請，而著書曰醫宗云。嗟乎！以李子之才，上而用之，則國之事必决之矣；下而求之，則山林之間，竹柏之下，其必有以容之矣。而李子獨于醫勤勤焉，爲之著書，爲之馳走，其好爲生人而爲之耶？抑自寓耶？雖然，李子無自小。班孟堅曰：方技者，王官之一守也。蓋論病以及國，原診以知政。今也何如？李子將以論醫者論國乎？將以論國者論醫乎？吾于醫宗求之矣。

——清宋徵輿：林屋詩文稿文稿，卷二，清康熙九籥樓刻本。

士材三書序。

雲間李士材先生，近代之國醫也。所著書甚富，其行本曰診家正眼，以審脉也；曰本草通玄，以辨藥也：其藏本曰病機沙篆，則治法備焉，尤爲帳中秘云。予猶子生洲，爲先生高弟，合而鐫之，顔曰士材三書，而問序於予。予非越人，惡知醫道哉！然嘗讀史記，至倉公傳而異之。夫司馬氏家學，乃天官書耳。太史公之不解刀圭針砭，猶太倉公之不識象緯曆數也。其所據以立傳者，不過取其自述之言與已驗之事耳。然太倉公之名，卒得太史公以傳。若李先生之人與書傳矣，予又何能傳？李先生顧吾念之天下之物，可以生人殺人者，惟兵與藥，而其用亦相似。良將之用兵也，必察其地之高下險易，料其衆之虚實勞逸，而後攻守劫伏之法行焉。良醫之用藥也，必按其脉之浮沉遲數，體其性之温凉甘苦，而後補瀉收泄之法施焉。故將之操縱在心，非營壁刁斗之謂也。然讀孫、吴之書，諳五花八陣之圖，雖非百勝之師，而亦不至于敗。醫之感通在意，非君臣佐使之謂也。然習岐黄之經，熟五氣九臟之理，雖無萬全之术，而亦不至于亡。吾聞李先生之治病，多任意而不拘法。一方出，人或相與駭之，然投之輒中，十不失一。及讀其三書，則參伍古今，斟酌標本，變化而不離其宗又，何詳且慎也！先生蓋曰：「醫之以法殺人者什三，以意殺人者什七。殺于法，猶可救也；殺于意，不可宥也。」昔人謂意之所解，口莫能宣，其筆之書者，成法具在，使後之學者，高者神明吾意，次者亦固守吾法足矣。且先生晚年，精于二氏，故其名書曰正眼，曰通玄，曰沙篆，均有取焉。將使讀其書者，譯貝葉而參三要之禪，覩金丹而悟九還之旨，又未可以醫道盡先生也。生洲之先有思齋公，爲吾宗和鵲，必傳異書，遊先生之門而益進焉，故其撰爲壽世青編，頗多微言妙義。予既仰先生有素，而亦樂舉師説，爲生洲勉，故不辭序之。若此，太史公曰：「守數精明，爲方者宗。」後世修序，弗能易也。予于先生亦云。

——清尤侗：西堂雜組雜組二集，卷三，清康熙刻本。

明李中梓知醫，有友卒病，往視之，目鬼語猖，危急少息，云：「老母誰養？」梓再診，無生路，沉思曰：「莫非痰乎？」以攻痰丸試吞，而鬼消言緩，大攻之病尊瘳。嘗嘆曰：「醫不可不細心謹勅也。設不林母老子孝，此人已入鬼途矣！」

——清張宗法：三農紀求醫，卷十，清刻本。

李延昰十九首。

延昰，初名彦貞，字我生，一字期叔，後更今名，改字辰山，上海人。隱于醫，晚居平湖佑聖宫，自稱道士。有放鷴亭集。

詩話：辰山生長士族，人不知其門閥；□名仕版，人不知其官資；博綜圖籍，人不知其儲藏；潔治酒肴，人不知其庖爨。所撰崇禎甲申録、南吴舊話，足以裨國史之採擇。及疾革，平居玩好，一瓢一笠，一琴一硯，悉分贈友朋。而以儲書二千五百卷畀予，誦其詩知爲徐孝廉闇公之弟子。然其出處本末，終莫得而詳也。詩亦伯仲幾社諸君，入之黄冠中翹翹東楚。

和陶飲酒詩

寄此一椽下，日遭羣動喧。我自飲吾酒，勿覺日影偏。終身在城市，仍不異雲山。清風與明月，有時相往還。昨者事已往，今者又何言。

齋中讀書

結廬西漾陂，披雲攬丘壑。絶塵自奔軌，翰墨欣有托。寤言聊獨賞，古人良可作。非必琴酒娱，頗得詩歌樂。達生貴知命，引興在寥廓。□陽明夕扉，窈窕青山郭。

蜜蜂投蛛網救之遭螫痛定後示道士閬風

天地孕萬物，而各具殺機。大小互爲忍，其事嘗因依。蜘蛛尤巧惡，以坐而制飛。蜜蜂翩翩來，含芳昧所歸。忽在羅網中，蛛喜逞其威。但肆齒牙利，不嫌軀體肥。舉頭乍見之，手與解其圍。蛛既患得失，蜂詎解從違。賈勇螫吾手，負痛心力□。吾病蜂得生，兒童任相非。善且不可爲，斯言識者希。

緣溪行

瘦笻不老芒鞵輕，青錢三百隨我行。溪橋數折入人境，日落更喜羣山青。酒壚遥對菊花好，東籬豈有陶淵明。

中秋夜半對月

準擬中秋月，歸來撥悶看。星疏懸海嶠，風細駐林端。老子興不淺，清宵眠未安。呼童重漉酒，舊事話團圞。

鉏草次張元岵孝廉韻

造化無私澤，誅鉏有獨勞。落花分徑闊，迸筍出籬高。滋蔓非吾意，爲螢任爾曹。何如張仲蔚，門外滿蓬蒿。

永安湖送戴集之歸婺州

一片滄浪水，南湖與北湖。柴扉明落日，漁艇暗春蒲。聚散當佳節，悲歡屬老夫。戴顒棲隱處，風物滿長途。

慰孝先

東湖一片水，喜汝暫停舟。既有故人在，能無十日留。殘花仍滴露，新漲正浮鷗。生計安垂白，從人笑直鉤。

偶成

早歲辭鄉國，歸來鬢已華。朔鴻乘雪起，海燕受風斜。興起因鱸膾，饑還倚蕨芽。故交零落盡，不敢歎無家。

送邵漢旬歸蘭溪

屈指蘭溪路，乘風四日程。江聲欹枕急，山色滿船輕。汝自謀行止，人誰解送迎。金華仙洞裏，瑶草石臺生。

上海

萬里朝宗水，喧豗滬壘東。稽天新漲碧，浴日曉雲紅。地控三吴盡，潮分兩浙通。春申遺廟在，社鼓賽村翁。

憶亡兒漢徵

自汝云亡後，蕭條恨不禁。笑啼猶在眼，出入總經心。書帙憑魚蠹，琴囊任□侵。徒將老年淚，□滴透衣襟。

羊叔子墓

叔子名垂久，荒碑夕照多。功還存俎豆，意不在干戈。煙火三家市，魚龍九曲河。我來搔白首，何事亦悲歌。

過宣和嶺至義烏界追憶先師孝廉徐闇公先生相期卜居處

聞説烏傷界，前期似夢中。四圍青嶂合，一道白雪通。棲隱終難遂，飄零轉易窮。先生歿於潮州。門生頭白盡，無路哭遺蹤。

古意

千金買緑綺，一彈不再彈。借問此何意，欲言良獨難。

半山聞鶯

一路籃輿穩，山行日欲西。藤花門未盡，隨處有黄鸝。

言别

夜值芭蕉雨，時當鄠杜秋。匆匆無一語，相視上孤舟。

大報恩寺别張南邨

垂柳絲絲挂夕陽，百花春映遶迴塘。他鄉杯酒前朝寺，一曲相看各斷腸。

最憶

年年作客不歸家，緑遍平蕪一望賒。最憶竹堂西畔坐，茶煙吹過紫藤花。

——清朱彝尊：明詩綜李延昰，卷八十八，清文淵閣四庫全書本。

延昰渼陂小築詩

卜築城西路，溪流面面通。但教鷗鷺滿，不畏稻粱空。净掃延虚白，閑窺落小紅。閉關良醖足，便可傲無功。

地近東溟曲，人同北郭家。種梅誇鐵幹，栽菊待霜葩。棲鳥皆堪狎，游鱗不用叉。飢驅憐白首，歸計事非賒。

又，城西舊圃詩

新霽豁川原，披襟坐茅屋。數畝雖就荒，猶可媚幽獨。垂楊夾清流，高下集羣鶩。鐘聲渡前溪，雲寒隱喬木。離市雖不遠，溝渠亦迴復。優游念江湖，採掇尋杞菊。黽勉事耕鋤，庶幾備饘粥。出處各有爲，惻惻保初服。胡志

——清金福曾等纂：(光緒)南匯縣志明跡志第宅園林「渼陂小築」條，卷十九，民國十六年重印本。

滎咨道費千金，聚天下奇書，而所作乃不能入中品，爲識者笑。此未得窺古人用心處，亦由其胸襟柴棘，不盡除耳。故凡文章筆墨，必須内外相應，始許蹋翻前人窠臼。武夷道士王壽安，

年八十餘，徒步負笈，來遊雲間，欲覓董宗伯真蹟。證其生平所見，余家藏尺牘三紙，是其亂頭粗服時，意致特舉，以贈之。昔嘗遊武夷，即一丘一壑之間，前後左右，各自爲景。壽安得宗伯書，試歸而求之，何如？李昰放鵬亭稿。

——清孫岳頒：佩文齋書畫譜歷代名人書跋十一明董其昌尺牘，卷八十，清文淵閣四庫全書本。

朱彝尊撰塔銘

高士李君者，自上海來平湖，割西宫道士之樓居焉。以醫藥自給，年七十病卒。君先世曰尚衮，曰中立，皆舉進士。尚衮未授官，中立爲大理寺右評事。又有立武功，與倭戰殁者，建祠南匯城，代爲士族，而與君遊者，多不知其門閥。年二十，閑道走桂林，名書仕版，而與君遊者，多不知其官資。君娶伍氏，再娶殷氏、鞠氏，先後生子九人，悉夭。而群從皆學官弟子，與君遊者，或不知其家室子姓。於醫，受業於季父中梓士材。中梓撰方書一十七部，君補撰藥品化義、醫學口訣、脉訣彙辨、痘疹全書四部，刊行之。有延之治疾者，數百里必往視疾，愈不責報。或酬以金，輒從西湖書估舟中買書，不論美好。由是積書三十櫝，繞卧榻，折旋皆書也。與君遊者，相對棲下，不知其儲書之富。客過，無分出處貴賤，怡顔相接。暇則坐輕舟，載花郭外，藝庭前飲，客酒必自遠致，山肴海錯必豐。與君遊者，不知庖爨何地，而君意所嚮，何者爲疏密也。歲在丁丑冬十有一月，予至平湖，則君已疾革，視之，猶披衣起，坐出所著□□□□□、南湖舊話録，暨所撰詩古文曰放鷴亭集，並以付予，且命弟子以所儲書二千五百卷畀焉。其餘散去，平居玩好，一瓢一笠，一琴一硯，悉分贈朋友。越二日終，遺命弟子，用浮圖法盛屍於龕，焚其骨，瘞之塔。後二年，訪君葬所，則近在東湖之濆。其友江某，實治其藏焉。弟子蔣某、徐某請予銘，以垂之永久。

銘曰：君諱彦貞，厥字我生。後更延昰，爰遁於野。改字辰山，亦曰寒村。被道士服，栖琳觀之側。泛泛松舟，而泝而遊。疾者薰灌，或以解散。有花有苗，有甲有條。步櫩兮逍遥，有經有子，有文有史。摇筆兮伸紙，有肴有腒，有歎有魚。留客兮康娱，嗟君之窀穸兮忽自逃。於釋兮嗟君之去，故都兮委恒。幹於東湖兮，或疑羽流，或謂僧伽。視我銘辭，其高士邪！

——清宋如林等纂：(嘉慶)松江府志名蹟志冢墓「高士李延昰墓」條，卷七十九，清嘉慶松江府學刻本。

清朱彝尊：曝書亭集墓志銘五，卷七十八，高士李君塔銘，四部業刊集部，所收清康熙寫刻本。

朱彝尊高士李君塔銘

君諱彦貞，厥字我生，後更延是，爰遁於野，改字辰山，亦曰寒村。披道士服，棲琳觀之側。汎汎松舟，而泝而遊。疾者薰灌，或以解散。有花有苗，有甲有條。步檷兮逍遥，有經有子，有文有史；摇筆兮伸□，有肴有脂，有□有魚。留客兮康娱，嗟君之窀穸兮忽自逃。於釋兮嗟君之去，故故兮委恒。斡於東湖兮，或疑流羽，或謂僧伽。視我銘辭，其高士耶？

——清彭潤章等纂：(光緒)平湖縣志祠祀冢墓「明高士李延昰墓」條，卷九，清光緒十二年刊本。

初名彦貞，字我生，一字期叔，後更今名，改字辰山，上海人。隱于醫，晚居平湖佑聖宫，自稱道士。有放鷴亭集。

辰山生長士族，人不知其門閥；策名仕版，人不知其官資；博綜圖籍，人不知其儲藏；潔治酒肴，人不知其庖爨。所撰崇禎甲申録、南吴舊話，足以裨國史之採擇。及疾革，平居玩好，一瓢一笠，一琴一硯，悉分贈友朋，而以儲書二千五百卷畀予。誦其詩，知爲徐孝廉闇公之弟子。然其出處本末，終莫得而詳也。詩亦伯仲幾社諸君，入之黄冠中翹翹東楚。

和陶飲酒詩云：寄此一椽下，日遭羣動喧。我自飲吾酒，勿覺日影偏。終身在城市，仍不異雲山。清風與明月，有時相往還。昨者事已往，今者又何言。

蜜蜂投蛛網，救之遭螫痛。定後示道士閬風云：天地孕萬物，而各具殺機。大小互爲忍，其事嘗因依。蜘蛛尤巧惡，以坐而制飛。蜜蜂翩翩來，含芳昧所歸。忽在羅網中，蛛喜逞其威。但肆齒牙利，不嫌軀體肥。舉頭乍見之，手與解其圍。蛛既患得失，蜂詎解從違。賈勇螫吾手，負痛心力微。吾病蜂得生，兒童任相非。善且不可爲，斯言識者希。

緣溪行云：瘦笻不老芒鞋輕，青錢三百隨我行。溪橋數折入人境，日落更喜羣山青。酒壚遥對菊花好，東籬豈有陶淵明。

慰孝先云：東湖一片水，喜汝暫停舟。既有故人在，能無十日留。殘花仍滴露，新漲正浮鷗。生計安垂白，從人笑直鉤。

——清朱彝尊：静志居詩話李延昰，卷二十三，清嘉慶扶荔山房刻本。

右李高士放鷴亭稿，非完本也。高士原籍南匯，年十七遭明季鼎革，二十，間道走桂林，事敗，遁跡我湖佑聖宫，築放鷴亭於城西。所著放鷴亭稿，朱氏塔銘、沈氏詩係均載之，獨邑志經籍未著録，蓋遺佚久矣。余薄宦桂林，遊辰山，想見高士登高賦詩之豪興，詩注云：余遊桂林辰山，因以爲號。及庚戌假歸，徵求高士遺稿，杳不可得。思南匯爲高士故鄉，或有喬木世家庋藏舊本者，致書友人，得之黄氏煙霞閣，惜卷帙殘缺，厘訂綦艱，惟樂府變、崇禎宫詞、九峰作三種自注特詳，稿本完善，詩係所謂熟於舊家典故者。先重刊之，俟得全稿，當陸續補刊，以成完書，非妄爲刪節也。高士襟懷瀟灑，才藝尤多，學术師雲間徐闇公，醫師季父士材，琴師北平韓石耕，詩則秀水朱竹垞、海昌查初白、魏塘周青士、我湖陸義山、高江村、沈南疑，皆其唱和友也。餘輯放鵰小志八卷，曰志乘、曰銘傳、曰序跋、曰叢鈔、曰題詠、曰年譜、曰世係、曰附録，將梓以問世，又約同志規復放鵰亭故址及東湖濱墓道，亦聊以紓景慕之忱耳。歲次重光大淵獻壯月，後學高廷梅跋。

——李延昰放鵰亭稿，卷首，清刻本。轉引自柴志光主編：浦東古舊書經眼録（上海遠東出版社二〇〇九年）。

圖書在版編目（CIP）數據

李中梓集·李中立集·李延昰集／（清）李中梓，（清）李中立，（清）李延昰撰；何立民整理．—上海：復旦大學出版社，2020.12
（浦東歷代要籍選刊/李天綱主編）
ISBN 978-7-309-12938-0

Ⅰ.①李…　Ⅱ.①李…　②李…　③李…　④何…
Ⅲ.①中醫臨床-經驗-中國-清代　Ⅳ.①R249.1

中國版本圖書館CIP數據核字（2017）第085231號

李中梓集·李中立集·李延昰集

（清）李中梓　（清）李中立　（清）李延昰　撰

何立民　整理

出版發行　復旦大學出版社

上海市國權路五七九號　郵編：二〇〇四三三
八六—二一—六五一〇二五八〇（門市零售）
八六—二一—六五一〇四五〇五（團體訂購）
八六—二一—六五六四二八四六（外埠郵購）
八六—二一—六五六四二八四五（出版部電話）
fupnet@fudanpress.com　http://www.fudanpress.com

責任編輯　胡欣軒

印　　刷　上海盛通時代印刷有限公司
開　　本　八九〇×一二四〇　三十二分之一
印　　張　八八·八七五
字　　數　一六六四千
版　　次　二〇二〇年十二月第一版第一次印刷

書　　號　ISBN 978-7-309-12938-0/R·1610
定　　價　伍佰陸拾圓